実地診療にすぐ役立つ

# 実践 抗生物質・抗菌薬療法ガイド

感染症別・原因菌別・薬剤別 個別診療のすべて

縮刷版


編集：

和田　　攻　東京大学名誉教授

大久保昭行　国立印刷局東京病院顧問

矢崎　義雄　独立行政法人国立病院機構理事長

大内　尉義　東京大学教授



文光堂

# 執筆者一覧（執筆順）


島田　馨　元・東京大学医科学研究所附属病院長
北原　光夫　東京都済生会向島病院院長
永武　毅　桜みちクリニック院長
松本　哲哉　東邦大学微生物学
山口　惠三　東邦大学微生物学教授
砂川　慶介　北里大学感染症学教授
長谷川裕美　柳原病院小児科部長
炭山　嘉伸　東邦大学大橋病院第三外科教授
有馬　陽一　東邦大学大橋病院第三外科
和田　光一　国立病院機構西新潟中央病院内科医長
西谷　肇　帝京大学内科助教授
吉田　正樹　東京慈恵会医科大学感染制御部診療医長
湯原　孝典　なめがた地域総合病院内科部長
神谷　齊　国立病院機構三重病院院長
織田　成人　千葉大学救急集中治療医学助教授
平澤　博之　千葉大学救急集中治療医学教授
松田　兼一　千葉大学救急集中治療医学
古谷　信彦　東邦大学微生物学
渡辺　彰　東北大学加齢医学研究所助教授
小橋　吉博　川崎医科大学呼吸器内科講師
二木　芳人　川崎医科大学呼吸器内科講師
古川　恵一　聖路加国際病院感染症科医長
矢野　邦夫　県西部浜松医療センター感染症科科長
西崎　統　聖路加国際病院消化器内科医長
井上　松久　北里大学微生物学教授
後藤　元　杏林大学第一内科教授
朝野　和典　大阪大学感染制御部
河野　茂　長崎大学病態生理制御学教授
斧　康雄　帝京大学微生物学教授
原永　修作　琉球大学第一内科
斎藤　厚　琉球大学第一内科教授
舘田　一博　東邦大学微生物学講師
堀　賢　順天堂大学感染制御科学講師
那須　勝　大分大学感染分子病態制御講座（内科学）教授
菅沼　明彦　都立駒込病院感染症科
広瀬　健二　国立感染症研究所細菌第一部主任研究官
渡辺　治雄　国立感染症研究所細菌第一部部長
永井　英明　国立病院機構東京病院呼吸器科医長
露口　一成　国立病院機構近畿中央胸部疾患センター臨床研究センター感染症診断・治療研究室長
鈴木　克洋　国立病院機構近畿中央胸部疾患センター臨床研究センター感染症研究部長
照屋　勝治　国立国際医療センターエイズ治療・研究開発センター
岡　慎一　国立国際医療センターエイズ治療・研究開発センター部長
小田切繁樹　小田切呼吸器科クリニック院長・平塚十全病院名誉院長・横浜RTI臨床研究所所長・横浜市立大学第一内科客員教授
臼杵　二郎　日本医科大学第四内科
吾妻安良太　日本医科大学第四内科講師
杉田　麟也　杉田耳鼻咽喉科理事長
檀原　高　順天堂大学総合診療科教授
饗庭三代治　順天堂大学順天堂東京江東高齢者医療センター高齢者総合診療科助教授
杉原栄一郎　順天堂大学順天堂東京江東高齢者医療センター高齢者総合診療科
木村　一博　東邦大学呼吸器内科
中田紘一郎　東邦大学呼吸器内科教授
田中　栄作　天理よろづ相談所病院呼吸器内科・別所分院副部長
岸本　寿男　国立感染症研究所ウイルス第一部第五室長
小川　基彦　国立感染症研究所ウイルス第一部第五室主任研究官
石田　一雄　聖マリアンナ医科大学呼吸器・感染症内科講師
安岡　彰　富山医科薬科大学感染予防医学・感染症治療部助教授
本村　和嗣　長崎大学熱帯医学研究所
大石　和徳　長崎大学熱帯医学研究所助教授
加藤　達夫　聖マリアンナ医科大学横浜市西部病院院長
徳竹　忠臣　聖マリアンナ医科大学横浜市西部病院小児科
松宮　千春　聖マリアンナ医科大学小児科
本庄　綾子　聖マリアンナ医科大学小児科
勝田　友博　聖マリアンナ医科大学小児科
中尾　浩史　岡山大学医薬機能科学助教授
櫃田　豊　鳥取大学分子制御内科助教授
井岸　正　鳥取大学分子制御内科講師
安田　和人　公立富岡病院呼吸器科医長
小林　誠　高知大学血液・呼吸器病態内科学助教授
賀来　満夫　東北大学病態制御学教授
青木　洋介　佐賀大学臨床検査医学助教授
福岡　麻美　佐賀大学臨床検査医学
岡　祐子　帝京大学内科
宮下　琢　帝京大学内科講師
牧野　壮一　帯広畜産大学大動物特殊疾病研究センター教授
遠藤　重厚　岩手医科大学救急医学教授
佐藤　信博　岩手医科大学救急医学講師
川原　元司　鹿児島大学感染症制御学助教授
速見　浩士　国立病院機構九州循環器病センター泌尿器科部長

品川　長夫　名古屋市立緑市民病院院長
南條　邦夫　名古屋市立城西病院副院長
飯田　昌幸　名古屋市立緑市民病院診療科部長
加藤　高明　日本大学消化器外科講師
福田　能啓　兵庫医科大学消化器内科助教授
富田　寿彦　兵庫医科大学消化器内科
堀　　和敏　兵庫医科大学消化器内科講師
服部　景子　大阪大学微生物研究所細菌感染分野
本田　武司　大阪大学微生物研究所細菌感染分野教授
坂本　光男　東京慈恵会医科大学感染制御部
佐藤　文哉　東京慈恵会医科大学感染制御部
相楽　裕子　横浜市立市民病院感染症部部長
作間　俊治　新小倉病院泌尿器科医長
田中　正利　福岡大学泌尿器科教授
小島　弘敬　前日赤医療センター泌尿器科部長
本田まりこ　東京慈恵会医科大学青戸病院皮膚科診療部長，助教授
新村　眞人　東京慈恵会医科大学名誉教授
笠井　大介　神戸大学ゲノム科学講座微生物ゲノム学
青木　　眞　サクラ精機株式会社学術顧問
松下　和彦　聖マリアンナ医科大学整形外科助教授
青木　治人　聖マリアンナ医科大学整形外科教授
草地　信也　東邦大学第三外科助教授
師井　洋一　九州大学皮膚科講師
古江　増隆　九州大学皮膚科教授
中村　真一　オリンピア眼科病院
藤野雄次郎　東京厚生年金病院眼科部長
保田　仁介　松下記念病院産婦人科部長
鈴木　育宏　東海大学乳腺内分泌外科
徳田　　裕　東海大学乳腺内分泌外科教授
小田　　紘　鹿児島大学感染症制御学教授
川端　眞人　神戸大学医学医療国際交流センター教授
和田　雅子　結核予防会結核研究所疫学部長
長谷川直樹　慶應義塾大学呼吸器内科講師
前崎　繁文　埼玉医科大学感染症科・感染制御科教授
大友　弘士　東京慈恵会医科大学熱帯医学研究部長・客員教授
菊池　　均　成田空港検疫所
松本　泰治　東京検疫所
竹内　　勤　慶應義塾大学熱帯医学・寄生虫学教授
木村　幹男　国立感染症研究所感染症情報センター室長
石井　　明　自治医科大学名誉教授
水之江俊治　大分大学内科第2
岩田　　敏　国立病院機構東京医療センター教育研修部長，小児科医長
志関　雅幸　東京女子医科大学血液内科
佐竹　幸子　群馬大学保健学科助教授
小栗　豊子　順天堂大学臨床検査部主任
山本　智子　前・国立長寿医療センター治験管理室長
飯沼　由嗣　京都大学臨床病態検査学助教授
尾形　英雄　結核予防会複十字病院第一診療部長
稲松　孝思　東京都老人医療センター感染症科部長
佐藤　吉壮　富士重工健康保険組合総合太田病院副院長兼小児科部長
松田　静治　江東病院顧問・(財)性の健康医学財団副理事長
渡辺健太郎　東京都済生会中央病院内科副医長
長村　文孝　東京大学医科学研究所医療安全管理部特任講師
栗原　　進　埼玉医科大学内分泌・糖尿病内科講師
粟田　卓也　埼玉医科大学内分泌・糖尿病内科助教授
片山　茂裕　埼玉医科大学内分泌・糖尿病内科教授
槇野　茂樹　大阪医科大学第一内科講師
米山　一男　東京医科大学第一外科助教授
増田　道彦　東京女子医科大学血液内科講師
大塚　盛男　筑波大学呼吸器内科教授
小林健一郎　先端医療センター
春田　恒和　神戸市立中央市民病院感染症科部長
深山　牧子　都立豊島病院感染症科医長
林　　　泉　北里大学客員教授，佐々木研究所附属杏雲堂病院顧問
中森　祥隆　三宿病院呼吸器科部長
岩井　重富　うしお病院院長
廣瀬　崇興　北海道社会保険病院副院長
竹石美智雄　埼玉医科大学リウマチ膠原病科講師
三村　俊英　埼玉医科大学リウマチ膠原病科教授
奥村　　徹　順天堂大学総合診療科講師
林田　康男　順天堂大学総合診療科教授
堀口　祐司　埼玉医科大学感染症科・感染制御科
岡　　陽子　埼玉医科大学感染症科・感染制御科
中富　昌夫　光風台病院副院長
川名　明彦　国立国際医療センター呼吸器科医長

# 最新縮刷版刊行にあたって

## —すべての実地診療の場面ですぐ役立つ 多方面からの最新の情報を網羅した up-date 実用書—

かつて人類の最大の脅威であった感染症も，1940年代に出現したペニシリンを発端として次々と開発されてきた抗生物質・抗菌薬によって，終焉した感があった．しかし，臨床の現場では現在でも感染症は最も多い疾患であり，抗悪性腫瘍療法，臓器移植，各種の医療機器の使用による医療の進歩も常に抗生物質のお陰であり，さらにはSARSをはじめとする新興・再興感染症や耐性菌の出現など微生物と抗生物質・抗菌薬との戦いは限りなく続いており，実地医家の武器としての抗生物質療法は最も重要なものの一つである．

抗生物質・抗菌薬療法を始めるにあたって，臨床家の頭を悩ませるのは，あまりにも種類が多く，また対象疾患も多く，さらに抗生物質・抗菌薬の日進月歩の進歩も相まって，いかに最小の適正な抗生物質・抗菌薬を選択し最大の効果をあげるかということである．ともすれば抗生物質過信，汎用に陥りやすく，多剤耐性菌の出現を招くことになり，一方では現代医学での宿主抵抗力の低下に伴う弱毒菌感染症も常に心せねばならない．抗生物質・抗菌薬療法は常に終わりなき戦いである．

本ガイドは，これらの悩みをすべて解決すべく2003年の大型版を，ご執筆の先生方に全面的に目を通して頂き，またSARSの項目を追加するなど最新の情報を網羅したup-date実用書である．第1章では，時間のある時に読んで頂く臨床に不可欠の抗生物質・抗菌薬の使用に関する指針をまとめ，かつ全体をすぐ把握できるよう冒頭にキーポイントを箇条書きにして頂き，第2章では，抗生物質・抗菌薬からみた特徴と使いかたのコツとポイントを短時間で把握して頂けるように記載して頂き，最も重要な第3章では，① 感染症からみた具体的な抗生物質・抗菌薬の使いかたについて実際の処方例の表と典型的な治療症例の経過図を各項目に盛り込んで頂き，すぐに実践に用いられるようデリケートかつ痒いところに手が届く内容にして頂き，また，② 起炎菌からみた選択と使用のコツ，③ 特殊な患者や病態での使用のポイントと注意点，さらには，④ より具体的な場面での使用のワンポイントアドバイスと，考えられるすべての切り口から，必要な最新の情報の入手と直ちに治療が可能なガイドが，わかりやすい多くの図表とともに提供されている．ベッドサイドで悩んだり困ることがなく，抗生物質・抗菌薬療法が実践できる書となったと自負している．

本誌が，すべての臨床家に，第一線の臨床の場で座右の書として活用されることを夢みつつ．

2005年 3月

編集者を代表して
和田　攻

# 目次

薬の使用にあたっては，添付文書なども参照し，十分な配慮のもとに使用されるよう要望いたします．

# 1

# 抗生物質・<br>抗菌薬療法の<br>理解と実践のために

1 抗生物質・抗菌薬療法の理解と実践のために

# 歴史と変遷からみた現在と将来の抗生物質・抗菌薬

島田　馨

## これまでの歴史を振り返って

抗菌薬の歴史は60年以上前のサルファ剤とともに始まる．ついでペニシリンGによって本格的な抗生物質時代が開幕した(**表1**)．ペニシリンGは経口投与ができず，またグラム陰性桿菌には無効であったが，ストレプトマイシンはグラム陰性桿菌にも抗菌活性があり，クロラムフェニコール，テトラサイクリンは広域スペクトラムで注射のほか経口投与もできるため，入院しなくとも化学療法が可能となり，利便性が飛躍的に向上した．またペニシリンGの改良型のアンピシリンは注射，経口どちらでも使用でき，グラム陰性桿菌にも有効となった．抗菌薬は安全でより強い抗菌力とより広い抗菌スペクトラムを目指して開発され，同時に体内動態も含めて使いやすさに改良が加えられてきた．また抗菌薬に不可避な耐性菌発現を防止する有効な方法が見つからぬまま，耐性菌に有効な抗菌薬の開発に頼るほかなく，抗菌薬と耐性菌の追っかけごっこが続いている．

表1　抗菌薬の歴史

| | |
|---|---|
| 1940年代以前 | |
| | サルファ剤の普及 |
| 1940年代 | |
| | ペニシリン |
| 1950年代 | |
| | ストレプトマイシン |
| | クロラムフェニコール |
| | テトラサイクリン |
| | マクロライド |
| 1960年代 | |
| | メチシリン |
| | アムホテリシンB |
| | 第1世代セフェム |
| | ゲンタマイシン |
| 1970年代 | |
| | 第2，第3世代セフェム |
| 1980年代 | |
| | ニューキノロン |
| | アゾール系抗真菌薬 |
| 2000年代 | |
| | リネゾリド |
| | キャンディン系抗真菌薬 |

抗生物質の臨床的検討では次々に登場してきた薬剤の有効性，安全性の評価に加え，臨床上のさまざまな問題が検討されてきたが，**表2**に示す事柄を取り上げて解説する．

表2　化学療法の臨床上の諸問題

- 無効でスイッチの時期
- アナフィラキシーショックと皮内反応
- 耐性菌問題
- 広域，狭域，併用
- 副腎皮質ステロイド
- 蛋白結合率
- ピーク：時間，postantibiotic effect
- 適切な化学療法とは

### 1.　無効の判断

抗生物質の種類が増えて無効な場合に別な抗生物質に切り替えることができるようになったが，臨床的経験から投与3日しても手ごたえがないときが無効の目安となり，現在もこれが用いられている．

### 2.　ペニシリンショック

ペニシリンGが普及してまもなく日本の有名な学者が死亡する事件が起きた．抗生物質のアレルギー，特にアナフィラキシーショックの予知が大きな問題となって，抗生物質のアレルギー歴の問診に加え，抗生物質，抗菌薬の注射の際にはあらかじめ皮内反応が求められるようになったが，皮内反応の感度や特異性が十分でないために諸外国では廃れて，皮内反応を義務づけているのは日本だけとなった．しかし抗生物質の注射時にはアナフィラキシーの発現に十分な注意を払い，万一ショックが起きたら直ちに対応できる態勢下にある必要性はいうまでもない．

ペニシリンショックについては宿主と薬剤の両面から検討された．わが国のペニシリンGによるアナフィラキシーショック死例の中には，胸腺肥大例が認められることがあるので，胸腺リンパ体質 status thymicolymphaticus との関連が注目されたが，欧米では取り上げられなかった．薬剤側には夾雑した不純物，あるいはペニシリンGの変性した物質が起因物質にあげられたが，製剤の改善や，他の抗生物質が多数登場してペニシリンGの使用例が減るとともにアナフィラキシーショックも話題に上らなくなった．このペニシリンショックを機にわが国では皮内反応が重視され，βラクタム薬やキノロンの注射ではあらかじめ皮内反応の実施が必須とされている．皮内反応の価値については賛否両論がある．少数ではあるが皮内反応陰性の例にショックが起きたり，逆に皮内反応陽性がショックに結びつくとは限らぬことから，欧米では注射前の皮内反応は行っていない．皮内反応は抗生物質使用に際し副作用の危険について注意を払ったとの証拠にはなるが，アレルギー歴の問診が重要である．

**3.　薬剤耐性**

薬剤耐性はまず黄色ブドウ球菌と赤痢菌で問題となった．ペニシリン登場後まもなくペニシリン耐性黄色ブドウ球菌が注目され，耐性はペニシリナーゼ産生によることが判明してペニシリナーゼに安定なペニシリン(メチシリン)の開発が行われた．

赤痢菌は1950年代の初めにはサルファ剤耐性がある程度進んでいたが，ストレプトマイシン，クロラムフェニコール，テトラサイクリンが次々に開発されてあまり問題視されなかった．しかし1950年代半ばに既存のサルファ剤に加えてストレプトマイシン，クロラムフェニコール，テトラサイクリンもことごとく耐性の多剤耐性赤痢菌が出現し，まもなく大腸菌など赤痢菌以外のグラム陰性腸内細菌にも多剤耐性が発現して菌から菌への耐性の伝達が確認され，耐性機構や耐性伝達機構の解明が進んだ．耐性菌には既存の抗生物質に化学修飾を加えて菌の耐性機構を打ち破ろうとし，ストレプトマイシンのアミノ配糖体ではカナマイシン始め幾つかの新抗生物質が成功したが，化学構造上クロラムフェニコール，テトラサイクリンでは本質的改良はむずかしかった．

多剤耐性赤痢菌はキノロン系抗菌薬の走りとなったナリジクス酸の開発で大方解決された．このキノロン系抗菌薬にも耐性が起きないわけではないが菌から菌への耐性の伝達がなく，耐性赤痢菌が短期間に爆発的に増加することは避けられた．赤痢菌以外の多剤耐性グラム陰性桿菌は院内感染の主要な起炎菌となり，1960年代後半から70年代にかけて大問題であった．このころβラクタム系抗生物質，なかんずくセフェム系抗生物質が長足に進歩してセファマイシンや第3世代セフェムなどβラクタマーゼに安定なセフェムが多数合成されて，耐性菌のある程度の抑えこみが可能となった．

しかし，MRSAはメチシリン開発の翌年に出現したものの二十数年間はほとんど分離されなかったが，1980年代半ばから急増したし，最近はペニシリン耐性肺炎球菌が増加して，これらの感染症に頼れるのはバンコマイシンに変わるなど抗生物質と細菌の追いかけごっこは続いている．

**4.　ブロードスペクトラムかナロースペクトラムか，抗菌薬併用について**

ペニシリンGの有効菌種はグラム陽性菌のみであったが，誘導体のアンピシリンはグラム陰性桿菌にも広がり，ピペラシリンはさらに緑膿菌までカバーできるようになるなど，抗菌スペクトラムを広げる方向に進歩してきた．これに対して，特に緑膿菌だけに有効なセフスロジンやグラム陰性桿菌だけにスペクトラムを持つアズトレオナムが登場した1970年代後半，化学療法の本来のあり方は起炎菌だけを狙うべきであって，余分な抗菌スペクトラムはフローラの攪乱や耐性菌選択など有害な効果をもたらすとの反省が提起された．狭域抗生物質賛成論である．実際には起炎菌決定ができるとは限らぬこと，細菌検査に時間がかかることが狭域抗菌薬を選択するうえで大きなネックとなっているし，コンプロマイズドホストでは複数菌感染や菌交代現象が起きやすいことなどから，現場では empiric therapy として広域抗生物質が第一に選択される．しかし MRSA は広域 $\beta$ ラクタムやニューキノロンで対処困難な現状では，MRSA だけに有効な抗生物質の探索が進められている．

抗菌薬の併用はスペクトラム拡大と相乗効果を狙って行われてきたが，スペクトラム拡大を狙う併用は広域 $\beta$ ラクタムやニューキノロン時代では無用となった．相乗効果は試験管内で特定の濃度の組み合わせの条件下で発現する場合があるが，薬剤濃度が刻々と変化する生体内では試験管内の濃度条件が長時間維持できる保証はなく，臨床の場でどの程度効果が上がるかデータが乏しい．併用で実用化されたのはスルファメトキサゾールとトリメトプリムの ST 合剤がある．また腸球菌の心内膜炎でペニシリンとアミノ配糖体併用が，顆粒球減少例の緑膿菌感染には抗緑膿菌性 $\beta$ ラクタムとアミノ配糖体併用が有効なことが臨床成績で示されている．

### 5. 副腎皮質ステロイドとの併用

副腎皮質ステロイドは滲出機転の抑制など強い抗炎症作用を示し，感染症患者では解熱，炎症部位の腫脹の軽減など症状の軽快をもたらすが，その反面，免疫能や貪食能を抑制して感染自体の悪化をもたらす．したがって起炎菌に抗生物質が的確に当たっている条件下で副腎皮質ステロイドを併用すれば症状を劇的に緩和してプラスに作用するが，抗生物質と菌が不適合ならば感染症が増悪する危険が大きい．また副腎皮質ステロイドの末梢血管抵抗低下作用やライソゾーム安定化作用は敗血症性ショック離脱に有利に働くとの見解から用いられたことがあったが，最近は敗血症の発症2〜4週後の予後を改善しないとする成績が多い．

### 6. 蛋白結合率

抗菌薬は血液中で遊離型と血清蛋白に結合した型で存在する．蛋白結合率は測定方法によっても異なるが，セロファンバッグ透析法で馬血清に対する結合率は低いものでアンピシリンの 5% から高いものでペニシリナーゼに安定なフルクロキサシリンの 96% のようにほとんど結合型で存在するものもある．蛋白に結合すると抗菌力発現が妨げられるとの懸念もあったが，結合は可逆的であって結合型は体内貯留に与り，排泄で血中濃度が低下すると遊離して活性を示すと考えられている．炎症巣への移行は結合率の低い薬剤の方が良好であるが，血管の破綻のある部位では結合率の大きな薬剤もよく移行する．

### 7. ピークか持続時間か，postantibiotic effect

抗菌薬の有効性を高めるには濃度のピーク値を上げるのが良いか，持続時間を延ばすのが良いかも検討課題であった．この分野は in vitro の抗菌薬存在下での生菌数の推移の検討や，感染実験動物での pharmacokinetics - pharmacodynamics の研究が進むにつれ知見が集積されてきた．ピークと持続時間のどちらが有効かは薬剤によって違うようで，アミノ配糖体やニューキノロンはピーク，あるいは peak/MIC 比の方が大切で，peak/MIC 比が 8 になると治療成績が高くなるとの成績がある．感染動物実験ではピーク値よりも血中濃度曲線下の面積である AUC(area under the curve)を用いるほうが効果を正しく反映できるとの成績であるが，個々の臨床例で投与された抗菌薬の AUC を正しく求めるのは困難であろう．$\beta$ ラクタムやバンコマイシンでは持続時間，つまり time above MIC が殺菌効果により重要とされている．$\beta$ ラクタムやバンコマイシンのような殺菌性抗生物質では，MIC 以上の濃度に一定時間接触した菌は濃度が MIC を下回ってもすぐに再増殖を始めるわけではない．いわゆる postantibiotic effect である．これは古く Eagle がペニシリンに接触したグラム陽性球菌が数時間後に再増殖を始める現象に注目したもので，グラム陽性球菌には多くの抗生物質が postantibiotic effect を示す．マクロライドやテトラサイクリンの静菌性抗生物質では time above MIC が当然重視されるが，これとても MIC 以下の濃度になっても再増殖が始まるまでには若干の time-lag があるとされている．MIC 以下の濃度になると短時間で再増殖が始まる．またアミノ配糖体やニューキノロンはグラム陰性桿菌にも同様の効果を発揮する．また MIC 以上の抗菌薬によって痛めつけられた菌は再増殖までの間，生体の防御機構で処理されやすくなっている．postantibiotic effect は抗菌薬の投与間隔や投与量決定に参考になるが，抗菌力が強力で持続時間も長い抗菌薬が出現してくると1日2回程度の通常投与で十分目的を果たせるようになった．

## これからの化学療法

現在の医療レベルでの抗菌薬の選択，投与方法，薬動力学，効果判定など臨床的な面はほぼ解答が出ているといえるが，その場で結果が出ない細菌検査が大きな隘路になっていて，想定される原因菌も含めて幅広くカバーする抗菌薬がまず使用されている．また肺炎のように細菌検査でも起炎菌が判明するとは限らぬ場合も多い．原因菌を把握してそれに最も有効な薬剤を選択するとする化学療法の原則からほど遠い実情であるが，現在の細菌検査に代わるものは差し当たり見込みがなく，寒天培地での分離同定は当分細菌検査の主流であり続けると思われる．したがってブロードスペクトラムで抗菌力の強い薬剤の実用性が高いのは今後とも変わるまい．

耐性菌出現は短期間に高度耐性化が進むものと耐性化の遅いもの，伝達しやすい耐性と伝達し難い耐性など，一口に耐性といっても薬剤と菌の組み合わせでその実態はさまざまであり，耐性化しにくい薬剤，その耐性因子が菌の間に速やかに伝達しないような抗菌薬の開発が求められる．臨床の場での耐性菌発生防止対策に抗菌薬使用制限があるが，耐性菌は一般病室より重症でコンプロマイズドな状態の患者が多いICUで特に問題となっているので，使用制限は化学療法を必要としている目の前の患者のメリットと両立し難い面もはらんでいて受け持ち医が悩むところである．耐性菌問題は化学療法の宿命であり，耐性菌出現を完全に防止することは将来とも不可能であろう．しかしかなりの耐性菌は院内感染菌なので，院内感染対策によってある程度の発生減はできるはずである．投与期間短縮も耐性菌出現防止策になりうる．以前に比して抗菌力の強い抗菌薬で投与期間の短縮が可能かもしれない．宿主側の条件や感染の重症度をスコア化して大規模な臨床試験を組めば，より適正な化学療法のヒントが得られるであろう．

抗菌薬開発のスピードが遅くなり，近い将来とも画期的抗菌薬登場が期待できない以上，既存の抗菌薬に頼らざるを得ない状態が当分続きそうである．

## おわりに

現在のような強い抗菌活性を持つ抗菌薬は，効くべき症例を選んで使う限り，100％の有効率を示すはずである．しかし効かない例や，効きが悪く難渋する例も少なくない．化学療法の原則は「起炎菌を把握して，それに有効な抗菌薬を使用する」ことにあるが，実際には起炎菌の確定に時間がかかったり原因菌不明の例も多く，正しい化学療法の前提にさまざまな隘路のあるのが一つの問題である．

1　抗生物質・抗菌薬療法の理解と実践のために

# 抗生物質・抗菌薬療法が必要な患者と患者への説明のしかた

北原光夫

キーポイント

- 抗菌薬投与には抗菌薬の有効な感染症が存在しなければならない.
- 予測的に抗菌薬を投与する場合，血液培養や必要な培養を行う.
- 予防的に抗菌薬を投与する場合，適応疾患を十分に知っておくべきである．外科的には清潔手術・準清潔手術に行う.
- 発熱は感染症以外によっても引き起こされることを理解しておくべきである.

## 基礎知識

抗菌薬療法が必要な状況として，まずあげられるのは明らかな細菌などによる抗菌薬の有効な感染症の存在である.

ウイルス感染症に有効な抗ウイルス薬はごく限られている，したがって単なる発熱(大多数はウイルス感染)に対して抗菌薬の使用は無意味のことが多い.

抗菌薬の有効な感染症が疑われる場合，状況より判断して予測的投与を行う．市中感染ガイドラインにも原因菌判明前に使用すべき抗菌薬があげられている．しかし，予測的に投与された抗菌薬は原因菌が明らかになった時点で，最も適した抗菌薬に変更すべきである.

予防的抗菌薬投与は限られた状況において有効性が証明されていて，それ以外の場合においては，まず投与をする必要がない.

発熱は必ずしも感染症ではないので，慎重な問診と身体所見を得るべきである．抗菌薬を開始する前に必要かつ十分な培養を採取しておく．抗菌薬開始後，発熱が持続しているのか，一度解熱した熱が再発してきているのかも注意深くみていく.

最終的にどこで抗菌薬の治療を中止するかを的確に判断する.

## 抗菌薬を開始する状況

抗菌薬を選択する時点で，どのような微生物が感染を引き起こしているのか確定する必要がある．ウイルスやマイコプラズマの判定は迅速には行えないし，治療初期においては予測的投与となってしまうことになる.

### 1.　感染症による原因菌の決定

一方，細菌感染症の場合，予測的投与を行わずに抗菌薬を投与できるのは，グラム染色あるいは墨汁染色，チールニルセン染色にて原因菌の判断が可能の場合である.

市中肺炎例の喀痰で好中球が多数みられ，なおかつグラム陽性双球菌がみられると肺炎球菌として判断ができ，ペニシリン系抗菌薬を開始できる．また，肺気腫例の市中肺炎の喀痰中に球菌様のグラム陰性桿菌を認めると，インフルエンザ菌として，ペニシリン系，セフェム系薬の投与が可能である．特に，常在細菌の存在しない胸水，腹水，髄液にみられる細菌は原因菌である．グラム染色と形態により，直ちに的確な抗菌薬を開始できる.

### 2.　組織標本から原因菌の決定

病理組織標本においても，同様に臨床状態が把握できていて，組織内に判別できる微生物をみることができれば，あるいは特有な変化(乾酪壊死巣など)をみれば抗菌薬の投与が開始できる.

ある組織内にアスペルギルスあるいはムコール

の特徴を有する真菌を認めれば抗真菌薬を開始できる．組織内にチールニルセン染色によっても結核菌がみえなくても，乾酪壊死像があれば結核と診断ができる．

われわれは感染症との診断がついた時点で直ちに最適の抗菌薬を開始できる情報を集めるべきである．培養の結果や抗体価の上昇などを知る前に迅速な方法で原因菌を決定するように心がける．

**表 1　内科的と外科的予防的投与**

| | 内科的投与 | 外科的投与 |
|---|---|---|
| 対象微生物 | 単一 | 複数(ブドウ球菌, レンサ球菌, グラム陰性菌) |
| 抗菌薬 | 対象により異なる | 第 1 または第 2 世代セフェム |
| 投与期間 | 比較的長期間 | 術前(必要であれば術中) |
| 投与理由 | 特異的疾患予防 | 術創感染予防 |

## 予測的投与の行い方

### 1.　bacteriological statistics

予測的投与は原因菌判明以前に抗菌薬を開始する状況である．まず，原因菌を推定するのに bacteriological statistics (BS) を用いる．これはある臓器に感染を起こす微生物を頻度の高い順序に考えていくと，抗菌薬の選択を比較的容易に行えることを意味する．市中感染肺炎に対して抗菌薬を選択する場合に BS を利用すると，まず，肺炎球菌をその頻度より，最初に考える．インフルエンザ菌，マイコプラズマ，クラミジアなどが次にあげられる．しかし，ブドウ球菌やクレブシエラ，大腸菌などは頻度から最初に考慮するべき原因菌ではない．

したがって，BS を考慮すると市中感染肺炎の症例に対して使用する抗菌薬はマクロライド系あるいはテトラサイクリン系を外来治療が可能なグループには選択する．また，入院を必要とする症例にはアンピシリン-スルバクタムナトリウムとエリスロマイシンを投与する(アメリカ感染症学会ガイドライン)．

市中感染肺炎に比べ，院内感染肺炎の診断は困難であり，かつ原因菌の決定も容易でない．入院中の症例では発熱の原因は多様であり，また，胸部 X 線上に異常陰影を呈する病変も肺炎とは限らず，薬剤への反応・肺梗塞・肺出血・腫瘍病変などが考えられるので，院内感染肺炎の診断は困難である．

しかし，院内感染肺炎を疑った場合には血液培養，喀痰培養，胸水培養(もしあれば)を行って原因菌の決定を行う．上気道には MRSA やグラム陰性桿菌(大腸菌，緑膿菌など)が入院中に生息をはじめるので，喀痰培養の結果を直ちに原因菌と結びつけることは容易ではない．いずれにせよ，予測的投与を上記の細菌を目指して行うが，投与される抗菌薬は限られたものになり，有効性を得られるかは疑問である．

### 2.　予測的投与と年齢

予測的投与の場合，年齢が影響してくる．

若年者の市中の細菌性髄膜炎では肺炎球菌，インフルエンザ菌，髄膜炎菌が主な原因菌となるが，年齢とともに肺炎球菌が主体となっていく．さらに高齢者においても肺炎球菌が第 1 位を占め，グラム陰性桿菌(大腸菌，クレブシエラなど)が増加してくる．BS は年齢を考慮すると初期の抗菌薬の選択はさらに容易になり，原因菌に対してより特異的になる．

## 予防的投与の必要な症例

予防的抗菌薬の投与は有効であるとされるエビデンスのある場合に行われるべきである．根拠のはっきりしない予防的投与は耐性菌の出現やアレルギー反応の出現を引き起こすばかりでなく，医療経済を圧迫するものである．よく行われている予防薬投与として感冒時に抗菌薬の投与を行うが，肺炎の予防あるいは中耳炎・副鼻腔炎の予防としては根拠がないものである．

### 1.　内科的予防的投与

予防的投与は内科的予防的投与と外科的予防的投与に分けられる(**表 1**)．

内科的予防的投与は対象となる微生物が 1 種類に限られており，したがって，投与されるべき抗

表2　内科的予防的投与の例

| 疾患 | 対象微生物 | 抗菌薬 | 対象者 |
|---|---|---|---|
| リウマチ熱 | 溶血レンサ球菌 | ペニシリンG | |
| 髄膜炎菌感染症 | 髄膜炎菌 | リファンピシン | 家庭内接触 |
| カリニ肺炎 | ニューモシスチス・カリニ | サルファ剤-トリメトプリム合剤 | AIDS 症例 |
| クリプトコックス感染症 | クリプトコックス | フルコナゾール | AIDS 症例 |
| 細菌性心内膜炎 | 緑色レンサ球菌 | アンピシリン | 心弁膜症例 |
| 尿路感染症 | 大腸菌 | サルファ剤-トリメトプリム合剤 | 3 回感染症/年 |
| マラリア | マラリア原虫 | クロロキンなど | |

菌薬は特異的な薬剤に決められている．投与期間は外科的予防的投与に比較して長期にわたる．

内科的予防的投与の例として，マラリア流行地域に旅行する人の例があげられる．その状況下において対象となる微生物はマラリア原虫となる．使用されるべき抗菌薬はクロロキン耐性マラリアと感受性マラリアと異なるが，いずれにせよ抗マラリア薬を用いる．投与期間は流行地での滞在期間と退出後4週間とする(**表2**)．

**2.　外科的予防的投与**

一方，外科的予防的投与は内科的投与に比較して，対象となる微生物は皮膚あるいは粘膜に存在する細菌である．これらの細菌が手術中に侵入して創感染あるいは術野に感染を起こしてくる．したがって，対象となる手術は清潔・準清潔手術である．使用すべき抗菌薬は広域となるのは理解できる．数々の動物実験から，また臨床的エビデンスから外科的投与は術前1時間前に行われるべきである．手術が長引く場合には術中に投与する．しかし，術後の投与は行っても意味はない．むしろ，耐性菌の出現を促し，それによる感染を引き起こしかねない．1970年代の対照試験では，術前投与グループが術中・術後投与グループに比較して，術創感染は少なかったことを証明している．

## 発熱と感染症の関係

感染症が発熱を伴ってくるのは当然のことであるが，感染症以外にも発熱を呈するのはしばしば経験されることである(**表3**)．

表3　発熱を呈する疾患

| |
|---|
| **急性感染症** |
| 細菌性 |
| ウイルス性 |
| **不明熱** |
| 感染症 |
| 悪性腫瘍 |
| 結合組織疾患 |
| 炎症性腸疾患　など |
| **薬剤熱** |

**1.　発熱症例への対応**

発熱の症例に対して十分な病歴を聴取することは発熱の原因を確認するうえで非常に大切なことである．また，診察を慎重に行うことは感染臓器の決定，あるいは感染以外の疾患をみつけ出すための重要な手段であることを知っておく必要がある．

発熱症例で感染臓器が決定できるとBSを駆使して抗菌薬の選択が行える．しかし，一方，感染臓器が判明しない場合には発熱の起こり方と全身状態を見極めて，抗菌薬を使用するか，経過をみていくべきかの判断をする．患者の状態から経過観察を行えない場合，必要な培養を抗菌薬投与前に採取した後，予測的投与として広域抗菌薬を使用する(例：敗血症性ショックへのメロペネムとアミノ配糖体の併用療法)．

**2.　不明熱への対応**

一方，発熱があり，原因が明らかでなく，感染臓器もはっきりせず，経過が緩徐である場合には，不明熱 fever of unknown origin(FUO)といわれる範疇に入ってくる．FUO は典型的なもの，好中球減少に伴うもの，院内それに AIDS 例に伴うものの 4 つに分類される．ここで言及する FUO は典型的なものに限っておく．

典型的 FUO は種々の検索の後にも原因不明の発熱である．したがって，急性感染症による FUO の可能性は低いので，FUO 症例に対して，直ちには抗菌薬の投与を行うべきではない．

FUO の原因リストにみられるように，発熱の原因が感染性のもの以外である可能性も高く，特に悪性腫瘍や結合組織疾患や炎症性腸疾患や肉芽腫性疾患などを加えると，感染症による FUO を凌ぐことになる．薬剤による熱も注意しておく必要がある．薬剤熱は FUO になりうるし，また，直ちに薬剤熱と判断できる場合もある．発疹(薬疹)や好酸球増多がある場合には，薬剤熱と判断できるが，熱型では区別ができない．注意深く薬歴をとり，どの薬剤により発熱をきたしているか判断していく努力が必要である．

### 3. 抗菌薬開始後の発熱

抗菌薬開始後，発熱が持続する場合，抗菌薬が無効ではないかと危惧することをしばしば経験する．この状況では抗菌薬の変更を安易に行うのでなく，何故発熱があるのか，あるいは熱が再度出現したのかを把握する(**表 4**)．

誤診によりあるいはウイルス性疾患に対する抗菌薬の投与がしばしば行われる．このような状況では抗菌薬を投与しても解熱はしない．解熱したとしても自然経過である．抗菌薬投与前に必要な培養をとっておき，培養の陽性か陰性かの情報にて，抗菌薬の続行かを決定できる．

**表 4　抗菌薬投与後の発熱**

| |
|---|
| **投与後解熱のない例** |
| 誤診 |
| ウイルス性疾患 |
| 膿瘍，感染異物の存在 |
| 耐性菌感染症 |
| **解熱後の発熱出現例** |
| 点滴部位の感染症と敗血症 |
| 院内感染症 |
| 静脈血栓症と肺梗塞 |
| 薬剤熱 |
| 詐熱 |

## 患者への説明 ■

1. 抗菌薬の投与の必要な感染症が存在することを説明する．

2. 発熱が存在しても，抗菌薬の使用を必要としない状況があることを十分に説明する．特に，上気道感染症，水様性下痢を伴う感染症など．

3. 予測的投与を行う場合には，原因菌の判明時には最適の抗菌薬へ変更する．また，重症例においては抗菌薬を十分に投与しても救命できない例もあることを理解してもらう．

4. 予防的投与例は内科的なものでは特に限られている．一方，外科的なものでは投与期間が術前・術中と限られている点を知ってもらう．

5. 発熱の原因検索には血液検査のみならず，画像診断による検索，組織生検による検索の必要性を説明する．

6. 抗菌薬投与中の発熱には種々の原因が考えられ，一時期，使用薬をすべて中止する必要のあることを納得してもらう．

7. 抗菌薬のおおよその使用期間を提示する．

### 文　献

1) Kitahara, M.：Methods of enhancing the treatment of infections. Secrets to the selection and use of antibiotics. Asian Med J **41**：707-708, 1998
2) Bartlett, J. G., Breiman, R. F., Mandell, L. A. et al.：Community - acquired pneumonia in adults：Guidelines for management. Clin Infect Dis **26**：811-838, 1998
3) Ehrenkrantz, N. J.：Antimicrobial prophylaxis in surgery：Mechanisms, misconceptions, and mischief. Inf Cont Hosp Epidemiol **14**：99-106, 1993
4) Hirschmann, J. V.：Fever of unknown origin in adults. Clin Infect Dis **24**：291-302, 1997

# 何を基準に経験的抗生物質・抗菌薬療法を行うか

永武　毅

**キーポイント**

- 細菌感染症の根拠となるのは膿性分泌物の存在である．
- 感染臓器の炎症による症状(胸痛，扁桃腫大，背部痛など)と発熱，全身倦怠感の存在から早期診断と抗菌化学療法の適応を判断する．
- 血液検査での白血球増多(核左方移動)，CRP 強陽性，赤沈亢進は炎症の存在を示す．
- あらゆる病原細菌に耐性菌がみられ，今日増加していることに留意する．
- 抗菌薬の選択は抗菌力と抗菌域に加えて病巣移行を考えて行う．
- 耐性菌防止のためにも抗菌薬投与は十分量を短期間で行うように努める．

## はじめに

経験的抗菌薬療法とは起炎菌情報が全く得られない状況下での感染症診断と治療が行われるに際して，これまでの院外発症や院内発症の主要な病原菌およびこれらの薬剤感受性(MIC)成績を参考にしながら最も有用性の高いと考えられる抗菌薬の選択，投与法と投与量の決定を行うものである．したがって，経験的と呼ばれる過去から現在にかけての感染症情報の精度の高さが，現実に行われる抗菌化学療法の有効性に大きく反映されると考えられる．特に，この際に重要なのが感染症か否かの臨床診断が適確に行われ，かつ感染臓器によって病原体の臓器親和性に差異がみられることから，病原体推定の精度の高さということになる．

ここでは，日常臨床で診る機会の多い呼吸器感染症と尿路感染症における主たる病原体とそれらの薬剤感受性の今日的状況，および抗菌薬の抗菌域，抗菌力(耐性状況)，さらには薬物体内動態と宿主状態を踏まえて，抗菌薬治療の考え方について述べる．

## I. 呼吸器感染症

呼吸器感染症治療ではまず感染部位が上気道から下気道，あるいは肺実質，胸膜などのどこに主たる病巣があるかの臨床診断とともに，急性か慢性か，院外発症か院内発症か，細菌性か非細菌性かの判断が求められる．細菌性呼吸器感染症では，病原細菌の侵入門戸としては上気道粘膜上皮細胞への細菌の付着・増殖が感染成立のファースト・ステップとなることが多い．すなわち，上気道への先行ウイルス感染(かぜ症候群)から慢性肺疾患，ステロイド長期投与，糖尿病など免疫力低下をきたす基礎疾患保有者まで種々の易感染要因が存在する．

ここで最も重要なのは院外発症と院内発症で主要な起炎菌は異なること，高齢者では誤嚥の有無など難治要因を必ずチェックすること，小児との接触は小児が種々の呼吸器病原体のキャリアであるということだけでなく，今日院外発症の呼吸器病原菌の耐性菌キャリアの中心的役割を担っていることから，小児(特に通院回数の多い小児)の家族もまた耐性菌の社会への拡散のリスクを負うことに留意すべき時代である．

代表的疾患について経験的抗菌化学療法の考え方について以下に述べる．

### かぜ症候群

まず，大半がウイルス感染が主体であり，抗菌化学療法の対象とはならない．しかるに，かぜ症候群の先行感染が細菌の二次感染の誘因となりやすいことを根拠に感染予防の目的で大量の抗菌薬が使われている現実がある．一方，欧米では上気道・下気道粘膜の感染症に対しては基本的に抗菌薬は用いない．すなわち，細菌感染の関与が少ないことと，たとえ細菌感染であっても気道粘膜上の感染症は自然治癒する割合は高いものであると考えられてきた．特にかぜ症候群(大半が急性上気道炎)の場合には，小児での細菌感染の合併の頻度は成人に比べて高い．もともと小児では呼吸器親和性病原細菌による繰り返し感染がみられ，多くは重症化することなく自然治癒しているのである．しかるに，細菌感染が明らかな膿性鼻汁や膿性喀痰を認めたときには抗菌薬投与によって膿性度の改善や分泌液の減少がみられることにより抗菌化学療法の有用性が確認できることになるが，明らかに抗菌薬が有効であったと証明できるのは少ないと考えられる．したがって，かぜ症候群あるいは急性上気道炎で抗菌薬使用は一定の基準を設けるべきもので，使うとしても短期にすべきである．

抗菌薬使用を認める基準として ① 高熱の持続(3 日間以上)，② 膿性の喀痰，鼻汁，③ 扁桃腫大と膿栓・白苔付着，④ 中耳炎・副鼻腔炎の合併，⑤ 強い炎症反応(白血球増多，CRP 強陽性，赤沈値の亢進)，⑥ ハイリスクの患者などがあげられるが，基本的には重症感の強い場合には適応ありと考えてよい．

この場合の予想される起炎菌としては，咽頭の強い発赤・腫脹の場合には溶連菌(A 群溶血性レンサ球菌)をまず考え，他に，上気道粘膜に親和性の強い肺炎球菌，インフルエンザ菌，モラキセラ・カタラーリス，黄色ブドウ球菌などでも起炎菌となりうる．したがって，用いる抗菌薬としてペニシリン系は溶連菌には有用であるが，ペニシリン耐性肺炎球菌(PRSP)と β-ラクタマーゼ非産生アンピシリン耐性(BLNAR)および β-ラクタマーゼ産生のインフルエンザ菌，β-ラクタマーゼ産生のモラキセラ・カタラーリスには少なくとも経口ペニシリンはほとんど無効である．臨床上頻用されているニューセフェム系ではインフルエンザ菌に対する抗菌力は強くなり，モラキセラ・カタラーリスの産生する β-ラクタマーゼに安定のものが多く抗菌域も広いのであるが，経口抗菌薬としての吸収・組織移行は悪いと考えるべきである．多くの研究者がこのセフェム系抗菌薬の多用と呼吸器病原細菌にみられる β-ラクタム耐性の激増とを結びつけている．また，肺炎球菌に対するマクロライド耐性も最近の 10 年間で激増しており，日本における多剤耐性肺炎球菌の増加は呼吸器病原菌のキャリアである小児での抗菌薬使用量と連動していると考えられる．

いずれにしても，かぜ症候群に細菌感染を合併していると考えた場合の抗菌薬使用の基本原則は，小児では経口ペニシリンなどを十分量で短期間(3 日間程度)とし，成人では十分投与量(最大投与量)の経口 β-ラクタム系，マクロライド系またはニューキノロン系を短期間(3 日以内)で投与し，無効な場合や合併症の存在が明らかな場合は速やかに抗菌薬を変更する．

### 急性気管支炎 ■

急性の下気道感染症で，発熱，咳嗽，喀痰を主要な臨床症状とするものであり，重症化しなければ自然治癒することの多い疾患であることから欧米では抗菌化学療法の対象と考えられていない．日本の場合には急性気管支炎で少なくとも咳が激しい場合や膿性痰がみられる場合には抗菌薬の対象とするのが一般的考え方である．この場合の抗菌薬選択の基準として，咳嗽が強く，喀痰がほとんどないかあっても透明感の強い白色〜黄色痰では非細菌性(ウイルス，マイコプラズマ，クラミジアなど)と考え，マクロライド系，テトラサイクリン系などを選択し，黄色，緑色，錆色などに混濁した膿性痰は細菌性であるから，経口 β-ラクタム系の高用量か注射薬またはニューキノロン系をいずれも長くても 1 週間以内の投与で用いる．無効の判定は 2〜3 日以内に行い抗菌薬を変更するとともに病原診断の努力を怠るべきではない．

### 院外肺炎 ■

在宅または通院中での肺炎発症であり，発熱，咳嗽，喀痰，呼吸困難，胸痛などの臨床症状によりまず疑い，最終的には胸部 X 線上の陰影の出現やときに胸部 CT を用いた画像診断がなされる必要がある．急性気管支炎に比べて肺炎は基本的に抗菌薬使用の対象になると考えられるが，臨床診断の段階で推定される病原体を次のように絞り込んでいく．

**1．非細菌性肺炎**

激しい咳嗽の割には喀痰がほとんどないか，あっても少量でかつ透明感が強い白色〜黄色痰であればまず非細菌性と考えられる．12〜3月でインフルエンザ流行時であればインフルエンザをまず第一に鑑別する必要があるが，今日迅速診断キットの発達によって病原診断が可能となった．

インフルエンザ以外にも多種類のウイルスが肺炎の原因となりうるので，胸部X線上線状，網状影などの間質性陰影の増強がみられる場合にはまず非細菌性を鑑別の第一番目に置く．激しい咳嗽に喘鳴を伴う場合は喘息の合併などの病態の変化にも対応した診断・治療が求められる．

非細菌性肺炎で最も多いのはウイルス性であり，マイコプラズマ，クラミジアなどもまず念頭におく．したがって，抗菌薬投与はまずマクロライド系を用いるが，抗菌薬が効かないウイルス感染であってもマクロライドの抗炎症作用によって症状寛解をみることがある点に十分留意しつつ病原診断の努力は怠るべきではない．また，咳嗽が遷延する場合に結核の鑑別が必要となる．最近の研究ではこれまで2歳以下の小児における細気管支炎・肺炎の原因ウイルスの代表的なものとされてきたRSウイルスが高齢者での感染（再感染）でも多いことも明らかとなってきた．

いずれにしても，喀痰が得られるならできるだけ細胞成分を明らかにするためにもまずグラム染色し，有意な細菌増加を認めず，マクロファージや脱落線毛上皮細胞の存在が確認されれば，少なくとも気道障害性の強い非細菌性急性呼吸器感染症と容易に診断できる．血液検査で白血球数は正常か減少をみることが多く，CRP陽性や赤沈値の亢進が認められる．また，重症肺炎の場合に$\beta$-ラクタム系抗菌薬で治療開始され，無効なときの考え方として，今日的には非細菌性肺炎および耐性菌感染症の両方を念頭において抗菌薬を選択する．

**2．細菌性肺炎**

高熱，咳嗽，膿性痰（黄色，緑色，錆色），呼吸困難，胸痛などの臨床症状が主たるものであるが，特に細菌性肺炎を強く示唆するのが膿性痰の存在である．院外の重症肺炎の起炎菌で最も多くを占めるのは肺炎球菌であるが，慢性呼吸器疾患などの基礎疾患のある場合の軽症〜中等症肺炎で，今日インフルエンザ菌（nontypableが大半）とモラキセラ・カタラーリス（ブランハメラ）が起炎菌となる頻度も高い．これ以外の起炎菌としては宿主条件によって免疫力低下がみられる場合の弱毒菌感染，日本では温泉水（循環式温水の場合）からの感染が多いレジオネラ感染症も念頭におく．

抗菌化学療法は主たる起炎菌である肺炎球菌，インフルエンザ菌，さらにはモラキセラ・カタラーリスの3菌に対する広域の抗菌域を有する$\beta$-ラクタム薬が選択されることが多い．しかるに，ここで注意すべきことは，これらの三大起炎菌のすべてに耐性化を免れている抗菌薬はないということである．まず，肺炎球菌はあらゆる種類の$\beta$-ラクタム系にすべて耐性化の進行が認められており，経口$\beta$-ラクタム薬の低い血中濃度や組織移行濃度では，もはや対応でき難い状況にある．注射用$\beta$-ラクタム薬ではカルバペネム系の抗菌力が最も強いが，広域ペニシリン注射薬，一部の第3世代セフェム系注射薬で徐々に治療無効症例の報告をみるようになっている．経口抗菌薬の中でマクロライド系も肺炎球菌での耐性は激増しており，もともとテトラサイクリン系には耐性株が多かったことから，肺炎球菌の多剤耐性化が急速に進行している．成人の軽症細菌性肺炎の場合には肺炎球菌にも抗菌域を拡大したレスピラトリーキノロン系やテリスロマイシンなどの有効性が期待できる．

### 院内肺炎 ■

入院中の患者でみられる院内肺炎で臨床家がまず考えるべきことは，宿主条件によって主要起炎菌が異なるものとなる点である．すなわち，脳血管障害，ステロイドや免疫抑制薬投与中，抗癌化学療法後の骨髄抑制時期にある入院患者では，まず患者が咽頭・鼻腔粘膜に付着・増殖しやすい黄色ブドウ球菌，緑膿菌，腸球菌，アシネトバクターなどのヒトの腸内細菌叢や皮膚・粘膜常在細菌類の中で比較的病原性の強いものが起炎菌となる．この際に黄色ブドウ球菌(多くはメチシリン耐性黄色ブドウ球菌：MRSA)と緑膿菌は多剤耐性の代表的病原菌であり，院内肺炎の二大起炎菌としてみられる．患者が気管切開や人工呼吸器のための気管カニューレを装着している場合，口腔や鼻腔の常在細菌叢の気道内への落下・侵入が容易となり，ときに肺炎発症をみる．また，患者に反回神経麻痺や咳反射の低下などがみられる場合に誤嚥性肺炎をみると，胃酸や食物残渣などの気道内への侵入はしばしば難治化・遷延化の要因となる．

いずれにしても，院内肺炎の抗菌化学療法の基本原則としてMRSAと緑膿菌をまず視野におきながら，宿主の全身状態および免疫状態，さらには抗菌薬投与歴を参考にしつつ，必要に応じて抗菌域や種類の異なる薬剤の併用で対応する．

ここで重要なポイントは同一薬剤の投与は2週間以上続けないことであり，たとえ複数の耐性菌感染症であっても主要起炎菌の感染を抑え込むことに化学療法の主眼をおく．1週間使っても症状が改善しない場合は全く無効なのであり，また，症状改善後の抗菌薬使用は新たな耐性菌感染症の出現の要因となる．したがって，院内肺炎の抗菌化学療法のもう一つのポイントは治療と同時に菌交代や繰り返し感染を防止するための徹底した口腔ケア，カテーテル管理，褥瘡対策，院内環境整備などを併行して行うことである．また免疫不全状態が持続することが予想される場合の結核，ニューモシスチス・カリニ，サイトメガロウイルスなどに対する予防的抗菌薬投与もタイミングを失することのないようにすべきである．

## 慢性下気道感染症の急性増悪 ■

### 1. 院外発症

慢性下気道感染症には繰り返し感染の主たる病原体として，院外発症ではウイルス，マイコプラズマ，クラミジア，細菌類のすべてが関与する．したがって，先述の急性呼吸器感染症における細菌性と非細菌性の鑑別がある程度応用可能であるが，慢性呼吸器感染症は普段から咳嗽，喀痰をみる患者が多く，喀痰量や喀痰性状(粘性，膿性度)の変化を注意深く観察する必要がある．

いずれにしても，急性増悪の原因として最も多いのは種々の「かぜ症候群」のウイルス感染と，インフルエンザ菌，肺炎球菌，モラキセラ・カタラーリスなどの院外発症の主要病原菌感染によるものである．また，持続感染の原因菌としては緑膿菌が最も多く，ときに他の弱毒のグラム陰性桿菌がみられる場合もある．

慢性下気道感染症では起炎菌決定が容易である点が，抗菌化学療法を行ううえでの利点となる．インフルエンザワクチンと23価肺炎球菌ワクチン接種も推奨される．

### 2. 院内発症

急性増悪の起炎菌としてインフルエンザ菌などもみられるが，緑膿菌に菌交代すると，その後は緑膿菌の繰り返し感染や持続感染となる例が多い．ときに，MRSAの繰り返しや持続感染もみられる．宿主の易感染性の進行とともに患者の粘膜付着菌，腸内細菌，環境菌などのすべてが原因菌となりうる．

いずれにしても，上気道への病原菌付着・増殖が下気道感染のファースト・ステップであるから，まず上気道クリーニングに努め，下気道における喀痰ドレナージなどあらゆる再感染防止策を抗菌化学療法とともに実行する．

抗菌薬の選択では，MRSAまたは緑膿菌を抗菌域に含む広域注射用抗菌薬を選択し，必要に応じて薬剤感受性成績などを参考にしながら抗菌薬の併用で対応する．この際の併用薬の考え方としてMRSAにはバンコマイシン(VCM)やテイコプラニン(TEIC)，緑膿菌にはシプロフロキサシン，セフタジジム(CAZ)，カルバペネム系，腸球菌にはペニシリン系，アシネトバクターなどブドウ糖非発酵菌にはミノサイクリン(MINO)，嫌気性菌にはクリンダマイシン(CLDM)が抗菌力を有する代表薬として位置づけられる．

院内感染症では，初期治療薬にしても，初回治療が無効な場合の変更薬剤や併用薬にしても，あらゆる薬剤において耐性化の可能性が高いことの認識が求められる．

## Ⅱ．尿路感染症

尿路感染症は急性単純性膀胱炎，急性単純性腎盂腎炎，複雑性尿路感染症に大きく分類される．基本的には腸内細菌である大腸菌を中心に起炎菌を考えればよいこと，さらには抗菌薬の多くは腎排泄型であり尿流中に高濃度の薬剤が移行することから，抗菌薬が適切に選択されれば治療無効例は少ないものと考えられる．しかし一方では抗菌薬の繰り返し投与による耐性化は腸内細菌類が最も受けやすいことから，尿路感染症起炎菌の抗菌薬耐性化の進行は速いことに留意する必要がある．

### 単純性尿路感染症

尿路に基礎疾患のない患者に発症するもので，主として性的活動期の女性に多くみられ，大腸菌が主要起炎菌である．基本的には抗菌化学療法によく反応する．

#### 1．急性単純性膀胱炎

頻尿，排尿痛，残尿感などの症状で来院することが多い．尿混濁があり，膿尿（細胞数増加≧10 cells/mm$^3$）や細菌尿（細菌数増加≧$10^3$cfu/m$l$）が認められると細菌性膀胱炎と診断する．

起炎菌は大腸菌 *E. coli* が最も多くを占め，*Staphylococcus saprophyticus*，*Proteus mirabilis*，*Klebsiella pneumoniae*，*Enterococcus* spp. などもみられることから，これらに有効で，かつ尿中排泄型の抗菌薬が使用される．今日，用いられるものではニューキノロン系を3日間がスタンダードとなっている．もし，再発がみられる場合は基礎疾患の有無を調べる必要がある．

#### 2．急性単純性腎盂腎炎

高熱，腰痛・背部痛，全身倦怠感で来院することが多い．診察では腎部圧痛，肋骨脊椎角叩打痛などの所見と膿尿・細菌尿で診断する．血液検査で白血球増多，CRP上昇，血沈亢進を認める．ときに劇症となり播種性血管内凝固症候群（DIC）や急性呼吸促迫症候群（ARDS）などを合併する．重症型では必ず血液培養を施行する．起炎菌として多いのは *E. coli* を中心に，*K. pneumoniae*，*P. mirabilis* などのグラム陰性桿菌であり，ときにグラム陽性菌の *S. saprophyticus* なども分離される．

治療は入院治療が多いことから第3世代セフェム系などの注射薬が用いられるが，腎内への移行に優れているアミノグリコシド系も有用性が高いと考えられている．軽症例にはニューキノロン系の経口抗菌薬が用いられる．

### 複雑性尿路感染症

尿流障害が存在する基礎疾患がある場合（結石，腫瘍，神経因性膀胱，膀胱尿管逆流現象，尿道狭窄，前立腺肥大など）は再発しやすい．また，カテーテル留置の場合は当然ながら化学療法抵抗性で難治，長期化する．したがって，まず尿路の基礎疾患を正確に把握して基礎疾患を除去するように努める必要がある．

抗菌化学療法の対象となるのは発熱，排尿痛などの明らかな感染症状を伴い，膿尿と細菌尿がみられる場合で，カテーテル留置での単なる細菌尿は治療の対象とはならないことが多い．

起炎菌としては *E. coli*，*Pseudomonas aeruginosa*，*Enterococcus faecalis* が三大起炎菌でいずれも腸内細菌で，このほかに各種抗菌薬に耐性を示す分離菌が多種類みられる．薬剤感受性をみながら抗菌薬選択を行い，菌交代に十分注意しながら，できるだけ同一薬剤の長期投与（2週間以上）を避ける．ここでも，カテーテル管理を含めて，再感染防止が重要である．

### おわりに

呼吸器感染症も尿路感染症も細菌数の増加と炎症細胞数の増加の確認と臨床症状・所見をもって細菌性であることの診断がなされる．膿性痰も膿尿もともに重要な検体であり，グラム染色による起炎菌の推定が治療薬選択の指標となる．

**文　献**


1）松島敏春：1．呼吸器感染症におけるガイドライン(1) 日本呼吸器学会ガイドライン．化学療法の領域 **18**(S-1)：11-19, 2002
2）池田　徹，永武　毅：原因菌が不明の際の抗生物質の使いかた．島田　馨監修，斎藤　厚編，感染症と抗生物質の使いかた，第3版，文光堂，東京，p.33-38, 1999
3）村谷哲郎，松本哲朗：現在の化学療法の反省その1．2．泌尿器科領域，1）尿路性器感染症における化学療法．化学療法の領域 **17**：1775-1782, 2001

# 作用機序からみた抗菌薬の使いかた

松本哲哉・山口惠三

キーポイント

- 抗菌薬は宿主側の細胞を傷つけずに病原体のみに障害を与え，これを選択毒性 selective toxicity と呼ぶ．
- 抗菌薬はその作用機序により殺菌的 bactericidal あるいは静菌的 bacteriostatic な抗菌薬に分類される．
- 健常例に起こった急性細菌感染例では $\beta$-ラクタムなどの細胞壁合成阻害薬が第一選択となる．
- 免疫能が低下したコンプロマイズドホストでは，混合感染の可能性が高く，しかも重篤な感染症に陥りやすいため，広域抗菌薬の投与や抗菌薬の併用が必要な場合がある．
- 抗菌薬の変更に際しては，1）より広域な抗菌薬，2）有効な菌種が異なる抗菌薬，3）他の作用機序を有する抗菌薬，などへの変更や併用を考慮すべきである．
- 作用機序のみが抗菌薬の選択の基準になるわけではなく，その他のいろいろな条件を考慮する必要がある．

## はじめに

抗菌薬は宿主側の細胞を傷つけずに細菌などの病原体のみを対象として攻撃する作用を有している．これを選択毒性 selective toxicity と呼び，この作用によって生体に害を与えず病原体のみに障害を与える感染症の治療が可能となっている．選択毒性の基本は，病原体にはあっても宿主にはない構成成分の合成過程を阻害したり，あるいは病原体のみの代謝を抑制することなどにある．例えば一部の抗菌薬は細菌の細胞壁を構成しているペプチドグリカンの合成を阻害することにより細菌の発育を抑制するが，宿主の細胞にはペプチドグリカンが存在しないため宿主は抗菌薬による直接的な障害を受けない．さらに抗菌薬は細菌の核酸や蛋白の合成を阻害することなどにより微生物に選択的に障害をもたらす[1]．

## 抗菌薬の作用部位と作用機序（表1）

### 1. 細胞壁合成阻害

細菌の細胞壁は網の目様の構造を示すペプチドグリカンで構成されている．細胞壁の合成には糖鎖やペプチド鎖の結合が不可欠であり，ペニシリン結合蛋白(PBP)はその過程において重要な役割を果たしている．ペニシリンを始めとする $\beta$-ラクタムは PBP の作用を阻害することで細菌の細胞壁の合成を阻害する．これによりペプチドグリカン合成が妨げられた細菌の細胞壁は脆弱な状態となり，細菌内部の高い浸透圧を保つことができずに溶菌する．この作用を有する抗菌薬には，ペニシリン，セフェム，およびカルバペネムなどがあり，これらはいずれも化学構造上 $\beta$-ラクタム環を有するため，$\beta$-ラクタム系抗菌薬と総称されている．ペニシリン系とセフェム系はペプチドグリカン合成の最終段階を阻害する．また $\beta$-ラクタム系ではないが同じく細胞壁合成阻害作用を有するホスホマイシンはペプチドグリカン合成の初期段階を阻害するといわれている．

### 2. 蛋白合成阻害

蛋白合成阻害剤は細菌の蛋白合成を阻害し，細菌の発育を抑制する．ヒトの蛋白合成は 80S リボゾームが主であるが，蛋白合成阻害作用を有する抗菌薬は70S系リボゾームに作用することで選択毒性を示す．この作用を有する抗菌薬にはミノサイクリンなどのテトラサイクリン系，エリスロシンなどのマクロライド系，ストレプトマイシンなどのアミノグリコシド系，およびクロラムフェニコールなどがある．

**3.　核酸合成阻害**

レボフロキサシンやシプロフロキサシンなどに代表されるニューキノロン系抗菌薬は，DNA鎖の超らせん化を起こすDNAジャイレースに作用しDNA複製を阻害して細菌の増殖を阻止する．また抗結核薬の代表的薬剤であるリファンピシンはRNAポリメラーゼの作用を失活させて菌の増殖を阻止する．

**4.　細胞膜機能阻害**

細胞膜機能阻害剤は細胞膜を攻撃して選択的な透過性を変えることにより，細菌の生命維持に必要な細胞内成分を放出させ細菌を障害する．細胞膜機能阻害剤にはコリスチン，ポリミキシンBなどのペプチド系抗菌薬がある．

**5.　葉酸合成阻害**

葉酸は細菌の代謝に必須であり，多くの細菌は葉酸を自分で合成することが可能である．しかし細菌は周囲の環境から葉酸を取り込むことはできないため，葉酸の合成を阻害することで細菌の発育が阻害される．葉酸合成阻害剤にはサルファ剤やトリメトプリムがある．

**表1　代表的な抗菌薬の作用機序による分類**

| | |
|---|---|
| 細胞壁合成阻害 | ペニシリン系[1]<br>セフェム系[2]<br>モノバクタム系[3]<br>カルバペネム系[4]<br>ホスホマイシン<br>バンコマイシン |
| 細胞膜機能阻害 | ペプチド系[5] |
| 核酸合成阻害 | キノロン系[6]<br>リファンピシン |
| 蛋白合成阻害 | マクロライド系[7]<br>テトラサイクリン系[8]<br>アミノグリコシド系[9]<br>クロラムフェニコール<br>リンコマイシン |
| 葉酸合成阻害 | ST合剤 |

1) ベンジルペニシリン，アンピシリン，アモキシシリン，ピペラシリンなど
2) セファクロル，セファゾリン，セフォチアム，セフタジジムなど
3) アズトレオナムなど
4) イミペネム，メロペネム，ビアペネムなど
5) ポリミキシンBなど
6) レボフロキサシン，シプロフロキサシン，ガチフロキサシンなど
7) エリスロマイシン，クラリスロマイシン，アジスロマイシンなど
8) ミノサイクリン，ドキシサイクリンなど
9) ゲンタマイシン，トブラマイシン，イセパマイシン，ストレプトマイシンなど

## 抗菌薬による殺菌および静菌作用 ■

感染症が成立するには，宿主の体内で細菌などの有害な病原微生物が増殖することが必須となる．異常に体内で増殖した病原体を抗菌薬によって殺してしまうことができれば，基本的に感染症は解決する方向に向かう．$\beta$-ラクタムなどの細胞壁合成阻害薬は細菌に殺菌的bactericidalに作用し，ヒトに投与すると体内で細菌数は減少していく．これにより残った細菌の残骸はマクロファージなどの貪食細胞により処理され，炎症も鎮静化して感染症は治癒していく．一方，マクロライドなどの静菌的bacteriostaticな抗菌薬は，細菌の増殖を抑えることはできても，殺菌するまでには至らない．それでも静菌的な抗菌薬が感染症の治療に有効である理由は，増殖が止まった状態の菌であれば宿主の炎症細胞による処理も容易となり，多少の時間は要しても結果的に菌の処理が可能となるためである．さらに蛋白合成阻害薬は細菌の代謝を抑制することで細菌が産生するさまざまな病原因子も抑制できることから，感染部位における組織障害を防いだり，細菌による炎症細胞への障害を阻止することができる．

それぞれの抗菌薬が殺菌的か静菌的かについては，明確に分類できないものも一部あるが，一般的に，細胞壁合成阻害剤，核酸合成阻害剤，細胞膜機能阻害剤は殺菌的な作用が強く，蛋白合成阻害剤，葉酸合成阻害剤は静菌的な作用を示す[2]．

ただしアミノグリコシド系も分類上は蛋白合成阻害剤であるが，膜障害作用も有しておりかなり殺菌的な作用を示すといわれている．また薬剤の菌に作用する濃度によって殺菌的か静菌的かが分かれる抗菌薬もある．

## 抗菌薬の選択

### 1.　抗菌薬選択の重要性

感染症の治療にあたってどの抗菌薬を選択すべきかについては，**表2**に示したようなさまざまな要因が関与しているため，感染症の専門家にとってもときに容易ではない場合がある．しかし逆に感染症の専門家でなければ感染症の治療がむずかしいかといえば必ずしもそうではない．つまりたとえベストな選択とはいえなくとも何らかの抗菌薬を選択して投与していれば多くの感染症例は治癒するのかもしれない．ただしそのような症例の多くは“基礎疾患を有しない健常例に起こった急性感染例”であり，**表3**に示したように免疫不全患者を始めとする特殊な症例では，どの抗菌薬を選択するかによってその予後は大きく左右されるといっても過言ではない[3]．

### 2.　作用機序からみた抗菌薬選択

本稿のテーマである作用機序からどの抗菌薬を選択すべきかについて考察してみる．抗菌薬の殺菌および静菌作用という分類から考えると，抗菌作用がより強力な殺菌的抗菌薬がまず選ばれるべきである．つまり細胞壁合成阻害薬であるペニシリン系やセフェム系，あるいはカルバペネム系などがそれに該当する．ただしこの選択には前述のように“基礎疾患を有しない健常例に起こった急性感染例”でしかも“細菌感染例”に適応となる．例えば肺炎球菌などによる市中肺炎の症例や健常成人に起こった大腸菌による急性膀胱炎などがそれに該当する．ウイルスはもちろん，マイコプラズマやクラミジアなどの病原体も健常例に急性感染を起こすことが多いが，これらの病原体は細胞壁を持たないので，細胞壁合成阻害薬は無効である．

一方，蛋白合成阻害剤などの静菌作用を選択すべきなのはどのような症例であろうか．その一つには殺菌的な抗菌薬が無効であった症例があげられる．すなわち殺菌的な抗菌薬と静菌的な抗菌薬はその作用点が異なるので，たとえ殺菌的な抗菌薬が無効であっても，静菌的な抗菌薬には感受性を示す場合も多い．

また慢性感染例の一部も静菌的抗菌薬投与の候補にあげられる[4]．例えばびまん性汎細気管支炎(DPB)症例を対象としたマクロライド長期少量投与療法はすでにわが国では広く受け入れられ効果を上げている．この場合のマクロライドは宿主側に作用して病態を改善するという報告も多く，抗菌作用のみで治療効果を説明することは困難である．しかしマクロライドが菌側に作用してさまざまな病原因子の産生を抑制するという報告もなされており[5]，蛋白合成阻害作用が有効に働いている1例といえる．DPBの症例に端を発しマクロライドの長期投与による治療は，慢性副鼻腔炎

**表2　抗菌薬の選択に関与する宿主および菌側の要因**

| |
|---|
| **宿主側の要因** |
| ・感染部位・臓器 |
| ・感染の重症度 |
| ・基礎疾患の有無，種類 |
| ・免疫不全状態か否か |
| ・薬剤アレルギーの有無 |
| **菌側の要因** |
| ・起炎病原体の種類 |
| ・患者分離菌の薬剤感受性（薬剤耐性の有無） |

**表3　慎重な抗菌薬の選択が必要な症例**

| |
|---|
| 1. 免疫不全者　担癌患者，抗癌剤投与例，自己免疫疾患など |
| 2. 基礎疾患合併例　糖尿病，透析患者，術後症例など |
| 3. 小児および高齢者 |
| 4. 各種カテーテル留置例　IVH，尿道カテーテル，気管内挿管など |
| 5. 耐性菌分離症例 |
| 6. すでに抗菌薬が投与され無効であった症例 |

や中耳炎などにも適応が拡大しつつあるのが現状である．ちなみにDPB症例にペニシリン系やセフェム系の抗菌薬を投与しても一時的には症状の軽快を認めるものの，最終的に緑膿菌の持続感染を引き起こし，呼吸機能は低下し予後不良となることが明らかとなっている．

カテーテルが長期間体内に留置された症例では，細菌がカテーテルの表面にバイオフィルムを形成し，その中で保護された状態で生存し続けることが可能となる．このような場合，たとえ大量のセフェム系抗菌薬などを投与しても，バイオフィルム内の菌へ十分な量の抗菌薬が到達できず感染が持続する場合が多い．しかしマクロライドなど一部の抗菌薬はバイオフィルム合成を抑制する作用も報告されており，カテーテル留置例でバイオフィルムの関与が考えられる症例ではマクロライドも選択肢の一つと考えられる．

### 3. 作用機序から考えた抗菌薬の併用

医療のコスト面や副作用などの点を考えると，基本的には抗菌薬は単独で用いるべきである．もし起炎菌にのみ有効で常在菌などには影響を与えない抗菌薬が使用できれば理想的である．しかし免疫能が低下したコンプロマイズドホストなどにおいては，複数の種類の病原体に同時に感染する混合感染の可能性が高く，感染症そのものが生命の危険を脅かす存在となる．さらに耐性菌による感染の頻度も高くなるため，多くの場合は広域な抗菌薬を使用したり，複数の抗菌薬を併用して確実に感染症を防ぐ手段が必要となる．

単純に考えれば1種類の抗菌薬を用いるよりも，より多くの種類の抗菌薬を投与した方が有効性は高いと推察される．確かにセフェム系などのβ-ラクタム系とアミノグリコシド系抗菌薬を併用すると相乗効果が得られ，臨床的にも有効性が高いことが証明されている[6)]．しかしどのような薬剤の組み合わせでも併用すればより高い効果が得られるかというとそういうわけではなく，併用した抗菌薬が互いの効果を打ち消してしまう可能性もある．例えばペニシリンとテトラサイクリンのように，殺菌的な抗菌薬と静菌的な抗菌薬を併用すると十分な抗菌作用が得られなくなる．その理由としては，殺菌的な抗菌薬は細菌が増殖して細胞壁が作り出される過程において作用するものであり，静菌的な抗菌薬によって細菌の代謝や増殖を抑制してしまうと，殺菌的な抗菌薬が本来作用するべき細胞壁合成のステップそのものが止められてしまうからである．しかしそうなると細胞壁合成阻害薬であるβ-ラクタム系抗菌薬に，蛋白合成阻害薬であるアミノグリコシド系抗菌薬の併用は無効なはずである．これが有効である理由は先に述べたようにアミノグリコシド系は蛋白合成阻害作用とともに膜障害作用を有しているため殺菌的な作用を有し，β-ラクタム系の細胞壁合成阻害作用と組み合わさって協調的に抗菌活性を示すためと考えられている．

### 4. 作用機序からみた抗菌薬の変更

起炎菌が分離できれば抗菌薬への感受性が測定でき，その結果をもとに抗菌薬の適切な投与が可能となる．しかし実際の医療の現場では起炎菌が判明してから感染症の治療を開始できる状況というのはまれであり，経験をもとに起炎菌を推定したうえで治療を行う，いわゆるempiric therapyが通常行われる．**表4**に示した内容もempiric therapyの概念を一部取り入れたものであるが，このような基準をもとに有効と考えられる抗菌薬の選択を行っても，いつも治療が成功するとは限らず，ときに抗菌薬の変更が必要な場合が生じてくる．選択した抗菌薬が有効か無効かの判断は，通常，投与後3〜4日で行われるが，もしその際に起炎菌が分離されていればその菌に合わせて抗菌薬の変更を行う．例えばβ-ラクタマーゼ産生菌に対してはβ-ラクタマーゼ阻害剤を配合したアモキシシリン/クラブラン酸あるいはアンピシリン/スルバクタムなども一つの選択肢となる．これは通常，クラブラン酸やスルバクタムなどのβ-ラクタマーゼ阻害剤がβ-ラクタマーゼとアシル中間体を形成してその酵素活性を阻害することが有効性を示す機序となっている．ただしカルバペネム系抗菌薬まで分解できるメタロ-β-ラクタマーゼ産生菌に対してはこのβ-ラクタマーゼ阻害剤は無効であり，ニューキノロン系やアミノグリコシド系抗菌薬の併用を含めた投与を

表 4　宿主の状態と感染の重篤度からみた抗菌薬選択の参考例

| 感染の重篤度 | 無 | 宿主免疫能低下<br>軽度～中等度 | 高度 |
|---|---|---|---|
| 軽症～中等症 | 殺菌的抗菌薬<br>　ペニシリン系<br>　セフェム系<br>　ホスホマイシン,<br>　ニューキノロン系など<br>静菌的抗菌薬<br>　マクロライド系など | 殺菌的抗菌薬<br>　ペニシリン系<br>　セフェム系<br>　ホスホマイシン,<br>　ニューキノロン系など<br>静菌的抗菌薬<br>　マクロライド系など | 殺菌的抗菌薬（広域）<br>　カルバペネム系注射薬<br>　第 4 世代セフェム系注射薬<br>抗菌薬併用<br>　ペニシリン系注射薬＋<br>　アミノグリコシド系注射薬 |
| 重症 | 殺菌的抗菌薬<br>　ペニシリン系注射薬<br>　セフェム系注射薬<br>　ニューキノロン系注射薬など<br>抗菌薬併用<br>　ペニシリン系注射薬＋<br>　アミノグリコシド系注射薬 | 殺菌的抗菌薬（広域）<br>　第 4 世代セフェム系注射薬<br>　カルバペネム系注射薬<br>　ニューキノロン系注射薬など<br>抗菌薬併用<br>　ペニシリン系注射薬＋<br>　アミノグリコシド系注射薬 | 抗菌薬併用<br>　カルバペネム系注射薬＋<br>　アミノグリコシド系注射薬<br>　（あるいはニューキノロン系）<br>その他の組み合わせによる併用 |

※基本的に注射薬の記載がないものは内服も可．
※起炎菌が分離された場合はその分離菌に有効な抗菌薬を選択し投与する（耐性菌の場合も同様）．

検討する．

またときに遭遇する例として，セフェム系抗菌薬を投与して無効と考えられた症例に対して，さらに別のセフェム系抗菌薬に変更する場合があるが，二つの抗菌薬の作用機序が同じでカバーする病原体に大きな差がないのであれば，この変更は全く意味がない．むしろ作用は同じでもより広域なカルバペネム系抗菌薬に変更するか，あるいはニューキノロン系やアミノグリコシド系など他の作用機序を有する抗菌薬への変更や併用を考慮する方が理にかなった選択と考えられる．

## おわりに ■

実際に感染症の症例を対象とした抗菌薬の選択は，上記に述べた因子以外にもさらに起炎病原体の種類，感染臓器，合併症の種類や状態，抗菌薬の体内動態や組織移行，および副作用などいろいろな条件によって規定されている．そのため作用機序を考えた抗菌薬の選択は，その一部の要因に過ぎないことを明記しておく．本文中でも述べたように特に重篤な感染例では抗菌薬の選択がその予後を左右することが多く，治療に際しては慎重な対応が望まれる．より強力でより広域の抗菌薬が次々と開発されていた時期はすでに終わり，今後は現在使用可能な抗菌薬の中から適切なものを選択して投与し，いかに効率的に感染症を治療するかという点に重点が置かれていくものと考えられる．抗菌薬の選択にあたって，本稿が少しでも参考になれば幸いである．

### 文　献


1) 大野　章，山口惠三：抗菌薬の作用機序．内科 **90**：548-551, 2002
2) 古谷信彦，山口惠三：抗菌薬の基礎知識．臨床外科 **55**：807-814, 2000
3) 古谷信彦，山口惠三：抗菌薬の選択と実際的な使いかた．治療薬ガイド 2003～2004，和田　攻ほか編，文光堂，p.500-504, 2003
4) 山口惠三：緑膿菌感染症（多剤耐性菌を含む）．今日の治療指針 2003，医学書院，p.158 - 159, 2003
5) 舘田一博，山口惠三：細菌 Quorum-sensing 機構の修飾による感染症治療の可能性．治療学 **36**：181-183, 2002
6) 松本哲哉：アミノ配糖体　アルベカシン．小児科診療 **63**：1848-1852, 2000

# 抗生物質・抗菌薬の投与ルート，投与法，投与量，投与期間および薬の変更の目安とポイント

砂川慶介

**キーポイント**

- 抗菌薬の効果は薬剤の抗菌力，体内動態，感染病巣への薬剤の移行に左右される．
- 投与ルートには静脈内，筋肉内，経口，局所があり，投与ルートによって血中濃度が異なる．
- 投与量・回数については薬剤別に記載した．
- 投与期間は臨床症状ならびに検査所見を参考に判断するが疾患によっては症状がなくとも長期間投与が必要な場合がある．
- 薬の変更には治癒，無効，有害事象の予防または発生がある．

## 投与ルートと投与法

抗菌薬の効果は薬剤の抗菌力，体内動態，感染病巣への薬剤の移行に左右される．それらの詳細は各稿を参照されたい．

抗菌薬の投与経路によって薬剤の体内動態が異なるので，抗菌薬を選択するうえではこの点にも注意する必要がある．**表 1**，**図 1** に投与ルートによる比較を示した．

### 1. 静注(ワンショット)

短時間での静脈内投与は抗菌薬を確実に投与することができるうえに血中濃度ピークが高くなる

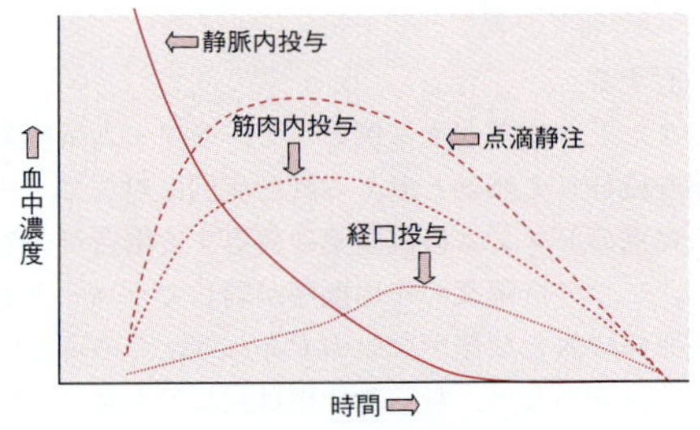


図 1　投与経路別血中濃度推移

表 1　抗菌薬投与ルートによる特徴

| 投与法 | 利　点 | 欠　点 | 適　応 |
|---|---|---|---|
| 静　注 | 確実に投与ができる<br>血中濃度ピークが高い | 半減期が短い<br>血管の確保が必要 | 中等～重症感染症<br>経口投与不能の場合 |
| 点滴静注 | 確実に投与ができる<br>点滴速度で血中濃度が自由に調節できる | 静注よりピークが低い<br>血管の確保が必要<br>長時間の固定が必要 | 中等～重症感染症<br>経口投与不能の場合 |
| 筋　注 | 確実に投与できる<br>血管の確保が不要<br>外来での治療が可能 | 局所の障害がある | 中等～重症感染症<br>経口投与不能の場合<br>血管内投与が困難な場合 |
| 経　口<br>(坐　薬) | 特別な器具が不要<br>外来での治療が可能 | 血中濃度が注射に比べて低い<br>投与が不確実 | 軽～中等症感染症<br>腸管感染症 |
| 局　所 | 薬剤が局所に高濃度となる<br>血中濃度が低い | 耐性菌ができやすい | 局所感染症 |

表 2-1　抗菌薬の標準投与量と投与回数(ペニシリン系)

| | 一般名 | 略号 | 商品名 | 投与経路 | 用量 | | |
|---|---|---|---|---|---|---|---|
| | | | | | 成人 | 高用量 | 小児 |
| ペニシリン系 | benzylpenicillin benzathine | PCG | バイシリンG | 経口 | 1回 40万 2〜4回/日 | 心内膜炎で増量 | |
| | benzylpenicillin potassium | PCG | ペニシリンG | 筋注 | 1回 30万〜60万 2〜4回/日 | 髄膜炎，敗血症，心内膜炎で増量 | |
| | phenethicillin potassium | PEPC | シンセペン | 経口 | 1回 40万 4〜6回/日 | 心内膜炎で増量 | |
| | ampicillin | ABPC | ビクシリン | 経口 | 1回 250〜500mg 4〜6回/日 | 心内膜炎で増量 | 1日 25〜50mg/kg 分4 |
| | | | | 筋注 | 1回 250〜1,000mg 2〜4回/日 | 心内膜炎で増量 | |
| | | | | 静注 | 1日 1〜4g 分1〜2 | | |
| | talampicillin hydrochloride | TAPC | ヤマシリン | 経口 | 1回 250mg 3〜4回/日 | | 1日 15〜40mg/kg 分3〜4 |
| | bacampicillin hydrochloride | BAPC | ベストポリン ペングッド | 経口 | 1日 500〜1,000mg 分3〜4 | | 1日 15〜40mg/kg 分3〜4 |
| | lenampicillin hydrochloride | LAPC | バラシリン | 経口 | 1回 250mg 3〜4回/日 | | |
| | amoxicillin | AMPC | アモキシリン サワシリン他 | 経口 | 1回 250mg 3〜4回/日 | | 1日 20〜40mg/kg 分3〜4 |
| | ciclacillin | ACPC | バストシリン | 経口 | 1回 250mg 3〜4回/日 | | |
| | pivmecillinam hydrochloride | PMPC | メリシン | 経口 | 尿路：1日 150〜200mg 分3〜4 | 重症は1日400mgまで増量 | |
| | | | | | 胆道：1日 200〜400mg 分3〜4 | | |
| | sulbenicillin sodium | SBPC | リラシリン | 静注・筋注 | 1日 2〜4g 分2〜4 | 重症は13g，緑膿菌・プロテウス20g，免疫機能低下30gまで増量可 | 1日 40〜80mg/kg 分2〜4<br>400mg/kgまで増量可 |
| | piperacillin sodium | PIPC | ペントシリン | 静注・筋注 | 1日 2〜4g 分2〜4 | 1日8gまで増量可 | 1日 50〜125mg/kg 分2〜4<br>1日200mg/kgまで増量可 |
| | aspoxicillin | ASPC | ドイル | 静注 | 1日 2〜4g 分2〜4 | 1日8gまで増量可 | 1日 40〜80mg/kg 分2〜4<br>1日160mg/kgまで増量可 |
| | sultamicillin tosilate | SBTPC | ユナシン | 経口 | 1回 375mg 2〜3回/日 | | 1日 15〜30mg/kg 分3 |
| | amoxicillin/potassium clavulanate | AMPC/CVA | オーグメンチン | 経口 | 1回 375mg 3〜4回/日 | | 1日 30〜60mg/kg 分3〜4 |
| | ampicillin sodium/sulbactam sodium | ABPC/SBT | ユナシン-S | 静注 | 肺炎：1日 6g 分2 | | 1日 60〜150mg/kg 分3〜4 |
| | | | | | 膀胱炎：1日 3g 分2 | | |
| | tazobactam/piperacillin | TAZ/PIPC | タゾシン | 静注 | 1日 2.5〜5g 分2 | | 1日 60〜150mg/kg 分3〜4 |

が，代わりに薬剤の半減期は短くなる．MICの高い菌種を目標とする場合や組織移行を高めたい場合の中等〜重症感染症が適応となる．アミノグリコシドやグリコペプチドなどのピーク値と副作用の関連が考えられている薬剤ではこの投与法は安全性の面から避けるべきである．

**2.　点滴静注**

確実に薬物の投与ができるうえに投与時間を調

表 2-2　抗菌薬の標準投与量と投与回数(経口セフェム系)

| | 一般名 | 略号 | 投与経路 | 商品名 | 用量 | | |
|---|---|---|---|---|---|---|---|
| | | | | | 成人 | 高用量 | 小児 |
| セフェム系経口剤 | cefalexin | CEX | 経口 | ケフレックス，ラリキシン他 | 1 回 250mg 4 回/日 | 1 回 500mg | 1 日 25～50mg/kg 分 4 |
| | propylene glycol cefatrizine | CFT | 経口 | タイセファコール | 1 回 250mg 4 回/日 | | 1 日 30～50mg/kg 分 4 |
| | cefaclor | CCL | 経口 | ケフラール | 1 日 750mg 分 3 | 1 日 1,500mg | 1 日 20～40mg/kg 分 3 |
| | cefroxadine | CXD | 経口 | オラスポア，カンザシン | | | 1 日 30mg/kg 分 3 |
| | cefadroxil | CDX | 経口 | サマセフ | 1 回 250mg 3 回/日 | 1 回 500mg | 1 日 20～40mg/kg 分 3 |
| | cefuroxime axetil | CXM-AX | 経口 | オラセフ | 1 回 250mg 3 回/日 | 1 回 500mg | |
| | cefotiame hexetil | CTM-HE | 経口 | パンスポリン T | 1 日 300～600mg 分 3 | 1 日 600～1,200mg 分 3 | |
| | cefixime | CFIX | 経口 | セフスパン | 1 回 50～100mg 2 回/日 | 1 回 200mg 2 回/日 | 1 回 1.5～3mg/kg 2 回/日<br>重症 1 回 6mg/kg |
| | cefteram pivoxil | CFTM-PI | 経口 | トミロン | 1 日 150～300mg 分 3 食後 | 1 日 300～600mg 分 3 | 1 日 9～18mg/kg 分 3 |
| | cefpodoxime proxetil | CPDX-PR | 経口 | バナン | 1 回 100mg 2 回/日 食後 | 1 回 200mg 2 回/日 | 1 回 3mg/kg 3 回/日<br>重症 1 回 4.5mg/kg |
| | cefdinir | CFDN | 経口 | セフゾン | 1 回 100mg 3 回/日 | | 1 日 9～18mg/kg 分 3 |
| | ceftibuten | CETB | 経口 | セフテム | 1 回 200mg 2 回/日<br>淋菌性尿道炎は 100mg | | |
| | cefditoren pivoxil | CDTR-PI | 経口 | メイアクト | 1 回 100mg 3 回/日 食後 | 1 回 200mg 3 回/日 | 1 回 3mg/kg 3 回/日 食後 |
| | cefcapene pivoxil | CFPN-PI | 経口 | フロモックス | 1 回 100mg 3 回/日 食後 | 1 回 150mg 3 回/日 | 1 回 3mg/kg 3 回/日 食後 |

節することにより効果的な血中濃度曲線が自由に得られることから $\beta$-ラクタム系薬，カルバペネム系薬，グリコペプチド系薬，マクロライド系薬など時間依存性の抗菌薬を投与するのに適している．しかし投与のために長時間にわたる血管の確保をする必要がある．

**3. 筋　注**

血管確保が不要であるという利点がある反面，薬剤による局所の組織障害が合併する危険があるという欠点があり，小児に対しては避けるべき投与法である．血中濃度ピークは静注に比べて低く半減期は長くなる．

**4. 経口投与**

注射器，点滴用器材，消毒薬などが不要で家庭で投与が可能であるという利点がある．しかし，腸管からの薬剤の吸収に個人差があり血中ピーク濃度は低く，服薬拒否や嘔吐など投与が不確実であるという欠点がある．軽症～中等症の外来の治

**表 2-3　抗菌薬の標準投与量と投与回数（注射用セフェム系）**

| | 一般名 | 略号 | 投与経路 | 商品名 | 用量 | | | |
|---|---|---|---|---|---|---|---|---|
| | | | | | 成人 | 高用量 | 小児 | 新生児 |
| セファロスポリン系注射剤 | cephalotin sodium | CET | 静注・筋注 | コアキシン | 1日 1～6g 分4～6 | | 1日 20～80mg/kg | |
| | cefazolin sodium | CEZ | 静注・筋注 | セファメジン | 1日 1g 分2 | 重症1日5g | 1日 20～40mg/kg 分2<br>重症 100mg/kg | |
| | ceftezole sodium | CTZ | 静注・筋注 | タイファゾール | 1日 0.5～4g 分1～2 | | 1日 20～80mg/kg | |
| | cefotiam hydrochloride | CTM | 静注・筋注 | パンスポリン，ハロスポア | 1日 0.5～2g 分2～4 | 敗血症1日4g | 1日 40～80mg/kg 分3～4<br>重症1日160mg/kgまで増量 | |
| | cefotaxime sodium | CTX | 静注・筋注 | クラフォラン，セフォタックス | 1日 1～2g 分2 | 重症1日4g | 1日 50～100mg/kg 分3～4<br>重症1日150mg/kgまで増量 | |
| | cefoperazone sodium | CPZ | 静注・筋注 | セフォビッド，セフォペラジン | 1日 1～2g 分2 | 重症1日6g | 1日 25～100mg/kg 分2～4<br>重症1日150mg/kgまで増量 | |
| | ceftizoxime sodium | CZX | 静注・筋注 | エポセリン | 1日 0.5～2g 分2～4 | 重症1日4g | 1日 40～80mg/kg 分2～4<br>重症1日120mg/kgまで増量 | |
| | cefmenoxime hydrochloride | CMX | 静注・筋注 | ベストコール | 1日 1～2g 分2 | 重症1日4g | 1日 40～80mg/kg 分3～4<br>髄膜炎 1日120mg/kgまで増量 | |
| | cefpiramide sodium | CPM | 静注 | サンセファール，セパトレン | 1日 1～2g 分2 | 重症1日4g | 1日 30～80mg/kg 分2～3<br>重症 1日150mg/kgまで増量 | |
| | ceftazidime | CAZ | 静注 | モダシン | 1日 1～2g 分2 | 重症1日4g | 1日 40～100mg/kg 分2～4<br>重症 1日150mg/kgまで増量 | 1回20mg 日齢0～3日 2～3回/日 日齢4～3～4回/日 |
| | ceftriaxone sodium | CTRX | 静注 | ロセフィン | 1日 1～2g 分1～2 | 重症1日4g | 1日 20～60mg/kg 分2<br>重症 1日120mg/kgまで増量 | 1回20mg 日齢0～3日 1回/日 日齢4～ 2回/日 |
| | cefodizime sodium | CDZM | 静注 | ケニセフ，ノイセフ | 1日 1～2g 分1～2 | 重症1日4g | 1日 60～80mg/kg 分3～4<br>重症 1日120mg/kgまで増量 | |
| | cefpirome sulfate | CPR | 静注 | ブロアクト，ケイテン | 1日 1～2g 分2 | 重症1日4g | 1日 60～80mg/kg 分3～4<br>重症 1日120mg/kg，髄膜炎200mg/kgまで増量 | |
| | cefepime dihydrochloride | CFPM | 静注 | マキシピーム | 1日 1～2g 分2 | 重症1日4g | | |
| | cefozopran hydrochloride | CZOP | 静注 | ファーストシン | 1日 1～2g 分2 | 重症1日4g | 1日 40～80mg/kg 分3～4<br>重症 1日160mg/kg，髄膜炎200mg/kgまで増量 | 1回20mg 日齢0日 1～2回/日 日齢1～7 2～3回/日 日齢8～3～4回/日 |
| | cefoselis sulfate | CFSL | 点滴静注 | ウィンセフ | 1日 1～2g 分2 | 1日 1～2g 分2 | | |
| | cefsulodin sodium | CFS | 静注 | タケスリン，チルマポア | 1日 0.5～4g 分2～4 | 重症1日2g<br>敗血症1日4g | 1日 60～100mg/kg 分3～4<br>重症 1日200mg/kgまで増量 | |
| | cefoperazone sodium/sulbactam sodium | CPZ/SBT | 静注 | スルペラゾン | 1日 1～2g 分2 | 重症1日4g | 1日 40～80mg/kg 分2～4<br>重症 1日160mg/kgまで増量 | |
| セフェム系 | cefmetazole sodium | CMZ | 静注・筋注 | セフメタゾン | 1日 1～2g 分2 | 1日 1～2g 分2 | 1日 25～100mg/kg 分2～4<br>重症 1日150mg/kgまで増量 | |
| | cefotetan sodium | CTT | 静注 | ヤマテタン | 1日 1～2g 分2 | 重症1日4g | 1日 40～60mg/kg 分2～3<br>重症 1日100mg/kgまで増量 | |
| | cefbuperazone sodium | CBPZ | 静注 | トミポラン，ケイペラゾン | 1日 1～2g 分2 | 重症1日4g | 1日 40～60mg/kg 分2～4<br>重症 1日120mg/kgまで増量 | |
| | cefminox sodium | CMNX | 静注 | メイセリン | 1日 1～2g 分2 | 重症1日6g | 1回20mg/kg 3～4回/日 | |

**表 2-4　抗菌薬の標準投与量と投与回数(その他の $\beta$-ラクタム)**

| | 一般名 | 略号 | 投与経路 | 商品名 | 用量 | | | |
|---|---|---|---|---|---|---|---|---|
| | | | | | 成人 | 高用量 | 小児 | 新生児 |
| オキサセフェム | latamoxef sodium | LMOX | 静注 | シオマリン | 1日 1～2g 分2 | 重症1日4g | 1日 40～80mg/kg 分2～4<br>重症 1日 150mg/kg まで増量 | |
| | flomoxef sodium | FMOX | 静注 | フルマリン | 1日 1～2g 分2 | 重症1日4g | 1日 60～80mg/kg 分3～4<br>重症 1日 150mg/kg まで増量 | 1回20mg 日齢0～3日 2～3回/日 日齢4～ 3～4回/日 |
| モノバクタム | aztreonam | AZT | 静注・筋注 | アザクタム | 1日 1～2g 分2 | 重症1日4g | 1日 40～80mg/kg 分2～4<br>重症 1日 150mg/kg まで増量 | 1回20mg 日齢0～3日 2回/日 日齢4～ 2～3回/日 |
| | carumonam | CRMN | 静注 | アマスリン | 1日 1～2g 分2 | 重症1日4g | | |
| カルバペネム | imipenem/cilastatin sodium | IPM/CS | 点滴静注・筋注 | チエナム | 1日 0.5～1g 分2 | 重症1日2g | 1日 30～80mg/kg 分3～4<br>重症 1日 100mg/kg まで増量 | |
| | panipenem/betamipron | PAPM/BP | 点滴静注 | カルベニン | 1日 1g 分2 | 重症1日2g | 1日 30～60mg/kg 分3～4<br>重症 1日 100mg/kg まで増量 | |
| | meropenem trihydrate | MEPM | 点滴静注 | メロペン | 1日 0.5～1g 分2～3 | 重症1日2g | 1日 30～60mg/kg 分3<br>重症 120mg/kg まで増量<br>2gを上限 | |
| | biapenem | BIPM | 点滴静注 | オメガシン | 1日 0.6g 分2 | 重症1日1.2g | | |
| | faropenem sodium | FRPM | 経口 | ファロム | 1回 150～200mg 3回/日 | 肺炎・尿路1回 200～300mg 3回/日 | 1回 5mg/kg 3回/日 食後<br>重症1回10mg/kg | |

療に適している．

腸管感染症で腸管腔に存在する細菌に対する治療には腸管からの吸収が不良な薬剤が有効である．

坐薬は現在セフチゾキシムの坐剤が使用されている．直腸から吸収されるために経口薬に比べて血中濃度が高くなる．服薬拒否の多い小児への投与に便利である．

**5.　局所投与**

目的とする感染病巣に集中的に抗菌薬を作用させることができるうえ，血中への移行が少ないので耳，目，皮膚などの局所の感染症に利用される．しかし高濃度の持続が短いと耐性菌の誘導の危険があることに注意しなくてはならない．

## 投与量 ■

各抗菌薬には標準の投与量が設定されており，通常はその用量で治療を開始する(**表2**)．

しかし，髄膜炎など組織移行が不良な部位や目的とする臓器への移行が悪い薬剤を使用する場合には標準投与量に比べて高用量の投与が必要である．

小児に対しては一般に体重当たりの投与量が設定されているが，成人量を上限とすることが指示されている薬剤が多い．小児に対する用量の定められていない薬剤があることにも注意する．

## 投与間隔 ■

薬剤別の標準投与回数を表2に示した．半減期

表 2-5　抗菌薬の標準投与量と投与回数（アミノグリコシド系）

| | 一般名 | 略号 | 投与経路 | 商品名 | 用量 | | | |
|---|---|---|---|---|---|---|---|---|
| | | | | | 成人 | 高用量 | 小児 | 新生児 |
| アミノ配糖体系 | streptomycin sulfate | SM | 筋注 | ストレプトマイシン | 結核以外 1 日 1～2 g 分 1～2 | | | |
| | kanamycin sulfate | KM | 経口 | カナマイシン | 1 日 2～4mg 分 4 | | 1 日 50～100mg/kg 分 4 | |
| | | | 筋注 | カナマイシン | 結核以外 1 日 1～2 g 分 1～2 | | 1 日 30～50mg/kg 分 1～2 | |
| | amikacin sulfate | AMK | 点滴静注・筋注 | アミカシン，ビクリン | 1 回 100～200mg 2 回/日 | | 1 日 4～8mg/kg 分 2 | 1 回 6mg/kg 2 回/日 |
| | bekanamycin sulfate | AKM | 筋注 | カネンドマイシン | 1 日 400～600mg 分 2～3 | | 1 日 10～20mg/kg 分 2 | |
| | tobramycin | TOB | 点滴静注・筋注 | トブラシン | 1 日 180mg 分 2～3<br>尿路感染は 120mg | | 1 日 3mg/kg 分 2～3 | |
| | dibekacin sulfate | DKB | 点滴静注・筋注 | パニマイシン | 1 日 100mg 分 2 | | 1 日 1～2mg/kg 分 1～2<br>筋注のみ承認 | |
| | gentamicin sulfate | GM | 点滴静注・筋注 | ゲンタシン | 1 日 80～120mg 分 2～3 | | 1 回 0.4～0.8mg/kg 2～3 回/日<br>筋注のみ承認 | |
| | micronomicin sulfate | MCR | 点滴静注・筋注 | サガミシン | 1 回 60mg 2～3 回/日<br>尿路感染 120mg 1 日 2 回 | | | |
| | isepamicin sulfate | ISP | 点滴静注・筋注 | イセパシン，エクサシン | 1 回 400mg 1～2 回/日 | | | |
| | sisomicin sulfate | SISO | 点滴静注・筋注 | シセプチン | 1 日 100mg 分 2 | 1 日 150mg 分 2～3 | | |
| | netilmicin sulfate | NTL | 筋注 | ネチリン，ベクタシン | 1 日 150～200mg 分 2 | | | |
| | ribostamycin sulfate | RSM | 筋注 | ビスタマイシン | 1 日 1g 分 1～2 | | 1 日 20～40mg/kg 分 1～2 | |
| | astromycin sulfate | ASTM | 点滴静注・筋注 | フォーチミシン | 1 日 400mg 分 2 | | | |
| | spectinomycin hydrochloride | SPCM | 筋注 | トロビシン | 1 回 2g | 効果不十分の場合 1 回 4g | | |
| | fradiomycin sulfate | FRM | 経口 | フラジオ | 1 日 1.5～3mg 分 4～6 | | 1 日 40～50mg/kg 分 4～6 | |
| | arbekacin sulfate | ABK | 点滴静注・筋注 | ハベカシン | 1 日 150～200mg 分 2 | | 1 日 4～6mg/kg 分 2 | |

の長い薬剤（セフェム系のセフトリアキソン，マクロライド系のアジスロマイシン，テトラサイクリン系のミノサイクリン，フルオロキノロン系のスパルフロキサシン，ポリペプタイド系のテイコプラニンなど）や PAE のある薬剤（アミノグリコシド系，フルオロキノロン系薬など）では投与間

**表 2-6 抗菌薬の標準投与量と投与回数(マクロライド系)**

| | 一般名 | 略号 | 投与経路 | 商品名 | 用量 | | |
|---|---|---|---|---|---|---|---|
| | | | | | 成人 | 高用量 | 小児 |
| 14員環 | erythromycin | EM | 経口 | エリスロマイシン | 1日 800〜1,200mg 分4〜6 | | 1日 25〜50mg/kg 分4〜6 |
| | erythromycin ethylsuccinate | EM | 経口 | エリスロシン | 1日 800〜1,200mg 分4〜6 | | 1日 800〜1,200mg 分4〜6 |
| | erythromycin stearate | EM | 経口 | エリスロシン | 1日 800〜1,200mg 分4〜6 | | 1日 800〜1,200mg 分4〜6 |
| | erythromycin lactobionate | EM | 静注 | エリスロシン | 1日 600〜1,500mg 分2〜3 | | |
| | clarithromycin | CAM | 経口 | クラリス，クラリシッド | 1日 400mg 分2 | 1日 800mg 分2 | 1日 10〜15mg/kg 分2〜3 |
| | roxithromycin | RXM | 経口 | ルリッド | 1日 300mg 分2 | | |
| 15 | azithromycin hydrate | AZM | 経口 | ジスロマック | 500mg を1日1回 3日間 | | 1日 10mg/kg 分1 3日間 |
| 16員環 | kitasamycin | LM | 経口 | ロイコマイシン | 1回 200〜400mg 3〜4回/日 | | |
| | kitasamycin tartrate | LM | 静注 | ロイコマイシン | 1回 200mg 2回/日 | | |
| | rokitamycin | RKM | 経口 | リカマイシン | 1日 600mg 分3 | | 1日 20〜30mg/kg 分3* |
| | josamycin | JM | 経口 | ジョサマイシン | 1日 800〜1,200mg 分3〜4 | | 1日 30mg/kg 分3〜4 |
| | midecamycin | MDM | 経口 | メデマイシン | 1日 800〜1,200mg 分3〜4 | | 1日 30mg/kg 分3〜4 |
| | midecamycin acetate | MDM | 経口 | ミオカマイシン | 1日 600mg 分3 | | 1日 20〜40mg/kg 分3〜4 |
| | acetylspiramycin | SPM | 経口 | アセチルスピラマイシン | 1回 200mg 4〜6回/日 | | |

*新生児を含む.

| | | | | | | | |
|---|---|---|---|---|---|---|---|
| | lincomycin hydrochloride | LCM | 経口 | リンコシン | 1日 1.5〜2g 分3〜4 | | 1日 20〜30mg/kg 分3〜4 |
| | | | 静注 | リンコシン | 1回 600mg 2〜3回/日 | | |
| | | | 筋注 | リンコシン | 1回 300mg 2〜3回/日 | 1回 600mg 2回/日 | 1回 10〜15mg 2〜3回/日 |
| | clindamycin | CLDM | 経口 | ダラシン | 1回 150mg 4回/日 | 1回 300mg 3回/日 | 1日 20〜30mg/kg 分3〜4 |
| | | | 静注 | ダラシン-S注 | 1日 600〜1,200mg 分2〜4 | 1日 2,400mg 分2〜4 | 1日 15〜25mg/kg 分3〜4 重症40mg/kgまで増量 |
| | | | 筋注 | ダラシン-S注 | 1日 600〜1,200mg 分2〜4 | | |

隔は長くなる.

このほかに腎機能の低下した症例では腎排泄型の薬剤，肝機能の低下した症例では胆汁排泄型の薬剤の排泄が遅延することから障害の程度に応じて投与間隔を延長する(アミノグリコシド系，ポリペプタイド系では薬物血中濃度測定 therapeutic drug monitoring(TDM)による投与計画が参考になる).

**表 2-7　抗菌薬の投与量と投与回数(キノロン系)**

| | 一般名 | 略号 | 投与経路 | 商品名 | 用量 | | |
|---|---|---|---|---|---|---|---|
| | | | | | 成人 | 高用量 | 小児 |
| キノロン経口 | nalidixic acid | NA | 経口 | ウイントマイロン | 1日 1～4g 分2～4 | | |
| | piromidic acid | PA | 経口 | パナシッド | 1日 1,500～3,000mg 分3～4 | | 1日 50mg/kg 分3～4 |
| | cinoxacin | CINX | 経口 | シノバクト | 1日 400～800mg 分2 | | |
| | norfloxacin | NFLX | 経口 | バクシダール | 1回 100～200mg 3～4回/日 | 腸チフス：1回 400mg 3回/日 | 1日 6～12mg/kg 分3 |
| | ofloxacin | OFLX | 経口 | タリビッド | 1日 300～600mg 分2～3 | 腸チフス：1回 200mg 4回/日 | |
| | levofloxacin | LVFX | 経口 | クラビット | 1回 100mg 1～3回/日 | 腸チフス：1回 100mg 4回/日 | |
| | enoxacin | ENX | 経口 | フルマーク | 1日 300～600mg 分2～3 | | |
| | ciprofloxacin | CPFX | 経口 | シプロキサン | 1回 100～200mg 2～3回/日 | 炭疽：1回 400mg 2回/日 | |
| | lomefloxacin | LFLX | 経口 | ロメバクト，バレオン | 1回 100～200mg 2～3回/日 | | |
| | tosufloxacin tosilate | TFLX | 経口 | オゼックス，トスキサシン | 1日 300～450mg 分2～3 | 骨髄炎・関節炎：1日 450mg 分3<br>腸チフス：1日 600mg 分4 | |
| | fleroxacin | FLRX | 経口 | メガロシン | 1回 200～300mg 1回/日 | | |
| | sparfloxacin | SPFX | 経口 | スパラ | 1日 100～300mg 分1～2 | | |
| | gatifloxacin hydrate | GFLX | 経口 | ガチフロ | 1回 200mg 2回/日 | | |
| | prulifloxacin | PUFX | 経口 | スオード | 1回 200mg 2回/日 | 1回 400mg 2回/日 | |
| 注射 | ciprofloxacin | CPFX | 点滴静注 | シプロキサン | 1回 300mg 2回/日 | | |
| | pazufloxacin mesilate | PZFX | 点滴静注 | パシル，パズクロス | 1日 1,000mg 分2 | | |

新生児も肝・腎機能が未発達であることから投与間隔を延長する場合が多い．

## 投与期間 ■

標準的な投与期間[1]を**表3**に示した．投与期間は原因菌，感染病巣，宿主の感染防御能，使用抗菌薬に対する反応の程度(発熱，白血球数，CRP値，尿所見，鼓膜所見，髄液所見，便性，画像所見，その他)によって症例ごとに判断する必要がある．

A群レンサ球菌による咽頭炎では再発防止を考慮して，適切な抗菌薬を10日間使用する必要がある．

なお重症感染症(感染性心内膜炎，骨髄炎・関節炎，脳膿瘍，肺膿瘍など)のなかには炎症の軽快とともに感染病巣への薬剤の移行が低下するため完全な除菌が困難となり発熱などの感染症状がみられなくとも長期間使用すべき疾患がある．

## 薬の変更の目安とポイント ■

抗菌薬の中止・変更を考慮する場合として**表4**に示すものがある．

### 1.　感染症治療の完了

抗菌薬の使用により目的とした治療が完了した場合には抗菌薬を中止する．臨床症状の改善や検査所見の改善が参考になる．

表 2-8　抗菌薬の投与量と投与回数（その他の抗菌薬）

| | 一般名 | 略号 | 投与経路 | 商品名 | 用量 | | | |
|---|---|---|---|---|---|---|---|---|
| | | | | | 成人 | 高用量 | 小児 | 新生児 |
| テトラサイクリン | tetracycline hydrochloride | TC | 経口 | アクロマイシン | 1日 1g 分4 | | 1日 30mg/kg 分4 | |
| | demethylchlortetracycline hydrochloride | DMCTC | 経口 | レダマイシン | 1日 450～600mg 分2～4 | | | |
| | doxycycline hydrochloride | DOXY | 経口 | ビブラマイシン | 初日：1日 200mg 分1～2<br>2日以降1日 100mg 分1 | | | |
| | minocycline hydrochloride | MINO | 経口 | ミノマイシン，ミノペン | 初回 100～200mg 以後1回100mgを1～2回/日 | | 1回 2～4mg/kg 1～2回/日 | |
| | | | 静注 | ミノマイシン，ミノペン | 初回 100～200mg 以後1回100mgを1～2回/日 | | | |
| | chloramphenicol | CP | 経口 | クロロマイセチン | 1日 1.5～2g 分3～4 | | 1日 30～50mg/kg 分3～4 | |
| | chloramphenicol sodium succinate | CP | 静注 | クロロマイセチンサクシネート | 1回 0.5～1g 2回/日 | | 1回 15～25mg/kg 2回/日 | |
| | chloramphenicol palmitate | CP | 経口 | クロロマイセチンパルミテート | 1日 1.5～2g 分3～4 | | 1日 30～50mg/kg 分3～4 | |
| | fosfomycin | FOM | 経口 | ホスミシン | 1日 2～3g 分3～4 | | 1日 40～120mg/kg 分3～4 | |
| | | | 静注 | ホスミシンS | 1日 2～4g 分2～4 | | 1日 100～200mg/kg 分2～4 | |
| | thiamphenicol | TP | 経口 | アーマイ | 1日 0.5～1g 分3～4 | | | |
| | thiamphenicol aminoacetate hydrochloride | TP | 静注・筋注 | ネオマイゾンG | 1日 1g 分1～2 | | | |
| | sulfamethoxazole＋trimethoprim | ST | 経口 | バクタ，バクトラミン | 1日 1,920mg 分2 | | | |
| | | | 点滴静注 | バクタ，バクトラミン | 1日 15～20mg/kg 分3 | | | |
| | colistin sodium methanesulfonate | CL | 経口 | メタコリマイシン，コリマイシンS | 1回 300万～600万単位 3～4回/日 | | 1日 30万～40万単位/kg 分3～4 | |
| | polymyxin B sulfate | PL-B | 経口 | ポリミキシンB | 1日 300万単位 分3 | | | |
| | vancomycin hydrochloride | VCM | 経口 | バンコマイシン | 1回 0.125～0.5g 4回/日<br>骨髄移植：1回 0.5g 4～6/日 | | | |
| | | | 点滴静注 | バンコマイシン | 1日 2g 分4または2 | | 1日 40mg/kg 分2～4 | 1回10～15mg 日齢0～7日 2回/日 日齢7～3回/日 |
| | teicoplanin | TEIC | 点滴静注 | タゴシッド | 初日 400または800mg 分2<br>以後1回 200または400mg 1回/日 | | 10mg/kg12時間間隔で3回<br>以後6～10mg/kgを24時間ごと30分以上かけて点滴 | 初回のみ16mg/kgを，以後8mg/kgを24時間ごと30分かけて点滴 |
| | linezolid | LZD | 経口 | ザイボックス | 1日 1,200mg 分2 | | | |
| | | | 点滴静注 | ザイボックス | 1日 1,200mg 分2 | | | |

### 2. 選択抗菌薬が無効と判断した場合

抗菌薬の効果は開始数日後には判定が可能であり，通常72時間経過しても臨床症状や検査所見の改善がみられなければ使用薬剤の増量，他の抗菌薬の併用または他の薬剤への変更を考える．

### 3. 有害事象が予測される場合

アミノグリコシド系薬やポリペプタイド系薬など腎毒性のある薬剤では腎機能障害がある場合には腎毒性が増強する可能性があり，腎機能が低下した場合には投与方法の変更または他系統への変更を考慮する．

また広域抗菌薬の投与が長期になると菌交代の危険が増す．菌交代が予測される場合にも薬剤の変更を考慮する必要がある．

### 4. 有害事象が発生した場合

抗菌薬投与によってアレルギーや肝機能障害などの有害事象が発生した場合には薬剤を中止して他の系統の薬剤に変更する．

表3　一般的な抗菌薬の投与期間

| 投与期間 | 感染症名 |
|---|---|
| 1週間以内 | 軽症の気管支炎・肺炎<br>膀胱炎<br>感染性腸炎 |
| 10日間 | A群レンサ球菌性咽頭炎 |
| 2週間以内 | 中等症の肺炎<br>腎盂腎炎<br>腸チフス，恙虫病 |
| 2週間以上 | 髄膜炎<br>クラミジア肺炎，レジオネラ肺炎<br>梅毒(I期：2週間，II期：4週間) |
| 4週間以上 | 感染性心内膜炎<br>骨髄炎・関節炎<br>脳膿瘍，肺膿瘍 |

(文献1)を参考に改変)

表4　抗菌薬変更(中止)の目安とポイント

- 感染症の治療完了―臨床症状，検査所見を参考に
- 選択抗菌薬が無効―投与開始72時間後で改善がみられない
- 有害事象の予測―腎機能・肝機能障害がある場合
- 有害事象の発生―臨床症状，検査所見を参考に

### 文献

1) 柴　孝也：適切な抗菌薬の選択．抗菌薬使用の手引き，日本感染症学会，協和企画，p.17-18, 2001

# 抗生物質・抗菌薬の併用療法が必要な患者とその実際

長谷川裕美

**キーポイント**

- 抗菌薬は単剤治療が原則である.
- 併用療法は, 1. 抗菌スペクトラムの拡大, 2. 相乗作用による抗菌効果の増強, 3. 耐性菌出現の防止, 4. 副作用の軽減などを目的に, 適応症例を慎重に検討し行わなければならない.
- 併用効果は薬剤の組み合わせのみならず, その投与方法によっても影響される.
- 併用療法は副作用発現, 耐性菌増加, 医療費高騰などのリスクと常に表裏一体であることを忘れてはならない.

## はじめに

抗菌薬の原則は単剤治療である. 重症感染症でも適切な抗菌薬の選択が行われれば, 単剤で十分な治療効果が期待できるものであり, 不用意な併用療法は, 安全性(個人防衛), 耐性菌問題(集団防御), 医療費資源(社会防御)の点からも避けるべきである. しかし, 一方では免疫不全患者の増加や多剤耐性菌の出現に伴い, 複数の抗菌薬併用療法を行わざるを得ない症例が増えているのも事実である. 一般的に, 抗生物質・抗菌薬の併用療法(以下, 併用療法)は**表1**に示す目的で, その目標を満たしうる薬剤を同時期から, もしくはある時期から組み合わせて行われる. 本稿では, 目的別に, 前述の現状をふまえた最近の併用療法の実際について紹介する.

表1 抗菌薬併用療法の目的

| |
|---|
| (1) 抗菌スペクトラムの拡大 |
| (2) 相乗作用による抗菌活性の増強 |
| (3) 耐性菌出現の防止 |
| (4) 副作用の軽減 |

## 目的別にみた併用療法の実際

### 1. 抗菌スペクトラムの拡大[1,2)]

抗菌化学療法は, 感染病巣の病態論から考えて, 可及的速やかに開始することが有効性を高めるうえで望ましい. 特に悪性腫瘍や悪性血液疾患患者・AIDS・免疫抑制剤使用患者・新生児・老人など, 何らかの理由で免疫不全状態にある者や, 人工器具の装着・通過障害がある者の重症感染症例に対しては, 起因菌分離・同定以前に抗菌スペクトラムを拡大した治療を開始する必要が生じる. その際, 理論的ならびに実証的根拠に基づいたevidence based therapyを行うことが重要である. 米国のInfectious Disease Societyでは“白血球減少患者の起因菌不明の発熱時における抗菌薬使用のガイドライン”を1997年に改正発表した. また, 日本感染症学会, 日本化学療法学会では2001年, “抗菌薬使用の手引き”に, これまでのevidenceから予想しうる起因菌と選択薬をさらに詳細に示した. **表2**はその中から併用療法が必要な患者と併用薬を抜粋したものであるが, 詳しくは各論を参照されたい. いずれの場合も起因菌が分離・同定され感受性試験の成績が得られれば, それに準じて至適抗菌薬に変更することはいうまでもない.

また, 複数菌混合感染例にも上記の目的で併用療法が必要となる. これらは易感染性患者に日和見感染として発症することが多く, 重症化しやす

表2　evidence based therapy の際の抗菌薬の選択(併用療法)

| | 考慮すべき状況 | 予想すべき原因菌 | 選択抗菌薬 |
|---|---|---|---|
| 髄膜炎 | 新生児 | B群レンサ球菌<br>リステリア菌<br>その他<br>腸内細菌科(大腸菌，その他) | アンピシリン＋セフォタキシム |
| | 乳児(生後1〜3ヵ月) | 肺炎球菌<br>インフルエンザ菌<br>髄膜炎菌<br>B群レンサ球菌<br>腸内細菌科 | 同上 |
| | 乳児・小児・成人<br>(3ヵ月〜50歳) | 肺炎球菌<br>インフルエンザ菌<br>髄膜炎菌 | セフトリアキソンあるいはメロペネム(小児適応なし)＋グリコペプチド系薬(保険適応外) |
| | 成人(50歳以上，肝障害，糖尿病，悪性腫瘍など感染防御機能低下症例) | 肺炎球菌<br>リステリア菌<br>腸内細菌科<br>インフルエンザ菌<br>緑膿菌 | アンピシリン＋セフトリアキソンあるいはメロペネム |
| | 脳外科手術後，頭部外傷後<br>脳室腹腔シャント | 緑膿菌<br>黄色ブドウ球菌<br>表皮ブドウ球菌<br>肺炎球菌<br>腸内細菌科 | グリコペプチド系薬＋セフタジジム |
| 肺炎 | 新生児生後5日未満 | B群レンサ球菌<br>A群レンサ球菌<br>リステリア菌<br>黄色ブドウ球菌 | アンピシリン＋セフォタキシム<br>ときにバンコマイシン(MRSAのみ適応) |
| | 嚥下性肺炎に罹患しやすい人<br>脳血管障害者<br>アルコール中毒者<br>鎮静薬を投与された人 | 肺炎球菌<br>肺炎桿菌<br>ペプトストレプトコッカス<br>バクテロイデス属<br>腸内細菌科 | クリンダマイシン＋セファマイシン系薬 |
| | 院内肺炎<br>気管切開患者 | 緑膿菌<br>クレブシエラ属 | ピペラシリン＋抗緑膿菌性アミノグリコシド系薬 |
| | 好中球減少<br>顆粒球<500/m$l$<br>(白血球，癌などの化学療法) | 緑膿菌<br>カンジダ<br>アスペルギルス<br>MRSA | グリコペプチド系薬＋ピペラシリン＋アムホテリシンB |
| | HIV感染者(AIDS) | ニューモシスチスカリニ<br>肺炎球菌<br>インフルエンザ菌 | スルファメトキサゾール/トリメトプリム<br>＋第3世代セフェム系薬 |
| | | 結核菌 | 抗結核薬(併用療法) |
| | | 非定型抗酸菌 | クラリスロマイシン＋抗結核薬 |
| | 肺腫瘍<br>嚥下性肺炎 | バクテロイデス属<br>ペプトストレプトコッカス<br>フソバクテリウム<br>黄色ブドウ球菌<br>肺炎桿菌 | クリンダマイシン＋セファマイシン系薬 |
| 感染性心内膜炎 | 自然弁　65歳未満<br>発症後3ヵ月未満 | 緑色レンサ球菌<br>腸球菌属 | ベンジルペニシリン＋ゲンタマイシン(2週間) |
| | 人工弁 | 黄色ブドウ球菌<br>表皮ブドウ球菌 | バンコマイシン＋ゲンタマイシン(6週間) |
| | | カンジダ属<br>アスペルギルス | アムホテリシンB＋フルコナゾール |
| 腹膜炎 | CAPDに合併したもの | カンジダ属<br>表皮ブドウ球菌<br>黄色ブドウ球菌<br>腸内細菌科<br>レンサ球菌属 | アムホテリシンB(最初の24時間は2 mg/$l$ その後1.5 mg/$l$)＋フルシトシン(最初の3日間は100 mg/$l$ その後50 mg/$l$)を透析液中に入れる<br>トブラマイシン(8 mg/$l$)＋バンコマイシン(25 mg/$l$)を透析液中に入れる |

(文献1)より抜粋)

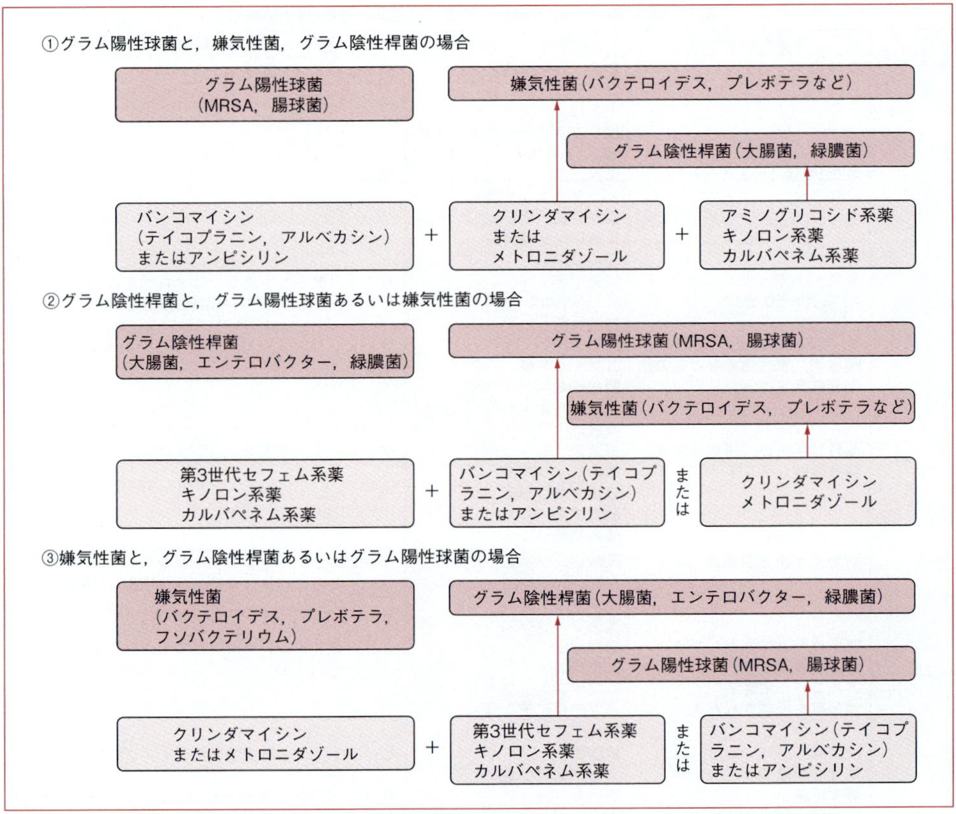


**図 1　混合感染における経験的化学療法**（empiric therapy）（文献 1）より抜粋）

いことも併用療法が急がれる理由となる．多くは，好気性菌・通性嫌気性菌（黄色ブドウ球菌，腸球菌，腸内細菌，緑膿菌）と嫌気性菌（バクテロイデス属など）との混合感染であり，特に腹膜炎，腹腔内膿瘍，術後創感染，子宮内膜炎，骨盤内炎症性疾患，皮膚軟部組織の壊疽性感染などが問題となる．**図 1** に混合感染における経験的治療 empiric therapy の参考併用例を示す．

**2.　相乗作用による抗菌活性の増強**[1,3〜5)]

**a.　適応となる感染症・菌種**[1)]

①　免疫不全者の重症感染症で早期より強力な殺菌効果を必要とする場合

②　感染巣への抗菌薬の移行が不十分な場合

③　起因菌の薬剤耐性化が問題となる場合

など，単剤では十分な治療効果が得られず，難治化が危惧される場合に相乗作用を目的とした併用療法が行われる．①，②で問題となる感染症としては，敗血症・感染性心内膜炎・髄膜炎などがある．また，③で対象となりうる菌種としては現在，緑膿菌・MRSA・肺炎球菌・腸球菌・結核菌・非定型抗酸菌などがあげられるが，当然のことながら免疫不全者では特にこれら耐性菌による感染症が問題になることが多い．なかでも多剤耐性化傾向の強い緑膿菌は代表的であり，これらに対しては，アミノグリコシド系薬と第3世代セフェム系薬の一部またはカルバペネム系薬との併用療法が選択される．抗菌活性はやや劣るがモノバクタム系薬，抗緑膿菌用ペニシリン薬も他剤との併用で用いられることがある．MRSA 感染症に対しては，バンコマイシン，テイコプラニン，アルベカシンが単剤で用いられるが，上記 ①〜③が危惧される症例に対しては，それらにβラクタム系薬(カルバペネム系薬を含む)を併用する．さらに，相乗効果と組織移行性を考えホスホマイシンを追加することもある．腸球菌ではバンコマイシン耐性(VRE)が問題であるが，最近リネゾリドが承認された．肺炎球菌はペニシリン耐性(PISP，PRSP)が近年増加し，特に髄膜炎の治療で問題となっている．現時点では，カルバペネム系薬の有用性は高いといえるが，髄膜炎に適応がとれているのはパニペネムのみである．また，頻度は少ないもののパニペネム/ベタミプロンに対する耐性株が出現していることより，今後カルバペネム系薬に対する耐性株の増加も予測される．この場合，バンコマイシンを併用せざるを得ないが，現時点では適応がとれておらず，また，バンコマイシン低感受性ブドウ球菌や VRE の出現の問題などからもその使用は限定される可能性が高い．結核菌では，リファンピシン耐性菌に対してはイソニアジド＋塩酸エタンブトール＋ピラジナミドを，イソニアジド耐性菌に対してはリファンピシン＋塩酸エタンブトール＋ピラジナミドを，リファンピシン・塩酸エタンブトール耐性菌に対してはイソニアジド＋リファンピシン＋ピラジナミド＋塩酸エタンブトールおよびストレプトマイシン＋アミカシン＋ニューキノロン系薬(スパルフロキサシン，レボフロキサシン，シプロフロキサシン)を直接監視投与するが，結核専門医のアドバイスを求めることが望ましい．日本における耐性結核菌の頻度は低く現在あまり問題となっていないが，今後免疫不全状態の入院患者などに集団発生する可能性があるため注目していかなければならない．

**b. 効果的な投与方法**[3〜5]

ところで併用療法を行う場合，その効果をより優れたものするにはどのような考慮が必要であろうか．

**表3 抗菌薬の組み合わせと併用効果(概略)**

| | |
|---|---|
| 相乗作用 | β-ラクタム＋アミノ配糖体 |
| | β-ラクタム＋ホスホマイシン |
| | β-ラクタム＋バンコマイシン |
| | β-ラクタム＋ニューキノロン |
| | ホスホマイシン＋ニューキノロン |
| 相加作用 | β-ラクタム＋β-ラクタム |
| | アミノ配糖体＋テトラサイクリン |
| | アミノ配糖体＋バンコマイシン |
| 拮抗作用 | β-ラクタム＋β-ラクタム(β-ラクタマーゼ誘導能⊕) |
| | β-ラクタム＋マクロライド |
| | β-ラクタム＋クロラムフェニコール |
| | β-ラクタム＋テトラサイクリン |

ただし，菌種，手技により異なる場合がある．

① 抗菌薬の組み合わせ

まず第一に，抗菌薬の組み合わせが問題となる．**表3**に組み合わせによる併用効果の有無の概略を示した．一般的にβラクタム系薬とその他の殺菌的抗菌薬の併用で相乗的抗菌作用が期待できる場合が多く，前述の併用療法もこれらの組み合わせがほとんどである．一方，菌種により異なる場合もあるが，殺菌的抗菌薬と静菌的抗菌薬との併用では拮抗作用が生じることがあるので注意が必要である．

② 投与間隔

さらに最近では，併用効果が期待できる抗菌薬であってもただ漫然と組み合わせるのではなく，相乗作用を最大限に発揮するための併用投与法(投与間隔，投与順序，投与量など)が検討されるようになってきた．その原則として，併用療法においても，個々の薬剤の抗菌効果の特徴を生かすことが重要となる．すなわち，濃度依存性に強力な殺菌作用や増殖抑制作用(postantibiotic effect (PAE)，postantibiotic sub-MIC effect(PASME))を示すアミノグリコシド系薬やニューキノロン系薬は，1回投与量を増量し，投与間隔をあけた(1〜2×/d)投与法が，time above MIC(最小発育阻止濃度(MIC)を維持する時間)が効果に関連するβラクタム系薬では，投与間隔を短く(3〜4×/d)して併用治療することが勧められる．

③ 投与順序

投与順序も併用効果に影響する．例えば，同じ細胞壁合成阻害薬のホスホマイシンとβラクタム系薬の併用では，βラクタム系薬より前段階を阻害するホスホマイシンを先行投与することでより優れた殺菌作用が期待できる．一方，アミノグリコシド系薬とβラクタム系薬では，MRSAに対してはアミノグリコシド先行投与で，緑膿菌に対しては一部カルバペネム系薬(イミペネム)先行投与で，後続薬の優れた殺菌作用がマスクされるというin vitro結果も得られている．**図2**は自動シミュレータ装置を用い緑膿菌K 19株に対し血中濃度動態でイミペネムとアルベカシンを併用作用させた場合の経時的生菌数変化であるが，イミペネム先行で強力な殺菌作用がみられなくなった．このように同じ投与量でも投与順序が変わると抗菌効果に大きな影響を与えることがわかる．これらは抗菌メカニズムと深く関連するものであると同時に，薬剤接触後の細菌の状態が後続薬剤の作用点にどのように影響するかが問題となり，今後の併用療法を考えるうえで重要なポイントになるであろう．

**3. 耐性菌出現の防止**[3,6)]

結核に対する併用療法の目的はまさにここにある．抗結核薬に対する抗酸菌の薬剤耐性は自然に生じる突然変異によるもので変異は染色体性と考えられている．単独薬剤に対する耐性の頻度を予測すると，イソニアジド・ストレプトマイシンに対する耐性の割合はそれぞれ$1:10^6$，リファンピシンは$1:10^7$であり，単独による治療を行った場合は数ヵ月以内に耐性菌の出現がみられ多くの場合は治療に失敗する．しかし，それぞれの薬剤に対する耐性は独立しているため，2剤に対し耐性をもつ菌の確率は$10^{12}$個に1個と非常に少なくなる．実際に行われている3剤または4剤の併用療法は耐性菌の出現を極端に抑えることから有効な成績が得られている．

また，一般細菌に対しても“subpopulationの抑制”という概念がある．例えば，緑膿菌のコロニーの中にはゲンタマイシンに対する種々の感受性を持った細菌の亜集団subpopulationがあり，緑膿菌全体に対するゲンタマイシンの感受性が優れていても耐性を示すsubpopulationが存在するため，単独で治療すると24時間後にはそれが明らかに増加する．しかしあるβラクタム系薬を併用した場合にはこのようなsubpopulationの増加は認めないというものであり，今後併用療法を考えるうえで非常に興味深い．

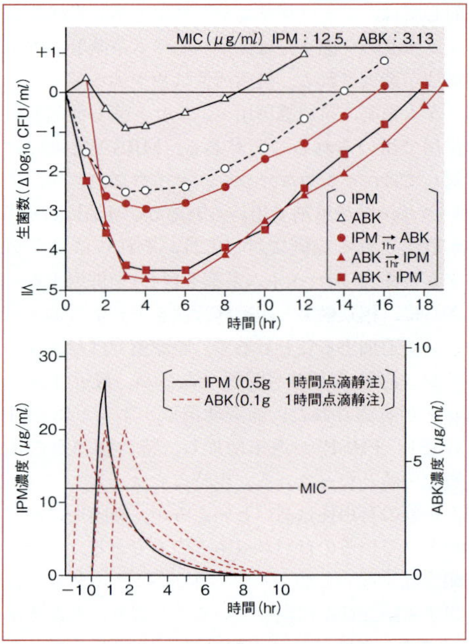


**図2** ***P. aeruginosa*** **K19株に対するIPM(0.5 g，1hr)，ABK(0.1 g，1hr)点滴静注時の単独および併用投与における抗菌効果(自動シミュレータ装置による検討)**(文献5)より引用)
IPM：イミペネム，ABK：アルベカシン

**4. 副作用の軽減**[7,8)]

抗菌薬の併用により相乗的抗菌作用が期待できる場合，各薬剤の投与量を減量することで副作用を軽減できることがある．

また，ある薬剤の副作用が併用薬剤により軽減される場合もある．例えば，アミノグリコシド系薬と一部βラクタム系薬(ピペラシリン，カルベニシリン，チカルシリン，ラタモキセフ，セフトリアキソンなど)，アミノグリコシド系薬とホスホマイシン，バンコマイシンとホスホマイシンなどでは，前者薬剤による腎毒性が後者により軽減される．これらのメカニズムは，アミノグリコシド-ピペラシリンではピペラシリンの腎尿細管細胞の刷子縁膜におけるアミノグリコシドの再吸収抑制，アミノグリコシド-カルベニシリンではカルベニシリンのナトリウムへの関与，バンコマイシン-ピペラシリンではピペラシリンの尿細管上皮基底膜のバンコマイシン輸送阻止による腎内濃度低下と報告されている．

### 5. その他[9,10)]

最近，ホスホマイシン，マクロライド系薬などにおいて抗菌薬以外の作用が多数報告されている．これらは単剤治療のみならず，今後の併用療法にも一改革をもたらすことを期待したい．

## おわりに

以上，抗生物質・抗菌薬の併用療法の実際を目的別に紹介した．しかし，はじめに述べたように，併用療法は副作用発現，耐性菌増加，医療費高騰というリスクと常に表裏一体であることを忘れてはならない．すなわち，抗菌薬の併用療法は，目的をしっかり把握し，選ばれた症例に限り行われるべきである．そして，個々の患者の全身状態，感染部位，起因菌により，安全で最大限の効果を期待しうる併用治療方法を十分に検討し，時期を逸せず開始すべきである．それが，抗菌薬併用治療を行う者の，個人・集団・社会に対する最低限のマナーなのである．

### 文　献


1) 日本感染症学会，日本化学療法学会編集：抗菌薬使用の手引き，協和企画，2001
2) Hughes, W. T. et al.：1997 Guidelines for the Use of Antimicrobial Agents in Neutropenic Patients with Unexplained Fever. CID **25**：551-573, 1997
3) 長谷川裕美，戸塚恭一：13. 抗菌薬併用療法の考え方．MRSA・緑膿菌，抗菌薬投与の科学，医薬ジャーナル社，p.264-282, 1998
4) Gudmundsson, S., Vogelman, B., Craig, W. A.：Decreased Bactericidal activity during the period of the postantibiotic effect. J Antimicrob Chemother **34**：921-930, 1994
5) 長谷川裕美：アミノ配糖体のPostantibiotic sub-MIC effect (PA SME)．医薬ジャーナル **34**：599-607, 1998
6) 阿部千代治：多剤耐性結核菌(MDR-TB)耐性の機序と検査法．臨床と微生物 **24**：29-35, 1997
7) 嶋田甚五郎：副作用と対策，アミノ配糖体，南江堂，p.371-384, 1985
8) 戸塚恭一：アミノ配糖体の腎毒性軽減からみた投与法．医薬ジャーナル **34**：593-598, 1998
9) 泉　孝英ほか：第8章ホスホマイシンの新しい生理活性の発見と展開．ホスホマイシン―新たなる展開―，中外医学社，p.131-193, 1995
10) 特集マクロライド系抗生物質の新しい展開．臨床と微生物 **27**：781-863, 2000

# 予防的抗生物質・抗菌薬療法の適応と実際

炭山嘉伸・有馬陽一

キーポイント

- 抗菌薬に対する誤解・過信・盲信により，不適切に予防的に使用され，MRSA を代表とする多剤耐性菌を生み出す結果を招いた．
- 近年，抗菌薬の適切な選択と適正使用法の重要性が強調されてきた．
- 感染症の「予防薬」と「治療薬」とを明確に区別することが重要である．
- 予防的投与にあたっては，感染の原因(と予想される)菌にターゲットを絞り，不必要に広領域の薬剤の選択は避けるのがポイントである．
- 抗菌薬の不必要な長期・大量投与は厳に戒めるべきである．
- 腸内細菌叢をはじめとする，常在菌の温存の重要性を十分に認識する必要がある．

## はじめに

抗菌薬が「予防的に」投与される場面を考えた場合，内科的には，それほど多くみられるものではない．ERCP や TAE など侵襲の大きい検査や処置の後の投与，あるいは抗癌剤化学療法中の好中球減少症に対する selective decontamination が予防的投与に該当するであろうが，抗菌薬は治療薬として投与される場合の方が圧倒的に多いと思われる．一方，筆者らの専門領域である外科感染症に対する感染管理の面からみると，例えば，術後には必ず予防的に抗菌薬を投与するものだ，という「常識」がわれわれ外科医にはある，といって良いほど，きわめて日常的な事項である(予防投与は，保険診療報酬上の適応がないにもかかわらず)．しかし，そもそも抗菌薬の予防的投与とは何か，その点が深く追求されることなく，伝統的にただ漫然と行われがちであるように見受けられる．

本稿のテーマは，予防的な抗菌薬療法の適応と実際であるが，ここでは主に，術後感染症に対する抗菌薬の予防投与を中心に解説したい．EBM が重視される現在，予防的投与の背景と問題点について改めて検討することは，意義のあることと思われる．なお，本章では，基本的な考え方の概説にとどめ，各論的な内容は第 3 章を参照されたい．

## 術後感染症とは

なぜ外科医は抗菌薬を予防投与するのか．そのわけを理解するにあたっては，まず外科医の恐れる「術後感染症」について触れねばなるまい．

手術操作や手術に付随する患者管理手段に関連して術後に発生する感染症は，「術後感染症」と総称される．感染症が成立するかどうかは，病原体とホストとの関係の上に成り立つといわれるが，術後感染症の誘因は，外科医・医療・細菌・患者相互のかかわり合いのなかに存在する．感染症はその成因により，外因性感染と内因性感染に分けることができる．外因性感染は，手術室や手術器具の汚染，医療従事者の清潔操作の破綻などにより，細菌が外部から患者に運ばれて成立する．内因性感染は，すでに患者に付着・定着している，消化管や皮膚の常在菌で汚染されることにより惹起される．具体的にいえば，皮膚のバリアが破られると皮膚常在菌の，消化管が開放・切離されると腸内細菌叢の感染が問題となる．また，術者の無菌的操作のミス，手袋のピンホール，あるいは空中浮遊菌など環境からの汚染も起こりうる．すなわち，われわれを取り巻く環境中には必ず微生物が存在し，ヒトはそれらに常にさらされ，極論すれば感染症は(特に術後患者を含めた，感染防御機能の低下したいわゆるコンプロマイズドホストにおいては)起こるべくして起こる．

術後感染発症率に大きく関与するファクターとして，手術の汚染度があげられる．汚染のリスクの面に着目すると，ヘルニア・甲状腺・乳腺の手術などは清潔手術と呼ばれ，術後感染の発症はまれである．これに対し，ほとんどの消化管手術の場合は，高度に滅菌された器具と消毒された術野のなかで，消化管が一時開放され環境中最も不潔といえる腸の内部を露出せざるを得ないことが問題となり，準汚染手術と呼ばれる．消化管は，小腸・盲腸・結腸・直腸と，部位によりその細菌叢は菌数や菌種が少しずつ異なり，下部になるほど汚染も高度になる可能性が増し，特に大腸では嫌気性菌や大腸菌による術後感染症の発症率が高い．また，消化管穿孔の手術のように細菌汚染が強い手術は汚染手術，さらに腹膜炎など手術前より明らかに感染が発症している患者の手術は感染手術と呼ばれ，術後感染症の発症率はきわめて高い．

### 予防投与を行う医師(特に外科医)の心理 ■

歴史的に，外科と感染症との間には切っても切れない関係がある．昔，胃切除術や胆嚢摘出術といった，現在ではポピュラーな手術が初めて行われた時代には，不潔な環境中での手術であったため感染がつきものであった．現代においても，術後感染症はきわめてポピュラーな合併症であり，最悪の場合手術は成功したにもかかわらず感染症で患者を喪うこともある．診療経験を振り返ってみると，術後経過が思わしくなかった原因の大半に，何らかの感染症が絡んでいるといえ，ほとんどの外科医がしばしば苦い思いをしてきた．汚染・感染手術ならまだしも，術前には感染のない準汚染手術ではなおさらである．

長い感染との闘いの歴史を通じて，「微生物はすべて不愉快な邪魔者」であり，よって「邪魔者は皆殺し」，という心理・発想が生まれた．この過程で，われわれ人類は無菌法や抗菌化学療法といったさまざまな武器を得て，微生物と闘い制圧してきた．抗菌化学療法では，Erlich のサルバルサン，Domagk のサルファ剤，そして Fleming のペニシリンの登場により，1940 年代には病原性の強い細菌による古典的伝染性感染症による死亡が激減した．そして外科医は，当初は肺炎や化膿した外傷などの治療薬であった抗菌薬を，手術後に使用しておけば感染症を未然に防止できるのではないか，という発想のもと，予防的に用いるようになった．例えば，開放された消化管内の細菌によって手術野が汚染される可能性のある準汚染手術における予防的抗菌薬投与は，「術前に，消化管内の細菌をすべて消し去っておけば，感染は起きないはず」であるとか，「術後にもルーチンに抗菌薬を使っておけば，術後感染症を未然に防ぐことができるはず」だといった考え方で，これがすなわち抗菌薬経口投与による大腸術前処置であり，術後の抗菌薬全身投与である．

### 抗菌薬の濫用が引き起こした問題点 ■

ところが，このような多くの「武器」を得て，われわれ人類は無敵となったかのようにみえたが，そのうちこれがとんでもない誤解であることを思い知らされるようになる．医学の長足の進歩にもかかわらず未だ術後感染発症率はゼロにはならず，むしろ逆に複雑化しているのが現状である．すなわち，薬剤の開発と耐性菌の出現のイタチごっこ，特に MRSA の問題である．新しい抗菌薬が次々と開発され，その恩恵にあずかっているうちに，人類は抗菌薬に対して過信・盲信するようになってしまった．「いかなる場合でも，抗菌スペクトラムが広く強力なクスリほど，投与量は多ければ多いほど，効果が上がる」，「抗菌薬を長期間使い続けていれば，いかなる感染症でもいつかは治癒する」といった類の発想がそうである．かつてのアンケート調査[1]でも，当時の外科医は，本来治療に用いるべき広領域の抗菌薬を感染予防目的に使用し，予防薬と治療薬との使い分けが全くなされていなかったことが明らかであった．しかも，いわゆる出来高払い保険制度のもと，次々と開発される高価な新薬が無秩序に使用される傾向にあった．

そして，抗菌薬が不適切に使用された結果，さ

表1　術後感染予防薬・治療薬の選択

| | 予　防　薬 | 治　療　薬 |
|---|---|---|
| 上部消化管手術<br>(食道，胃，胆)<br>胸部外科手術<br>体表外科手術 | 第1世代セフェム系薬 | 第2世代セフェム系薬<br>ニューセフェム系薬[注1]<br>ペニシリン系薬[注2]<br>ニューキノロン系薬[注3]<br>↓<br>カルバペネム系薬 |
| 下部消化管・肝・膵 | 第2世代セフェム系薬 | ニューセフェム系薬<br>ペニシリン系薬<br>ニューキノロン系薬<br>↓<br>カルバペネム系薬 |
| 穿孔性腹膜炎　軽症 | | 第2世代セフェム系薬<br>ニューセフェム系薬<br>ペニシリン系薬<br>ニューキノロン系薬<br>↓<br>カルバペネム系薬 |
| 重症 | | カルバペネム系薬 |

注1：第3世代以降のセフェム系薬(以下同)，注2：抗菌スペクトラムが広域のもの(以下同)，注3：静注用(以下同)

(文献5)より改変)

まざまな問題が生じたのである．現代の感染症の問題点として，基礎疾患・高齢，あるいは手術侵襲そのものにより生体の感染防御機能が低下したコンプロマイズドホストにおいて，多剤耐性菌あるいはいわゆる日和見感染菌がしばしば院内感染の形で拡大していった，という図式が成り立つ．MRSA感染，特にMRSA腸炎の爆発的流行の問題がその典型であり，20世紀末はMRSAとの闘いの時代であったといわざるを得ない．

## 術後感染発症阻止における抗菌薬の適正使用 ■

本邦では，特にMRSA感染症の爆発的流行を契機に，抗菌薬の濫用が引き起こしたさまざまな問題を反省点として，外科関連・化学療法関連の学会のシンポジウム・パネルディスカッションなどにおいて，術後の抗菌薬の適切な選択と適正使用法の重要性が強調され，そのコンセンサスを得る試みも提唱されてきた[1~3]．個人的な経験だけに頼って偏りが出てしまうのを避けるため，多くの科学的データに基づいた客観的情報が必要とされる．しかし個々の具体的情報を手に入れても，感染症の専門家でない実地医家には，実際の診療に生かすことはむずかしい．そこで，適切な抗菌薬を選択し使用する手順を示したマニュアルが望まれた．すでに米国では，抗菌薬の使用法に関するCDCのガイドライン[4]が存在し，本邦独自のガイドラインの重要性とその活用の必要性が増してきた．そして現在，日本感染症学会および日本化学療法学会が中心となり，抗菌薬の適正使用法に関するガイドライン「抗菌薬使用の手引き」[5]が制定されるに至った．

そのなかの消化器外科分野での大きな柱は，術後感染発症予防目的の抗菌化学療法のevidenceおよび抗菌薬の適正使用法であり，適切な選択法，および投与開始時期・投与期間・予防薬から治療薬への切り替えが，ポイントとなっている．

まず，薬剤の選択にあたっては，そのターゲットとすべき菌は何か？ が重要となる．一次感染症では腸内常在菌が多数分離されるが，二次感染すなわち術後感染症から分離される菌は，使用された予防薬に抵抗した菌が起炎菌となることが多く，70%以上が予防薬の耐性菌に菌交代しており，腸球菌・MRSA・緑膿菌がその大部分を占める．しかし，予防投与では，これら術後感染症から分離される菌をターゲットと考えてはならな

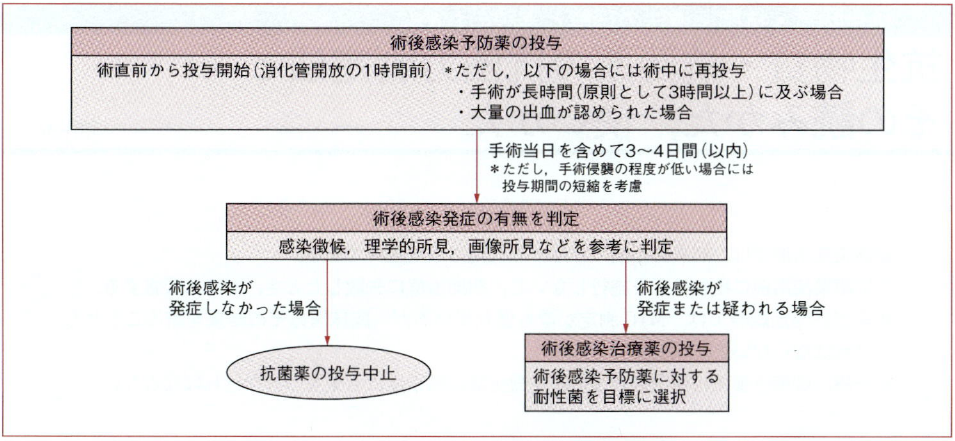
術後感染予防薬の投与
術直前から投与開始(消化管開放の1時間前)
＊ただし，以下の場合には術中に再投与
・手術が長時間(原則として3時間以上)に及ぶ場合
・大量の出血が認められた場合
手術当日を含めて3～4日間(以内)
＊ただし，手術侵襲の程度が低い場合には
投与期間の短縮を考慮
術後感染発症の有無を判定
感染徴候，理学的所見，画像所見などを参考に判定
術後感染が
発症しなかった場合
術後感染が
発症または疑われる場合
抗菌薬の投与中止
術後感染治療薬の投与
術後感染予防薬に対する
耐性菌を目標に選択

**図1　術後感染の予防と治療に関する考え方**

い．ポイントは，術後感染予防においては，感染の原因(と予想される)菌，すなわち術野の常在菌・汚染菌または切除断端の分離菌にターゲットを絞り，これらに必要十分な抗菌活性をもち目的部位への移行性が良好な抗菌薬を，先に述べたような各手術の汚染度に応じて選択することである．この際，皮膚あるいは上部消化管や上気道にはグラム陽性球菌が多く，下部消化管では嫌気性菌やグラム陰性桿菌が大半を占めるといった，手術部位別の細菌叢の違いに注意すべきである．特にMRSA感染対策上，菌交代現象や耐性菌の出現しにくい薬剤を選択し常在細菌叢を乱さない心がけも重要である．また，抗菌薬は，免疫増強薬でもなければ若返りのクスリでもないので，患者が高齢であることや基礎疾患を理由に以上の選択方針を大きく変えないのが原則である(**表1**)．

もう一つ重要なことは，周術期感染症の「予防薬」と「治療薬」とを明確に区別することである．予防薬投与の本来の目的は術後感染の発症阻止，すなわち細菌が集落を形成するまでの汚染期間のうちに殺菌するか，集落を形成した後なら，感染が発症する前に殺菌することであり，その目的が達成できた時点で終了すべきである．よって，投与開始時期は，血中濃度や組織内濃度がピークとなる時間帯を考慮して手術開始直前がベストで，長時間手術では術中追加投与も行う．投与期間は，手術侵襲の違いにより差はあるが，術後SIRS期間の3～4日以内の投与が望ましい．現在のところ本邦でのアンケート調査に基づくコンセンサスでは，手術日を入れて清潔手術で2日以内，準汚染手術で4日以内が支持されている．それ以上の投与は耐性化を考慮すると効果は期待できず，この時点までの予防薬投与にもかかわらず感染症発症を疑った，あるいは診断した場合は，「治療薬」としての新たな抗菌薬に切り替えなくてはならない(**図1**)．

**文　献**

1) 炭山嘉伸，横山　隆：消化器外科における抗生剤の使用法をめぐって．日消外会誌 **27**：2358-2367, 1994
2) 日本化学療法学会臨床評価法制定委員会術後感染予防委員会：術後感染発症阻止抗菌薬の臨床評価に関するガイドライン(1997年版)．日本化学療法学会雑誌 **45**：553-641, 1997
3) 品川長夫ほか：術後感染予防についてのアンケート報告．日消外会誌 **33**：1559-1563, 2000
4) Alica, J. M., Teresa, C. H., Michaele, L. P.: Guideline for prevention of surgical site infection, 1999. Inf Cont Hosp Epidemiol **20**：247-278, 1999
5) 抗菌薬使用の手引き：日本感染症学会/日本化学療法学会編，協和企画，2001

# 抗生物質・抗菌薬の抗菌力判定法とその読みかた，使いかた

和田光一

**キーポイント**

- 感染症治療では，起炎菌不明の状態での初期治療が重要である．
- 抗菌薬使用前に培養検査を施行しないと，初期治療に失敗したとき，対応に苦慮する．
- 薬剤感受性試験では，MIC 測定が最も優れているが，臨床医はその結果を読みこなせなければならない．
- 一般の細菌培養では検出されない起炎微生物の感染症にも気をつけなければならない．

## はじめに

感染症の初期治療において，抗生物質・抗菌薬(以下抗菌薬)の使用は原則的には過去の起炎菌の頻度，薬剤感受性を考慮した経験的治療で開始される．これは，感染症の治療は早急に開始する必要があるうえ，すぐには起炎菌，薬剤感受性の成績が得られないためである．むしろ，最後まで起炎菌および薬剤感受性が判明しない感染症，通常の培養では起炎菌が発育しない感染症も多い．そのような意味で，抗菌薬の抗菌力判定は初期治療が無効のとき，十分な効果が上がらなかったときなど，抗菌薬を変更あるいは追加するときなどに有用であることが多い．

抗菌薬の抗菌力判定法は，多くの種類がある．結果の記載もそれぞれ異なっている．菌の最小発育阻止濃度(MIC)を測定する希釈法は最も優れているが，これもただ MIC が最も低い抗菌薬を選択すればよいわけではなく，その抗菌薬の体内動態，副作用などを熟知していなければ意味がなく，むしろ感染症治療の専門家に適した方法かもしれない．このほかの抗菌力判定法も同様で，その結果を臨床に生かすには，臨床医が抗菌薬および抗菌力判定法をある程度理解し，臨床現場で応用していかなければならない．

## 起炎菌の決定

抗菌薬感受性試験を行う前に，まず培養にて発育した細菌のなかで起炎菌を決定しなければならない．血液，髄液，尿のように本来無菌的な検体から発育した細菌は有意菌と考えてよいが，検体採取時の汚染などもあり，必ずしも起炎菌とはかぎらない．喀痰や便など常在菌が混在している検体では起炎菌を推定し，その細菌の感受性試験を行う．多くは検査室で起炎菌を推定し，抗菌薬感受性試験が行われるが，実際に臨床に即して，その細菌が起炎菌であるか，臨床医が判断すべきである．特に，喀痰から培養された MRSA，緑膿菌，真菌，血液から培養された表皮ブドウ球菌，カテーテル尿から分離されたブドウ糖非発酵グラム陰性桿菌などは，臨床背景を吟味しなければ，起炎性は不明なことが多い．

## 抗菌薬感受性試験の種類と特徴

現在行われている抗菌薬感受性試験の種類を**表1**に示した．抗菌薬感受性試験はディスク拡散法と希釈法に大別される．

### 1. ディスク拡散法

ディスク拡散法は迅速で比較的簡便なため，広く普及している．ディスク法のなかで，現在最も広く使用されているのは，Kirby-Bauer(KB)法である．

#### a. Kirby-Bauer(KB)法

KB 法は米国の NCCLS(National Committee for Clinical Laboratory Standards)が推奨して

いる方法である．菌種別，抗菌薬別にディスク周囲の阻止円径によりブレークポイントが設定されている．これに基づいて感性(S)，中間(I)，耐性(R)に分類され，表示される．KB法のブレークポイントは，MICの分布に基づいて設定されている．

比較的簡便で，安価で，MICに基づいた感性，耐性の表示であるため広く普及している．

**b.　1濃度ディスク法(昭和)**

本邦においては，以前広く普及していたディスク法である．基本的にはKB法と同じ原理で測定される．阻止円の直径より感性，耐性を判定する．定性的な判定であるが，阻止円の直径よりMIC値が換算されるとされている．判定基準は，(－)から(＋＋＋)の4段階に分類されている．

**c.　3濃度ディスク法(栄研)**

3濃度ディスク法は，ディスクの薬剤含有量を変え，阻止円の有無から感性，耐性を判定する．判定基準は，(－)から(＋＋＋)の4段階に分類されている．

**d.　E-テスト**

E-テストは培地内にMICの表示されたプレートを配置し，阻止帯の形成をみて，抗菌力を判定する．希釈系列が15段階あり，MICと近似した値を表示できる．しかし，ディスク法にしては高価で，手技が煩雑である．

**2.　希釈法**

希釈法は，倍数希釈された薬剤を含む培地に被検菌を接種し，菌の発育の有無を観察することにより，直接MICを測定する．

希釈法には，寒天平板希釈法と液体培地希釈法がある．寒天平板希釈法は薬剤濃度ごとの寒天平板の作成など手技がきわめて煩雑で，臨床的ではない．液体培地希釈法はマイクロプレートを用いた微量液体希釈法があり，同時に多数の薬剤のMICが測定できるうえ，検査がほぼ自動化されていて，近年急速に普及してきている．

ディスク法は簡便ではあるが，より正確に薬剤感受性を測定しようと考えると結局具体的なMIC値の測定が優れていることとなり，希釈法が優れていることとなる．しかし，希釈法は高価

**表1　抗菌薬感受性試験の種類と成績判定**

| 種類 | 判定 |
|---|---|
| (ディスク法) | |
| KB法 | S(感性)，I(中間)，R(耐性) |
| 1濃度ディスク法 | ＋＋＋(高度感性)，＋＋(感性)，＋(やや感性)，－(耐性) |
| 3濃度ディスク法 | ＋＋＋(高度感性)，＋＋(感性)，＋(やや感性)，－(耐性) |
| E-テスト | MIC値に準じた15段階 |
| (希釈法) | |
| 寒天平板希釈法 | MIC値(ブレークポイント参照) |
| 液体培地希釈法 | MIC値(ブレークポイント参照) |

であり，必ずしもすべての感染症でこの方法が必要なわけではない．耐性菌による感染症や難治性感染症には必要である．さらに，せっかく正確なMIC値が表示されるならば，臨床医が十分にこれを使いこなせるようにならなければならない．

MIC値が測定されたときの，感性，耐性の判定(ブレークポイント)はNCCLSの基準[1)]を用いるのが一般的である．NCCLSの基準は主に細菌のMIC分布を考慮して，ブレークポイントが設定されている．したがって，ペニシリン耐性肺炎球菌の例のように，耐性菌でも臨床的には有効なこともあり，逆に感性菌でも臨床的には無効のこともある．一方，日本化学療法学会では臨床的に80％以上が有効のMICでブレークポイントを設定している．この方法では宿主側の要因にて有効率が異なるなどの問題はあるが，臨床的である．

## 抗菌薬選択の条件 ■

**1.　過去の成績**

抗菌薬を選択するとき最も重要な基準は過去の臨床成績である．しかし，集計成績はそれぞれの条件により異なるので，集計成績の背景を十分に吟味しなければならない．臨床医が直接経験した成績も重要である．

**2.　起炎菌に対する良好な抗菌力**

起炎菌に対し，全く抗菌力のない薬剤を使用しても無意味であるので，良好な抗菌力をもつ薬剤を選択することは重要である．しかし，このほか

にも抗菌薬を選択するための条件がある．

### 3. 抗菌薬の体内動態

抗菌薬が抗菌力にみあった十分な血中濃度となり，炎症臓器に十分に移行することが必要である．半減期も考慮しなければならない．尿路感染症では尿中移行，胆道感染症では肝，胆道系への移行などに注意しなければならない．一般的には，血中動態などを参考にする．

### 4. 宿主側の条件

感染宿主が compromised host で感染防御能が低下しているときは，最も抗菌力が良好な薬剤を選択すべきである．この場合，具体的な MIC が表示されている方が選択しやすい．

### 5. 副作用の問題

同等の抗菌力なら，より副作用の少ない抗菌薬を選択するのは当然である．重症感染症で多少副作用のある薬剤を使用するときは，抗菌力と比較して，どの量まで使用できるか，考慮しなければならない．

### 6. 経済性

現在の医療では経済性にも注目して抗菌薬を選択しなければならない．この場合の経済性とは，ただ単に安価な薬剤を使用するということではなく，より短期間に，より確実に治療が終了し，患者の QOL を向上させることが重要である．

## 薬剤感受性と抗菌薬の選択 ■

感染症では抗菌薬を使用し，病態が改善したころ起炎菌および薬剤感受性成績が判明し，使用抗菌薬が適切であったことを確認することが多い．一方，治療が無効であったときなど，薬剤感受性成績が有用となる．難治性感染症，耐性菌感染症あるいは経口薬治療例で十分量の抗菌薬が使用されていなかったときなどで多い．次に主な感染症での抗菌薬の選択と問題点につき，述べたい．

### 1. 呼吸器感染症

肺炎，慢性気道感染症など呼吸器感染症は他の部位の感染症に比し，抗菌薬の移行も不良で比較的難治性である．起炎菌は肺炎球菌，インフルエンザ菌の頻度が高い．特に肺炎球菌は病原性も高く，耐性菌もあり問題となる．NCCLS の基準では，ペニシリン G の MIC が 2.0 μg/ml 以上の株をペニシリン耐性株(PRSP)，0.1〜1.0 μg/ml の株をペニシリン中等度耐性株(PISP)，0.06 μg/ml 以下の株を感性株(PSSP)としている．現在，PSSP の頻度は 30% 以下である．ペニシリン耐性肺炎球菌はセフェム薬にも感受性が悪く，肺炎球菌検出時には注意すべきである．ペニシリン耐性肺炎球菌にも，現在のところカルバペネム薬の抗菌力が良好である．ペニシリンで治療するときは増量が必要となる．ニューキノロン薬は組織移行性が良好で，ペニシリン耐性肺炎球菌も感性である．しかし，そもそも，肺炎球菌に対する抗菌力が低いニューキノロン薬が多い．経口薬で肺炎球菌を治療するときは，薬剤感受性成績を十分に吟味して，使用薬剤，使用量を設定する必要がある．中途半端の治療では，除菌できず，感染症を慢性化させる恐れがある．

表 2 呼吸器感染症における主な抗菌薬の臨床的ブレークポイント

| 薬剤 | 投与経路 | 1回使用量 | Breakpoint MIC (μg/ml) | |
|---|---|---|---|---|
| | | | 肺炎 | 慢性気道感染 |
| ABPC | 経口 | 500 mg | 0.5 | 0.125 |
| ABPC | 静注 | 1 g | 2 | 1 |
| CFTM-PI | 経口 | 200 mg | 0.5 | 0.5 |
| CDTR-PI | 経口 | 200 mg | 1 | 0.5 |
| CFPM | 静注 | 1 g | 4 | 2 |
| CZOP | 静注 | 1 g | 4 | 2 |
| IPM/CS | 静注 | 500 mg | 2 | 1 |
| ABK | 筋注 | 75 mg | 2 | 2 |
| CAM | 経口 | 200 mg | 2 | 2 |
| LVFX | 経口 | 100 mg | 2 | 2 |
| MINO | 経口 | 100 mg | 1 | 1 |
| VCM | 静注 | 500 mg | 2 | 1 |

インフルエンザ菌も呼吸器感染症の主要起炎菌である．インフルエンザ菌は β-ラクタマーゼ産生による ABPC 耐性菌と最近は β-ラクタマーゼを産生していない菌でも ABPC 耐性菌が認められる．

MIC が測定されているときは，日本化学療法学会で設定したブレークポイントが有用である[2,3)]．**表 2** は主な抗菌薬のブレークポイントであるが，このブレークポイント以下では80％以上有効となる．しかし，基礎疾患や病態が重篤な症例では，より低いMICの薬剤を選択しなければならない．

**2.　尿路感染症**

腎盂腎炎，膀胱炎などの尿路感染症には，抗菌薬などの移行も良いものが多く，単純性の尿路感染症は比較的治療が容易である．また，起炎菌の同定，薬剤感受性も行いやすい．しかし，尿道カテーテル留置例など複雑性尿路感染症では，抗菌力も移行も良い抗菌薬を使用しても除菌が困難であることが多い．複雑性尿路感染症では各種耐性菌が出現することも多く，十分に薬剤感受性成績と炎症の程度を吟味し，副作用が少なく，抗菌力が良い抗菌薬を選択する．日本化学療法学会で尿路感染症のブレークポイントを設定している[4]ので，参考にされたい．

**3.　敗血症**

敗血症は短期間に生命的予後が決定される重症感染症である．したがって，敗血症を疑った時点で血液培養とともに治療を開始する．compromised hostの敗血症では初めからブロードスペクトルで抗菌力の強い注射薬を選択する．そして，血液培養による薬剤感受性成績が得られれば，最も抗菌力の良い抗菌薬に変更するか，追加する．日本化学療法学会の敗血症のブレークポイントを**表3**に示す[2,3]．敗血症の治療では，具体的なMIC値を測定し，治療すべきである．

**表3　敗血症における主な抗菌薬の臨床的ブレークポイント**

| 薬剤 | 投与経路 | 1回使用量 | Breakpoint MIC (μg/ml) |
|---|---|---|---|
| CAZ | 静注 | 1 g | 2 |
| PIPC | 静注 | 2 g | 1 |
| CFPM | 静注 | 1 g | 2 |
| CZOP | 静注 | 1 g | 2 |
| IPM/CS | 静注 | 500 mg | 1 |
| MEPM | 静注 | 500 mg | 1 |
| VCM | 静注 | 500 mg | 1 |

## おわりに

薬剤感受性試験成績はすぐには得られないが，臨床医は感染症治療前に必ず培養試験を行うべきである．これを怠ると経験的な感染症治療がうまくいかなかったとき，次の薬剤選択に苦慮することになる．

**文　献**


1) National Committee for Clinical Laboratory Standards(NCCLS)：Performance standards for antimicrobial susceptibility testing：Eleventh informational supplement January 2001, M100-S11, 21, 2001
2) 日本化学療法学会抗菌薬感受性測定法検討委員会：呼吸器感染症および敗血症におけるブレイクポイント．Chemotherapy **42**：906-914, 1994
3) 日本化学療法学会抗菌薬感受性測定法検討委員会：呼吸器感染症および敗血症におけるブレイクポイント―新規抗菌薬および既存抗菌薬の追加―．化学療法誌 **45**：757-761, 1997
4) 日本化学療法学会抗菌薬感受性測定法検討委員会：尿路感染症における抗菌薬のブレイクポイント．化学療法誌 **45**：711-726, 1997

# 抗生物質・抗菌薬の臓器・組織移行性
## ―その臨床的意義と応用―

西谷　肇

**キーポイント**

- 感染症治療を適切に行うには想定される病巣の病原体に十分な濃度の抗菌薬が達するように，抗菌薬の臓器・組織移行について，薬物動態パラメータも含め臨床的な知識が必要となる．

### 経口投与と経静脈投与

経口投与で腸管から吸収されにくいものにバンコマイシン，ポリミキシン，アミノグリコシド，アムホテリシンBがある．そのためこれらの抗菌薬は経口投与では全身感染症に有効ではない．これらが経口投与されるのは消化管内の感染治療・予防に限られる．ポリミキシンを除く薬剤(ポリミキシンは静脈内投与は禁忌，局所感染にのみ使用される)は全身感染症治療には経静脈投与する．血中濃度は普通，経口投与より経静脈投与の方が上昇するが，フルオロキノロン，メトロニダゾール，クロラムフェニコール，フルコナゾールは経口投与でも経静脈投与と同程度の濃度が得られるので，経口投与でもよい．

### 血中濃度

投与後，血中濃度は最高濃度に達した後に減少するが，減少カーブには初期の急峻な$\alpha$相とそれに続く緩やかな$\beta$相がある．$\alpha$相は薬物が体組織に分布することによる減少，$\beta$相は薬物が排泄されたり代謝されることによる減少を表している．抗菌薬の血中濃度測定は投与量の適正化に用いられ，治療域と中毒域が接近しているアミノグリコシド，バンコマイシンでは治療中の薬物血中濃度のモニタリング(TDM)が欠かせない．実際に測定してみると予想外に低すぎることや，高すぎることがある．特に腎障害時の適切な投与量設定に必須である．敗血症以外では血中濃度より組織内濃度が重要となるが，その測定はすべてが可能というわけではない．$\beta$ラクタム系薬，テトラサイクリン薬は経口投与では十分な血中濃度は上昇しないが，尿中には十分な濃度が排出され尿中濃度は通常，非常に高い．分布容量(Vd)は初回投与時の血中濃度(C)を想定するのに必要である．Cは初回投与量(DL)をVdで割ると得られる(C＝DL/Vd)．腹水や胸水の多量貯留例ではVdは増加するので，DLを通常より多めにする必要がある．半減期($\beta$相半減期＝T 1/2 $\beta$)はその抗菌薬の血液中濃度が半分になるのに要する時間を表し，薬物により長短さまざまで，個人差もある．T 1/2 $\beta$は比(Vdを総クリアランスCLsで割った比：T 1/2 $\beta$＝0.693×Vd/CLs)であるので，CLs減少がなくともVd増加があれば延長する．したがってT 1/2 $\beta$の延長は必ずしも投与量減量が必要であるという意味ではない．T 1/2 $\beta$延長は，定常状態(一定の血中濃度を維持)に達するまでの時間，すなわち薬効発現までの時間がかかること，また投与中止後も薬物が体内から排泄されるのに時間がかかり薬物の蓄積性が増加することを意味する．

### 体組織分布

抗菌薬の血管外濃度は薬物の蛋白結合率の程度，血中と組織の薬の濃度勾配，薬の拡散しやすさによる．また薬の拡散しやすさは薬物の分子量，解離定数，脂溶性による．薬物の解離定数，脂溶性は薬物が細胞内に入る場合の重要な決定因子である．

### 1. 血清蛋白結合率

in vitroでは結合していない遊離の抗菌薬(遊離型)が抗菌活性をもつとされており，in vivoでも同様に考えられている．毛細管の血管壁を透過できるのは遊離型であり，感染性心内膜炎のフィブリンクロットも含め，組織間液やリンパには遊離型が分布するとされる．つまり血清蛋白結合率が低い抗菌薬ほど血液中抗菌活性が高く，組織移行がよいと考えられる．しかし実際には蛋白結合は非可逆的であり，臨床上の重要性については十分な検討が必要である．

### 2. 体腔液への移行

経静脈投与された抗菌薬は，胸水，腹水，心嚢水，滑膜液などへ十分移行するので，これらの部位への直接的投与は必要ない．すなわち細菌性の胸膜炎，膿胸，腹膜炎，心膜炎，関節炎については局所投与でなく静脈投与でよい．ただし膿胸などで被包化され，静脈投与では抗菌薬が到達しない状況では検討を要する．

### 3. 抗菌薬が到達しにくい部位

脳脊髄液以外に，細菌性心内膜炎の疣贅や，骨，弱った組織へも抗菌薬は到達しにくい．髄膜炎，心内膜炎，骨髄炎の有効な治療には経静脈的に高用量の抗菌薬を長期にわたり(特に心内膜炎，骨髄炎では)投与する必要がある．フィブリンクロット内の病原体へは高濃度の抗菌薬が必要なので間欠的投与法が望ましい．母乳，前立腺分泌液への分泌は低い．フルオロキノロンは骨への移行がよいので骨髄炎の治療に有用で，またβラクタム薬やアミノグリコシドよりも前立腺への移行に優れ，前立腺炎にも有用である．

### 4. 膿・膿瘍

膿瘍の中心部では抗菌薬濃度は血清中と比べ濃度勾配的に減少する．また細胞や細菌のデブリスや代謝産物はpHやredox potentialを減少させ，アミノグリコシドやマクロライドの活性を阻害する．またアミノグリコシドやポリミキシンは組織へ有効薬物濃度が到達しても化膿性物質と結合し不活性化される．さらにアミノグリコシドは嫌気性菌に無効であるが細菌の細胞内に入るのに酸素を必要とするので，嫌気状態では嫌気性菌以外の菌にも効果は落ちる．膿瘍にはドレナージが必要な場合が多い．

またペニシリンなどのβラクタム系薬は，βラクタマーゼを産生する *Bacteroides fragilis* が膿瘍に存在すると不活性化され無効となることがある．

### 5. 脂溶性

脂溶性の抗菌薬としては，リファンピシン，イソニアジド，メトロニダゾール，クロラムフェニコール，トリメトプリムがあり血液―脳―関門(BBB)を容易に通過する．一方，ペニシリン系，セフェム系抗菌薬など，より極性(水溶性)のある薬物はあまり吸収されず細胞間外液にとどまる．高度にイオン化されている抗菌薬，例えばアミノグリコシドはBBBを通過せず，髄膜炎治療には髄腔内か脳室内に投与する必要がある．一般に体組織コンパートメントへの分布は炎症が存在すると高くなる．特に炎症初期には高くなる．例えばペニシリンは髄膜炎があると髄液に通常より移行しやすくなる．

### 6. 高い細胞内濃度が得られるもの

マクロライド(エリスロマイシン，アジスロマイシン，クラリスロマイシンなど)は細胞内や組織内の濃度が血中濃度をはるかに越えるため，血中濃度が最小発育阻止濃度(MIC)に達しなくとも臨床上有効となる．そのほかにも血中濃度より高い細胞内濃度が得られるものに，フルオロキノロン(シプロフロキサシン，レボフロキサシンなど)，テトラサイクリン，クリンダマイシン，リファンピシン，クロラムフェニコールがある．特に細胞内寄生菌の治療には細胞内濃度が重要であり，βラクタム系薬が菌自体に抗菌力を有する場合でも，細胞内移行がよくない場合には無効である．実際，レジオネラ，クラミジアについては細胞内移行のよくないβラクタム系薬は無効で，抗菌力があり細胞内移行のよい薬剤が有効である．

## 代謝・排泄とクリアランス(CL)

腎と肝が主要な排泄ルートである．基本的に水溶性のものは腎から排泄され，脂溶性のものは腎から排泄されないため，肝で代謝され，水溶性に変わり腎から排泄されるか，胆汁中へと排泄される．抗菌薬の投与量を決めるのは薬物動態パラメータの総クリアランス(CLs)値であり，CLsが減少する状況では投与量の減量が必要である．しかしCLsは腎クリアランス(CLR)と肝クリアランス(CLH)の総和(CLs＝CLR＋CLH)であるので，一方の減少を他方が代償できれば，投与量の変更は必要ない．抗菌薬選択前には必ず患者の腎機能と肝機能を検査し，投与後も副作用を早期に把握できるよう定期的にチェックする必要がある．

### 1. 腎排泄と腎障害時

CLRには糸球体濾過，尿細管分泌，受動拡散などが含まれる．透析による排泄も腎排泄と解釈される．腎障害時の投与量は三つのパターンがある．① CLHがほとんどない抗菌薬ではCLs＝CLRとなり，肝の代償がないため腎障害の程度に対応した厳重な減量が必要となる．これにはアミノグリコシド系薬，グリコペプタイド系薬がある．② 逆にCLHが大きいβラクタム系薬のセフォペラゾン，セフトリアキソン，セフピラミドは腎不全時でもCLHが正常であれば投与量の調節は必要ない．③ その他の大部分の抗菌薬は主として腎排泄であり，かつ肝からもある程度排泄されるものが多い．この場合には腎障害の程度が大きい場合に減量が必要な場合が多い．実際には(初回は通常量投与後)，2回目から投与間隔は腎機能正常時と同じであるが，投与量を腎機能に応じて減量するなどの方法がある．老人ではBUNやCr値の異常がなくとも加齢とともに腎機能は低下し，CLRは約1/3に減少しているといわれ，加齢に伴う投与量減量も必要である．腎機能障害時に投与量を減量せずに使用した場合，副作用に注意する必要がある．PCG，イミペネムは神経筋の易興奮性，ミオクローヌス，けいれん，半合成ペニシリン，モキサラクタムは血小板機能障害，アミノグリコシド，バンコマイシンは第8脳神経障害，ある種のアミノグリコシドは呼吸停止を含む神経毒，5-fluorocytosineは骨髄抑制に注意する．投与量を調節すれば問題はない．

### 2. 肝代謝・排泄と肝硬変[1)]

肝は，脂溶性の薬物を水溶性に変える働きがある．水溶性代謝物は分子量が小さいものは尿へ，大きいものは胆汁へ排泄される．肝の薬物代謝酵素系はphase Iとphase IIがあり，phase IでチトクロームP-450(CYP)系により脱アルキル化などを受け排出されやすくなる．ここで水溶化されないものはphase IIでglucuronic acidなどの抱合を受け，水溶性代謝物へと変化する．CYP系はいくつかの要因の影響で，薬物代謝能力が増加したり低下する．CYP系が誘導されると，対象薬物の代謝活性が増加する．リファンピシン投与中はCYP3Aが誘導されるのでステロイド代謝が亢進するため，投与量を増加させる必要がある．逆にCYP系を抑制する薬剤では，薬物力学的pharmacodynamics(PD)作用の亢進がみられ，対象薬物の効果や毒性が増加する．多くの抗菌薬は胆汁中にも排泄される．エリスロマイシン，テトラサイクリン，ピペラシリン，セフトリアキソン，セフォペラゾン，メトロニダゾール，クリンダマイシンは胆汁中に高濃度分泌される．もちろん胆道系の閉塞機転のある場合には一般に減少する．

抗菌薬の肝障害時の体内動態の研究は少ない．肝硬変，劇症肝炎，腹水貯留では投与量の検討が必要である．通常の肝炎では投与量の変更は必要でないと考えられる．肝硬変では，総肝血流量の低下や薬物代謝酵素系の障害(個人差がある)によるCLHの低下，腹水貯留によるVdの増加，高ビリルビン血症(薬物とビリルビンが蛋白結合を競合する)や低蛋白血症による遊離型の増加をみる．肝障害時にはまず腎障害の有無に注目する．① 腎機能がよければ，多くの抗菌薬は腎排泄するのでCLHが低下しても投与量変更は不要である．すなわち肝硬変でもβラクタム系薬やフルオロキノロンでは腎機能が正常であれば，投与設計の変更は必要ない．マクロライドもほとんど変更の必要はない．特に第3世代セフェムは肝不全でも高投与量でも安全に使用できる．② CLRがほとんどない脂溶性で肝排泄型抗菌薬であるクリンダマイシン，イソニアジド，リファンピシン，メトロニダゾール，クロラムフェニコールでは $CL_S = CL_H$ となり，腎障害の程度にかかわらず肝障害の程度に対応した減量が必要となる．腹水がある場合にはVd増加のため初回投与量を十分投与しないと有効血中濃度に達しないことがある．一方，T 1/2 $\beta$ は増加するので薬剤の蓄積による副作用が出やすい点に十分注意する．この点から，アミノグリコシド，バンコマイシンは肝硬変でもTDMが必要である．

## ファーマコダイナミクス[2]

### 1. 濃度依存性殺菌性抗菌薬と濃度非依存性時間依存性殺菌性抗菌薬

抗菌薬の効果については薬物力学的pharmacodynamics(PD)な面から，いくつかのパラメータが注目されている．濃度依存性殺菌性抗菌薬(濃度依存薬)では抗菌薬の最高血中濃度と原因菌に対する最小発育阻止濃度の比(Cmax/MIC)が，濃度非依存性時間依存性殺菌性抗菌薬(時間依存薬)ではMIC以上の血中濃度が持続する時間とMICの比(T/MIC)がその有効性に関連するとされている．

フルオロキノロン，アミノグリコシドは濃度依存薬であり，病巣部位のCmax/MICが高くなるほど強い殺菌性を持つとされている(臨床トライアルではAUC/MICと相関していた)．

さらにこの比がある程度低い場合には耐性菌が出現するというデータもある．またペニシリン系，セフェム系，カルバペネム系，モノバクタム系，マクロライド系，クリンダマイシンは濃度非依存性時間依存性殺菌性抗菌薬(時間依存薬)であり，MIC以上の血中濃度が持続する時間(T/MIC)が長い方が有効とする動物実験やin vitroデータが多い．この事実は抗菌薬の投与間隔が従来半減期をもとに決定されていたが，薬力学的な面からは1日投与量を，フルオロキノロン，アミノグリコシドでは1回量を多く投与回数を少なくした方がよく，ペニシリン系，セフェム系，カルバペネム系，モノバクタム系，マクロライド系，クリンダマイシンでは1回量は少なく投与回数を増やした方が有効であることを意味している．人については今後の臨床研究が待たれる．

### 文　献

1) 西谷　肇：肝障害時の抗菌化学療法薬の使い方．治療 **82**：545-550, 2000
2) Amsden, G. W.：Pharmacokinetics and pharmacodynamics of anti-infective agents. Principle and Practice of Infectious Diseases, 5th ed., Mandell, G. L., Bennet, J. E., Dolin, R. eds., Churchill Livingstone, p.253-261, 2000

# 抗菌薬の薬物動態と血中濃度(TDM)の臨床的応用

吉田正樹

**キーポイント**

- いくら抗菌力が優れていても，その薬剤が感染巣に到達しなければ，その薬剤の抗菌力は発揮されない．
- 一般的にはセファロスポリン系薬やキノロン系薬の腸管からの吸収は優れており，ペニシリン系薬やマクロライド系薬の吸収はあまり良くない．
- 肺組織，腎尿路系は比較的多くの薬剤が移行しやすいのに対して，髄液，胆道系，食細胞内は移行の悪い薬剤が多いので注意が必要である．
- 腎排泄型薬剤は，腎機能障害時に排泄が遅延し，血中半減期は延長し，過量投与となりやすいために，おのおのの薬剤の排泄経路を知っておくことが必要である．
- ニューキノロン系抗菌薬では，アルミニウム，マグネシウム含有の制酸剤と併用することによりその吸収が抑制される．
- 薬物を安全に使うことが目標でTDMが行われてきたが，最近ではTDMに基づいた投与設計により効果を最大限発揮できるようになった．

## はじめに

感染症疾患の治療において抗菌薬を選択する場合，原因菌に抗菌力の強い薬剤が選択されるが，薬物動態を考慮して薬剤が選択される場合は少ない．いくら抗菌力が優れていても，その薬剤が感染巣に到達しなければ，その薬剤の抗菌力は発揮されない．吸収，分布などの薬物動態の知識をもち，それを臨床応用することで，効果的な治療ができるようになる．また，代謝，排泄などの薬物動態を知ることで，排泄臓器障害をもつ患者で，適正な投与法を設定でき，副作用の出現を抑えることができる．

## 薬物動態とは

薬物動態とは，人体へ薬剤が投与されたときに，体内でいかに薬物の濃度，分布が変化していくかであり，吸収，分布，代謝，排泄に分けて考えることができる．つまり，抗菌薬は経口薬の場合，腸管より吸収されて，血液中に入り，血流にて各臓器に分布し，臓器に移行する．一部は肝臓で代謝され，胆汁中や腎臓から尿中へ排泄される．抗菌薬の薬物動態に及ぼす因子を**表1**に示した．特に吸収と排泄は，患者の基礎疾患の病態に

表1　薬物動態に変化を及ぼす因子

| | |
|---|---|
| A. 吸収 | 胃腸管内pHの変化 |
| | 他剤とのキレート形成 |
| | 胃腸管血流の変化 |
| | 胃腸管運動の変化 |
| | 初回肝通過効果 |
| B. 分布 | 細胞内水分量の変化 |
| | 体脂質量の変化 |
| | 血清アルブミン量 |
| C. 代謝 | 肝血流量の変化 |
| | チトクローム P450 の活性 |
| D. 排泄 | 腎血流量の変化 |
| | 糸球体濾過量の変化 |

表2　抗菌薬別の吸収の相違

| | 経口吸収率(%) | 投与量(mg) | 最大血中濃度(μg/ml) |
|---|---|---|---|
| ペニシリン系薬 | | | |
| penicillin V | 15 | 500 | 5〜6 |
| cloxacillin | 35 | 500 | 7〜18 |
| amoxicillin | 75 | 250 | 4〜5 |
| ampicillin | 40 | 500 | 3〜6 |
| セファロスポリン系薬 | | | |
| cefadroxil | 90 | 500 | 16 |
| cephalexin | 90 | 500 | 18〜38 |
| cefaclor | 93 | 500 | 9.3 |
| cefprozil | 95 | 500 | 10.5 |
| cefuroxime | 52 | 250 | 4.1 |
| cefdinir | 25 | 300 | 1.6 |
| cefixime | 50 | 400 | 3〜5 |
| cefpodoxime | 46 | 200 | 2.9 |
| マクロライド系薬 | | | |
| azithromycin | 37 | 500 | 0.4 |
| clarithromycin | 50 | 500 | 2〜3 |
| erythromycin | 18〜45 | 500 | 0.1〜2 |
| キノロン系薬 | | | |
| norfloxacin | 30〜40 | 400 | 1.4〜1.8 |
| levofloxacin | 98 | 500 | 5.7 |
| ciprofloxacin | 70 | 750 | 1.8〜2.8 |
| sparfloxacin | 92 | 400 | 1.3 |
| その他 | | | |
| clindamycin | 90 | 150 | 2.5 |
| doxycycline | 93 | 100 | 1.5〜2.1 |
| minocycline | 95 | 200 | 2.0〜3.5 |
| fosfomycin | 30〜37 | 3,000 | 26 |

(The Sanford Guide to Antimicrobial Therapy より引用)

左右されることが大きく，重要な因子である．

**1. 吸収**

吸収は腸管の運動や血流などの患者の病態により影響を受けやすい．個々の薬剤で，腸管からの吸収は異なるが，一般的にはセファロスポリン系薬やキノロン系薬の腸管からの吸収は優れており，ペニシリン系薬やマクロライド系薬の腸管からの吸収はあまり良くない(**表2**)．さらに，腸管内殺菌に使用されるバンコマイシンやアミノグリコシド系薬はほとんど吸収されない．

表3　抗菌薬の臓器移行性

| | 移行性良好 | 移行性不良 |
|---|---|---|
| 髄　液 | ST 合剤<br>テトラサイクリン系薬<br>セフェム系薬の一部<br>ニューキノロン系薬<br>マクロライド系薬 | β-ラクタム系薬の多く<br>アミノグリコシド系薬<br>クリンダマイシン |
| 肺組織 | マクロライド系薬<br>ニューキノロン系薬<br>β-ラクタム系薬 | アミノグリコシド系薬 |
| 肝胆道系 | ペニシリン系薬<br>マクロライド系薬<br>ニューキノロン系薬<br>テトラサイクリン系薬<br>クリンダマイシン<br>セフェム系薬の一部 | アミノグリコシド系薬<br>カルバペネム系薬<br>セフェム系薬の一部 |
| 腎尿路系 | β-ラクタム系薬<br>アミノグリコシド系薬<br>ニューキノロン系薬<br>テトラサイクリン系薬 | マクロライド系薬 |
| 食細胞内 | マクロライド系薬<br>ニューキノロン系薬<br>テトラサイクリン系薬<br>クリンダマイシン | β-ラクタム系薬<br>アミノグリコシド系薬 |

**2. 分布**

血液中に入った薬剤は血漿蛋白と結合した状態と遊離した状態で存在し，この遊離した薬剤が薬理作用を発揮する．つまり抗菌力を発揮するのである．血液中の薬剤は全身の各臓器へ運ばれ，組織に移行する．薬物の組織への移行の程度は，血漿蛋白や組織への結合に依存しており，最高血中濃度や血中半減期，血漿蛋白結合率，抗菌薬の荷電状態，脂溶性，能動輸送，肝臓・腎臓の排泄機能が影響する．つまり，薬剤により，移行しやすい臓器，移行しにくい臓器がある(**表3**)．肺組織，腎尿路系は比較的多くの薬剤が移行しやすいのに対して，髄液，胆道系，食細胞内は移行の悪い薬剤が多いので注意が必要である．髄膜炎や胆嚢炎などの感染症や食細胞内寄生病原体の感染症では臓器移行性を考慮して薬剤を選択する必要がある．

**3. 代　謝**

肝臓は，体内における薬物代謝の主要な場であり，薬物の酸化，還元，加水分解，水和，抱合，濃縮，異性化などの代謝が行われる．代謝は二つの相で起こり，第1相反応は，酸化，還元，加水分解であり，最も重要な酵素系は多くの薬物の酸化を触媒するチトクローム P 450 である．第2相反応は内因性物質(例，グルクロン酸，硫酸塩，グリシン)との抱合で，これらは合成反応である．グルクロン酸抱合は，最も一般的な反応であり，肝のミクロソーム酵素系で行われる反応である．脂溶性のものは水溶性に変え，極性の少ないものになる．

**4. 排　泄**

排泄臓器は腎臓と肝臓が主であり，どの臓器から主に排泄されるかで，腎排泄型，肝排泄型，中間排泄型に分けられる．腎排泄型薬剤は，腎機能障害が存在する場合，排泄が遅延し，血中半減期は延長する．肝排泄型薬剤は，腎機能障害が存在する場合も排泄に影響なく，血中半減期は変わらない．中間排泄型は，腎機能障害が存在する場合，肝排泄が代償的に増加し，血中半減期の延長は大きなものではない．

## 薬物動態パラメーター

薬物動態を理解するために，バイオアベイラビリティ，消失速度定数，分布容積，クリアランス，尿中未変化体排泄率などの薬物動態パラメーターを知ることも大切である．

**1. バイオアベイラビリティ**

投与された薬物がどの程度，体循環に入り，作用部位に到達するかの割合であり，静脈内投与された場合 100％ となる．経口投与の場合は，薬剤の剤形の特徴，腸管からの吸収率により異なる．さらに，食事や併用薬，共存疾患などによっても変動する．また，腸管より吸収された薬剤は肝臓へいき，作用しないうちに，薬剤の一部は代謝され，別の物質に変わってしまう(初回通過効果)．脂溶性が高くなると，消化管からの吸収性は低下し，初回通過効果が大きくなり，バイオアベイラビリティは低下する．

表4　制酸剤の影響度によるニューキノロン薬の分類

| | |
|---|---|
| ±<br>AUC > 50% | OFLX，FLRX，LFLX，SPFX，LVFX |
| +<br>AUC < 30%<br>Cmax > 0.2 μg/ml | ENX |
| ++<br>AUC < 30%<br>Cmax < 0.2 μg/ml | NFLX，TFLX，CPFX |

**2. 消失速度定数**

体内へ移行した薬物が消失する速度であり，血中半減期と密接な関係を示す．この値が大きいほど血中濃度は速く減少する．腎機能や肝機能の変化にて変動する．消失速度定数＝0.693/半減期で表される．

**3. 分布容積**

生体内で薬物の分布の程度を示す仮想上の容積である．つまり，血中濃度と同じ濃度で体内に薬物を含むのに必要な液体の体積である．体内薬物量＝分布容積×血中濃度で表される．多くの酸性薬物は蛋白結合が高いので，見かけの分布容積は小さくなる．塩基性薬物は，組織の取り込みが強く，その結果，体全体の容積よりも大きな分布容積になる．

**4. クリアランス**

非可逆的な体内からの薬物排泄の効率を表したものである．つまり，薬物の体内から消失する速度を，単位時間当たりに体内から消失される量の薬物を血液の容積で表したものである．クリアランスは，一般に腎排泄，肝排泄，胆汁排泄のクリアランスの総和で表され，腎機能や肝機能が低下するとクリアランスは低下する．消失速度定数＝クリアランス/分布容積で表される．

**5. 尿中未変化体排泄率**

尿中に未変化のまま排泄された薬剤の比率であり，腎排泄型薬剤では高くなり，肝排泄型の薬剤では肝臓で代謝されるために低くなる．目安として 60％ 以上が腎排泄型，40～60％ が中間排泄型，40％ 以下が肝排泄型と考えればよい．

表5　抗菌薬の腎不全時半減期と透析時使用量

| 抗菌薬 | 経口/半減期 | 健常人半減期 | 腎不全半減期 | 透析時投与量 |
|---|---|---|---|---|
| ペニシリン系薬 | | | | |
| amoxicillin(AMPC) | 経口 | 1.0 | 5〜20 | 500 mg/day |
| ampicillin(ABPC) | 静注 | 0.5〜1.0 | 8〜20 | 1〜2 g/day |
| cloxacillin(MCIPC) | 静注 | 0.5 | 1.0 | 1〜2 g/day |
| piperacillin(PIPC) | 静注 | 1.3〜1.5 | 1.2〜3.1 | 1〜2 g/day |
| セフェム系薬 | | | | |
| cefixime(CFIX) | 経口 | 2.5 | 10〜16 | 100〜200 mg/day |
| cefazolin(CEZ) | 静注 | 1.9 | 32 | 0.5〜1 g/day |
| cefotiam(CTM) | 静注 | 0.9〜1.1 | 2.7〜13 | 1〜2 g/day |
| cefmetazole(CMZ) | 静注 | 0.8 | 15 | 0.5〜1 g/day |
| cefmenoxime(CMX) | 静注 | 0.8 | 7.6 | 0.5〜1 g/day |
| ceftizoxime(CZX) | 静注 | 1.7 | 25〜36 | 0.5〜1 g/day |
| ceftazidime(CAZ) | 静注 | 1.8 | 16〜25 | 0.5〜1 g/day |
| cefoperazone(CPZ) | 静注 | 1.9〜2.5 | 2〜2.5 | 1〜2 g/day |
| モノバクタム系薬 | | | | |
| aztreonam(AZT) | 静注 | 1.7〜2.0 | 6〜8.7 | 0.5〜1 g/day |
| カルバペネム系薬 | | | | |
| imipenem/cilastatin(IPM/CS) | 静注 | 0.9/0.8 | 3.5/15 | 0.25〜0.5 g/day |
| meropenem(MEPM) | 静注 | 1.2 | 7 | 0.25〜0.5 g/day |
| アミノグリコシド系薬 | | | | |
| gentamicin(GM) | 静注 | 2 | 48 | 40〜60 mg/1〜2days |
| tobramycin(TOB) | 静注 | 2.5 | 56 | 60 mg/1〜2days |
| amikacin(AMK) | 静注 | 2 | 44〜86 | 100 mg/1〜2days |
| arbekacin(ABK) | 静注 | 1.5〜3 | 48〜96 | 75〜100 mg/1〜2days |
| グリコペプチド系薬 | | | | |
| vancomycin(VCM) | 静注 | 6 | 240 | 1 g/4〜6days |
| teicoplanin(TEIC) | 静注 | 46〜55 | 62〜230 | 初回 800 mg,<br>以後 400 mg/5〜10days |
| ニューキノロン系薬 | | | | |
| levofloxacin(LVFX) | 経口 | 6.3 | 35 | 100 mg/1〜2days |
| ciprofloxacin(CPFX) | 経口 | 3〜5 | 5〜10 | 200〜300 mg/day |
| sparfloxacin(SPFX) | 経口 | 20 | 24 | 100〜200 mg/day |
| マクロライド系薬 | | | | |
| clarithromycin(CAM) | 経口 | 4 | 22 | 200 mg/day |
| erythromycin(EM) | 静注 | 1.2〜1.6 | 4〜6 | 1〜1.5 g/day |
| その他 | | | | |
| minocycline(MINO) | 静注 | 12〜16 | 12〜18 | 100〜200 mg/day |
| clindamycin(CLDM) | 静注 | 2.8 | 2.8 | 0.6〜1.2 g/day |
| fosfomycin(FOM) | 静注 | 2.0 | 16〜24 | 1 g/day |

(文献4)より引用)

## 薬物動態の変化 ■

### 1. 吸収障害

経口抗菌薬の中には，他の薬剤と併用することにより吸収が抑制され，血中濃度が単独使用時より低くなることがある．特にニューキノロン系抗菌薬では，アルミニウム，マグネシウム含有の制酸剤と併用することによりその吸収が抑制される．NFLX，TFLX，CPFXなどの薬剤は最も影響を受ける薬剤であり，最高血中濃度(Cmax)は0.2 μg/ml 未満，曲線下面積(AUC)は30%未満である(**表4**)．このような併用投与は避けなければならず，併用が必要であれば，水酸化アルミニウム併用時に影響を受けにくい薬剤であるOFLX，FLRX，LFLX，SPFX，LVFXを使用し，同時の内服は避け，時間差で内服することが大切である．

### 2. 他薬剤の薬物代謝阻害

マクロライド系薬は肝臓チトクロームP 450により代謝される．チトクロームP 450 3 A 4と結合し複合体を形成し，同じ薬物代謝酵素を必要とする他の薬剤の代謝を著しく抑制し，体内に蓄積させてしまう．また，ニューキノロン系薬はテオフィリンが肝臓のチトクロームP 450により代謝されるのを阻害するため，テオフィリンの血中濃度を上昇させ，テオフィリンの副作用が増強される．

### 3. 排泄臓器障害

中間排泄型の薬剤は，一方の排泄臓器に障害がある場合は，残りのもう一方の排泄が代償的に増加し，血中半減期は大きく変化しないが，腎排泄型や肝排泄型はその臓器に障害があると，血中半減期は大きく延長する(**表5**)．そのような場合は，1回投与量を減量したり，投与間隔を延長するなどの投与方法の変更が必要となる．

## TDMとは ■

therapeutic drug monitoring(TDM)とは血中濃度を測定し，薬剤濃度が治療域に到達しているか，また中毒域まで達していないかなどをみることにより，より安全に，より治療効果を上げられる手法である．特に，治療域が狭く中毒域が低い

投与例

| | 投与量 mg | 投与間隔 hr | 投与時間 hr | Css μg/ml | Cmax μg/ml | C1hr μg/ml | C2hr μg/ml | Cmin μg/ml |
|---|---|---|---|---|---|---|---|---|
| 投与法1 | 500 | 12 | 1 | 20 | 35.52 | 26.75 | 22.56 | 14.99 |
| 投与法2 | 500 | 24 | 1 | 10 | 26.93 | 18.42 | 14.48 | 6.13 |
| 投与法3 | 250 | 12 | 1 | 10 | 17.76 | 13.38 | 11.28 | 7.5 |
| 投与法4 | 750 | 24 | 1 | 15 | 40.39 | 27.63 | 21.72 | 9.2 |

投与法2

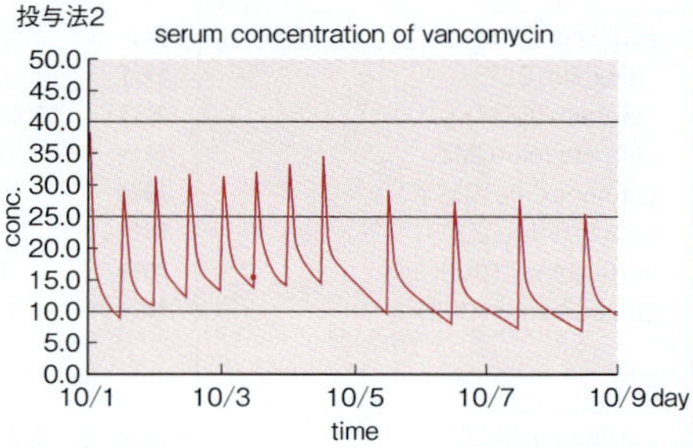


投与法3

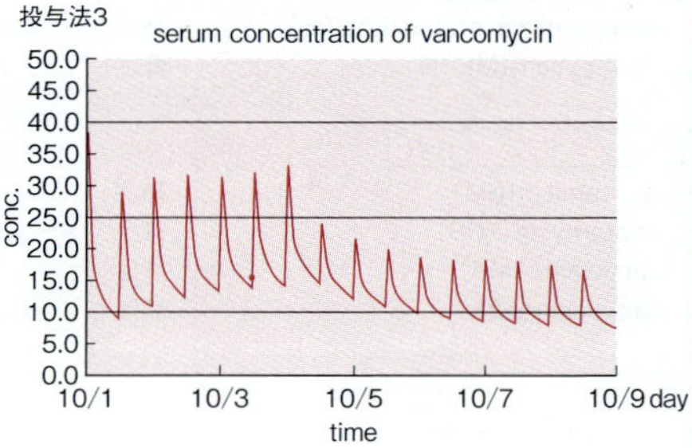


投与法4

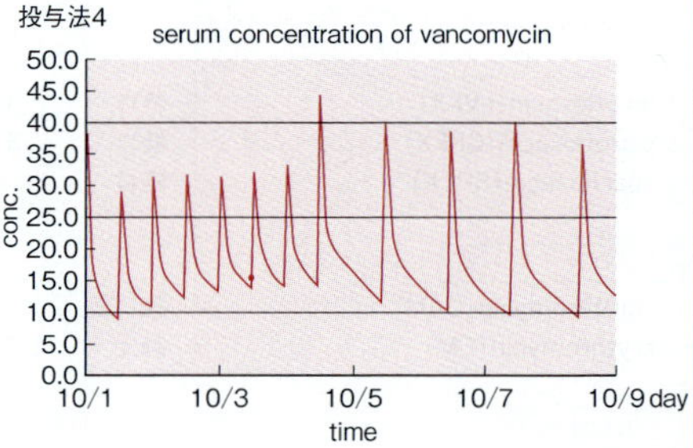


図1　バンコマイシンのシミュレーション濃度曲線

アミノグリコシド系抗菌薬でTDMが行われてきた．アミノグリコシド系薬は腎排泄型であり，腎機能障害例では血中濃度が上昇しやすい．そのためにTDMが必要である．またグリコペプチド系薬も腎排泄型であり，腎機能障害にて血中濃度が上昇しやすい．この薬剤でもTDMが行われている．今までは薬物を安全に使うことが目標でTDMが行われてきたが，最近ではTDMに基づいた投与設計により効果を最大限発揮できるようになった．特にMRSA感染症は治療に難渋する場合も多く，抗MRSA薬であるアルベカシン，バンコマイシン，テイコプラニンは投与設計のためにTDMが行われることが多くなってきた．

## TDMの臨床的応用

TDMの必要性は，薬剤の副作用を最小限に抑えることと，最大限に臨床効果を得ることにある．

症例88歳，男性，体重50 kg．褥瘡よりMRSAが検出されている．血清クレアチニン1.0 mg/d*l*，クレアチニン・クリアランス(Ccr) 69.66 mg/d*l* であった．褥瘡感染症に対してバンコマイシンを初日1 g，1日1回投与，2〜3日目まで0.5 g，1日2回投与，4日目に0.5 gの投与を行ったところで，TDMを行った．血中バンコマイシン濃度は15.1 μg/m*l* を示し，**図1**のようなシミュレーション濃度曲線を得た．投与法を検討したところ，1回500 mg，1日1回投与に変更したときのシミュレーションが最適であり，この投与法に変更し臨床効果も良好であった．

**文　献**


1) 抗菌薬投与の科学，清水喜八郎，松本文夫監修，砂川慶介，戸塚恭一編，医薬ジャーナル社，1998
2) 上田　泰，松本文夫，柴　孝也編著：臨床医のための抗微生物薬化学療法，改訂版，ライフ・サイエンス，1998
3) Gilbert, D. N., Moellering, Jr. R. C., Sande, M. A.：The Sanford Guide to Antimicrobial Therapy, 33th ed., 2003
4) 吉田正樹，相澤久美子：薬物動態からみた抗菌薬の選択と使い方．Mebio **17**：42-49, 2000

# 解熱薬と副腎皮質ステロイド

湯原孝典

**キーポイント**

- 感染症の発熱に対する解熱薬使用の利点として，代謝亢進による負荷の軽減，不快感の除去，高齢者での精神神経症状の緩和などがある．一方欠点として，副作用の発現，生体の防御機構の抑制の可能性，熱型修飾の臨床判断への影響などがある．
- 解熱薬の第一選択としては，アセトアミノフェンなど副作用の少ない薬剤が望ましい．
- ステロイドは，AIDS 患者におけるカリニ肺炎，結核性心膜炎，一部の髄膜炎や敗血症性ショックなどで有用である．

## 解熱薬

### 1. 感染症における発熱の発現機序

解熱薬の作用機序の理解のために，感染症において発熱が起こる機序を記した．感染症の起因微生物に由来する外因性発熱物質の刺激により炎症細胞がいくつかのサイトカインを放出する．これらのサイトカインは視床下部の体温調節中枢周囲の血管内皮細胞でのプロスタグランジン $E_2$ ($PGE_2$)の産生を亢進させ，この $PGE_2$ が体温調節中枢における体温のセットポイントを上昇させる．その結果，末梢の効果器の働き(ふるえ，皮膚血管収縮など)を介し体温が上昇する．アラキドン酸から $PGE_2$ に至るにはシクロオキシゲナーゼ(COX)を必要とする．COX には，消化管や腎の血流を維持するなどの生理的作用を主に有する COX-1 と，炎症に主に関与する COX-2 との少なくとも 2 つのアイソザイムがある．なお，アセトアミノフェンなど NSAIDs のような末梢組織での抗炎症作用のない薬剤の標的としてもう 1 つの COX のアイソザイムが最近報告されている．

### 2. 作用機序

解熱薬は，前記の COX-2 の作用を抑制し，$PGE_2$ の合成の低下，体温調節中枢における体温のセットポイントの降下を起こす．解熱薬には，中枢神経系のみでなく末梢組織での COX も抑制する非ステロイド性抗炎症薬(NSAIDs)と，中枢神経系の COX を主として抑制するアセトアミノフェンを代表とするアニリン系薬剤とがある．

### 3. 適 応

感染症における解熱は，起因微生物に対する治療ではなく対症療法であることを念頭に，その適応は慎重に検討すべきである．その際，以下のような解熱薬の利点と欠点を考慮する[1]．

#### a. 解熱薬の利点(発熱の欠点)

(1) 発熱時，特に悪寒時の交感神経活動(ノルエピネフリンを介した末梢血管収縮，血圧上昇)，酸素消費，呼吸換気量の増加による代謝の亢進が心肺疾患患者にとって不利．(2) 解熱は患者の不快感を緩和する．冷罨法など物理的方法のみでは，皮膚温は低下させるが核心温を低下させず，かえって代謝や交感神経系の働きを亢進させ，患者の不快感を助長する可能性がある．(3) 解熱は高齢者における発熱に伴う精神症状を軽減する可能性がある．

#### b. 解熱薬の欠点(発熱の利点)

(1) ヒトで発熱(41°C 未満，核心温の上昇)が有害との証明はない．(2) 発熱は感染症に対する防御機構の一つである．(3) 解熱が小児の熱性けいれんを予防する証拠はない．(4) 短期間の使用においても，特に高齢者などで消化性潰瘍や腎機能障害などの解熱薬の副作用が出現する可能性が

**表 1　解熱薬の種類**

| 分類 | 系 | 一般名 | 商品名 | 剤型/組成 | 用法 |
|---|---|---|---|---|---|
| アニリン系 | | acetaminophen | ピリナジン<br>アンヒバ，アルピニー<br>カロナール | 末：98% 以上<br>坐：50, 100, 200 mg<br>細粒：20%(0.5，1 g)<br>錠：200 mg<br>坐：100，200 mg<br>シロップ：20 mg/ml | 内服：1 回 0.3〜0.5 g，1 日 1.5 g まで<br>シロップ：小児 10 mg/kg 頓服，1 日 2 回まで<br>坐：1 日 1 回 1 歳未満 50 mg，1〜2 歳 50〜100 mg，3〜5 歳 100 mg，6〜12 歳 100〜200 mg |
| ピリン系 | | sulpyrine | スルピリン<br>メチロン　他 | 末：98.5%以上<br>注：25% 1，2 ml<br>50% 1ml<br>末：98.5% 以上<br>注：10% 1 ml, 25% 1, 2 ml<br>坐：100 mg | 内服：1 回 0.3 g，1 日 2 回まで<br>注射：1 回 0.25〜0.5 g 皮下注または筋注，1 日 2 回まで(他の薬剤が無効で効果が期待できない場合)<br>坐：1 日 1 回，乳児 50〜100 mg，2〜3 歳 100 mg，3 歳以上 100〜200 mg |
| 酸性非ステロイド薬 | サリチル酸系 | aspirin | アスピリン<br>アストプレン<br>サリチゾン　他 | 末：99.5% 以上<br>錠：500 mg<br>坐：500 mg<br>坐：750 mg | 内服：1 回 0.5〜1.5 g，1 日 4.5 g まで<br>坐：1 回幼児 0.1〜0.3 g，成人 0.3〜0.75 g，1 日幼児 1 g まで，成人 1.5 g まで |
| | アリール酢酸系 | indometacin | インダシン<br>インテバン<br>イドメシン<br>インテバン SP 他 | カプセル：25 mg<br>カプセル徐放：25，37.5 mg | 内服：1 回 25 mg，1 日 75 mg まで |
| | | diclofenac sodium | ボルタレン　他 | 錠，カプセル：25 mg<br>坐：12.5，25，50 mg | 内服：1 回 25〜50 mg，1 日 100 mg まで<br>坐：1 回 25〜50 mg，1 日 1〜2 回 |
| | | acemetacin | ランツジール他 | 錠，カプセル：30 mg | 内服：1 回 30 mg，1 日 90 mg まで |
| | プロピオン酸系 | ibuprofen | ブルフェン　他<br>ユニプロン | 顆粒：20%<br>錠：100，200 mg<br>坐：50，100 mg | 内服：1 回 200 mg，1 日 600 mg まで<br>坐：小児 1 回 3〜6 mg/kg，1 日 2 回まで |
| | | ketoprofen | オルヂス<br>カピステン<br>メナミン<br>アネオール　他 | カプセル：25，50 mg<br>坐：50，75 mg<br>カプセル：25，50 mg<br>坐：50 mg<br>注：50 mg<br>カプセル：50 mg<br>坐：50，75 mg<br>注：50 mg<br>坐：50，75 mg | 内服：1 回 50 mg，1 日 150 mg まで<br>坐：1 回 50〜75 mg，1 日 1〜2 回<br>注：1 回 50 mg，1 日 1〜2 回筋注 |
| | | pranoprofen | ニフラン<br>プランサス　他 | 錠：75 mg<br>シロップ：15 mg/ml<br>シロップ：15 mg/ml | 内服：1 回 75 mg，1 日 225 mg まで<br>シロップ：幼小児 1 回 3 mg/kg，1 日 2 回まで |
| | | fenoprofen calcium | フェノプロフェン | 錠：200 mg | 内服：1 回 400〜600 mg，1 日 1,800 mg まで |
| | | tianoprofenic acid | スルガム　他 | 錠：100，200 mg | 1 回 200 mg，1 日 600 mg まで |
| | | loxoprofen sodium | ロキソニン　他 | 細粒：10%<br>錠：60 mg | 1 回 60 mg，1 日 180 mg まで |
| | | alminoprofen | ミナルフェン　他 | 錠：100，200 mg | 1 回 200 mg，1 日 600 mg まで |
| | フェナム酸系 | mefenamic acid | ポンタール　他 | 散：50%<br>細粒：98.5%<br>錠：250 mg<br>カプセル：125，250 mg<br>シロップ：32.5 mg/ml | 内服：1 回 500 mg，1 日 1,500 mg まで<br>小児 1 回 6.5 mg/kg，1 日 2 回まで |
| 塩基性非ステロイド薬 | | tiaramide hydrochloride | ソランタール　他 | 細粒：20%<br>錠：50，100 mg | 1 回 100 mg，1 日 300 mg まで |
| | | epirizole | メブロン<br>アナロック　他 | 顆粒：30%<br>錠：50，100 mg<br>錠：50 mg | 1 回 50〜100 mg，1 日 450 mg まで |

ある．(5) 熱型の修飾により，感染症の診断や抗菌薬による治療効果の判定に影響を及ぼす可能性がある．

**4. 種類と使用法**

**表1**に感染症に対する解熱，鎮痛の適応がある薬剤を示した．解熱薬を使用する際の主な留意点は以下のとおりである．

(1) 重篤な副作用の少ないアセトアミノフェンが，特に小児や高齢者では使用しやすい．ピリン系は，他の薬剤が無効でどうしても解熱が必要な場合のみに考慮する．

(2) 小児では，インフルエンザおよび水痘罹患時のアスピリンの使用とReye症候群との関連を示唆する疫学的研究があるため，アスピリンの使用は避けるべきである．またインフルエンザの重篤化とジクロフェナク，メフェナム酸との関連が指摘されている．

(3) アスピリンやその他のNSAIDsによって気管支喘息が誘発されたり増悪したりしたことがある患者では，アセトアミノフェンや塩基性抗炎症薬でその危険性は低いが，原則として解熱薬の使用は控えるべきである．

(4) NSAIDsのなかでは，プロピオン酸系が比較的副作用が少なく使用しやすい．

(5) 発熱が持続する場合，体温上昇時の負荷を避けるには，頓用より定時の継続した内服が望ましい．

## 副腎皮質ステロイド(糖質コルチコイド) ■

**1. 作用機序**

ステロイドは免疫応答や炎症に関与するさまざまな細胞に働き，主に以下のような作用を有する：(1) 各種サイトカインの産生抑制，(2) 白血球の炎症部位への遊走抑制，(3) リンパ球の減少，(4) 線維芽細胞や血管内皮細胞の反応性低下，(5) リポコルチン-1増加によるホスホリパーゼA2抑制，およびCOX-2抑制を介したロイコトリエンやプロスタグランジン合成抑制，(6) 炎症のメディエーターの一つである接着分子の産生抑制．

**a. 感染症におけるステロイドの有用性**

ステロイドは免疫抑制効果を有するため，感染症を増悪させる可能性がある．一方，感染症に伴う炎症反応が生体に有害である場合，適切な抗菌薬にステロイドを併用することは，感染症の予後を改善させるものと期待される．

**2. ステロイドの使用時の注意点**

(1) ステロイドの作用による熱型や臨床像の修飾から臨床判断を誤らないようにする．

(2) 副作用として特に，高血糖，高血圧，消化性潰瘍，新たな感染症の併発に注意する．

**3. 適応と使用法**

**表2**にInfectious Diseases Society of America(IDSA)[2)]が発表した感染症のマネージメントでのステロイド使用のガイドラインを示し，主な感染症についての解説を以下に加えた．ステロイドの投与量や投与期間は，臨床試験の結果が指標になるものの，個々の症例ごとに慎重に決定する必要がある．

**a. 敗血症および敗血症性ショック**

少量ステロイドの短期使用が，特に副腎皮質刺激試験で反応のない相対的副腎皮質機能低下のある敗血症性ショック患者において，死亡の危険を低下させると最近報告された[3)]．この場合，ヒドロコルチゾン50 mgを6時間ごとに7日間投与する．

劇症化した症例(収縮期血圧90 mmHg以下，顆粒球減少，DIC併発，多臓器不全併発など)では，大量のステロイドが有効であることがある．この場合，メチルプレドニゾロン125 mg/1回を2〜12時間ごとや1,000 mg/日を1回で投与するなどの方法がある．投与期間はできるだけ2〜3日以内とする．

**b. 結　核**

心膜炎：急性期のステロイド使用により，死亡率の低下や心嚢穿刺回数の減少が期待できる．プレドニゾロン40〜60 mg/日で開始し数週かけ漸減，中止する．

髄膜炎：ステロイドの併用により死亡率や神経学的後遺症の発現率が低下する可能性がある．プレドニゾロン60〜80 mg/日(小児1〜3 mg/日)の

表2　感染症におけるステロイド使用の適否

| 感染症，使用法 | 根拠 |
|---|---|
| 肯定する十分な根拠がある | |
| 腸チフス，ショックにある重症患者，選択的 | I |
| 結核，心膜炎，選択的 | I |
| *Pneumocystis carinii* 肺炎，早期の低酸素血症に選択的 | I |
| 肯定するある程度の根拠がある | |
| 破傷風，ルーチン | I |
| 結核，髄膜炎，選択的 | II |
| EB ウイルス感染症，気道閉塞の切迫，選択的 | II |
| 細菌性髄膜炎，*H. influenzae* type B による小児の髄膜炎，選択的 | I |
| クループ，入院を要する重症，選択的 | I |
| アレルギー性気管支肺アスペルギルス症，ルーチン | II |
| 中耳炎後の慢性的な浸出液，ルーチン | I |
| 肯定または否定する根拠に乏しい | |
| 中毒性ショック症候群，ルーチン | III |
| 腸チフス，ルーチン | III |
| 帯状疱疹，帯状疱疹後神経痛のある高齢者 | III |
| 結核，高度の低酸素血症，胸膜炎，腹膜炎 | III |
| EB ウイルス感染症，肝炎，心膜炎，心筋炎，脳炎，選択的 | III |
| 細菌性髄膜炎，ルーチン | II |
| 脳膿瘍，頭蓋内圧亢進，選択的 | III |
| 慢性気管支炎，ルーチン | III |
| 急性喉頭蓋炎，ルーチン | III |
| ウイルス性心膜炎，ルーチン | III |
| ウイルス性心筋炎，ルーチン | III |
| 慢性 B 型肝炎，インターフェロン $\alpha$2b 治療，選択的 | III |
| AIDS 患者の口，下咽頭，食道潰瘍，ルーチン | III |
| 感染性眼内炎，ルーチン | III |
| その他の感染による眼病変，ルーチン | III |
| 感染症による発熱，ルーチン | III |
| 抗菌薬の副作用の軽減，他の抗菌薬を使用できない場合 | III |
| 否定するある程度の根拠がある | |
| EB ウイルス感染症，ルーチン | II |
| 川崎病，ルーチン | II |
| 脳膿瘍，ルーチン | III |
| ライム病の顔面神経麻痺，ルーチン | III |
| 慢性非 A 非 B 肝炎，ルーチン | III |
| 否定する十分な根拠がある | |
| ショックを併発したグラム陰性敗血症，ルーチン | I |
| 腎症候性出血熱，ルーチン | I |
| 帯状疱疹，ルーチン | I |
| ウイルス性細気管支炎，ルーチン | I |
| 急性ウイルス性肝炎，ルーチン | I |
| 慢性 B 型肝炎，ルーチン | I |

I：少なくとも一つの無作為化比較試験，II：少なくとも一つの無作為化のない適切に設定された臨床試験でできるだけ 2 施設以上からのコホートまたは症例・対照研究，時系列研究，または対照はないが劇的な結果を得た治験，III：臨床的経験に基づく関係分野の権威の意見，記述的研究，または専門家委員会も報告．

投与を開始し 4〜6 週間で漸減，中止する．

**c.　細菌性髄膜炎**

小児の *Haemophilus influenzae* type B による髄膜炎で，ステロイドは臨床症状の改善を早めたり続発する神経症状や聴力障害を減少させる．特に脳浮腫，頭蓋内圧亢進，意識障害がある場合に有用である．ステロイドを投与するタイミングが重要で，抗生剤投与直前か同時投与が適切とされている．デキサメサゾン 0.15 mg/kg を 6 時間ごとに 4 日間投与する．

成人では，特に *Streptococcus pneumoniae* による髄膜炎においてステロイドが死亡や後遺症の危険を低下させる[4]．この場合，デキサメサゾン 10 mg を 6 時間ごとに 4 日間投与する．投与のタイミングは前記の小児の場合と同様である．

**d.　AIDS 患者の *Pneumocystis carinii* 肺炎**

初期より中等度以上の低酸素血症(room air で $PaO_2 < 70$ mmHg，$A\text{-}aDO_2 > 35$ mmHg)がある場合に，早期(3 日以内)のステロイドの開始が，死亡や呼吸不全の危険を低下させる．小児でも有効であると考えられるが，さらに治験が必要である．成人の場合，プレドニゾロンを第 1〜5 日は 40 mg 1 日 2 回，第 6〜10 日は 40 mg 1 日 1 回，第 11〜20 日は 20 mg 1 日 1 回投与する．AIDS 以外の患者や軽症患者に対するステロイドの使用についてはさらに検討を要する．

**e.　急性喉頭気管気管支炎(クループ)**

重症度に応じ経口または注射で 1 日 1 回デキサメサゾン 0.15〜0.6 mg/kg が使用される．

**f.　EB ウイルス感染症**

ステロイドは扁桃炎による気道閉塞が切迫した場合や，著しい血小板減少，溶血性貧血が合併した場合に使用される．プレドニゾロン 60〜80 mg/日を開始し 1〜2 週間で漸減，中止する．

**文　献**


1) Plaisance, K. I., Mackowiak, P. A.：Antipyretic therapy：physiologic rationale, diagnostic implications, and clinical consequences. Arch Intern Med **160**：449-456, 2000
2) McGowan, J. E. Jr., Chesney, P. J., Crossley, K. B. et al.：Guidelines for the use of systemic glucocorticosteroids in the management of selected infections. J Infect Dis **165**：1-13, 1992
3) Annane, D., Sebille, V., Charpentier, C. et al.：Effect of treatment with low doses of hydrocortisone and fludrocortisone on mortality in patients with septic shock. JAMA **288**：862-871, 2002
4) de Gans, J., van de Beek, D.：Dexamethasone in adults with bacterial meningitis. New Engl J Med **347**：1549-1556, 2002

# 免疫グロブリン，ワクチンおよび免疫調整薬

神谷　齊

キーポイント

- 感染症治療の主体は抗生物質，抗ウイルス薬，抗真菌薬などであるが，重症感染症には補助療法が必要である．
- 感染症治療の補助療法としては，免疫グロブリンの併用が有効である．
- 感染症は罹患後に治療するばかりでなく，予防が大切である．予防にはワクチンが有効である．
- その他の補助療法として免疫調整薬が使用される．好中球マクロファージ，リンパ球数の増加やサイトカインの産生増強にも役立つ．

## はじめに

感染症治療の主体は抗生物質，抗ウイルス薬，抗真菌薬などであるが，特に重症感染症の補助療法あるいは麻疹などの発症予防や軽症化には免疫グロブリンが使用されている．また感染前の能動免疫の付与には，それぞれの菌またはウイルスに対応するワクチンが使用され，抗体の上昇が成立すれば疾病予防に役立つ．免疫調整薬は低下した免疫抵抗性の改善に使用され，宿主免疫能を賦活し特に抗腫瘍効果の発現を促すとされている．これらの薬剤につき治療を中心に述べる．

## 免疫グロブリン

補助療法として投与しているヒト免疫グロブリンはプールされた血漿からCohnのエタノール分画法で精製され処理されたもので，製剤は95%のIgG，ごく微量のIgA，IgMから構成されている．

広範囲の病原体に対する抗体が含有されるよう，1ロットあたり，少なくとも1,000人から得たものを使用している．

### 1. 人免疫グロブリンの適応と効果

#### a. 筋注用人免疫グロブリン製剤

無または低ガンマグロブリン血症，麻疹，A型肝炎，ポリオの予防および症状の軽減の効能・効果が認められている．重症感染症には静脈内投与剤は再評価が行われたが筋注用は実施せず効能から削除された．実際の使用状況は麻疹，A型肝炎，ポリオの予防および症状の軽減が主である．現在発売されている製剤については**表1**にまとめて記載した．

また最近血液を提供する人がワクチン世代に入り，免疫グロブリン中の麻疹抗体価などが低下しているのではないかという懸念を示す意見がある．この点については生物製剤基準により「人免疫グロブリン(筋注用)は1 m$l$(150 mg)あたり5 IU/m$l$以上を含まなければならないと規定されており心配ない．なお化学及血清研究所のご厚意により1994～2002年製造分の実測成績を提供していただいたので参考にしていただきたい(**表2**)．

#### b. 静注用人免疫グロブリン製剤

静注用IgGは1979年に低または無ガンマグロブリン血症，重症感染症における抗生物質との併用効果を目的として製造承認された．その後2001年8月に重症感染症における抗生物質との併用剤として抗生物質単独投与を対照として，多施設共同非盲検ランダム化試験を実施して，その有効性の再評価が行われ，有効性が確認された[1]．

**表 1　わが国で市販されている免疫グロブリン**

| | | | | |
|---|---|---|---|---|
| 免疫グロブリン | 筋注用 | 人免疫グロブリン | ガンマグロブリン γ-Globulin（日本製薬）<br>ガンマーグロブリン γ-Globulin（化血研-アズウェル）<br>グロブリン-ヨシトミ（三菱ウェルファーマ）<br>グロブリン-Wf（ベネシス-三菱ウェルファーマ）<br>ベリグロビン P Beriglobin-P（アベンティス）<br>注（450 mg 3 mL，1,500 mg 10 mL）（150 mg/mL 含有） | ① 無・低ガンマグロブリン血症：通常，100～300 mg/kg<br>② 麻疹，A 型肝炎，ポリオ予防・軽減，重症感染症における抗生物質との併用：1 回 15～50 mg/kg：筋，麻疹の発症防止は曝露後 3 日以内に 0.25～0.3 mL/kg，軽症化は 6 日以内に同量を筋注，A 型肝炎の予防は曝露 14 日以内に 0.02 mL/kg を筋注 |
| 免疫グロブリン | 静注・点滴用 | ペプシン処理人免疫グロブリン | ガンマ・ベニン P Gamma-Venin P（アベンティス）<br>献血静注グロブリン Globlin（化血研-アズウェル-アベンティス）<br>注（0.5，2.5 g）：使用量はベニロン①と同じ | ① 無または低ガンマグロブリン血症<br>② 重症感染症における抗生物質との併用<br>③ 川崎病適応なし |
| 免疫グロブリン | 静注・点滴用 | スルホ化人免疫グロブリン | ベニロン Venilon（化血研-帝人ファーマ）<br>献血ベニロン-I（化血研-帝人）<br>注（0.5，1，2.5，5 g/V，溶解液添付）：添付液に溶かし，点静または緩徐に静注 | ① 1 回に 2.5～5 g（50～100 mL），小児には 1 回 50～150 mg（1～3 mL）/kg を最長 5 日間，高齢者には減量など慎重投与<br>② 特発性血小板減少性紫斑病に 1 日 200～400 mg（4～8 mL）/kg<br>③ 川崎病の急性期（発病 7 日以内）に 1 日 200 mg（4 mL）/kg を 5 日間<br>注意：投与後血中に各種病原体への抗体を一時的に検出することあり，腎障害者には慎重投与 |
| 免疫グロブリン | 静注・点滴用 | ポリエチレングリコール処理人免疫グロブリン | ヴェノグロブリン-IH Venoglobulin-IH（ベネシス-三菱ウェルファーマ）液状<br>献血ヴェノグロブリン-IH（ベネシス-三菱ウェルファーマ）液状<br>献血グロベニン-I Glovenin-I（日本製薬-武田）<br>注（0.5，1，2.5 g/V）：添付液に溶かし，点静または極めて緩徐に静注 | ① 1 回 2.5～5 g（50～100 mL），小児 1 回 100～150 mg（2～3 mL）/kg<br>② 特発性血小板減少性紫斑病に 1 日 200～400 mg（4～8 mL）/kg<br>③ 川崎病の急性期（発病 7 日以内）に 1 日 200 mg（4 mL）/kg を 5 日間<br>④（献血グロベニン-I のみ）慢性炎症性脱髄性多発根神経炎（多巣性運動ニューロパチーを含む）の筋力低下の改善に 1 日 400 mg（8 mL）/kg，5 日間 |
| 免疫グロブリン | 静注・点滴用 | pH4 処理人免疫グロブリン | サングロポール（UCB）<br>ポリグロビン N（バイエル） | |
| 免疫グロブリン | 静注・点滴用 | 乾燥イオン交換樹脂処理人免疫グロブリン | ガンマガード（バクスター） | |
| 高度免疫人免疫グロブリン | | 抗破傷風人免疫グロブリン | 【乾燥】テタノセーラ Tetanothera（化血研-藤沢）乾燥　テタノブリン Tetanobulin（ベネシス-三菱ウェルファーマ）乾燥　テタノブリン IH（ベネシス-三菱ウェルファーマ）液状　破傷風グロブリン Globulinum tetanicum（日本製薬）<br>注（250 IU，1,500 IU（ベネシス-三菱ウェルファーマのみ））：筋注<br>【液状加熱】テタガム P Tetagam-P（アベンティス）　注（250 IU 1 mL）：筋注 | |
| 高度免疫人免疫グロブリン | | 抗 D 人免疫グロブリン | 抗 D グロブリン Anti-D-Globulin（日本製薬）　抗 D 人免疫グロブリン Anti-D-Globulin（ベネシス-三菱ウェルファーマ）<br>注（250 μg）：添付文書参照<br>注意：分娩後遅くとも 72 時間以内に使用開始 | |
| 高度免疫人免疫グロブリン | | 抗 HBs 人免疫グロブリン（HBs 抗原陽性血液による汚染事故後，新生児の B 型肝炎予防に） | 抗 HBs 人免疫グロブリン「日赤」（日赤）<br>ヘパトセーラ Hepatothera（化血研-藤沢）<br>注（200 U 1 mL，1,000 U 5 mL） | ① 汚染事故後の B 型肝炎発症予防：通常，成人 1 回 5～10 mL，筋注，小児 0.16～0.24 mL/kg<br>② 新生児の B 型肝炎予防（原則として，沈降 B 型肝炎ワクチンと併用）：初回 0.5～1 mL，筋注<br>初回投与は生後 2 日以内，遅くとも 5 日以内，また追加注射は 0.16～0.24 mL/kg<br>禁：共通のほか，HBs 抗原陽性<br>注意：事故発生後 2 日以内，遅くとも 7 日以内に使用開始 |
| モノクローナル抗体 | | 抗 RS ウイルスヒト化モノクローナル抗体 | シナジス Synagis（ダイナボット-大日本製薬） | 新生児，乳児および幼児における RS ウイルス感染による重篤な下気道疾患の発症抑制<br>① 日局注射用水により 50 mg 製剤は 0.6 mL，100 mg 製剤は 1.0 mL 溶解，筋注 |

表2　静注用ガンマグロブリン中の抗体価

| | 献血ベニロン-I | | ヴェノグロブリン-IH | | ガンマガード | | ポリグロビンN | | ガンマ・ベニンP | |
|---|---|---|---|---|---|---|---|---|---|---|
| | 測定法 | 測定結果 | 測定法 | 測定結果 | 測定法 | 測定結果 | 測定法 | 測定結果 | 測定法 | 測定結果 |
| 麻疹 | HI(IU/150 mg) | 38.7 | PHA (IU/150 mg IgG) | 42 | PHA (IU/m*l*) | 20.2 | HI | 10.0 IU/m*l* | HI | 128 |
| 風疹 | EIA(価) | 130.6 | HI(倍) | 512 | HI(倍) | 512 | ELISA | 205.0 EIA価 | HI | 512 |
| ムンプス | EIA | 39.9 | NT(倍) | 16 | NT(倍) | 32 | NT(倍) | 32 | HI | 8 |
| 単純ヘルペス1型 | EIA | 118.3 | NT | 128 | NT | 64 | NT | 128 | NT | 128 |
| 単純ヘルペス2型 | NT(倍) | 22 | NT | 64 | NT | 64 | NT | 16 | | |
| サイトメガロウイルス | EIA | 96.9 | EIA(価) | 235.0 | | | NT | 118 | | |
| | NT | 64 | NT | 171 | | | ELISA | 43PEIU/m*l* | | |
| 水痘帯状疱疹 | EIA | 83.9 | EIA | 250.0 | EIA (index) | 128 | ELISA | 256.0 EIA価 | | |
| | NT | 64 | | | | | | | | |
| アデノウイルス1型 | NT | 360 | NT | 128 | | | | | | |
| アデノウイルス3型 | NT | 128 | NT | 16 | | | | | NT | 32 |
| アデノウイルス7型 | NT | 11 | NT | 8 | | | NT | 4 | | |
| アデノウイルス11型 | NT | 22 | NT | 4 | NT | 16 | NT | 16 | NT | 1 |
| コクサッキーウイルスA9型 | NT | 128 | | | | | NT | 128 | | |
| コクサッキーウイルスA10型 | NT | 32 | | | | | | | | |
| コクサッキーウイルスA16型 | NT | 45 | | | | | NT | 64 | | |
| コクサッキーウイルスB3型 | NT | 128 | | | | | | | | |
| コクサッキーウイルスB5型 | NT | 64 | | | | | NT | 64 | | |
| エコーウイルス9型 | NT | 128 | NT | 64 | NT | 128 | NT | 64 | | |
| エコーウイルス11型 | NT | 64 | NT | 32 | NT | 32 | | | | |
| エコーウイルス30型 | NT | 64 | | | NT | 32 | | | | |
| エンテロウイルス71型 | NT | 64 | | | | | NT | 32 | | |
| RSウイルス | NT | 128 | | | | | NT | 64 | | |
| EBウイルス | EIA | 29.0 (index) | FAT(倍) | 640 | FA(倍) | 160 | FA(倍) | 1,280 | | |
| ヒトパルボB19 | EIA | 10.70 (index) | EIA (index) | 15.55 | EIA(cut-off値) | 8.2 | ELISA | 6.72 index | | |
| HHV-6 | FA | 10未満 | | | FA | 320 | FA | 320 | | |
| インフルエンザA(H1N1) | HI(倍) | 20 | HI | 20 | | | HI | 320 | HI | 40 |
| インフルエンザA(H3N2) | HI | 40 | HI | 80 | | | HI | 160 | HI | 160 |
| インフルエンザB | HI | 20 | HI | 40 | | | HI | 160 | | |
| パラインフルエンザ1型 | HI | 20 | HI | 20 | | | | | | |
| パラインフルエンザ2型 | HI | 40 | HI | 40 | | | | | | |
| パラインフルエンザ3型 | HI | 320 | HI | 160 | | | HI | 640 | | |
| MRSA①II | 細菌凝集反応 | 512 | TA(倍) | 512 | 凝集法(倍) | 512 | BA(倍) | 1,024 | | |
| MRSA②IV | 細菌凝集反応 | 512 | TA | 2,048 | 凝集法 | 2,048 | BA | 1,024 | | |
| MRSA③II | 細菌凝集反応 | 512 | | | | | | | | |
| VCM低感受性MRSA① | 細菌凝集反応 | 1,024 | | | | | | | | |
| VCM低感受性MRSA② | 細菌凝集反応 | 512 | | | | | | | | |

表2　つづき

| | 献血ベニロン-I | | ヴェノグロブリン-IH | | ガンマガード | | ポリグロビンN | | ガンマ・ベニンP | |
|---|---|---|---|---|---|---|---|---|---|---|
| | 測定法 | 測定結果 | 測定法 | 測定結果 | 測定法 | 測定結果 | 測定法 | 測定結果 | 測定法 | 測定結果 |
| 腸球菌① | 細菌凝集反応 | 128 | | | | | BA | 128 | | |
| 腸球菌② | 細菌凝集反応 | 128 | | | | | | | | |
| VCM 低感受性腸球菌（*E. faecium*） | 細菌凝集反応 | 1,024 | | | | | | | | |
| VCM 低感受性腸球菌（*E. gallinarum*） | 細菌凝集反応 | 512 | | | | | | | | |
| VCM 低感受性腸球菌（*E. casseliflavus*） | 細菌凝集反応 | 256 | | | | | | | | |
| ペニシリンン耐性肺炎球菌① 19 型 | 細菌凝集反応 | 1,024 | | | | | | | | |
| ペニシリン耐性肺炎球菌② 6 型 | 細菌凝集反応 | 256 | | | | | | | | |
| 緑膿菌① H 型 | 細菌凝集反応 | 512 | TA（倍） | 2,048 | 凝集法 | 128 | | | | |
| 緑膿菌② E 型 | 細菌凝集反応 | 512 | TA（倍） | 64 | 凝集法 | 1,024 | BA | 1,024 | | |
| 緑膿菌③ A 型 | 細菌凝集反応 | 128 | | | 凝集法 | 128 | | | | |
| 緑膿菌④ C 型 | 細菌凝集反応 | 64 | | | | | | | | |
| メタロ-β ラクタマーゼ産生緑膿菌① | 細菌凝集反応 | 256 | | | | | | | | |
| メタロ-β ラクタマーゼ産生緑膿菌② | 細菌凝集反応 | 256 | | | | | | | | |
| 百日咳菌　FHA | ELISA（EU/m*l*） | 214 | EIA（EU/m*l*） | 160.0 | | | EIA | 196EIA 価 | | |
| 百日咳菌　PT | ELISA | 77 | EIA（EU/m*l*） | 200.0 | | | EIA | 148EIA 価 | | |
| 百日咳菌　凝集素価 | 細菌凝集反応 | 20 | TA（倍） | 64.0 | | | | | | |
| TSST-1 | ELISA | 1,156 | EIA | 1.667 | | | ELISA | 1.834（OD 値） | | |
| エンドトキシン | ELISA | 640 | | | | | ELISA | 5,120 倍 | | |
| HIV-RNA | PCR | 陰性 | | | | | | | | |
| HBV-DNA | PCR | 陰性 | | | | | | | | |
| HCV-RNA | PCR | 陰性 | | | | | | | | |

注：ロット差があるので単純比較はできない．参考値である．

筋注用との違いはIgG分子のFc部を酵素（ペプシン）で処理，化学処理（乾燥スルホ化）したもの，IgG凝集物をポリエチレングリコール処理したもの，pH 4で処理しIgG凝集物を解離したものなどがあるが，いずれも重症感染症には有効と評価されている．

その効果：

① 種々の細菌，毒素，ウイルスなどの病原体と結合し，細菌を静菌的にする．毒素やウイルスの生物活性を中和する．

② 好中球，単球のFcレセプターに結合して細胞の活性化を図り貪食作用を亢進させる（オプソニン効果）．

③ 血清中の補体成分を活性化し，細菌を溶菌する．

④ 抗生物質との併用により臨床効果を高める．

⑤ 殺菌能を持つスーパーオキサイドの産生を

高め，殺菌効果を増強する．

重症感染症のほか静注用免疫グロブリンは以下の効果を目的に使用されている．

① 特発性血小板減少性紫斑病に対する効果

② 川崎病の急性期への効果

川崎病の原因は未だ解明されていないが，疫学調査からは病原体による感染が考えられており，その炎症によって血管炎が引き起こされ冠動脈瘤が形成されると考えられている．この不明病原体への防御抗体として働く可能性が考えられている．また病原体や免疫複合体による血管炎を抑制する．

③ ギラン・バレー症候群への効果

ギラン・バレー症候群における末梢神経障害の抑制効果がある．これは炎症性サイトカイン産生抑制による末梢神経の炎症阻止作用，Fc レセプターのブロックによる活性化マクロファージの抑制などが考えられている．

なお静注用人免疫グロブリンは生物製剤基準で 50 mg/m$l$ と筋注用に比べ濃度は 1/3 になっているが麻疹抗体価は 150 mg あたり 5 IU/m$l$ 以上と同じ基準に規定されている．しかし麻疹感染予防の保険適用はないので注意されたい．

免疫グロブリンの薬効は抗体活性によるものと考えられている．抗体活性は製法，ロットなどにより多少異なるし，各社により製法や抗体の測定方法が一致していないので，直接各製品を比較して優劣の検討はできないが，目安としてどの程度抗体が含まれているかを示した(表 2)．

このほか高度免疫ヒトグロブリンは，目的となる抗体価が自然感染やワクチン接種などで高くなっているヒトから採血した血液を使用して作成する．市販品は筋注用である(表 1)．わが国には水痘・帯状疱疹ウイルス，サイトメガロウイルスに対する高度免疫グロブリンは発売されていないが，メーカーでは作成したなかでそれぞれの抗体価が高いものを保存し，要望すれば手に入る．

**2. ヒト免疫グロブリンの副作用**

筋注用ガンマグロブリンでは，注射局所の痛み，皮膚の発赤がみられることがあるので大きな筋肉の深部に注射する．まれに頭痛，吐気，悪寒などが報告されている．

**表 3　人免疫グロブリン麻疹抗体価試験成績**
**(1994～2002 年製造分)**

| LOT No | 麻疹抗体価(IU/m$l$) | 製造年 |
|---|---|---|
| SK001 | 23.9 | 1994 |
| SK002 | 23.9 | 1994 |
| SK003 | 24.4 | 1995 |
| SK004 | 24.4 | 1996 |
| SK005 | 34.1 | 1996 |
| SK006 | 23.9 | 1997 |
| SK007 | 34.1 | 1997 |
| SK008 | 34.1 | 1997 |
| SK009 | 25.8 | 1998 |
| SK010 | 36.9 | 1999 |
| SK011 | 36.1 | 2000 |
| SK012 | 36.1 | 2000 |
| SK013 | 25.8 | 2001 |
| SK014 | 36.1 | 2001 |
| SK015 | 36.1 | 2002 |
| 平均値 | 30.4 | —— |

(化学及血清療法研究所提供)

静注用ガンマグロブリンでは，発熱，発疹，頭痛などが 0.1～0.2% 程度報告されている．

両者とも一過性の反応で自然消失することが多いが，程度により抗ヒスタミン薬，副腎皮質ステロイド薬などを投与する．

低または無ガンマグロブリン血症の患者に頻回投与する場合には発熱，悪寒，発汗，ショックなどの全身症状の報告がある．免疫グロブリン中に微量含有されている IgA 抗体ができ，全身症状が出ることがある(特に IgA 欠損症の患者)．

循環機能不全がある患者に大量の静注用グロブリンを投与する場合には血圧上昇，心不全などの血管系合併症に注意する必要がある．特に注射速度や投与量の調整に注意する．過去にアレルギー反応などがみられた人には事前(投与 30 分前)にハイドロコーチゾン 1～2 mg/kg の投与を試みるとよい．その他処理方法の違う静注用ヒト免疫グロブリン(表 1)を使用してみるのも一法である．

その他の報告されている副作用としては肝機能障害，黄疸，無菌性髄膜炎，急性腎不全，血小板減少，肺水腫などがあるが，いずれも頻度はごく少ない．

## ワクチン[2)]

ワクチンはそれぞれの対応する感染症に対する免疫を持たない人に免疫付与による感染予防効果，発病阻止効果，毒素などによる症状の軽減効果などを期待して実施する．わが国での予防接種の歴史をみてみると接種率が上昇するにつれて，病気の罹患率は減少する．保護者，主治医，行政三者が“予防は治療に勝る”ことを理解し，予防接種を積極的に行っていく必要がある．

### 1. 予防接種の種類と接種期間

定期接種は，病気の流行阻止が可能であること，原疾患による合併症が重く，かつワクチンが予防に有効であること，社会防衛的な意味のみでなく個人防衛にも役立つワクチンと決められている(**表4**)．

任意接種は個人予防の観点で行われる．水痘，流行性耳下腺炎，A型肝炎，B型肝炎，ワイル病，肺炎球菌と定期接種のワクチンを国で勧奨されている接種期間外で接種する場合などである(**表5**)．

### 2. ワクチンの種類

生ワクチンは，あらかじめ体外で増殖力を弱めたもので，ウイルスの増殖力は弱く数千～数万個程度にしか増えず，原疾患の症状は通常出ないか，出ても軽症である．野生株に罹患したときとほぼ同様の免疫ができる．

不活化ワクチンは，ワクチンを製造しようとするウイルス粒子や細菌の菌体を増殖させた後，加熱，ホルマリン，エーテルなどによる処理で不活化し，病原性を除去または無毒化したものである．

トキソイドはジフテリア菌や破傷風菌などの毒素の強い菌のワクチンで，菌を培養して得た毒素をホルマリン処理で無毒化したものである．

ワクチン以外に急を要する場合には抗血清を用いる．破傷風(抗ヒト血清)，ジフテリア，ガス壊疽，ボツリヌス，マムシ，ハブ(馬血清)などがある．

ワクチンに関連した診断薬としてはツベルクリン，水痘皮内テスト抗原などがある．

### 3. ワクチン接種の予診

接種に際しては受ける人が，あらかじめ「予防接種とこどもの健康」や「市町村の配布するパンフレットなど」を読んで，そのワクチンの必要性の理解を十分しているか，体調がよいか，新しい病気がないか，接種不適当者でないか(**表6**)，要注意事項に該当しないか(**表7**)，など持参した予診表を参考に接種医は診察を行い十分チェックして相互理解のもとに接種する必要がある．その結果を予診表の主治医記載欄に必要に応じて記入する．

### 4. ワクチンの副反応

ワクチンのいずれかの成分によって起こった可能性のある重篤な反応として高熱，局所のひどい腫脹，けいれん発作，脳症，急性散在性脳脊髄炎などの症状が報告されている．これらの反応はワクチンの種類によって発生率が異なるが，その因果関係については確実な証明がしにくいのが実態である．

副反応に関しては2つの調査が実施されている．副反応が発生してから報告する副反応調査とワクチン接種した後実施する健康状況調査である．いずれも厚生労働省から定期的に公表されている．このデータをみるといずれも原疾患に罹るよりは，副反応は少ない．ただし副反応は一定の比率で存在することも事実である．人間は一人一人遺伝子が異なる(一卵性双生児を除き)ので体質も異なり，皆同じというわけにはいかない．副反応を極力減らすためには，その子の体のことをよく理解した，かかりつけ医と相談し体調をみて接種するのが一番良い．

### 5. 成人に至るまでの抗体価の持続

風疹，麻疹接種の低年齢化により抗体価の維持について心配される人が多い．また，接種率が上がり流行がなくなると，追加免疫がかからないので抗体価の低下を招く可能性がある．感染症新法のもとでは国立感染症センターが中心となって，国民の年齢別抗体保有率を継続してチェックしているので，そのデータをみながら判断していくことになる．

**表 4　定期予防接種のワクチン**

| 対象疾患（ワクチン） | | | 接種 | | | | | | 備考 |
|---|---|---|---|---|---|---|---|---|---|
| | | | 対象年齢 | 標準的な接種年齢*1 | 回数 | 間隔 | 接種量 | 方法 | |
| 一類疾病 | ジフテリア 百日咳 破傷風 | 沈降精製 DPT ワクチン*2 | 1 期初回　生後 3～90 月未満 | 生後 3～12 月 | 3 回 | 3～8 週 | 各 0.5 mL | 皮下*3 | ＊第 1 期で接種間隔があいた場合は，全てのやり直しはせず規定の回数を接種する（予防接種ガイドライン 16 頁参照） |
| | | | 1 期追加　生後 3～90 月未満（1 期初回接種 3 回終了後，6 ヵ月以上の間隔をおく） | 1 期初回接種（3 回）後 12～18 月 | 1 回 | | 0.5 mL | | |
| | | | 2 期 11・12 歳（DT トキソイド） | 小学校 6 年（12 歳） | 1 回 | | 0.1mL | | |
| | | DT トキソイド | 1 期初回　生後 3～90 月未満 | 生後 3～12 月 | 2 回（沈降） | 4～9 週（沈降） | 各 0.5 mL | 皮下 | ＊DT トキソイドは百日咳に罹患したことが明確な者およびジフテリア，破傷風の第 2 期に使用する |
| | | | 1 期追加（1 期初回接種終了後，6 ヵ月以上の間隔をおく） | 1 期初回接種後 12～18 月 | 1 回 | | 0.5mL | | |
| | | | 2 期 11・12 歳 | 小学校 6 年（12 歳） | 1 回 | | 0.5mL | | |
| | ポリオ | | 生後 3～90 月未満 | 生後 3～18 月 | 2 回 | 6 週以上 | 各 0.05 mL | 経口 | ＊下痢がある場合は延期する<br>＊服用直後に吐き出した場合は再服用させる<br>＊通常，春と秋に 2 回行う |
| | 麻しん | | 生後 12～90 月未満 | 生後 12～15 月<br>生後 12 月を超えたらなるべく早く接種 | 1 回 | | 0.5mL | 皮下 | ＊麻しんの予防接種は 1 歳になったら出来るだけ早期に行う<br>＊流行時には生後 12 ヵ月未満の者に対しても任意接種として行うことが出来る．この場合定期接種を標準的な接種年齢の間に行う*4<br>＊ガンマグロブリン注射を受けた者は 3 ヵ月（大量療法*5 の場合 6 ヵ月）後に行う |
| | 風しん | | 生後 12～90 月未満 | ＊生後 12～36 月 | 1 回 | | 0.5mL | 皮下 | ＊幼児について行う風しんの予防接種は，麻しん接種の後に行うことを原則とする<br>＊中学生の男女とも対象となる |
| | 日本脳炎 | | 1 期初回　生後 6～90 月 | 3 歳 | 2 回 | 1～4 週 | 0.25 mL（3 歳未満） | 皮下 | ＊第 1 期で接種間隔があいた場合は，予防接種ガイドライン 21 頁を参照のこと |
| | | | 1 期追加　生後 6～90 月（1 期初回終了後はおおむね 1 年おく） | 4 歳 | 1 回 | | 0.5mL | | |
| | | | 2 期 9～12 歳 | 小学校 4 年 | 1 回 | | | | |
| | | | 3 期 14～15 歳 | 中学校 2～3 年 | 1 回 | | | | |
| 二類疾病 | インフルエンザ | | 65 歳以上の者<br>60 歳以上 65 歳未満で心臓，腎臓または呼吸器に重い病気を有する者 | | 1 回または 2 回 | 2 回の場合は 1～4 週（3～4 週が望ましい） | 0.5mL | 皮下 | ＊感染させる恐れのある医師，看護師，その他医療従事者は接種することが望ましい |

*1 標準的な接種年齢とは，「予防接種実施要領」（旧厚生省保健医療局長通知）の規定による．
*2 ジフテリア・百日咳・破傷風の予防接種の第 1 期は，原則として，沈降精製百日咳ジフテリア破傷風混合ワクチンを使用する．
*3 DPT 混合ワクチンの接種部位は上腕伸側で，かつ同一接種部位に反復して接種することは出来るだけ避け，左右の腕を交代で接種する（ワクチンはアルミニウム塩に吸着されているので注射局所のアルミニウム塩の吸収が遅く，硬結が 1～2 月も残ることがある）．
*4 生後 12 ヵ月未満の者が希望で接種を受けた場合，母親からの移行免疫の影響で予防接種による免疫が付与されない可能性を考え，定期接種は通常通り行う．
*5 ガンマグロブリン大量療法とは，川崎病の治療などに行う 200 mg/kg 以上をさす．200 mg/kg 以上の投与を受けた者は 6 ヵ月以上（麻しん感染の危険性が低い場合は 11 ヵ月以上）過ぎるまで接種を延期する．

**表5　任意接種のワクチン**

| 種類 | 接種 | | | | | 備考 |
|---|---|---|---|---|---|---|
| | 対象年齢 | 回数 | 間隔 | 接種量 | 方法 | |
| インフルエンザ | 生後6ヵ月以上<br><br>特に，保育所・幼稚園児，小・中学生 | 2回(13歳未満)<br>1回または2回(13歳以上) | 2回の場合は1〜4週(3〜4週間隔が望ましい) | 1歳未満 0.1mL<br>1〜5歳 0.2mL<br>6〜12歳 0.3mL<br>13歳以上 0.5mL | 皮下 | ・インフルエンザが重症化するのは幼児と高齢者である<br>・ワクチンは発症阻止率は低いが重症化は防げる<br>・流行に備えて10〜12月中旬頃までに終了する |
| おたふくかぜ | 1歳以上の未罹患者 | 1回 | | 0.5mL | 皮下 | ・副反応は少ないが，接種2〜3週間後に一過性の耳下腺腫脹や発熱がみられる．髄膜炎の報告もある |
| 水痘 | 1歳以上の未罹患者 | 1回 | | 0.5mL | 皮下 | ときに水痘に罹患し軽く発疹が出ることがある |
| B型肝炎 | 1）母子垂直感染防止 HBs抗原陽性の母親から生まれたHBs抗原陰性の乳児<br><br>2）医療従事者，腎臓透析を受けている者等ハイリスク者 | 3　回<br><br><br>3回 | 通常生後2，3，5ヵ月<br><br><br>1ヵ月間隔で2回，その5〜6ヵ月後に1回 | 各0.25 mL<br><br><br>各0.5 mL | 皮下<br><br><br>皮下 | ・1）では出産直後(出来るだけ早く，遅くとも48時間以内)と生後2ヵ月にHB免疫グロブリンを1 mL筋注*1<br>・ワクチン3回接種1ヵ月後にHBs抗原，抗体検査をするのが望ましい<br>・必要に応じ追加接種を行う |
| A型肝炎 | 成人(16歳以上の未罹患者) | 3回 | 2〜4週間隔で2回，6ヵ月後追加1回 | 各0.5mL | 皮下 | ・小児については追加承認を申請中だが正式認可にはなっていない<br>・免疫のない海外渡航者はガンマグロブリンよりも当ワクチン接種が望ましい |
| Weil病 | 成人(流行地のみ) | 3回 | 1週間隔で2回，追加接種1回 | | 皮下 | ・Weil病・秋やみA・B・C・レプトスピラ混合ワクチン，Weil病単独もある |
| コレラ | 1）4歳未満<br>2）4〜6歳<br>3）7〜12歳<br>4）成人 | 2回 | 5〜7日間隔で2回 | 1）第1回0.10 mL，第2回0.25 mL<br>2）第1回0.25 mL，第2回0.50 mL<br>3）第1回0.35 mL，第2回0.70 mL<br>4）第1回0.50 mL，第2回1.00 mL | 皮下 | ・有効期間は第1回接種6日後より6ヵ月<br>・有効期間内に追加接種(初回量)を受ければ，さらに6ヵ月有効だが，有効率は50%前後 |
| 狂犬病 | 狂犬病流行地へ行く者 | 3回 | 4週間隔で2回，6〜12ヵ月後<br>追加1回 | 各0.1mL | 皮下 | ・曝露前免疫は左記の方法とする<br>・曝露後免疫は1.0 mLを1回量とし，第1回目を0日として3，7，14，30および90日の計6回皮下注 |
| 肺炎球菌 | ＊成人ハイリスク者(65歳以上)<br>＊2歳以上の脾臓摘出者<br>＊その他基礎疾患のある人で必要と思われる者 | 1回 | | 0.5mL | 皮下 | ・追加接種をすると局所反応が強い，ただし成人高齢者で接種後6年以上の人には追加を考慮する<br>・小児脾摘出者も3〜5年後に追加を考慮する(保険適用) |
| 黄熱 | 入国先で要求される場合で生後9ヵ月以上 | 1回 | | 0.5mL | 皮下 | ・有効期間は接種10日より10年間<br>・10年後には追加が必要<br>・検疫所で接種し，イエローカードに記載を受ける |

*1 新生児に対する筋注の部位は，大腿前外側［上前腸骨棘と膝蓋骨を結ぶ線の中点付近で，これより内側(脛側)には片寄らない］に行う(日本小児科学会誌 **90**：415, 1986)．

### 6. 国有ワクチン類の備蓄と供給

外来伝染病用および国内発生はしてもごく頻度の少ないワクチンは国が備蓄している．コレラワクチン，乾燥痘瘡ワクチン(Lc 16 m 8)，狂犬病組織培養ワクチン，ガス壊疽ウマ抗毒素，乾燥E型ウマ抗毒素，多価ボツリヌスウマ抗毒素，ジフテリアウマ抗毒素などである．必要とするときは，医療機関から都道府県に供給依頼をする．緊急時は厚生労働省医薬局血液対策課に直接申請もできる．

表6　予防接種実施規則第6条に規定する接種不適当者

| |
|---|
| ① 明らかな発熱を呈している者 |
| ② 重篤な急性疾患にかかっていることが明らかな者 |
| ③ 当該疾病に係る予防接種の接種液の成分によって，アナフィラキシーを呈したことが明らかな者 |
| ④ 急性灰白髄炎(ポリオ)，麻疹及び風疹に係る予防接種の対象者にあっては，妊娠していることが明らかな者 |
| ⑤ その他，予防接種を行うことが不適当な状態にある者 |

表7　予防接種実施要領に規定する接種要注意者

| |
|---|
| ① 心臓血管系疾患，腎臓疾患，肝臓疾患，血液疾患及び発育障害等の基礎疾患を有する事が明らかな者 |
| ② 前回の予防接種で2日以内に発熱のみられた者．又は全身性発疹等のアレルギーを疑う症状を呈したことがある者 |
| ③ 過去にけいれんの既往歴のある者 |
| ④ 過去に免疫不全の診断がなされている者 |
| ⑤ 接種しようとする接種液の成分に対して，アナフィラキシーを呈するおそれのある者 |

## 免疫調整薬 ■

宿主の免疫能を賦活し，抗腫瘍効果を示すといわれている．具体的には好中球，マクロファージ，リンパ球数の増加，NK 細胞の活性化および CTL 細胞の誘導を起こす．また IL-1，IL-2，CSF，$\gamma$-インターフェロンなどの調節性サイトカインを産生させることが観察されている．

### 1. クレスチン

カワラタケの菌糸体より抽出された蛋白質結合多糖体で免疫賦活作用を示す．低下した宿主の免疫抵抗性を改善・回復させる．治療対象は胃癌(手術後)，結腸・直腸癌の化学療法との併用．

1日3gを1〜3回に分服．

### 2. ピシバニール(劇)

溶連菌の弱毒株をベンジルペニシリンの存在下で処理し，凍結乾燥した菌体製剤．宿主の免疫能を賦活し抗腫瘍効果を発現する．治療対象は胃癌(手術後)，原発性肺癌における化学療法との併用による生存期間延長．

投与量は初回0.2〜0.5 KE 筋注・皮下・皮内注．連日または隔日1回を2〜3週間かけて2〜5 KE まで漸増する．

### 3. 乾燥 BCG(イムノブラダー膀注用)

フィブロネクチンを介して腫瘍細胞内に取り込まれ，この細胞は抗原提示細胞として，あるいはマクロファージに貪食されることによりTリンパ球の感作が成立する．

用法は1本80 mg に添付液を加え懸濁液とし，生食40 m$l$ でさらに薄めて均等な BCG 液とし，膀胱内へ注入する．原則として2時間膀胱内に保存．これを週1回8週間繰り返す．

### 4. ウベニメクス(ベスタチン)

作用機序は確立されていないが，抗腫瘍免疫能の活性化をする．

治療は成人急性非リンパ性白血病の完全寛解導入後に維持強化化学療法剤と併用する．投与量は1日1回30 mg.

### 文　献


1) 正岡　徹，長谷川廣文，高久文麿ほか：重症感染症に対する抗菌薬との併用療法に静注用人免疫グロブリンの効果．日本化学療法学会雑誌 **48**：199-217, 2000
2) 日本小児科連絡協議会予防接種専門委員会：予防接種ガイドライン予防接種リサーチセンター，1999
3) 多賀須幸男，尾形悦郎，山口　徹ほか：今日の治療指針，医学書院，2001
4) 多田富雄監訳：免疫学イラストレイテッド，原書第5版，南江堂，2002

# 抗サイトカイン療法

織田成人・平澤博之・松田兼一

キーポイント

- 敗血症は，感染によって引き起こされた全身性炎症反応症候群(SIRS)と定義されている．
- SIRSの本態は，免疫担当細胞から産生された炎症性サイトカインが血中で高値を示す高サイトカイン血症である．
- 過剰に産生されたサイトカインによって各種のメディエーターが活性化され，多臓器障害(MODS)を引き起こす．
- サイトカイン産生を抑制するステロイドや蛋白分解酵素阻害薬の敗血症に対する効果は，臨床では十分に証明されていない．
- 抗サイトカイン免疫療法として，TNF-$\alpha$やIL-1$\beta$に対する抗体や受容体拮抗物質，可溶性受容体などが開発されたが，実用化されるには至っていない．
- 血中から血液浄化法(PMMA-CHDF)によってサイトカインを除去する方法が，現在最も現実的な抗サイトカイン療法である．

## はじめに

サイトカインは，生体内でさまざまな細胞から産生される分子量数千から$3 \times 10^4$dalton程度のポリペプチドであり，細胞間伝達物質としてautocrineあるいはparacrine的に作用し，細胞増殖や生体防御に重要な役割を果たしている．近年，敗血症sepsisは感染によって引き起こされた全身性炎症反応症候群systemic inflammatory response syndrome(SIRS)と定義され(**図1**)，敗血症の病態に細菌や細菌から産生される毒素よりも，感染に対して免疫担当細胞から産生される各種のサイトカインが重要な役割を演じていることが明らかにされている[1]．なかでも，TNF-$\alpha$やinterleukin(IL)-1$\beta$は，侵襲早期に産生され，炎症反応を惹起するためpro-inflammatory cytokineと呼ばれており，これらのサイトカインの刺激によりIL-6，IL-8などのさらなるpro-inflammatory cytokineや，IL-10，IL-13などのanti-inflammatory cytokineが産生され，その結果好中球や血管内皮細胞，凝固系が活性化され各種のメディエーターが産生される．

本来サイトカインは生体防御に不可欠な物質であり，炎症性サイトカインとそれに拮抗する抗炎症性サイトカインとのバランスによってその作用は調整されているが，感染や侵襲によって炎症性サイトカインが過剰に産生されると，発熱，白血球増多，頻脈，頻呼吸などの全身性の炎症反応を引き起こし，いわゆるSIRSの状態となる．すなわちSIRSの本態は，血中で炎症性サイトカインが高値を示す，いわゆる高サイトカイン血症hypercytokinemiaであり，SIRSが遷延化，重症化することにより活性化された好中球や各種のメディエーターにより臓器障害が引き起こされると考えられている[1]．したがって，これらサイトカインを制御することが，敗血症に続発する多臓器障害multiple organ dysfunction syndrome(MODS)の予防や治療に重要であると考えられ，いわゆる抗サイトカイン療法が1990年代から盛んに研究されるようになった．

## 抗サイトカイン療法

抗サイトカイン療法は，SIRSや敗血症の本態である高サイトカイン血症を制御することで，続発するMODSの発症を予防あるいは治療することを目的としている．抗サイトカイン療法は，**表1**に示すように1）産生の抑制，2）産生されたサイトカインに対する特異的免疫療法，3）過剰に産生されたサイトカインの血中よりの除去などに大別される．

## サイトカイン産生の抑制

### 1. 副腎皮質ステロイド

副腎皮質ステロイドは，細胞内のサイトカイン産生にかかわるシグナル伝達系のNF-kBを阻害することにより，サイトカイン産生を強力に抑制する．従来より，敗血症性ショックに対してメチルプレドニゾロンの大量投与が行われていたが，1980年代後半に大規模なrandomized controlled trial(RCT)が行われ，ステロイド投与によりむしろ死亡率が増加するという結果から，敗血症に対するステロイド大量療法は否定された．しかし最近，低用量(physiologic doseあるいはstress-dose)のステロイド投与が，長期間の昇圧剤投与を必要とする敗血症性ショックや，後期ARDS(急性呼吸窮迫症候群)に対して有効であることが報告され，再評価されつつある．敗血症性ショックでは，12～48時間にわたって昇圧剤投与を必要とする患者に対しハイドロコーチゾン0.18 mg/kg/min(10～15 mg/hr)の持続投与，あるいはハイドロコーチゾン50～100 mgを6～8時間ごとにボーラス投与を行う．後期ARDSに対しては，発症から7日目以後に，メチルプレドニゾロン2 mg/kg/dayを1日4回に分けて2週間投与する方法が有用であるとされている．

### 2. 蛋白分解酵素阻害薬

わが国で急性膵炎やDIC，ショックに対して広く用いられている蛋白分解酵素阻害薬のうち，メシル酸ガベキサート(FOY®)はin vitroでエンドトキシン刺激による単球のTNF-α産生を抑制することが報告されている．また，ウリナスタチン(ミラクリッド®)はTNF-α，IL-1β，

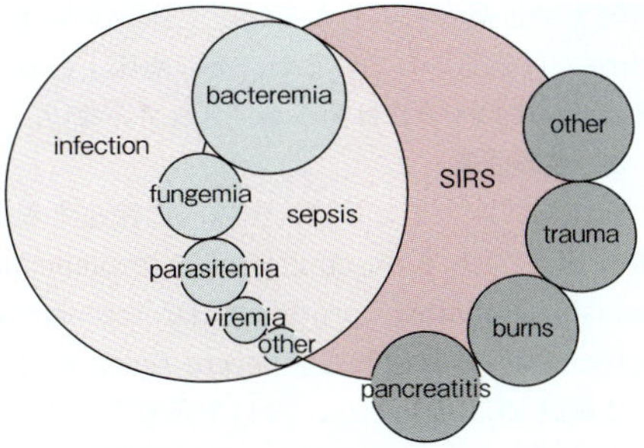


SIRSの診断基準

1）体温　>38℃または<36℃
2）心拍数　>90回/min
3）頻呼吸　>20回/mm
　または$PaCO_2$<32torr
4）白血球数>12,000/mm$^3$<4,000/mm$^3$
　または未熟型白血球>10%

以上の2項目以上を満たすもの

敗血症sepsisの定義

感染に起因するSIRS
(infection-induced SIRS)

図1　SIRSと敗血症sepsisの関係

表1　抗サイトカイン療法

| |
|---|
| 1）サイトカイン産生の抑制 |
| 副腎皮質ステロイド |
| 蛋白分解酵素阻害薬 |
| 抗凝固薬 |
| 2）抗サイトカイン免疫療法 |
| 抗体，受容体拮抗物質，可溶性受容体 |
| anti-TNF-α monoclonal antibody |
| soluble TNF-α receptor |
| IL-1 receptor antagonist |
| soluble IL-1 receptor |
| 抗炎症性サイトカイン |
| IL-10 |
| 3）血中よりの除去 |
| PMMA-CHDF |
| サイトカイン吸着カラム |

IL-6, IL-8 などのサイトカイン産生を抑制することが報告されている[2]. しかし，これら蛋白分解酵素阻害薬のサイトカイン産生抑制効果は in vitro では確認されているが，その臨床上の有用性については十分には明らかにされていない.

**3. 抗凝固薬**

活性化プロテインCは，生体内に存在する抗凝固因子であるが，最近欧米で recombinant human activated protein C(Drotrecogin α activated®)の重症敗血症 severe sepsis に対する多施設 RCT が行われ，28 日生存率でその有効性が確認された. プロテインCは，抗凝固作用のみでなく単球・マクロファージからのサイトカイン産生を抑制する効果もあることが報告されている. 現在わが国では，臨床治験の準備中である.

## 抗サイトカイン免疫療法 ■

産生されたサイトカインに対して，特異的な抗体 antibody(Ab)や受容体拮抗物質 receptor antagonist(RA)，可溶性受容体 soluble receptor などを用いてその作用を中和あるいは抑制する方法である. pro-inflammatory cytokine である TNF-α や IL-1β を主たるターゲットに，1990 年代にさまざまな物質が開発され敗血症に対する臨床治験が精力的に続けられてきた[3](表1). しかし，これらの抗サイトカイン免疫療法は，動物実験では目覚しい効果を発揮するのに対し，臨床試験では有効性を確認できず，むしろ死亡率を増加させるとの報告もあり臨床応用されるには至っていない. その原因として，本来生体防御に必要なサイトカインの作用を完全にブロックすることで，かえって感染を悪化させる可能性があることや，一つのサイトカインをブロックするだけでは，複雑なサイトカイン・カスケードを制御できないためであると考えられている. 一方，炎症性サイトカインを制御する目的で，IL-10 などの抗炎症性サイトカインを投与する方法も試みられている. 最近，敗血症は炎症性サイトカインが優位な状態にある SIRS と，抗炎症性サイトカインが優位となる CARS(compensatory anti-inflammatory response syndrome)の二つの状態が絡み合った複雑な病態であることも提唱されており[1]，これらの病態が明らかにされることが有効なサイトカイン免疫療法を確立するうえで重要であると考えられる.

## サイトカインの血中よりの除去 ■

抗サイトカイン療法として，血液浄化法によるサイトカインの血中よりの除去が考えられる. グラム陰性菌感染症による敗血症性ショックに対して，ポリミキシン B 固定化ファイバーによる直接血液灌流(PMX-DHP)が保険適応となっているが，PMX-DHP ではサイトカインは除去されないことが明らかにされている.

一方，近年救急集中治療領域で重症患者に対する持続的腎補助療法として広く施行されるようになった持続的血液濾過(CHF)や持続的血液濾過透析(CHDF)が，血中からサイトカインを除去可能であることが報告されている. われわれは，polymethylmethacrylate(PMMA)膜へモフィルターを用いた CHDF(PMMA-CHDF)が，主に吸着の原理で血中の TNF-α，IL-6，IL-8 などのサイトカインを効率よく除去し，その結果呼吸機能や組織酸素代謝が改善することを報告している[4]. 現在われわれは，重症急性膵炎や ARDS，重症敗血症，敗血症性ショックに対して，腎不全を発症していない患者でもサイトカイン除去目的に PMMA-CHDF を施行し好成績をあげている. 高サイトカイン血症に対する効果的な薬物療法が確立されていない現在，PMMA-CHDF は最も現実的な抗サイトカイン療法であると考えられる.

## 抗サイトカイン療法に関するその他の話題 ■

抗サイトカイン療法を適切なタイミングで行うためには，臨床の現場でサイトカインの活性化をリアルタイムに知る方法が必要である. 従来，サイトカイン血中濃度は実験室レベルでしか測定できなかったが，最近われわれは全自動化学発光酵素免疫測定法(CLEIA 法)を用いて血中 IL-6 濃度を 30 分程度で測定可能な迅速測定法を臨床検査室に導入し，抗サイトカイン療法開始のタイミングや治療効果の判定に用いている．血中IL-6濃度の測定はSIRS症例の重症度評価や予後予測にも有用である[5]．

一方，近年侵襲に対するサイトカイン産生の程度には個人差があり，その背景にサイトカイン産生関連遺伝子の遺伝子多型があると考えられている．われわれはIL-6迅速測定で異常高値を示した症例でTNF-$\alpha$およびIL-1 RAのallele発現頻度が高く，これらのalleleを有する症例では，サイトカインの制御が困難であり予後不良であることを報告している．これらの症例ではPMMA-CHDFを施行してもサイトカイン血中濃度の低下がみられないことから，より強力な抗サイトカイン療法が必要であると考えられる．現在われわれは，サイトカインを特異的に吸着する吸着カラムを開発中であり，その臨床応用が期待される．また，炎症性サイトカインの受容体拮抗物質産生遺伝子や抗炎症性サイトカイン関連遺伝子を外部から導入することにより，炎症反応を制御しようとするgene therapyなども研究されている．今後，重症感染症症例のサイトカイン関連遺伝子を前もって解析することで，症例に応じた適切な抗サイトカイン療法が可能となると考えられる．

**文　献**

1) 志賀英敏，平澤博之，織田成人ほか：SIRS/CARS．ICUとCCU **26**：503-509, 2002
2) 篠沢洋太郎：SIRS治療における蛋白分解酵素阻害剤．医薬の門 **38**：344-349, 1998
3) Cain, B. S., Meldrum, D. R., Harken, A. H. et al.：The physiologic basis for anticytokine clinical trials in the treatment of sepsis. J Am Coll Surg **186**：337-350, 1998
4) Matsuda, K., Hirasawa, H., Oda, S. et al.：Current topics on cytokine removal technologies. Ther Apher **5**：306-314, 2000
5) 松田兼一，平澤博之，織田成人ほか：Cytokine血中濃度迅速測定．救急医学 **25**：847-853, 2001

# 過敏反応

古谷信彦

**キーポイント**

- 過敏反応は軽度の発疹から重篤なアナフィラキシーショックまでさまざまな臨床症状を示す.
- アナフィラキシーショックの治療では急性呼吸不全と急性循環不全への対応が中心となる.
- 薬剤熱は抗菌薬投与後7～10日目ごろより発症し，投与中止によりほとんどの例が2～3日で解熱する.
- 薬疹にはあらゆる種類の病型（臨床像）がみられる．また，薬疹の臨床像と薬剤の間には特定の関係はみられない.
- 皮膚粘膜眼症候群型薬疹（Stevens-Johnson症候群，MCOS型）や中毒性皮膚壊死症型薬疹（TEN型，Lyell型）は放置しておくと生命にかかわる.

## 過敏反応とは

過敏反応はアレルギーあるいはそれに類似した機序によって発症する．過敏反応は関与する免疫学的機序によって軽度の発疹から重篤なアナフィラキシーショックや皮膚粘膜眼症候群型薬疹（Stevens-Johnson症候群型薬疹，MCOS型薬疹），中毒性表皮壊死症型薬疹（TEN型薬疹，Lyell型薬疹）などの重症薬疹までさまざまの臨床症状を示す（**表1**）[1].

### 1. アナフィラキシーショック

アナフィラキシーショックはCoombs & GellによるアレルギI分類のI型に属する即時型のアレルギーである．事前の薬物の投与により産生されたIgE抗体が肥満細胞や好塩基球の細胞膜に結合し，再度の薬物投与により細胞表面で抗原抗体反応を起こす．その結果，細胞よりヒスタミ

表1 過敏反応の症状と免疫学的機序

| アレルギー反応の型<br>(Gell and Coombs) | 関与する<br>免疫学的機序 | 過敏症状 |
|---|---|---|
| I型<br>（即時型，アナフィラキシー型） | IgE | アナフィラキシー・ショック，蕁麻疹，血管神経性浮腫angioneurotic edema，PIE症候群，気管支攣縮 |
| II型<br>（細胞障害型） | IgG，IgM，<br>補体 | 溶血性貧血，顆粒球減少症，血小板減少症 |
| III型<br>（遅発型，アルサス型） | IgG補体<br>（免疫複合体） | 血清病様症状，薬剤熱drug(-induced) fever，薬疹(morbilliform and maculopapular rashes)，溶血性貧血，血小板減少症，肺線維症，過敏性血管炎 |
| IV型<br>（遅延型，細胞免疫型） | 感作Tリンパ球，<br>リンフォカイン | 接触性皮膚炎，薬疹(erythematous, maculopapular, and morbilliform rashes)，薬剤アレルギー性肝炎 |

（文献1）より引用）

ン，SRS-A，ECF-A，PAF などの種々の化学伝達物質が放出され全身症状を引き起こす．

アナフィラキシーショックはいずれの薬剤でも起こりうるが，β-ラクタム系抗菌薬では発現率が高い．ペニシリン系抗菌薬投与例におけるアナフィラキシーショック発現率は 0.04〜0.1% でセフェム系抗菌薬投与例におけるそれは 0.01% 未満である．

アナフィラキシーショックは抗菌薬投与後 30 分以内にみられる早発反応と数時間後にみられる遅発反応があり，初発症状は口内異常感，異味感，胸部不快感，嗄声，不安感などである．続いて呼吸困難，喘息様発作，胸内苦悶，意識障害などが生じ，他覚的には血圧低下，脈拍微弱，喉頭浮腫，冷汗などで症状が強くなればチアノーゼ，意識消失が起こる[2)]．症状の進行は急速で死亡は初期の 1〜2 時間に起こり，死因の多くは喉頭浮腫による窒息と循環不全，不整脈による心停止などである[3)]．したがって，アナフィラキシーショックの治療では急性呼吸不全と急性循環不全への対応が中心となる(**表 2**)[4)]．

予防対策としては抗菌薬の使用前に過去に過敏反応がみられたことがあるかどうかを問診で確認し，過去に過敏反応を起こした抗菌薬は使用しないことである．β-ラクタム系抗菌薬では皮内反応による過敏反応の予知がルーチン検査として行われているが，米国では過去において過敏反応の既往がある患者に対してのみ実施されていることが多い．しかし，アナフィラキシーの発生頻度は日本の方が高いなど近年ではその有効性が疑問視されてきている[5)]．

**表 2　アナフィラキシーの治療**

1. 気道確保と酸素投与
   必要に応じて気管内挿管，輪状甲状切開を行う
2. 循環管理
   a. 細胞外液投与
      生理食塩水，乳酸加リンゲル液 500〜1,000 ml を急速に点滴静注
      (血圧，尿量を十分に保つ量を点滴する)
   b. 血管収縮剤投与
      エピネフリン(0.1 mg/ml)を生理食塩水で 10 倍希釈して 3〜5 ml ずつ緩徐に静注
      (血圧モニター下に収縮期血圧が 100 mmHg を超えるまで行う)
   ※以上の措置にても循環状態が不安定な場合は尿量，Swan-Ganz カテーテルによる中心静脈圧，肺動脈楔入圧のモニターを行い輸液療法，昇圧薬の持続投与などを行う．
3. ステロイド投与
   ソルコーテフ 500〜1,000 mg 点滴静注

(文献 4)より引用，一部改変)

### 2. 薬剤熱

医薬品を使用中にその副作用として発熱が唯一または主たる症状として出現した場合を薬剤熱または薬剤起因性発熱という．通常，抗菌薬投与後 7〜10 日目ごろより発症し，投与中止によりほとんどの例が 2〜3 日(長くとも 1 週間)で解熱する．悪寒戦慄，頭痛，関節痛などを伴うこともある．発症機序としては Coombs & Gell によるアレルギー分類の III 型あるいは IV 型の関与が考えられ，検査所見では白血球増加，ときに好酸球増加などのほか LDH の上昇もみることがある．また，GOT，GPT の軽度の上昇を認めることもある．薬剤熱はほとんどすべての医薬品によって起こるが，抗菌薬によるものが最も多く，ペニシリン系，セフェム系，リファンピシン，ST 合剤などが代表的であり，なかでもペニシリン系，次いでセフェム系によるものが多い[6)]．

診断方法として最も一般的な方法は疑わしい薬剤の投与中止であり，薬剤熱の場合は投与中止後 2〜3 日(長くとも 1 週間)以内に解熱がみられる．症例によっては疑わしい薬剤を再投与するチャレンジテストを試みる．原因薬剤の場合，通常 24 時間以内に再発熱をみる．治療としては原因薬剤の投与中止が原則で多くの場合，それだけで解熱する．原因薬剤の継続投与がどうしても必要な場合は副腎皮質ステロイドを併用する．

### 3. 蕁麻疹，血管浮腫

蕁麻疹は皮膚の一過性，限局性浮腫で，激しい瘙痒を伴う境界明瞭な赤い膨疹で始まり，時間とともに拡大，癒合傾向を示す．多くは数十分から数時間以内に消失する．一方，血管浮腫は血管神経性浮腫あるいはクインケ浮腫とも呼ばれ，瘙痒のない境界不鮮明な発作性限局性浮腫が口唇，眼

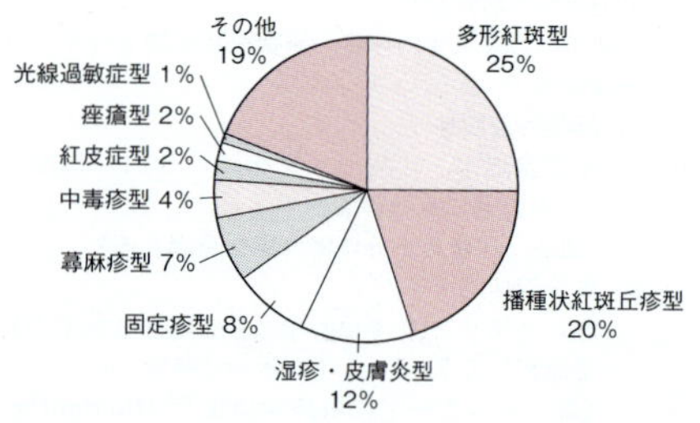


**図1　薬疹の病型分類(1977〜1995年：930症例)**
(文献9)より引用，改変)

瞼周囲，外陰部などに数日間出現し，その後瘢痕を残さずに消失する[7]．蕁麻疹や血管浮腫の原因の多くは薬物や食物などであり，なかでもペニシリン系抗菌薬が最も多い[8]．発症機序はCoombs & GellによるアレルギーA分類のI型であり，検査所見として好酸球増加，IgEの上昇がみられる．また，抗原特異的IgEを調べるRASTの測定は診断に有用である．確認が必要な場合は皮内テスト，スクラッチテストなどのアレルゲンテストを行う．薬剤添加リンパ球刺激試験(DLST)も参考となる．治療としては投与薬剤の中止や抗ヒスタミン薬の投与が中心となる．全身症状合併例ではステロイドを短期間投与することもある．

**4. 薬　疹**

薬疹はほとんどあらゆる種類の皮膚疾患の臨床像を呈し(**図1**)[9]，薬疹の臨床像と薬剤との間には特定の関係はみられない(**表3**)[10]．薬疹のうち約1/3が抗菌薬によるものでペニシリン系，セフェム系抗菌薬が多い．薬剤としてはアンピシリンによるものが最も多く，特にEpstein-Barrウイルス感染症(伝染性単核球症)の場合に投与されると発疹が起こりやすい．薬疹のうち多形滲出性紅斑の重症型で発熱，関節痛とともに急激に全身性の滲出性紅斑を生じ，角結膜炎，口唇・口腔・鼻・陰部粘膜のびらんを生じる皮膚粘膜眼症候群型薬疹(Stevens-Johnson症候群，MCOS型)や高熱とともに急激に発症し，Nikolsky現象を伴う熱傷類似の紅斑，水疱，びらんがみられる中毒性皮膚壊死症型薬疹(TEN型，Lyell型)は放置しておくと生命にかかわる．一般に皮膚粘膜眼症候群型薬疹による死亡率は5〜15%，中毒性皮膚壊死症型薬疹による死亡率は約30%とされている[11]．

蕁麻疹以外の薬疹の発症機序はCoombs & GellによるアレルギーA分類のIII型あるいはIV型によるものが多いと考えられている．診断・治療としては疑わしい薬剤の中止が最も重要である．好酸球増加，GOT，GPTの短期間の上昇，異型リンパ球の出現なども薬疹を疑う根拠になる．生検では薬疹の場合，多数のリンパ球が表皮に浸潤している像がみられる．また，DLSTも薬疹の補助的診断としてよく行われる．

治療としては薬剤の中止が原則であるが，外用止痒薬や抗ヒスタミン薬，ステロイド外用薬なども使用されることがある．中毒性皮膚壊死症では厳重な全身管理のもとにステロイドの大量全身投与を行うことが必要となる．皮膚粘膜眼症候群も重症の場合は中毒性皮膚壊死症に準じて治療する．

## 過敏反応による薬剤性肺臓炎 ■

薬剤による肺臓炎は類似の病変を示すほかの疾患との鑑別が困難であるために報告例はあまり多くないが，抗菌薬によるものでは近年ペニシリン系，セフェム系抗菌薬やテトラサイクリン系抗菌薬，なかでもミノサイクリンを中心に報告例が増加している．発症機序としてはCoombs & GellによるアレルギーA分類のIII型あるいはIV型によるものが多く，まれにI型も関与する．

薬剤性肺臓炎は臨床病型が多彩であるので診断には類似した肺疾患の除外診断や薬剤に関する詳細な病歴の聴取が必要となる．また，多くの薬剤でX線上明らかな陰影が出現する前に乾性咳嗽，息切れ，ラ音が出現することが指摘されている．

多くの場合，抗菌薬の中止により自然寛解する傾向がある．中止によっても改善が得られないか，あるいは障害の程度が強い場合，ステロイド

表3　薬疹の原因となる主な抗菌薬

| 病　型 | 抗　菌　薬 |
|---|---|
| 多形紅斑型 | ペニシリン系，セフェム系，サルファ剤 |
| 播種状紅斑丘疹型 | ペニシリン系，セフェム系，テトラサイクリン系，サルファ剤 |
| 湿疹・皮膚炎型 | ペニシリン系，セフェム系，ストレプトマイシン |
| 固定疹型 | セフェム系，テトラサイクリン系，サルファ剤 |
| 蕁麻疹型 | ペニシリン系，セフェム系，テトラサイクリン系，サルファ剤 |
| 紅皮症型 | ペニシリン系，テトラサイクリン系，INH |
| 痤瘡型 | INH |
| 光線過敏症型 | ニューキノロン系，テトラサイクリン系，サルファ剤，グリセオフルビン |
| 紫斑型 | サルファ剤 |
| 中毒性表皮壊死融解(TEN，Lyell)型 | ペニシリン系，テトラサイクリン系 |
| 皮膚粘膜眼(Stevens-Johnson)症候群型 | ペニシリン系，セフェム系 |
| 結節性紅斑型 | ペニシリン系，セフェム系，テトラサイクリン系，サルファ剤 |

(文献10)より引用，改変)

を使用する[12)]．

## その他の過敏反応

その他の全身的な過敏反応としては血清病様反応と Red man(Red neck)症候群がある．血清病様反応はペニシリンなどの抗菌薬の投与後7〜10日目ごろより発症し，瘙痒感，皮疹，関節痛，リンパ節腫大を主訴とし，発症機序は Coombs & Gell によるアレルギー分類の III 型である．治療としては瘙痒，皮疹に対して抗ヒスタミン薬，発熱，関節痛にはサリチル酸製剤が対処療法として用いられる．血清病様反応の多くは数日で回復するが，重症例ではステロイドが有効である．

Red man 症候群はバンコマイシン(VCM)の急速静注により発現し，上半身の潮紅，胸部・背部の痛みを主訴とし，ときには血圧の低下をきたしショック状態に陥ることもある．その本態は VCM の使用による体内のヒスタミンの遊離である．Red man 症候群の予防には VCM の投与速度が関係しており，成人に 500 mg/時以下の速度で点滴静注を行った場合にはみられない．

### 文　献


1) 戸塚恭一：副作用．臨床と微生物 **29**：67-70, 2002
2) 東海林哲郎，丹野克俊，米田斉史：アナフィラキシーショック．医薬ジャーナル **35**：621-626, 1999
3) 河野一造：アナフィラキシーショック．医薬ジャーナル **28**：511-518, 1992
4) 棗　郁子：アナフィラキシーショック．今日の治療指針，第44版，多賀須幸男，尾形悦郎監，医学書院，東京，p.15-16, 2002
5) 斎藤　厚，砂川慶介，炭山嘉伸ほか：抗菌薬の皮内反応は必要か？ 日化療会誌 **50**(suppl. A)：95-96, 2002
6) 高橋隆一：薬剤熱の診断．診断と治療 **83**：1451-1456, 1995
7) 川上民裕，溝口昌子：蕁麻疹．綜合臨床 **51**：1819-1822, 2002
8) 田部井　薫：血管浮腫．医薬ジャーナル **35**：639-645, 1999
9) 利谷昭治：薬疹の統計．皮膚病診療 **19**：76-78, 1997
10) 塩原哲夫：薬疹．一人で対処する皮膚科診療，宮地良樹編，南江堂，東京，p.113-118, 1996
11) 簱持　淳：皮膚粘膜眼症候群型薬疹(Stevens-Johnson 症候群型薬疹)，中毒性表皮壊死融解型薬疹(TEN 型薬疹，Lyell 型薬疹)．医薬ジャーナル **35**：829-833, 1999
12) 櫃田　豊：間質性肺炎，PIE 症候群．医薬ジャーナル **35**：853-860, 1999

# 臓器障害(肝，腎，造血器，神経その他)

渡辺　彰

キーポイント

- 使用期間の短い抗生物質・抗菌薬は安全な医薬品と思われがちであるが，各種の臓器障害を起こすので投与前・中・後に綿密な経過観察が必要である．
- 抗生物質・抗菌薬は，ヒト細胞への作用が少ない「質的選択毒性薬」とやや多い「量的選択毒性薬」に分けられる．
- 医薬品の添付文書の留意事項には重大なものから順に 1) 警告，2) 禁忌，3) 一般的注意，4) 慎重投与，5) 相互作用，6) 重大な副作用，7) その他の副作用が記載されている．
- 抗細菌薬で最も重篤な副作用は，ST 合剤のショック，皮膚障害，肝障害，血液障害(骨髄抑制)，神経障害，チアンフェニコール系の血液障害(骨髄抑制)，末梢神経障害である．
- 肝障害の頻度は高いが重篤なものは多くはないのに対し，腎障害と血液障害の頻度は低いが重篤になる頻度は高い．
- 肝障害を起こしやすいのはサルファ剤とアムホテリシン B であり，腎機能障害を起こしやすいのはグリコペプチド系とアミノグリコシド系，アムホテリシン B である．
- 血液障害を起こしやすいのはサルファ剤系とチアンフェニコール系であり，神経系障害を起こしやすいのはチアンフェニコール系である．
- 臓器障害発現時には抗生物質・抗菌薬投与を中止するとともに，経過を綿密に観察し，必要に応じて薬物投与などの対策を考慮する．

## はじめに

抗生物質・抗菌薬は日常的に各科で広範に使用され，投与期間も短期間なので安全な医薬品であると考えられがちであるが，重大な副作用である過敏症と並んで本稿に示すような各種の臓器障害が起こり得る．本稿では，抗生物質・抗菌薬の生体への作用・副作用をまず概観し，次いで薬剤添付文書に記載されている区分にしたがいながら，抗細菌薬と抗真菌薬および抗原虫薬の有する重篤な副作用から順に解説するが，過敏反応および他の薬剤との相互作用については前後の稿に詳しい．また，薬剤添付文書に記載されている副作用を詳細かつわかりやすく整理した総説[1]も参考にされたい．

## 抗生物質・抗菌薬の生体への作用(表 1)

抗生物質・抗菌薬の生体への作用は選択毒性の視点から 2 つに分けられる[2]．表 1 に示すように，ヒトなどの動物の細胞には存在しない構造や機能に作用する「質的選択毒性薬」がその一つであり，副作用の比較的少ない薬剤が多い．このグループの代表は β-ラクタム薬(ペニシリン系，ペネム系，セフェム系，オキサセフェム系，カルバペネム系，モノバクタム系など)であり，今日の化学療法の主流となっている．他には分子量が小さくて副作用のきわめて少ないホスホマイシンがあるが，グリコペプチド系(バンコマイシン，テイコプラニン)やサルファ剤系(ST 合剤など)は副作用がやや多い．もう一つのグループは動物の細胞にも共通な構造・機能に作用するため過量投与で副作用を起こすが，常用量では副作用を起こしにくい「量的選択毒性薬」であり，副作用が比較的多い．このグループの代表は蛋白合成阻害薬のマクロライド系やテトラサイクリン系，アミノグリコシド系，核酸合成阻害薬のキノロン系などであるが，臓器障害が比較的起こりやすい．いずれにしても抗生物質・抗菌薬は生体にとっては異物であり，起こり得る副作用を熟知するとともに，投与前・中・後には綿密な観察を行いたい．

## 添付文書にみる副作用の区分と発現頻度の程度(表2) ■

抗生物質・抗菌薬の添付文書には投与に際しての留意事項が細かく記載されている．すなわち，表2に示すように，重大なものから順に1) 警告，2) 禁忌(原則禁忌)，3) 一般的注意(重要な基本的注意)，4) 慎重投与，5) 相互作用(併用禁忌，併用注意)，6) 重大な副作用，7) その他の副作用，が記載されている．重要性や頻度の見地からはこれで良いのであるが，抗生物質・抗菌薬の投与によって起こり得る副作用や相互作用とともに，投与前に考慮すべき患者条件が入り混じっており，混乱している．次のように分けて考えたい．すなわち表2の下段に示すように，2) 禁忌(原則禁忌)と4) 慎重投与は抗生物質・抗菌薬を投与する前に判断する必要のある「患者条件」であり，同様に5) 相互作用(併用禁忌，併用注意)も投与の前に考慮する必要のある「同時投与薬剤とのinteraction」である．これに対して1) 警告と3) 一般的注意(重要な基本的注意)，6) 重大な副作用，および7) その他の副作用，の4つは抗生物質・抗菌薬を投与すると起こり得る副作用について喚起しているのである．ただし，その重大性の相違から，1) には **警告として留意が求められる重篤な副作用**，3) には **特に留意が求められる重篤な副作用**，6) には **頻度は少ないものの重大な副作用** がそれぞれ薬剤ごとに具体的に記載され，7) には **臓器別の具体的な副作用症状・所見** が記載されている．本稿の主題は1)，3)，6)，7) の起こり得る副作用についてであるが，投与前の「患者条件の判断」も綿密に行いたい．

**表1　選択毒性の面からみた抗菌薬の生体への作用**

1. 質的選択毒性薬：ヒトなどの動物細胞には存在しない構造・機能に作用するため副作用が少なく，比較的大量投与も可能
   1) 細胞壁合成阻害薬：β-ラクタム薬，ホスホマイシン，グリコペプチド系
   2) 葉酸合成阻害薬：サルファ剤系
2. 量的選択毒性薬：動物細胞にも共通する構造・機能に作用するため過量投与で副作用を起こすが，常用量では副作用は少ない
   1) 細胞質膜障害薬：ポリペプチド系(コリスチン，ポリミキシンBなど)
   2) 蛋白合成阻害薬：アミノグリコシド系，テトラサイクリン系，マクロライド系，チアンフェニコール系
   3) 核酸合成阻害薬：キノロン系，リファマイシン系(リファンピシンなど)

**表2　抗生物質・抗菌薬の添付文書にみられる投与時の留意事項の区分**

1. 重大性の順による記載
   1) 警告，2) 禁忌(原則禁忌)，3) 一般的注意(重要な基本的注意)，4) 慎重投与
   5) 相互作用(併用禁忌，併用注意)，6) 重大な副作用，7) その他の副作用
2. 起こり得る副作用を記したもの
   1) 警告，3) 一般的注意(重要な基本的注意)，
   6) 重大な副作用，7) その他の副作用
3. 起こり得る相互作用を記したもの
   5) 相互作用(併用禁忌，併用注意)
4. 抗生物質・抗菌薬投与前に判断すべき「患者条件」を記したもの
   2) 禁忌(原則禁忌)，4) 慎重投与

添付文書には，副作用の発現頻度が%で表示されるもの以外に次のような表示もされている．発現頻度の少ない順から“まれに”は0.1%未満，“ときに”は0.1〜0.5%の発現頻度であり，副詞が付されていないものは5%以上の頻度または頻度不明である．以上を勘案しながら抗生物質・抗菌薬の副作用を考えるべきである．

表3　警告として留意が求められる最も重篤な副作用

| 薬剤名 | 剤型 | ショック | 皮膚障害 | 肝・腎機能障害 | 血液障害・骨髄抑制 | 神経障害 | その他 |
|---|---|---|---|---|---|---|---|
| 抗細菌薬 | | | | | | | |
| ST 合剤 | 注射 | ○ | ○ | 肝障害 | ○ | | |
| | 内服 | ○ | | | ○ | | |
| チアンフェニコール系 | 注射 | | | | ○ | | |
| | 内服 | | | | ○ | 末梢神経 | |
| 抗真菌薬，抗原虫薬 | | | | | | | |
| テルビナフィン | 内服 | | | 肝障害 | ○ | | |
| ペンタミジン | 内服 | | | | | | 低血圧，低血糖，不整脈 |

## 警告として留意が求められる重篤な副作用(表3)

抗生物質・抗菌薬を投与した際に現れる可能性のある副作用のなかで最も重篤であるために特に留意すべきものを表3に示した．抗細菌薬ではST合剤のショック，皮膚障害，肝障害，血液障害(骨髄抑制)・神経障害，およびチアンフェニコール系の血液障害(骨髄抑制)，末梢神経障害がそれであり，抗真菌・抗原虫薬ではテルビナフィンの肝障害，血液障害(骨髄抑制)・神経障害，ペンタミジンの低血圧，低血糖，不整脈がそれである．

## 一般的注意(重要な基本的注意)が求められる副作用(表4)

抗生物質・抗菌薬を投与した際に現れる可能性のある副作用のなかで重要な基本的注意が求められるものを表4に示した．臓器障害のなかで最も頻度が高いのは肝障害であるが，肝細胞障害型と胆汁うっ滞型の肝障害が多い．前者は主にAST(GOT)とALT(GPT)が上昇し，後者は主にAL-Pやビリルビン値が上昇する．併発頻度があまり高くはないものの重篤になりやすいのが腎障害と血液障害であり，それぞれ，腎不全や骨髄不全を起こして不可逆的になることがあり，注意を要する．腎障害の多くは尿細管機能障害であるが，血液障害には白血球減少や血小板減少，貧血，溶血など各種の障害がある．また，神経障害は客観的な評価がむずかしいことが多く，また，薬剤投与中止後も改善までに長期間を要するので，普段からの綿密な観察が必要である．このほかに胃腸障害や皮膚障害なども起こり得る．

## 臓器別にみた抗生物質・抗菌薬の副作用(表5)

前項までは副作用の重篤な順に抗生物質・抗菌薬の系統分類ごとの副作用を概観したが，表5には副作用を起こしやすい薬剤を臓器障害の種類ごとに列挙した．肝機能障害を最も起こしやすい薬剤はサルファ剤系とアムホテリシンBであり，腎機能障害を最も起こしやすいのはグリコペプチド系とアミノグリコシド系，アムホテリシンBである．血液障害を最も起こしやすいのはサルファ剤系とチアンフェニコール系であり，神経系障害を起こしやすいのはチアンフェニコール系である．胃腸障害を起こしやすいのはリンコマイシン系であり，さらに他の副作用として注意すべきものも表5に示した．

## 臓器障害発生時の対策

臓器障害が発生した際には即刻，抗生物質・抗菌薬の投与を中止するとともにその後の経過観察を綿密に行う．多くの臓器障害は薬剤投与中止だけで速やかに改善・正常化することが多く，肝障害などが代表的である．重篤な腎障害発現時には必要に応じて利尿を図ったり，場合によっては血液透析も考慮したりする．血液障害発生時には，場合によっては骨髄穿刺を行って血液悪性腫瘍その他の疾患の鑑別を行う必要もある．必要に応じて成分輸血あるいは全血輸血を行う．神経障害へ

表4　一般的注意(重要な基本的注意)が求められる重篤な副作用

| 薬剤名 | 剤型 | 特に留意が求められる重篤な副作用 |
|---|---|---|
| 抗細菌薬 | | |
| ペニシリン系 | 注射 | ショック，下痢・軟便［アンピシリン・スルバクタム；1歳未満小児］ |
| | 内服 | ショック，過敏症［タランピシリン；長期投与時］，下痢・軟便［スルタミシリン；小児］ |
| ペネム系 | 内服 | ショック，下痢・軟便 |
| セフェム系 | 注射 | ショック，ジスルフィラム様作用［メチルテトラゾール側鎖；飲酒時］，溶血性貧血［セフチゾキシム；間欠投与時］ |
| | 内服 | ショック，ジスルフィラム様作用［メチルテトラゾール側鎖；飲酒時］，溶血性貧血［セフチゾキシム；間欠投与時］ |
| オキサセフェム系 | 注射 | ショック，ジスルフィラム様作用［ラタモキセフ；飲酒時］ |
| カルバペネム系 | 注射 | ショック，中枢神経症状［イミペネム］，発疹など(3〜5日投与時)・肝機能障害［メロペネム］ |
| モノバクタム系 | 注射 | ショック |
| ホスホマイシン | 注射 | ショック |
| グリコペプチド系 | 注射 | Red neck症候群［バンコマイシン］ |
| ポリペプチド系 | 局所 | 重篤な腎・神経系障害［ポリミキシンB］ |
| アミノグリコシド系 | 注射 | 第8脳神経障害，重篤な腎障害，神経筋遮断作用［アルベカシン］ |
| リンコマイシン系 | 注射 | 偽膜性大腸炎 |
| | 内服 | 偽膜性大腸炎 |
| テトラサイクリン系 | 注射 | ショック［ドキシサイクリン］，めまい［ミノサイクリン］ |
| | 内服 | めまい［ミノサイクリン］ |
| スペクチノマイシン | 注射 | ショック |
| キノロン系 | 内服 | 光線過敏症［スパルフロキシサン，ロメフロキサシン］ |
| サルファ剤系 | 注射 | ショックおよび血液・肝機能・腎機能障害［スルファメトキサゾール・トリメトプリム］ |
| | 内服 | 血液障害およびショック［スルファメトキサゾール・トリメトプリム］ |
| チアンフェニコール系 | 注射 | 骨髄抑制 |
| | 内服 | 骨髄抑制，末梢神経障害 |
| 抗結核薬 | 注射 | 第8脳神経障害および重篤な腎障害［ストレプトマイシン］ |
| | 内服 | 重篤な肝障害［イソニアジド，エタンブトール，エチオナミド，リファンピシン(併用時)］，視力障害［エタンブトール］ |
| 抗真菌薬，抗原虫薬 | | |
| アゾール系 | 注射 | 血液・腎機能・肝機能・過敏症［フルコナゾール］，ショック［ミコナゾール；添加物］ |
| | 内服 | 肝機能［イトラコナゾール］，血液・腎機能・肝機能・過敏症［フルコナゾール］ |
| フルシトシン | 内服 | 血液，腎機能，肝機能 |
| グリセオフルビン | 内服 | 眠気・集中力低下 |
| アムホテリシンB | 注射 | 毒性が非常に強い |
| ペンタミジン | 注射 | 血液障害，ショック，低血圧，低(高)血糖 |
| | 吸入 | 気管支けいれん |

の対処は困難であり，回復までに長期間を要することが多い．胃腸障害の多くは腸内細菌叢の変動によって下痢・軟便や便秘として起こるので，必要に応じて健胃消化剤や整腸剤を投与する．

## おわりに ■

以上，抗生物質・抗菌薬の臓器障害を中心に副作用を概観したが，今日の化学療法において使用頻度の高いβ-ラクタム薬やキノロン薬，マクロライド薬においては，たとえ併発頻度が低い副作用であっても発現の絶対件数自体は多くなるので注意が必要である．また，高齢者や妊婦・授乳婦人，小児・新生児・未熟児，栄養不良のコンプロマイズドホストなどでは副作用が発現しやすいので特に注意が必要である．そして，不幸にして副作用が発現したら投与を中止するとともにそれぞれの副作用に対応すべく処置を行いたい．

表5 臓器別にみた抗生物質・抗菌薬の副作用リスト

| | 肝機能障害（GOT, GPT, AL-P など） | 腎機能障害（BUN, Cr, 蛋白尿など） | 血液障害（WBC, RBC, Plt など） | 神経系障害（めまい, けいれんなど） | 胃腸障害（悪心, 嘔吐, 下痢など） | その他 |
|---|---|---|---|---|---|---|
| 抗細菌薬 | | | | | | |
| ペニシリン系 | ＋ | ＋ | ＋ | | ＋＋ | |
| セフェム系 | ＋ | ＋＋ | ＋＋ | ＋ | ＋ | ジスルフィラム作用 |
| カルバペネム系 | ＋＋ | ＋＋ | ＋ | ＋＋ | ＋ | |
| モノバクタム系 | ＋ | ＋＋ | ＋ | | ＋ | |
| ホスホマイシン | | | ＋ | | ＋ | |
| グリコペプチド系 | | ＋＋＋ | ＋ | ＋ | ＋ | Red neck 症候群 |
| アミノグリコシド系 | ＋ | ＋＋＋ | ＋ | ＋＋ | | |
| リンコマイシン系 | ＋＋ | | ＋ | | 偽膜性大腸炎 | |
| テトラサイクリン系 | ＋＋ | | ＋ | ＋＋ | | |
| キノロン系 | ＋ | ＋ | ＋ | ＋ | | 光線過敏症 |
| サルファ剤系 | ＋＋＋ | ＋＋ | ＋＋＋ | ＋ | ＋ | |
| チアンフェニコール系 | ＋ | | ＋＋＋ | ＋＋＋ | ＋ | |
| イソニアジド | ＋＋ | | | ＋ | | |
| エタンブトール | ＋ | | | ＋＋ | | |
| リファンピシン | ＋＋ | | ＋ | | | |
| ピラジナミド | ＋＋ | | | | | |
| 抗真菌薬，抗原虫薬 | | | | | | |
| アゾール系 | ＋＋ | ＋＋ | ＋＋ | ＋＋ | | |
| フルシトシン | ＋＋ | ＋＋ | ＋＋ | ＋＋ | | |
| アムホテリシン B | ＋＋＋ | ＋＋＋ | ＋＋ | ＋＋ | | |
| ペンタミジン | ＋ | | ＋＋ | ＋＋ | | 低血圧，低血糖 |

注）＋＋＋：起こると重篤なことがある，＋＋：ときに起こることがある，＋：まれに起こることがある

## 文 献

1) 八木澤守正：抗生物質・抗菌薬の副作用と相互作用．感染症と抗生物質の使いかた，第3版，島田 馨監修，齋藤 厚編，文光堂，東京，pp. 291-300, 1999

2) 渡辺 彰：主な呼吸器用薬剤の作用機序と適応，抗菌薬．呼吸器疾患最新の治療 2004-2006，工藤翔二，中田紘一郎，貫和敏博編，南江堂，東京，2003 年発行予定

# 薬剤との相互作用

小橋吉博・二木芳人

キーポイント

- 抗生物質・抗菌薬と他の薬剤との相互作用に関しては，多くは特定の種類で特徴的なものが多い．
- 併用禁忌としては，カルバペネム系薬とバルプロ酸によるてんかん発作誘発，マクロライド系薬とテルフェナジン，アステミゾールなどの抗アレルギー薬，シサプリドなどの消化管機能亢進薬との併用による致死的不整脈の発生，ニューキノロン系薬と非ステロイド系消炎鎮痛薬との併用によるけいれん誘発作用などがあげられる．
- 有名な相互作用に関しては，併用を避けたり，投与量を調節することによりある程度は回避できる．

## はじめに

単独使用では特に副作用を生じない薬剤でも，他の抗菌薬や抗菌薬以外の治療薬と併用することにより，重篤な副作用を生じたり，血中濃度を低下させ，十分な治療効果が得られなくなることがある．本稿では，抗生物質・抗菌薬を中心として，その併用薬剤との相互作用で問題となる点に関して解説する．

## ペニシリン系薬

ペニシリン系薬は，アレルギーに基づく反応が問題なければ，安価で使用しやすく，他の治療薬との相互作用も大きな問題となることは少ない．**表1**にあげたが，アモキシシリンやアモキシシリン・クラブラン酸が併用注意として抗凝固剤のワルファリンとの間で腸内細菌への殺菌作用からビタミンKの供給不足が起こり，ワルファリンの作用増強をきたしてくる．また，アンピシリン，タランピシリン，バカンピシリンがアロプリノールなどの尿酸生成抑制剤との併用によって発疹の発現が増加する．

## セフェム系薬

表1にあげたように，ペニシリン系薬と同様にセフェム系薬のなかでセフィキシム，セフジニル，セファゾリン，セフチゾキシムなどが抗凝固剤のワルファリンとの間で腸内細菌によるビタミンK産生抑制からワルファリンの作用増強をきたしてくる．セフジニルでは，経口鉄剤(キレート形成)，アルミニウム・マグネシウム含有制酸剤併用時(機序不明)に吸収の阻害がみられるため，両者の服用時間をずらす必要性がある．3位側鎖にチオメチルテトラゾール基を有するセフェム系薬(セフォテタン，セフピラミド，セフォペラジンなど)に特徴的な相互作用として，肝のアルデヒド脱水酵素阻害作用すなわちアンタビュース様作用による悪酔症状がみられるため，本剤使用後1週間程度は禁酒を指示する．また，セフェム系薬全般にいえることであるが，フロセミドなどの利尿薬との併用で抗菌薬の腎毒性が増強される．

## カルバペネム系薬

表1に示したように，重大な相互作用としてバルプロ酸との併用により，機序は明らかでないが，バルプロ酸の血中濃度が低下し，結果としててんかん発作を誘発させる危険性がある．

## モノバクタム系薬

セフェム系薬全般と同様にフロセミドなどの利尿薬との併用で抗菌薬の腎毒性が増強される．

**表1 抗菌薬による薬物相互作用(その1)**

| 区分 | 抗菌薬 | 略号 | 併用薬 | 相互作用 | |
|---|---|---|---|---|---|
| | | | | 併用禁忌 | 併用注意 |
| ペニシリン系 | アモキシシリン | AMPC | ワルファリン | | 作用増強(腸内細菌によるビタミンK産生抑制による) |
| | | | 経口避妊薬 | | 作用減弱(腸内細菌の変化から再吸収抑制) |
| | アンピシリン<br>タランピシリン<br>バカンピシリン | ABPC<br>TAPC<br>BAPC | アロプリノール | | 発疹の発現増加 |
| | アモキシシリン・クラブラン酸 | AMPC/CVA | プロベネシド | | 作用減弱(クラブラン酸の血中濃度低下) |
| | | | ワルファリン | | 作用増強(腸内細菌によるビタミンK産生抑制による) |
| セフェム系 | セフィキシム | CFIX | ワルファリン | | 作用増強(腸内細菌によるビタミンK産生抑制による) |
| | セフジニル | CFDN | ワルファリン | | 作用増強(腸内細菌によるビタミンK産生抑制による) |
| | | | 鉄剤 | | 作用減弱(本剤吸収阻害) |
| | | | 制酸剤 | | 作用減弱(本剤吸収阻害) |
| | セファゾリン | CEZ | ワルファリン | | 作用増強(腸内細菌によるビタミンK産生抑制による) |
| | セフチゾキシム | CZX | ワルファリン | | 作用増強(腸内細菌によるビタミンK産生抑制による) |
| | 3位側鎖にチオメチルテトラゾール基を有するセフォテタン,セフピラミド,セフォペラゾンなど | CTT<br>CPM<br>CPZ | アルコール | | アルコール代謝障害(肝のアルデヒド脱水酵素阻害作用,すなわちdisulfiram様作用による悪酔症状がみられる) |
| | セフェム系全般 | | 利尿薬(フロセミドなど) | | 抗菌薬の腎毒性増強 |
| カルバペネム系 | カルバペネム系全般 | | バルプロ酸 | バルプロ酸血中濃度が低下し,てんかん発作誘発 | |
| モノバクタム系 | アズトレオナム | AZT | 利尿薬(フロセミドなど) | | 抗菌薬の腎毒性増強 |
| アミノグリコシド系 | ジベカシン | DKB | 血液代用薬(デキストランなど) | | 抗菌薬の腎毒性増強(近位尿細管の空胞変性) |
| | トブラマイシン<br>アミカシン | TOB<br>AMK | 利尿薬(フロセミドなど) | | 抗菌薬の腎毒性および聴器障害増強(抗菌薬のクリアランス減少) |
| | ミクロノマイシン | MCR | 抗菌薬(バンコマイシンなど)や抗癌薬(シスプラチンなど) | | これら自体が有する毒性から抗菌薬の腎毒性および聴器障害増強 |
| | アストロマイシン<br>ネチルマイシン<br>イセパマイシン | ASTM<br>NTL<br>ISP | 麻酔薬,筋弛緩薬(ツボクラリン,臭化パンクロニウム,臭化ベクロニウムなど) | | 神経筋遮断作用による呼吸抑制 |
| | アルベカシン | ABK | $\beta$-ラクタム系抗菌薬 | | 混注時の抗菌薬活性低下 |

表2 抗菌薬による薬物相互作用(その2)

| 区分 | 抗菌薬 | 略号 | 併用薬 | 相互作用 | |
|---|---|---|---|---|---|
| | | | | 併用禁忌 | 併用注意 |
| マクロライド系 | エリスロマイシン<br>クラリスロマイシン | EM<br>CAM | 抗アレルギー薬(テルフェナジン, アステミゾール)<br>消化管機能亢進薬(シサプリド, ピモジド) | CYP3A4酵素阻害によりQT延長, 不整脈, 心停止 | |
| | その他のマクロライド系抗菌薬 | | 抗アレルギー薬(テルフェナジン, アステミゾール)<br>消化管機能亢進薬(シサプリド, ピモジド) | | CYP3A4酵素阻害によりQT延長, 不整脈, 心停止 |
| | マクロライド系全般 | | エルゴタミン含有製剤 | | 四肢の虚血 |
| | | | テオフィリン製剤 | | 中毒症状(血中濃度上昇) |
| | | | ワルファリン | | 出血症状(血中濃度上昇) |
| | | | トリアゾラム | | 傾眠(血中濃度上昇) |
| | | | カルバマゼピン | | 傾眠, 眩暈, 眼振, 運動失調など(血中濃度上昇) |
| | | | シクロスポリン | | 腎障害(血中濃度上昇) |
| | | | ジゴキシン | | 嘔気, 嘔吐, 不整脈などの中毒症状(血中濃度上昇) |
| | | | ブロモクリプチン | | 傾眠, 眩暈, 運動失調など(血中濃度上昇) |
| | | | シンバスタチン, ロバスタチンなど | | 急激な腎機能悪化を伴う横紋筋融解症 |
| リンコマイシン系 | リンコマイシン<br>クリンダマイシン | LCM<br>CLDM | エリスロマイシン | 作用減弱 | |
| | | | 筋弛緩薬(ツボクラリンなど) | | 筋弛緩作用増強(血中濃度上昇) |
| テトラサイクリン系 | テトラサイクリン<br>ドキシサイクリン<br>ミノサイクリン | TC<br>DOXY<br>MINO | カルシウム, 鉄剤, アルミニウム, マグネシウム含有制酸剤 | | 作用減弱(抗菌薬の吸収低下) |
| | | | スルホニル尿素系血糖降下剤<br>ワルファリン<br>メトトレキサート<br>シクロスポリン<br>ジゴキシン | | 併用薬の作用増強 |
| | | | カルバマゼピン<br>フェニトイン<br>リファンピシン | | 作用減弱(抗菌薬の血中濃度短縮) |

### アミノグリコシド系薬

アミノグリコシド系薬本来の腎毒性は，利尿薬や他の腎毒性を有する治療薬との併用で増強する．例えば，デキストランなどの血液代用剤との併用は，近位尿細管の空胞変性を生じる危険性が高いといわれている．フロセミドなどのループ利尿薬はアミノグリコシド系薬のクリアランスを減少させることにより，バンコマイシンなどの他の抗菌薬，シスプラチンなどの抗癌薬はこれら自体が腎毒性を有するため副作用が増強される．ツボクラリン，臭化パンクロニウム，臭化ベクロニウムなどの麻酔薬や筋弛緩剤との併用では，アミノグリコシド系薬が神経筋遮断作用を有することから呼吸抑制が出現することがある．また，$\beta$-ラクタム系薬との混注で，アミノグリコシド系薬の活性低下がみられることもある．

表 3 抗菌薬による薬物相互作用(その 3)

| 区分 | 抗菌薬 | 略号 | 併用薬 | 相互作用 | |
|---|---|---|---|---|---|
| | | | | 併用禁忌 | 併用注意 |
| ニューキノロン系 | エノキサシン | ENX | プロピオン酸系非ステロイド性消炎鎮痛薬(フェンブフェン，フルルビプロフェンなど) | けいれん発作の増強(GABA 結合阻害) | |
| | | | テオフィリン薬 | | 作用増強(テオフィリン血中濃度上昇) |
| | ノルフロキサシン | NFLX | プロピオン酸系非ステロイド性消炎鎮痛薬(フェンブフェン，フルルビプロフェンなど) | けいれん発作の増強(GABA 結合阻害) | |
| | | | テオフィリン薬 | | 作用増強(テオフィリン血中濃度上昇) |
| | ロメフロキサシン | LFLX | プロピオン酸系非ステロイド性消炎鎮痛薬(フェンブフェン，フルルビプロフェンなど) | けいれん発作の増強(GABA 結合阻害) | |
| | シプロフロキサシン | CPFX | プロピオン酸系非ステロイド性消炎鎮痛薬(ケトプロフェン) | けいれん発作の増強(GABA 結合阻害) | |
| | | | テオフィリン薬 | | 作用増強(テオフィリン血中濃度上昇) |
| | スパルフロキサシン | SPFX | 抗アレルギー薬(テルフェナジン，アステミゾールなど)<br>抗不整脈薬(ジソピラミド，アミオダロンなど) | QT 延長，心室性不整脈 | |
| | | | プロピオン酸系非ステロイド性消炎鎮痛薬(フェンブフェン，フルルビプロフェンなど) | | けいれん発作の増強(GABA 結合阻害) |
| | レボフロキサシン<br>オフロキサシン | LFLX<br>OFLX | プロピオン酸系非ステロイド性消炎鎮痛薬(フェンブフェン，フルルビプロフェンなど) | | けいれん発作の増強(GABA 結合阻害) |
| | トスフロキサシン | TFLX | プロピオン酸系非ステロイド性消炎鎮痛薬(フェンブフェン，フルルビプロフェンなど) | | けいれん発作の増強(GABA 結合阻害) |
| | | | テオフィリン薬 | | 作用増強(テオフィリン血中濃度上昇) |
| | フレロキサシン | FLRX | プロピオン酸系非ステロイド性消炎鎮痛薬(フェンブフェン，フルルビプロフェンなど) | | けいれん発作の増強(GABA 結合阻害) |
| | ニューキノロン全般 | | アルミニウム，マグネシウム含有制酸剤 | | 作用減弱(抗菌薬の吸収阻害) |
| その他 | バンコマイシン | VCM | 全身麻酔薬(チオペンタールなど) | | アレルギー性反応増強(紅斑，ヒスタミン様潮紅，アナフィラキシー反応など) |
| | | | アミノグリコシド系抗菌薬<br>白金含有抗癌薬<br>アムホテリシン B<br>シクロスポリン | | 腎障害および聴覚障害発現，悪化 |
| | テイコプラニン | TEIC | ループ利尿薬(フロセミドなど)<br>アミノグリコシド系抗菌薬<br>ペプチド系抗菌薬<br>白金含有抗癌薬<br>アムホテリシン B<br>シクロスポリン | | 腎障害・聴覚障害増強 |

## マクロライド系薬 ■

マクロライド系薬は，他の治療薬と多くの相互作用がみられるので**表2**に示した点に注意する必要がある．機序は，CYP 3 A 4 酵素阻害に起因することが多く，その作用は14員環マクロライド系薬が15，16員環マクロライド系薬に比して強くみられる．特に，エリスロマイシンやクラリスロマイシンではテルフェナジンやアステミゾールなどの抗アレルギー薬，シサプリドやピモジドなどの消化管機能亢進薬との併用により，QT延長や致死的不整脈の発生を助長するので併用禁忌とされ，他のマクロライド系薬も同様な理由で併用注意とされている．その他には，エルゴタミン含有製剤との併用で四肢虚血の発症，テオフィリン薬，ワルファリン，トリアゾラム，カルバマゼピン，シクロスポリン，ジゴキシン，ブロモクリプチンとの併用で，その併用薬の代謝を阻害することから血中濃度を高め，それぞの副作用を出現させる．また，高脂血症治療薬として有名なシンバスタチンやロバスタチンは併用により，急激な腎機能悪化を伴う横紋筋融解症を発症することがある．

## リンコマイシン系薬 ■

他の抗菌薬(エリスロマイシン)との併用により，細胞のリボゾーム50 Sサブユニットへの親和性が高いため，リンコマイシンの効果が消失することから併用禁忌とされている．また，ツボクラリンなどの筋弛緩薬との併用では血中濃度が上昇し，筋弛緩作用が増強する．

## テトラサイクリン系薬 ■

カルシウム，アルミニウム，マグネシウム，鉄を含有する食事や制酸剤との併用により，キレート形成から抗菌薬の吸収低下が起こり作用が減弱すること，カルバマゼピン，フェニトイン，リファンピシンとの併用により，抗菌薬の血中濃度の短縮が起こり，作用が減弱する．一方，スルホニル尿素系血糖降下剤，ワルファリン，メトトレキサート，シクロスポリン，ジゴキシンと併用すると逆に併用薬の作用が増強する．

## ニューキノロン系薬 ■

重要な相互作用としては，プロピオン酸系非ステロイド性消炎鎮痛剤であるフェンブフェン，フルルビプロフェンなどとの併用により，GABA結合阻害からけいれん発作の増強がみられ，エノキサシン，ノルフロキサシン，ロメフロキサシン，シプロフロキサシンでは併用禁忌となっている．さらに，エノキサシン，ノルフロキサシン，シプロフロキサシン，トスフロキサシンはテオフィリン薬の代謝を阻害し，血中濃度を上昇させるため，投与量を減量するなどの工夫が必要である．また，ニューキノロン薬全般にいえることであるが，アルミニウムやマグネシウムを含有する制酸剤との併用で抗菌薬の吸収性が阻害されるため，併用は避けた方がよい．

## グリコペプチド系薬 ■

バンコマイシンは，麻酔薬であるチオペンタールなどとの併用により，ヒスタミン遊離作用が出現し，紅斑やアナフィラキシー反応といったアレルギー反応の増強が起こる．また，アミノグリコシド系薬，白金含有抗癌薬，アムホテリシンB，シクロスポリンといった腎障害，聴器障害のある治療薬と併用するとその増悪をきたしやすいため，注意が必要である．

テイコプラニンは，フロセミドなどのループ利尿薬，アミノグリコシド系薬，ペプチド系薬，白金含有抗癌薬，アムホテリシンB，シクロスポリンといった腎障害，聴器障害を起こす可能性のある治療薬との併用には注意が必要である．

## おわりに ■

近年，ニューキノロン系薬，マクロライド系薬，カルバペネム系薬などにおいて，従来からいわれてきた他の治療薬との相互作用を軽減しうる新たな抗菌薬が開発されてきている．しかし，今回述べてきた治療薬間の相互作用は，主治医が前もって知っておけば避けられることが多いため，診療していくうえで参考にしていただきたい．

1 抗生物質・抗菌薬療法の理解と実践のために

# 抗菌薬の適正使用のための病院としてのコントロール

古川恵一

**キーポイント**

- 抗菌薬の不適切な使用では感染症が治癒せず，薬剤耐性菌も増加する．
- 抗菌薬の適正使用の目的は感染症を速やかに治癒するように導き，薬剤の副作用による弊害をもたらさず，薬剤耐性菌をできる限り作らないようにすることである．
- 病院として抗菌薬の適正使用のためにコントロールすることによって薬剤耐性菌を減らすことができる．
- 病院として抗菌薬の適正使用のためにコントロールするシステムを築くべきである．

## 抗菌薬の使用と薬剤耐性菌

抗菌薬の使用が不適切であると治るべき感染症を治癒させることができず，致命的な結果をもたらすことさえある．また特に広域スペクトラムの抗菌薬を必要以上に多用すると薬剤耐性菌の出現する頻度は高くなる．例えば近年第3世代セファロスポリンが多用された結果，MRSA や広域βラクタマーゼ(ESBL)産生性多剤耐性 *Klebsiella* などの増加がもたらされた．またカルバペネムの多用に伴ってカルバペネムおよびセファロスポリンにも耐性の *Pseudomonas aeruginosa* や *Acinetobacter* の増加，またこれらの抗菌薬に自然耐性である *Stenotrophomonas maltophilia* や *Burkhorderia cepacia* など多剤耐性菌の増加がもたらされている．本邦の病院の中には分離された *Pseudomanas aeruginosa* でカルバペネム耐性菌が60％以上を占めるという市中病院があり，またすべての抗菌薬に耐性を獲得した *Pseudomonas aeruginosa* が全体の9％を占めるという深刻な事態にある大学病院もある．このような多剤耐性菌が患者に感染を起こせば治療薬はごく限られたものしかなく(あるいは全く存在せず)，患者の治療の予後は当然不良となる．

## 抗菌薬の適正使用の実践と薬剤耐性菌を作らないための方策の必要性

このような薬剤耐性菌に対しては病院内でしっかりしたインフェクションコントロール(接触隔離，手洗いの徹底など)を行って他の患者に広げない方策を実行する必要がある．それとともにこのような薬剤耐性菌をできる限り作らないような抗菌薬の適正使用を行うように方策を立てるべきである．

本稿では抗菌薬の適正使用とはどのような使い方であるかその意義と具体的な方法について以下に述べる．次に抗菌薬の適正使用のために米国の教育病院ではどのような方策が行われているか述べる．そして聖路加国際病院で感染症科が行っている方策について説明する．

## 抗菌薬の適正使用の意義

抗菌薬の適正使用とは次の事項を満たすような使い方であると思う．

(a) 各種感染症の患者を確実にできる限り速やかに治癒するように導く．

(b) 患者に薬剤の副作用による弊害をできる限りもたらさないようにする．

(c) 薬剤耐性菌をできる限り作らないようにする．

(d) できる限り合理的な経費で最善の治療を

行う.

## 感染症を治癒に導き，耐性菌を作らないための抗菌薬の使い方のポイント ■

**1. 各種感染症の起因菌を想定してそれらの起因菌群をカバーするような初期治療の抗菌薬を選択する**

特に市中感染では起因菌はある程度限られているので，最も抗菌スペクトラムの広いカルバペネムや第4世代セファロスポリンが適応となることはごく少ない．市中感染に対してルーチン的にこのような抗菌薬を用いるべきではないと考える．感染予防としてもこのような広域抗菌薬を使用すべきではないと考える．

**2. 起因菌の検出に努める**

抗菌薬を開始する前に血液培養検査を行う．各種検体(肺炎患者の痰，尿路感染患者の尿，膿など)のグラム染色，抗酸菌染色，培養検査，血清抗体検査，抗原検査などを行う．

**3. 重症ほど速やかに殺菌性抗菌薬を大量投与する**

投与量が少なく十分な組織レベルが得られないと十分な効果が得られないだけではなく，薬剤耐性菌の出現が助長される．

**4. 重症では抗菌薬の併用を考慮する**

抗菌薬併用により，

(a) 抗菌スペクトラムをより広くすることができる，

(b) 相乗的により強力な殺菌的効果が得られる場合がある．

(c) 薬剤耐性菌の出現を防止する(遅らせる)ことができる場合がある．

(例)：*Pseudomonas aeruginosa*，*Enterobacter*，*Serratia* などによる敗血症に対して感受性のあるβラクタム薬(ceftazidime など)に感受性のあるアミノグリコシド(トブラマイシンなど)を併用することにより相乗的に殺菌効果が強まり，βラクタム薬に対する耐性獲得を防止する(遅らせる)ことができる．

**5. 起因菌検出後はその起因菌に最もふさわしい抗菌薬を投与する**

可能であれば特異的にその起因菌に抗菌力が強く，他の常在菌を温存するようなより狭域スペクトラムの抗菌薬に変更する．

特に広域スペクトラムのβラクタム薬(特に第3，第4世代セファロスポリン，カルバペネムなど)は多用され長期に使用されるほど，大腸内や上気道などの常在菌が減り，薬剤耐性菌(ESBLやメタロβラクタマーゼなどを持つ多剤耐性グラム陰性桿菌など)が出現するリスクが高くなる．

(例) 1) β *Streptococcus* が起因菌であればペニシリンGを投与する．

2) 黄色ブドウ球菌(MSSA)が起因菌である場合，セファゾリンを投与する．

**6. 患者を毎日注意深く診察する**

患者の自覚症状，理学的所見，細菌学的検査データ，各種血液検査データ，画像など患者の状況，治療効果，薬剤副作用などについてフォローする．

## 特定の抗菌薬の使用量と薬剤耐性菌の分離頻度との関係 ■

特定の広域スペクトラム抗菌薬の使用量とその薬剤に耐性獲得した菌の分離頻度との間には関係があり，使用量が多いほど耐性菌も増加することが指摘されている．

また特定の薬剤使用量を減らすことにより薬剤耐性菌も減少しうる．

このことを具体的に示した聖路加国際病院でのデータをここに提示する．

**図1**は当院における最近のカルバペネムの月ごとの使用量の推移を示す．**図2**は当院入院患者から分離された緑膿菌のなかでイミペネムに耐性の菌の分離率を示す．当院ではカルバペネム耐性菌を減らしてカルバペネムの高い効果を維持するためにカルバペネムの適正使用を重要視して，2001年11月からカルバペネムコントロールプログラムを開始した．具体的には医師へのカルバペネム適正使用の再教育，カルバペネム処方例を薬剤部から感染症科へ連絡してもらい，感染症科で適正

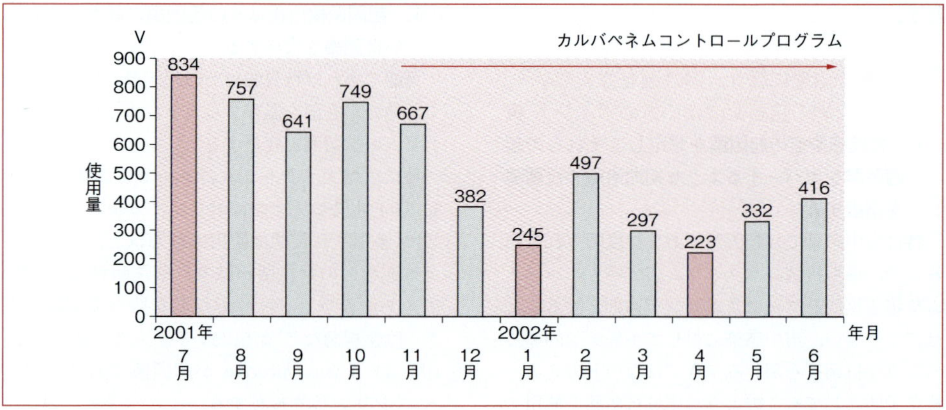


図1 メロペネム注射用 500 mg 使用量月別推移(2001 年 7 月～2002 年 6 月)(聖路加国際病院)

使用かどうかチェックして担当医に必要な指導を行うという方策である．この方策によりカルバペネム使用量は減り，それに伴ってカルバペネム耐性緑膿菌の入院患者からの分離率は 2001 年 9 月に 28% であったが，2002 年 5 月には 17% に減少した．

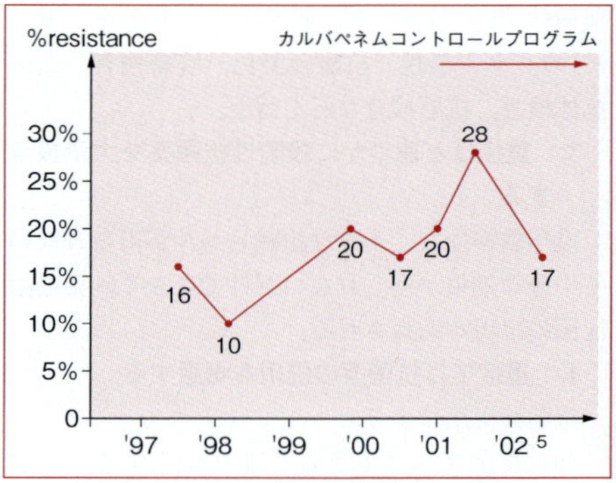


図2 聖路加国際病院入院患者から分離された *P. aeruginosa* について imipenem 耐性菌の割合

## 抗菌薬の使用をコントロールするための方策

米国の教育病院では感染症科と薬剤部が協力して抗菌薬の使用をコントロールするためにいくつかの方策が行われている．具体的に例をあげると次のような方策がある．

1) 抗菌薬の採用薬をセレクトしている．

同じ系統の抗菌薬のなかで特に必要とされるもののみを使用している．

2) 特定の抗菌薬(特に広域スペクトラムの抗菌薬)の使用の際には感染症医または臨床薬剤師(抗菌薬エキスパート)の許可を得ることを必要とする．

3) 特定の抗菌薬の使用を時期ごとにあるいは患者ごとにサイクリックに使用する．

例えば重症の院内感染による敗血症や院内肺炎などに対する初期治療薬として，cefepime, piperacillin/tazobactam, meropenem などをサイクリックに処方して偏りのないようにする，などの方策がある．

## 聖路加国際病院における抗菌薬適正使用のためのシステム

聖路加国際病院では感染症科を中心にして，全病院で抗菌薬の適正使用を行うために次のようなシステムを築いて取り組んでいる．

### 1. 抗菌薬の採用薬のコントロール

本邦では同じ系統の抗菌薬には多種類の薬剤があふれている．病院ではすべての新しい薬剤を採

表 1　聖路加国際病院　採用抗菌薬(2004 年 8 月現在)

| 静注用抗菌薬 | 経口抗菌薬 |
|---|---|
| 1) ペニシリン系<br>penicillin G(ペニシリン G)<br>ampicillin(ビクシリン)<br>ampicillin/sulbactam(ユナシン)<br>piperacillin(ペントシリン)<br>piperacillin/tazobactam(タゾシン)<br>2) セファロスポリン系<br>第 1 世代 cefazolin(セファメジン)<br>第 2 世代 cefotiam(パンスポリン)<br>cefmetazole(セフメタゾン)<br>第 3 世代 cefotaxime(セフォタックス)<br>ceftriaxone(ロセフィン)<br>ceftazidime(モダシン)<br>第 4 世代 cefepime(マキシピーム)<br>3) カルバペネム系<br>meropenem(メロペン)<br>4) モノバクタム系<br>aztreonam(アザクタム)<br>5) アミノグリコシド系<br>gentamicin(ゲンタシン)<br>tobramycin(トブラシン)<br>amikacin(ビクリン)<br>6) マクロライド系<br>erythromycin(エリスロシン)<br>7) テトラサイクリン系<br>minocycline(ミノマイシン)<br>8) ニューキノロン系<br>ciprofloxacin(シプロキサン)<br>9) その他<br>vancomycin(バンコマイシン)<br>clindamycin(ダラシン S)<br>TMP/SMX(バクトラミン)<br>10) 抗真菌薬<br>fluconazole(ジフルカン)<br>amphotericin B(ファンギゾン)<br>11) 抗結核薬<br>isoniazid(イスコチン)<br>streptomycin(ストレプトマイシン) | 1) ペニシリン系<br>penicillin benzathine(バイシリン)<br>amoxicillin(パセトシン)<br>amoxicillin/clavulanate(オーグメンチン S)<br>2) セファロスポリン系<br>cephalexin(L-ケフレックス)<br>cefaclor(ケフラール)<br>cefotiam(パンスポリン T)<br>cefixime(セフスパン)<br>cefpodoxime proxetil(バナン)<br>3) カルバペネム系<br>faropenem(ファロム)<br>4) マクロライド系<br>erythromycin(エリスロシン)<br>clarithromycin(クラリス)<br>azithromycin(ジスロマック)<br>5) テトラサイクリン系<br>minocycline(ミノマイシン)<br>doxycycline(ビブラマイシン)<br>6) ニューキノロン系<br>levofloxacin(クラビット)<br>7) ケトライド系<br>telithromycin(ケテック)<br>8) その他<br>clindamycin(ダラシン)<br>TMP/SMX(バクタ)<br>vancomycin(バンコマイシン)<br>fluconazole(ジフルカン)<br>itraconazole(イトリゾール)<br>metronidazole(フラジール)<br>9) 抗結核薬<br>isoniazid(スミフォン)<br>rifampicin(リマクタン)<br>ethambutol(エブトール)<br>pyrazinamide(ピラマイド) |

用する必要はない．また新しい広域の抗菌薬が古くから存在する penicillin G，ampicillin，cloxacillin，cefazolin よりもすべてより良いとはいえない．これらの狭域スペクトラム抗菌薬の方が特異的に感受性の良い菌にのみ作用して常在菌を温存し，広域スペクトラムの抗菌薬よりも耐性菌を作りにくく，菌交代現象も起こりにくい．これらの薬剤を第一選択とすべき感染症は数多く存在するのである．

当院では古くからある抗菌薬から最新の抗菌薬までを合理的に検討して，臨床的に必要な優れた特徴ある抗菌薬のみを採用薬として，約 8 年前にそれまで 38 種類あった静注用抗菌薬を 23 種類に削減した．その後も抗菌薬検討委員会が中心とな

表2 処方理由の銘記が必要な抗菌薬と適応症

| | |
|---|---|
| **アザクタム**<br>G(−)桿菌感染症<br>緑膿菌感染症<br>ペニシリン・セフェムにアレルギーあり | **ビクリン**<br>GM，TOB 耐性 G(−)桿菌感染症<br>非定型抗酸菌感染症<br>結核で SM が使いにくいとき |
| **メロペン，チエナム(小児科)**<br>重症の院内性 G(−)桿菌感染症<br>重症の複数菌混合感染症<br>重症腹腔内感染<br>多剤耐性 G(−)桿菌感染症<br>緑膿菌感染症<br>好中球減少者の発熱で多剤耐性の可能性<br>好中球減少者の発熱で腎障害がある<br>多剤耐性 G(+)菌感染症 | **モダシン**<br>緑膿菌感染症<br>重症の院内性 G(−)桿菌感染症 |
| **バクトラミン**<br>カリニ肺炎<br>多剤耐性 G(−)桿菌感染症<br>特殊な MRSA 感染症 | **ユナシン**<br>重症院外性肺炎<br>吸引性肺炎<br>G(−)G(+)嫌気性菌の混合感染症<br>重症扁桃周囲炎<br>重症軟部組織感染症<br>院外発症の腹腔内感染症 |
| **塩酸バンコマイシン**<br>MRSA 感染症<br>コアグラーゼ陰性ブドウ球菌感染症<br>血管カテーテル感染による敗血症(疑い)<br>G(+)菌感染で β ラクタム剤アレルギーあり<br>ABPC 耐性腸球菌感染症<br>MRSA 保菌者(疑い)の手術感染予防<br>クロストリジウム腸炎でフラジール無効<br>MRSA 腸炎 | **シプロキサン**<br>緑膿菌を含む G(−)桿菌感染症<br>多剤耐性 G(−)桿菌感染症<br>ペニシリン・セフェムにアレルギーあり<br>レジオネラ肺炎<br>腸チフス，パラチフス，サルモネラ菌血症<br>**マキシピーム**<br>緑膿菌を含む G(−)桿菌感染症(院内発症)<br>多剤耐性 G(−)桿菌感染症<br>起炎菌不明の重症院外肺炎<br>好中球減少者の発熱時 |

(聖路加国際病院，2003 年 4 月現在)

って検討を加えたうえで，薬事委員会で採用薬を決定している．平成 15 年 5 月現在の当院の抗菌薬採用薬は**表 1** に示したものである．

当院の医師，特にレジデントはこれらの各抗菌薬の特徴をよく理解したうえで適切に使用するように感染症医による指導が行われている．各抗菌薬の特徴と使い方について記されたガイドラインが各レジデントに配布され，利用されている．

**2. 特定の抗菌薬について処方理由を明記する義務**

各科の医師，レジデントが特定の静注用抗菌薬 meropenem，imipenem，cefepime，ceftazidime，aztreonam，ampicillin/sulbactam，piperacillin/tazobactam，ciprofloxacin，amikacin を処方するためにコンピューターでオーダー入力する際には処方理由として各薬剤ごとに画面に示された適応症のいずれかを満たす必要がある．当院における上記の各薬剤を処方する際の適応症について，**表 2** に示した．もし処方内容に問題があれば，薬剤部からまたは感染症医を通して主治医やレジデントにコメントや質問がなされる．

**3. 抗菌薬の使い方についてのガイドラインの作成**

当院感染症科では主にレジデントを対象にして各種感染症の初期治療法と抗菌薬の使い方についての教育的なガイドラインを作成した．次のような内容のものである．

a. 各種抗菌薬の特徴と使い方について

例として，meropenem の特徴と当院における使い方についてのガイドラインを**表 3** に示した．

b. 各種感染症へのアプローチと抗菌薬治療法の要点について(総論的な解説)

c. 各種感染症の起因菌不明時の初期治療(empiric therapy)について

表3　meropenem(メロペン®)の使い方についてのガイドライン

特徴：グラム陰性桿菌のβラクタマーゼに高度の抵抗性
非常に広範な抗菌活性
投与量：0.5 g 静注 6〜12 時間ごと
(通常は 0.5 g 静注 8 時間ごと，最大 1.0 g 静注 6 時間ごと：髄膜炎などにおいて)
抗菌スペクトラム
大部分のグラム陰性桿菌(*P. aeruginosa* を含む)
(*Flavobacterium*，*Stenotrophomonas maltophilia*，*B. cepacia* を除く)
大部分のグラム陽性球菌，大部分の *Enterococci* を含む
(*Enterococcus faecium*，methicillin 耐性 *Staph.* を除く)
大部分の嫌気性菌(*C. difficile* を除く)
適応症：1. 重症のグラム陰性桿菌感染症または複数菌感染症
2. (院内肺炎)グラム陰性桿菌肺炎
(重症，多剤耐性グラム陰性桿菌の可能性のあるとき)
3. 多剤耐性の *P. aeruginosa* や他のグラム陰性桿菌感染症
4. 好中球減少者の発熱時，アミノグリコシドを使いにくい場合(腎機能障害)
* *P. aeruginosa* 感染症(重症)に対してはアミノグリコシド(TOB など)と併用
*Enterococcus* 感染症に対してはアミノグリコシドと併用
多くの院外肺炎，外科手術感染予防のための使用，MRSA 感染に対する使用は不適切
副作用：発疹，重感染：*C. difficile* 結膜炎
けいれん：imipenem は中枢神経感染，けいれん素因のある人には慎重投与を要する．meropenem は少ない．腎不全患者で危険性増大

例として，市中感染の急性腎盂腎炎の場合の初期治療法のガイドラインを**表 4** に示した．

d. 各種起因菌判明時に選択すべき抗菌薬について

例として，*Pseudomonas aeruginosa* の場合について**表 5** に示した．

## 4.　感染症の患者の診療とコンサルテーションを通しての指導

感染症科は各種感染症の患者を主治医として診療するとともに，院内のすべての科から各種感染症の患者や不明熱の患者についてコンサルテーションを受けて，患者の診療に協力している．そして患者の診療を通してレジデントや各科の医師に抗菌薬の適正使用について教育指導を行っている．1 年間に約 400 人の入院患者の診療を行っている．

表4　急性腎盂腎炎の初期治療のガイドライン

院外感染(community acquired)
*E. coli*
*Klebsiella*
*Proteus mirabilis*
*Enterococcus* など

● 尿沈渣の
グラム染色でグラム陰性桿菌(+)の場合
cefotiam(1 g 8 時間ごと，3 g/日)
グラム染色でグラム陽性レンサ球菌(+)の場合
ampicillin + gentamicin

● 敗血症的であれば
→ cefotiam + gentamicin(3 日間)

● 敗血症性ショック，重症の場合
→ cefotaxime + gentamicin

● 感受性のよい *E. coli* と判明し，全身状態が落ち着いた場合
→ cefazolin

表5　起因菌判明時(*Pseudomonas aeruginosa* の場合)に選択すべき抗菌薬

ceftazidime
piperacillin
cefepime

【重症感染】
ceftazidime + tobramycin
piperacillin + tobramycin
imipenem + tobramycin
(併用にて相乗効果と耐性獲得を抑える効果)
aztreonam
カルバペネム
アミノグリコシド(tobramycin)
ニューキノロン

## 5.　重要な感染症と問題ある菌の出現時の早期対応

1) 血液培養陽性例(菌血症例)，2) 髄液培養陽性例(髄膜炎例)，3) 血管内カテーテル半定量培

養陽性例(血管内カテーテル感染例)

これらの陽性例についてはその日のうちに細菌検査室から感染症科に連絡を受けて，適切な治療が行われているかどうかなどを調べて，必要があれば適切な抗菌薬治療について担当医のレジデントに指導を行う．4) 抗酸菌または結核菌の塗抹，培養陽性例，5) 多剤耐性グラム陰性桿菌 *Pseudomonas aeruginosa*，*Enterobacter*，*Serratia* など，6) バンコマイシン低感受性 MRSA，7) バンコマイシン耐性腸球菌，8) 感染症新法で指定された菌など．上記の菌の分離例についても細菌検査室から連絡を受けると，適切な院内感染対策とともに，感染症を起こしている例については適切な治療を行うように担当のレジデントに指導を行っている．

### 6. 感染症カンファランス

毎月2回，主にレジデントを対象に感染症カンファランスを行っており，各種感染症と適切な抗菌薬の使い方について指導を行っている．

### 7. 当院の分離菌の件数と薬剤感受性パターンを6ヵ月ごとに1回調査してまとめる

特に各種薬剤耐性菌の分離状況を把握している．当院における抗菌薬の使用法を検討するうえで貴重なデータとなる．結果については各科の医師やレジデントにも配布される．

### 8. カルバペネムの使用をコントロールするプログラム

カルバペネム処方例のサーベーランスと適正使用の指導を感染症科が行っている．この具体的な方法と効果については前述した．

## おわりに ■

各種感染症の的確な治療と薬剤耐性菌をできる限り作らないために抗菌薬の適正使用の重要性を再認識すべきである．各種感染症と薬剤耐性菌が問題となっている今日，全病院的にこの課題に早急に取り組む必要があると思う．各病院に合わせた方法で抗菌薬の適正使用のためにコントロールをしていくべきである．

### 文 献

1) 古川恵一：抗菌薬を適切に使うために．薬局 **50**：989-1000, 1999
2) 古川恵一：マウントサイナイ病院での抗菌薬適正使用を図るためのシステム，Medical Tribune, p.33, 1998年8月6日
3) White, A. C. et al.：Effects of requiring prior authorization for selected antimicrobials：Expenditures, susceptibilities, and clinical outcomes. Clin Infect Dis **25**：230-239, 1997
4) Rahal, J. J. et al.：Class restriction of cephalosporin use to control total cephalosporin resistance in nosocomial *Klebsiella*. JAMA **28**：1233-1237, 1998

□1 抗生物質・抗菌薬療法の理解と実践のために

# 院内感染とその予防および発生時の抗生物質・抗菌薬療法

矢野邦夫

キーポイント

- 院内感染対策において最も重要な対策は手指消毒である.
- 「アルコールによる手指消毒」は「流水と石鹸による手洗い」よりも有効である.
- すべての患者に対して標準予防策を適応し，必要に応じて感染経路別予防策を用いる.
- 医療器具には滅菌・消毒・洗浄を適切に行わなければならない.
- 環境からの感染対策においては「手指の高頻度接触表面」への対応が大変重要である.
- MRSAについては発症者を治療するのであって，保菌者への治療は基本的には行わない.
- 結核の「未発症潜伏感染の治療」にはいくつかのレジメがある.
- 疥癬においてはノルウェー疥癬は感染力がきわめて強く，十分な対応が必要である.

## 院内感染とその予防

感染対策において重要な対策の一つに病原体の感染経路の遮断がある．CDCはすべての患者ケアにおいては「標準予防策」を遵守し，必要に応じて感染経路別予防策を加えるように推奨している[1]．接触感染する病原体には「接触予防策」が必要であり，飛沫感染する場合には「飛沫予防策」，空気感染する場合には「空気予防策」を行う．このような感染予防策は患者および医療従事者を感染性病原体から守るためにきわめて重要であるが，耐性菌の病院内伝播を防ぐためにも大切である．

### 1. 手指消毒

#### a. 皮膚細菌叢

皮膚細菌叢は「常在菌」と「一過性菌」により成立しており，前者は皮膚の上で生存・増殖することができるが，後者は一時的に手に付着しただけであり，ごく短時間しか生存できない．常在菌のほとんどは皮膚表面層で検出され，10～20%の細菌が表皮の深層に住みついている．

皮膚常在菌のほとんどは毒性が弱く，皮膚感染症以外の感染症原因菌とはならないが，外科的な処置によって深部組織に入り込んだり，強い免疫不全状態の患者では皮膚以外の感染症を呈しうる．一過性菌は患者由来のことが多く，院内感染の原因となることがある．

#### b. 手指消毒

感染対策のなかで最も重要な対策は手洗いであることはいうまでもない．しかし，実際に手洗いの実践が不十分であることも事実である．このような状況に対応するために，CDCは「医療施設の手指衛生のためのガイドライン」[2]を示した．

手洗いについて数多くの研究がなされており，石鹸についての問題点も明確になってきた．「普通石鹸による手洗いは病院スタッフの手指から病原体を除くことができなかった」という報告や「普通石鹸による手洗いによって皮膚の上の細菌数が増加することがある」という報告などがある．

耐性菌の研究においては，アルコールベースの製剤は普通石鹸と水による手洗いよりも医療従事者の手指の多剤耐性菌を効果的に減らすことが示された．「普通の石鹸と流水は15秒の手洗いにて細菌数を0.6～1.1 log 10減少させ，30秒の手洗いでは1.8～2.8 log 10減少させるに過ぎないが，アルコールでは30秒で 3.5 log 10，1分では4.0〜5.0 log 10減少させることができる」という報告もある．

普通石鹸を含んだすべての研究において，アルコールは普通石鹸よりも効果的であったという研究結果があり，アルコール製剤と抗菌性石鹸または洗剤を比較した研究ではアルコール手指消毒の方がポビドンヨードやクロロヘキシジンなどを含んだ石鹸や洗剤による手洗いよりも優れていることが示された．

ICUで行われた一つの研究によると，看護婦が患者のベッドサイドを去り，シンクまで歩き，手を洗って，患者ケアに戻るまでに平均62秒を要するが，おのおのの患者のベッドサイドにおかれたアルコールベースのハンドラブを使用すると時間は約1/4に短縮すると推定された．流水と石鹸による手洗いは実用的な対策ではないといえる．

人為的に汚染させた「ドナー」織物から清潔な「レシピエント」織物への手指の接触を介した病原体の伝播についての研究によると，手指が濡れていると伝播する病原体の数が多くなることが示された．すなわち，手洗い後のペーパータオルによる手拭きが不十分であることは感染対策において重大な問題を引き起こすことになる．

こうした報告や研究から，CDCは「流水と石鹸による手洗い」から「アルコールによる手指消毒」へと従来の対策を大きく転換した[2]．ただし，手荒れ予防剤入りのアルコールを十分に使用するという条件がついている．

**2.　感染経路**

病院感染には，(1) 感染源，(2) 感受性のある宿主，(3) 感染経路の3つのファクターがあり，特に感染経路を熟知しなければ，有効な院内対策は不可能である．

感染経路には (1) 接触，(2) 飛沫，(3) 空気，(4) 一般媒介物，(5) 小動物(昆虫など)の5つがあるが，病院感染では接触，飛沫，空気感染が重要な感染経路である．

**a.　接触感染**

直接接触感染：皮膚同士の直接接触などにより感染する．

間接接触感染：汚染された無生物的媒介物(器具，包帯など)への接触により感染する．

**b.　飛沫感染**

咳，くしゃみ，会話，気管支鏡手技などにより微生物を含む飛沫が，空気を通って短距離にある結膜，鼻粘膜，口腔などに付着して感染する．飛沫は空中に浮遊し続けないので，特別な空調や部屋の換気は必要ない．空気感染と混同すべきではない．

**c.　空気感染**

微生物を含む飛沫が気化した後，5 $\mu$m以下の小粒子か粉塵粒子として浮遊する．これは空気の流れによって広く拡散するため，遠くの離れた人に吸入されて感染する．空気感染と飛沫感染は混同されやすく注意を要する．

**d.　一般媒介物による感染**

汚染された食物，水，器具などにより伝播される．

**e.　小動物(昆虫)による感染**

蚊や鼠などにより伝播する．

**3.　標準予防策**

「標準予防策(スタンダード・プリコーション)」は，患者から医療従事者へ，医療従事者から患者へ，患者から患者への病原体の伝播を防ぐための基本的な感染対策であり重要な対策である．すべての患者の血液および体液には未知の，未検査の病原体が含まれているとして感染予防策を行う必要があり，標準予防策がその基本である．ほとんどの患者は標準予防策によって取り扱うことができるが，必要に応じて感染経路別予防策を同時に行う．以下に標準予防策の概略を述べる．

(1) 患者の湿性生体物質(血液，体液，分泌物，排泄物など)で衣服が汚染される可能性があればガウンやプラスチックエプロンを着用する．

(2) 飛沫汚染が起こりうるときにはマスクやゴーグルを着用する．

(3) 湿性生体物質に触れた後には手袋の着用にかかわらず手指消毒を行う．

(4) 湿性生体物質に接触するときには手袋を着用し，使用後には手洗いをする．手袋を着用しても使用中に破れたり，手袋内の手の表面で細菌が急速に増殖することがあるので手袋を外した後には手指消毒を実施する．手袋を外すときに手袋の汚染面が手首などに接触することがあり，使用後の手指消毒は重要である．

### 4. 感染経路別予防策

#### a. 接触予防策

接触予防策は直接接触および間接接触感染する病原体の伝播を防ぐ感染対策であり，必要に応じて施行する．

(1) 患者を個室に入室させる．個室が足りなければ，同じ微生物による活動性感染症を持った(他の感染症のない)患者と同じ部屋に入れることは可能である．部屋に入室するときに手袋を着用する．退室する前に手袋をはずして手指消毒を行う．

(2) 部屋に入るときはガウンを着用し，患者から去るときにはガウンを外す．

(3) 聴診器や血圧計などは患者1人に使用するか，同じ微生物による活動性感染症を持った患者集団専用とする．

#### b. 飛沫予防策

飛沫予防策は飛沫感染する病原体に対する予防策である．

(1) 患者を個室に入室させる．個室が足りなければ，同じ微生物による活動性感染症を持った(他の感染症のない)患者と同じ部屋に入れることは可能である．もし，不可能であれば他の患者や面会者の間に少なくとも1mの空間的距離をおいて同室は可能である．

(2) 特別な換気システムは不要であり，ドアは開けておいてもよい．

(3) 患者から1m以内の距離で医療行為をするときはマスクを着用する．

(4) 患者を移送するときはマスクを着用させ，拡散を抑える．

#### c. 空気予防策

空気予防策は空気感染する病原体に対する予防策である．

(1) 周囲の区域に対し陰圧に設定され，1時間に6〜12回の換気がなされ，室内空気が他区域に排気する前に高性能の濾過を受けるように設定された個室部屋に患者を入室させる．部屋のドアは閉じておき，患者は室内に制限する．個室が足りなければ，同じ微生物による活動性感染症を持った(他の感染症のない)患者と同じ部屋に入れることは可能である．

(2) 医療従事者が部屋に入るときは濾過マスクを着用する．

(3) 患者を移送するときはマスクを着用させ拡散を防ぐ．

(4) 感染性肺結核もしくは疑いの患者の部屋に入室する場合は，濾過マスクなどの呼吸器防御器具を使用する．麻疹や水痘もしくは疑いのある患者の部屋に入室する場合は，感受性のある医療従事者は入室しないのが望ましいが，やむを得ず入室する場合には，呼吸器防御器具の着用を要する．免疫のある医療従事者は，呼吸器防御器具装着の必要性はない．

### 5. 医療器具の「洗浄」，「消毒」，「滅菌」

医療器具は使用前に適切に処置されていなければならない．実際，器具の処置が不十分であることによって，脂肪吸引術や脂肪美容外科手術後の急速発育性マイコバクテリア感染がみられたという報告や気管支鏡を介した集団感染の報告もある．

CDCは内科的および外科的医療器具のためのSpauldingの分類を使用している．器具が使用前に微生物学的に汚染されている場合に感染を伝播させる可能性に基づいて，それらを3つのカテゴリーに分類している．そのカテゴリーは「クリティカル」(血流に直接挿入したり，普通は滅菌である体内区域に挿入する器具(針，カテーテル，ダイアライザー，血液チューブなど)が含まれる)，「セミクリティカル」(正常粘膜に接する器具(光ファイバー内視鏡，ガラス温度計など)が含まれる)，「ノンクリティカル」(正常皮膚のみに接触する器材(血圧計カフなど)が含まれる)，である．

「洗浄」は病原体を殺すのではなく，有機物や汚れを物理的に除去することを目的としている．「滅菌」は病原体を破壊することを目的とした対応である．「消毒」は滅菌と洗浄の中間に位置しており，高水準，中水準，低水準の3つに分けられる．

「クリティカル器具」には滅菌を行う必要がある．「セミクリティカル」もまた滅菌が必要であるが，内視鏡のような器具は滅菌できないのでグルタラールなどによる高水準消毒を行う．「ノンクリティカル器具」については洗浄のみで対処するが，必要に応じて低水準消毒を行う(**表1**)．

器具の処置は何の目的で使用するのかで決まるのであって，誰に使用したかによってなされるべきではない．例えば，エイズ患者が使用した食器なので滅菌するなどの処置は過剰であり，非科学的である．

**6. 環　境**

最近は，環境から患者や医療従事者への病原体の感染経路についても整理されてきた．感染対策において最も重要なことの一つに感染経路の遮断があるが，環境からの病原体感染の感染についても感染経路の遮断はきわめて大切なことである．

微生物学的に汚染している環境表面は病原体の貯蔵庫となるが，これらの表面がスタッフや患者への感染伝播に直接関連することはない．床や壁に付着しているMRSAなどの病原体が自力で患者やスタッフに辿り着いて感染することはないのである．

環境表面から患者への微生物の伝播はその表面に接触した手を介することがほとんどなので，環境からの感染を防ぐためには十分な手指消毒と手指を汚染させる可能性のある環境表面の拭き取りが大切である．

環境表面である「ハウスキーピング表面」は手指の接触が頻回である「手指の高頻度接触表面」(ドアノブ，ベッド柵，電灯のスイッチ，病室のトイレの周辺の壁など)と接触が少ない「手指の低頻度接触表面」(床，天井など)の2つのグループに分類される(**表2**)．

「手指の高頻度接触表面」は手指を汚染させる可能性が「手指の低頻度接触表面」よりも高いので，頻回に拭き取りを行うのが望ましい．

手指がほとんど触れない「手指の低頻度接触表面」は水平表面と垂直表面に分類され，水平表面

**表1　医療器具の滅菌・消毒・洗浄**

| | |
|---|---|
| 「クリティカル」<br>体内に直接挿入されるもの | ⟶「滅菌」を行う |
| 「セミクリティカル」<br>粘膜に接触するもの | ⟶「滅菌」あるいは<br>「高水準消毒」 |
| 「ノンクリティカル」<br>皮膚に接触するもの | ⟶「洗浄」必要ならば<br>「低水準消毒」 |

(窓敷居やハードフロアの表面など)には定期的な掃除，汚染や漏れがみられたときの掃除，患者退院時の掃除，を行う．垂直表面(壁，ブラインド，窓のカーテンなど)は肉眼的に汚れた場合に洗浄することで十分である．特に，床は医療ケアにおける感染の発症にはほとんど影響がないので，床については一般的な洗浄で十分である．

CDCは「環境表面」と呼ばれるカテゴリーをノンクリティカルに追加した．環境表面はケアの間に患者には直接接触しないのでノンクリティカルに分類される．さらに，環境表面は病原体を伝播させる危険性がきわめて少ないことが知られているので，医療器具や機器に用いられる方法よりもさらに緩やかな対応で十分である．したがって，環境表面は洗浄や低水準消毒にて対処可能となる．

## 院内感染発生時の抗菌薬療法 ■

院内感染はさまざまな病原体によって引き起こされるが，特に，MRSAや結核が問題となっている．また，疥癬についての対策に苦慮している施設も数多く，それらの対応は重要課題となっている．ここでは，MRSA，結核，疥癬の院内感染の発症時の抗菌薬療法と具体的対策について述べることとする．

**1. MRSA**

MRSAに対する抗菌力からMRSA感染症治療薬は2つのグループに分類できる[4]．第一選択薬剤グループとしてはバンコマイシンやテイコプラニンなどのグリコペプタイド薬があげられる．

第二選択薬剤グループにはアミノ配糖体のアルベカシンやST合剤，ミノサイクリンなどがあげられる．このほか国内では適応が認められていな

いが，リファンピシンが優れた抗菌力のある薬剤として知られている．

通常は第一選択薬剤が単剤で用いられるが，必要に応じて第二選択薬剤グループとの併用あるいはホスホマイシンやβラクタム系抗菌薬などの併用療法も行われる．

高い臨床効果を得るためには高い血中濃度を維持することが必要である．また，副作用を防ぐために血中濃度を安全域に保つことも重要である．therapeutic drug monitoring（TDM）は薬物の十分な治療効果と副作用の軽減を目的としており，最高血中濃度（ピーク値）や最低血中濃度（トラフ値）などのモニタリングを行う．バンコマイシンではピーク値を25～40 μg/ml，トラフ値を10 μg/ml以下とし，アルベカシンではそれぞれを7～12 μg/ml，2 μg/mlとする．また，テイコプラニンでは25～40 μg/ml，10～15 μg/ml以下とする[4]．

治療はMRSA感染の発症者に対して行われるべきであり，保菌者には治療を行うべきではない．しかし，MRSAによる感染症を繰り返す患者に対しては，持続感染についての広範な評価を行う．この評価には鼻粘膜，鼠径部，腋窩，瘻孔，気管切開部，胃チューブなどが対象となる．MRSA感染を繰り返す患者には，保菌状態を根絶する必要がある．

MRSA保菌状態の根絶にはムピロシン塗布に加えて，経口または経静脈的な抗生物質（ST合剤，リファンピシン，シプロフロキサシン）を5日投与する．しかし，不適切な過剰のムピロシンの使用はムピロシン耐性黄色ブドウ球菌を選択する危険性がある．もし，治療にバンコマイシンが静脈投与されていれば，リファンピシンの5日間投与を併用する．

MRSA感染のアウトブレイクがみられた場合には，その施設におけるMRSA伝播の危険因子を同定するための疫学的調査を開始する．また，MRSA株を保存して，抗菌剤感受性パターンやパルスフィールドゲル電気泳動（PFGE）（長いDNA分子の解析を可能とするゲル電気泳動法）タイピングを行う．アウトブレイク時には発症者ばかりではなく，保菌者についても迅速に同定して，適切な予防策を開始する．すべての患者ケアの前後には手指消毒を厳重に行うことの再確認も必要である．すべてのスタッフを対象として，接触感染を防ぐための手指消毒およびバリアプリコーションの重要性と保菌者または発症者に対する適切な予防策について再教育しなければならない．

**表2　環境表面の分類**

環境表面
A. 医療機器表面（透析装置のノブ，X線機械など）
B. ハウスキーピング表面
　a. 手指の高頻度接触表面（ドアノブ，ベッド柵，電灯のスイッチ）
　b. 手指の低頻度接触表面
　　① 水平表面（窓敷居，ハードフロアの表面）
　　② 垂直表面（壁，ブラインド，窓のカーテン）

### 2. 結　核

感染性結核への曝露がみられた場合には結核発症を防ぐために抗結核薬が服用されてきた．このような治療は「予防治療」や「化学予防」という言葉で数十年間表現されてきたが，それが混乱を招いていることが指摘されている．

「予防治療」は結核に感染していることが知られているか感染の可能性のある人において活動性結核を発症することを予防するために単剤治療（普通はイソニアジド）を行うことをいう．しかし，これは本当の初期予防（感染性結核患者に曝露した人の感染の予防）とはならない．その目的をもう少し正確に示すために，CDCは「予防治療」や「化学予防」よりも「未発症潜伏感染の治療」という言葉を用いることを提唱した[3]．このような用語の変更は患者や医療側の概念に一層の理解を促進し，本質的な結核制御戦略を大きく前進させることになる．

4つの治療プログラムが成人の「未発症潜伏感染の治療」に推奨されている（**表3**）．これらの治療プログラムで使用される抗結核薬にはさまざまな投与量，毒性，モニタリングの必要性がある．

週2回の治療を受けるすべての患者は直接監視

表3　成人の「未発症結核潜伏感染の治療」のための推奨プログラム

| 薬剤 | 投与間隔および期間 | コメント |
|---|---|---|
| イソニアジド | 連日，9ヵ月 | HIV感染者においてイソニアジドを核酸系逆転写酵素阻害薬，プロテアーゼ阻害薬，非核酸系逆転写酵素と同時投与してもよい |
| | 週2回，9ヵ月 | 直接監視下治療を必要とする |
| イソニアジド | 連日，6ヵ月 | HIV感染者，胸部X線にて線維化病変のある人，小児への適応はない |
| | 週2回6ヵ月 | 直接監視下治療を必要とする |
| リファンピシン＋ピラジナミド | 連日，2ヵ月 | イソニアジド耐性，リファンピシン感受性結核でピラジナミド投与中の患者に接触した人に提供する |
| | | HIV感染者ではプロテアーゼ阻害薬，非核酸系逆転写酵素はリファンピシンと併用しないのが一般的である．リファブチンはインジナビル，ネルフィナビル，アンプレナビル，リトナビル，エファビレンツ，ネビラピン，サキナビル(ソフトゲル)による治療を受けている患者への代替治療として使用できる |
| | 週2回，2〜3ヵ月 | 直接監視下治療を必要とする |
| リファンピシン | 連日，4ヵ月 | ピラジナミドに耐えられない人を対象とする |
| | | ピラジナミドに耐えられないイソニアジド耐性，リファンピシン感受性結核に曝露した人を対象とする |

下治療を行うべきである．断続的な投与の場合はアドヒアランスが低いと，連日投与に比べて欠落投与量の合計の割合が大きくなるからである．直接監視下治療は実施可能であればいつでも行うべきである．特に，2ヵ月の治療プログラムの場合や特定の状況(在宅で活動性結核の直接監視下治療を受けている患者と同居している人など)では行うべきである．

「治療の完了」は薬剤投与の合計回数に基づくものであって，単に治療期間に基づくものではない．イソニアジド9ヵ月連日プログラムは治療中の短期間の中断を許すので，12ヵ月間に少なくとも270回の処方がある．イソニアジド6ヵ月プログラムは9ヵ月間に少なくとも180回処方される．イソニアジド週2回プログラムでは9ヵ月の治療プログラムにおいては12ヵ月間に少なくとも72回の処方がされ，6ヵ月の治療プログラムでは9ヵ月間に52回処方される．リファンピシン＋ピラジナミドの連日プログラムは3ヵ月間に少なくとも60回処方される．リファンピシン単独の連日プログラムは6ヵ月間に少なくとも120回処方される．

患者は指示された治療プログラムが完了するまで定期的に薬剤を服用するのが理想的であるが，実際はいくつかの回数が欠落してしまうので，プログラムを延長することになる．

治療を中断していた患者に治療を再開する場合は，(治療プログラムの推奨期間を完了するためにできる限り)最初に処方したプログラムを続行しなければならない．推奨治療を完了することができないくらいにプログラムが頻回に中断されていたり，中断期間が長期であった場合はプログラム全体を新しくする．どちらの状況でも，2ヵ月以上の中断後に治療を再開する場合には活動性結核を除外するための医学的検査が必要となる．

### 3. 疥　癬

疥癬はヒゼンダニの外寄生によって生じており，病院内集団感染は集中治療室，リハビリテーションセンター，長期ケア施設，病棟，透析病棟，医療施設の洗濯室などのさまざまな医療ケア現場で報告されている．

疥癬の典型的な臨床症状は疥癬虫が皮膚に潜伏した部位の強い痒みと疥癬トンネルである．特に，免疫不全者では「ノルウェー疥癬」の発症の危険性があるので注意を要する．ノルウェー疥癬は免疫不全患者や老人にみられ，皮膚の過角化を呈するが，瘙痒感がないので診断が困難である．典型的な疥癬では疥癬虫は10〜15匹であるが，ノルウェー疥癬では何千もの疥癬虫が感染しており，他の人へ伝播する可能性が高い．医療従事者や患者，その家族にも感染する危険性があるので，十分な対策が必要である．

典型的な疥癬では長時間の皮膚と皮膚の接触によって病院感染が引き起こされるが，ノルウェー疥癬では短時間の皮膚と皮膚の接触によって感染がみられる．医療従事者はスポンジ入浴，抱き上げ，ボディローションの塗布などの患者ケアによって疥癬に感染してしまう．握手のような日常的な接触やベッド，衣服，器材のような物体に接触して感染することも頻度は少ないが報告されている．

局所の疥癬駆除剤としては5% ペルメトリンクリーム，10% クロタミトン，1% リンデンローションがある．これらの薬剤による治療は失敗することがあるので，長期間の集中的な再治療が必要である．最近，イベルメクチン内服を1回行うことが疥癬の治療として有効であることが示された．イベルメクチンは治療効果の発現が早く，患者にとって快適であるという利点があるが，国内ではヒトでの疥癬治療薬としては認可されておらず，イオウ剤，安息香酸ベンジル，クロタミトンのみが使用できる．

医療従事者への感染のほとんどは疥癬虫の数が少ない典型的な疥癬である．したがって，疥癬駆除剤の1回塗布で十分であり，感染伝播の危険性を速やかに減少できる．医療従事者における予防治療についての有効性の評価はないが，すべての感染した医療従事者に疥癬駆除剤の2回塗布を推奨している専門家もいる．

職員が治療開始後も症状を訴え続けているならば，追加塗布が必要かもしれない．症状が持続する場合は新しい感染ではなく，疥癬虫の孵化によるものである．しかし，疥癬の治療後の瘙痒感は疥癬虫がいなくても2週間持続することがある．疥癬に曝露しても感染の徴候がみられない医療従事者には疥癬駆除剤による予防治療の必要性はない．ただし，集団感染が発生し，感染伝播が続いている場合には患者に曝露した医療従事者を対象とした予防治療が必要となる．一方，ノルウェー疥癬の患者には繰り返して治療が必要になることがあり，再燃について観察しなければならない．

**文　献**


1) CDC. Guideline for isolation precaution in hospitals. Am J Infect Control **24**：24-52, 1996 or http：//www.cdc.gov/ncidod/hip/isolat/isolat.htm
2) CDC. Guideline for Hand Hygiene in Health-Care Settings. MMWR **51**(RR16)：1-44, 2002 or http：//www.cdc.gov/mmwr/PDF/rr/rr5116.pdf
3) CDC. Targeted tuberculin testing and treatment of latent tuberculosis infection. MMWR **49**(RR6)：1-54, 2000 or http：//www.cdc.gov/mmwr/PDF/rr/rr4906.pdf
4) 賀来満夫：MRSA．感染症，一山　智，丸山征郎編，メディカルレビュー社，p.183-191, 2000

# 抗生物質・抗菌薬の保険適用とその問題点

西崎　統

**キーポイント**

- 抗生物質は保険診療の査定上，審査，減点率の高い薬剤の一つである．その理由としては使用頻度が高い，高額であることによる．
- 保険診療上の問題点としては，① 抗生物質の選択基準は適切か，② 薬剤の用量・日数，③ 多剤併用療法，④ 予防的投与，⑤ 特に注意すべき薬剤．
- 抗生剤療法を行った場合，病名はもちろん詳細を記載することが査定に対しての最も重要なポイントである．

## 抗生物質の使用基準

近年，抗生物質の進歩には目ざましいものがあり，多くの優れた抗生物質が開発されてきた．抗生物質の発達は感染症の治療を容易にし，臨床の場で大きな成果をあげているのも事実である．医療の発展とともに，基礎疾患を有する患者や免疫力の低下している患者の増加，さらに高齢化などにより医療費の増大を招く要因となっている．したがって抗生物質を含めた薬剤の適正な使用が大きな課題である．

抗生物質の使用基準は抗生物質を問わず薬剤全般にわたって医薬品添付文書(能書)に合致しているかどうかが問われる．薬剤はそれぞれ「適応」「用量」が記載されており，それらに合致していることが保険診療上の条件となる．

実際，抗生物質選択の原則は，① 原因菌の決定，② 感受性試験，③ 薬剤の特性(病巣部への移行など)，④ 重症度，⑤ 宿主側要因，⑥ 副作用も考慮して用いられる．原因菌が決定できたら感受性試験を行うことが必要である．これに体内動態，副作用を上記の成績に勘案する．その他，薬剤作用機序，投与量，投与用法を併せて考慮する．

日常の保険診療上，査定の対象の具体的理由は，次の抗生物質の使用基準(療養担当規則第20条の8)より越えた場合といえる(**表1**)．

以上のことから保険診療上は次の点に気をつける必要がある．

(1) 感染部位および病原菌をできるだけ特定したうえで，その病原菌に対して有効な薬剤を選択すること．

(2) 第3世代のセフェム系を第一選択として使用する場合は，その必要性を十分に考慮したうえで使用すること．

(3) 抗生物質は必ず常用量を守る．多量投与するときは，その必要性を十分に考慮したうえで使用すること．

(4) 多剤併用するときは，副作用についても十分に考慮したうえで使用すること．

## 抗生物質の投与量

抗生物質の投与量は能書にはかなりの用量の幅があるように書いてある場合が多い．実際，抗生物質の投与量の目安は，種類により異なるが，一般的には1日に2g，難治例や重症例には1日4gとされている．

成人の場合，抗生物質をある程度投与すると，その薬剤の作用が発現する濃度がある．それから薬剤の投与量をどんどん増量すると，毒性を発現する濃度がある．実際に臨床上使うのは，その作用発現濃度から毒性発現濃度の間の濃度に見合う投与量が使われている．逆にいうと，作用発現濃

表1　抗生物質の使用基準

治療方針

1. 抗生物質療法を行うにあたっては，まず対象となる疾病の診断を臨床的に確定するばかりでなく，診療上必要な場合には細菌学的診断を行う
2. 抗生物質療法においては，特に速やかな診断に基づく早期治療を行う必要がある
3. 抗生物質療法を行うに際しては，安静療法，食餌療法などの一般的療法を怠らず，また手術療法，血清療法など他の療法も併用し，対症療法については，その必要性を認めた場合に行う
4. 抗生物質の使用に際しては，耐性菌の出現，抗生物質に対する過敏性の獲得を考慮し，その乱用を慎み，常に副作用の発現に注意し，アレルギー反応，特にアナフィラキシーショックに対しては適切な防止策を講ずるとともに，反応が起きた場合，直ちに適切な措置を講ずることができる準備をしておくことが必要である
5. 抗生物質の選択にあたっては，その疾病に最も有効な薬剤の使用を第一条件とする．副作用に十分留意するとともに，同一効果をもたらす薬剤間の選択にあたっては，経済的考慮を払う
6. 抗生物質相互ならびに他の化学療法剤との併用は，併用により病原体の耐性出現を防止することができる場合，明らかに著しい治療効果を期待することができる場合，副作用を軽減することができる場合，また1種をもってその目的を達成することが困難な場合とする．また，これらの配合剤の使用についても同様とし，使用法および使用量はその配合剤の組成に応じた適切なものとする
7. 抗腫瘍性抗生物質の効果は普遍的には期待し難いから，手術療法，放射線療法などと総合的に考慮しつつ使用するものとし，臨床効果の乏しいときは漫然と継続せず，他の薬剤への転換を考慮する．また，使用に際しては常に薬剤による副作用およびその防止に留意し，必要に応じて患者の血液検査，肝機能検査などを行い，副作用の著しいときは，直ちに当該薬剤の投与を中止する

（療養担当規則第20条の8）

度と毒性発現濃度の幅が広ければ広いほど，その薬剤は比較的低毒性の薬剤である．その幅が比較的狭いものは比較的毒性が高い薬剤といえる．例えば，1日の投与量が1gから3gまでという投与量の幅があったときに，これは今述べたように病気の重症度の問題が一つと，もう一つは感染症の推定される原因菌との問題にも関連性がある．しかし，診療内容からあまり重症，難治と思われない症例に重症例の用量を用いると査定の対象となる．

また入院患者の場合，点滴には，ほとんどの場合，抗生物質が含まれている．他の薬剤に比べても，使用頻度の高いことが減点率が多くなる理由の一つと考えられる．

最近，安全性の高い抗生物質を大量に使えば効くといわれて，ときどき大量投与が行われているようである．現実に大量投与をしなければならない疾患，薬剤はあるが，その一つは起炎菌がその薬剤に対して本来高い耐性を示している場合と，臓器内ことに病巣内での有効濃度を得るためには，大量投与をしなければならないという場合に限定されるべきである．しかも安全性の面から考えても，これらの薬剤は，人体に対して比較的低毒性であることが条件となる．

これら大量療法の場合の注意点は，大量だけに，血管炎のみならず，種々の思わぬ副作用を生ずることがある．

保険診療上の適応疾患は，いわゆる全身感染症のような重篤，難治例のものに限られている．例えば，敗血症，心内膜炎，髄膜炎などの場合である．

## 多剤併用療法

感染症の起炎菌は，本来1種類ないし数種類に限定されるので，それらの菌に対して効力を有する薬剤の常用量を使用していれば，単剤の抗生物質で十分効果は期待できるので，むやみな併用療法は必要ない．日常臨床の場においては，単剤の抗生物質が効かないと，次々と他の抗生物質を上乗せしていく傾向にある．このようなやり方は，かえって薬害を併発する可能性がある．

本来，抗生物質は，単剤であっても，十分に効く量を投与していれば，それで十分効果があるはずである．起炎菌というのは2種以上あることは

**表 2 併用療法の長所・短所**

| |
|---|
| 併用療法の適応 |
| ・感染巣が不明で，未知の起炎菌に対しスペクトラムを広くとる必要がある場合 |
| ・起炎菌が複数，混合感染の場合(腹腔内，骨盤内感染症など) |
| ・顆粒球減少症などの免疫不全の症例に対して |
| ・より強力な抗菌薬が必要な場合，特に相乗効果が期待できる場合(特にグラム陰性桿菌，腸球菌に対して) |
| 併用療法の長所 |
| ・起炎菌の感受性が不明な場合の治療初期に，抗菌薬のスペクトラムを広くとることができる |
| ・併用される各薬剤の量を減らし，副作用を軽減できる可能性がある |
| ・耐性の出現の予防(特に結核の予防投与に対し) |
| 併用療法の短所 |
| ・副作用が増加する可能性がある |
| ・抗菌薬同士の拮抗作用がありうる |
| ・経費の問題 |
| ・耐性菌の出現を助長する可能性がある？ |
| ・いつわりの安心感を与える |
| 併用療法の例 |
| ・緑色レンサ球菌，腸球菌に対して：ペニシリン系＋アミノグリコシド系 |
| ・緑膿菌に対して：広域ペニシリン系＋アミノグリコシド系 |
| ・クレブシエラ属に対して：セファロスポリン系＋アミノグリコシド系 |
| ・顆粒球減少症：アミノグリコシド系＋広域ペニシリン系 |

(文献 2)より引用)

まれで，原則として単剤の抗生物質で治療すべきである．

たしかに起炎菌のわかっている場合は単剤による治療を進めるが，起炎菌のわからないときにどうするかということである．まず治療前にいろいろの努力を払って起炎菌をみつけるべく検体を採取しておくことである(**表 2**)．

その場合の第一選択薬としては，現在大きな武器としてよく用いられている broad spectrum を使ってみるのも一つの方法であろう．その結果を待たずしてどうしても併用療法をするならば，例えば，カナマイシンとペニシリンの併用，あるいはアミノベンジルペニシリンと合成ペニシリンの併用であろう．このときの併用抗生物質の用量は，やはり一般的常用量である．ただし保険診療上は，急性白血病などの多剤併用化学療法により生じた高度の骨髄抑制に伴う重症感染症時には，1.5 倍あるいはそれ以上の大量も認められている．

## 抗生物質の予防投与 ■

保険診療では，一部の特例を除き，予防のための薬剤の使用はできない扱いである．

### 内科的予防投与 ■

内科領域における抗生物質の予防投与についてはあまり大きな効果はない．例外的に HIV 感染症に合併する日和見感染症の予防について新しい知見が加わった程度である．

### 外科的予防投与 ■

術後の感染予防については，術中の落下菌の問題もあり，一定の範囲で認められる．

実際，術後感染症は，① 手術対象臓器・部位に発生する直接的局在感染症，② 手術対象とならなかった遠隔臓器・部位に起こる間接的局在感染症，③ 全身感染症に分けることができる．

具体的な感染症としては，手術創感染，腹腔内感染症，呼吸器感染症，尿路感染症，消化器感染症，脳・神経感染症，軟部組織感染症，敗血症，菌血症などが発生する．

表３　手術の種類別による感染予防のための薬剤の選択(品川氏による)

| 手術の種類 | | | 宿主の感染防御能が正常の場合 | | 宿主の感染防御能が低下している場合 | |
|---|---|---|---|---|---|---|
| 日本での分類 | 欧米での分類 | | 選択する薬剤 | 投与期間 | 選択する薬剤 | 投与期間 |
| 無菌手術(清潔手術) | clean operation | 小手術 | なし, PCs, 1, 2 群 CEPs | 1 回 | PCs, 1, 2 群 CEPs | 1 回 |
| | | 大手術 | PCs, 1, 2 群 CEPs | 1 回, 1 日 | PCs, 1, 2, 3 群 CEPs | 1 日 |
| 準無菌手術(準清潔手術) | clean contaminated operation | 上部消化管手術 | 広域 PCs, 1, 2 群 CEPs | (1)〜4日 | 広域PCs, 1, 2, 3群CEPs | (1)〜4日 |
| | | 下部消化管手術 | 広域 PCs, 3 群 CEPs | 4 日 | 3, 4 群 CEPs | 4 日 |
| | | 肝胆道系手術 | 広域 PCs, 2, 3 群 CEPs | (1)〜4日 | 2, 3, 4 群 CEPs | (1)〜4日 |
| | contaminated operation | 上部消化管手術 | 広域 PCs, 1, 2 群 CEPs | (1)〜4日 | 2, 3, 4 群 CEPs | 4 日 |
| | | 下部消化管手術 | 広域 PCs, 3 群 CEPs | 4 日 | 3, 4(5)群 CEPs | 4 日 |
| | | 肝胆道系手術 | 広域 PCs, 2, 3 群 CEPs | (1)〜4日 | 3, 4 群 CEPs | 4 日 |
| 汚染手術(感染手術) | dirty (infected) operation | 上部消化管手術 | 広域 PCs, 3 群 CEPs | 4〜7 日 | 広域 PCs, 3 群 CEPs | 4〜7 日 |
| | | 下部消化管手術 | 4(5)群 CEPs, IPM/CS | 4〜7 日 | 4(5)群 CEPs, IPM/CS | 4〜7 日 |
| | | 肝胆道系手術 | 3, 4 群 CEPs, IPM/CS | 4〜7 日 | 3, 4 群 CEPs, IPM/CS | 4〜7 日 |

PCs：ペニシリン系, CEPs：セフェム系, IPM/CS：イミペネム/シラスタチン　(日本病院会雑誌, 1994 年 4 月より)

いずれにしろ, 術後感染予防のための抗生物質の選択指針としては, 原因菌となりうる汚染が直接的な術後感染症で術中の汚染菌が主体となると考えられる. 手術部位, 臓器の常在細菌叢を目標に推定して, 適正抗生物質を選択する方式が進められる(**表 3**).

なお, 術中汚染菌の検索のため, 手術野洗浄で行った生理食塩水の培養を実施したり, 術後のドレーン排出液の細菌検索結果も十分応用すべきである. しかし投与薬剤の副作用と感染予防効果のバランスも当然考慮すべきであるが, 少なくとも副作用の発現を早期に把握する努力が大切である.

その場合も, 1 日の使用量は常用量を守る. 使用日数については査定の状況などから考えても, 感染などを併発しない症例では 5 日間がその目安と考えられる. また経口投与が可能な症例では, 漫然と長期間にわたり点滴投与を行うことは認められない. 内服に切り替えることも必要となる.

## 保険診療上特に注意すべき薬剤 ■

### 1. 塩酸バンコマイシン

現在, 大きな社会問題となっている MRSA(メチシリン耐性黄色ブドウ球菌)による院内感染に塩酸バンコマイシンが通常用いられている. したがってこの薬剤は最も厳しく査定されている.

本剤は, 偽膜性腸炎の治療薬として導入されたが, その後 MRSA 感染症のみ有用性が認められている. その MRSA 感染症の治療薬として保険適用となった.

保険用法上, 14 日間の使用しか認められていないが, 心内膜炎では少なくとも 28 日間の投与が必要である.

なお, 投与期間中は血中濃度モニタリングの実施が必要とされている.

### 2. メロペネム三水和物(メロペン)

本剤の投与前に感受性の確認が行えなかった場合は, 本剤の投与は開始後 3 日を目安とする. 感受性を確認して適性を判断する. 感受性が認められない場合は速やかに他の薬剤に変更する.

患者の状態などから判断して, 7 日以上にわたって本剤を投与する場合には, その理由を常時明確にし, 発疹の出現や肝機能異常などの副作用に留意し, 漫然とした継続投与は行わない. 投与期間は原則として 14 日以内とするとされている.

・適応となる状況は非常に少ない. 基本的には腹腔内の混合感染症と本剤のみに感受性のあるグラム陰性桿菌症のみである.

・本剤の乱用は MRSA などの耐性菌, 真菌の出現を促すので, 使用については各病院の院内規約により適切な規制を設ける必要がある．

・複数のグラム陽性，陰性，好気性，嫌気性が問題となる病院内発症の腹腔内感染症には有効であり，多剤併用よりも有効である．

## 抗生物質の投与について

保険診療における指導要項による要点は，

指導事項：定期的に薬剤感受性検査を行うこと

指導例：抗生剤を使用する場合，または変更する場合には定期的に感受性検査を行うことは基本であり，それのない場合，漫然たる薬剤の使用と取られてもおかしくない．

改善策：以下の使用時の留意点に注意して使用する．

### 1. 抗生剤使用時の留意事項

① 抗生剤の投与期限は 14 日間(超過するときは，詳細の記載が必要である)

② 術後感染の予防的投与期限は 5 日間(感染が確認された時点より 14 日間使用できる)

③ 14 日間投与のためには起因菌に対する感受性検査を定期的に行うこと(感染菌に対する的確な薬剤投与を示すため)

**文　献**

1) オーストラリア治療ガイドライン委員会：抗生物質治療ガイドライン，医薬ビジランスセンター，1999
2) 青木　眞：感染症診療マニュアル，医学書院，2000

# 2

# 抗生物質・抗菌薬の特徴と使いかたのコツとポイント

# ペニシリン系抗菌薬

井上松久

## 実用的な使いかた

ペニシリン系抗菌薬(PCs)が感染症の治療に使用されるようになって半世紀を経たが，抗菌スペクトルの拡大，抗菌力の強化，β-ラクタマーゼ阻害薬との配合などの改良を重ね，今なおグラム陽性菌および特定の病原微生物に対して優れた抗菌力を有している．また，医療費の増加が問題視されている今日において，cost benefit の観点からも安価であるという長所を持っている．

一方，ペニシリン系抗菌薬に耐性を持つ細菌の出現によりその存在意義が薄れた感があるが，今なお感染症治療の場にとって必要不可欠な薬剤である．耐性菌の抑制という面からも再評価されている．

感染症治療にはペニシリン系抗菌薬を含め，抗菌薬の特徴，使用法，耐性菌の現状などを理解し，適切な投与を行い，いたずらに治療を長引かせることがないよう努めなければならない．

### 抗菌力－作用起序と抗菌スペクトル

**1. 作用起序**

PCs の作用点は，人間になく細菌のみが持っている細胞壁合成酵素である．これが選択毒性が高いといわれるゆえんである．PCs はペニシリン結合蛋白 penicillin binding proteins(PBPs)による細胞壁合成の最終段階で，本来の基質と似ているため PBPs に結合して不可逆的に不活化する．これにより，細菌は細胞壁の強度不足に陥り自身の内圧に耐えられず，溶菌し，死滅する．

**2. 抗菌スペクトル**

PCs がどのように開発されてきたは他書を参照されたい．また現在，メチシリンをはじめとするペニシリナーゼ耐性ペニシリン類はクロキサシリン(MPIPC)，ジクロキサシリン(MDIPC)を除いて市販されていない(**表 1**)．

**3. 抗菌力**

ペニシリン系抗生物質は殺菌的作用を持つが，それは濃度依存性殺菌作用ではなく時間依存性殺菌作用であるため，MIC 以上の濃度の持続時間(time above MIC)がどのくらいあるかで効果が違ってくる．この点が濃度依存性のアミノグリコシド系抗菌薬やニューキノロン系抗菌薬と違う点である．

また postantibiotic effect(PAE：細菌に対して一定時間抗菌薬を作用させた後に薬剤を除いても細菌の再増殖が抑制されている現象をいう)はグラム陽性球菌に対して in vivo で約 2～6 時間，グラム陰性菌に対しては極端に短い．ペニシリン系抗菌薬のように殺菌作用を持つ薬剤は有効濃度により菌数は減少するが，約 6 時間前後に再増殖するといわれているので，その時間内に再投与を行わなければならない．

もちろん宿主の状態(重症度，基礎疾患の有無，免疫力の状態など)，腎機能などの考慮も投与間隔を決めるうえで重要となる．

### 細菌のペニシリン系抗菌薬に対する耐性機序

ペニシリン系抗菌薬に対する病原細菌の耐性機構は，以下に示すような仕組みで起こっている．他の β-ラクタム系抗菌薬に属する薬剤とも共通している点があるので注意されたい．

**1. β-ラクタマーゼによるペニシリン系抗菌薬の分解**

β-ラクタマーゼはペニシリン系抗菌薬を含む β-ラクタム系薬を加水分解し不活化する酵素である．グラム陽性菌においては菌体外にも分泌され，ペニシリン系抗菌薬を加水分解する(**表 2**)．

β-ラクタマーゼは多くはクラブラン酸(CVA)，スルバクタム(SBT)，タゾバクタム(TAZ)などによって阻害される．β-ラクタマーゼは**表 3** のように class 分類されている．

表 1　ペニシリン系抗菌薬

| 分類 | 一般名 | 略号 | 商品名(会社名) | 剤型・含有量 | 用法 | 用量<br>( )内小児 | グラム陽性菌 球菌 ブドウ球菌 PCG 感性 | グラム陽性菌 球菌 ブドウ球菌 PCG 耐性 | グラム陽性菌 球菌 レンサ球菌 | グラム陽性菌 球菌 腸球菌 | グラム陽性菌 球菌 肺炎球菌 | グラム陽性菌 桿菌 ジフテリア菌 | グラム陰性菌 球菌 淋菌 | グラム陰性菌 球菌 髄膜炎菌 | グラム陰性菌 桿菌 インフルエンザ菌 | グラム陰性菌 桿菌 百日咳菌 | グラム陰性菌 桿菌 赤痢菌 | グラム陰性菌 桿菌 大腸菌 | グラム陰性菌 桿菌 クレブシエラ | グラム陰性菌 桿菌 シトロバクター | グラム陰性菌 桿菌 エンテロバクター | グラム陰性菌 桿菌 セラチア | グラム陰性菌 桿菌 サルモネラ | グラム陰性菌 桿菌 緑膿菌 | グラム陰性菌 桿菌 プロテウス | グラム陰性菌 桿菌 アシネトバクター | グラム陰性菌 桿菌 シュードモナス・セパシア | 嫌気性菌 バクテロイデス | 梅毒トレポネーマ | マイコプラズマ | 結核菌 | 備考 |
|---|---|---|---|---|---|---|---|---|---|---|---|---|---|---|---|---|---|---|---|---|---|---|---|---|---|---|---|---|---|---|---|---|
| ペニシリナーゼ感性ペニシリン(グラム陽性菌) | ベンジルペニシリンカリウム<br>benzylpenicillin potassium | PCG | 結晶ペニシリンGカリウム<br>(明治製菓，萬有) | 注<br>20万，100万単位/瓶 | 注射 | 1回<br>30万～60万単位<br>1日2～4回<br>(2.5万～30万単位/kg) | ● | — | ● | — | ● | ● | ● | ● | ○ | — | — | — | — | — | — | — | — | — | — | — | | — | ● | — | — | 髄膜炎，敗血症，細菌性心内膜炎には，一般に通常用量より大量を使用する<br>ペニシリン耐性肺炎球菌感染症にも増量投与する |
| | ベンジルペニシリンベンザチン<br>benzylpenicillin benzathine | PCG | バイシリンG顆粒<br>(萬有)<br>バイシリン錠<br>(萬有)<br>バイシリン乳液<br>(萬有) | 顆粒40万単位/g<br>錠20万単位/錠<br>液6万単位/m$l$ | 内服 | 1回40万単位<br>1日2～4回<br>(2.5万～5万u/kg) | ○ | — | ● | — | ● | ○ | ○ | ○ | ○ | — | — | — | — | — | — | — | — | — | — | — | | — | ● | — | — | 有効血中濃度の持続時間がベンジルペニシリンより2倍程度長い<br>無味無臭で服用しやすい |
| | フェネチシリンカリウム<br>pheneticillin potassium | PEPC | シンセペン<br>(明治製菓) | 錠20万単位/錠 | 内服 | 1回40万単位<br>1日4～6回<br>(2.5万～5万u/kg) | ● | | ● | | ● | ○ | ● | ○ | — | — | — | — | — | — | — | — | — | — | — | — | | — | ● | — | — | 酸に安定，内服による血中濃度はPCVの約2倍 |

●：有効菌種とされているもの，○：感受性がある菌，－：感受性なし

| 分類 | 一般名 | 略号 | 商品名(会社名) | 剤型・含有量 | 用法 | 用量（ ）内小児 | グラム陽性菌 球菌 ブドウ球菌 PCG 感性 | グラム陽性菌 球菌 ブドウ球菌 PCG 耐性 | グラム陽性菌 球菌 レンサ球菌 | グラム陽性菌 球菌 腸球菌 | グラム陽性菌 球菌 肺炎球菌 | グラム陽性菌 桿菌 ジフテリア菌 | グラム陰性菌 球菌 淋菌 | グラム陰性菌 球菌 髄膜炎菌 | グラム陰性菌 桿菌 インフルエンザ菌 | グラム陰性菌 桿菌 百日咳菌 | グラム陰性菌 桿菌 赤痢菌 | グラム陰性菌 桿菌 大腸菌 | グラム陰性菌 桿菌 クレブシエラ | グラム陰性菌 桿菌 シトロバクター | グラム陰性菌 桿菌 エンテロバクター | グラム陰性菌 桿菌 セラチア | グラム陰性菌 桿菌 サルモネラ | グラム陰性菌 桿菌 緑膿菌 | グラム陰性菌 桿菌 プロテウス | グラム陰性菌 桿菌 アシネトバクター | グラム陰性菌 桿菌 シュードモナス・セパシア | 嫌気性菌 バクテロイデス | 梅毒トレポネーマ | マイコプラズマ | 結核菌 | 備考 |
|---|---|---|---|---|---|---|---|---|---|---|---|---|---|---|---|---|---|---|---|---|---|---|---|---|---|---|---|---|---|---|---|---|
| 広域ペニシリン | アンピシリン ampicillin アンピシリンナトリウム ampicillin sodium | ABPC | ビクシリン(明治製菓) | 錠 250mg カプセル 250, 500mg 顆粒 100mg/g | 内服 | 1回250～500mg 1日4～6回（25～50mg/kg） | ● | — | ● | ● | ● | ○ | ● | ○ | ● | — | ● | ● | ○ | — | — | — | ○ | — | ● | — | — | — | ● | — | — | 伝染性単核球症のある患者には投与しないこと |
| 広域ペニシリン | | | ソルシリン(武田) | ドライシロップ 100mg/g 注 250, 500mg, 1, 2g | 注射 | 1回0.25～1g 2～4回筋注 1日1～2g 1～2分割静注 | ● | — | ● | ● | ● | ○ | ● | ● | ● | — | ● | ● | ○ | — | — | — | ○ | — | ● | — | — | — | ○ | — | — | |
| 広域ペニシリン | | | アミペニックス(旭化成) | カプセル 250mg ドライシロップ 100mg/g | | （100～300mg/kg 分3～4） | | | | | | | | | | | | | | | | | | | | | | | | | | |
| 広域ペニシリン | | | ヘルペン坐剤(住友, -昭和薬化工, テイコク) アンピレクト坐剤(京都-和光堂) | 坐剤 125, 250mg | 外用 | 1日25～50mg/kg 3～4分割 肛門内挿入 | ● | — | ● | ○ | ● | ○ | ○ | ○ | ● | — | ○ | ● | ○ | — | — | — | ○ | — | ○ | — | — | — | ○ | — | — | |
| 広域ペニシリン | アスポキシシリン aspoxicillin | ASPC | ドイル(田辺) | 注 1, 2g | 注射 | 1日2～4g 2～4回静注（40～80mg/kg） | ● | — | ● | ● | ● | ○ | ○ | ○ | ● | — | ○ | ● | ○ | ○ | ○ | ○ | ○ | ○ | ○ | — | — | ● | — | — | — | 室温で溶解後6時間以内に使用すること．まれに呼吸困難が現れることがある 伝染性単核球症には投与しないこと |
| 広域ペニシリン（吸収改良） | シクラシリン ciclacillin | ACPC | バストシリン(武田) | 細粒 100, 200mg/g | 内服 | 1回250～500mg | ● | — | ● | — | ● | ○ | ○ | ○ | ● | — | ○ | ● | ● | ○ | — | — | ○ | — | ○ | — | | — | ○ | — | — | 内服後の吸収は速やかで，最高血中濃度はABPCの2倍以上 |
| 広域ペニシリン（吸収改良） | | | | カプセル 250mg | | 1日3～4回（25～50mg/kg） | ● | — | ● | — | ● | ○ | ○ | ○ | ● | — | ○ | ● | ● | ● | — | — | ○ | — | ● | — | | — | ○ | — | — | |

| | | | | | | | | | | | | | | | | | | | | | | | | | | | | | | | |
|---|---|---|---|---|---|---|---|---|---|---|---|---|---|---|---|---|---|---|---|---|---|---|---|---|---|---|---|---|---|---|---|
| 広域ペニシリン（吸収改良） | アモキシシリン amoxicillin | AMPC | ワイドシリン（明治製菓）<br>パセトシン（協和醱酵）<br>サワシリン（昭和薬化工-藤沢）<br>アモリン（武田） | 細粒 100mg/g<br>錠 50，250mg<br>カプセル 125，250mg | 内服 | 1回250mg<br>1日3～4回<br>（20～40mg/kg） | ● | — | ● | ● | ● | ○ | ● | ○ | ● | — | ○ | ● | ○ | — | — | — | ○ | — | ● | — | — | — | ● | — | — | ABPCの約2倍の血中濃度を示す<br>伝染性単核球症のある患者には投与しないこと |
| 広域ペニシリン（吸収改良）・エステル型 | タランピシリン talampicillin hydrochloride | TAPC | ヤマシリン（山之内） | カプセル 250mg | 内服 | 1回250mg<br>1日3～4回<br>（15～40mg/kg） | ● | — | ● | — | ● | ○ | ○ | ○ | ● | — | ○ | ● | ○ | — | — | — | ○ | — | ● | — | — | — | ○ | — | — | ABPCのプロドラッグ，吸収がよくABPCの2倍以上の濃度となる<br>伝染性単核球症のある患者には投与しないこと<br>食道に停留し，崩壊すると，まれに食道潰瘍を起こす恐れがあるので，多めの水で服用し特に就寝直前の服用などには注意すること |
| エステル型 | レナンピシリン lenampicillin hydrochloride | LAPC | バラシリン（日本ファーマ・プロモーション）<br>タカシリン（東和薬品） | 錠 250mg | 内服 | 1回250mg<br>1日3～4回 | ● | — | ● | ● | ● | ○ | ● | ○ | ● | — | ○ | ● | ○ | — | — | — | ○ | — | ● | — | | — | ○ | — | — | ABPCのプロドラッグ，吸収がよくABPCの2倍以上の濃度となる<br>伝染性単核球症のある患者には投与しないこと |
| 広域ペニシリン（抗菌力増強） | クラブラン酸カリウム・アモキシシリン potassium clavulanate-amoxicillin | CVA/AMPC | オーグメンチン（グラクソスミスクライン） | 錠 187.5mg<br>375mg<br>顆粒 150mg/g | 内服 | 1回375mg<br>1日3～4回<br>（30～60mg/kg） | ○ | ● | ○ | ○ | ○ | ○ | ● | ○ | ● | — | ○ | ● | ● | — | — | — | ○ | — | ● | — | — | ● | ○ | — | — | CVA：AMPC＝1：2に配合<br>β-ラクタマーゼを産生するアモキシシリン耐性菌に殺菌的に作用する<br>伝染性単核球症のある患者には投与しないこと |
| 広域ペニシリン（抗菌力増強） | トシル酸スルタミシリン sultamicillin tosilate | SBTPC | ユナシン（ファイザー） | 錠 375mg<br>細粒 100mg/g | 内服 | 1回375mg<br>1日2～3回<br>（15～30mg/kg） | ● | ● | ● | ● | ● | ○ | ● | ○ | ● | — | ○ | ● | ○ | — | — | — | ○ | — | ● | — | — | — | ○ | — | — | ABPCとSBTのエステル結合<br>食道に停留し，崩壊すると，まれに食道潰瘍を起こす恐れがあるので多めの水で服用させ，特に就寝直前の服用などには注意すること |

| 分類 | 一般名 | 略号 | 商品名(会社名) | 剤型・含有量 | 用法 | 用量 ( )内小児 | グラム陽性菌 球菌 ブドウ球菌 PCG 感性 | グラム陽性菌 球菌 ブドウ球菌 PCG 耐性 | グラム陽性菌 球菌 レンサ球菌 | グラム陽性菌 球菌 腸球菌 | グラム陽性菌 球菌 肺炎球菌 | グラム陽性菌 桿菌 ジフテリア菌 | グラム陰性菌 球菌 淋菌 | グラム陰性菌 球菌 髄膜炎菌 | グラム陰性菌 桿菌 インフルエンザ菌 | グラム陰性菌 桿菌 百日咳菌 | グラム陰性菌 桿菌 赤痢菌 | グラム陰性菌 桿菌 大腸菌 | グラム陰性菌 桿菌 クレブシエラ | グラム陰性菌 桿菌 シトロバクター | グラム陰性菌 桿菌 エンテロバクター | グラム陰性菌 桿菌 セラチア | グラム陰性菌 桿菌 サルモネラ | グラム陰性菌 桿菌 緑膿菌 | グラム陰性菌 桿菌 プロテウス | グラム陰性菌 桿菌 アシネトバクター | グラム陰性菌 桿菌 シュードモナス・セパシア | 嫌気性菌 バクテロイデス | 梅毒トレポネーマ | マイコプラズマ | 結核菌 | 備考 |
|---|---|---|---|---|---|---|---|---|---|---|---|---|---|---|---|---|---|---|---|---|---|---|---|---|---|---|---|---|---|---|---|---|
| 広域ペニシリン(抗菌力増強) | | | | | | | | | | | | | | | | | | | | | | | | | | | | | | | | 伝染性単核球症のある患者には投与しないこと<br>連用による出血性大腸炎に注意 |
| | スルバクタムナトリウム・アンピシリンナトリウム sulbactam sodium・ampicillin sodium | SBT/ABPC | ユナシン-S(ファイザー) | 注 0.75g<br>1.5g | 注射 | 1日3～6g 2分割(60～150mg/kg 分3～4) | ○ | ● | ○ | ○ | ○ | — | ○ | — | ● | — | ○ | ● | ○ | ○ | — | — | ○ | — | ● | — | — | ○ | ○ | — | — | 伝染性単核球症のある患者には投与しないこと |
| | タゾバクタムナトリウム・ピペラシリンナトリウム tazobactam sodium・piperacillin sodium | TAZ/PIPC | タゾシン(大鵬-富山化学) | 注 1.25g<br>2.5g | 注射(静脈内または点滴静注) | 成人：1日2.5～5gを2回に分けて静脈内または点滴静注<br>小児：1日60～150mg(力価)/kg 分3～4回，1日投与量の上限は成人における1日5gを超えない | ○ | ● | ○ | ○ | ○ | — | ○ | ○ | ○ | — | — | ● | ● | ● | ● | ○ | ○ | ● | ○ | ○ | ○ | ○ | — | — | — | |

適 敗血症，腎盂腎炎，複雑性膀胱炎

禁 成分またはペニシリン系抗生物質に対し過敏症の既往歴のある患者，伝染性単核球症の患者

慎 セフェム系抗生物質に対し過敏症の既往歴のある患者，本人または両親，兄弟に気管支喘息，発疹，蕁麻疹などのアレルギー反応を起こしやすい体質を有する患者，腎障害のある患者，経口摂取の不良な患者または全身状態の悪い患者，出血素因のある患者，肝障害のある患者，高齢者，乳・幼児

相 併注 プロベネシド，メトトレキサート，抗凝血薬(ワルファリンなど)

| | | | | | | | | | | | | | | | | | | | | | | | | | | | | | | | | |
|---|---|---|---|---|---|---|---|---|---|---|---|---|---|---|---|---|---|---|---|---|---|---|---|---|---|---|---|---|---|---|---|---|
| 抗緑膿菌ペニシリン | ピペラシリンナトリウム piperacillin sodium | PIPC | ペントシリン（富山，-三共） | 注　1，2g<br>筋注　1g | 注射 | 1日2～4g 2～4分割<br>重症患者では1日8gまで増量<br>静，点滴静（50～125 mg/kg 重症では200mg/kg） | ● | — | ● | ● | ● | ○ | ○ | ○ | ● | — | ○ | ● | ● | ● | ● | ● | ○ | ● | ● | — | — | ● | ○ | — | — | まれにアナフィラキシー様症状（呼吸困難，瘙痒など）が現れることがあるので，異常が認められた場合には，投与を中止する<br>まれに汎血球減少症がみられる |
| その他 | 塩酸ピブメシリナム pivmecillinam hydrochloride | PMPC | メリシン（武田） | 錠　50mg | 内服 | 1日150～400mg 分3～4 | ○ | — | ○ | — | ○ | ○ | ○ | ○ | — | — | ○ | ● | ● | ● | ● | ○ | ○ | — | ● | — | | — | ○ | — | — | 吸収後体内ではmecillinamとして抗菌活性をもつ<br>食道に停留し，崩壊すると，食道潰瘍を起こす恐れがあるので，多めの水で服用させ，特に就寝直前の服用などには注意すること |

**2.　ペニシリン系抗菌薬の作用点であるPBPsの変異**

ペニシリン系抗菌薬の作用点であるPBPsに変異が生じ，PBPsとPCsの親和性が低下した場合，MICは上昇し抗菌力が低下する．PBPsの変異に伴いペニシリン系抗菌薬だけではなく，作用点が同じ$\beta$-ラクタム系抗菌薬においてもMICの上昇，抗菌力の低下がみられる．

抗菌薬によってどの菌種の，どのPBPsに親和性が高いのかが異なるため，複数のPBPsに変異があると抗菌力はさらに低下する．

**3.　膜透過性の低下**

グラム陽性菌は細胞外膜を持たないためペニシリン系抗菌薬の菌体内への通過に障害はなく濃度依存性に拡散し，作用点に到達する．しかし，グラム陰性菌には外膜があり，ペニシリン系抗菌薬の透過障害となるため抗菌力の劣る薬剤が多数存在する．

起炎菌の耐性化機序，および耐性菌における軽度耐性，中等度耐性，高度耐性という耐性度の違い，菌種間の耐性度の差異は，このような変異の積み重ねで起きていることを理解し，また，各疾患，各菌種における耐性菌の検出状況を把握しておくことが必要である．

## 薬を使用する前（治療前）に確認しておくべき事項

抗菌薬を投与する前に，必ず起炎菌同定検査を行う必要がある．同時に薬剤感受性検査も行うべきである．これらの検査は抗菌薬療法を行ううえで必要な検査であり，特に薬剤耐性菌の検出頻度が高い疾患が考えられる場合は必要不可欠な検査である．

起炎菌同定検査は最短で約2日間ほどかかり，起炎菌，検体によってはさらにそれ以上の時間を必要とするため，それまでの間に，発症様式，症状，基礎疾患などから起炎菌を推定し抗菌薬の投与を開始する（empiric therapy）．

緊急の場合や重症の場合は，グラム染色を行うだけでもグラム陽性か陰性か，球菌か桿菌か，さらに菌量，好中球の浸潤の程度や好中球の貪食像からも，起炎菌の推定に大いに役立つ（**表4**）．

**表2 β-ラクタマーゼの分類と産生菌種および各種抗菌薬の関係**

| | β-ラクタマーゼ | | | |
|---|---|---|---|---|
| | セリン β-ラクタマーゼ | | | メタロ β-ラクタマーゼ |
| | class A（ペニシリナーゼ） | class A（ペニシリナーゼ）［EBSL の場合］ | class C（セファロスポリナーゼ） | class B（カルバペネマーゼ） |
| 産生菌種 | *P. vulgaris*<br>*K. pneumoniae*<br>*P. mirabilis*<br>*M*(*B*). *catarrharis*<br>*S. aureus* R-plasmid | *K. pneumoniae*<br>*E. coli*<br>*S. marcescens*<br>*Enterobacter* spp.<br>*Citrobacter* spp.<br>*Salmonella* spp. | *E. cloacae*<br>*E. coli*<br>*C. freundii*<br>*S. marcescens* | *S. maltophilia*<br>*B. cereus*<br>*B. fragilis*<br>R-plasmid |
| ペニシリン系 | +++ | +++ | +++ | ++ |
| 第1世代セフェム | ++ | +++ | +++ | +++ |
| 第2世代セフェム | | +++ | ++ | +++ |
| 第3世代セフェム | | +++ | + | +++ |
| 第4世代セフェム | | ++ | | +++ |
| セファマイシン系 | | | +++ | +++ |
| モノバクタム系 | | +++ | ++ | |
| カルバペネム系 | | | +/− | +++ |

注：+++：加水分解強，++：加水分解中，+：加水分解弱，+/−：酵素量が非常に多いときには加水分解する．

（臨床と微生物 vol.29 No.1 より改編）

治療開始前の客観的データとして末梢血の血球数，白血球分画，CRP を計り，肝・腎機能検査を行う．PCs は腎排泄が主であるため腎機能のチェックが必要である．また各疾患で必要な検査をしておく．これらは，治療効果を判断するにあたり一つの指標となりうるし，副作用をチェックするうえでも有用である．

最近，耐性菌の鑑別のための迅速診断キットや，PCR (polymerase chain reaction) による遺伝子学的検査が比較的簡便に行えるようになってきているので，利用できる場合は行うようにした方が良い．これにより，早く適切な抗菌薬に変更をすることができる．

## 症状，病態に応じた使いかた ■

軽症，および中等症で入院が必要ないと考えられる場合は経口薬が用いられる．治療に十分な日数分を処方し，投与終了前後に治癒したか確認することが望ましい．耐性菌などのために重症化していることもあるため，きちんとした監視が求められる．

重症患者には注射薬が使用される．繰り返すが，抗菌薬の使用にあたっては起炎菌を決定することを忘れてはならない．細菌検査，感受性検査を必ず行い適切な抗菌薬を選択し，投与することが大切である．グラム陽性球菌の占める割合が高い感染症においては，empiric therapy としてペニシリン系抗菌薬の投与を開始する．

**表3 β-ラクタマーゼ阻害効果の比較**

| β-ラクタマーゼ | 阻害活性 | | |
|---|---|---|---|
| | CVA | SBT | TAZ |
| class A | +++ | ++ | +++ |
| class A (ESBLs) | +++ | ++ | +++ |
| class C | − | + | ++ |
| class B | − | − | − |

（臨床と微生物 vol.29 No.1 より引用）

そして empiric therapy といえども安易に抗菌薬を投与してはいけない．

① 感染病巣による起炎菌の傾向
② 感染部位・臓器への抗菌薬の移行性
③ 耐性菌の動向
④ 年齢，基礎疾患による違い

などを考慮する．

また患者の重症度により，投与量の増量や他剤を併用することを忘れてはならない．薬剤感受性

**表4　主な疾患と予想される起炎菌および empiric therapy で用いる抗菌薬と起炎菌判明後の第一選択薬**

| 疾患 | 考慮すべき事項 | 予想すべき起炎菌 | empiric therapy での選択薬 | 起炎菌判明後の抗菌薬 | |
|---|---|---|---|---|---|
| 髄膜炎 | 乳児<br>（生後1ヵ月未満） | B群連鎖球菌 | ABPC＋CTX<br>（CTRX） | ペニシリン系 | |
| | | リステリア菌 | | ペニシリン系 | |
| | | 腸内細菌科（腸球菌） | | 第3世代セフェム系 | |
| | | その他 | | 感受性のある抗菌薬 | |
| | 乳児<br>（生後3ヵ月未満） | インフルエンザ菌 | 同上 | βラクタマーゼ非産生 | ABPC |
| | | | | βラクタマーゼ産生 | 第3世代セフェム系 |
| | | | | βラクタマーゼ非産生<br>アンピシリン耐性<br>BLNAR | 第3世代セフェム系 |
| | | 肺炎球菌 | | PSSP | ペニシリン系 |
| | | | | PISP | 第3世代セフェム系 |
| | | | | PRSP | カルバペネム系 |
| | | 髄膜炎菌 | | ペニシリン系 | |
| | | B群連鎖球菌 | | ペニシリン系 | |
| | | 腸内細菌科（腸球菌） | | 第3世代セフェム系 | |
| | 乳児・小児<br>（3ヵ月〜7歳未満） | インフルエンザ菌 | 同上 | 上記参照 | |
| | | 肺炎球菌 | | | |
| | | 髄膜炎菌 | | | |
| | 成人 | 髄膜炎菌<br>肺炎球菌<br>リステリア菌 | 同上 | 上記参照 | |
| | 成人<br>（肝障害，高齢者，その他感染防御能低下症例） | 上記の成人の起炎菌＋腸内細菌科 | ABPC＋CTX | 上記参照 | |
| | | インフルエンザ菌 | | 上記参照 | |
| | | 緑膿菌 | | CAZ | |
| 副鼻腔炎 | 急性 | 肺炎球菌<br>インフルエンザ菌 | βラクタマーゼ阻害薬配合ペニシリン系薬 | 上記参照 | |
| | | モラクセラ・カタラーリス | | βラクタマーゼ阻害薬配合ペニシリン系薬 | |
| | | A群連鎖球菌 | | ペニシリン系 | |
| | | 黄色ブドウ球菌<br>嫌気性菌<br>ウイルス | | βラクタマーゼ阻害薬配合ペニシリン系薬 | |
| 急性中耳炎 | 新生児 | 腸内細菌科 | 同上 | 感受性のある抗菌薬 | |
| | | B群連鎖球菌 | | ペニシリン系 | |
| | 乳児〜成人 | 肺炎球菌<br>インフルエンザ菌<br>モラクセラ・カタラーリス<br>黄色ブドウ球菌<br>A群連鎖球菌 | 同上 | 上記参照 | |

| 疾患 | 考慮すべき事項 | 予想すべき起炎菌 | empiric therapy での選択薬 | 起炎菌判明後の抗菌薬 | |
|---|---|---|---|---|---|
| 上気道炎 | 咽頭炎（滲出性） | A 群連鎖球菌 | AMPC | | ペニシリン系 |
| | | ウイルス<br>EB ウイルス，ヒトヘルペス<br>HHV-6，7 | | | |
| | | マイコプラズマ | | | 第 3 世代セフェム系<br>マクロライド系 |
| | 咽頭炎（膜性） | ジフテリア | | | マクロライド系 |
| | 喉頭蓋炎<br>小児<br>成人 | インフルエンザ菌<br>A 群連鎖球菌 | ABPC | 上記参照 | |
| | 咽頭炎（嗄声） | ウイルス | β ラクタマーゼ阻害薬配合ペニシリン系薬 | | |
| | | A 群連鎖球菌 | | | ペニシリン系 |
| | | モラクセラ・カタラーリス | | 上記参照 | |
| | 咽後膿瘍<br>扁桃周囲炎 | 複数菌：<br>連鎖球菌属<br>嫌気性菌<br>エイケネラ・コロデンス | セファマイシン系 | | セファマイシン系<br>CLDM |
| 気管支炎 | 乳幼児・小児 | ウイルス | 中耳炎，副鼻腔炎などの合併症があれば抗菌薬投与 | 上記参照 | |
| | | インフルエンザ菌<br>黄色ブドウ球菌<br>マイコプラズマ | セフェム | | ミノサイクリン |
| | 思春期/成人<br>急性気管支炎 | 多くはウイルス<br>マイコプラズマ・ニューモニエ<br>クラミジア・ニューモニエ<br>百日咳菌 | | | ミノサイクリン<br>クラリスロマイシン |
| | 慢性閉塞性肺疾患（COPD）の急性増悪 | 肺炎球菌<br>インフルエンザ菌<br>モラクセラ・カタラーリス | β ラクタマーゼ阻害薬配合ペニシリン系薬 | 上記参照 | |
| | | 緑膿菌 | | | PIPC＋GM |
| | | 黄色ブドウ球菌 | | MSSA | β ラクタマーゼ阻害薬配合ペニシリン系薬 |
| | | | | MRSA | バンコマイシン |
| | | ウイルス | | | |

| 疾患 | 考慮すべき事項 | 予想すべき起炎菌 | empiric therapy での選択薬 | 起炎菌判明後の抗菌薬 |
|---|---|---|---|---|
| 肺炎 | 新生児生後5日未満 | B群連鎖球菌<br>A群連鎖球菌<br>大腸菌<br>リステリア菌 | | ABPC＋CTX |
| | | 黄色ブドウ球菌 | | 上記参照 |
| | 幼児/小児<br>軽症〜中等症<br>重症〜重篤 | たいていはウイルス性 | | |
| | | 肺炎球菌<br>インフルエンザ菌<br>モラクセラ・カタラーリス<br>黄色ブドウ球菌<br>マイコプラズマ<br>クラミジア・ニューモニエ | | 上記参照 |
| | 5〜40歳 | ウイルス | | |
| | 市中肺炎<br>基礎的肺疾患なし | マイコプラズマ・ニューモニエ<br>クラミジア・ニューモニエ | | 上記参照 |
| | | 肺炎球菌 | | 上記参照 |
| | 40歳以上<br>基礎的肺疾患なし | 肺炎球菌<br>インフルエンザ菌<br>モラクセラ・カタラーリス<br>クラミジア・ニューモニエ | PIPC | 上記参照 |
| | | レジオネラ菌 | | EM＋RFP |
| | 院内肺炎<br>気管切開患者 | 緑膿菌 | PIPC＋GM<br>PIPC＋ABK | 左同 |
| | | クレブシエラ属 | | ESBL 非産生　第2，3世代セフェム系<br>ESBL 産生　βラクタマーゼ阻害薬配合ペニシリン系薬 |
| | | 大腸菌 | | クレブシエラ属と同じ |
| | | エンテロバクター属 | | 第2，3世代セフェム系 |
| | | セラチア属 | | 第3世代セフェム系 |
| | | MRSA<br>肺炎球菌<br>レジオネラ菌<br>嫌気性菌 | | 上記参照 |
| | 好中球減少<br>顆粒球＜500/$\mu l$<br>（白血病，癌などの化学療法の副作用） | 緑膿菌<br>カンジダ<br>アスペルギルス<br>MRSA | グリコペプチド系薬＋ピペラシリン＋アムホテリシンB | |

| 疾患 | 考慮すべき事項 | 予想すべき起炎菌 | empiric therapy での選択薬 | 起炎菌判明後の抗菌薬 | |
|---|---|---|---|---|---|
| 感染性心内膜炎 | 自然弁<br>65 歳未満<br>発症後 3 ヵ月未満 | 緑色連鎖球菌 | PCG＋GM | | PCG＋GM |
| | | 腸球菌 | | | ABPC＋GM |
| | | 黄色ブドウ球菌 | | MSSA | PCG＋GM |
| | | | | MRSA | VCM or TEIC＋<br>MINO or ST 合剤 |
| | 人工弁 | 黄色ブドウ球菌<br>表皮ブドウ球菌 | | 上記参照 | |
| | | 腸内細菌科 | | | 第 3 世代セフェム系 |
| | | カンジダ属<br>アスペルギルス | | | アムホテリシン B＋<br>フルコナゾール |
| 尿路感染症 | 急性単純性膀胱炎 | 腸内細菌科 | AMPC | | ニューキノロン系<br>経口セフェム |
| | | 大腸菌，肺炎桿菌 | セファレキシン | | ニューキノロン系 |
| | 急性腎盂腎炎 | 腸内細菌科 | | | |
| | | 軽症 | | | ニューキノロン系 |
| | | 中等症 | | | ニューキノロン系 |
| | | 重症 | | | アミノグリコシド系<br>→経口薬 |
| | | 妊婦 | | | セフェム系（注射薬） |
| | 複雑性尿路感染症<br>カテーテル挿入<br>尿路閉塞<br>膀胱尿管逆流<br>腎不全<br>腎移植 | 腸内細菌科，緑膿菌<br>腸球菌，表皮ブドウ球菌 | 抗緑膿菌性ペニシリン薬 | | ニューキノロン系<br>セフェム系<br>抗緑膿菌性ペニシリン薬<br>グリコペプチド系 |

（嶋田甚五郎：適正な抗菌薬の選択．抗菌薬使用の手引き，日本感染症学会・日本化学療法学会編集，協和企画，2001 より）

検査で PCs に感受性のない菌や耐性菌であれば，早急に感受性のある抗菌薬に変更する．

特に小児，高齢者，基礎疾患を持つ者，免疫力低下の状態にある者などに対しては症状の変化に合わせ，検査結果を待たずに抗菌薬を変更すべきである．

先にも記したとおり，PCs は細菌に触れる薬剤の濃度が MIC 以上の濃度であり，かつできるだけ長い時間触れることが有効である．したがって，抗菌薬を増量するとともに 1 日 2 回ではなく，3 回，4 回と回数を増やすことも大切である．

PCs は主に腎から排泄されるため，腎機能障害がある場合は尿中への排泄が遅れ血中半減期が延長するので，投与間隔に注意が必要である．また，人工透析にて除去される PCs はペニシリン G，アンピシリン，チカルシリン，ピペラシリンなどであるので投与方法に注意すること．

### 適応症 ■

表 4 参照．

### 効果判定と無効例の対処法 ■

効果判定には感染症に伴う臨床症状の改善，白血球数・CRP の改善，起炎菌の病巣からの消失などを指標に判定する．抗菌薬変更の時期は，細菌学的検査の結果が出た時点，細菌学的検査の結果が出るまでに時間がかかる場合は，抗菌薬投与開始後 3 日目が目安となる．

empiric therapy 開始後，細菌学的検査の結果より起炎菌が判明したならば，その細菌に最も感

表5　ペニシリン系抗菌薬の副作用

| | 症状・検査値の異常など | 診断・対処法など |
|---|---|---|
| 過敏反応 | ・アナフィラキシー・ショック<br>0.004〜0.4% 程度の報告が多い<br>ペニシリンアレルギーの既往のある症例が再度ペニシリンの投与を受けたときはアナフィラキシー反応を発生する頻度は高い<br>・血清病様反応<br>・発疹<br>4〜8%(伝染性単核球症にアンピシリンを投与した場合は 80%)<br>蕁麻疹，汎発型紅斑，斑状紅斑，固定薬疹，多形性紅斑<br>Stevens-Johnson 症候群(アンピシリンで多い)，剝脱性皮膚炎，中毒性表皮壊死症，接触性皮膚炎，結節性紅斑<br>・発熱 | ショックに対しては救命処置をとり，昇圧薬，副腎皮質ステロイド，抗ヒスタミン薬の投与を行う |
| 肝障害 | ・GOT，GPT，アルカリフォスファターゼ，$\gamma$-GTP などの上昇<br>アンピシリンによる報告が多い | ①“薬剤の服用開始後(1〜4 週)に肝障害の出現を認める(初期の検査が望ましい)”症状の初発は，一般に投与開始後 1〜3 週，遅くても 1 ヵ月以内である<br>②“初期症状として，発熱，皮膚瘙痒，黄疸などを認める(2 項目以上を陽性とする)”<br>③“末梢血液像に好酸球増加(6% 以内)，または白血球増加を認める(初期の検査が望ましい)<br>④“薬剤感受性試験(リンパ球幼若化試験，皮内テストなど)が陽性である”薬物性アレルギー肝障害と診断された症例での陽性率は 70% 前後とみられるが，疑陰性に注意<br>⑤“偶然の再投与により，肝障害の発現を認める”従来，チャレンジ試験と呼ばれ，陽性率が高く(88〜96%)，信頼のある方法と考えられていたが，肝障害の劇症化あるいは慢性化をきたす危険があるので，意図的に実施されるべきではない<br>以上の基準で，①+④または①+⑤で確診，①+②または①+③で疑診とする．治療は原則として疑わしい薬剤の投与中止である．中止により治癒する例が多いがまれに遷延化することがあるので経過観察をする |
| 腎障害 | ・急性間質性腎炎<br>まれ．外国で多くの報告がある<br>血尿，蛋白尿<br>BUN，クレアチニン上昇<br>メチシリン，アンピシリンによる報告が多い | ① 抗菌薬投与開始後約 2 週間してからの腎障害の出現(用量依存性ではない)<br>② 発熱，皮疹，好酸球増加のほか血尿，尿沈渣中における好酸球の出現，血中 IgE の高値など<br>③ 腎機能検査では，初期に尿細管障害型を呈する(特に非乏尿性の場合)<br>④ $^{67}$Ga の腎組織への取り込みが増加する<br>⑤ 腎組織所見で単核球，形質細胞，好酸球などの浸潤，間質の浮腫．糸球体および血管系は正常<br>⑥ 早期に発見し，障害が軽度ならば，原因薬剤の使用を中止することにより，大部分が正常に回復する<br>⑦ 副腎皮質ステロイド薬は，血清クレアチニンの正常化を早める<br>⑧ 腎不全に陥ったなら，その治療方針に準ずる |

| | 症状・検査値の異常など | 診断・対処法など |
|---|---|---|
| 血液・造血器障害 | ・顆粒球減少，血小板減少<br>まれ，可逆的<br>・溶血性貧血<br>ペニシリンG大量投与時にみられるが，まれである<br>直接クームステスト陽性<br>・血小板凝集能低下<br>カルベニシリン，チカルシリン大量投与<br>重症基礎疾患を持ち，食事の摂取困難な患者に起こりやすい | 顆粒球減少の多くは薬剤の投与中止により正常化するが，無顆粒球症に至ることがあるので注意が必要である |
| 神経障害 | ・けいれん<br>大量投与，髄腔内投与の場合，てんかん様発作，けいれん，意識障害，不安，幻覚などの精神症状が現れる．ペニシリン1日2万5千ないし5千万単位投与で起こるとされ，間欠投与よりも持続投与での危険性が大きい<br>PCG，CBPC，DMPPC，TIPC，ABPC，その他ほとんどのPCs系薬にて起こる | |
| 胃腸障害 | 悪心，嘔吐，下痢<br>経口投与の場合に多い<br>下痢はアンピシリン，スルタミシリン，<br>クラブラン酸/アモキシシリンに多い<br>偽膜性大腸炎(菌交代現象の一つ)<br>アンピシリンに多い<br>ペニシリン投与中の *Klebsiella* 性血便 | 偽膜性大腸炎，ペニシリン投与中の *Klebsiella* 性血便を起こした場合は薬剤の中止 |
| その他 | ・電解質異常<br>ナトリウム，カリウムの過剰<br>カルベニシリン，ペニシリンG<br>・低カリウム血症<br>カルベニシリン，チカルシリン<br>・大量投与，腎不全，心不全の際には要注意<br>・各種抗菌薬のナトリウム，カリウム含量に注意<br>・局所反応<br>静脈炎，筋肉痛<br>・PIE症候群，薬物性肺炎，喘息(気管支けいれん)<br>・エンドトキシンショック<br>・耐性菌感染 | |

(β-ラクタム系薬(上田　泰・清水喜八郎共編，南江堂，1987)と岩田　敏：副作用－副作用-腎，相互作用について．小児科診療 **63**(11)：1659-1670，2000をそれぞれ一部改編)

受性のある抗菌薬に変更する．その際，できるだけ抗菌スペクトルの狭い薬剤に変更し，耐性菌の出現抑制に配慮する．起炎菌が耐性菌と判明すればすぐに感受性のある抗菌薬に変更すること．

感受性菌が起炎菌であると決定し，最適と考えられる抗菌薬を用いて治療しても改善が認められない場合(変更後3〜5日後となる)，以下の可能性について検討する必要がある．

① 細菌学的検査をもって決定した起炎菌が正しいか．

ウイルス，寄生虫，原虫，真菌感染症ではないのか．

他のβ-ラクタマーゼを持つ菌が多数存在しないか(indirect pathogen)．

② 適切な抗菌薬を，適切に投与しているか(投与量，投与間隔)．

ペニシリン系抗菌薬は用量依存性ではなく，MIC以上の薬剤濃度の持続時間が長い方がよい．細菌が元来抵抗性を持っている薬剤を投与していないか．

③ 抗菌薬が感染部位に十分量移行しているといえるか．

ペニシリン系抗菌薬は腎から主に排泄され胆汁中にも比較的よく排泄される．肺や喀痰への移行はマクロライドやニューキノロンほど良くない．

④ ドレナージや切開排膿などの外科処置の必要性はないか．

⑤ 菌交代，重感染はないか．

⑥ 基礎疾患(膠原病，悪性腫瘍など)に付随する症状ではないか．

⑦ 薬剤熱などの医原性の可能性はないか．

これらを慎重に検討したうえで他の抗菌薬に変更するかどうかを判断する．

### 薬を使用する際の注意

PCsに対してアレルギーの既往がないか確認を怠らないこと．ごく一部であるが，他のβ-ラクタム系抗菌薬でアレルギーの既往がある患者でPCsにもアレルギーを起こすことがある．もちろんその逆もしかりである．β-ラクタム系抗菌薬同士で抗原性が重なり合っている可能性は大きいと考えられる(**表5**)．

PCsは，一部は肝臓から胆汁中に排泄されるが，腎臓からの排泄が主であり，腎臓では糸球体濾過および尿細管分泌による排泄のうち後者の方が主であるため，probenecidを併用すると血中濃度の上昇，半減期の増加，尿中排泄が遅延する．

また，腎機能障害と半減期は相関するので投与量，投与間隔を調節する．PCsはカリウム塩，ナトリウム塩の製剤のため電解質バランスに影響を与える恐れがある．このため腎不全，心不全の患者への投与時，大量投与時には注意する．

腹膜透析患者では除去されうる薬剤は少ないが，血液透析患者ではペニシリンG，アンピシリン，チカルシリン，ピペラシリンなどが除去されるため，透析後に投与する必要がある．

新生児，低出生体重児への投与の際は，腎尿細管の働きが不十分であるため，排泄がきわめて少なく，投与量を十分注意する必要がある．小児に投与する場合は，小児特有の副作用など安全性，薬剤の服用性，小児用製剤の有無，小児への用法・用量の確立の有無を考慮して投与する．

妊婦の細菌感染症にはPCsが第一選択となるが，アレルギーの既往に注意する．詳しくは他書を参照されたい．

**表6　ペニシリン系抗菌薬と他剤の相互作用**

| ペニシリン系抗菌薬 | 他の薬剤 | 相互作用 |
|---|---|---|
| ABPC<br>AMPC | アロプリノール | 皮膚発疹の増強 |
| ABPC | 避妊薬 | 避妊薬の効果減少 |
| ABPC | サラゾピリン | サラゾピリンの吸収低下 |
| PCG，TIPC，PIPC，CBPC，MZPC | GM<br>(ゲンタマイシン)<br>TOB<br>(トブラマイシン) | GM，TOBの不活化 |
| ペニシリンの大量投与 | | 血中，尿中の17-KSの増加 |

(β-ラクタム系薬(上田　泰・清水喜八郎共編，南江堂，1987)と岩田　敏：副作用－副作用-腎，相互作用について．小児科診療 **63**(11)：1659-1670，2000をそれぞれ一部改編)

### 副作用－そのチェック方法と副作用対策

ペニシリン系抗菌薬の投与にあたっては必ずアレルギー・ショックの既往について詳しく問診をすることが大切である．

注射薬では投与前に必ず皮内テストを行う．皮内テストではⅠ型とⅣ型アレルギーの一部しか予測できないので，陰性であっても油断してはいけない．また，投与後数日たってからアレルギーがみられることもあるので注意する．要するに，薬剤の投与にあたっては初回投与後や治療中はベッドサイドで患者を注意深く観察すべきである．

さらに他の薬剤と併用する場合も相互作用に注意が必要である．他に服用中の薬剤がないかどうか，問診にて明らかにしておかなければならない(**表6**)．

# マクロライド系・リンコマイシン系抗菌薬

後藤 元

## 実用的な使いかた

### 1. マクロライド系抗菌薬

#### 薬剤プロフィル

14員環，15員環，16員環のマクロライドがあるが適応症はほぼ同じ．

作用機序：細菌の70Sリボゾームの50Sサブユニットに結合しペプチド転移反応を抑制することにより蛋白合成を阻害．

静菌性抗生物質．

組織移行性：良好．特に食細胞内移行性が高く，クラリスロマイシンでは細胞外濃度の10倍以上の濃度．

ニューマクロライド：14員環マクロライドのうちクラリスロマイシン，ロキシスロマイシン，15員環のアジスロマイシン，および16員環のロキタマイシンは，

① 胃酸に対する安定性

② 血中濃度（ロキシスロマイシンでエリスロマイシンの約5倍）

③ 半減期（アジスロマイシンで約60時間）

④ インフルエンザ菌に対する抗菌力

が旧来のマクロライドより改善されており，ニューマクロライドとして区分される．

#### 適応症

グラム陽性球菌感染症：肺炎球菌，レンサ球菌，黄色ブドウ球菌に有効であるが，いずれの菌種でも耐性菌が増えている．肺炎球菌では30%以上が耐性．特に最近増加傾向にあるペニシリン耐性肺炎球菌の大半は同時にマクロライド耐性である．したがって，グラム陽性球菌を対象にマクロライドを使用する場合はこの点に注意が必要．

グラム陰性桿菌：インフルエンザ菌を除き，一般的なグラム陰性桿菌に無効．インフルエンザ菌に対しても抗菌力は強いものではなく，マクロライドは，グラム陰性桿菌感染症には原則として使用しない．

グラム陰性球菌感染症：モラキセラ・カタラーリス，淋菌に有効．

マイコプラズマ，クラミジア感染症：マクロライドがきわめて有効．耐性菌はほとんど報告されていない．マイコプラズマ，クラミジア感染症は，マクロライド以外ではテトラサイクリン（ミノマイシン），一部のニューキノロン（スパラ，ガチフロ）が有効．

レジオネラ肺炎：レジオネラは細胞内寄生菌であるためマクロライドが有効．

播種性非定型抗酸菌感染症：クラリスロマイシン，およびアジスロマイシンは，AIDS患者の播種性 *Mycobacterium avium-intracellulare* complex（MAC）感染症が適応症となっている．

カンピロバクター感染症．

胃潰瘍，十二指腸潰瘍におけるヘリコバクター・ピロリ感染症：アモキシシリンとランソプラゾールあるいはオメプラゾールと併用．

その他：リケッチア感染症，百日咳にも有効．

#### 薬を使用する前に確認しておくべき事項

細菌性肺炎か非定型肺炎か：マイコプラズマ，クラミジア感染症がマクロライドの最もよい適応となることから，これらによる肺炎，すなわち非定型肺炎を一般細菌による肺炎と鑑別する必要がある．日本呼吸器病学会の“成人市中肺炎診療の基本的な考え方”では，**表3**のような項目による鑑別が示されている．

## 症状，病態に応じた使いかた

処方例：マイコプラズマ肺炎，クラミジア肺炎
クラリシッド® 400 mg 分2，
または
アジスロマイシン 500 mg 分1
3日間

アジスロマイシンは半減期が長いため3日間のみの投与．

処方例：レジオネラ肺炎
エリスロマイシン 1回 600 mg
1日2回　点滴静注
リファンピシン 450 mg 分1
クラビット® 600 mg 分3

レジオネラ肺炎は重症肺炎のためマクロライドは単独使用せず，リファンピシン and/or ニューキノロンを併用する．

処方例：播種性 MAC 感染症
クラリス® 800 mg 分2
エサンブトール® 750 mg 分1
リファジン® 450 mg 分1

MAC 感染症治療にはクラリスロマイシンは600 mg/日以上の用量が必要．クラリスロマイシン単独では容易に耐性化するので3剤，あるいはカナマイシンなどを加えた併用を行う．ただし後述のようにクラリスロマイシとリファンピシンの間には相互作用があり，問題は残されている．

処方例：胃潰瘍，十二指腸潰瘍におけるヘリコバクター・ピロリ感染症
クラリス® 400 mg 分2　　7日間
アモリン® 1.5 g 分2　　7日間
タケプロン® 60 mg 分2　　7日間

ヘリコバクター・ピロリ感染症の治療に関しては，薬剤の組み合わせ，用量，用法は限定されている．

## 効果判定と無効例の対処法

日本化学療法学会から**表4**のような効果判定基準が発表されている．

無効例では原因微生物が，

① マクロライド耐性のグラム陽性球菌

② グラム陰性桿菌

である可能性を検討する．この場合は，セフェム，カルバペネム，あるいはニューキノロンの使用を考慮する．

## 薬を使用する際の注意

マイコプラズマ肺炎，クラミジア肺炎，レジオネラ肺炎では，マクロライドは2週間は継続して使用する．

MAC 感染症では6ヵ月以上の治療が必要．

## 副作用

胃部不快感，下痢などの消化器症状が最も多い．このほか肝機能障害，あるいは発疹，好酸球増多などのアレルギー症状がみられるが，重篤なものは少ない．特に14員環マクロライドでは，各種薬剤の肝代謝に関与する酵素であるチトクローム P-450 を阻害することに基づく薬物相互作用に注意が必要．

① 併用禁忌薬：テルフェナジン，シサプリド，ピモジド：併用により血中濃度が上昇し，QT 延長，心室性不整脈をきたすことがある．

② 併用注意薬：

1) マクロライドが肝チトクローム P-450 を阻害することにより血中濃度の上昇をきたす薬剤：ジゴキシン，テオフィリン，ジソピラミド，トリアゾラム，カルバマゼピン，シクロスポリン，タクロリムス，クマリン系抗凝血薬，リトナビル．

2) マクロライドの肝チトクローム P-450 拮抗阻害により血中濃度低下をきたす薬剤：イトラコナゾール．

3) 肝チトクローム P-450 を誘導するためマクロライドの血中濃度低下をきたす薬剤：リファンピシン．

表1 マクロライド系抗菌薬

| 種類 | 一般名 | 略号 | 商品名（会社名） | 剤型・含有量 | 用法 | 用量 | グラム陽性菌 | | | | | | グラム陰性菌 | | | | | | | | | | | | | | | | 嫌気性菌 | 梅毒トレポネーマ | カンピロバクター | クラミジア | マイコプラズマ | 結核菌 |
|---|---|---|---|---|---|---|---|---|---|---|---|---|---|---|---|---|---|---|---|---|---|---|---|---|---|---|---|---|---|---|---|---|---|---|
| | | | | | | | 球菌 | | | | | 桿菌 | 球菌 | | 桿菌 | | | | | | | | | | | | | | | | | | | |
| | | | | | | | ブドウ球菌 PCG | | レンサ球菌 | 腸球菌 | 肺炎球菌 | ジフテリア菌 | 淋菌 | 髄膜炎菌 | モラクセラ・カタラーリス | インフルエンザ菌 | 百日咳菌 | 赤痢菌 | 大腸菌 | クレブシエラ | シトロバクター | エンテロバクター | セラチア | サルモネラ | 緑膿菌 | プロテウス | アシネトバクター | シュードモナス・セパシア | バクテロイデス | | | | | |
| | | | | | | | 感性 | 耐性 | | | | | | | | | | | | | | | | | | | | | | | | | | |
| 14員環系 | エリスロマイシン erythromycin | EM | アイロタイシン（塩野義）<br>エリスロシン（大日本） | 錠 100，200mg<br>錠 100，200mg<br>注 500mg<br>軟膏 1%<br>ドライシロップ 10%<br>ドライシロップW 20%<br>W 顆粒 20% | 内服<br>静注 | 1日800～1,200mg，4～6回に分服<br>小児：1日25～50 mg/kg<br>1日600～1,500mg，2～3回に分割，1回2時間以上かけて点滴静注 | ● | ● | ● | ○ | ● | ● | ● | ● | ○ | ○ | ○ | ○ | — | — | — | — | — | — | — | — | — | — | ○ | ● | ○ | ○ | ● | — |
| | ロキシスロマイシン roxithromycin | RXM | ルリッド（アベンティス-エーザイ） | 錠 150mg | 内服 | 1日300mg，2回に分服 | ● | ● | ● | ○ | ● | ○ | ○ | ○ | ○ | ○ | ○ | ○ | — | — | — | — | — | — | — | — | — | — | ○ | ○ | ○ | ○ | ● | — |
| | クラリスロマイシン clarithromycin | CAM | クラリス（大正）<br>クラリシッド（ダイナボット-大日本） | 小児用ドライシロップ 10%<br>錠 50(小児用)，200mg | 内服 | 1日400mg，2回に分服<br>小児：1日10～15 mg/kg，2～3回に分服 | ● | ● | ● | ○ | ● | ○ | ○ | ○ | ● | ● | ● | ○ | — | — | — | — | — | — | — | — | — | — | ○ | ○ | ● | ● | ● | — |
| | アジスロマイシン azithromycin | AZM | ジスロマック（ファイザー） | 錠 250mg<br>細粒小児用 10% | 内服 | 1日500mg，1回<br>小児：1日10mg/kg，1回 | ● | ● | ● | ○ | ● | ○ | ○ | — | ● | ● | ○ | ○ | ○ | ○ | ○ | ○ | — | ○ | — | — | — | — | ○ | — | ○ | ● | ● | — |

| | | | | | | | | | | | | | | | | | | | | | | | | | | | | | | | | | | |
|---|---|---|---|---|---|---|---|---|---|---|---|---|---|---|---|---|---|---|---|---|---|---|---|---|---|---|---|---|---|---|---|---|---|---|
| 16員環系 | ジョサマイシン<br>josamycin | JM | ジョサマイシン（山之内，-マルコ）<br>ジョサマイ（山之内，-マルコ） | 錠 50，200mg<br>ドライシロップ 10%<br>シロップ 3% | 内服 | 1日800～1,200mg，3～4回<br>小児：1日30mg/kg，3～4回分服 | ● | ● | ● | ○ | ● | ○ | ○ | ○ | ○ | ○ | ○ | ● | — | — | — | — | — | — | — | — | — | — | ○ | ○ | ○ | ○ | ● | — |
| | アセチルスピラマイシン<br>acetyl-spiramycin | SPM | アセチルスピラマイシン（協和醗酵） | 錠 100，200mg | 内服 | 1回200mg，1日4～6回 | ● | ● | ● | ○ | ● | ○ | ● | ○ | — | — | ○ | — | — | — | — | — | — | — | — | — | — | — | — | — | — | — | ○ | — |
| | キタサマイシン<br>kitasamycin | LM | ロイコマイシン（旭化成） | 錠 200mg<br>注 200mg | 内服<br>静注 | 1回200～400mg，1日3～4回<br>1回200mg，1日2回 | ● | ● | ● | ○ | ● | ● | ● | ● | — | ○ | — | ○ | — | — | — | — | — | — | — | — | — | — | — | ● | ● | ○ | ● | — |
| | アセチルキタサマイシン<br>acetyl-kitasamycin | | ネオ・ロイコマイシンH（旭化成） | トローチ 4mg | | 1日6～24mg，数回に分割，口中，舌下，頬腔で溶かしながら用いる | | | | | | | | | | | | | | | | | | | | | | | | | | | | |
| | ミデカマイシン<br>midecamycin | MDM | メデマイシン（明治製菓）<br>ミオカマイシン（明治製菓） | カプセル 200mg<br>錠 200mg<br>ドライシロップ 10，20% | 内服<br>内服 | 1日800～1,200mg，3～4回に分割<br>1日600mg，3回分服<br>小児：1日20～40mg/kg，3～4回分服 | ● | ● | ● | ○ | ● | ○ | ○ | ○ | ○ | ● | — | — | — | — | — | — | — | — | — | — | — | — | — | — | — | — | ● | — |
| | ロキタマイシン<br>rokitamycin | RKM | リカマイシン（旭化成） | ドライシロップ 20%<br>錠 100mg | 内服 | 1日600mg，3回に分割投与<br>小児：1日20～30mg/kg，3回に分服 | ● | ● | ● | ○ | ● | ○ | ○ | ○ | — | — | — | ○ | — | ○ | — | — | — | — | — | — | — | — | ● | — | ○ | ○ | ● | — |

●：有効菌種，○：感受性あり，：感受性なし

表2　リンコマイシン系抗菌薬

| 一般名 | 略号 | 商品名（会社名） | 剤型・含有量 | 用法 | 用量 | グラム陽性菌 球菌 ブドウ球菌 PCG 感性 | グラム陽性菌 球菌 ブドウ球菌 PCG 耐性 | グラム陽性菌 球菌 レンサ球菌 | グラム陽性菌 球菌 腸球菌 | グラム陽性菌 球菌 肺炎球菌 | グラム陽性菌 桿菌 ジフテリア菌 | グラム陰性菌 球菌 淋菌 | グラム陰性菌 球菌 髄膜炎菌 | グラム陰性菌 球菌 モラクセラ・カタラーリス | グラム陰性菌 桿菌 インフルエンザ菌 | 百日咳菌 | 赤痢菌 | 大腸菌 | クレブシエラ | シトロバクター | エンテロバクター | セラチア | サルモネラ | 緑膿菌 | プロテウス | アシネトバクター | シュードモナス・セパシア | 嫌気性菌 バクテロイデス | 梅毒トレポネーマ | カンピロバクター | クラミジア | マイコプラズマ | 結核菌 |
|---|---|---|---|---|---|---|---|---|---|---|---|---|---|---|---|---|---|---|---|---|---|---|---|---|---|---|---|---|---|---|---|---|---|
| 塩酸リンコマイシン<br>lincomycin hydrochloride | LCM | リンコシン<br>（住友-ファルマシア） | カプセル 250mg<br>注 300mg/1ml<br>600mg/2ml<br>1g/3.34ml<br>1.5g/5ml | 内服<br>静注<br>筋注 | 内服：1回500mg，1日3～4回<br>静注：1日1,200～1,800mg，2～3回に分割，点滴静注<br>筋注：1回300mg，1日2～3回または1回600mg，1日2回 | ● | ● | ● | — | ● | ○ | ○ | ○ | — | — | — | ○ | — | — | — | — | — | — | — | — | — | — | ● | — | — | — | ○ | — |
| クリンダマイシン<br>clindamycin | CLDM | ダラシン<br>（住友-ファルマシア）<br>ダラシンS<br>（ファルマシア） | カプセル<br>75，150mg<br>注 300，600mg/A | 内服<br>注射 | 内服：1回150mg，6時間ごとに投与<br>重症時300mg，6～8時間ごとに投与<br>小児：15mg/kg/日を3～4回に分けて投与<br>注射：600～1,200mgを2～4回に分けて筋注または点滴静注<br>重症：1日2,400mgまで増量可<br>小児：1日15～25mg/kg，3～4回分割，点滴静注 | ● | ● | ● | ○ | ● | ○ | ○ | ○ | — | — | — | — | — | — | — | — | — | — | — | — | — | — | ● | — | — | — | ● | — |

●：有効菌種，○：感受性あり，—：感受性なし

## 2. リンコマイシン系抗菌薬

### 薬剤プロフィル ■

クリンダマイシンとリンコマイシンがあるが，もっぱらクリンダマイシンの点滴静注が用いられる．

作用機序はマクロライドと同じ．

静菌性抗生物質．

組織移行性：良好．肺内濃度は血中濃度の約5倍，食細胞内濃度は10倍以上．

排泄：胆汁排泄が主で，尿への排泄は少ない．

### 適応症 ■

グラム陽性球菌感染症：肺炎球菌，レンサ球菌，黄色ブドウ球菌感染症に有効であるが，耐性菌が増加しており，グラム陽性球菌感染症に対しては，通常は $\beta$-ラクタムを第一選択とする．

嫌気性菌感染症：ペプトストレプトコッカス，バクテロイデスなど主要な嫌気性菌に優れた抗菌力を示し，嫌気性菌感染症は本薬の最もよい適応．

グラム陰性桿菌感染症：無効．

### 薬を使用する前に確認しておくべき事項 ■

グラム陰性桿菌感染症の可能性はないか：院内肺炎はグラム陰性菌の頻度が高いためリンコマイシンの単独使用は不適切．

嫌気性菌感染症かどうか：嫌気性菌肺炎は誤嚥性肺炎で多い．好発部位は肺の背側，下方．空洞を形成しやすい．病巣局所の検体の嫌気培養が必要で，喀痰検査は有用性なし．

非定型肺炎かどうか：表3に準じる．

表3　細菌性肺炎と非定型肺炎の鑑別（日本呼吸器病学会：成人市中肺炎診療の基本的な考え方）

| | |
|---|---|
| 症状・所見 | 60歳未満 |
| | 基礎疾患がない，あるいは軽微 |
| | 肺炎の家族内，集団内流行 |
| | 頑固な咳 |
| | 比較的徐脈 |
| | 胸部理学所見に乏しい |
| 検査成績 | 白血球数正常 |
| | スリガラス陰影またはskip lesion |
| | グラム染色で原因菌なし |

症状・所見
　6項目中3項目以上：非定型肺炎
　6項目中2項目以下：細菌性肺炎
症状・所見・検査成績
　9項目中5項目以上：非定型肺炎
　9項目中4項目以下：細菌性肺炎

表4　肺炎の有効性判定基準

| | 有効 | 無効 |
|---|---|---|
| 体温<br>胸部X線点数<br>白血球数<br>CRP | 37℃未満に低下<br>前値の70%以下に低下<br>9,000/$\mu l$ 未満に低下<br>前値の30%以下に低下 | 有効の基準を満たさないもの |

（日本化学療法学会雑誌 **45**：762, 1997）

### 症状，病態に応じた使いかた ■

処方例：嫌気性菌肺炎
　ダラシンS® 1回600 mg 1日2回 点滴静注
　モダシン® 1回1g 1日2回 点滴静注

嫌気性菌感染は，混合感染が多いため，リンコマイシンがカバーしないグラム陰性桿菌に対して第3世代以降のセフェムを併用する．

### 効果判定 ■

表4に準じる．

### 薬を使用する際の注意 ■

急速静注による血圧低下，心停止が報告されており，30分以上かけて点滴静注する．

### 副作用 ■

嫌気性菌に対する強い抗菌活性のため，菌交代現象として *Clostridium difficile* の増殖と，それに伴う偽膜性大腸炎が出現することがある．クリンダマイシンの中止とバンコマイシンの経口投与を行う．

# セフェム系抗菌薬

朝野和典・河野　茂

## 実用的な使いかた

### 適応症

セフェム系抗菌薬は，副作用が少なく，幅広い細菌に抗菌活性を有する抗菌薬である．

本系薬の適応を知るには，適応とならない感染症および微生物を知ることが，理解の助けとなる．

セフェム系抗菌薬は$\beta$-ラクタム系抗菌薬に分類され，その作用機序は細菌の細胞壁の合成阻害である．そのため，細胞壁をもたないマイコプラズマには無効である．また細胞内への移行性が低く，細胞内寄生性細菌にも無効である．これらの中にはレジオネラ属菌，抗酸菌などがある．またクラミジア属にも同様の理由で無効である．もちろんウイルスおよび真菌にも無効である．

セフェム系薬のうちペニシリナーゼ型$\beta$-ラクタマーゼに安定で，グラム陽性菌と大腸菌，クレブシエラに抗菌力を拡大したものが第1世代セフェム系薬である．第1世代セフェム系薬はセファロスポリナーゼ型$\beta$-ラクタマーゼには不安定なため，セファロスポリナーゼを産生するグラム陰性菌には無効である．

セファロスポリナーゼに対して安定性を増し，グラム陰性菌にさらに抗菌力を拡大し，インフルエンザ菌，モラクセラ・カタラーリスに抗菌力を発揮するのが第2世代セフェム系薬である．

$\beta$-ラクタマーゼに対してより安定となり，幅広くグラム陰性菌に抗菌力を拡大したものを第3世代セフェム系薬と呼び，抗緑膿菌活性を有するか否かで大きく二つに区分される．反面第3世代セフェム系薬は黄色ブドウ球菌をはじめとするグラム陽性球菌や嫌気性菌に対する抗菌活性を弱めている．MRSAが院内感染として蔓延した一つの原因に，第3世代セフェム系薬の多用が推測されている．

第4世代と一般に呼ばれているセフェム系薬は，第3世代の特徴を有し，かつ黄色ブドウ球菌に対して抗菌活性をのばしたセフェム系薬である．

セフェム系のもう一つのカテゴリーに構造上の分類からセファマイシン系薬(オキサセフェム系を含む)があげられる．セファマイシン系薬はグラム陰性菌に抗菌力を広げ，嫌気性菌にも抗菌活性をのばしたもので，主に骨盤，腹腔内感染に用いられるのが特徴である．

セフェム系抗菌薬に対する細菌側の耐性機構は，① $\beta$-ラクタマーゼ産生，② 薬剤標的蛋白の変異，③ 細胞内への透過性障害や細胞外への薬剤の排出機構が主なものである．

一般にグラム陽性菌に比べ，グラム陰性菌では$\beta$-ラクタマーゼを産生する菌の頻度が高く，またその分解能力も広域となるために，耐性菌の頻度が高くなる．ただし，グラム陽性菌でもメチシリン耐性黄色ブドウ球菌やペニシリン耐性肺炎球菌のように抗菌薬の標的蛋白の変異によって耐性を獲得した菌はセフェム系薬にも耐性である．

セフェム系抗菌薬は細菌の細胞壁の合成を阻害し，殺菌的に作用する．その効果は時間依存性であり，MIC以上の濃度を持続する方が，最高血中濃度が高い場合より効果的である．そのため，通常1日2回もしくは3回投与が選ばれる．

適応症と有効菌種はそれぞれの薬剤によって定められているが，臨床的な選択においては，薬剤個々の特徴を理解しておくことが重要である．

一般的に，セフェム系抗菌薬は，呼吸器，循環器，尿路，消化管，肝胆道系，軟部組織，骨格などいずれの感染症にも用いられる．しかし，臓器移行性を考慮することは重要である．cefoperazone(CPZ)に代表される肝胆道系の移行が良好な抗菌薬と腎臓から排泄される薬剤を理解して使い分ける．

セフェム系抗菌薬の投与は，副作用や患者の臓器障害の存在を第一に考慮し，次に感染臓器，原因菌の二つの要因を組み合わせて，適応を判断する．他系統の薬剤にアレルギーのあるときや副作用を経験した患者にはよい適応となる．ペニシリンアレルギーのある場合，セフェム系薬にアレルギーの起こる確率は，実際は1%前後であると報告されている．したがって，同じ$\beta$-ラクタム系薬ではあるが，ペニシリンアレルギーの存在はセフェム系薬の選択の絶対的禁忌にはならないものの，慎重な投与を行うべきである．

### 症状，病態に応じた使いかた ■

第1世代セフェム系薬はグラム陽性菌に抗菌活性が強いため，術後の感染予防や皮膚軟部組織の感染症が対象となる．また原因菌としては$\beta$-ラクタマーゼを産生する黄色ブドウ球菌には第一選択薬となる．

> 処方例：黄色ブドウ球菌性骨髄炎
> セファメジン$\alpha$(CEZ)　1 g/1回
> 8時間ごと　4〜6週間

第2世代セフェム系抗菌薬は軽症から中等症の市中肺炎や入院後早期の基礎疾患の重篤でない院内肺炎，慢性気道感染症の急性増悪時などに用いられる．また尿路感染症や胆道系感染症でも有用であり，特に嫌気性菌との混合感染を疑わせる腹部，消化管感染症ではcefmetazole(CMZ)やcefoxitin(CFX)などのセファマイシン系抗菌薬が有用である．

第3世代セフェム系薬は黄色ブドウ球菌に抗菌力が弱いため，予防投薬ではなく治療薬として原因菌が推定，同定されたときに用いる．

胆道系に対する移行ではcefoperazon(CPZ)，cefpiramide(CPM)などが良好であり，髄液移行のよいセフェム系としてはcefotaxime(CTX)，latamoxef(LMOX)，ceftriaxone(CTRX)があげられ，髄膜炎に用いられる．

> 処方例：細菌性胆嚢炎
> セフォペラジン(CPZ)　2 g　1日2回
> 点滴静注

> 処方例：成人細菌性髄膜炎
> ロセフィン(CTRX)　2 g　1日2回
> 点滴静注

経口薬の選択は，軽症の気道感染症や単純性尿路感染症，あるいは軟部組織感染症に適応と考えられる．呼吸器感染症について，注意すべきことは，喀痰への移行が良好ではなく，ペニシリン耐性肺炎球菌(PRSP)には十分な効果を発揮し得ない点である．

> 処方例：慢性気道感染症の急性増悪
> パンスポリンT(CTM-HE)　600 mg
> 1日3回　経口

### 効果判定と無効例の対処法 ■

一般的に抗菌薬療法は3日間の投与の後，発熱の改善がみられた場合効果ありと判定される．血液検査での白血球数やCRP，赤沈値なども参考となる．その他に呼吸器感染症では胸部X線所見，喀痰の量や色の変化，グラム染色所見での原因菌の減数や消失なども参考となるが，早期に変化を認めるのは困難な項目も多い．

抗菌薬中止の時期は感染症の病態によって異なる．気管支炎などでは解熱後すぐに抗菌薬を中止すべきであるし，肺炎などでは解熱後3日間というものが多い．肺化膿症や骨髄炎，心内膜炎などでは，効果発現までに長期間を要し，炎症反応が陰性化するまで長期間の投与が行われる．

抗菌薬無効症例はいくつかの状況を考えなければならない．一つは，耐性菌などによって抗菌薬が無効な場合，あるいは細菌学的には効果があっても炎症が持続する場合，感染症ではない原因による発熱や異常陰影の存在，膿瘍などの場合効果

表 1　セフェム系抗菌薬

| 世代区分 | 一般名 | 略号 | 商品名(会社名) | 用法 | 用量 | グラム陽性菌 | | | | | | グラム陰性菌 | | | | | | | | | | | | | | | 嫌気性菌 | 梅毒トレポネーマ | マイコプラズマ | 結核菌 |
|---|---|---|---|---|---|---|---|---|---|---|---|---|---|---|---|---|---|---|---|---|---|---|---|---|---|---|---|---|---|---|
| | | | | | | 球菌 | | | | | 桿菌 | 球菌 | | 桿菌 | | | | | | | | | | | | | | | | |
| | | | | | | ブドウ球菌 PCG | | レンサ球菌 | 腸球菌 | 肺炎球菌 | ジフテリア菌 | 淋菌 | 髄膜炎菌 | インフルエンザ菌 | 百日咳菌 | 赤痢菌 | 大腸菌 | クレブシエラ | シトロバクター | エンテロバクター | セラチア | サルモネラ | 緑膿菌 | プロテウス | アシネトバクター | シュードモナス・セパシア | バクテロイデス | | | |
| | | | | | | 感性 | 耐性 | | | | | | | | | | | | | | | | | | | | | | | |
| 第1世代 | cephaloridine | CER | ケフロジン(塩野義) | 注射 | 0.5～5g | ● | ● | ● | ○ | ● | ● | ● | ● | ○ | | ○ | ● | ● | | | | ○ | | ⊗ | | | | ● | | |
| | cephalothin | CET | ケフリン(塩野義) | 〃 | 1～6g | ● | ● | ● | | ● | ○ | ● | ○ | ○ | | ○ | ● | ○ | | | | ○ | | ⊗′ | | | | ○ | | |
| | cefazolin | CEZ | セファメジン α(藤沢) | 〃 | 1～3g | ● | ● | ● | | ● | ○ | ○ | ○ | ○ | | ○ | ● | ● | | | | ○ | | ● | | | | ○ | | |
| | ceftezole | CTZ | タイファロゾール(東和薬品) | 〃 | 0.5～4g | ● | ● | ● | | ○ | ○ | ○ | ○ | ○ | | ○ | ● | | | | | ○ | | | | | | ○ | | |
| 第2世代 | cefotiam | CTM | パンスポリン(武田)<br>ハロスポア(富山化学) | 〃 | 0.5～2g | ● | ● | ● | | ● | ○ | ○ | ○ | ● | | ○ | ● | ● | ● | ● | | ○ | | ● | | | | | | |
| 第3世代 | cefotaxime | CTX | クラフォラン(アベンティス)<br>セフォタックス(中外) | 〃 | 1～2g | ○ | ○ | ● | | ● | ○ | ○ | ○ | ● | | ○ | ● | ● | ● | ● | ● | ○ | ○ | ● | | | ● | | | |
| | cefoperazone | CPZ | セフォペラジン(富山化学)<br>セフォビッド(ファイザー) | 〃 | 1～2g | ○ | ○ | ● | | ● | ○ | ○ | ○ | ● | | ○ | ● | ● | ● | ● | ● | ○ | ● | ● | | | ● | | | |
| | ceftizoxime | CZX | エポセリン(藤沢) | 〃 | 0.5～2g | ○ | ○ | ● | | ● | ○ | ○ | ○ | ● | | ○ | ● | ● | ● | ● | ● | ○ | ○ | ● | | | ● | | | |
| | cefmenoxime | CMX | ベストコール(武田) | 〃 | 1～2g | ○ | ○ | ● | | ● | ○ | ○ | ○ | ● | | ○ | ● | ● | ● | ● | ● | ○ | ○ | ● | | | ● | | | |
| | cefpiramide | CPM | セパトレン(住友)<br>サンセファール(山之内) | 〃 | 1～2g | ● | ● | ● | | ● | ○ | ○ | ○ | ● | | ○ | ● | ● | ● | ● | ○ | ○ | ● | ● | | | ● | | | |
| | ceftazidime | CAZ | モダシン(グラクソスミスクライン，-田辺) | 〃 | 1～2g | ● | ● | ● | | ● | | ○ | ○ | ● | | ○ | ● | ● | ● | ● | ● | ○ | ● | ● | ● | | ● | | | |
| | ceftriaxone | CTRX | ロセフィン(日本ロシュ，-杏林) | 〃 | 1～2g | ● | ● | ● | | ● | ○ | ○ | ○ | ● | | ○ | ● | ● | ● | ● | ● | ○ | ○ | ● | | | ● | | | |
| | cefodizime | CDZM | ケニセフ(大鵬)<br>ノイセフ(アベンティス-杏林) | 〃 | 1～2g | ○ | | ● | | ● | | ● | | ● | | | ● | ● | ● | ● | ● | | | | | | ● | | | |
| 第4世代 | cefpirome | CPR | ケイテン(藤沢)<br>ブロアクト(アベンティス-塩野義) | 〃 | 1～2g | ● | ● | ● | ● | ● | ○ | ○ | ○ | ● | | ○ | ● | ● | ● | ● | ● | ○ | ● | ● | ● | | ● | | | |
| | cefepime | CFPM | マキシピーム(ブリストル) | 〃 | 1～2g | ● | ● | ● | ○ | ● | | | | ● | | | ● | ● | ● | ● | ● | ○ | ● | ● | | | ● | | | |
| | cefozopran | CZOP | ファーストシン(武田) | 〃 | 1～2g | ● | ● | ● | ● | ● | | | | ● | | ○ | ● | ● | ● | ● | ● | ○ | ● | ● | | | ● | | | |
| | cefoselis | CFSL | ウィンセフ(藤沢) | 〃 | 1～2g | ● | ● | ● | | ● | | ○ | ○ | ● | | ○ | ● | ● | ○ | ● | ● | | ● | ● | ○ | ● | ● | | | |
| | cefsulodin | CFS | タケスリン(武田) | 〃 | 0.5～1g | ○ | ○ | | | ○ | | | | | | | | | | | | | ● | | | | | | | |
| | cephalexin | CEX | ケフレックス(塩野義) | 経口 | 1g | ● | ● | ● | | ● | ○ | ● | ○ | | | ○ | ● | ● | | | | ○ | | ⊗ | | | | ○ | | |
| | cefradine | CED | タイセフラン(大洋) | 〃 | 1g | ● | ● | ● | | ● | ○ | ○ | ○ | | | ○ | ● | ● | | | | ○ | | ⊗″ | | | | ○ | | |
| | cefatrizine | CFT | セプチコール(萬有) | 〃 | 1g | ● | ● | ● | | ● | ○ | ○ | ○ | ● | | ○ | ● | ● | | | | ○ | | | | | | ○ | | |
| | cefaclor | CCL | ケフラール(塩野義) | 〃 | 0.75g | ● | ● | ● | | ● | ○ | ○ | ○ | ● | | ○ | ● | ● | | | | ○ | | | | | | ○ | | |
| | cefroxadine | CXD | オラスポア(日本チバガイギー-ノバルティスファーマ) | 〃 | 0.5～0.75g | ● | ● | ● | | ● | ○ | ○ | ○ | ● | | ○ | ● | ● | | | | ○ | | | | | | ○ | | |
| | cefadroxil | CDX | セドラール(萬有，-鳥居) | 〃 | 0.75g | ● | ● | ● | | ● | ○ | ○ | ○ | ○ | | ○ | ● | | | | | ○ | | | | | | ○ | | |
| | cefixime | CFIX | セフスパン(藤沢) | 〃 | 0.1～0.2g | | | ● | | ● | | ● | | ● | | ○ | ● | ● | | | ● | ○ | | ● | | | ○ | | | |
| | cefdinir | CFDN | セフゾン(藤沢) | 〃 | 0.3g | ● | ● | ● | | ● | | ● | | ● | | | ● | ● | | | ○ | ○ | | ● | | | ○ | | | |
| | ceftibuten | CETB | セフテム(塩野義) | 〃 | 0.3～0.4g | | | ○ | | ○ | | ○ | ○ | ● | | ○ | ● | ● | ○ | ● | ● | ○ | | ● | | | ○ | | | |

| | | | | | | | | | | | | | | | | | | | | | | | | | | | | | | |
|---|---|---|---|---|---|---|---|---|---|---|---|---|---|---|---|---|---|---|---|---|---|---|---|---|---|---|---|---|---|---|
| プロドラッグ | cefuroxime axetil | CXM-AX | オラセフ(グラクソ・ウエルカム-三共) | 経口 | 0.75g | ● | ● | ● | | ● | ○ | ● | ○ | ● | | ○ | ● | ● | ○ | ○ | | ○ | | ⊗″ | | | ○ | ○ | | |
| | cefotiam hexetil | CTM-HE | パンスポリンT(武田) | 〃 | 0.3〜0.6g | ● | ● | ● | | ● | ○ | ● | ○ | ● | | ○ | ● | ● | ● | ○ | ○ | ○ | | | | | ○ | | | |
| | cefteram pivoxil | CFTM-PI | トミロン(富山化学，-昭和薬化工) | 〃 | 0.15〜0.6g | ○ | ○ | ● | | ● | ○ | | | ● | | ○ | ● | ● | ● | ● | ● | ○ | | ● | | | | | | |
| | cefpodoxime proxetil | CPDX-PR | バナン(三共，-グラクソ・ウエルカム) | 〃 | 0.2〜0.4g | ● | ● | ● | | ● | | ● | | ● | | ○ | ● | ● | ● | ● | ○ | ○ | | ● | | | ○ | | | |
| | cefetamet pivoxil | CEMT-PI | セフィル(日本ロシュ，-杏林) | 〃 | 0.5〜1g | | | ● | | ● | | ○ | ○ | ● | | ○ | ● | ● | ○ | ○ | ○ | ○ | | ○ | | | | | | |
| | cefditoren pivoxil | CDTR-PI | メイアクト(明治製菓) | 〃 | 0.3〜0.6g | ● | ● | ● | | ● | | ○ | | ● | ● | | ● | ● | ● | ● | ● | ○ | | ● | | | ● | | | |
| | cefcapene pivoxil | CFPN-PI | フロモックス(塩野義) | 〃 | 0.3〜0.45g | ● | ● | ● | | ● | ○ | ● | ○ | ● | ○ | ○ | ● | ● | ● | ● | ● | ○ | | ● | | ○ | ● | | | |
| セファマイシン系 | cefoxitin | CFX | マーキシン(萬有) | 注射 | 2〜4g | ○ | ○ | ○ | | ○ | ○ | ○ | ○ | ○ | | ○ | ● | ● | | | ○ | ○ | | ● | | | ● | ○ | | |
| | cefmetazole | CMZ | セフメタゾン(三共エール-三共) | 〃 | 1〜2g | ● | ● | ○ | | ○ | ○ | ○ | ○ | ○ | | ○ | ● | ● | | | ○ | ○ | | ● | | | ● | ○ | | |
| | cefotetan | CTT | ヤマテタン(山之内) | 〃 | 1〜2g | ○ | ○ | ○ | | ○ | ○ | ○ | ○ | ● | | ○ | ● | ● | ● | ● | ● | ○ | | ● | | | ● | | | |
| | cefbuperazone | CBPZ | トミポラン(富山化学) | 〃 | 1〜2g | ○ | ○ | ○ | | ● | ○ | ○ | ○ | ● | | ○ | ● | ● | ● | ● | ● | ○ | | ● | | | ● | | | |
| | | | ケイペラゾン(科研) | | | | | | | | | | | | | | | | | | | | | | | | | | | |
| | cefminox | CMNX | メイセリン(明治製菓，-ブリストル) | 〃 | 2g | ○ | ○ | ● | | ● | ○ | ○ | ○ | ● | | ○ | ● | ● | | | ○ | ○ | | ● | | | ● | | | |
| オキサセフェム系 | latamoxef | LMOX | シオマリン(塩野義) | 〃 | 1〜2g | ○ | ○ | ○ | | ○ | ○ | ○ | ○ | ● | | ○ | ● | ● | ● | ● | ● | ○ | ○ | ● | | | ● | ○ | | |
| | flomoxef | FMOX | フルマリン(塩野義) | 〃 | 1〜2g | ● | ● | ● | | ● | ○ | ● | ○ | ● | | ○ | ● | ● | ○ | | ○ | ○ | | ● | | | ● | | | |

●：有効菌種，○：感受性あり　⊗：*P. mirabilis* のみ適応菌種，⊗′：*P. mirabilis* のみ感受性あり，⊗″：*P. mirabilis* のみ適応菌種，インドール陽性プロテウス感受性

**表2　セフェム系抗菌薬の特徴と適応**

| |
|---|
| 第1世代セフェム系薬 |
| ・黄色ブドウ球菌(MSSA)，レンサ球菌属に抗菌活性が強く，ペニシリンが使えない場合第一選択となる |
| ・術後の感染予防や皮膚軟部組織感染症に適応 |
| 第2世代セフェム系薬 |
| ・インフルエンザ菌，モラクセラに抗菌活性を有し，黄色ブドウ球菌，ペニシリン感受性肺炎球菌などにも有効なため呼吸器感染症に適応 |
| ・セファマイシン系を主として，嫌気性菌にも有効なため，骨盤，腹腔内感染症に適応 |
| 第3世代セフェム系薬 |
| ・グラム陰性菌に抗菌力が強いため，院内感染症(肺炎，複雑性尿路感染症，胆道系感染症)に選択され，一部の薬剤は緑膿菌にも抗菌活性を示す．また髄膜炎の原因菌にも抗菌活性が強いため，髄膜炎も適応である |

が発現するまで長時間を要する場合，などを注意深く鑑別する必要がある．

## 薬を使用する際の注意

薬物相互作用に関するいくつかの注意点があげられる．ループ利尿薬やアミノ配糖体との併用による腎毒性増強，アスピリンやヘパリンとの併用による出血傾向，アルコール摂取に伴うアセトアルデヒド症候群などである．

本系薬は，副作用も少なく，抗菌幅も広いため使用頻度が高いことがわが国の特徴の一つである．そのため，耐性菌による院内感染症の増加要因となっており，特に適正な使用が必要な抗菌薬の一つといえる．

## 副作用—そのチェック方法と副作用対策

セフェム系抗菌薬の副作用としては，アレルギー(ショックは少ない．発熱，発疹など)，腎障害，肝機能障害，など一般的な抗菌薬に付随する副作用がみられる．また偽膜性腸炎やビタミンK欠乏性による血液凝固障害など他の抗菌薬に比較し，セフェム系薬に起こりやすい副作用もある．いずれもそれぞれの副作用を熟知し，注意深い観察を行うべきである．

# カルバペネム・モノバクタム系抗菌薬

斧　康雄

## 実用的な使いかた

### 1. カルバペネム系薬

化学構造にカルバペネム骨格を有するβラクタム系薬の総称である．抗菌作用の特徴は，ペニシリン系薬やセフェム系薬に比較して，幅広い抗菌スペクトラムと優れた殺菌力を有する点である．その理由として，グラム陰性桿菌に対する良好な外膜透過性を示す点やペニシリン結合蛋白(PBP)に対する結合親和性(特にPBP 2に対する結合親和性が強い)，各種βラクタマーゼに対して安定である点などがあげられる．また，一部のグラム陰性桿菌に対してもpost antibiotic effect(PAE)を有する．イミペネム/シラスタチン(IPM/CS)，パニペネム/ベタミプロン(PAPM/BP)，メロペネム(MEPM)，ビアペネム(BIPM)の4剤がある．IPMは近位尿細管に存在するジヒドロペプチダーゼI(DHP-I)により分解されるため，その阻害薬CSと1：1の配合剤となっている．PAPMは，連続投与で腎毒性をきたす可能性があるため，腎毒性軽減薬(有機アニオン輸送阻害薬)のBPとの1：1の配合剤となっている．MEPMとBIPMは，DHP-Iに対して安定で，中枢毒性や腎毒性も軽減されており単剤での使用が可能である．IPM，PAPM，MEPMの常用量(0.5 g)を30分かけて点滴静注した場合の最高血中濃度は25～40 μg/m$l$に達し，血中半減期は約1時間で，累積尿中回収率(0～12時間)は，PAPM(21.5%)以外は60～75%である．BIPMの常用量(0.3 g)を60分かけて点滴静注した場合の最高血中濃度は17 μg/m$l$に達し，血中半減期は1時間で，尿中排泄率は約63%である．

### 適応症

**表1**に示すようなグラム陽性菌から緑膿菌を含むグラム陰性桿菌，嫌気性菌にまで強い抗菌作用を示す．4剤の抗菌作用の比較では，一般にPAPM/BPやIPM/CSはグラム陽性菌にやや抗菌作用が強く，MEPMとBIPMはグラム陰性桿菌に抗菌作用が強い傾向にある．ただし，本系統薬は，メチシリン耐性黄色ブドウ球菌(MRSA)や*Stenotrophomonas maltophilia*，*Burkholderia cepacia*に対しては抗菌力が弱い．インフルエンザ菌に対しては，一般的に第3世代セフェム系薬やニューキノロン系薬に比較して抗菌力は劣る．保険上の適応疾患を**表2**に示す．

### 治療前に確認しておくべき事項

患者の感染症の重症度，感染防御能の低下の有無，年齢，基礎疾患や合併症，薬物服用歴，薬剤の排泄臓器である腎の障害の有無，妊娠やアレルギーの有無などを問診や各種検査成績でチェックする．具体的には以下の項目をチェックする．

**① 感染病巣から得られる臨床検体のグラム染色を行い起炎菌を推定する**

血液(皮膚常在菌の汚染に注意)，髄液，胸水，腹水，関節液など通常無菌的な部位から菌が検鏡で検出される場合は起炎菌の可能性が高い．開放性膿汁や喀痰，便，尿などの検体は，しばしば常在菌や一過性にコロニゼーションしているだけの菌種も含まれていることが多いので，グラム染色所見での菌量や好中球などの炎症細胞の浸潤の程度，好中球による菌の貪食像などを参考にする．発熱，末梢血白血球数とその分画，血清CRP値などの炎症所見や画像診断などで総合的に病態を評価して起炎菌かどうかを判定する．

**② 薬剤耐性菌に注意する**

起炎菌の薬剤感受性は，市中での感染か院内感染か，あるいは前投与された抗菌薬などによって大きく異なるので，市中における分離菌の薬剤耐性情報や施設内における抗菌薬の薬剤感受性パターンなどを考慮したうえで抗菌薬を選択する．薬剤耐性菌の検出現状は，分離される緑膿菌の約10〜20%，エンテロバクターなどの腸内細菌で数%にカルバペネム耐性株がみられる．MRSAやレジオネラ菌は本薬に耐性である．さらに本薬をも加水分解するメタロβラクタマーゼを産生する緑膿菌，セラチア，クレブシエラ，バクテロイデスなどがまれに検出されるので注意する．緑膿菌ではD2 porinと呼ばれる外膜孔の欠損(減少)によってカルバペネム系薬の外膜透過性が低下して耐性化する場合もある．

**③　治療開始前に細菌培養を行う**

培養検査に出す臨床検体は無菌的に，迅速に検査室に搬送する．嫌気性菌感染症が疑われる場合には，膿汁や分泌物を空気を遮断した状態に保ち，できるだけ速やかに細菌培養を行う．高熱を呈し，菌血症が疑われる場合は少なくとも2回は異なった部位からの血液培養を施行する．

**④　血清診断，遺伝子診断**

血清診断は，病巣部から検体が採取できない場合やグラム染色で菌が染色されない場合など，原因病原体がはっきりしない場合の診断に役立つ．本系統薬が無効なマイコプラズマやクラミジアによる異型肺炎，レジオネラ肺炎，真菌感染症，各種ウイルス感染症などの診断に使用される．尿中抗原検査は，肺炎球菌とレジオネラに対して使用できる．また，A群β溶連菌感染症にはASLO測定が有用である．MRSA，ペニシリン耐性肺炎球菌(PRSP)，基質拡張型βラクタマーゼ(ESBL)産生菌，メタロβラクタマーゼ産生緑膿菌などの薬剤耐性菌や結核菌に対してはPCRを利用した検出法もある．

## 症状，病態に応じた使いかた ■

① 通常，カルバペネム系薬は，感染症の病態が中等症以上の場合に選択される．軽症でも基礎疾患が重篤である場合や，感染症の重症化が予想される場合も適応となる．

② 単剤でも多くの細菌感染症や複数菌感染症の治療が可能であり，特に起炎菌不明の重症例のempiric therapyに最適である．好気性菌と嫌気性菌が混合感染することが多い嚥下性肺炎や腹腔内感染症などに使用される．

③ 軽症・中等症の感染症で，他剤に感受性があり，compromised hostでない場合は，原則的に第一選択薬としない．

④ 感染防御能の低下がなくても，敗血症，髄膜炎(PRSPにはPAPM/BPやMEPMを選択)，重症肺炎，急激に進行する壊死性筋膜炎などの致死的感染症の場合には適応となる．

⑤ 他剤無効例(特に第3世代セフェム系薬)，好中球減少患者やcompromised hostに発症した重症感染症，緑膿菌やアシネトバクター，ESBL産生肺炎桿菌，PRSP，腸球菌(*E. faecalis*)，バクテロイデス属などによる感染症に特に有用である．

⑥ 緑膿菌感染症には，1回投与量の増量や投与回数を増やすなどの投与法を工夫し，重症の場合はアミノ配糖体を併用する．

## 効果判定と無効例の対処法 ■

効果判定は，自・他覚所見，発熱，白血球数，CRPなどの炎症所見，画像所見，起炎菌の消失(減少)などで総合的に判定する．効果判定は3日後(重症例では2日後)に行い続行するかどうかを判定する．7日後には治療を終了するかどうか，他剤に変更して続行するかどうかを判定する．無効例には，以下の点について検討する．(1) 分離菌が真の起炎菌かどうか，(2) 適切な抗菌薬を十分量(投与量，投与間隔)投与しているか，(3) 薬剤が感染部位に十分移行しているか，(4) ドレナージや外科的処置の必要はないか，(5) 重症感染症や耐性菌感染症ではないか，(6) 一度解熱した後に発熱がみられた場合は，基礎疾患および静脈炎や薬剤熱などの医原性の合併症はないか，を吟味し他剤に変更するかどうか，他の抗菌薬を併用するかどうかを検討する．一般に，カルバペネム系薬との併用薬としては，相乗効果を目的にアミノ配糖体が併用されることが多く，起炎菌不明例

表1 カルバペネム・モノバクタム系抗菌薬

| 種類 | 一般名 | 略号 | 商品名（会社名） | 剤型・含有量 | 用法 | 用量 | グラム陽性菌 球菌 ブドウ球菌 PCG感性 | グラム陽性菌 球菌 ブドウ球菌 PCG耐性 | グラム陽性菌 球菌 レンサ球菌 | グラム陽性菌 球菌 腸球菌 | グラム陽性菌 球菌 肺炎球菌 | グラム陽性菌 桿菌 ジフテリア菌 | グラム陰性菌 球菌 淋菌 | グラム陰性菌 球菌 髄膜炎菌 | グラム陰性菌 球菌 モラクセラ・カタラーリス | グラム陰性菌 桿菌 インフルエンザ菌 | 百日咳菌 | 赤痢菌 | 大腸菌 | クレブシエラ | シトロバクター | エンテロバクター | セラチア | サルモネラ | 緑膿菌 | プロテウス | アシネトバクター | シュードモナス・セパシア | 嫌気性菌 バクテロイデス | 梅毒トレポネーマ | マイコプラズマ | 結核菌 | 備考 |
|---|---|---|---|---|---|---|---|---|---|---|---|---|---|---|---|---|---|---|---|---|---|---|---|---|---|---|---|---|---|---|---|---|---|
| カルバペネム | イミペネム/シラスタチン imipenem/cilastatin | IPM/CS | チエナム（萬有） | 注0.25, 0.5g/V | 点滴（30分以上）筋 | 1日0.5〜1g, 2〜3回分割, 重症時2gまで増量可能 | ● | | ● | ● | ● | ○ | ○ | ○ | ○ | ● | | ○ | ● | ● | ● | ● | ● | | ● | ● | ● | ○ | ● | | | | 小児：1日30〜80mg/kg, 3〜4回分割（重症時1日100mg/kgまで増量可） |
| カルバペネム | パニペネム/ベタミプロン panipenem/betamipron | PAPM/BP | カルベニン（三共） | 注0.25, 0.5g/V | 点滴（30分以上） | 1日1g, 2回分割, 重症時2gまで増量可能 | ● | | ● | ● | ● | ○ | ○ | ○ | ● | ● | | ○ | ● | ● | ● | ● | ● | | ● | ● | ○ | | ● | | | | 小児：1日30〜60mg/kg, 3回分割（重症時1日100mg/kgまで） |
| カルバペネム | メロペネム meropenem | MEPM | メロペン（住友） | 注0.25, 0.5g/V | 点滴（30分以上） | 1日0.5〜1g, 2〜3回分割, 重症時2gまで増量可能 | ● | | ● | ● | ● | ○ | ○ | ○ | ● | ● | | ○ | ● | ● | ● | ● | ● | ○ | ● | ● | ○ | ○ | ● | | | | |
| カルバペネム | ビアペネム biapenem | BIPM | オメガシン（日本ワイスレダリー-明治製菓） | 注射 バイアル：点滴用0.3g キット：点滴用0.3gバッグ | 点滴 静脈内注射（30〜60分） | 1日0.6g, 2分割, 重症時1.2gまで増量可能 | ● | | ● | ● | ● | ○ | ○ | ○ | ● | ● | ○ | ○ | ● | ● | ● | ● | ● | ○ | ● | ● | ● | ○ | ● | | | | |
| ペネム | ファロペネム faropenem | FRPM | ファロム（サントリー-山之内） | 錠150, 200mg ドライシロップ100mg | 経口 | 1回150〜300mg, 1日3回 1回5mg/kg 1日3回 | ● | | ● | ● | ● | | ○ | | ● | ● | ● | | ● | ○ | ● | ● | ○ | ○ | | ○ | | | ● | | | | ドライシロップ1回10mg/kgを超えないこと |

| | | | | | | | | | | | | | | | | | | | | | | | | | | | | | | | | |
|---|---|---|---|---|---|---|---|---|---|---|---|---|---|---|---|---|---|---|---|---|---|---|---|---|---|---|---|---|---|---|---|---|
| モノバクタム | アズトレオナム aztreonam | AZT | アザクタム (エーザイ) | 注 0.5, 1g/V | 静 点滴 筋 | 1日1～2g，2回分割，重症時4gまで増量(2～4回分割) | | | | | | | ● | ● | | ● | | ○ | ● | ● | ● | ● | ● | ○ | ● | ● | | | | | | 小児：1日40～80mg/kg，2～4回分割(重症時150mg/kgまで) |
| | カルモナム carumonam | CRMN | アマスリン (武田) | 注 1g/V | 静 筋 | 同上 | | | | | | | | | | ● | | | ● | ● | ● | ● | ● | | ● | ● | | | | | | |

●：有効菌種，○：感受性があるもの　*点滴は30分以上かけて行う．

では本系統薬の抗菌力が及ばない菌種に抗菌作用を示すミノサイクリン，グリコペプチド系薬などが併用されることが多い．

治療終了の目安は，発熱などの臨床症状，白血球数，CRPを指標に決められるが，急性で合併症のない感染症の場合，抗菌薬の投与期間は，通常7～14日間程度である．

#### 薬を使用する際の注意 ■

使用する薬剤に過敏症がないことを問診や皮内反応で確認する．フロセミドとの併用で腎毒性が増強される可能性がある．バルプロ酸ナトリウムの血中濃度を低下させ，てんかん発作を起こす可能性があるため併用禁忌．未熟児・新生児では安全性が確立していない．また，授乳中の投与は母乳中へ移行するため避ける．

#### 副作用—そのチェック方法と副作用対策 ■

他の$\beta$ラクタム系薬と共通の副作用を示すが，特に腎毒性やけいれんなどの中枢神経障害の発現に注意する．副作用発現を防止するために，高齢者(潜在的腎機能低下)や腎障害時には投与量や投与間隔を調節する．

### 2. モノバクタム系抗菌薬

モノバクタム系薬は，単一の$\beta$ラクタム環からなるユニークな構造の$\beta$ラクタム系薬であり，アズトレオナム(AZT)とカルモナム(CRMN)がある．AZT，CRMNの1gを60分かけて点滴静注した場合の最高血中濃度は約90 $\mu$g/m$l$に達し，血中半減期は1.4～1.7時間で約60～90%は尿中に排泄される．

#### 適応症 ■

本系統薬は，$\beta$ラクタマーゼに対する安定性が高く，細菌の外膜透過性に優れ，PBPのうち，特にPBP 3に強い結合親和性を示す．好気性グラム陰性菌にのみ強い抗菌力を発揮するが，グラム陽性菌，嫌気性菌にはほとんど抗菌活性を示さない(表1)．主な適応症を**表3**に示す．

表2 カルバペネム系薬の適応症

| IPM/CS | PAPM/BP | MEPM | BIPM |
|---|---|---|---|
| 敗血症*，感染性心内膜炎*，骨髄炎，関節炎，創傷の二次感染，気管支炎，気管支拡張症(感染時)，慢性呼吸器疾患の二次感染，肺炎，肺化膿症，膿胸，腎盂腎炎，膀胱炎，前立腺炎，胆嚢炎，胆管炎，肝膿瘍，腹膜炎，子宮付属器炎，子宮内感染，骨盤死腔炎，子宮旁結合織炎，バルトリン腺炎，全眼球炎*，角膜潰瘍*〔*は点滴静注のみ〕 | 敗血症，感染性心内膜炎，丹毒，蜂巣炎，リンパ管(節)炎，肛門周囲膿瘍，外傷・熱傷・手術創などの表在性二次感染，骨髄炎，関節炎，咽喉頭炎(咽喉頭の膿瘍)，急性気管支炎，扁桃炎(扁桃周囲炎，扁桃周囲膿瘍)，慢性気管支炎，気管支拡張症(感染時)，慢性呼吸器疾患の二次感染，肺炎，肺化膿症，膿胸，腎盂腎炎，膀胱炎，前立腺炎，精巣上体炎，胆嚢炎，胆管炎，肝膿瘍，腹膜炎，骨盤腹膜炎，ダグラス窩膿瘍，子宮付属器炎，子宮内感染，子宮旁結合織炎，バルトリン腺炎，髄膜炎，眼窩感染，全眼球炎(含，眼内炎)，中耳炎，副鼻腔炎，化膿性唾液腺炎，顎炎，顎骨周辺の蜂巣炎 | 敗血症，蜂巣炎，リンパ節炎，肛門周囲膿瘍，骨髄炎，関節炎，外傷創感染，熱傷創感染，手術創感染，扁桃周囲膿瘍，慢性気管支炎，気管支拡張症(感染時)，慢性呼吸器疾患の二次感染，肺炎，肺化膿症，膿胸，腎盂腎炎，複雑性膀胱炎，胆嚢炎，胆管炎，肝膿瘍，腹膜炎，子宮付属器炎，子宮内感染，骨盤死腔炎，子宮旁結合織炎，全眼球炎，中耳炎，副鼻腔炎，顎炎，顎骨周辺の蜂巣炎，髄膜炎 | 肺炎，肺化膿症，慢性呼吸器疾患の二次感染，腎盂腎炎，複雑性膀胱炎，腹膜炎，子宮旁結合織炎 |

表3 モノバクタム系薬とファロペネムの適応症

| AZT，CRMN | FRPM |
|---|---|
| グラム陰性菌による敗血症，慢性気管支炎，気管支拡張症(感染時)，慢性呼吸器疾患の二次感染，胆管炎，胆嚢炎，腹膜炎，腎盂腎炎，膀胱炎，淋菌性尿道炎・子宮頸管炎(AZT のみ)など | 感性菌による毛嚢(包)炎，痤瘡，癤，癰，伝染性膿痂疹，丹毒，蜂巣炎，瘭疽，皮下膿瘍，感染性粉瘤，膿皮症，外傷・熱傷・手術創などの(表在性)二次感染，肛門周囲膿瘍，扁桃炎，咽喉頭炎，急性気管支炎，肺炎，肺化膿症，腎盂腎炎，膀胱炎，前立腺炎，子宮付属器炎，子宮内感染，眼瞼炎，麦粒腫，涙嚢炎，角膜炎，外耳炎，中耳炎，副鼻腔炎，歯周組織炎，歯冠周囲炎，顎炎，猩紅熱，百日咳など |

## 治療前に確認しておくべき事項

カルバペネム系薬を使用する場合と同様であるが，モノバクタム系薬は狭域スペクトラムであるため，起炎菌がグラム染色でグラム陰性菌であることを確認することが重要である．

## 症状，病態に応じた使いかた

① 慢性気道感染症，尿路感染症，敗血症，胆道感染症などのグラム陰性桿菌が関与する疾患が良い適応となる．

② 狭域スペクトラムであるため，原則としては起炎菌決定後にその菌を狙って使用する(target therapy)．

③ 起炎菌不明の重症感染症や複数菌感染症には併用療法が施行される．グラム陽性球菌と嫌気性菌に抗菌力を有するクリンダマイシンとの併用やアミノベンジルペニシリン，アミノ配糖体，バンコマイシンなどと併用することが多い．

## 効果判定と無効例の対処法

カルバペネム系抗菌薬の場合と同様であるが，無効例ではグラム陽性球菌や嫌気性菌による菌交代症によることがあり，これらに感受性を有する薬剤を追加するか，他剤に変更する．

## 薬を使用する際の注意

使用する薬剤に過敏症がないことを問診や皮内反応で確認する．

## 副作用―そのチェック方法と副作用対策

他の$\beta$ラクタム系薬と同様の副作用が起こりうる．しかし，他の$\beta$ラクタム系薬と比較して腸内細菌叢への影響は少なく，アレルギー反応，アンタビュース様作用，出血傾向などの副作用も少ない．フロセミドとの併用注意．腎障害者には投与量・投与間隔を調整する．

### 3. ペネム系抗菌薬

ペネム系薬は，βラクタム環をもつペニシリン骨格の5員環部分に二重結合を導入したものである．ファロペネム(FRPM)が市販されている．グラム陽性・陰性菌，嫌気性菌に有効で，細菌の細胞壁合成阻害により殺菌的に作用する(表1)．βラクタマーゼに安定であるが，腎のDHP-Iにある程度分解される．空腹時にFRPM 300 mgを内服した場合の最高血中濃度は5 μg/ml で，血中半減期は1時間，尿中排泄率は約3〜6%(12時間まで)，胆汁中への移行は不良である．

#### 適応症 ■

主な適応症を表3に示す．

#### 治療前に確認しておくべき事項 ■

カルバペネム系薬の場合と同様である．

#### 症状，病態に応じた使いかた ■

① 経口薬のため軽症例が適応となる．

② レンサ球菌，ブドウ球菌，肺炎球菌，嫌気性菌などに対する抗菌力が強いので，これらの菌種が関与することが多い皮膚軟部組織感染症，耳鼻科領域感染症，歯科領域感染症，上気道感染症などに有用である．

③ 気管支炎や肺炎の起炎菌として分離頻度が高いPRSPに対する本薬の抗菌力は強いが，インフルエンザ菌に対する抗菌力は新経口セフェム系薬より劣るため呼吸器感染症のempiric therapyとして使用しづらい．PRSPの検出を確認したうえでの使用が望ましい．

#### 効果判定と無効例の対処法 ■

カルバペネム系薬の場合と同様である．無効例には，他の系統の経口薬(抗菌作用や組織移行性が異なるニューキノロン系薬やマクロライド系薬，テトラサイクリン系薬など)や注射用抗菌薬に変更する．

#### 薬を使用する際の注意 ■

薬剤に過敏症がないことを問診で確認する．IPM/CSやバルプロ酸ナトリウムとの併用で相互作用発現の可能性がある．未熟児・新生児では安全性が確立していない．授乳中の投与は避ける．

#### 副作用―そのチェック方法と副作用対策 ■

他のβラクタム系薬と同様の副作用に注意するが，特に下痢・軟便などの消化器系の副作用が多い傾向にある．下痢対策としてビオフェルミンR®などとの併用が行われる．

# テトラサイクリン系抗菌薬

原永修作・斎藤　厚

## 実用的な使いかた

### 一般的事項

テトラサイクリン系抗菌薬は4員環系構造母核naphthaceneを有する物質で細菌の菌体内の70 Sリボゾームの30 Sサブユニットに作用し，t-RNAのアミノ酸への結合を妨げ，蛋白合成阻害作用により抗菌作用を発揮する．動物の80 Sリボゾームには作用しないため，選択毒性を有するが，使用量を増すと毒性が増加する．

### 薬を使用する前(治療前)に確認しておくべき事項

テトラサイクリン系の抗菌薬には**表1**に示すような4薬剤があるが，現在わが国で主に用いられているものはミノサイクリン(MINO)とドキシサイクリン(DOXY)である．これらの薬剤は，脂溶性に富むため良好な組織移行を示し，髄液，喀痰，尿中，胆汁，腹水，胸水中の薬剤濃度が高い．また，細胞内移行にも優れており，細胞内外比は1〜5である．テトラサイクリン系抗菌薬は胆汁中に排泄され，腸肝循環により最終的に糞便中に80〜90%が排泄される．また，腎親和性が低いため，副作用としての腎障害の頻度が低い[2〜4]．製剤として，内服薬(錠剤)と静注薬があり，前者は胃腸障害などの副作用の頻度が高い．通常，初日200 mg，以降100 mg/日が用いられるので，初回点滴静注(100 mg/1 ampを2 amp)行って，2日目以降内服とするか，初日から内服で治療するかを上記の諸条件を加味して決めておく．

### 適応症および症状，病態に応じた使いかた

テトラサイクリン系抗菌薬の適応症は幅広く，マイコプラズマ感染症，リケッチア感染症，クラミジア感染症に対しては第一選択薬またはマクロライド系薬の代用薬として用いられている(**表2**)．上記の感染症以外にも，嫌気性菌感染症，ブドウ糖非発酵性のグラム陰性菌である*Stenotrophomonas maltophilia*や*Acinetobacter calcoaceticus*にも有効である．また，メチシリン耐性黄色ブドウ球菌(MRSA)にもある程度の抗菌力を示す．

以下に各疾患の臨床所見および処方例(**表3**)について述べる．

**1. マイコプラズマ感染症**

マイコプラズマは一般細菌と異なり細胞壁を欠くため，細胞壁合成阻害作用によって抗菌力を発揮する$\beta$-ラクタム系抗菌薬は無効である．マイコプラズマの確定診断は，菌の分離や血清抗体価の上昇によって行われるが，発症後10〜14日以上を経過しないと抗体価の有意な上昇がみられず，早期診断には有用ではない．また，分離にも特殊な培地と時間を要するため疑診のまま治療を開始することになる．遷延する激しい咳，白血球が正常または軽度上昇，小児および若年発症，集団感染，$\beta$-ラクタム系抗菌薬が無効といった臨床所見が認められる場合には，マイコプラズマ肺炎を疑う根拠となる．

**2. クラミジア感染症**

ヒトに病原性をもつクラミジアには*Chlamydia trachomatis*，*Chlamydophila*(*Chlamydia*) *pneumoniae*，*Chlamydophila*(*Chlamydia*) *psittaci*の3菌種がある．

*C. trachomatis*はかつてトラコーマや鼠径リンパ肉芽腫症の原因として知られていたが，近年ではSTDの主要病原体として注目されている．また，*C. trachomatis*に感染した妊婦からの垂直感染により，新生児への結膜炎，肺炎が認められる．

表 1　テトラサイクリン系抗菌薬

| 一般名 | 略号 | 商品名(会社名) | 剤型・含有量 | 用法 | 用量 | グラム陽性菌 | | | | | | グラム陰性菌 | | | | | | | | | | | | | | | | 嫌気性菌 | 梅毒トレポネーマ | マイコプラズマ | 結核菌 | 備考 |
|---|---|---|---|---|---|---|---|---|---|---|---|---|---|---|---|---|---|---|---|---|---|---|---|---|---|---|---|---|---|---|---|---|
| | | | | | | 球菌 | | | | | 桿菌 | 球菌 | | 桿菌 | | | | | | | | | | | | | | | | | | |
| | | | | | | ブドウ球菌 PCG 感性 | ブドウ球菌 PCG 耐性 | レンサ球菌 | 腸球菌 | 肺炎球菌 | ジフテリア菌 | 淋菌 | 髄膜炎菌 | インフルエンザ菌 | 百日咳菌 | 赤痢菌 | 大腸菌 | クレブシエラ | シトロバクター | エンテロバクター | セラチア | サルモネラ | 緑膿菌 | プロテウス | アシネトバクター | シュードモナス・セパシア | バクテロイデス | | | | | |
| 塩酸テトラサイクリン tetracycline hydrochloride | TC | アクロマイシン(日本ワイスレダリー-武田) | バイアル(100，250，500mg)<br>カプセル(50，250mg) | 注射<br>内服 | 1g/日<br>1g/日 | ● | ● | ● | ○ | ● | ○ | ● | ○ | ● | ○ | ○ | ● | ● | − | ○ | ○ | ○ | − | ● | − | − | ○ | ● | ○ | − | |
| 塩酸デメチルクロルテトラサイクリン demetylchlor-tetracycline hydrochloride | DMCTC | レダマイシン(日本ワイスレダリー-武田) | カプセル(30，150，300mg) | 内服 | 0.45〜0.6g/日 | ● | ● | ● | ○ | ● | ○ | ● | ○ | ● | ○ | ○ | ● | ● | − | ○ | ○ | ○ | − | ● | − | − | ○ | ● | ○ | − | |
| 塩酸ドキシサイクリン doxycycline hydrochloride | DOXY | ビブラマイシン(ファイザー) | 錠(50，100mg) | 内服 | 初回 0.2g，その後 0.1g/日 | ● | ● | ● | ○ | ● | ○ | ● | ○ | ● | ○ | ● | ● | ● | − | ○ | ○ | ○ | ○ | ○ | ● | ○ | ○ | ○ | ○ | − | |
| 塩酸ミノサイクリン minocycline hydrochloride | MINO | ミノマイシン(日本ワイスレダリー-武田)<br>ミノスタシン(京都薬品-協和醗酵) | バイアル(100mg)<br>カプセル，錠(50，100mg)<br>顆粒(2%) | 注射<br>内服 | 0.1〜0.2g/日<br>0.1〜0.2g/日 | ● | ● | ● | ○ | ● | ○ | ● | ○ | ● | ○ | ● | ● | ● | ● | ● | ○ | ○ | ● | ● | ● | ● | ● | ● | ○ | − | |

●：有効菌種，○：感受性あり，−：感受性なし

表2　テトラサイクリン系薬剤の適応症

| |
|---|
| マイコプラズマ感染症* |
| 　マイコプラズマ肺炎，非淋菌性尿道炎(ウレアプラズマ) |
| クラミジア感染症* |
| 　肺炎クラミジア感染症，オウム病，トラコーマ，新生児肺炎，非淋菌性尿道炎 |
| 　鼠径リンパ肉芽腫症 |
| リケッチア感染症* |
| 　つつが虫病，発疹チフス・発疹熱，紅斑熱リケッチア症，Q 熱，エーリキア症 |
| 黄色ブドウ球菌(MRSA を含む)感染症 |
| ブドウ糖非発酵性グラム陰性桿菌感染症 |
| 　*Stenotrophomonas maltophilia*，*Acinetobacter calcoaceticus*，*Pseudomonas cepacia* |
| その他 |
| 　コレラ*，ライム病*，ペスト*，ワイル病，嫌気性菌感染症，ライム病，*Propionibacterium acnes* による痤瘡，ブルセラ症*，*Campylobacter* 感染症，*Helicobacter* 感染症，野兎病，ABPC 耐性インフルエンザ菌感染症，ペニシリナーゼ産生淋菌感染症*，非結核性抗酸菌症，レジオネラ症，トキソプラズマ症，マラリア，ノカルジア症，β-ラクタム薬にアレルギーのある場合 |

*：第一選択薬となる疾患　　(文献 1)を一部改変し引用)

表3　薬剤の処方例

| 病原微生物 | 投与法 | | 投与期間 |
|---|---|---|---|
| | 軽症 | 中等症以上 | |
| *Mycoplasma* 感染症<br>*M. pneumoniae* | ミノマイシン® 100〜200mg/day<br>ビブラマイシン® 100〜200mg/day<br>経口 | ミノマイシン® 初日 200mg/day<br>以後 100〜200mg/day<br>点滴静注 | 7〜14 日間 |
| *Chlamydia* 感染症<br>*C. trachomatis*<br>*C. pneumoniae*<br>*C. psittaci* | ミノマイシン® 100〜200mg/day<br>ビブラマイシン® 100〜200mg/day<br>経口 | ミノマイシン® 初日 200mg/day<br>以後 100〜200mg/day<br>点滴静注 | 7〜14 日間 |
| *Rickettsia* 感染症<br>*R. tsutsugamushi*<br>*C. barnetti* | ミノマイシン® 100〜200mg/day<br>ビブラマイシン® 100〜200mg/day<br>経口 | ミノマイシン® 初日 200mg/day<br>以後 100〜200mg/day<br>点滴静注 | 7〜21 日間 |
| 非結核性抗酸菌症<br>*M. marinum*<br>*M. fortuitum* | ミノマイシン® 100〜200mg/day<br>ビブラマイシン® 100〜200mg/day<br>経口 | ミノマイシン® 初日 200mg/day<br>以後 100〜200mg/day<br>点滴静注 | 3〜6 ヵ月 |
| その他<br>anaerobes<br>MRSA<br>cholera<br>brucellosis<br>Lyme disease | ミノマイシン® 100〜200mg/day<br>ビブラマイシン® 100〜200mg/day<br>経口 | ミノマイシン® 初日 200mg/day<br>以後 100〜200mg/day<br>点滴静注 | 7〜21 日間<br>(brucellosis は rifampicin または streptomycin と併用で 3〜6 週間) |

*C. pneumoniae* は呼吸器感染症の主要起炎菌として注目されており，市中肺炎の原因微生物の数％〜10 数％を占める．症状としては遷延する咳嗽が高頻度に認められ，炎症反応は軽度の上昇にとどまることが多い．高熱をきたすことは比較的少なく，年齢分布ではマイコプラズマ肺炎と異なり若年者および高齢者に多い 2 峰性を示す．*C. pneumoniae* 肺炎症例の約 1/3 に一般細菌やマイコプラズマとの混合感染が認められると報告されており，両方に抗菌活性をもつテトラサイクリン系抗菌薬は単剤で治療が可能である．

*C. psittaci* はオウム病の原因菌であり，病鳥の

排泄物中の *C. psittaci* を吸入することにより気道内感染し，急激な高熱，咳嗽，頭痛などをきたす．診断や適切な治療が遅れると重症化し，死亡例も認められる．

テトラサイクリン系抗菌薬は上記3菌種いずれに対しても優れた効果を示し，第一選択薬として推奨されている．

**3. リケッチア症**

本邦で多くみられるリケッチア症は *R. tsutsugamushi* によって起こる「つつが虫病」である．本症では頭痛，全身倦怠感，発疹，リンパ節腫脹などを認め，つつが虫による刺し口とその周囲の局所的な腫脹が特徴的である．早期に治療が開始された場合には経過は良好であるが，診断が遅れると DIC や脳炎を合併したり，原因がわからないまま死亡することもある．

最近注目されているのは，*Coxiella burnetti* による感染症のQ熱である．発熱，頭痛，筋肉痛が主症状で，しばしば非定型肺炎や肝炎をきたす．

この他，リケッチアによる感染症としては発疹チフス，発疹熱，エーリキア症などがあるが，いずれの感染症にもテトラサイクリン系抗菌薬が有効である．

**4. その他**

嫌気性菌感染症に対しては clindamycin や metronidazole が第一選択薬になることが多いが，テトラサイクリン系抗菌薬も高い抗菌活性を示し，その良好な組織移行性などから *Bacteroides fragilis* 以外の有芽胞，無芽胞菌感染症全般に対して有効性が高い．

*Stenotrophomonas maltophilia* や *Acinetobacter calcoaceticus* は免疫低下状態の患者に感染を起こすことが知られており，β-ラクタム薬やアミノグリコシド系薬に耐性を示すが，テトラサイクリン系抗菌薬はこれらの菌種に対しても有効である．また，MRSA に対してもある程度の抗菌活性を示し，中等度までの MRSA 感染症の治療に併用薬として使用可能である．このほかにも，本薬剤はブルセラ，コレラ，ライム病などに対し第一選択薬となり，*Mycobacterium marinum*，*Mycobacterium fortuitum* などの非結核性抗酸菌症の治療にも用いられる．また，細胞内増殖菌であるレジオネラに対しては本剤の細胞内移行性が良好なことから，マクロライド，ニューキノロン系薬剤についで第二選択薬の位置を占めている．

## 効果判定と無効例の対処法 ■

通常，感染症の効果判定としては発熱をはじめとする臨床症状や CRP 値，白血球数，赤沈値などの炎症反応や胸部 X 線所見を投与開始3日後および1週間後に確認し，改善あるいはその傾向を認められた場合を有効と判定する．症状や検査所見の改善が認められない場合は，耐性菌による感染や他の病原微生物との混合感染の可能性も考慮し，原因検索を行いながら，抗菌薬の変更を行う．

効果が認められない場合や副作用などのため薬剤の変更が必要な場合，マイコプラズマ，クラミジア，リケッチアなどに抗菌作用のあるマクロライド系やニューキノロン系抗菌薬が第二選択薬である．

## 薬を使用する際の注意 ■

テトラサイクリン系抗菌薬を投与する際には以下のような点に留意する必要がある(**表4**)．内服の際には，食道潰瘍を起こすことがあるので，十分量の水とともに内服を行う．また，静脈内注射では血管痛や静脈炎を起こすことがあるので，多めの補液に溶解し，時間をかけて投与する．

MINO や DOXY は乳製品，ミルク，Ca，Mg，Al，Fe を含む薬剤などと併用するとキレート形成が起こり，薬剤の吸収が低下するため経口薬の場合，注意が必要である．また抗凝固薬との併用でプロトロンビン活性が低下したり，SU 系糖尿病用薬との併用で血糖降下作用が増強することがあり注意が必要である[5]．

MINO，DOXY の排泄経路は主に肝臓のため，腎機能障害では投与量の調節は必要ないが，肝機能障害時には程度に応じ減量を必要とする．

表4　テトラサイクリン(TC)系薬の投与時の注意点と対応

| 注意事項 | | 注意点 | 対応 |
|---|---|---|---|
| 一般事項 | 内服 | 食道潰瘍 | 十分な水分で摂取 |
| | 静脈投与 | 血管痛，血管炎 | 十分な補液で溶解 |
| 相互作用 | | TC 系薬剤の吸収低下<br>・乳製品，ミルク<br>・Ca，Mg，Al，Fe を含む薬剤(制酸剤，カルシウム剤，鉄剤) | 2 時間以上投与あける |
| | | 併用薬の作用増強<br>・ワーファリン<br>・スルホニル尿素系血糖降下薬<br>TC 系薬剤の抗菌力低下<br>・リファンピシン，カルバマゼピン，フェニトイン<br>バルビツール酸誘導体 | 慎重投与，観察 |
| 副作用 | | 過敏反応：発疹，アナフィラキシーショック<br>消化器症状：食欲不振，悪心，嘔吐，肝障害<br>溶血性貧血<br>前庭機能障害：めまい<br>間質性肺炎 | 中止・減量など |
| | | 妊婦：胎児の骨発育不全<br>新生児・小児：歯牙の着色，エナメル質形成不全 | 禁忌 |

(文献 1)を一部改変し引用)

## 副作用—そのチェック方法と副作用対策(表 4)

・副作用：過敏反応(アナフィラキシーショックを含む)，消化器症状(食欲不振，悪心，嘔吐など)，肝障害，溶血性貧血，前庭機能障害，間質性肺炎，催奇形性，胎児の長管骨の発育不全.

・副作用のチェック：投与開始直後のバイタルサイン確認，定期的な血算，肝機能検査，胸部X線.

・対策：妊婦，新生児には原則的に投与しない. 症状が出現した場合はその程度に応じて薬剤を減量または中止する.

## おわりに

近年，より選択毒性の優れた，β-ラクタム薬やアミノグリコシド系薬の開発によりテトラサイクリン系抗菌薬の使用頻度が低下してきている. しかし，上記薬剤が抗菌作用を示さない，クラミジア，マイコプラズマ，リケッチア感染症などテトラサイクリン系薬剤が第一選択薬となる疾患は多く，またβ-ラクタム薬にアレルギーがある場合の代薬としての役割もあり，その存在価値は失われていない.

### 文　献


1) 岸本寿男ほか：テトラサイクリン系. medicina **38**：64-65, 2001
2) Richard, E. R. et al.：Tetracyclines. A Practical Approach to Infectious Disease, 4th ed., Richard, E. R., Robert, F. B. eds., Little and Brown and Co, Boston, p.1311-1329, 1996
3) Stanford, H. C.：Tetracyclines and chloramphenicol. Principles and Practice of Infectious Diseases, 5th ed., Mandell., G.L., Bennet, J.E., Doline, R. eds., Churchill Livingstone, New York, p.336-348, 2000
4) Richard, E. R. et al.：Tetracyclines. Handbook of Antibiotics, 3rd ed., Richard, E. R., Robert, F. B. eds., A Wolters Kluwer Co, Philadelphia, p.493-502, 2000
5) 吉川晃司：感染症治療ガイド—薬剤の特性と副作用・相互作用. テトラサイクリン系抗菌薬. 治療 **82**：600-603, 2000

# アミノ配糖体薬

舘田一博

## 実用的な使いかた

### アミノ配糖体薬の概略

アミノ配糖体系抗菌薬の歴史は，1944年Waksmanらが*Streptomyces griseus*からstreptomycinを分離したことに始まる．その後，1957年には梅沢らがkanamycinを発見し，現在では17種類前後のアミノ配糖体系抗菌薬が臨床使用可能となっている．アミノ配糖体系抗菌薬は抗菌力および抗菌スペクトラムの面からは優れた抗菌薬である．しかし，腎毒性・耳毒性など副作用の点からはやや使いにくい面もあり，現在ではβラクタム薬，ニューキノロン薬などに続く二次的選択薬，あるいは併用療法の一つとして使用されることが多い．最近では血中濃度を参考とした投与が可能となり(therapeutic drug monitoring：TDM)，また1日1回投与法(once-daily dosing)が有効性を落とさずに副作用発現率を減少させることが報告され注目されている．

### アミノ配糖体薬の構造と種類

アミノ配糖体系抗菌薬は，アミノ基を有する6員環構造を基本骨格とすることからaminocyclitol系抗菌薬とも呼ばれる．多くはこのaminocyclitolに二つ以上の糖が結合した構造からなるが，spectinomycinは例外的に糖をもたない特徴的な構造をしている．アミノ配糖体は分子量約400〜600，水溶性の物質であり，100℃あるいはpH域3.0〜12で数時間安定である．本剤は生理的条件下で強く陽性に荷電しており，これが細菌に対する殺菌効果および宿主における副作用発現に関与している．アミノ配糖体はその構造からstreptomycin系(streptomycin)，kanamycin系(kanamycin，amikacin，tobramycin，dibekacin，bekanamycin，arbekacin)，gentamicin系(gentamicin，sisomicin，netilmicin，isepamicin，micronomicin)，fradiomycin系(fradiomycin，paromomycin，ribostamycin)，spectinomycin系(spectinomycin)，astromycin系(astromycin)に分類される．

### 作用機序および耐性化機構

アミノ配糖体系抗菌薬は蛋白合成阻害薬の一つであり，本剤が抗細菌作用を発揮するためには，(1) 細菌表層への薬剤の結合，(2) エネルギー依存的な細胞質内への取り込み，(3) 薬剤の細菌リボゾームへの結合，の3段階が必要である．陽性に荷電したアミノ配糖体は，陰性荷電の細菌表層構造(特にLPS)に容易に結合する．薬剤の結合に伴い細菌細胞壁に存在する$Mg^{2+}$，$Ca^{2+}$は競合的に置換され，これが細菌の表層構造の脆弱化を引き起こすと考えられている．膜に結合したアミノ配糖体はエネルギー依存的に細胞内に取り込まれ，細胞質内のリボゾーム(30S)に結合しmRNAのmisreadingを引き起こすことにより細菌の蛋白合成を阻害する．この細胞内への取り込みは嫌気状態，酸性環境，あるいは高浸透圧条件下において減少することが知られており，特に嫌気状態における取り込みの低下は本剤が嫌気性菌に対して効果がみられない理由の一つとなっている．アミノ配糖体の作用機序としては，上記の蛋白合成抑制作用に加え，細胞壁・細胞質膜に対する膜障害作用やDNA複製阻害作用なども報告されており，これらが複合して細菌に対する強い殺菌作用を示すものと考えられている．

細菌のアミノ配糖体系抗菌薬への耐性機序としては，(1) 薬剤不活化酵素の産生，(2) 薬剤取り込みの低下，(3) リボゾーム結合部位の変異，が報告されている．臨床においては薬剤不活化酵素の産生による耐性が最も頻度が高く重要であるが，一部の細菌(淋菌や腸球菌など)ではリボゾームの変異による耐性も報告されている．

表1 アミノ配糖体薬

| 世代区分 | 一般名 | 略号 | 商品名(会社名) | 剤型・含有量 | 用法 | 用量 | グラム陽性菌 球菌 ブドウ球菌 PCG 感性 | グラム陽性菌 球菌 ブドウ球菌 PCG 耐性 | グラム陽性菌 球菌 レンサ球菌 | グラム陽性菌 球菌 腸球菌 | グラム陽性菌 球菌 肺炎球菌 | グラム陽性菌 桿菌 ジフテリア菌 | グラム陰性菌 球菌 淋菌 | グラム陰性菌 球菌 髄膜炎菌 | グラム陰性菌 桿菌 インフルエンザ菌 | グラム陰性菌 桿菌 百日咳菌 | グラム陰性菌 桿菌 赤痢菌 | グラム陰性菌 桿菌 大腸菌 | グラム陰性菌 桿菌 クレブシエラ | グラム陰性菌 桿菌 シトロバクター | グラム陰性菌 桿菌 エンテロバクター | グラム陰性菌 桿菌 セラチア | グラム陰性菌 桿菌 サルモネラ | グラム陰性菌 桿菌 緑膿菌 | グラム陰性菌 桿菌 プロテウス | グラム陰性菌 桿菌 アシネトバクター | グラム陰性菌 桿菌 シュードモナス・セパシア | 嫌気性菌 バクテロイデス | 梅毒トレポネーマ | マイコプラズマ | 結核菌 | 備考 |
|---|---|---|---|---|---|---|---|---|---|---|---|---|---|---|---|---|---|---|---|---|---|---|---|---|---|---|---|---|---|---|---|---|
| I群 | ストレプトマイシン<br>streptomycin | SM | 硫酸ストレプトマイシン<br>(明治製菓) | 注射用：1バイアル中1g(力価) | 筋注 | 結核：1日1gを週2〜3日，あるいははじめの1〜3ヵ月は毎日，その後は週2日投与する<br>その他：1日1〜2g | ○ | ○ | ○ | ○ | ○ | ○ | ○ | ○ | ○ | — | ○ | ○ | ○ | — | — | ○ | ○ | — | — | — | — | — | ○ | — | ● | 高齢者では1回0.5〜0.7gとする<br>小児では年齢，体重に応じ適宜減量する<br>細菌性心内膜炎ではベンジルペニシリンまたはアンピシリンと併用する |
| | カナマイシン<br>kanamycin | KM | 硫酸カナマイシン<br>(明治製菓) | 経口用：1カプセル中一硫酸塩250mg(力価)<br>シロップ剤：一硫酸塩5%(力価)<br>ドライシロップ：一硫酸塩20%(力価)<br>注射液：1アンプル中1g(力価)4ml<br>軟膏：2%(力価)<br>スプレー：0.5%(力価) | 内服 | 1日量2〜4g(力価)4回に分服 | | | ● | | | | | | | | ● | ● | | | | | | | | | | | | | | ●内服剤<br>含：腸炎ビブリオ<br>外用・点眼 |
| | | | | | 筋注 | 結核：1日2g(力価)を朝夕1gずつ筋注し週2日使用するか，または1日1g(力価)ずつ週3日使用する．ただし，60歳以上には1回0.5〜0.75g(力価)とし，小児あるいは体重の著しく少ないものにあっては適宜減量<br>その他：1日1〜2g(力価)を，小児には30〜50mg/kg/日(力価)を1〜2回に分けて筋注<br>吸入：1g(力価)を注射用蒸留水9.2mlに溶解し，ネブライザーを用い，1回1〜3ml(100〜300mg)を1日1〜3回噴霧吸入<br>軟膏：適量を1日数回直接患部に塗布<br>スプレー外用：適当量を患部に噴霧 | ● | ● | ○ | | ● | ○ | ● | ○ | ● | | ○ | ● | ● | | ○ | — | ○ | ● | ● | | | — | ○ | — | ● | |

| | | | | | | | | | | | | | | | | | | | | | | | | | | | | | | | | |
|---|---|---|---|---|---|---|---|---|---|---|---|---|---|---|---|---|---|---|---|---|---|---|---|---|---|---|---|---|---|---|---|---|
| II群 | リボスタマイシン ribostamycin | RSM | ビスタマイシン（明治製薬） | 1バイアル中500mg，1g（力価） | 筋注 | 1日1g（力価），小児・乳児20〜40mg（力価）/kg，1〜2回に分け，それぞれ筋注 | ● | ● | ● | | ● | ○ | ● | ○ | ○ | | ○ | ● | ● | — | — | ○ | ○ | — | ● | — | — | — | ○ | | | |
| | アストロマイシン astromycin | ASTM | 注射用フォーチミシン（協和醱酵） | 注射用：1瓶中200mg（力価） | 筋注 | 1日400mg（力価）を2回に分割筋注または点滴静注（30分〜1時間かけて注入） | ● | ● | ○ | | ○ | ○ | ○ | ○ | ○ | | ○ | ● | ● | ● | ● | ● | ○ | ○ | ● | | | — | — | — | — | |
| | フラジオマイシン fradiomycin（neomycin） | FRM | フラジオ腸溶錠（日本化薬） | 経口用：1錠中250mg（力価） | 内服 | 1日量1.5〜3g（力価）を4〜6回に分服 幼・小児は40〜50mg/kg/日を4〜6回に分服 腸管手術時の前処置には1日量2〜4g（力価）を4〜6回に分服，1〜4日間 | ○ | ○ | ○ | | ○ | ○ | ○ | ○ | ○ | | ● | ● | ○ | — | — | — | ○ | — | ○ | — | — | — | ○ | — | ○ | ●腸炎ビブリオ |
| | | | フラジオ軟膏（日本化薬） | 軟膏：0.35%（力価） | 塗布 貼付 | 適量を1日1〜数回，直接患部に塗布または無菌ガーゼにのばして貼付する | ● | ● | ● | | | | | | | | | | | | | | | | | | | | | | | |
| | | | フラジオマイシン外用（散）（日本化薬） | 外用散：1%（力価） | 散布 | 適量を患部に散布，1日1〜数回 | ● | ● | ● | | | | | | | | | | | | | | | | | | | | | | | |
| | | | フラジオマイシン水溶性外用（散）（日本化薬） | 外用液用：1瓶中250mg（力価） | 塗布 貼付 湿布 | 注射用蒸留水，生食水または適当な無菌の希釈剤に混和し，0.35〜0.5%（力価）とし，1日1〜数回使用 | ● | ● | ● | | | | | | | | | | | | | | | | | | | | | | | |

●：有効菌種，○：感受性あり，—：感受性なし

| 世代区分 | 一般名 | 略号 | 商品名(会社名) | 剤型・含有量 | 用法 | 用量 | グラム陽性菌 球菌 ブドウ球菌 PCG 感性 | グラム陽性菌 球菌 ブドウ球菌 PCG 耐性 | グラム陽性菌 球菌 レンサ球菌 | グラム陽性菌 球菌 腸球菌 | グラム陽性菌 球菌 肺炎球菌 | グラム陽性菌 桿菌 ジフテリア菌 | グラム陰性菌 球菌 淋菌 | グラム陰性菌 球菌 髄膜炎菌 | グラム陰性菌 桿菌 インフルエンザ菌 | グラム陰性菌 桿菌 百日咳菌 | グラム陰性菌 桿菌 赤痢菌 | グラム陰性菌 桿菌 大腸菌 | グラム陰性菌 桿菌 クレブシエラ | グラム陰性菌 桿菌 シトロバクター | グラム陰性菌 桿菌 エンテロバクター | グラム陰性菌 桿菌 セラチア | グラム陰性菌 桿菌 サルモネラ | グラム陰性菌 桿菌 緑膿菌 | グラム陰性菌 桿菌 プロテウス | グラム陰性菌 桿菌 アシネトバクター | グラム陰性菌 桿菌 シュードモナス・セパシア | 嫌気性菌 バクテロイデス | 梅毒トレポネーマ | マイコプラズマ | 結核菌 | 備考 |
|---|---|---|---|---|---|---|---|---|---|---|---|---|---|---|---|---|---|---|---|---|---|---|---|---|---|---|---|---|---|---|---|---|
| II群 | | | | | 点眼<br>点耳<br>点鼻 | 注射用蒸留水または生食で1ml当たり5mg(力価)になるよう完全に溶解し，点眼：1回1～3滴1日数回点耳・点鼻：1日1～数回塗布 | ● | ● | ● | | | | | | | | | | | | | | | | | | | | | | | 点眼：●モラー・アクセンフェルド菌，コッホ・ウィークス菌 |
| | | | ソフラチュール(アベンティス) | 貼付剤：1枚(1.8g，5.4g)中10.8mg，32.4mg(力価) | 貼付 | 1～数枚を直接患部に当て，その上を無菌ガーゼでおおう | ● | ● | ● | | | | | | | | | | | | | | | | | | | | | | | |
| | | | デンターグルF(昭和薬化工) | 歯科用散：2%(力価) | 洗口 | 60mg(力価)を用時約500mlの水または微温湯に溶解し，1日数回に分けて洗口する | ● | ● | ● | | | | | | | | | | | | | | | | | | | | | | | |
| III群 | ゲンタマイシン gentamicin | GM | ゲンタシン注(シェリング・プラウ) | 注射用：1アンプル(1ml)中10mg，40mg，(1.5ml)中60mg(力価) | 筋注 | 1日80～120mg(力価)を2～3回に分割筋注，小児では1回0.4～0.8mg(力価)/kgを1日2～3回筋注，投与期間は7～10日間とし，10日を越えない | ● | ● | ○ | | ○ | ○ | ○ | ○ | ○ | | ○ | ● | ● | — | ● | ● | ○ | ● | ● | | | — | ○ | — | ○ | |

| | | | | | | | | | | | | | | | | | | | | | | | | | | | | | | | | |
|---|---|---|---|---|---|---|---|---|---|---|---|---|---|---|---|---|---|---|---|---|---|---|---|---|---|---|---|---|---|---|---|---|
| III群 | | | | | 点滴静注 | 点滴静注では30分～2時間かけて注入する | | | | | | | | | | | | | | | | | | | | | | | | | | |
| | | | ゲンタシン軟膏・クリーム<br>(シェリング・プラウ) | 外用：<br>クリーム：0.1%(力価) | 塗布貼付 | 1日1～数回患部に塗布あるいはガーゼにのばしたものを貼付する | ● | ● | ● | | | | | | | | | ● | ● | | ● | | | ● | ● | | | | | | | |
| | | | ゲンタシン点眼液<br>(シェリング・プラウ) | 点眼液：0.3%(力価) | 点眼 | 1回1～2滴，1日3～4回点眼する | ● | ● | ● | | ● | | | | ● | | | | | | | | | ● | | | | | | | | ●コッホ・ウィークス菌 |
| | | | セダナジン点眼液<br>(科研) | | | | | | | | | | | | | | | | | | | | | | | | | | | | | |
| | ジベカシン<br>dibekacin | DKB | パニマイシン注射液<br>(明治製菓) | 注射用：1バイアル中50mg，100mg(力価) | 筋注<br><br>点滴静注 | 1日量100mg(力価)，1～2回に分け，小児は1日量1～2mg(力価)/kg，1～2回に分け，筋注<br>100mg(力価)/日，2回に分け100～300m$l$の補液中に溶解し，30分～1時間かけて点滴静注 | ● | ● | ○ | | ○ | ○ | ○ | ○ | ○ | | ○ | ● | ● | — | ○ | ○ | ○ | ● | ● | | | — | ○ | — | ○ | |
| | | | パニマイシン点眼液<br>(明治製菓) | 点眼液：1m$l$中3mg(力価) | 点眼 | 1回2滴，1日4回点眼 | ● | ● | ● | | ● | | | | ● | | | | | | | | | ● | | ● | | | | | | ●コッホ・ウィークス菌，モラクセラ属(モラー・アクセンフェルド菌) |
| | ミクロノマイシン<br>micronomicin | MCR | サガミシン注<br>(協和醱酵) | 注射用：1アンプル(1.5m$l$)中60，120mg | 筋注 | 腎盂腎炎および膀胱炎には1回120mg(力価)を1日2回，その他の感染症には，1回60mg(力価)を | ● | ● | ○ | | ○ | ○ | ○ | ○ | ○ | | ○ | ● | ● | — | ● | ● | ○ | ● | ● | | | — | ○ | — | ○ | 本剤感性の緑膿菌，プロテウス属，セラチア属による感染症，その他の適応菌種のうちKMを含む多剤 |

| 世代区分 | 一般名 | 略号 | 商品名(会社名) | 剤型・含有量 | 用法 | 用量 | グラム陽性 球菌 ブドウ球菌 PCG感性 | グラム陽性 球菌 ブドウ球菌 PCG耐性 | グラム陽性 球菌 レンサ球菌 | グラム陽性 球菌 腸球菌 | グラム陽性 球菌 肺炎球菌 | グラム陽性 桿菌 ジフテリア菌 | グラム陰性菌 球菌 淋菌 | グラム陰性菌 球菌 髄膜炎菌 | グラム陰性菌 桿菌 インフルエンザ菌 | 百日咳菌 | 赤痢菌 | 大腸菌 | クレブシエラ | シトロバクター | エンテロバクター | セラチア | サルモネラ | 緑膿菌 | プロテウス | アシネトバクター | シュードモナス・セパシア | 嫌気性菌 バクテロイデス | 梅毒トレポネーマ | マイコプラズマ | 結核菌 | 備考 |
|---|---|---|---|---|---|---|---|---|---|---|---|---|---|---|---|---|---|---|---|---|---|---|---|---|---|---|---|---|---|---|---|---|
| III群 | | | | | 点滴静注 | 1日2〜3回筋注または点滴静注する<br>点滴静注においては30分〜1時間かけて注入する | | | | | | | | | | | | | | | | | | | | | | | | | | 耐性で，本剤感染菌による次の感染症：敗血症，気管支炎，気管支拡張症の感染時，肺炎，腹膜炎，腎盂腎炎，膀胱炎 |
| | | | サンテマイシン点眼液<br>(参天) | 眼科用：点眼液：0.3%(力価) | 点眼 | 1回1〜2滴，1日3〜4回点眼 | ● | ● | ● | | ● | | | | | | | | | | | | | ● | | ● | | | | | | ●：コッホ・ウィークス菌，モラー・アクセンフェルド菌 |
| | ベカナマイシン<br>bekanamycin | AKM | カネンドマイシン注射用<br>(明治製菓) | 注射用：1アンプル(2m*l*)中200mg(力価) | 筋注 | 1日量400〜600mg 2〜3回に分割筋注<br>小児：1日10〜20mg/kg 2回に分割筋注 | ● | ● | ● | | ● | ○ | ○ | ○ | ○ | | ○ | ● | | | | ○ | ○ | ● | ● | | | | ○ | | ○ | 適応疾患：敗血症，咽頭炎，扁桃炎，気管支炎，肺炎，膿胸，肺化膿症，癤，癤腫症，膿皮症，膿痂疹，膿瘍，蜂窩織炎，胆嚢炎，胆道炎，大腸炎，腹膜炎，膀胱炎，腎盂腎炎，尿路感染症，骨膜炎，骨髄炎，中耳炎，麦粒腫，涙嚢炎，眼瞼炎，智歯周囲炎，歯槽膿漏症<br>●：ブドウ球菌属，レンサ球菌属，肺炎球菌，ヘモフィルス属(コッホ・ウィークス菌)，モラクセラ属(モラー・アクセンフェルド菌) |
| | トブラマイシン<br>tobramycin | TOB | トブラシン注60，90mg<br>(塩野義)<br>トブラシン小児用10mg<br>(塩野義) | 注射用：1アンプル(1.5m*l*)中60mg(力価)，1アンプル(1m*l*)中10mg | 筋注<br>点滴静注 | 腎盂腎炎および膀胱炎には1日量120mg(力価)を2回に，その他の感染症には1日量180mg(力価)を3回に分割して筋注または点滴静注<br>点滴静注においては30分〜2時間かけて注入する | ○ | ○ | ○ | | ○ | ○ | ○ | ○ | ○ | | ○ | ● | ● | − | ● | ○ | ○ | ● | ● | | | − | ○ | | ○ | KMを含む多剤耐性のクレブシエラ，大腸菌，エンテロバクターのうちTOB感性菌に用いる<br>適応疾患：敗血症，気管支炎，気管支拡張症の感染時，肺炎，腹膜炎，腎盂腎炎，膀胱炎，皮下膿瘍，癤，蜂窩織炎，術後創傷感染症 |

| | | | | | | | | | | | | | | | | | | | | | | | | | | | | | | | | |
|---|---|---|---|---|---|---|---|---|---|---|---|---|---|---|---|---|---|---|---|---|---|---|---|---|---|---|---|---|---|---|---|---|
| III群 | | | トブラシン点眼液<br>(塩野義) | 眼科用：<br>点眼液：0.3%(力価) | 点眼 | 1回1〜2滴，1日4〜5回点眼 | ● | ● | ● | | ● | | | | ● | | | | | | | | | ● | | | | | | | | ●コッホ・ウィークス菌，モラクセラ属(モラー・アクセンフェルド菌) |
| | アミカシン<br>amikacin | AMK | アミカマイシン注射液<br>(明治製菓) | 注射用：1バイアル中100，200mg | 筋注 | 1回100〜200mg(力価)，小児1日4〜8mg(力価)/kgを1〜2回に分割筋注 | ○ | ○ | ○ | | ○ | ○ | ○ | ○ | ○ | | ○ | ● | ● | ● | ● | ● | ○ | ● | ● | | | — | ○ | — | ○ | GM耐性の緑膿菌，変形菌，セラチア，大腸菌，クレブシエラ，エンテロバクター，シトロバクターのうちAMK感性菌による次の感染症：敗血症，気管支拡張症の感染時，肺炎，肺化膿症，腹膜炎，腎盂腎炎，膀胱炎，尿道炎，創傷・熱傷および術後の二次感染 |
| | | | ビクリン注射用<br>(ブリストル)<br>硫酸アミカシン注射液<br>(萬有) | 1バイアル中100，200mg | | 1回100〜200mg(力価)，小児1日4〜8mg(力価)/kg，新生児(未熟児を含む)1回6mg/kgを1日2回点滴静注する | | | | | | | | | | | | | | | | | | | | | | | | | | | |
| | | | ビクリン注射液<br>(ブリストル) | 1アンプル(1ml)100mg(力価)<br>1アンプル(2ml)200mg(力価) | 点滴静注 | 点滴静注は100〜500mlの補液中に100〜200mg(力価)の割合で溶解し，30分〜1時間かけて投与する | | | | | | | | | | | | | | | | | | | | | | | | | | | |
| | シソマイシン<br>sisomicin | SISO | シセプチン注射液<br>(シェリング・プラウ，-山之内) | 注射用：1アンプル(1ml)中10mg，50mg，(1.5ml)中75mg(力価) | 筋注 | 1日100mg(力価)を2回に分割筋注，症状により1日150mg(力価)まで増量し，2〜3回に分割筋注ができる | ● | ● | ○ | | ○ | ○ | ○ | ○ | ○ | | ○ | ● | ● | ● | ● | ● | ○ | ● | ● | | | — | ○ | — | ○ | 緑膿菌，変形菌，セラチアのうちSISO感性菌，その他の適応菌種のうち，KMを含む多剤耐性でSISO感性菌による感染症：敗血症，術後創感染， |
| | | | | | 点滴静注 | 点滴静注：1〜2時間かけて注入する | | | | | | | | | | | | | | | | | | | | | | | | | | | |

| 世代区分 | 一般名 | 略号 | 商品名(会社名) | 剤型・含有量 | 用法 | 用量 | グラム陽性菌 | | | | | | グラム陰性菌 | | | | | | | | | | | | | | | 嫌気性菌 | 梅毒トレポネーマ | マイコプラズマ | 結核菌 | 備考 |
|---|---|---|---|---|---|---|---|---|---|---|---|---|---|---|---|---|---|---|---|---|---|---|---|---|---|---|---|---|---|---|---|---|
| | | | | | | | 球 | | | | | 桿菌 | 球菌 | | 桿菌 | | | | | | | | | | | | | | | | | |
| | | | | | | | ブドウ球菌 PCG 感性 | ブドウ球菌 PCG 耐性 | レンサ球菌 | 腸球菌 | 肺炎球菌 | ジフテリア菌 | 淋菌 | 髄膜炎菌 | インフルエンザ菌 | 百日咳菌 | 赤痢菌 | 大腸菌 | クレブシエラ | シトロバクター | エンテロバクター | セラチア | サルモネラ | 緑膿菌 | プロテウス | アシネトバクター | シュードモナス・セパシア | バクテロイデス | | | | |
| III群 | | | シセプチン点眼液<br>(シェリング・プラウ) | 眼科用：<br>点眼液：0.3%(力価) | 点眼 | 1回1〜2滴，1日3〜4回点眼 | ● | ● | ● | | ● | | | | ● | | | | | | | | | | | ● | | | | | | 創傷感染，熱傷感染，肺炎，気管支拡張症の感染時，肺化膿症，膿胸，腹膜炎，腎盂腎炎，膀胱炎<br>●コッホ・ウィークス菌，モラクセラ属(モラー・アクセンフェルド菌)，コリネバクテリウム属，シュードモナス・プチダ |
| | ネチルマイシン<br>netilmicin | NTL | ネチリン注射液<br>(三共)<br>ベクタシン注射液<br>(シェリング・プラウ) | 注射用：アンプル(1.5m*l*，2m*l*)，1m*l*中50mg(力価) | 筋注 | 1日150〜200mg(力価)を2回に分割し，筋注 | ● | ● | ○ | | ○ | ○ | ○ | ○ | ○ | | ○ | ● | ● | ● | ● | ● | ○ | ● | ● | | | — | ○ | — | ○ | 本剤感性のセラチア属，プロテウス属，緑膿菌，その他の適応菌種のうち，KMを含む多剤耐性で本剤感性菌による感染症：敗血症，感染性褥瘡，肛門周囲膿瘍，外傷・熱傷・手術創の二次感染，気管支拡張症の感染時，肺炎，肺化膿症，腎盂腎炎，膀胱炎，腹膜炎 |
| | イセパマイシン<br>isepamicin | ISP | エクサシン注射液<br>(旭化成)<br>イセパシン注射液<br>(シェリング・プラウ) | 注射用：1アンプル200mg，400mg(力価) | 筋注<br><br>点滴静注 | 1日400mg(力価)を2回に分割して筋注<br>30分〜1時間かけて注入．なお，年齢，症状により適宜増減する<br>申請中：1日1回投与法：1時間かけて注入する | ○ | ○ | ○ | | ○ | — | — | — | ○ | | ○ | ● | ● | ● | ● | ● | ○ | ● | ● | | | — | — | — | ○ | 適応菌種のうちGM耐性でISP感性菌による次の感染症：敗血症，外傷・熱傷・手術創などの表在性二次感染，慢性気管支炎，気管支拡張症(感染時)，肺炎，腎盂腎炎，膀胱炎，腹膜炎 |

| | | | | | | | | | | | | | | | | | | | | | | | | | | | | | | | | |
|---|---|---|---|---|---|---|---|---|---|---|---|---|---|---|---|---|---|---|---|---|---|---|---|---|---|---|---|---|---|---|---|---|
| III群 | アルベカシン arbekacin | ABK | ハベカシン注射液（明治製菓） | 注射用：1アンプル1.5ml中75mg（力価），2ml中100mg（力価） | 筋注<br>点滴静注 | 1日150〜200mg（力価）を2回に分け筋注<br>点滴静注は30分〜2時間かけて注入する | | ●* | | | | | | | | | | | | | | | | | | | | | | | | | *メチシリン・セフェム耐性ブドウ球菌（MRSA） |
| IV群 | スペクチノマイシン spectinomycin | SPCM | トロビシン注（住友-ファルマシア） | 注射用：1バイアル中2g（力価） | 筋注 | 2g（力価）を1回臀部筋注．効果不十分なときは4g（力価）を1回追加投与する<br>4g（力価）投与は左右の臀筋の2箇所に分けてもよい | — | — | ○ | | ○ | — | ●* | — | | — | — | — | — | — | — | — | — | — | — | | | — | — | — | — | *ベンジルペニシリン（PCG）が無効または使用不能の場合で，本剤感性の淋菌による淋疾 |

## 抗菌力・抗菌スペクトラムおよび適応症

蛋白合成阻害薬であるクロラムフェニコールやテトラサイクリン系抗菌薬が静菌的に作用するのに対し，アミノ配糖体系抗菌薬は強力な殺菌作用を特徴とする．本剤の殺菌作用は濃度依存的であり，MICを超える濃度において強力な短時間殺菌効果が得られる．また，本剤のもう一つの特徴として，薬剤濃度が低下した後も細菌の発育を抑制する効果，いわゆるpost antibiotic effect（PAE）がグラム陽性菌のみならずグラム陰性菌においても認められることがあげられる．アミノ配糖体におけるPAEでは，細菌に対する増殖抑制時間が濃度依存的に延長することが知られており，この事実が後述する1日1回投与法の理論的根拠となっている．

**表2**にアミノ配糖体系抗菌薬の抗菌スペクトラムおよび併用療法の有効性について示した．アミノ配糖体系抗菌薬は，大腸菌，肺炎桿菌，プロテウス，セラチア，エンテロバクターなどのいわゆる腸内細菌科のグラム陰性桿菌に対して全般的に強い抗菌活性を示し，このなかで特にgentamicin，tobramycinなどを代表とする薬剤は緑膿菌に対しても抗菌活性を有することが特徴である．しかし最近では，これらグラム陰性菌に対してさらに強力な抗菌活性を有するセフェム薬，カルバペネム薬，あるいはニューキノロン薬が次々と開発され，アミノ配糖体の第一選択薬としての意義は低下している状況にある．現在ではこれら細菌に対してアミノ配糖体が単独で使用される症例はほとんどなく，重症感染症時にβラクタム薬との併用療法の一つとして使用されることが多い．

グラム陽性菌では，ブドウ球菌に対する抗菌活性が優れており，特にarbekacinはMRSAに対しても抗菌効果を示すアミノ配糖体薬として注目されている．本剤はコアグラーゼ陰性ブドウ球菌や緑膿菌に対しても良好な抗菌活性を有しており，またβラクタム薬との併用によりさらなる相乗効果が期待できる．一方，肺炎球菌を代表とする連鎖球菌やバンコマイシン耐性で最近話題を集めている腸球菌に対する抗菌活性は弱く，これら感染症に対して単独でアミノ配糖体が使用され

**表2 アミノ配糖体の抗菌スペクトラムと併用療法**

| 病原体 | | アミノ配糖体 | 通常使用される併用薬 |
|---|---|---|---|
| グラム陰性桿菌(腸内細菌科) | | アミノ配糖体全般 | βラクタム系 |
| 緑膿菌 | | gentamicin, tobramycin など | βラクタム系 |
| ブドウ球菌 | MSSA | アミノ配糖体全般 | ペニシリン系, グリコペプチド系 |
| | MRSA | arbekacin | グリコペプチド系, カルバペネム系 |
| 連鎖球菌 | | streptomycin, gentamicin など | ペニシリン系, グリコペプチド系 |
| 腸球菌 | | streptomycin, gentamicin など | ペニシリン系, グリコペプチド系 |
| リステリア | | gentamicin | ペニシリン系 |
| 抗酸菌 | 結核菌 | streptomycin, kanamycin, amikacin | その他の抗結核薬 |
| | 非定型抗酸菌 | amikacin | クラリスロマイシン, エタンブトールなど |
| *Brucella melitensis*(ブルセラ症) | | streptomycin, gentamicin | テトラサイクリン系 |
| *Yersinia pestis*(ペスト) | | streptomycin | |
| *Francisella tularensis*(野兎病) | | streptomycin, gentamicin | |
| ノカルジア | | amikacin | |
| 淋菌 | | spectinomycin | |
| 赤痢アメーバ | | paromomycin | |
| クリプトスポリジウム | | paromomycin | |

ることはない．しかし，連鎖球菌，腸球菌においてもペニシリン系，グリコペプチド系抗菌薬の併用により著明な相乗効果が認められることから，感染性心内膜炎や敗血症などの重症感染症に対してはアミノ配糖体の併用が第一選択となる．streptomycin，kanamycin は結核菌に対する抗菌活性が強く，また amikacin は *M. avium* complex をはじめとする非定型抗酸菌感染症に対しても有効である．

アミノ配糖体が有効な治療薬となりうるその他の細菌感染症としては，ペスト（streptomycin），野兎病(streptomycin，gentamicin)，ブルセラ症(streptomycin，gentamicin)，ノカルジア症(amikacin)，淋病(spectinomycin)，リステリア症(gentamicin＋ペニシリン)などがある．また，paromomycin の経口投与はクリプトスポリジウムおよび赤痢アメーバによる腸管感染症に対して有効である．

## 組織移行性および体内動態 ■

アミノ配糖体は経口投与によりほとんど吸収されない．この性質を利用して，腸管感染症あるいは術前・移植前の腸管内殺菌を目的に本剤が経口投与される．非経口投与としては静脈内あるいは筋肉内投与が行われ，前者では投与直後～30 分後に，後者では 30～60 分後に血中濃度のピークがみられる．本剤は刺激性が低いことから，症例によっては胸腔，腹腔，あるいは髄腔に直接投与することも可能である．アミノ配糖体の血清中における蛋白結合率は低く組織間液への移行は良好であるが，本剤はヒト細胞膜における取り込みが悪く細胞内濃度は低い．生体内においてアミノ配糖体は分解されずほとんど 100% が腎臓から排泄される．したがって，尿中濃度は血中濃度の 25～100 倍に達するが，胆汁，気管支腔，髄腔への移行は悪い．正常な腎機能を有する宿主では本剤の半減期は 2～4 時間であるが，腎機能低下患者ではその半減期が著明に延長し副作用発現の頻度が高まることから注意しなければならない．

## 症状・病態に応じた使いかた ■

前述したように，最近では本剤が単独で使用される頻度は少なくなっている．腸内細菌および緑膿菌を対象にした場合には，βラクタム薬との併用療法が基本となる．

処方例：グラム陰性桿菌(腸内細菌，緑膿菌)およびグラム陽性球菌(ブドウ球菌，連鎖球菌，腸球菌)感染症

βラクタム薬との併用を基本に
gentamicin 1 日 80～120 mg，2～3 回分割(筋注・点滴静注)，または

tobramycin 1日180 mg，2〜3回
分割(筋注・点滴静注)，または
amikacin 1回100〜200 mg，1〜2回(筋注・点滴静注)

ただし，アミノ配糖体薬に高度耐性を示す株(gentamicinのMICが2,000 μg/ml以上を示すような腸球菌など)に対しては本剤の有効性は期待できない．

処方例：抗酸菌感染症
① 結核菌感染症
その他の抗結核薬との併用を基本に streptomycin 1回1 g，1週間に2〜3回(筋注)
60歳以上の高齢者では1回0.5〜0.75 g
② 非結核性抗酸菌感染症
クラリスロマイシン，エタンブトールなどとの併用を基本に amikacin 1回100〜200mg，1〜2回(筋注・点滴静注)
③ MRSA感染症
arbekacin 1日150〜200 mg，2回
分割(筋注・点滴静注)
④ リステリア感染症
アンピシリンとの併用を基本に
gentamicin 1日80〜120 mg，2〜3回
分割(筋注・点滴静注)
⑤ 野兎病，ブルセラ症
その他にstreptomycin，gentamicinが野兎病およびブルセラ症(テトラサイクリン系抗菌薬との併用)に対して有効である

## 使用時の注意およびポイント

### 1. once-daily dosing 法の有効性

アミノ配糖体の投与はその他の抗菌薬と同様に1日2回あるいは3回分割投与が一般的であったが，最近になって1日1回投与法の有用性が報告されている．その理論的根拠として，(1) 本剤では最高血中濃度に依存して短時間殺菌効果が高まる，(2) 最高血中濃度に依存してPAE時間の延長がみられる，(3) 動物実験モデルにおいて副作用発現率の低下がみられる，などがあげられており，実際に臨床比較試験においても同等の有効性および副作用発現率の低下が観察されている．本療法は濃度依存的な短時間殺菌効果というアミノ配糖体の長所をうまく利用した投与法であり，今後，腎機能低下患者や高齢者における安全性を確認した上でさらに臨床応用が進むものと思われる．

表3 代表的アミノ配糖体の血中peak値，trough値および毒性発現濃度(μg/ml)

| 抗菌薬 | peak値 | trough値 | 毒性発現濃度 |
|---|---|---|---|
| gentamicin | 4〜10 | 1〜2 | >10 |
| tobramycin | 4〜10 | 1〜2 | >10 |
| netilmicin | 4〜10 | 1〜2 | >10 |
| amikacin | 15〜30 | 5〜10 | >35 |

・腎機能が正常な宿主に標準量の薬剤が分割投与された場合の参考値．
・1日1回投与法ではpeak値，毒性発現濃度はこれより高い値となる．

### 2. therapeutic drug monitoring (TDM)

アミノ配糖体系抗菌薬では治療域と中毒域が狭いことから，その連続使用に際しては定期的に血中濃度を測定することが望ましい．一般にはpeak値とtrough値(次回投与直前の最低血中濃度)を測定し，中毒域に達していないことを確認しながら投与する．長期間にわたって投与される症例では3〜4日おきに血中濃度測定を行うことが望ましい．**表3**に代表的アミノ配糖体のpeak値，trough値および毒性発現濃度を示した．

### 3. 腎機能低下患者，高齢者における投与量の設定

腎機能低下患者，高齢者ではアミノ配糖体の腎臓からの排泄が遅延し，最高血中濃度の上昇，半減期の延長から副作用が発現しやすい状況になる．このような症例では，クレアチニン・クリアランス値(Ccr)を参考にアミノ配糖体の投与量を減少する必要がある．推定Ccrは年齢，体重，血清クレアチニン値をもとに以下の計算式により算出される．

$$\text{男性における推定Ccr}^{*} = \frac{(140-\text{年齢})\times\text{体重}}{72\times\text{血清クレアチニン}}$$

*ただし，女性は男性の85%

年齢70歳，体重60 kg，血清クレアチニン1.5 mg/d$l$の男性の場合は，推定Ccrは(140－70)×60/72×1.5＝38.9となり，健常成人(Ccr：100 m$l$/min)における投与量の約40%が適当であることになる．gentamicin，tobramycinでは，初期投与量は2 mg/kg/dayが標準であり，この症例では60 kg×2 mg/kg×0.4＝48 mgが1日投与量となる．このほかに血清クレアチニン値を参考に1回投与量を変えずに投与間隔を延長する方法(血清クレアチニン値が3 mg/d$l$の場合には投与間隔を3倍に延長)もあるが，最終的にはTDMに基づく血中濃度測定が必要である．

## 副作用 ■

アミノ配糖体の副作用としては，腎毒性，耳毒性の発現頻度が高く重要であり，またまれではあるが致死的な神経-筋ブロックが生じることがある．アナフィラキシー反応，肝障害，造血障害などはまれである．

### 1. 腎毒性

アミノ配糖体投与症例の5〜10%で腎障害がみられたという報告，入院患者にみられた急性腎不全の約7%が本剤投与と関連していたとの報告からもわかるように，腎毒性はアミノ配糖体の最も重要な副作用である．その毒性発現機序に関しては不明な部分も多いが，本剤が近位尿細管上皮と結合親和性が高いことが関連していると考えられている．典型的には，1週間以上の抗菌薬投与に引き続き血清BUN，クレアチニンの上昇，蛋白尿，尿量減少などで発症するが，まれに投与後1〜2日で急性腎不全に進行する症例もある．通常，腎障害は可逆的であり，薬剤の中止により数週間の経過で改善する．アミノ配糖体による腎毒性発現では，**表4**に示したような危険因子が知られており，これら症例では定期的に薬剤血中濃度を測定するとともに，注意深く腎機能を評価することが必要である．薬剤間での腎毒性の強さに関しては，gentamicin，paromomycin，dibekacin，tobramycin＞bekanamycin＞amikacin，kanamycin＞streptomycin，ribostamycinとの報告がある．

**表4　アミノ配糖体の腎毒性発現における危険因子**

1. 宿主側要因
   - 高齢者
   - 低血圧，脱水
   - 腎機能低下患者
   - 肝機能障害
2. アミノ配糖体に起因する因子
   - 先行するアミノ配糖体系抗菌薬の使用
   - 大量投与あるいは3日以上の連続投与
   - 腎毒性の強い薬剤(gentamicinなど)の使用
   - 頻回分割投与
3. 腎毒性発現を助長する薬剤の併用
   バンコマイシン，アムホテリシンB，クリンダマイシン，ピペラシリン，セファロスポリン，フロセミドなど

### 2. 耳毒性

アミノ配糖体の耳毒性としては，めまい，嘔気・嘔吐，眼振などの前庭機能障害と難聴を主体とする聴力障害があるが，これらは必ずしも並行して発症するものではない．難聴は聴力機能検査ではじめてみつかる程度の軽度なものが多く，日常生活に支障をきたすような高度な聴力障害はまれである．しかし，アミノ配糖体による耳毒性は非可逆的であることから，腎機能低下患者，高齢者，長期投与患者などでは定期的に聴力・前庭機能検査を行う必要がある．薬剤別にみた耳毒性の強さは，gentamicin，sisomicin＞tobramycin，amikacin，dibekacin，kanamycin，streptomycin＞ribostamycinとの報告がある．

### 3. 神経-筋ブロック

アミノ配糖体を急速に静注した場合に発症しやすく，特に重症筋無力症患者，パーキンソン病患者，ボツリヌス中毒患者，筋弛緩薬投与患者，低Mg・低Ca血症患者が高リスクである．臨床的には，腱反射消失，弛緩性四肢麻痺，呼吸筋麻痺，瞳孔散大などの症状がみられる．アミノ配糖体が神経-筋接合部におけるCaの取り込みを阻害し，アセチルコリンの放出を抑制することが本副作用の発現に関与している．基礎疾患として危険因子を有する宿主に本剤を投与する場合には，30〜60分かけて緩徐に静注するように注意する．神経-筋ブロックが発症した場合には速やかに呼吸管理を行うとともに，筋弛緩に対してグルコン酸Ca投与を行う．

# ポリペプチド系抗菌薬

堀　賢

## 実用的な使いかた

### A. ポリペプチド系(塩酸バンコマイシン・テイコプラニン)

### 1. MRSA 腸管外感染

#### 適応症

MRSA 肺炎ほか MRSA 一般感染症.

ペニシリン耐性腸球菌感染症.

$\beta$-ラクタムアレルギー患者におけるグラム陽性菌感染症.

#### 薬を使用する前(治療前)に確認しておくべき事項

感染症を発病しているのか，コロニゼーションの状態であるのかの鑑別を行う.

コロニゼーションの状態でのグリコペプチド系抗菌薬使用は，将来のグリコペプチド耐性菌出現を促す可能性があるので，治療目的のみに限定すべきである.

#### 症状，病態に応じた使いかた

処方例：塩酸バンコマイシン 1回1g 1日2回 緩徐に点滴静注(1時間以上)
(髄膜炎時は，1日3回に増量し髄注を併用する
塩酸バンコマイシン 1回20 mg 1日1回 髄注)
または
テイコプラニン 1回 400 mg 初日 1日2回 点滴静注
2日目以降 1日1回 点滴静注

感染症状(発熱，局所の疼痛・発赤・腫脹)と感染兆候(白血球増多，核の左方移動，炎症反応物質 CRP の増加)などから，感染症をコロニゼーションと可能な限り鑑別し，感染症例のみに上記処方を投与する.

気道からの MRSA 除菌を目的としたグリコペプチド系抗菌薬の吸入療法は，粘膜上で MIC(最小発育阻止濃度)以上の濃度に到達できないので，将来のグリコペプチド耐性菌出現を促す可能性があり推奨されない.

推奨される投与方法は，それぞれの抗菌薬を 50 ないし 100 m$l$ の生理食塩水または 5% ブドウ糖溶液に溶解し点滴静注する.

テイコプラニンは，血中濃度上昇と排泄が緩徐であるため，初日に1回 400 mg を2回(800 mg/日)投与し，翌日より1回 400 mg を1日1回投与する.

#### 効果判定と無効例の対処法

治療効果判定は，3日間投与後に行う.

評価のパラメーターは，感染巣の症状改善を主に，解熱，末梢血白血球の細胞数あるいは核の左方移動の減少，CRP の減少傾向を含め総合的に判断する.

MRSA 感染症で，グリコペプチド系抗菌薬の無効例では，代替の処方薬を考慮する.

処方例：アルベカシン 1回 400 mg 1日1回 点滴静注に加えて
スルバクタムアンピシリン 1回3g 1日2回 点滴静注
ST 合剤 トリメトプリム換算で 7 mg/kg/日 2〜3回分割
リネゾリド 1回 600 mg 1日2回 点滴静注または経口
キヌプリスチン・ダルホプリスチン 1回 7.5 mg/kg 1日3回 点滴静注

表１　ポリペプチド系抗菌薬

| 一般名 | 略号 | 商品名(会社名) | 剤型・含有量 | 用法 | 用量 | グラム陽性菌 |  |  |  |  |  | グラム陰性菌 |  |  |  |  |  |  |  |  |  |  |  |  |  |  | 嫌気性菌 | 梅毒トレポネーマ | マイコプラズマ | 結核菌 | 備考 |
|---|---|---|---|---|---|---|---|---|---|---|---|---|---|---|---|---|---|---|---|---|---|---|---|---|---|---|---|---|---|---|---|
|  |  |  |  |  |  | 球菌 |  |  |  |  | 桿菌 | 球菌 |  | 桿菌 |  |  |  |  |  |  |  |  |  |  |  |  |  |  |  |  |  |
|  |  |  |  |  |  | ブドウ球菌 PCG 感性 | ブドウ球菌 PCG 耐性 | レンサ球菌 | 腸球菌 | 肺炎球菌 | ジフテリア菌 | 淋菌 | 髄膜炎菌 | インフルエンザ菌 | 百日咳菌 | 赤痢菌 | 大腸菌 | クレブシエラ | シトロバクター | エンテロバクター | セラチア | サルモネラ | 緑膿菌 | プロテウス | アシネトバクター | シュードモナス・セパシア | バクテロイデス |  |  |  |  |
| 硫酸コリスチン<br>colistin sulfate | CL | コリマイフォーム<br>(科薬) | エアゾル<br>100g(硫酸フラジオマイシン含有) | 吸入 |  | — | — | — | — | — | — | — | — | ○ | — | ● | ● | ○ | ○ | ○ | ○ | ○ | ● | ○ | — | — | — | — | — | — |  |
| コリスチンメタンスルホン酸ナトリウム<br>colistin sodium methanesulfonate | CL | コリマイシン<br>(科薬)<br>メタコリマイシン<br>(科薬) | S散200万単位/g<br>顆粒200万単位/g<br>カプセル<br>300万単位 | 経口<br>経口 | 1回300万～600万単位，3～4回に分服 |  |  |  |  |  |  |  |  |  |  |  |  |  |  |  |  |  |  |  |  |  |  |  |  |  |  |
| 硫酸ポリミキシンB<br>polymyxin B sulfate | PL-B | 硫酸ポリミキシンB<br>(ファイザー) | 末50万，300万単位<br>溶性錠25万単位 | 局所投与<br>経口 | 1回50万単位<br>腸管感染症に対して1日75万～400万単位，3～4回に分服 | — | — | — | — | — | — | — | — | ○ | — | ○ | ● | ● | ○ | ● | ○ | ○ | ● | ○ | — | — | — | — | — | — |  |
| バシトラシン<br>bacitracin | BC | バラマイシン<br>(東洋製化-小野) | 軟膏10，250g<br>(硫酸フラジオマイシン含有) | 塗布 |  | ● | — | ● | — | ○ | ○ | ○ | ○ | ○ | — | — | — | — | — | — | — | — | — | — | — | — | — | — | — | — |  |
|  |  | バラマイシンE<br>(小野) | 外用散剤<br>(硫酸フラジオマイシン含有) | 塗布 |  |  |  |  |  |  |  |  |  |  |  |  |  |  |  |  |  |  |  |  |  |  |  |  |  |  |  |

| | | | | | | | | | | | | | | | | | | | | | | | | | | | | | | | |
|---|---|---|---|---|---|---|---|---|---|---|---|---|---|---|---|---|---|---|---|---|---|---|---|---|---|---|---|---|---|---|---|
| ペプチド系薬 | 塩酸バンコマイシン<br>vancomycin hydrochloride | VCM | 塩酸バンコマイシン<br>(日本イーライリリー-塩野義) | 散 0.5g/v | 経口 | 骨髄移植時の消化管内殺菌：1回 0.5g，1日 4～6 回内服<br>クロストリジウム・ディフィシルによる偽膜性大腸炎は1回 0.125g，1日 4 回内服 | ○ | ● | ○ | ○ | ○ | ○ | — | — | — | — | — | — | — | — | — | — | — | — | — | — | — | — | — | — | — | グラム陽性嫌気性菌に感受性あり<br>クロストリジウム・ディフィシルに有効 |
| | | | | 注 0.5g/v | 点滴静注 | 1日 2g，1回 0.5g 6時間ごと，または1回 1g 12時間ごとに分画し 60分以上かけて点滴静注 | ○ | ● | ○ | ○ | ○ | ○ | — | — | — | — | — | — | — | — | — | — | — | — | — | — | — | — | — | — | — | |
| | テイコプラニン<br>teicoplanin | TEIC | 注射用タゴシッド<br>(アベンティス-藤沢) | 注 0.2g/v | 点滴静注 | 初日 0.4 または 0.8g 2回に分ける．2日目以降は1日 0.2g または 0.4g を1回 30分かけて点滴静注<br>敗血症には初日 0.8 g を2回に分け以降1日1回 0.4 g30分以上かけて点滴静注 | ○ | ● | ○ | ○ | ○ | ○ | — | — | — | — | — | — | — | — | — | — | — | — | — | — | — | — | — | — | — | グラム陽性嫌気性菌に感受性あり<br>クロストリジウム・ディフィシルに有効 |

●：有効菌種，○：感受性あり，—：感受性なし

表 2　オキサゾリジノン系抗菌薬 —VCM 耐性菌に対する抗菌薬として—

| 種類 | 一般名 | 略号 | 商品名(会社名) | 剤型・含有量 | 用法 | 用量 | グラム陽性菌 | | | | | | グラム陰性菌 | | | | | | | | | | | | | | | 嫌気性菌 | 梅毒トレポネーマ | マイコプラズマ | 結核菌 | 備考 |
|---|---|---|---|---|---|---|---|---|---|---|---|---|---|---|---|---|---|---|---|---|---|---|---|---|---|---|---|---|---|---|---|---|
| | | | | | | | 球菌 | | | | | 桿菌 | 球菌 | | 桿菌 | | | | | | | | | | | | | | | | | |
| | | | | | | | ブドウ球菌 PCG 感性 | ブドウ球菌 PCG 耐性 | レンサ球菌 | 腸球菌 | 肺炎球菌 | ジフテリア菌 | 淋菌 | 髄膜炎菌 | インフルエンザ菌 | 百日咳菌 | 赤痢菌 | 大腸菌 | クレブシエラ | シトロバクター | エンテロバクター | セラチア | サルモネラ | 緑膿菌 | プロテウス | アシネトバクター | シュードモナス・セパシア | バクテロイデス | | | | |
| オキサゾリジノン系 | リネゾリド linezolid | CLZ | ザイボックス(ファルマシア) | 錠剤 600mg | 経口 | 1 日 1,200mg を 2 回に分け，1 回 600mg を 12 時間ごとに経口投与 | ○ | ○ | ○ | ○ | ○ | ○ | — | — | — | — | — | — | — | — | — | — | — | — | — | — | — | — | — | — | — | 適 バンコマイシン耐性 *Enterococcus faecium* のうち本剤感受性菌による感染症(菌血症の併発を含む) |
| | | | | 注射 600mg/300 ml/バッグ | 注射 | 1 日 1,200mg を 2 回に分け，1 回 600mg を 12 時間ごとに，それぞれ 30 分～2 時間かけて点滴静注<br>用法・用量に関連する 使注 注射剤を投与した患者において，経口投与可能であると医師が判断した場合は，同じ用量の錠剤に切り替えることができる | | | | | | | | | | | | | | | | | | | | | | | | | | |

警 本剤の耐性菌の発現を防ぐため，適正使用に努めること

禁 過敏症の既往歴

慎 ① 投与前に貧血，白血球減少，汎血球減少，血小板減少などの骨髄抑制が確認されている患者，骨髄抑制作用を有する薬剤との併用が必要な患者，感染症のため長期にわたり他の抗菌薬を本剤の投与前に投与されていた，あるいは，本剤と併用して投薬される患者，14 日を超えて本剤を投与される可能性のある患者，② 高度な腎機能障害のある患者，③ 体重 40kg 未満の患者，④ 授乳婦

重注 ① 本剤の投与にあたっては，血液検査を定期的に実施し，貧血，白血球減少，汎血球減少，血小板減少などの骨髄抑制の傾向や悪化が認められた場合には，本剤の投与中止などの適切な処置を行うこと．② 本剤の投与により，まれに発熱，腹痛，白血球増多，粘液・血液便を伴う激症下痢を主症状とする重大な大腸炎で，内視鏡検査により偽膜斑などの形成をみる偽膜性大腸炎が現れることがある．発症後直ちに投与を中止しなければ電解質失調，低蛋白血症などに陥り，特に高齢者および衰弱患者では予後不良になることがある．したがって本剤を投与する場合には，投与患者に対し，投与中または投与後 2～3 週間までに腹痛，頻回な下痢が現れた場合，直ちに医師に通知するよう注意すること．また，偽膜性大腸炎の症状が重篤な場合には適切な処置を行うこと．③ 抗菌薬の使用は，非感受性菌の過剰増殖を促進する可能性があるので，治療中に重複感染症が発現した場合には，適切な処置を行うこと．

相 併注 アドレナリン作動薬(ドーパミン，エピネフリン，フェニルプロパノールアミンなど)，セロトニン作動薬，チラミンを多く含有する飲食物(チーズ，ビール，赤ワインなど)

重副 可逆的な貧血，白血球減少，汎血球減少，血小板減少などの骨髄抑制

他副 下痢，嘔気，頭痛，味覚倒錯，腟モニリア症，嘔吐，肝機能検査値異常など

適注 注射剤における配合禁忌：アムホテリシン B，塩酸クロルプロマジン，ジアゼパム，イセチオン酸ペンタミジン，ラクトビオン酸エリスロマイシン，フェニトインナトリウム，スルファメトキサゾール・トリメトプリム，セフトリアキソンナトリウム

●：有効菌種，○：感受性あり，—：感受性なし

### 薬を使用する際の注意

バンコマイシン・テイコプラニンは，グラム陰性菌に対して抗菌力がないことに注意する．

バンコマイシンは，急速静注によりヒスタミン遊離を引き起こし，Red man 症候群を引き起こすことがあるので，必ず1時間以上かけて緩徐に点滴静注すること．

排泄経路が腎臓であるので，クレアチニンクリアランスを可能な限り測定し，添付文書などを参考に適切な投与量・間隔を設定すること(**図1**参照)．

投与量の減量が必要な場合，血中・組織中到達濃度を保つため，1回投与量の減量より投与間隔の延長を優先する．

最大限の臨床効果と耐性菌選択予防のために，抗菌薬の血清トラフ値を測定し，常にMICを超えるよう投与量・間隔を調整すること．

バンコマイシンのトラフ値は，8〜12 mg/*l*，テイコプラニンのトラフ値は，10〜15 mg/*l* を保つように投与する．

### 副作用―そのチェック方法と副作用対策

血清クレアチニンレベルの上昇・クレアチニンクリアランスの低下．

尿量の減少．

胆道由来酵素(ALP・γ-GTP)，肝臓由来酵素(GOT・GPT)の上昇．

## 2. 腸管感染症(腸炎)

### 適応症

MRSA 腸炎．

抗菌薬関連腸炎．

### 薬を使用する前(治療前)に確認しておくべき事項

腸管外感染症と同じく，感染症を発病しているのか，コロニゼーションの状態であるのかの鑑別を行う．

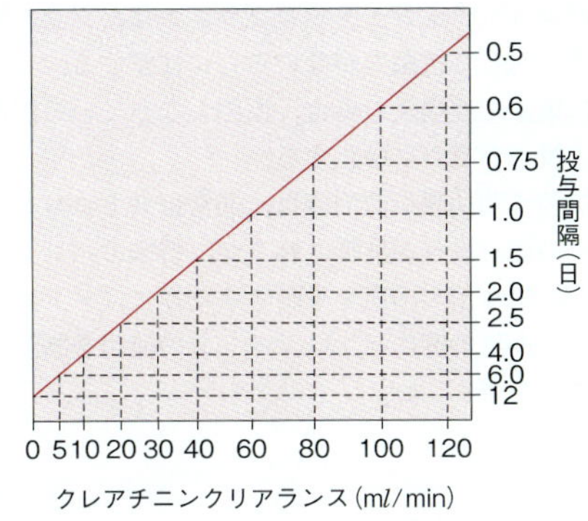


**図1 クレアチニンクリアランスとバンコマイシン投与間隔のノモグラム**
(Antimicrobial Agents and Chemotherapy **25**：443-447, 1984 より転載，一部改変)

### 症状，病態に応じた使いかた

処方例：塩酸バンコマイシン 1回 0.5 g
5% グルコース 20 m*l* に溶解
1日4回内服 10日間

腹部症状(腹部の疼痛・下痢)と感染兆候(発熱・白血球増多，核の左方移動，炎症反応物質の増加)などから，感染症をコロニゼーションと可能な限り鑑別し，感染症例のみに上記処方を投与する．

### 効果判定と無効例の対処法

投与3日後に，腹部症状の改善，感染兆候の減少がみられない場合は，グラム陰性菌などの原因菌の再検査を考慮する．

MRSA 腸炎のバンコマイシン無効例では，ST 合剤，テイコプラニンの経口投与を試みる．

処方例：ST 合剤 トリメトプリム換算で
7 mg/kg/日 内服 2〜3回分服
テイコプラニン 400〜600 mg/日
内服 4回分服

#### 薬を使用する際の注意 ■

バンコマイシン・テイコプラニンは，グラム陰性菌に対して抗菌力がないことに注意する．

抗菌薬関連腸炎の場合，原因となっている抗菌薬の投与を直ちに中止する．

抗菌薬関連腸炎の治療は，通常はメトロニダゾールの経口投与が推奨されるが，将来のバンコマイシン耐性菌の出現を予防するために，メトロニダゾール無効例にバンコマイシンの使用を制限することが望ましい．

#### 副作用ーそのチェック方法と副作用対策 ■

まれに抗菌薬関連腸炎の増悪がみられることがあるので，速やかに投与を中止し，整腸薬を投与する．

## B. ペプチド系(コリスチン・ポリミキシンB・バシトラシン)

### 1. コリスチン

#### 適応症 ■

グラム陰性菌による皮膚の感染症，外傷，膿皮症，熱傷．

グラム陰性菌による腸炎，赤痢．

#### 薬を使用する前(治療前)に確認しておくべき事項 ■

グラム陽性菌には無効であるので，培養やグラム染色で起炎菌を確認しておく．

#### 症状，病態に応じた使いかた ■

処方例：コリマイフォーム エアゾル 噴射塗布

グラム陰性菌による創部感染の治療に用いる．

処方例：コリマイシン 900 万〜2,400 万単位/日 3〜4 回に分服

グラム陰性菌が起炎菌の腸管感染症に用いる(特に大腸菌，赤痢菌)．

#### 効果判定と無効例の対処法 ■

抗菌薬投与後に症状改善がない場合は，局所あるいは便の培養を行い起炎菌の再評価をする．

#### 薬を使用する際の注意 ■

コリスチン単独では，グラム陽性菌に対する抗菌力は，ほとんどないことに注意する．

#### 副作用ーそのチェック方法と副作用対策 ■

発疹など局所の過敏反応が出現することがあり，軟膏を拭い，局所を洗浄し清潔に保つ．

長期連用により食欲不振，嘔吐，下痢，腎障害，難聴など．

### 2. 硫酸ポリミキシンB

#### 適応症 ■

グラム陰性菌による軽症の皮膚感染症予防(やけど・穿刺・擦過傷後)．

グラム陰性菌による腸管感染症．

#### 薬を使用する前(治療前)に確認しておくべき事項 ■

グラム陽性菌には無効であるので，膿のグラム染色で起炎菌を確認しておく．

#### 症状，病態に応じた使いかた ■

処方例：ポリミキシンB＋バシトラシン 500 単位/g＋400 単位/g 1日 1〜3 回塗布

グラム陽性菌に対する抗菌スペクトラムを補うために，バシトラシンと混合して用いられる．

処方例：ポリミキシンB 200 万〜400 万単位/日 3〜4 回に分服

グラム陰性菌が起炎菌の腸管感染症に用いる．

#### 効果判定と無効例の対処法 ■

抗菌薬投与後に症状改善がない場合は，局所あ

るいは便の培養を行い起炎菌の再評価をする．

*Proteus* と *Serratia* の一部に耐性が存在するので，感受性を参照する．

#### 薬を使用する際の注意 ■

ポリミキシンB単独では，グラム陽性菌に対する抗菌力は，ほとんどないことに注意する．

#### 副作用―そのチェック方法と副作用対策 ■

局所の過敏反応が出現することがあり，軟膏を拭い，局所を洗浄し清潔に保つ．

### 3. バシトラシン

#### 適応症 ■

グラム陽性菌による軽症の皮膚感染症予防(やけど・穿刺・擦過傷後)．

#### 薬を使用する前(治療前)に確認しておくべき事項 ■

グラム陰性菌には無効であるので，膿のグラム染色で起炎菌を確認しておく．

#### 症状，病態に応じた使いかた ■

処方例：ポリミキシンB＋バシトラシン 500単位/g＋400単位/g 1日1〜3回塗布

グラム陰性菌に対する抗菌スペクトラムを補うために，ポリミキシンBと混合して用いられる．

#### 効果判定と無効例の対処法 ■

抗菌薬投与後に症状改善がない場合は，局所あるいは便の培養を行い起炎菌の再評価をする．

#### 薬を使用する際の注意 ■

バシトラシン単独では，グラム陰性菌に対する抗菌力は，ほとんどないことに注意する．

#### 副作用―そのチェック方法と副作用対策 ■

局所の過敏反応が出現することがあり，軟膏を拭い，局所を洗浄し清潔に保つ．

# クロラムフェニコール

那須 勝

### 抗菌作用と体内動態

細菌のリボゾームと結合して，蛋白合成阻害し，静菌的に作用する．

広範囲の抗菌スペクトラムを示し，グラム陽性・陰性菌，リケッチア，クラミジアに作用する．

経口投与で消化管からよく吸収され，組織移行性が優れ，脳脊髄液へも十分治療濃度に達する．胎盤を通過する．

肝でほとんど代謝され，不活性のグルクロン酸抱合体グルクロニドになる．主として腎から尿中へ排泄される．

## 実用的な使いかた

### 1. クロラムフェニコール

#### 有効菌種および適応症

有効菌種：サルモネラ，リケッチア，トラコーマクラミジア，他の抗菌薬に耐性で本剤に感性の菌種：ブドウ球菌，レンサ球菌，肺炎球菌，淋菌，インフルエンザ菌，髄膜炎菌，クレブシエラ，大腸菌，プロテウス，百日咳菌．

適応症：鼠径リンパ肉芽腫，発疹チフス，発疹熱，つつが虫病，腸チフス，パラチフス，サルモネラ腸炎．髄膜炎(コハク酸クロラムフェニコールナトリウムのみ適応)．

下記の適応については，他の抗菌薬が無効の場合，あるいは他の抗菌薬が使用不能の場合に限り，本剤を使用する．

癰，癤，蜂窩織炎，丹毒，膿痂疹，膿皮症，毛嚢炎．

扁桃炎，咽頭炎，喉頭炎，気管支炎，肺炎，肺化膿症，膿胸，気管支拡張症の感染時．

創傷・熱傷および手術後の二次感染，重症熱傷の二次感染の予防．

乳腺炎，リンパ節炎，骨髄炎，髄膜炎，腹膜炎，敗血症，猩紅熱，胆嚢胆管炎．

中耳炎，副鼻腔炎．

淋疾，腎盂腎炎，膀胱炎，尿道炎．

子宮付属器炎，子宮内感染，軟性下疳．

ガス壊疽．

野兎病．

結膜炎，角膜炎，急性涙嚢炎．

歯槽膿漏，智歯周囲炎．

百日咳．

#### 薬を使用する前に確認しておくべき事項

**1. 投与禁忌事項**

a. 造血機能の低下している患者(再生不良性貧血，顆粒球減少，血小板減少などの重篤で致命的な血液障害の発生が報告されている)．

b. 低出生体重児，新生児(gray syndrome が発症し，その予後が重篤である)．

c. 本剤の成分に対し過敏症の既往歴のある患者．

d. 骨髄抑制を起こす可能性のある薬剤を投与中の患者．

**2. 併用による相互作用**

① 併用禁忌：骨髄抑制を起こす可能性のある薬剤．

② 併用注意：

クマリン系抗凝血薬(ワーファリン)：クマリン系抗凝血薬の作用を増強させることがあるので，併用する場合には凝固能の変動に十分注意しながら投与する．

スルホニル尿素系経口血糖降下薬(トルブタミド，クロルプロパミドなど)，スルホンアミド系経口血糖降下薬(グリブゾールなど)，インスリン製剤：経口血糖降下薬，インスリン製剤の血糖降下作用を増強させることがあるので，併用する場合には，血糖値その他患者の状態を十分観察しながら投与する．

表1　クロラムフェニコール

| 一般名 | 略号 | 商品名(会社名) | 剤型・含有量 | 用量 | 用法 | グラム陽性菌 球菌 ブドウ球菌 PCG 感性 | グラム陽性菌 球菌 ブドウ球菌 PCG 耐性 | グラム陽性菌 球菌 レンサ球菌 | グラム陽性菌 球菌 腸球菌 | グラム陽性菌 球菌 肺炎球菌 | グラム陽性菌 桿菌 ジフテリア菌 | グラム陰性菌 球菌 淋菌 | グラム陰性菌 球菌 髄膜炎菌 | グラム陰性菌 桿菌 インフルエンザ菌 | グラム陰性菌 桿菌 百日咳菌 | グラム陰性菌 桿菌 赤痢菌 | グラム陰性菌 桿菌 大腸菌 | グラム陰性菌 桿菌 クレブシエラ | グラム陰性菌 桿菌 シトロバクター | グラム陰性菌 桿菌 エンテロバクター | グラム陰性菌 桿菌 セラチア | グラム陰性菌 桿菌 サルモネラ | グラム陰性菌 桿菌 緑膿菌 | グラム陰性菌 桿菌 プロテウス | グラム陰性菌 桿菌 アシネトバクター | グラム陰性菌 桿菌 シュードモナス・セパシア | 嫌気性菌 バクテロイデス | 梅毒トレポネーマ | マイコプラズマ | 結核菌 |
|---|---|---|---|---|---|---|---|---|---|---|---|---|---|---|---|---|---|---|---|---|---|---|---|---|---|---|---|---|---|---|
| クロラムフェニコール chloramphenicol | CP | クロロマイセチン(三共エール-三共)<br><br>歯科用クロラムフェニコール(昭和薬化工)<br>クロラムフェニコール(日東メディック) | 錠 50，250mg<br>ゾル筋注用 3g<br>腟錠 100mg<br>軟膏(液)局所用<br>耳科用<br>液 5%<br>点眼液 0.5% | 1.5～2g<br>3g<br>100mg | 3～4 回分服<br>1～2 回筋注<br>1 日 1 回 | ● | ● | ● | ○ | ● | ○ | ● | ● | ● | ● | ○ | ● | ● | ○ | ○ | ○* | ● | — | ● | — | ○ | ○ | ○ | ○ | — |
| コハク酸クロラムフェニコールナトリウム chloramphenicol sodium succinate | CP | クロロマイセチンサクシネート(三共エール-三共) | クロラムフェニコール<br>1g/バイアル | 0.5～1g | 緩徐に 1 日 2 回静注 | ● | ● | ● | ○ | ● | ○ | ● | ● | ● | ● | ○ | ● | ● | ○ | ○ | ○ | ● | — | ● | — | ○ | ○ | ○ | ○ | — |
| パルミチン酸クロラムフェニコール chloramphenicol palmitate | CP | クロロマイセチンパルミテート(三共) | 液(小児用) | 30～50 mg/kg | | ● | ● | ● | ○ | ● | ○ | ● | ● | ● | ● | ○ | ● | ● | ○ | ○ | ○ | ● | — | ● | — | ○ | ○ | ○ | ○ | — |
| チアンフェニコール thiamphenicol | | アーマイ(小林化工) | カプセル<br>250mg | 0.75～1g | 3～4 回分服 | ● | ● | ○ | ○ | ○ | ○ | ○ | ○ | ○ | ○ | ○ | ● | ○ | ○ | ○ | ○ | ○ | — | ○ | — | ○ | ○ | ○ | ○ | — |

●：有効菌種，○：感受性あり，—：感受性なし　*：点眼・腟剤では有効菌種

リファンピシン：本剤の血中濃度が減少することがある．

シクロホスファミド：シクロホスファミドの作用を減弱させることがある．

メトトレキサート：メトトレキサートの作用を増強させるおそれがある．

バルビツール酸誘導体(フェノバルビタールなど)：本剤の血中濃度が減少することがある．

シクロスポリン：シクロスポリンの血中濃度を上昇させることがある．

### 症状，病態に応じた使いかた

他の抗菌薬が無効の場合，あるいは使用不能の場合に限って使用することができる．

処方例：クロロマイセチン 1.5g 分3
経口
または
クロロマイセチンサクシネート
2g 分2 静脈内投与

ペニシリンアレルギー患者，アンピシリン耐性インフルエンザ菌髄膜炎などに使用される．

投与期間は7日以内とし，できれば14日以内を限度とする．それ以降の投与は副作用出現の可能性が高くなることが考えられる．

本剤に代わる優れた抗菌薬が登場したことと，本剤の重篤な副作用の発現のために，本剤の使用価値は少なくなっている．

本剤の使用頻度が少ないためか，各種細菌の感受性は保たれていることが多い．ニューキノロン薬が出現する前は腸チフスの第一選択薬となっていたが，東南アジア地域ではクロラムフェニコール耐性菌が報告されている．

### 効果判定と無効例の対処法

無効の場合は，他剤に変更し，場合によっては他剤同士の併用療法を行う．

### 薬を使用する際の注意

高齢者への投与：生理機能が低下しているので，副作用が出現しやすい．

妊婦，産婦，授乳婦などへの投与：治療上の有益性が危険性を上回る場合に投与する．授乳期および妊娠末期では乳汁，胎児への移行を考慮する．

小児への投与：低出生体重児，新生児には投与しない．gray syndrome(腹部膨張，嘔吐，下痢，皮膚蒼白，虚脱，呼吸停止など)をきたすことがある．

### 副作用—そのチェック方法と副作用対策

**1. 重大な副作用**

① 再生不良性貧血(頻度不明)：十分な血液検査を行う．血液に異常を認めたら直ちに投与中止し，適切な処置を行う．

② gray syndrome(頻度不明)：低出生体重児，新生児には投与しない(前述)．

③ 視神経炎，末梢神経炎(頻度不明)：長期投与により現れることがある．視覚の異常，四肢のしびれ感などを認めたら直ちに投与中止し，適切な処置を行う．

**2. その他の副作用**

顆粒球減少，血小板減少，肝障害，悪心，嘔吐，下痢，軟便，腸炎，過敏症，菌交代症，ビタミン(K，B群)欠乏症：投与を中止し，適切な処置を行う．

## 2. チアンフェニコール

クロラムフェニコール類似薬剤である．肝で不活化されにくく，胆汁への移行が良好である．尿中へ活性体が約70％排泄される．

### 適応症

チアンフェニコール感性のブドウ球菌，大腸菌による次の感染症，① 尿路感染症：腎盂腎炎，膀胱炎，尿道炎，② 呼吸器感染症：肺炎，気管支炎および気管支拡張症．

### 症状，病態に応じた使いかた

できるだけ短期投与にとどめ，最大限2週間までとする．

処方例：アーマイ® 1g 分4 経口

### 投与禁忌事項

非可逆性の末梢神経障害，重篤な血液障害が現れることがある．副作用，相互作用などはクロラムフェニコールと同様である．

# 抗菌薬の合剤

菅沼明彦

## 実用的な使いかた

### 1. βラクタム分解酵素阻害薬＋βラクタム薬

#### 薬を使用する前に確認しておくべきこと

βラクタム薬はペニシリン系，セフェム系，モノバクタム系，カルバペネム系などに分類され，今日最も汎用される抗生剤であるが，それらに対する耐性菌の出現が臨床において大きな問題となっていることは周知のとおりである．βラクタム薬に対する耐性の機序は，βラクタム分解酵素の産生，標的蛋白の変容，細胞外膜透過性の変化，efflux ポンプによる薬剤排出機構などが知られている．

βラクタム分解酵素は，βラクタム薬の基本骨格であるβラクタム環に結合し，加水分解することで抗菌活性を阻害し，分子構造，分解する基質によりクラスA，B，C，Dと分類される(**表3**)．各クラスにはそれぞれ種々のβラクタマーゼが含まれており，同じクラス内においても分解する基質は一様ではない．クラスAに分類されるものであっても，近年問題となっているESBL(extended-spectrum β-lactamase)のように分解可能な基質がセフェム，モノバクタムまで拡大されているものも存在する．

細菌が産生するβラクタム分解酵素を阻害し，本来のβラクタム薬の効力を発揮することを目的として，種々のβラクタム分解酵素阻害薬とβラクタム薬の合剤が開発されている．当然，MRSAにみられるように，βラクタム分解酵素を介しない耐性化に対して効果は期待できない．βラクタム分解酵素阻害薬自体にも抗菌活性はあるが非常に弱い．

現在使用されているβラクタム分解酵素阻害薬は，クラブラン酸，スルバクタム，タゾバクタムである．おのおののβラクタム分解酵素の阻害活性に特徴が認められる．

#### 症状，病態に応じた使いかた

**1. クラブラン酸**

クラブラン酸は，クラスA，クラスDを阻害する．特にクラスAに対して阻害活性が強く認められる．

クラブラン酸との合剤は，経口用抗生剤としてアモキシシリン・クラブラン酸，注射用抗生剤としてチカルシリン・クラブラン酸が実用に供されている．バクテロイデス，黄色ブドウ球菌，大腸菌などのβラクタム分解酵素産生菌に対して抗菌活性が高められた．

**2. スルバクタム**

スルバクタムは，クラスA，Dに加えてクラスCにも弱い阻害活性を認め，クラブラン酸と比ベスペクトラムは拡大された．しかしながら，クラブラン酸と比べ阻害活性自体は弱まっている．

スルバクタムとの合剤は，経口用抗生剤としてアンピシリンとエステル結合させたスルタミシリンが使用されている．注射用抗生剤としてスルバクタム/アンピシリン，スルバクタム/セフォペラゾンが用いられている．

スルバクタム/アンピシリンは，広域な抗菌スペクトラムを有しており，βラクタマーゼ産生菌の割合が高い，ブドウ球菌，インフルエンザ菌，肺炎桿菌，バクテロイデスなどに抗菌活性を有しているため，複数の細菌が関与する腹腔内感染，婦人科系感染症，誤嚥性肺炎，糖尿病患者における皮膚感染症などによい適応がある．

セフォペラゾンは，単独での使用においても抗緑膿菌作用を有する第3世代セフェム系抗生剤であるが，βラクタム分解酵素に対する安定性が弱く，スルバクタムとの合剤が製造された．尿中排

表 1　抗菌薬の合剤　(ペニシリン系複合剤は表 2 に記載)

| 一般名 | 略号 | 商品名(会社名) | 剤型・含有量 | 用法 | 用量(混合物としての1日量) | グラム陽性菌 | | | | | | | グラム陰性菌 | | | | | | | | | | | | | | | | 嫌気性菌 | 梅毒トレポネーマ | マイコプラズマ | 結核菌 | 備考 |
|---|---|---|---|---|---|---|---|---|---|---|---|---|---|---|---|---|---|---|---|---|---|---|---|---|---|---|---|---|---|---|---|---|---|
| | | | | | | 球菌 | | | | | 桿菌 | | 球菌 | | 桿菌 | | | | | | | | | | | | | | | | | | |
| | | | | | | ブドウ球菌 | | レンサ球菌 | 腸球菌 | 肺炎球菌 | ジフテリア菌 | 炭疽菌 | 淋菌 | 髄膜炎菌 | インフルエンザ菌 | 百日咳菌 | 赤痢菌 | 大腸菌 | クレブシエラ | シトロバクター | エンテロバクター | セラチア | サルモネラ | 緑膿菌 | プロテウス | アシネトバクター | シュードモナス・セパシア | バクテロイデス | | | | | |
| | | | | | | PCG 感性 | PCG 耐性 | | | | | | | | | | | | | | | | | | | | | | | | | | |
| β-lactamase 阻害薬＋β-lactam 薬 | | | | | | | | | | | | | | | | | | | | | | | | | | | | | | | | | |
| クラブラン酸カリウム＋アモキシシリン(potassium clavulanate＋amoxicillin) | CVA/AMPC | オーグメンチン(グラクソスミスクライン) | 錠 375mg<br>S 錠 187.5mg<br>小児用顆粒(1g 中)150mg<br>(CVA：AMPC＝1：2) | 内服 | 〈成人〉<br>1,125～1,500mg, 3～4 分服 | ○ | ● | ○ | ○ | ○ | ○ | ○ | ● | ○ | ● | — | ○ | ● | ● | — | — | — | ○ | — | ● | — | — | ● | ○ | — | — | 禁伝染性単核球症 |
| | | | | | 〈小児〉30～60mg/kg, 3～4 分服 | ○ | ● | ○ | ○ | ○ | ○ | ○ | ○ | ○ | ● | — | ○ | ● | ● | — | — | — | ○ | — | ● | — | — | ● | ○ | — | — | |
| スルバクタム＋アンピシリン(sulbactam＋ampicillin) | SBT/ABPC | ユナシンS(ファイザー) | 注 0.75, 1.5g<br>(SBT：ABPC＝1：2) | 静注 | 〈成人〉<br>肺炎・肺化膿症, 腹膜炎は 6g, 2 分割<br>膀胱炎は 3g, 2 分割<br>〈小児〉<br>60～150mg/kg, 3～4 分割 | ● | ● | ○ | ○ | ○ | — | — | ○ | ○ | ● | — | ○ | ● | — | — | ○ | ○ | ○ | — | ● | ○ | — | ○ | — | — | — | 禁伝染性単核球症 |
| スルバクタム＋セフォペラゾン(sulbactam＋cefoperazone) | SBT/CPZ | スルペラゾン(ファイザー) | 注 0.5, 1g<br>(SBT：CPZ＝1：1) | 静注 | 〈成人〉<br>1～2g(重症は 4g まで), 2 分割<br>〈小児〉<br>40～80mg/kg(重症は 160mg/kg まで), 2～4 分割 | ● | ● | ○ | ○ | ○ | ○ | ○ | ○ | ○ | ● | ○ | ○ | ● | ● | ● | ● | ● | ○ | ● | ● | ● | ○ | ● | — | — | — | 禁授乳 |

●：有効菌種として認められているもの, ○：感受性のあるもの, —：感受性のないもの

| 一般名 | 略号 | 商品名（会社名） | 剤型・含有量 | 用法 | 用量（混合物としての1日量） | グラム陽性菌 | | | | | | | グラム陰性菌 | | | | | | | | | | | | | | | | 嫌気性菌 | 梅毒トレポネーマ | マイコプラズマ | 結核菌 | 備考 |
|---|---|---|---|---|---|---|---|---|---|---|---|---|---|---|---|---|---|---|---|---|---|---|---|---|---|---|---|---|---|---|---|---|---|
| | | | | | | 球菌 | | | | | 桿菌 | | 球菌 | | 桿菌 | | | | | | | | | | | | | | | | | | |
| | | | | | | ブドウ球菌 PCG 感性 | ブドウ球菌 PCG 耐性 | レンサ球菌 | 腸球菌 | 肺炎球菌 | ジフテリア菌 | 炭疽菌 | 淋菌 | 髄膜炎菌 | インフルエンザ菌 | 百日咳菌 | 赤痢菌 | 大腸菌 | クレブシエラ | シトロバクター | エンテロバクター | セラチア | サルモネラ | 緑膿菌 | プロテウス | アシネトバクター | シュードモナス・セパシア | バクテロイデス | | | | | |
| カルバペネム薬＋dehydropeptidase-I 阻害薬<br>イミペネム＋シラスタチン (imipenem +cilastatin) | IPM/CS | チエナム（萬有） | 点滴用 0.25, 0.5g (IPM：CS=1：1) | 点滴 | 〈成人〉0.5～1g(重症は 2g まで), 2～3 分割<br>〈小児〉30～80mg/kg(重症は 100mg/kg まで), 3～4 分割 | ● | ● | ● | ● | ● | ○ | ○ | ○ | ○ | ● | ○ | ○ | ● | ● | ● | ● | ● | ○ | ● | ● | ● | ● | ● | — | — | — | 禁授乳<br>注筋注用は静脈内注射が困難な場合にのみ使用すること |
| | | | 筋注用 0.25, 0.5g (IPM：CS=1：1) | 筋注 | 〈成人〉0.5～1g, 2 分割 | | | | | | | | | | | | | | | | | | | | | | | | | | | |
| カルバペネム薬＋有機アニオン輸送系阻害薬<br>パニペネム＋ベタミプロン (panipenem +betamipron) | PAPM/BP | カルベニン（三共） | 点滴用 0.25, 0.5g (PAPM:BP=1:1) *ただし含有量はパニペネムとして表示 | 点滴 | 〈成人〉1g(重症または難治性感染症は 2g まで), 2 分割<br>〈小児〉30～60mg/kg, 3 分割<br>(重症または難治性感染症は 100mg/kg, 3～4 分割. ただし上限は 2g まで) | ● | ● | ● | ● | ● | ○ | — | ○ | ○ | ● | — | ○ | ● | ● | ● | ● | ● | ○ | ● | ● | — | ● | ● | — | — | — | |
| サルファ剤＋葉酸拮抗剤<br>スルファメトキサゾール＋トリメトプリム (sulfamethoxazole+trimethoprim) | ST | バクタ（塩野義）<br>バクトラミン（日本ロシュ）<br>他 | 錠 240, 480mg<br>顆粒(1g 中) 480mg (スルファメトキサゾール：トリメトプリム＝5：1)<br>注 5m$l$/A | 内服 | 〈成人〉1,920mg, 2 分服 | ○ | ○ | ○ | ● | ○ | ○ | ○ | ○ | ○ | ● | — | ● | ● | ● | ● | ● | ○ | ● | — | ● | — | ○ | — | — | — | — | 警血液障害, ショックなどの重篤な副作用が起こることがあるので, 他剤が無効または使用できない場合にだけ投与を考慮する<br>禁妊婦, 新生児・未熟児, 授乳 |

表2　ペニシリン系複合剤　（添付文書などに有効菌種が明記されていないため，有効菌種と思われるものを記した）

| 一般名 | 略号 | 商品名（会社名） | 剤型・含有量 | 用法 | 用量（混合物としての1日量） | グラム陽性菌 | | | | | | | グラム陰性菌 | | | | | | | | | | | | | | | 嫌気性菌 | 梅毒トレポネーマ | マイコプラズマ | 結核菌 | 備考 |
|---|---|---|---|---|---|---|---|---|---|---|---|---|---|---|---|---|---|---|---|---|---|---|---|---|---|---|---|---|---|---|---|---|
| | | | | | | 球菌 | | | | | 桿菌 | | 球菌 | | 桿菌 | | | | | | | | | | | | | | | | | |
| | | | | | | ブドウ球菌 PCG | | レンサ球菌 | 腸球菌 | 肺炎球菌 | ジフテリア菌 | 炭疽菌 | 淋菌 | 髄膜炎菌 | インフルエンザ菌 | 百日咳菌 | 赤痢菌 | 大腸菌 | クレブシエラ | シトロバクター | エンテロバクター | セラチア | サルモネラ | 緑膿菌 | プロテウス | アシネトバクター | シュードモナス・セパシア | バクテロイデス | | | | |
| | | | | | | 感性 | 耐性 | | | | | | | | | | | | | | | | | | | | | | | | | |
| アンピシリン＋クロキサシリン（ampicillin＋cloxacillin） | ABPC＋MCIPC | ビクシリンS（明治製菓） | 錠 250mg<br>カプセル 250, 500mg | 内服 | 〈成人〉<br>1～2g，4分服 | ● | ● | ● | ● | ● | ○ | ○ | ● | ○ | ● | － | ● | ● | － | － | － | － | ○ | － | ● | － | － | － | ● | － | － | 禁伝染性単核球症 |
| | | | 注S　100mg | 筋注 | 〈新生児・未熟児・乳児〉<br>100mg/kg，3～4分割 | ● | ● | ● | ● | ● | ○ | ○ | ● | ● | ● | － | ● | ● | － | － | － | － | ○ | － | ● | － | － | － | ● | － | － | |
| | | | 注S　0.5，1g（ABPC：MCIPC＝1：1） | 筋注 | 〈成人〉<br>1.5～3g，3～4分割<br>〈小児〉<br>50～100mg/kg，3～4分割 | | | | | | | | | | | | | | | | | | | | | | | | | | | |
| | | | | 点滴 | 〈成人〉<br>2～4g，2分割 | | | | | | | | | | | | | | | | | | | | | | | | | | | |

●：有効菌種と思われるもの（単剤として認められているもの），○：感受性のあるもの，－：感受性のないもの

泄が少なく，胆汁移行性がきわめて良好であり，肝・胆道感染症に好んで用いられている．

3. タゾバクタム

タゾバクタムはスルバクタムと同様のスペクトラムを有しているが，より阻害活性が強力となっている．タゾバクタムとピペラシリンとが1：4の割合で配合された製剤が本邦においても使用が可能となった．黄色ブドウ球菌，緑膿菌を含めたグラム陰性菌に対し高い抗菌活性を有している．白血球減少時の発熱のエンピリックセラピーにおいて，アミノグリコシド＋タゾバクタム/ピペラシリンは，従来から標準的に用いられているアミノグリコシド＋セフタジジムと比較し，遜色ない効果が期待できるとの報告がある．混合感染に効果が期待できるが，適応症が現時点では敗血症，腎盂腎炎，複雑性膀胱炎に限定されていることに注意を要する．

### 効果判定と無効例の対処法 ■

通常の抗生剤の効果判定と同様である．

### 薬を使用する際の注意 ■

いずれのβラクタム分解酵素阻害薬＋βラクタム薬も単剤と比べ，抗菌スペクトラムが拡大されるため，適応を慎重に検討し，耐性菌出現の観点からも安易な使用は慎むべきである．

### 副作用—そのチェック方法と副作用対策 ■

βラクタム阻害薬による副作用としてクラブラン酸，スルバクタム内服による下痢などが知られているが，重篤なものは報告されていない．単剤を投与した場合とほぼ同様であると考えてよい．

## 2. カルバペネム薬＋dehydropeptidase-I阻害薬

### 薬を使用する前に確認しておくべき事項 ■

イミペネムは，放線菌より産生されたチエナマイシンの誘導体であり，ペニシリナーゼおよびセファロスポリナーゼに対して非常に安定性が高く，グラム陽性菌，グラム陰性菌に優れた抗菌力を有する薬剤である．

表3　βラクタム分解酵素の分類

| セリンβラクタマーゼ | 活性中心にセリン残基を有する |
|---|---|
| クラスA<br>クラスC<br>クラスD | ペニシリナーゼ<br>セファロスポリナーゼ<br>オキサシリン加水分解酵素 |
| メタロβラクタマーゼ | 活性中心に亜鉛原子を有する |
| クラスB | カルバペネマーゼ |

臨床応用にあたっては，1）腎尿細管基底膜に存在するdehydropeptidase-Iにより分解されやすく血中濃度が低下する，2）その分解産物が腎毒性を有している，の2点が問題であったが，dehydropeptidase-Iを選択的に阻害するシラスタチンと合剤にすることによりそれらの点が改善された．近年，本剤に対する耐性菌の出現が顕著となっており，カルバペネムおよびその他のβラクタマーゼを分解するメタロβラクタマーゼを有する腸内細菌(エンテロバクター，セラチアなど)，ブドウ糖非発酵菌(緑膿菌，セパシアなど)がまれならず検出されている．前項に示した現在使用されているβラクタマーゼ阻害薬はメタロβラクタマーゼに対しては無効である．元来*Stenotrophomonas maltophilia*は染色体上に耐性遺伝子を有しておりカルバペネムは無効である．また，グラム陽性菌であるMRSA，腸球菌においても耐性化が進んでいる．

### 症状，病態に応じた使いかた ■

グラム陰性桿菌が関与する重症感染症，混合感染がよい適応であり，誤嚥性肺炎，腹腔内感染，複雑性尿路感染などで選択されることが多い．起因菌不明の場合にやむを得ずエンピリックセラピーとして用いる場合もあるが，起因菌およびその感受性が判明したならば速やかに適切な抗菌薬への変更が必要である．

### 薬を使用する際の注意 ■

腎機能低下により，副作用の発現率が高まるため，投与前に腎機能の評価を行う．急速投与にて，消化器症状をきたすことがあり注意を要する．

#### 副作用—そのチェック方法と副作用対策 ■

副作用としては，過敏症，肝機能異常，好酸球増多に加え，本剤に特徴的なものとして，けいれんなどの中枢神経症状がよく知られている．腎機能低下，基礎疾患として中枢神経系疾患を有している場合に多く認められるため，投与前に基礎疾患，腎機能を確認し使用の可否，投与量の調整を検討する必要がある．

### 3. カルバペネム系薬剤＋有機アニオン輸送系阻害薬

#### 薬を使用する前に確認しておくべき事項 ■

カルバペネム系薬剤であるパニペネムと，有機アニオン輸送系阻害薬であるベタミプロンとの合剤として，国内で開発されカルベニンとして使用されている．

ベタミプロンはパニペネムの腎皮質への移行を抑制し，尿細管の変性壊死を防ぐことで腎毒性を軽減する．

#### 症状，病態に応じた使いかた ■

パニペネムは，βラクタム阻害薬に安定であり，イミペネム同様グラム陽性菌，緑膿菌を含むグラム陰性菌，嫌気性菌に優れた抗菌力を有する．

#### 効果判定と無効例の対処法 ■

通常の抗生剤の効果判定と同様である．

#### 薬を使用する際の注意 ■

非常に広域なスペクトラムを有しており，耐性菌の発現を抑制する意味からも使用にあたっては十分な検討を必要とする．適応については，イミペネムと同様である．

バルプロ酸との併用でバルプロ酸の血中濃度を低下させることがあり併用禁忌となっている．

#### 副作用—そのチェック方法と副作用対策 ■

肝機能障害，好酸球増多など報告されている．イミペネムと同様に本剤においても中枢神経症状の副作用は報告されているが，イミペネムより発現頻度は少ないといわれている．

### 4. サルファ剤＋葉酸拮抗薬

#### 薬を使用する前に確認しておくべき事項 ■

スルファトリメトキサゾールとトリメトプリムとの合剤として使用され，異なる作用点において細菌の葉酸代謝を阻害し相乗効果を示す．

緑膿菌，クロストリジウムなどを除き陽性菌から陰性菌までスペクトラムは広範囲に及ぶが，本薬剤に対する耐性遺伝子を有するプラスミドの拡散などにより耐性菌も広く認められる．

#### 症状，病態に応じた使いかた ■

国内では，種々の副作用が懸念され，臨床での使用頻度は少ないが，海外では尿路感染症などに第一選択薬として使用されている．

細菌以外に，イソスポーラ，サイクロスポーラなどの原虫にも効果を有する．

HIV 感染症などの免疫不全状態を基礎に発症するカリニ肺炎に対する第一選択薬となっている．投与量は，トリメトプリム 15 mg/kg/day，スルファトリメトキサゾール 75 mg/kg/day とし，3 週間の投与期間を必要とする．胸部 CT，ガリウムシンチグラムによる評価を行い十分な改善が得られない場合には治療期間の延長または変更を考慮する．

経口投与が不可能な場合には，点滴静注用の製剤が使用可能である．

CD 4 陽性リンパ球 200/m$l$ 以下の HIV 感染者におけるカリニ肺炎の発症予防にも使用されている．また，細菌感染，およびトキソプラズマに対する予防効果も認められる．

#### 効果判定と無効例の対処法 ■

カリニ肺炎治療にて副作用により薬剤の変更がやむを得ない場合，本剤が無効であった場合，ペンタミジン点滴静注，アトバコン内服などを考慮する．

#### 薬を使用する際の注意 ■

腎排泄であるため，腎機能低下時には投与量の調整が必要である．薬剤との相互作用として，メソトレキセートとの併用による骨髄障害の増強，シクロスポリンとの併用による腎機能障害の増強などが知られている．

妊婦には催奇形性のため禁忌となっている．

### 副作用―そのチェック方法と副作用対策 ■

副作用として，発疹，発熱，電解質異常(高カリウム血症，低ナトリウム血症など)，骨髄抑制，ショック，Stevens-Johnson 症候群などが認められる．

他の骨髄抑制をきたす薬物との併用には注意を要する．

カリニ肺炎患者の 25～50% が副作用により本剤の治療を中断せざるを得なくなるとされている．

## 5. ペニシリン系複合剤

国内にて，アンピシリン＋クロキサシリン，アンピシリン＋ジクロキサシリンが使用可能である．アンピシリンに加え，ペニシリナーゼ阻害作用を有するクロキサシリン，ジクロキサシリンを加えペニシリナーゼ産生ブドウ球菌までスペクトラムを拡大したものである．現状では，βラクタム薬＋βラクタマーゼ阻害薬，セフェム系抗生剤などが使用できるため，本剤が臨床において使用される機会は減少している．

# キノロン薬

廣瀬健二・渡辺治雄

## 実用的な使いかた

### はじめに

キノロン系合成抗菌薬として最初に合成されたのはナリジクス酸(1962年)であった．ナリジクス酸は合成抗菌薬のサルファ薬に対する耐性菌が大きな問題となっていたときに登場した．ナリジクス酸は主に緑膿菌を除くグラム陰性桿菌，大腸菌を中心に腸内細菌に対して抗菌活性を示すが，グラム陽性菌や緑膿菌には無効であった．その後，1967年にはピロミド酸(PA)が発表された．この薬は，弱いながらも黄色ブドウ球菌に対して抗菌活性があったが，緑膿菌には無効であった．1973年にはピペミド酸(PPA)が開発された．この薬は緑膿菌に対してある程度の抗菌活性を示した．しかし，グラム陽性菌には抗菌活性を示さなかった．このような経緯から，緑膿菌を含むグラム陰性菌に対して抗菌活性を示しさらにグラム陽性菌に対しても抗菌活性を持つ合成抗菌薬であるキノロン薬の開発が長い間期待されていた[1)]．

1980年に最初のニューキノロン薬のノルフロキサシン(NFLX)が開発された．NFLXの抗菌スペクトルはグラム陽性菌およびブドウ糖非発酵菌まで拡大し，さらにグラム陰性菌に対する抗菌力も増強したものであった．グラム陽性菌に対する抗菌スペクトルは呼吸器感染症の原因菌である肺炎球菌，連鎖球菌，インフルエンザ菌までも拡大した．今までキノロン薬が有効でなかった呼吸器感染症に効果があるキノロン薬の開発はキノロン薬開発の歴史のなかでも最大の発見であった．ナリジクス酸などはNFLXなどの新しいキノロン薬(ニューキノロン)とは区別され，オールドキノロンと呼ばれている．NFLXはナリジクス酸を基本骨格に6位にフッ素原子，7位に塩基性ピペラジニル基を持っている．6位のフッ素原子によりフルオロキノロンとも呼ばれる．

その後も，ニューキノロン系抗菌薬の開発は進み，現在では第1世代ニューキノロン(NFLX, ENX, OFLX, CPFX)に続き，第2世代ニューキノロン薬(LFLX, FLRX, TFLX, LVFX, SPFX)が開発・発売されている．さらに，2002年には，メシル酸パズフロキサシン(PZFX)とガチフロキサシン(GPFX)，さらにはプルリフロキサシン(PUFX)が承認を受け，国内で利用可能なニューキノロン薬は12剤となった．

### 薬を使用する前に確認しておくべき事項

**1. 抗菌力**

現在国内で使用されているキノロン薬の抗菌スペクトルを**表1**に示した．ニューキノロン薬の有効な菌種はグラム陽性菌，グラム陰性菌のほぼすべての菌種，一部の嫌気性細菌，マイコプラズマである．初期に開発されたNFLX，OFLX，ENXはグラム陽性菌に対する抗菌力は弱かった．しかし，その後に開発されたニューキノロンはグラム陽性菌に対しても抗菌力が増強されている．抗菌スペクトルも拡大し，嫌気性菌のバクテロイデスや，マイコプラズマまで有効となった．

**2. 作用機序・耐性菌**

キノロン薬の作用機序はDNAジャイレース，トポイソメラーゼの働きを阻害することでDNA複製を止める．二つの酵素はいずれも環状DNAの二本鎖を切断・再結合する酵素である．DNAジャイレースはDNAの複製その他の機能に要する負のスーパーコイルを作る．

トポイソメラーゼIVはDNA複製終了後のDNA二本鎖の分離に働く．DNAジャイレース，トポイソメラーゼIVはともに四量体蛋白で，DNAジャイレースはサブユニットGyrA，GyrBがそれぞれ2個，トポイソメラーゼIVはParC，ParEがそれぞれ2個から構成される．

表1　キノロン薬

| 一般名 | 略号 | 商品名(会社名) | 剤型・含有量 | 用法・用量 | グラム陽性菌 | | | | | グラム陰性菌 | | | | | | | | | | | | | | | | 嫌気性菌 | マイコプラズマ | 結核菌 | 備考 |
|---|---|---|---|---|---|---|---|---|---|---|---|---|---|---|---|---|---|---|---|---|---|---|---|---|---|---|---|---|---|
| | | | | | 球菌 | | | | 桿菌 | 球菌 | | 桿菌 | | | | | | | | | | | | | | | | | |
| | | | | | ブドウ球菌 | レンサ球菌 | 腸球菌 | 肺炎球菌 | ジフテリア菌 | 淋菌 | 髄膜炎菌 | インフルエンザ菌 | 赤痢菌 | 大腸菌 | クレブシエラ | シトロバクター | エンテロバクター | セラチア | サルモネラ | プロテウス | 緑膿菌 | アシネトバクター | シュードモナス・セパシア | バクテロイデス | | | | |
| ナリジクス酸<br>nalidixic acid | NA | ウイントマイロン<br>(第一)<br>他に各社 | 錠 250，500mg<br>シロップ 5% | 経口 1.0～4.0g/日<br>2～4 分服 | — | — | — | — | — | ● | — | — | ● | ● | ● | ○ | ○ | ○ | ● | ● | — | — | — | — | — | — | |
| ピロミド酸<br>piromidic acid | PA | パナシッド<br>(大日本)<br>他に各社 | 錠 250mg<br>シロップ 5% | 経口 1.5～3.0g/日<br>3～4 分服<br>(小児)<br>50mg/kg | ● | — | — | — | — | — | — | — | ● | ● | ● | ○ | ○ | ○ | ○ | ● | — | — | — | — | — | — | |
| ピペミド酸<br>pipemidic acid | PPA | ドルコール<br>(大日本ほか) | 錠 250mg | 経口 0.5～2.0g/日<br>3～4 分服 | — | — | — | — | — | — | — | — | ● | ● | ● | ● | ● | ○ | ○ | ● | ● | — | — | — | — | — | (薬剤は三水和物) |
| シノキサシン<br>cinoxacin | CINX | シノバクト<br>(塩野義) | カプセル<br>200mg | 経口 400～800mg/日<br>2 分服 | — | — | — | — | — | — | — | — | — | ● | ● | ● | ● | ○ | — | ● | — | — | — | — | — | — | |
| ノルフロキサシン<br>norfloxacin | NFLX | バクシダール<br>(杏林ほか)<br>ノフロ<br>(萬有) | 錠 100，200mg<br>(小児用)50mg<br>点眼 0.3% | 経口<br>300～800mg/日<br>3～4 分服<br>(小児用)<br>6～12mg/kg/日<br>3 分服<br>点眼<br>1 滴/回，3 回/日 | ● | ● | ● | ● | ○ | ● | ○ | ● | ● | ● | ● | ● | ● | ● | ● | ● | ● | — | ○ | — | — | — | |

●：有効菌種，○：感受性あり，—：感受性なし

| 一般名 | 略号 | 商品名(会社名) | 剤型・含有量 | 用法・用量 | グラム陽性菌 | | | | | グラム陰性菌 | | | | | | | | | | | | | | 嫌気性菌 | マイコプラズマ | 結核菌 | 備考 |
|---|---|---|---|---|---|---|---|---|---|---|---|---|---|---|---|---|---|---|---|---|---|---|---|---|---|---|---|
| | | | | | 球菌 | | | | 桿菌 | 球菌 | | 桿菌 | | | | | | | | | | | | | | | |
| | | | | | ブドウ球菌 | レンサ球菌 | 腸球菌 | 肺炎球菌 | ジフテリア菌 | 淋菌 | 髄膜炎菌 | インフルエンザ菌 | 赤痢菌 | 大腸菌 | クレブシエラ | シトロバクター | エンテロバクター | セラチア | サルモネラ | プロテウス | 緑膿菌 | アシネトバクター | シュードモナス・セパシア | バクテロイデス | | | |
| オフロキサシン<br>ofloxacin | OFLX | タリビッド 錠<br>耳科用液<br>(第一)<br>タリビッド 点眼液<br>眼軟膏<br>(参天) | 錠 100mg<br>耳科用 0.3%<br>点眼 0.3%<br>眼軟膏 0.3% | 経口<br>300～600mg/日<br>2～3 分服<br>眼科用<br>1 滴/回(液), 3 回/日<br>耳科用<br>6～10 滴/回, 2 回/日 | ● | ● | ● | ● | ○ | ● | ○ | ● | ● | ● | ● | ● | ● | ● | ○ | ● | ● | ● | ○ | ○ | ○ | — | |
| エノキサシン<br>enoxacin | ENX | フルマーク<br>(大日本) | 錠 100, 200mg | 経口<br>300～600mg/日<br>2～3 分服 | ● | ● | ● | ○ | ○ | ● | ○ | ● | ● | ● | ● | ● | ● | ● | ○ | ● | ● | ● | ○ | — | — | — | |
| 塩酸シプロフロキサシン<br>ciprofloxacin hydrochloride | CPFX | シプロキサン<br>(バイエル) | 錠 100, 200mg<br>細粒 100, 200mg<br>注 200, 300mg | 経口<br>200～600mg/日<br>2～3 分服<br>静注<br>200～300mg/回<br>2 回/日 | ● | ● | ● | ● | ○ | ● | ○ | ● | ● | ● | ● | ● | ● | ● | ○ | ● | ● | ● | ○ | ○ | ○ | — | (薬剤は塩酸塩) |
| 塩酸ロメフロキサシン<br>lomefloxacin hydrochloride | LFLX | バレオン<br>(北陸)<br>ロメバクト<br>(塩野義)<br>ロメフロン眼科耳科用液<br>(千寿-武田) | カプセル 100mg<br>液 0.3% | 経口<br>200～600mg/日<br>2～3 分服 | ● | ● | ● | ● | ○ | ● | ○ | ● | ● | ● | ● | ● | ● | ● | ● | ● | ● | ● | ○ | ○ | ○ | — | (薬剤は塩酸塩) |
| トシル酸トスフロキサシン<br>tosufloxacin tosilate | TFLX | オゼックス<br>(富山化学)<br>トスキサシン<br>(ダイナボット-大日本) | 錠 75, 150mg | 経口<br>300～450mg/日<br>2～3 分服 | ● | ● | ● | ● | ○ | ● | ○ | ● | ● | ● | ● | ● | ● | ● | ● | ● | ● | ● | ● | ● | ○ | — | (薬剤はトシル酸塩) |

| 一般名 | 略号 | 商品名(会社名) | 剤型・含有量 | 用法・用量 | グラム陽性菌 | | | | | グラム陰性菌 | | | | | | | | | | | | | | 嫌気性菌 | マイコプラズマ | 結核菌 | 備考 |
|---|---|---|---|---|---|---|---|---|---|---|---|---|---|---|---|---|---|---|---|---|---|---|---|---|---|---|---|
| | | | | | 球菌 | | | | 桿菌 | 球菌 | | 桿菌 | | | | | | | | | | | | | | | |
| | | | | | ブドウ球菌 | レンサ球菌 | 腸球菌 | 肺炎球菌 | ジフテリア菌 | 淋菌 | 髄膜炎菌 | インフルエンザ菌 | 赤痢菌 | 大腸菌 | クレブシエラ | シトロバクター | エンテロバクター | セラチア | サルモネラ | プロテウス | 緑膿菌 | アシネトバクター | シュードモナス・セパシア | バクテロイデス | | | |
| フレロキサシン<br>fleroxacin | FLRX | メガロシン<br>(杏林，-日本ロシュ) | 錠 100，150mg | 経口 200～300mg/日<br>1 回/日 | ● | ● | ● | ○ | ○ | ● | ○ | ● | ○ | ● | ● | ● | ● | ● | ○ | ● | ● | ● | ● | ● | ○ | — | |
| スパルフロキサシン<br>sparfloxacin | SPFX | スパラ<br>(大日本) | 錠 100，150mg | 経口 100～350mg/日<br>1～2 分服 | ● | ● | ● | ● | ○ | ● | ○ | ● | ● | ● | ● | ● | ● | ● | ● | ● | ● | ● | ○ | ● | ○ | — | |
| レボフロキサシン<br>levofloxacin | LVFX | クラビット<br>(第一) | 錠 100mg<br>細粒 10% | 経口<br>200～300mg/日<br>2～3 分服 | ● | ● | ● | ● | ○ | ● | ○ | ● | ● | ● | ● | ● | ● | ● | ● | ● | ● | ● | ○ | ○ | ○ | — | オフロキサシン中の光学異性体の一つ |
| ナジフロキサシン<br>nadifloxacin | NDFX | アクアチムクリーム<br>(大塚) | クリーム<br>1% | 外用<br>2 回/日 | ● | ○ | — | ○ | — | — | — | — | ○ | ○ | ○ | ○ | ○ | ○ | ○ | ○ | ○ | ○ | — | ○ | — | — | 臨床適用：尋常性痤瘡<br>プロピオニバクテリウムに有効 |
| メシル酸パズフロキサシン<br>pazufloxacin | PZFX | パシル(富山化学)<br>パズクロス<br>(三菱ウェルファーマ) | 点滴静注液：<br>300mg/100m$l$/袋<br>500mg/100m$l$/袋 | | ● | ● | ● | ○ | ○ | ○ | ○ | ● | ● | ● | ● | ● | ● | ○ | ○ | ● | ● | ● | | ● | — | — | |
| ガチフロキサシン<br>gatifloxacin | GFLX | ガチフロ錠<br>(杏林製薬) | 錠 100mg | | ● | ● | ● | ● | ○ | ● | ○ | ● | ○ | ● | ● | ● | ● | ● | ○ | ● | ● | ● | | ● | ● | — | |
| プルリフロキサシン<br>prulifloxacin | PUFX | スオード<br>(明治製菓) | 錠 100mg | | ● | ● | ● | ● | ○ | ○ | ○ | ● | ● | ● | ● | ● | ● | ● | ● | ● | ● | ○ | | ○ | ○ | ○ | |

キノロン薬の一次標的酵素はグラム陰性菌ではジャイレース，グラム陽性菌ではトポイソメラーゼIVである[2,3]．キノロン耐性は，(1) 標的酵素であるDNAジャイレースおよびDNAトポイソメラーゼIVの変異によるキノロン薬との親和性の低下，(2) 菌体内へのキノロン薬の透過性の低下や，(3) 菌体内からのキノロン薬の排出ポンプの機能亢進により起こる．特に(1)に関しては，大腸菌，緑膿菌，黄色ブドウ球菌などで詳しい解析がなされており，DNAジャイレースおよびDNAトポイソメラーゼIVをコードする遺伝子の特定の部位に変異が入ることにより耐性化することがわかっている．キノロン薬は合成抗菌薬であるため耐性菌が出現しにくいであろうと考えられていたが，予想に反し耐性菌は増加しつつある．海外でのニューキノロン薬の大量使用によりさまざまな菌種で耐性菌が出現している．いずれにしてもニューキノロン耐性または低感受性菌がさまざまな菌種で出現しているので，分離菌が感受性であることを確認したうえでの投与が望まれる．

① 腸管感染症におけるニューキノロン耐性菌

腸チフス・パラチフスの治療の第一選択薬はニューキノロン薬である．すでに一部のニューキノロン薬が腸チフス・パラチフスの治療の保険適応となった．腸チフス・パラチフスの原因菌であるチフス菌・パラチフスA菌ではニューキノロン薬による治療が奏効しない症例が報告されている．これらの菌はニューキノロン低感受性チフス菌・パラチフスA菌と呼ばれ，すべてのニューキノロン薬に低度の耐性(典型的な耐性菌ほど耐性は高度でない，CPFXのMICは0.125〜2 μg/m*l*)を示しナリジクス酸に耐性であるという特徴を持つ．インドへの渡航者から分離される菌に多くみられる．

食中毒などサルモネラ・赤痢菌による腸管感染症には，ニューキノロン薬またはホスホマイシンが治療に使われることが多い．海外で感染した患者から分離される赤痢菌や，国内で集団発生を起こした赤痢菌のなかにはニューキノロン耐性赤痢菌があることが報告されている．同様に食中毒の起因菌であるサルモネラ(*Salmonella enterica* serovar Typhimurium)からもニューキノロン耐性菌が分離されたとの報告がある．

② 泌尿器系感染症におけるニューキノロン耐性菌

ニューキノロン薬は組織移行性が良く，泌尿器・生殖器にも移行性は良い．また，尿道炎・膀胱炎の治療薬として最もよく使用される薬剤の一つである．大腸菌，緑膿菌，*Enterococcus faecalis* など尿道炎の患者から分離される菌や性病から分離される淋菌では，ニューキノロン薬に対するMICが上昇し続け，耐性菌が増加している．ニューキノロン薬による常用量投与での治療の失敗例も報告されている．

③ 呼吸器系感染症におけるニューキノロン耐性菌

肺炎の原因菌である緑膿菌，MRSA(メチシリン耐性ブドウ球菌)，腸球菌において耐性化が進んでいる．また，肺炎球菌，インフルエンザ菌においてニューキノロン耐性菌が報告されている．肺炎球菌ではペニシリンや経口セフェム薬のみならず，テトラサイクリン，マクロライド，ニューキノロンを含む広範囲の抗菌薬に対し耐性を獲得した「多剤耐性肺炎球菌」の増加が，世界規模で問題となりはじめている．

**3. 吸収・排泄・組織内濃度**

ニューキノロン薬は組織移行性は良いため，中枢神経系を除くほとんどの部位の感染症に適応がある．最高血中濃度到達時間は多くの薬剤で，約1〜2時間である．血中濃度半減期は薬剤により異なるが，NFLX，OFLX，CPFX，ENX，TFLXなど短いもので2〜6時間，LFLX，FLRX，SPFXなど長いもので8〜16時間である．半減期が短いものでは，1日2〜3分服，長いものでは1日1〜2分服となっている．排泄は，多くのニューキノロン薬は腎排泄型であるが，SPFXは主に胆汁中に排泄される．

## 患者の疾病や病態に応じた使いかた ■

ニューキノロン薬はグラム陰性菌からグラム陽性菌まで広い抗菌スペクトルを持ち，経口投与で組織移行性も良いことから，腸管感染症，泌尿器系，呼吸器系，皮膚感染症などさまざまな感染症の治療に使用されている．

ニューキノロン薬は経口薬，外用薬，点眼薬のみであったが，注射薬も利用できるようになった．シプロフロキサシンの注射薬は2000年11月にバイエル薬品が発売開始した．欧米各国ではすでに10年ほど前より使用されていた．注射薬の発売により今まで経口投与しかできなかったニューキノロンが，経口投与できない患者にも投与が可能になった．これは，大きな外科手術後の患者など経口投与ができない患者にも投与が可能になり，感染症の治療において新たな選択肢が加わったことになる．しかし，注射薬には「本剤は，敗血症，外傷・熱傷手術創の二次感染，肺炎，胆囊炎，腹膜炎のうち，他の抗菌薬にアレルギーの既往を有する患者あるいはカルバペネム系や第3世代またはそれ以降のセフェム系注射用抗菌薬が無効の患者でかつ経口抗菌薬が投与不可能な患者の治療に有効である場合投与できる」という制限がつけられている．このような制限があるため，注射薬の使用は，急性期のみに注射薬を使用し，安定したら経口薬に切り替えるといった使用法が望ましい．注射薬の投与は，1回200〜300 mgを1日2回点滴静注する．点滴静注に際しては，「生理食塩液，ブドウ糖注射液または補液で希釈し，1時間かけて投与する(30分以内の点滴静注は避ける)」といった注意書きがある．また，注射薬の使用前にはアナフィラキシーショックなどを起こす可能性があるため，必ず皮内テストをする必要がある．

ニューキノロン薬は，乳児，幼児，小児，妊婦に対する安全性は確立されていないため，これらの患者への投与は行わない．NFLX(50 mg錠)は小児への適応があるが，投与は他に有効な抗菌薬がない場合にのみ使用し，投与期間も最小限にとどめ，慎重に投与する必要がある．

経口薬，注射薬以外に点眼薬，外用薬にもニューキノロン薬がある．点眼薬はOFLX，NFLX，LVFX，LFLXがある．外用薬では，尋常性痤瘡の治療薬のナジフロキサシン(NDFX)がある．

### 効果の判定の指標および無効判定の根拠 ■

他の抗菌薬と同様である．効果がみられないときは直ちに使用を中止し，他の抗菌薬に変更する．効果がみられるときでも，1週間以上に及ぶ長期間の投与は慎重にする．

### 薬を使用する際の注意 ■

副作用(過敏反応，中毒反応，けいれんなど)の出現と腎機能の低下による血中濃度の上昇に注意する．ニューキノロン薬の多くは，腎から排泄されるため，腎機能低下患者では血中濃度が上昇しやすく，副作用が出る可能性があるため投与量の変更を含めた注意を要する．また，ニューキノロン薬は光線過敏症を起こすことがあるため，内服している期間は長時間の日光への暴露を避ける．

### 副作用 ■

さまざまな副作用が報告されているが，ニューキノロン薬の副作用として頻度が高く特徴的なものは光線過敏症とけいれん(中枢神経系障害)である．

**1. 過敏反応**

過敏症や発疹を起こすことはすべての薬剤と同じである．ニューキノロン薬に特徴的なのは，光線過敏症である．光線過敏症を起こす頻度が高いのは，ENX，LFLX，SPFX，FLRXである．内服中は，強い日差しのなかでの野外活動(運動会，海水浴，ゴルフなど)や長時間の日光への暴露を避ける．

**2. 消化器症状**

抗菌薬一般の副作用と同様である．副作用のなかでは，比較的頻度が高い．症状は，食欲不振，腹部不快感，悪心・嘔吐，下痢，便秘などである．経口投与による，偽膜性大腸炎の報告もある．

**3. 中枢神経症状**

ニューキノロン薬単剤による副作用は頭痛，めまいといった一般的なものである．非ステロイド系抗炎症薬(NSAIDs)との併用により副作用のけいれんの誘発作用が増強されることがわかっている．ニューキノロン薬が，神経伝達物質GABAのGABAレセプターへの結合を阻害するためである．ニューキノロン薬とNSAIDsの併用では，大発作型けいれん，間代性けいれん，強直性けいれんなどのけいれん発作を起こす．けいれん発作を誘発しやすいNSAIDsは，フェンブフェン，ケトプロフェン，フルルビプロフェン，フルルビプロフェンアキセチルである．これらの薬剤は，併用禁忌として添付文書に記載がある．

**4. 横紋筋融解症**

横紋筋融解症は，骨格筋(横紋筋)の変性・壊死によりミオグロビンや，クレアチンキナーゼが大量に血中・尿中に放出される病態である．発生機序は不明である．急性腎不全を引き起こし，死に至ることもある．投与開始から1〜6日までに発症することがあり，数日の投与でも発症の危険があることに注意が必要である．自覚症状は，筋肉痛，脱力感，四肢のしびれである．投与中にこのような症状がみられたら直ちに投薬を中止し，血中CPK，血中・尿中ミオグロビンなどの検査を行う必要がある．

**5. 重篤な低血糖，高血糖**

糖尿病患者へのガチフロキサシンの投与により重篤な低血糖，高血糖が現れるということが医薬品安全情報として通知された．これらの副作用は，特に糖尿病患者に多くみられていることから，糖尿病患者には本剤の投与を避ける．また，投与に際しては糖尿病の既往の有無について十分確認する必要がある．これらの副作用のため，糖尿病の患者への投与は禁忌とされた．また，糖尿病でない患者においても重篤な低血糖，高血糖が現れることがあるので，これらの副作用の発現などについて患者に十分な説明を行う必要がある．そして，低血糖症状(脱力感，空腹感，発汗，動悸，振戦，頭痛，不安，興奮，神経過敏，集中力低下，精神障害，意識障害，けいれんなど)，高血糖症状(口渇，多飲，多尿，頻尿など)が現れた場合は，ガチフロキサシンの投与を中止し，速やかに医師の診察を受ける．

**6. その他**

その他，アキレス腱炎・断裂，低血糖，胃腸障害，間質性肺炎，中毒性表皮壊死症(Lyell症候群)，皮膚粘膜眼症候群(Stevens-Johnson症候群)，肝機能障害，精神症状，汎血球減少の報告もある．

## 薬剤相互作用

ニューキノロン薬による相互作用はよく研究されておりさまざまな相互作用が明らかになっている．

**1. 非ステロイド系抗炎症薬(NSAIDs)**

NSAIDsは副作用のけいれんの誘発作用が増強されるため，併用禁忌・併用注意になっているものがある．ニューキノロン薬との併用は避けた方がよい．

**2. テオフィリン製剤**

テオフィリンは気管支拡張薬で，気管支喘息，慢性気管支炎で使用されている．ニューキノロン薬は，テオフィリンの代謝を阻害しテオフィリンの血中濃度を上昇させて，テオフィリンによる副作用(頭痛，心悸亢進，頻脈，悪心・嘔吐，不眠など)を増強させることがわかっている．

**3. 制酸薬(金属カチオン製剤)**

金属カチオン含有製剤と経口抗菌薬の併用による吸収の低下はよく知られているが，ニューキノロン薬においても併用による吸収の低下がみられる．溶出した金属カチオンとニューキノロン薬がキレートを作るため吸収されにくくなる．これらの薬剤との併用は避けた方がよい．

## おわりに

ニューキノロン薬は抗菌スペクトルが広く，組織移行性も良好なことから多くの感染症治療に利用されている．また，経口薬に加えて，注射薬の発売により感染症治療の抗菌薬の選択肢が増えた．しかし，近年のニューキノロン薬の多用により，耐性菌が急速に増加している．原因菌の特定と感受性を検討したうえでの使用を心がけたい．

**文 献**

1) 小林宏行編：ニューキノロン剤の臨床応用，医薬ジャーナル社，東京，2001
2) 吉田博明：細菌におけるキノロン耐性メカニズム．日本細菌学雑誌 **51**：973-992, 1996
3) 山岸純一ほか：キノロン系薬耐性の分子遺伝学．日本化学療法学会雑誌 **49**：469-483, 2001

# 抗真菌薬

永井英明

表 1　内臓真菌症(口腔，食道カンジダ症を含む)の治療に用いられる抗真菌薬

| 一般名 | 商品名(会社名) | 剤型・含有量 | 用法・用量 | 備考 |
|---|---|---|---|---|
| ナイスタチン<br>nystatin | ナイスタチン錠明治<br>(明治製菓) | 錠 50 万単位 | 成人：1 回 50 万単位を 1 日 3 回内服 | [適] 消化管カンジダ症<br>[副] まれに過敏症(発疹，瘙痒感など)が現れることがあり，そのときは中止する<br>ときに消化器症状(悪心・嘔吐など)が現れる<br>[禁] 妊婦または妊娠している可能性のある婦人には，治療上の有益性が危険性を上回ると判断されるときにだけ投与する |
| アムホテリシン B<br>amphotericin B | ファンギゾン<br>(ブリストル) | 注射液<br>50mg/バイアル | 静注：ブドウ糖液で0.1mg/ml 以下の濃度に希釈し，3〜6 時間かけて(または 12〜24 時間持続して)ゆっくりと点滴静注する<br>1 日 0.25 mg/kg から漸増し，0.5〜1.0 mg/kg/日を点滴静注．副作用のため投与困難な例には 1 mg/日から開始 | [適] クリプトコックス，カンジダ，アスペルギルス，ムーコルなどによる深在性真菌症(真菌血症，真菌性髄膜炎，真菌性呼吸器感染症，尿路真菌症，消化管真菌症を含む)<br>[副] かなり高頻度にみられる症状：全身症状(40〜50%)：悪寒・発熱，頭痛；消化器症状(〜20%)：悪心・嘔吐；血管症状：血管痛，血栓，静脈炎<br>比較的まれな症状および検査値異常：筋肉痛，関節痛，倦怠感，食欲不振，アナフィラキシー，血小板減少，潮紅，貧血，白血球(顆粒球)減少，皮疹，腎機能障害(血清 K⁺，血清クレアチニン，NPN，BUN の上昇)，肝機能障害(GOT，GPT，Al-P の上昇)<br>[禁] 重篤な腎障害のある患者<br>[相] ([併慎] または [禁])腎毒性をもつ抗菌薬(アミノグリコシド系，ペプチド系)または抗腫瘍剤(シスプラチンなど)との併用による腎障害の増悪<br>シクロスポリン(腎障害の増悪)<br>ステロイド薬(低カリウム血症の増悪) |
|  | ファンギゾン内服錠<br>(ブリストル)<br><br>ファンギゾンシロップ<br>(ブリストル) | 錠 100mg<br><br>シロップ<br>100mg/ml | 成人：1 回 100 mg(錠，またはシロップ)を 1 日 2〜4 回食後内服<br>小児：1 回 50〜100mg(シロップ)を 1 日 2〜4 回内服 | [適] 消化管のカンジダ異常増殖(消化管カンジダ症)<br>[副] ときに軽度の消化器症状(悪心・嘔吐など)，まれに腹痛，下痢，心窩部痛，口内炎などがみられる<br>[他] ハイリスク患者の深在性真菌症発症予防に高用量投与(2,400〜4,800mg/1 日，2〜4 回分服)を行うことがある |
| フルシトシン<br>flucytosine | アンコチル<br>アンコチル G<br>(日本ロシュ)<br>ココール<br>(東菱) | 錠 500mg<br>顆粒<br>500mg/g | 1 日量 100〜200mg/kg(消化管・尿路感染症には 50〜100mg/kg)を 4 回分服する | [適] クリプトコックス，カンジダ，アスペルギルスなどによる感染症(真菌血症，真菌性髄膜炎，真菌性呼吸器感染症，尿路真菌症，消化管真菌症を含む)<br>[副] 消化器症状(〜5%)：悪心・嘔吐，下痢，重症腸炎など<br>肝機能障害(〜5%)：GOT，GPT，Al-P の上昇，肝肥大など<br>全身症状：皮疹，めまい<br>催奇形性<br>骨髄機能抑制：汎血球減少，好中球減少，血小板減少<br>[禁] 本剤に対し過敏症の既往歴のある患者<br>妊婦または妊娠している可能性のある婦人<br>[相] ([併慎] または [禁])放射線照射，骨髄抑制作用をもつ抗腫瘍剤など(骨髄機能抑制作用の増強) |

| 一般名 | 商品名（会社名） | 剤型・含有量 | 用法・用量 | 備考 |
|---|---|---|---|---|
| ミコナゾール<br>miconazole | フロリードF注（持田） | 静注液<br>200mg/20ml，400mg/40ml（ポリオキシエチレン硬化ヒマシ油60g添加） | 生理食塩水または5%ブドウ糖で1mg/ml以下の濃度に希釈し，30〜60分かけて点滴静注する<br>初回200mgを投与し，副作用のないことを確認したら，それ以降200〜400mg/回を1日1〜3回投薬する | 適 クリプトコックス，カンジダ，アスペルギルス，コクシジオイデスによる感染症（真菌血症，真菌性髄膜炎，真菌性呼吸器感染症，尿路感染症，消化管感染症を含む）<br>副 国内での臨床試験および市販後調査における副作用発現率は，それぞれ23%（15/66），16.7%（106/635）<br>消化器症状（悪心・嘔吐，食欲不振，下痢）が最も多い（11%）<br>全身症状または過敏症（瘙痒，発疹，悪寒，発熱），精神神経症状（頭痛，倦怠感），低血圧がときにみられる（2〜5%）<br>肝機能障害：総コレステロール，トリグリセリド，肝酵素（GOT，GPT）値の一過性上昇（〜5%）<br>欧米では静脈炎，不整脈，貧血，血小板減少，低ナトリウム血症，多幸，振戦，めまい，幻覚，視力障害，けいれん，関節痛，アナフィラキシーショックなども報告<br>禁 本剤に対して過敏症の既往歴のある患者<br>本人または両親，兄弟に気管支喘息，発疹，蕁麻疹などのアレルギーを起こしやすい体質を持つ患者<br>薬物過敏症のある患者<br>妊婦または妊娠している可能性のある婦人<br>相（併慎 または 禁）フェニトイン（血中濃度上昇）<br>ワルファリンカリウム（プロトロンビン時間の延長）<br>血糖降下薬（著しい血糖低下）<br>テルフェナジン，アステミゾール（まれにQT時間の延長，心室性不整脈） |
| | フロリードゲル経口用（持田） | ゲル<br>20mg/g（2%） | 1日量10〜20gを1日4回（毎食後および就寝前）に分けて投与する<br>口腔カンジダ症では，口腔内にまんべんなく塗布し，できるだけ長く含んだ後に嚥下する<br>食道カンジダ症では，口腔内に含んだ後，少量ずつ嚥下する<br>原則として投与期間は14日間であるが，7日間使用しても改善しない場合には他の適切な治療法に変更する | 適 口腔カンジダ症，食道カンジダ症<br>副 ときに悪心・嘔吐，食欲不振，口渇，口腔内疼痛，腹鳴などがみられるほか， GOT・GPTの上昇をみることがある<br>禁 妊婦または妊娠している可能性のある婦人<br>注 授乳中の婦人に止むを得ず投与する場合には，授乳を避ける<br>眼科用として角膜・結膜に投与してはならない |
| フルコナゾール<br>fluconazole | ジフルカン（ファイザー） | カプセル<br>50，100mg<br>静注液<br>0.1%<br>50ml（50mg），<br>0.2%<br>50ml（100mg）および<br>100ml（200mg） | カンジダ症には50〜100mg/日，クリプトコックス症，アスペルギルス症には50〜200mg/日を経口投与または静注，重症または難治性の場合には400mg/日まで増量する | 適 カンジダ属，クリプトコックス属およびアスペルギルス属による次の感染症：真菌血症，呼吸器真菌症，消化管真菌症，尿路真菌症，真菌性髄膜炎<br>副 国内での開発時および市販後調査における副作用（臨床検査値異常を含む）の発生率は，静注剤でそれぞれ2.45%（48/1,956），9.05%（177/1,956），経口剤でそれぞれ3.00%（17/566），3.36%（19/566）<br>肝臓・胆管系障害：総ビリルビン，GOT，GPT，γ-GTP， Al-P，LDHなどの上昇<br>消化器系障害：悪心・嘔吐，食欲不振，腹痛など<br>血液系障害：好酸球増多，血小板減少など<br>泌尿器系障害：BUN，血清クレアチニンなどの上昇<br>全身性障害：発熱，発疹など<br>重副 ショック，皮膚粘膜眼症候群（Stevens-Johnson症候群），中毒性表皮壊死症（Lyell症候群），無顆粒球症，急性腎不全，肝障害が現れることがある<br>禁 本剤に対して過敏症のある患者<br>妊婦または妊娠している可能性のある婦人<br>相（併禁 または 慎）トリアゾラム（血中濃度の上昇，作用の増強，作用時間延長）<br>シサプリド（QT延長，心室性不整脈）<br>テルフェナジン，アステミゾール，ワルファリン，タクロリムス水和物，シクロスポリン，フェニトイン，スルホニル尿素系血糖降下薬，ジドブジン，リファンピシン，リトナビル |

| 一般名 | 商品名<br>（会社名） | 剤型・含有量 | 用法・用量 | 備考 |
|---|---|---|---|---|
| イトラコナゾール<br>itraconazole | イトリゾールカプセル 50<br>（ヤンセン協和-協和醱酵） | カプセル<br>50mg | 内臓真菌症には，100〜200 mg/日を，1日1回食直後に投与する | [適] アスペルギルス属，カンジダ属，クリプトコックス属などによる感染症（真菌血症，呼吸器真菌症，消化管真菌症，尿路真菌症，真菌性髄膜炎を含む）<br>[副] 国内での開発時臨床試験における副作用および臨床検査値異常の発現率はそれぞれ 5.2%（53/1,028），4.3%（41/944）<br>消化器症状：悪心・嘔吐，腹痛，下痢，便秘，消化不良，食欲不振<br>神経症状：めまい<br>過敏症：発疹，光過敏性反応，瘙痒<br>血液系障害：好酸球増多<br>肝機能障害：GOT，GPT，Al-P，LDH，総コレステロール，トリグリセリド，血清ビリルビン，LAP の上昇<br>腎機能障害：BUN，血清尿酸，血清 $K^+$，尿蛋白，尿糖の上昇<br>[重副] まれではあるが急性心不全，肝臓障害，および外国症例での皮膚粘膜眼症候群（Stevens-Johnson 症候群）の出現が報告<br>[禁] テルフェナジン，アステミゾールまたはトリアゾラムを投与中の患者<br>本剤に対して過敏症の既往のある患者<br>重篤な肝疾患の現症あるいは既往のある患者<br>妊婦または妊娠している可能性のある婦人<br>[慎] シサプリドを投与中の患者<br>薬剤過敏症やアレルギーの既往のある患者<br>肝障害または腎障害のある患者<br>高齢者<br>[相]（[併禁] または [併注]）テルフェナジン，アステミゾール（QT 時間の延長，心室性不整脈），トリアゾラム（代謝遅滞による血中濃度の上昇，作用の増強，作用時間の延長），シサプリド，ビンカアルカロイド系抗悪性腫瘍剤（ビンクリスチンなど），シンバスタチン，リファンピシン，フェニトイン，ミダゾラム，シクロスポリン，ジゴキシン，フェロジピン，ニフェジピン，$H_2$ 遮断薬，ワルファリン |
| ミカファンギンナトリウム<br>micafungin sodium | ファンガード<br>（藤沢） | 滴<br>50mg，75mg | アスペルギルス症には通常（成人），50〜150 mg/1日1回，カンジダ症には通常（成人），50mg/1日1回点滴静注する<br>重症または難治性の場合には 300mg/日を上限に増量する | [適] アスペルギルス属およびカンジダ属による下記感染症：真菌血症，呼吸器真菌症，消化管真菌症<br>[副] 国内での副作用（臨床検査値の異常変動を除く）は 17.9% に報告され，その内訳は，静脈炎（3.0%），関節炎，血管痛，悪寒，頭痛，高血圧，動悸，下痢，軟便，発疹，丘疹性皮疹（各 1.5%）．臨床検査値の異常変動は Al-P 上昇 4.5%，BUN 上昇 4.5%，$\gamma$-GTP 上昇 3.0%，ALT（GPT）上昇 3.0%，クレアチニン上昇 3.0% など<br>[重副] 好中球減少（1.5%），アナフィラキシー様症状（呼吸困難，全身潮紅，血管浮腫，蕁麻疹など）が現れることがある<br>[高齢投] 用量に留意するなど慎重に投与すること<br>[妊産婦投] 1．妊婦など：治療上の有益性が危険性を上回ると判断される場合にのみ投与，2．授乳婦：投与は避けることが望ましいが，やむを得ず投与する場合は，授乳を避けさせる<br>[小児投] 小児などに対する安全性は確立していない |
| クロトリマゾール<br>clotrimazole | エンペシド<br>（バイエル） | トローチ<br>10mg/錠 | 1回1錠を1日5回口腔内投与する（起床から就寝までの間に，3〜4時間ごとに使用する） | [適] HIV 感染症患者における口腔カンジダ症（軽症，中等症）<br>食道カンジダ症に対する本剤の有効性は認められていない<br>[副] GOT・GPT の上昇，嘔気，口内乾燥，口腔疼痛，口内灼熱感，瘙痒<br>[慎] 他のイミダゾール系抗真菌薬に対して薬物過敏症の既往歴のある患者<br>[相] 免疫抑制薬（タクロリムス水和物）との併用に注意すること<br>本剤は口腔内で唾液により徐々に溶解しながら用いるもので，噛み砕いたり，呑み込んだり，強くしゃぶったりせずに，完全に溶解するまで口腔内に留めて使用すること<br>投与開始後7日を目安として，さらに継続投与が必要か判断し，投与中止またはより適切な他剤に切り替えるべきか検討を行うこと<br>さらに本剤の投与期間は原則として 14 日間とすること |

**表2 皮膚真菌症の治療に用いられる内用(経口)抗真菌薬**

| 一般名 | 商品名(会社名) | 剤型・含有量 | 用法・用量 | 備考 |
|---|---|---|---|---|
| グリセオフルビン<br>griseofulvin | グリセチンV(日本化薬)<br>グリソビンFP(グラクソスミスクライン，三共) | 錠 125mg | 成人：1日250〜500mgを1〜数回分割<br>食後内服(小児：半量) | 【適】白癬[a]<br>【副】頭痛，悪心，胃膨満感，下痢，薬疹，光線過敏症，肝障害，白血球減少<br>【禁】妊婦または妊娠している可能性のある婦人<br>【注】ポルフィリン症またはSLEの患者に投与すると悪化させることがあるので慎重に投与する<br>【相】ワルファリン(抗凝固作用の低下)，バルビツール酸誘導体(本剤の作用低下) |
| フルシトシン<br>flucytosine | アンコチル<br>アンコチルG(日本ロシュ)<br>ココール(東菱) | 錠 500mg<br>顆粒 500mg/g | 1日量100〜200mg/kgを4回分服 | 【適】黒色真菌感染症<br>【副】(表1参照)<br>【禁】(表1参照) |
| イトラコナゾール<br>itraconazole | イトリゾールカプセル50(ヤンセン協和-協和醗酵) | カプセル 50mg | 成人：100〜200mg(深在性皮膚真菌症)または50〜100mg(表在性真菌症)を，1日1回食直後に投与する | 【適】深在性皮膚真菌症：スポロトリコーシス，クロモミコーシス(黒色真菌感染症)<br>表在性真菌症：白癬[b]，カンジダ症[c]，癜風，マラセチア毛包炎<br>【副】(表1参照)<br>【禁】(表1参照) |
| 塩酸テルビナフィン<br>terbinafine-hydrochloride | ラミシール(日本チバガイギー-ノバルティスファーマ) | 錠 125mg | 成人には125mgを1日1回食後経口投与 | 【適】皮膚糸状菌(トリコフィトン属，ミクロスポルム属，エピデルモフィトン属)，カンジダ属，スポロトリックス属，ホンセカエア属による下記感染症<br>深在性皮膚真菌症：白癬性肉芽腫，スポロトリコーシス，クロモミコーシス(黒色真菌感染症)<br>表在性真菌症：白癬，カンジダ症<br>外用抗真菌薬では治療困難な患者に限る<br>【重副】重篤な肝障害(肝不全，肝炎，胆汁うっ滞，黄疸など)が外国において報告されており，死亡に至った例もある<br>汎血球減少，無顆粒球症，血小板減少<br>皮膚粘膜眼症候群，中毒性表皮壊死症<br>【他副】GOT・GPT・γ-GTPの上昇，胃部不快感，腹痛，悪心，下痢，瘙痒感，口渇，LDH・Al-Pの上昇，頭痛，めまい，ふらつき，頻尿，味覚異常<br>【警】外国において，重篤な肝障害(肝不全，肝炎，胆汁うっ滞，黄疸など)および汎血球減少，無顆粒球症，血小板減少が報告されており，死亡に至った例も報告されている．本剤の投与に際しては随伴症状に注意し，定期的に肝機能検査および血液検査を行うなど観察を十分に行うこと<br>【禁】重篤な肝障害，汎血球減少，無顆粒球症，血小板減少などの血液障害のある患者<br>【慎】肝障害，腎障害のある患者，高齢者<br>【相】シメチジン(本剤の血中濃度上昇)，リファンピシン(本剤の血中濃度低下)，黄体・卵胞ホルモン合剤(月経異常) |

[a] 爪白癬，深在性白癬を含むすべての病型の白癬．
[b] 体部白癬，股部白癬，手白癬，足白癬，頭部白癬，ケルスス禿瘡，白癬性毛瘡，爪白癬．
[c] 口腔カンジダ症，皮膚カンジダ症，カンジダ性毛瘡，慢性粘膜皮膚カンジダ症．

## 実用的な使いかた

代表的な真菌症には以下のような疾患がある.

1. 深在性(内臓)真菌症
① アスペルギルス(Aspergillus)症
② カンジダ(Candida)症
③ クリプトコッカス(Cryptococcus)症
④ ムコール(Mucor)症
2. 表在性(皮膚)真菌症

### 1. 深在性真菌症

### ① アスペルギルス症

### (1) 腐生性(菌球型)肺アスペルギルス症

#### 適応症

肺真菌症のなかで最も多い. 主な起炎菌は *Aspergillus fumigatus* である. 肺結核, 肺化膿症, 肺癌などによる空洞性病変, 肺嚢胞症, サルコイドーシス, 塵肺症などによる嚢胞性病変, 種々の疾患に伴う気管支拡張性病変などに, 二次的に発生する. 血痰, 喀血が多い.

#### 薬を使用する前に確認しておくべき事項

胸部X線は特徴的であり, 空洞内に腫瘤を認め, 空洞壁と腫瘤の間に空気層がみられる(meniscus sign). この腫瘤は菌球fungus gall(アスペルギローマ)と呼ばれ菌糸の集簇したものである. アスペルギルスは自然界に広く存在するので, 喀痰検査では汚染に注意.

アスペルギルス沈降抗体陽性.

#### 症状, 病態に応じた使いかた

処方例：
全身投与
イトリゾールカプセル® (50 mg)300～400 mg 分1 食直後(ただし, 保険上では200 mg/日が最高量)
局所投与
① ファンギゾン® 注(50 mg)5～15 mg/回を経皮的カテーテルにて空洞内に注入. 連日または3回/週
② ファンギゾン® 注(50 mg)10～20 mg/回を経気管支鏡的に空洞内に注入. 隔日～1回/週

#### 効果判定と無効例の対処法

菌球の縮小あるいは消失. 空洞壁の薄壁化.

無効の場合は外科的切除あるいは切開排膿筋肉充塡法などを考慮.

#### 薬を使用する際の注意

イトリゾールカプセルは併用薬に注意. 併用禁忌薬としてはトリアゾラム, テルフェナジン, アステミゾール, シサプリド, ピモジド, キニジン, シンバスタチンがあり, 併用注意薬としてはアトルバスタチン, セリバスタチン, エバスチン, ビンアルカロイド系抗悪性腫瘍薬, メチルプレドニゾロン, デキサメタゾン, ワルファリン, タクロリムス水和物, シクロスポリン, ドセタキセル水和物, フェニトイン, リファンピシン, イソニアジド, ミダゾラム, ブロチゾラム, ジゴキシン, $H_2$遮断薬, クラリスロマイシン, エリスロマイシン, インジナビル, サキナビル, リトナビル, ジダノシン, ジヒドロピリジン系Ca拮抗薬, カルバマゼピンなどがある.

局所投与①, ②では発熱, 咳嗽誘発, 喀血, 喘息発作誘発, 肺炎などの合併が起こりうるので, 症例の選択には慎重を要する. 投与前にファンギゾン注の少量(2.5～5 mg/m*l*)を吸入し, これらの症状の出現がないことを確認すること. また, いずれもファンギゾン注の初回投与は1 mgとし, 漸増すること.

#### 副作用―そのチェック方法と副作用対策

イトリゾール：副作用としては頭痛, 悪心, 嘔気などの消化器症状, 皮疹, 低カリウム血症, 副腎不全, 女性化乳房, 浮腫, まれに肝機能障害や横紋筋融解症などを認めることがある.

### (2) 侵襲性肺アスペルギルス症

#### 適応症

compromised host（悪性腫瘍の化学療法中，白血病など）に続発性末期感染症として発症する．全身播種を起こしやすく，しばしば致命的となる．

#### 薬を使用する前に確認しておくべき事項

血中 β-D-グルカン高値．血液培養．肺生検．

#### 症状，病態に応じた使いかた

処方例：
① ファンガード® 50〜150 mg を1日1回点滴静注する．重症または難治例には増量できるが，1日 300 mg を上限とする
② ファンギゾン® 注(50 mg)1日 0.25 mg/kg から開始して漸増し，1日 0.8〜1.0 mg/kg を点滴静注．3〜6時間かけて点滴する．反応の悪い例では 1.5 mg/kg まで増量可
好中球減少症があれば，G-CSF の投与を行う

#### 効果判定と無効例の対処法

解熱，炎症反応の改善，胸部 X 線所見の改善などが効果判定の基準．ファンガードで効果がなければファンギゾンの投与を行うが，ファンガードとイトリゾールの併用も効果が期待できる．ファンガード，イトリゾール，ファンギゾンの三者併用を行わざるを得ない症例もある．

#### 薬を使用する際の注意

ファンギゾン注の薬剤相互作用として，シスプラチン，アミノグリコシド薬，ペンタジンなどの腎毒性を有する薬剤との併用で，相乗的に腎毒性が増強される．ステロイド薬との併用は低カリウム血症を増悪させるため注意が必要である．

#### 副作用—そのチェック方法と副作用対策

ファンギゾンの副作用では，腎障害，低カリウム血症，悪寒・発熱，頭痛，倦怠感，食欲不振，悪心，嘔吐，貧血，顆粒球減少など多くの副作用を認める．重篤な副作用が出現した場合は中止する．

### (3) 慢性壊死性肺アスペルギルス症

#### 適応症

糖尿病などの軽度の免疫低下状態で認められ，比較的ゆっくり（数ヵ月）進行する．菌球型アスペルギルス症と侵襲性肺アスペルギルス症の中間的な病態と考えられている．

#### 薬を使用する前に確認しておくべき事項

組織学的診断．

#### 症状，病態に応じた使いかた

処方例：
① イトリゾールカプセル® (50 mg)300〜400 mg 分1 食直後（ただし，保険上では 200 mg/日が最高量）
② ファンガード® 50〜150 mg を1日1回点滴静注する．重症または難治例には増量できるが，1日 300 mg を上限とする
③ ファンギゾン® 注(50 mg)1日 0.25 mg/kg から開始して漸増し，1日 0.8〜1 mg/kg を点滴静注．3〜6時間かけて点滴する

#### 効果判定と無効例の対処

解熱，炎症反応の改善，胸部 X 線所見の改善などが効果判定の基準．

#### 薬を使用する際の注意

上記を参照．

#### 副作用―そのチェック方法と副作用対策 ■

上記を参照.

### (4) アレルギー性気管支肺アスペルギルス症 allergic bronchopulmonary aspergillosis (ABPA)

#### 適応症 ■

アスペルギルスに対するI型とIII型アレルギーにより発症し，気管支喘息症状を呈することが多い.

#### 薬を使用する前に確認しておくべき事項 ■

Rosenbergらの診断基準では，一次基準として，気管支喘息，末梢好酸球増多，アスペルギルス抗原に対する即時型皮膚反応陽性，アスペルギルス抗原に対する沈降抗体陽性，血清中IgE高値，肺浸潤影の既往(反復性または固定性)，中枢性気管支拡張，二次基準として喀痰中のアスペルギルスの検出(培養または鏡検)，褐色の粘液栓子喀出の既往，アスペルギルスに対する特異的IgE抗体やIgG抗体の上昇がある．一次基準をすべて満たせば確定.

#### 症状，病態に応じた使いかた ■

処方例：
プレドニン® 0.5〜1.0 mg/kg/日 分1 経口
胸部X線写真が改善した後は
プレドニン® 0.5 mg/kg/日 分1 隔日 経口3〜6ヵ月 その後漸減
上記にイトリゾールカプセル® (50 mg) 300〜400 mg 分1 食直後(ただし，保険上では200 mg/日が最高量)を加える

#### 効果判定と無効例の対処法 ■

喘息症状の軽減，胸部X線写真の改善.

#### 薬を使用する際の注意 ■

プレドニンを用いるので，糖尿病，高血圧，胃・十二指腸潰瘍などの合併症がある場合は注意が必要である.

#### 副作用―そのチェック方法と副作用対策 ■

プレドニン：易感染性，糖尿病，胃・十二指腸潰瘍，精神変調，高血圧，電解質異常，皮膚の異常所見，満月様顔貌など.

上記イトリゾールの項参照.

### ② カンジダ症

#### 適応症 ■

主な起炎真菌は *Candida albicans* であるが，一般に，compromised hostに発症する．口腔カンジダ症，食道カンジダ症，腟カンジダ症，カンジダ血症，肺カンジダ症，播種性カンジダ症などがある.

#### 薬を使用する前に確認しておくべき事項 ■

カンジダは口腔内常在菌であり，喀痰培養で大量に認められても確定診断とならない.

診断には血中のカンジダ抗原の検出，IVHカテーテル先端の培養，血液培養，骨髄血培養，生検などが必要である.

#### 症状，病態に応じた使いかた ■

処方例：
① 口腔カンジダ症
ジフルカン® 100 mg/日
イトリゾールカプセル® (50 mg) 100〜200 mg/日
② 食道カンジダ症
ジフルカン® 200 mg/日 繰り返すようであれば維持量として100 mg/日
イトリゾールカプセル® (50 mg) 100〜200 mg/日
③ カンジダ血症
ジフルカン® 400 mg/回 1日1回 経口あるいは点滴静注
ファンガード® 50 mg 1日1回 点滴静注する．重症または難治例には増量

できるが，1日300 mgを上限とする
ファンギゾン® 注(50 mg) 0.8〜1 mg/kg/日を点滴静注
好中球減少症があれば，G-CSFの投与を行う

#### 効果判定と無効例の対処法

炎症反応の改善，カンジダの消失.

#### 薬を使用する際の注意

ジフルカン：ファンギゾンとの混注で白濁するため同時併用は不可. 併用禁忌薬としてはトリアゾラム，テルフェナジン，シサプリドがあり，併用注意薬としてはアステミゾール，ワルファリン，タクロリムス水和物，シクロスポリン，フェニトイン，スルホニル尿素系血糖降下薬，リトナビル，ジドブジン，リファンピシン，ミダゾラム，テオフィリン，経口避妊薬がある.

#### 副作用―そのチェック法と副作用対策

ジフルカン：ファンギゾンに比べきわめて少ない. 発疹，嘔気・嘔吐などの消化器症状，肝機能障害など.

ファンギゾンは上記参照.

### ③ クリプトコッカス症

#### 適応症

主に *Cryptococcus neoformans* による. 肺炎や髄膜炎を引き起こす.

#### 薬を使用する前に確認しておくべき事項

喀痰，髄液，気管支洗浄液から培養. 生検あるいは細胞診による証明. 血清中クリプトコッカス抗原の検出. 髄液の墨汁染色は診断価値が高い.

#### 症状，病態に応じた使いかた

処方例：
① 原発性肺クリプトコッカス症
ジフルカン® 200〜400 mg/回 1日1回 経口あるいは点滴静注
重症例ではアンコチル® 100 mg/kg 分4 を併用
② 続発性肺クリプトコッカス症
(1) ジフルカン® 200〜400 mg/回 1日1回 経口あるいは点滴静注
アンコチル® 100 mg/kg 分4を併用
(2) ファンギゾン® 注(50 mg)1日0.3 mg/kg(髄膜炎では0.7〜1.0 mg/kg)を点滴静注. 3〜6時間かけて点滴する
アンコチル® 100 mg/kg 分4を併用

#### 効果判定と無効例の対処法

肺クリプトコッカス症：胸部X線所見の改善，炎症反応の改善.

髄膜炎：症状の改善，炎症反応の改善，髄液所見の改善.

上記無効例では予後不良.

#### 薬を使用する際の注意

上記参照.

#### 副作用―そのチェック方法と副作用対策

上記参照.

### ④ ムコール症

#### 適応症

一般に，compromised hostに発症する. 鼻-脳型，肺型，皮膚型，全身性播種型などがある. 血栓をつくり出血性肺梗塞を起こし，急性の経過をとり，きわめて予後不良.

#### 薬を使用する前に確認しておくべき事項

生検による以外，生前の診断は困難.

#### 症状，病態に応じた使いかた

処方例：ファンギゾン® 注(50 mg)1日0.25 mg/kgから開始して漸増し，1日0.8〜1.5 mg/kgを点滴静注. 3〜6

時間かけて点滴する

#### 効果判定と無効例の対処法 ■

予後不良.

#### 薬を使用する際の注意 ■

上記参照.

#### 副作用―そのチェック方法と副作用対策 ■

上記参照.

### 2. 表在性（皮膚）真菌症

#### 適応症 ■

皮膚糸状菌（白癬菌）症，皮膚カンジダ症など.

#### 薬を使用する前に確認しておくべき事項 ■

病巣から採取した角質片をKOH法などにより標本作製し，鏡検する.

#### 症状，病態に応じた使いかた ■

処方例：
局所
マイコスポール，ラミシールなどのクリームあるいは液を1日1回塗布
症状の強いものには内服
① ラミシール（125 mg） 1錠 分1 食後
② イトリゾールカプセル® （50 mg）
2カプセル 分1 食直後
爪白癬：パルス療法
イトリゾールカプセル® （50 mg） 1回4カプセルを1日2回（1日量400 mg） 食直後に1週間経口投与し，その後3週間休薬する．これを1サイクルとし3サイクル繰り返す

#### 効果判定と無効例の対処法 ■

症状の改善，鏡検による菌糸の消失の確認.

#### 薬を使用する際の注意 ■

ラミシール：併用注意の薬剤としてシメチジン，リファンピシン，黄体・卵胞ホルモン混合製剤がある.

イトリゾールカプセル：上記参照.

#### 副作用―そのチェック方法と副作用対策 ■

ラミシール：消化器症状，皮疹，味覚異常，まれに肝機能障害，汎血球減少症など.

イトリゾールカプセル：上記参照.

# 抗結核薬

露口一成・鈴木克洋

表1 抗結核薬

| 一般名 | 商品名(会社名) | 剤型・含有量 | 用法・用量(成人) | 備考 |
|---|---|---|---|---|
| イソニコチン酸ヒドラジド<br>(イソニアジド)<br>isoniazid<br>〔INH〕 | イスコチン(第一)<br><br><br><br>ヒドラ(大塚)<br>ヒドラジット(大塚)<br>スミフォン(住友)<br><br>その他各社 | 錠50，100mg<br>散(原末)<br><br>注100mg/2ml<br>錠50mg<br>散(原末)<br>錠100mg<br>散(原末) | 0.2〜0.5g/日，分1〜3，1日1gまで<br>{0.2〜0.5g 筋注・静注<br>0.05〜0.2g 髄腔内・胸腔内，局所 | 副 痤瘡様発疹，末梢神経炎，肝障害など<br>(末梢神経炎予防のため，低栄養者，大量飲酒者などには，同時に $VB_6$ が投与される．フェニトインとの併用で，両者の血中濃度上昇がみられるといわれているので投与量の調整が必要である)<br>INH誘導体<br>(INHより毒性が少ないといわれているが，副作用の種類は同じ) |
| イソニアジドメタンスルホン酸ナトリウム<br>isoniazid sodium methansulfonate<br>〔INMS〕 | ネオイスコチン(第一) | 錠100mg<br>散(原末) | 0.4〜1.0g/日<br>分1〜3，1日1.5gまで | |
| リファンピシン<br>rifampicin<br>〔RFP〕 | リファジン(第一)<br>リマクタン<br>(日本チバガイギー-ノバルティスファーマ) | カプセル150mg | 0.45g/日<br>分1(朝食前)<br>0.45g/日<br>分1(朝食前) | 副 肝障害，胃腸障害，インフルエンザ様症候群(発熱)，白血球減少，血小板減少，全身性発疹など(胃腸障害は食後投与で克服できることが多い．一時投与を中止して再投与するときはアレルギー症状発現の可能性があるといわれるので，150mgよりはじめ漸次増量する．経口糖尿病薬，エストロジェン，ワーファリン，ジギタリスなどとの併用でそれぞれの薬剤効果が低下するので注意を要する) |
| 硫酸ストレプトマイシン<br>streptomycin sulfate<br>〔SM〕 | 硫酸ストレプトマイシン(明治製菓) | 注1g/瓶 | 0.5〜0.75g/日<br>筋注(治療開始から2〜3ヵ月間のみ，以後は1g/日 週2回に減量) | 副 平衡障害，聴力障害(難聴)など<br>(治療開始前，投与中は適宜前庭機能，聴力検査が必要である．耳鳴は難聴の前段階であることが多い．年齢により減量を考慮する) |
| 塩酸エタンブトール<br>ethambutol HCl<br>〔EB〕 | エサンブトール<br>(日本ワイスレダリー-武田)<br>エブトール(科研) | 錠125，250mg | 0.5〜0.75g/日<br>分1〜2 | 副 視神経障害(視力障害)，末梢神経障害(下肢しびれ感)など<br>(患者に視力障害が起こりうることを説明し，毎日片眼ずつ，一定の距離で新聞を読ませるなどして視力の低下，視野欠損の早期発見に備える．月1回程度の眼科的精査を行う．髄液への移行はよくない) |

| 一般名 | 商品名(会社名) | 剤型・含有量 | 用法・用量(成人) | 備考 |
| --- | --- | --- | --- | --- |
| ピラジナミド<br>pyrazinamide<br>〔PZA〕 | ピラマイド(三共) | 散(原末) | 1.2〜1.5g/日<br>分 1〜3 | 副肝障害，関節痛，胃腸障害など<br>(肝機能に加え尿酸の定期検査が必要で，高尿酸血症にはアロプリノール，プロベネシドが有効であるといわれる．最近，初回治療の初期併用薬(開始後 2 ヵ月間)として使用される) |
| 硫酸カナマイシン<br>kanamycin<br>monosulfate<br>〔KM〕 | 硫酸カナマイシン<br>(明治製菓) | 注 1g/瓶 | 2.0g/日 週 2 回<br>筋注<br>(最近では 1.0g/日 週 3 回の投与が多い) | 副聴力障害(難聴)，腎障害など<br>(腎障害は KM，EVM，CPM，SM の順に起こりやすいといわれる．これら 4 剤では，デキストランなどの血液代用剤との併用による腎毒性の増強，エタクリン，フロセミド(静注)との併用による腎毒性，聴器障害の増強の恐れがある) |
| エチオナミド<br>ethionamide<br>〔TH〕 | ツベルミン(明治製菓) | 錠 100mg | 0.3〜0.5g/日<br>分 1〜3 | 副肝障害，胃腸障害など<br>(胃腸障害が多く，肝障害も比較的高率に発現する．少量から漸増する) |
| 硫酸エンビオマイシン<br>enviomycin<br>sulfate<br>〔EVM〕 | ツベラクチン(旭化成) | 注 1g/瓶 | 1.0g/日 筋注 | 副SM，KM，CPM に準じて副作用の発現に注意する<br>(上記 3 剤よりは聴器毒性が弱いといわれている) |
| パラアミノサリチル酸カルシウム<br>calcium p-amino-salicylate<br>〔PAS〕 | ニッパスカルシウム(田辺)<br>アルミノニッパスカルシウム(田辺)<br>パスカルシウム(田辺) | 顆粒 100%<br>錠 250mg<br>顆粒 99%<br><br>顆粒 99% | 10〜15g/日<br>分 2〜3 | 副胃腸障害など<br>(発疹，ときに肝，腎障害，白血球減少，血小板減少などがみられる) |
| サイクロセリン<br>cycloserine<br>〔CS〕 | サイクロセリン<br>(明治製菓) | カプセル 250mg | 0.5g/日　分 2 | 副不眠，精神障害など<br>(少量から投与し，不眠に注意しつつ増量する．精神障害の疑いがあれば直ちに中止する．てんかん，精神障害のある患者には投与しない) |

## 実用的な使いかた

### 適応症

結核のほか非結核性抗酸菌症(非定型抗酸菌症，NTM 症)にも使用するが，NTM 症に対しては現在のところ一部の例外を除き保険適応はない．ここでは結核の治療を中心とし，NTM 症については簡単に触れるにとどめる．

### 1. 結　核

#### 薬を使用する前に確認しておくべき事項

肝機能，末梢血検査，腎機能，尿酸(PZA を投与する場合)などを検査しておく．

視力障害，聴力障害の有無を確認しておく．できれば，EB 投与前には眼科，アミノグリコシド投与前には耳鼻科を受診させておくことが望ましい．

初回治療か，再治療かを必ず確認する．再治療例は薬剤耐性となっている可能性が高く，初回治療例に比べて治療困難となりやすい．

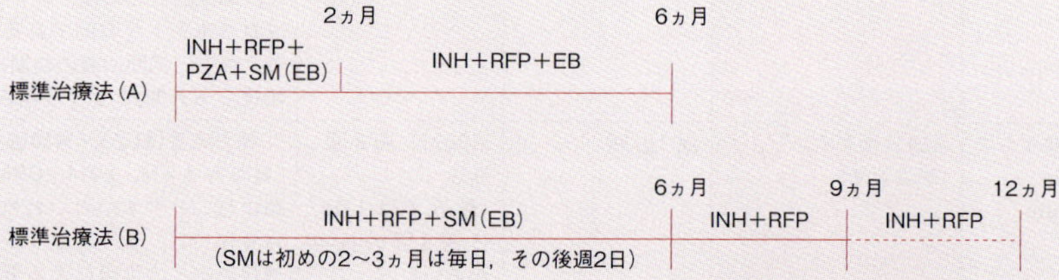
2ヵ月
6ヵ月
INH＋RFP＋
PZA＋SM(EB)
INH＋RFP＋EB
標準治療法(A)
6ヵ月
9ヵ月
12ヵ月
標準治療法(B)
INH＋RFP＋SM(EB)
(SMは初めの2〜3ヵ月は毎日，その後週2日)
INH＋RFP
INH＋RFP

標準治療法(A)：初期2ヵ月間はINH，RFP，PZA，SM(またはEB)の4剤併用，その後INH，RFP(EBを加えてもよい)の2〜3剤併用4ヵ月間，合計6ヵ月間

標準治療法(B)：INH，RFP，SM(またはEB)の3剤併用6ヵ月間，その後はINH，RFPの2剤併用3〜6ヵ月間，合計9〜12ヵ月間(ただしSMは初めの2〜3ヵ月間は毎日，以後週2日)

図1 肺結核初回治療例に対する標準治療法

## 症状，病態に応じた使いかた ■

処方例：イスコチン® 300〜400 mg，リファジン® 450 mg，ピラマイド® 1.0〜1.2 g，エブトール® 500〜750 mg 分1
(エブトールの代わりに，硫酸ストレプトマイシンを初期2ヵ月間0.75 g毎日筋注，以後週2回1.0 g筋注，でもよい)

コンプライアンスを考え，原則として1日1回投与とするが，消化器症状を訴える場合は分割投与でもよい．

初回治療例に対しては**図1**のごとく，標準治療法(A)あるいは(B)による化学療法を行う．ただし80歳以上の高齢者あるいは慢性肝障害患者ではPZAを含まない治療法(B)を用いる．

現在，未治療患者におけるINH耐性の頻度は4.4%と報告されており(1997年，日本結核療法研究協議会)，RFP耐性菌を誘導する危険性のあるINH・RFP 2剤による治療は実施しないのが原則である．ましてINHあるいはRFP単剤による治療は絶対に行ってはならない．INH単剤投与が認められるのは，菌量が極端に少ないと考えられる予防内服の場合のみである．

## 効果判定と無効例の対処法 ■

治療開始後1〜2ヵ月で胸部X線所見や自覚症状(発熱，咳嗽など)の悪化がみられることがある．多くの場合これは初期悪化と呼ばれる一過性の現象で，効果判定に重要な排菌量の減少傾向が明らかであれば，そのままの治療を継続することで次第に改善する．

初回治療例に標準療法を2ヵ月間実施すると85%以上の症例で排菌が陰性化する．したがって2ヵ月以上排菌が持続する場合には次のような点をチェックする必要がある．

① 塗抹陽性・培養陰性の可能性．この場合は死菌を検出していると考えられ真の排菌ではない．

② 薬剤感受性検査の確認．薬剤耐性が判明した場合治療法の変更が必要となることがある．

③ 患者が薬剤をきちんと服用しているかどうか(服薬コンプライアンス)の確認．

耐性が判明し経過(排菌持続など)から薬剤の変更が必要な場合でも，感受性薬が必ず2剤以上追加されるようにしなければならない．1剤のみの追加はその薬剤に対する耐性菌を誘導する危険性が高く決して行ってはならない．

INHまたはRFPが耐性や副作用のため使用不可能な場合，結核専門施設で治療を行った方がよい．

### 薬を使用する際の注意 ■

RFPは肝臓でチトクロームP450を強力に誘導するため，さまざまな薬剤の血中濃度を低下させることが知られている．主なものは抗真菌薬のイトラコナゾール，抗凝固薬のワルファリン，経口糖尿病薬，副腎皮質ステロイド薬，ジギタリス製剤，カルシウム拮抗薬，免疫抑制薬であるシクロスポリンやタクロリムス，抗HIV薬であるプロテアーゼ阻害薬などである．

前記中一部の薬剤はRFPとの併用が禁忌となっており，それ以外の薬剤もRFP併用時には増量が必要なことが多く注意をする．

高齢者では副作用の発現率が高くなるため特にアミノグリコシド薬は量を減らすか，投与間隔を延ばす．80歳以上の高齢者ではPZAは使用しない．

妊婦にはSMなどのアミノグリコシド薬は禁忌である．またPZAは胎児への影響が不明のため使用しない．米国胸部学会(ATS)によれば，INH・RFP 2剤での治療が基本で，初回INH耐性が懸念される本邦のような地域ではさらにEBを加えるべきであるとしている．

腎障害患者には，アミノグリコシド薬を使用しないのが原則である．INH，RFPは肝代謝なのでそのままの投与間隔でよいが，EB，PZAは腎排泄なので投与間隔を延長する．

### 副作用―そのチェック方法と副作用対策 ■

定期的に肝機能のチェックを行い(治療初期や，PZA投与中には，少なくとも2週間に1度は血液検査を行う)，GOTかGPTが200を越えるか総ビリルビンが2.0を越えれば，薬剤を中止する．肝機能の改善が得られれば再投与を試みる．再投与時には問題なく服薬できることもある．

EB服用中は定期的に眼科を受診させるとともに，毎朝片目で新聞や雑誌を読むことで中心視力・視野・色覚に変化がないかどうか自己チェックさせる．

SM，KMなどのアミノグリコシド薬投与中には定期的に聴力検査を行い，必要があれば耳鼻科を受診させる．

軽度の薬疹はそのまま経過観察するか，抗アレルギー薬の外用や内服を加えながら投薬を継続してよい．しかし発熱を伴う場合や急速に悪化する重症例では全薬剤を中止しなければならない．

INHまたはRFPが原因の皮疹や発熱は減感作療法の対象となる．しかし減感作中再度副作用が生じた場合には直ちに薬剤を中止し以後使用しない．

栄養不良者，アルコール常用者，高齢者にINHを投与する際には，ビタミン$B_6$(10〜30 mg)を当初より投与し神経障害の予防を行う．

PZA投与時の高尿酸血症は，尿酸値が12 mg/d$l$までは無症状であれば放置し，12 mg/d$l$を越えるか関節痛が出現した場合，ユリノーム® を適宜併用する．

## 2. 非結核性抗酸菌症(非定型抗酸菌症，NTM症)

### 適応症 ■

NTM症は菌種ごとに治療法が経験的に決められているので，原因菌種の正確な同定が特に重要である．ただし現在NTM症の治療薬剤として保険適応になっているのは，エイズに合併した全身播種型 *M. avium* complex(MAC)症に対するクラリスロマイシンのみであり，抗結核薬は全く認可されていない．

## 症状，病態に応じた使いかた ■

### 1. MAC 症

処方例：① リファジン® 450 mg，エブトール® 500〜750 mg 分 1
② クラリス® 400〜600 mg 分 2〜3

SM，KM などのアミノグリコシド薬，クラビット® などのニューキノロン薬を併用することもある．

MAC 症の場合，高齢患者が多く一般に進行が緩徐であり，一方，化学療法による治療効果は不十分であるため，全例が治療の対象となるわけではない．治療の適応については個別に検討する．治療期間は排菌陰性化から 1 年間が現在標準となっている．

### 2. *M. kansasii* 症

処方例：イスコチン® 300〜400 mg，リファジン® 450 mg，エブトール® 500〜750 mg 分 1

MAC 症と異なり基本的に全例が治療の対象となる．上記による治療を 1 年間行う．

## 薬を使用する際の注意，副作用対策 ■

結核症と同じであるが，投与期間がより長期間であるため，副作用には特に注意する．

# 抗ウイルス薬

照屋勝治・岡　慎一

表1　抗ウイルス薬

<table>
<tr><th>一般名</th><th>商品名<br>（会社名）</th><th>剤型・含有量</th><th>用法・用量</th><th>対象<br>ウイルス</th><th colspan="2">備考</th></tr>
<tr><td rowspan="4">アシクロビル<br>aciclovir<br>（ACV）</td><td rowspan="4">ゾビラックス（住友，-グラクソスミスクライン）</td><td>注250mg/バイアル</td><td>5mg/kgを1日3回，8時間ごとに1時間以上かけて7日間点滴静注．ただし，上限は10mg/kgとする</td><td>単純ヘルペスウイルス（HSV）<br>水痘・帯状疱疹ウイルス（VZV）</td><td>【適】HSVおよびVZVに起因する下記感染症：免疫機能の低下した患者（悪性腫瘍・自己免疫疾患など）に発症した単純疱疹・水痘・帯状疱疹・脳炎・髄膜炎</td><td rowspan="3">【副】過敏症：紅斑，発疹，蕁麻疹，水痘，まれにアナフィラキシー様症状<br>精神神経系：まれに意識障害，頭痛，嗜眠，不眠，不安，幻覚<br>腎機能検査値異常<br>血液：貧血，顆粒球減少<br>肝機能（GPT・Al-P・LDHなど）の異常値<br>消化器：下痢，心窩部痛，便秘，悪心，嘔吐，血清トリグリセライド値上昇<br>関節痛，筋肉痛<br>【禁】腎機能障害のある患者は精神神経系の副作用が現れやすい<br>肝障害のある者<br>高齢者<br>【使注】妊婦や新生児は，安全性が確立されていないので治療上の有益性が危険性を上回ると判断される場合のみ投与すること</td></tr>
<tr><td>錠200mg</td><td>①成人には1回1錠1日5回経口投与<br>②1回1錠を1日5回，骨髄移植施行7日前より施行後35日まで経口投与</td><td>単純ヘルペスウイルス</td><td>【適】①単純疱疹<br>②骨髄移植におけるHSV感染症の発症抑制</td></tr>
<tr><td>錠400mg</td><td>単純疱疹：通常，成人には1回アシクロビルとして200mgを1日5回経口投与する<br>骨髄移植における単純ヘルペスウイルス感染症（単純疱疹）の発症抑制：通常成人には1回アシクロビルとして200mgを1日5回骨髄移植施行7日前より施行後35日まで経口投与する<br>帯状疱疹：通常，成人には1回アシクロビルとして800mgを1日5回経口投与する</td><td>単純ヘルペスウイルス，水痘・帯状疱疹ウイルス</td><td>【適】①単純疱疹<br>②骨髄移植における単純ヘルペスウイルス感染症（単純疱疹）の発症抑制<br>③帯状疱疹</td></tr>
<tr><td>軟膏<br>ポリエチレングリコール1g中にアシクロビル50mg（5%）を含有する</td><td>通常，適量を1日数回塗布する</td><td>単純ヘルペスウイルス</td><td>【適】単純疱疹</td><td>【副】皮膚：ときに局所の刺激感，瘙痒が現れることがある<br>【禁】妊婦または妊娠している可能性のある婦人には，治療上の有益性が危険性を上回ると判断される場合にのみ投与すること</td></tr>
</table>

| 一般名 | 商品名（会社名） | 剤型・含有量 | 用法・用量 | 対象ウイルス | 備考 |
|---|---|---|---|---|---|
| | | 眼軟膏 | 通常適量を1日5回塗布<br>症状により適宜回数を減らす | 単純ヘルペスウイルス | 適 単純ヘルペスウイルスに起因する角膜炎 |
| | | 顆粒 40%<br>1g 中にアシクロビル400mg を含有する | ①単純疱疹：通常，成人には1回アシクロビルとして200mg を1日5回経口投与する<br>②骨髄移植における HSV 感染症の発症抑制：通常，成人には1回アシクロビルとして200mg を1日5回骨髄移植施行7日前より施行後35日まで経口投与する<br>③帯状疱疹：通常，成人にはアシクロビルとして800mg を1日5回経口投与する<br>④水痘：通常，小児には体重1kg 当たりアシクロビルとして20mg を1日4回経口投与する<br>ただし，1回最高用量は800mg とする<br>なお，年齢，症状により適宜増減する | 単純ヘルペスウイルス，水痘・帯状疱疹ウイルス | 適 ①単純疱疹<br>②骨髄移植における単純ヘルペスウイルス感染症の発症抑制<br>③帯状疱疹<br>④水痘 |
| ビダラビン<br>(ara-A)<br>vidarabine | アラセナA<br>（持田，-グラクソスミスクライン） | 注 300mg/バイアル | 点滴静注<br>15mg/kg/日 | 単純ヘルペスウイルス，水痘・帯状疱疹ウイルス | 適 単純ヘルペス脳炎<br>免疫抑制患者における帯状疱疹<br>副 消化器：嘔気，嘔吐<br>精神神経症状，発疹，肝機能異常<br>慎 腎障害，骨髄機能抑制患者，乳児，小児<br>禁 妊婦，授乳婦には安全性は確立していないので治療上の有益性が危険性を上回る場合のみ投与 |
| | アラセナA軟膏<br>（持田，-グラクソスミスクライン） | 白色ワセリンおよび流動パラフィン中に1g 中ビダラビン30mg（3%）を含有する | 患部に適量を1日1～4回，塗布または貼付する | 単純ヘルペスウイルス，水痘・帯状疱疹ウイルス | 適 帯状疱疹，単純疱疹<br>副 局所刺激症状<br>禁 妊婦または妊娠している可能性のある婦人には治療上の有益性が危険性を上回ると判断された場合にのみ使用すること |
| ガンシクロビル<br>(GCV)<br>ganciclovir | デノシン<br>（田辺） | 注 500mg/バイアル | 初期投与<br>1回 5mg/kg を1日2回，12時間ごとに1時間以上かけて，14日間点滴静注<br>維持投与<br>再発の可能性が高い場合<br>1日 6mg/kg を週に5日ま | サイトメガロウイルス | 適 次における重篤なサイトメガロウイルス感染症<br>①エイズ<br>②臓器移植<br>③悪性腫瘍<br>副 重篤な骨髄抑制が現れることがあるので，投与開始14日間は2日ごとに血液検査を行う<br>発癌性，生殖毒性の可能性がある<br>発熱，無力症<br>不整脈，高血圧，低血圧<br>過敏症<br>精神・神経系<br>腎・肝機能異常 |

| 一般名 | 商品名<br>(会社名) | 剤型・含有量 | 用法・用量 | 対象<br>ウイルス | 備考 |
|---|---|---|---|---|---|
| | | | たは1日5mg/kgを週に7日投与 | | [使注] 重篤な副作用があるので臨床的にCMV感染症が強く疑われ治療上の効果が危険性を上回る場合にのみ投与すること<br>[禁] 好中球数500/mm³未満<br>本剤またはアシクロビル過敏症<br>妊婦，妊娠している可能性のある者 |
| | デノシン<br>(田辺) | カプセル<br>250mg | サイトメガロウイルス網膜炎に対する維持療法：1回1,000mgを1日3回食後に経口投与．または，1回500mgを就寝中を除き3時間ごとに6回食餌とともに投与．および発症阻止のため1回1,000mgを1日3回食後に投与 | サイトメガロウイルス | [適] サイトメガロウイルス網膜炎に対し注射用ガンシクロビルなどで安定した状態になった場合の維持療法．およびCD4+Tリンパ球数が100/mm³以下となったHIV感染症におけるサイトメガロウイルス網膜炎の発症阻止<br>[副] 汎血球減少，顆粒球減少，貧血，血小板減少などの骨髄抑制<br>[禁] 好中球数，血小板数の少ない患者．変異原性(催奇形性)があるため妊娠中またはその可能性のある人 |
| ホスカルネットナトリウム<br>foscarnet sodium | ホスカビル<br>(アストラゼネカ) | 注6g/250m$l$/バイアル | 初期療法：1回60mg/kgを1時間以上かけて点滴静注，1日3回．または1回90mg/kgを2時間以上かけて点滴静注，1日2回<br>維持療法：1回90〜120mg/kgを2時間以上かけて点滴静注，1日1回<br>投与中は水分を十分に補給し腎障害を防ぐ．また，末梢静脈より投与する場合は5%ブドウ糖注射液または生食で2倍に希釈して血管への刺激を防ぐ | サイトメガロウイルス | [適] エイズ患者におけるサイトメガロウイルス網膜炎<br>[副] 腎機能障害，電解質異常に伴う発作を中心とする副作用をみることがある<br>[禁] クレアチニンクリアランス値が0.4m$l$/分/kg未満の者．イセチオン酸ペンタミジン投与中の患者<br>[慎] その他腎障害，低Ca血症，低K血症，低Mg血症のある患者や心機能に異常のある者 |
| ジドブジン<br>(アジドチミジンAZT)<br>zidovudine<br>(azidothymidine) | レトロビル<br>(グラクソスミスクライン) | カプセル<br>100mg | ①成人には1回2錠を1日6回，4時間ごとに投与する<br>投与開始後約1ヵ月目から1錠に減量も可<br>②成人には1回1錠を1日5回4時間ごとに投与 | HIV | [適] ①エイズ<br>②治療前のCD4リンパ球数500/mm³以下の症候性および無症候性HIV感染症<br>[副] 血液：汎血球減少<br>全身症状：頭痛，無力症，発熱など<br>消化器：食欲不振，下痢，嘔気，嘔吐<br>過敏症<br>筋肉痛<br>精神神経系<br>呼吸困難<br>無尿，多尿，血尿，肝機能異常<br>[禁] 好中球数750/mm³未満，Hb値7.5g/d$l$未満の者<br>過敏症の既往のある者<br>Vit $B_{12}$欠乏者<br>妊婦，小児への投与は，治療上の有益性が危険性を上回ると判断された場合のみ投与すること<br>[慎] 腎・肝機能障害のある者 |

<table>
<tr><th>一般名</th><th>商品名<br>(会社名)</th><th>剤型・含有量</th><th>用法・用量</th><th>対象<br>ウイルス</th><th>備考</th></tr>
<tr><td rowspan="3">ラミブジン<br>lamivudine</td><td rowspan="2">ゼフィックス<br>(グラクソスミスクライン)</td><td>錠 100mg</td><td>1回100mgを1日1回経口投与する</td><td></td><td>[適] B型肝炎ウイルスの増殖を伴う肝機能の異常が確認されたB型慢性肝炎におけるウイルスマーカー，肝機能および肝組織像の改善</td></tr>
<tr><td colspan="4">[重副] HIV感染症に対するエピビル錠，コンビビル錠(いずれも1錠中にラミブジン150mgを含有)の単独投与または他の抗HIV薬との併用により，以下のような副作用が報告されている<br>1) 重篤な血液障害：汎血球減少，貧血，白血球減少，好中球減少，血小板減少<br>2) 膵炎<br>3) 乳酸アシドーシスおよび脂肪沈着による重度の肝腫大(脂肪肝)<br>4) 横紋筋融解症<br>5) 精神神経系：ニューロパシー，錯乱，けいれん<br>6) 心不全<br>[警] 本剤の投与終了後，ウイルス再増殖に伴い，肝機能の悪化もしくは肝炎の重症化が認められることがある．そのため，本剤の投与を終了する場合には，投与終了後も少なくとも4ヵ月間は原則として2週間ごとに患者の臨床症状と臨床検査値(HBV-DNA，ALT(GPT)および必要に応じ総ビリルビン)を観察し，その後も観察を続けること<br>特に免疫応答の強い患者(黄疸の既往のある患者，重度の急性増悪の既往のある患者など)あるいは非代償性肝疾患の患者(組織学的に進展し，肝予備能が少ない患者を含む)では，投与終了後に肝炎が重症化することがあり，投与終了後の経過観察をより慎重に行う必要がある．このような患者では本剤の投与終了が困難となり，長期にわたる治療が必要になる場合がある<br>[慎] 腎機能障害のある患者<br>[相] [併注] スルファメトキサゾール・トリメトプリム合剤</td></tr>
<tr><td>エピビル<br>(グラクソスミスクライン)</td><td>錠 150mg</td><td>1日2回(1回150mg)</td><td>HIV</td><td>[適] エイズを含むHIV感染症<br>[副] 貧血，嘔気，汎血球減少，膵炎，ときに精神神経系障害，心不全<br>[禁] 本剤に対する過敏症の既往のある者</td></tr>
<tr><td>ジダノシン<br>(ddI)<br>didanosine</td><td>ヴァイデックス<br>(ブリストル)</td><td>錠<br>25，50，100mg<br><br>ECカプセル<br>125，250mg</td><td>成人にはジダノシンとして1回125mgを1日2回，12時間ごとに食間に経口投与する．ただし，2ヵ月間効果がない場合，体重50kg以上の成人では1回200mgまで1日2回に増量できる<br>小児は能書参照<br><br>体重60kg以上400mg，60kg未満250mg，1日1回</td><td>HIV</td><td>[適] ①エイズ<br>②治療前のCD4リンパ球数500/mm³以下の症候性HIV感染症<br>[禁] ①膵炎の患者<br>②本剤に過敏症のある患者</td></tr>
<tr><td>ザルシタビン<br>zalcitabine<br>(ddC)</td><td>ハイビッド<br>(日本ロシュ)</td><td>錠 0.375mg</td><td>通常成人にはザルシタビンとして1回0.75mg(2錠)を1日3回(8時間ごと)に経</td><td>HIV</td><td>[適] ①エイズ<br>②治療前のCD4＋リンパ球数が500/mm³以下のHIV感染者<br>[重副] まれではあるが末梢神経障害，精神神経系障害，食道潰瘍，膵炎，乳酸アシドーシス，心筋症，心不全，アナフィラキシー，急性腎不全，聴力喪失がある</td></tr>
</table>

| 一般名 | 商品名<br>（会社名） | 剤型・含有量 | 用法・用量 | 対象<br>ウイルス | 備考 |
|---|---|---|---|---|---|
| | | | 口投与する<br>ジドブジンとの併用の場合はザルシタビン 0.75mg とジドブジン 100mg を1日3回8時間ごとに投与する | | 精神神経系，消化器系，膵臓，肝臓，循環器，血液，内分泌系，腎臓，皮膚などに変化をみた場合には減量，休薬などの処理をする<br>[禁] ①本剤に対し過敏症の既往のあるもの<br>②イセチオン酸ペンタミジンを投与中のもの（劇症膵炎を招く恐れあり）<br>妊婦への投与は催奇形性の可能性があるので治療上の有益性と危険性を比較して有用と思われる場合にのみ投与する |
| サニルブジン<br>sanilvudine<br>（スタブジン<br>stavudine） | ゼリットカプセル 15<br>ゼリットカプセル 20<br>（ブリストル） | カプセル<br>ゼリットカプセル 15（15mg）<br>ゼリットカプセル 20（20mg） | 1日2回（体重 60kg 以上 1日 40mg，未満 1日 30mg） | HIV | [適] エイズを含む HIV 感染症<br>[副] 肝障害，膵炎の既往のある者には症状を悪化させる恐れがある<br>錯乱，失神，けいれん，粘膜・眼症候群（Stevens-Johnson 症候群）をきたすことあり<br>[慎] 末梢神経障害，腎機能障害のある者<br>[禁] 本剤に対し過敏症の既往のある者 |
| ジドブジン・ラミブジン<br>zidovudine・lamivudine | コンビビル<br>（グラクソスミスクライン） | 錠<br>ジドブジン 300mg＋ラミブジン 150mg | 1回1錠（ジドブジンとして 300mg およびラミブジンとして 150mg）を1日2回経口投与 | | [適] HIV 感染症<br>[副] ジドブジン，ラミブジンの項参照 |
| 硫酸アバカビル<br>abacavir sulfate | ザイアジェン<br>（グラクソスミスクライン） | 錠 300mg | 他の抗 HIV 薬と併用し，アバカビルとして1回 300mg を1日2回経口投与 | | [適] HIV 感染症<br>[重副] 過敏症<br>[警] 過敏症<br>海外における臨床試験において本剤投与患者の約 3% に過敏症の発現を認めており，通常，治療開始 6 週以内（平均 11 日）に発現し，まれに致死的となることが示されている．過敏症の徴候または症状（発熱，皮疹，疲労感および嘔気，嘔吐，下痢，腹痛などの胃腸症状を含む）が発現した場合は，直ちに担当医に報告させ，本剤の服用を中止すべきか否かを患者に指示すること<br>過敏症の患者には，本剤を二度と服用しないよう十分指示すること<br>[禁] 本剤の成分に対し過敏症の既往歴のある患者<br>[慎] 腎障害患者，肝障害患者，高齢者，妊婦または妊娠している可能性のある婦人<br>[相] [併注] エタノール |
| ネビラピン<br>nevirapine | ビラミューン<br>（日本ベーリンガー） | 錠 200mg | 1回 200mg を1日1回14日間経口投与する．その後維持量として1日 400mg を2回に分割して経口投与する．投与に際しては必ず他の抗 HIV 薬を併用すること<br>注意：本剤は少なくとも1種類の抗レトロウイルス剤（ヌクレオシド系逆転写酵素阻害薬または HIV プロテアーゼ阻害薬）と必ず併用投与し，単独投与しないこと | | [適] HIV-1 感染症<br>[重副] 中毒性表皮壊死症（Lyell 症候群），皮膚粘膜眼症候群（Stevens-Johnson 症候群），肝炎，肝機能障害（GOT・GPT・γ-GTP・総ビリルビンの上昇），顆粒球減少，うつ病，幻覚，錯乱，脱水症，心筋梗塞，出血性食道潰瘍，全身けいれん，髄膜炎<br>[警] 中毒性表皮壊死症（Lyell 症候群），皮膚粘膜眼症候群（Stevens-Johnson 症候群）を含め，重篤で致死的な皮膚症状が現れた場合には，本剤の投与を中止すること<br>肝機能障害が発現することがあるので，投与開始に際しては肝機能検査を含む臨床検査を実施し，さらに投与開始後 6 ヵ月間は少なくとも 1 ヵ月に1回，肝機能検査を行うなど，患者の状態を十分に観察し，異常が認められた場合（γ-GTP を除く）には，投与を中止する<br>[禁] 本剤投与により肝機能異常が認められたため休薬後，再投与により中等度または重症の肝機能障害（肝炎を含む）が発現した患者，ケトコナゾールを投与中の患者，経口避妊薬を投与中の患者<br>[慎] 肝機能障害またはその既往歴のある患者，腎機能障害またはその既往歴のある患者，HIV プロテアーゼ阻害薬を投与中の患者，妊婦または妊娠している可能性のある婦人，小児など，高齢者 |

| 一般名 | 商品名<br>（会社名） | 剤型・含有量 | 用法・用量 | 対象<br>ウイルス | 備考 |
|---|---|---|---|---|---|
| | | | | | 併禁 ケトコナゾール，経口避妊薬<br>併注 HIV プロテアーゼ阻害薬，CYP3A 酵素阻害薬，CYP3A 酵素誘導薬，他の CYP3A 酵素で代謝を受ける薬 |
| エファビレンツ<br>efavirenz | ストックリン<br>（萬有） | カプセル<br>20mg | 3カプセル（600mg）を1日1回経口投与<br>本剤は食事の有無にかかわらず投与できる．なお，投与に際しては必ず他の抗 HIV 薬と併用すること<br>用法・用量に関連する 使注<br>①本剤は単独で投与しないこと（本剤を単独療法で投与すると耐性ウイルスが急速に出現する）<br>②神経系の副作用の忍容性を改善するため，治療当初の2〜4週間および神経系の副作用が継続する患者では，就寝前の投与が推奨される | | 適 HIV-1 感染症<br>重副 皮膚粘膜眼症候群（Stevens-Johnson 症候群），多形紅斑<br>他副 消化不良，めまい，不眠など<br>併禁 テルフェナジン，アステミゾール，シサプリド，トリアゾラム，ミダゾラム，エルゴタミン製剤<br>併注 インジナビル，リトナビル，サキナビル，リファンピシン，クラリスロマイシン，経口避妊薬 |
| インジナビル<br>indinavir | クリキシバン<br>（萬有） | カプセル<br>200mg | 800mg を1日2回に分ける<br>空腹時または低脂肪，低蛋白の軽食時服用 | HIV | 副 腎結石が服用者の2〜3%に<br>血清ビリルビン値の上昇<br>禁 ①本剤に対し過敏症の既往歴のある者<br>②テルフェナジン，アステミゾール，シサプリド，トリアゾラム，ミダゾラムおよびアルプラゾラムを投与中の者<br>③リファンピシン投与中の者 |
| メシル酸サキナビル<br>saquinavir mesilate | インビラーゼ<br>（日本ロシュ） | カプセル<br>200mg | 1回 600mg，1日3回食後2時間以内に経口投与 | HIV | 適 エイズに対しヌクレオシド系逆転写酵素阻害薬との併用療法．治療開始前の CD4+T リンパ球数が 500/mm³ 以下の HIV 感染症（症候性および無症候性）<br>副 自殺企図，中枢神経炎，白質脳症，幻覚，錯乱，膵炎，腸管閉塞，血管障害，貧血，血小板減少，汎血球減少，腎結石，出血傾向，末梢神経障害など<br>禁 リファンピシン投与中の患者<br>併注 HIV プロテアーゼ阻害薬（リトナビルなど）との併用<br>慎 出血傾向の強い患者，血友病患者，肝不全患者，高齢者 |
| リトナビル<br>ritonavir | ノービア・ソフト<br>（ダイナボット-大日本） | カプセル<br>100mg | 1日目：<br>1回 300mg<br>1日2回<br>2・3日目：<br>1回 400mg<br>1日2回<br>4日目：<br>1回 500mg<br>1日2回<br>5日目以降：<br>1回 600mg<br>1日2回<br>いずれも食後に経口投与 | HIV | 適 治療開始前の CD4+T リンパ球数が 500/mm³ 以下の HIV 感染症（症候性および無症候性）に対してヌクレオシド系 HIV 逆転写酵素阻害薬との併用療法<br>副 錯乱，けいれん発作，脱水，高血糖，糖尿病，肝炎，肝不全，出血傾向，過敏症<br>慎 肝障害，血友病，著しい出血傾向のある患者<br>禁 催眠鎮静剤および抗不安剤を投与中の患者，および下記薬剤を投与中の患者<br>塩酸キニジン，塩酸ベプリジル，酢酸フレカイニド，塩酸プロパフェノン，塩酸アミオダロン，ピモジド，ピロキシカム，酒石酸エルゴタミン，メシル酸ジヒドロエルゴタミン，シサプリド，テルフェナジン，アステミゾール，リファンピシン |

| 一般名 | 商品名<br>（会社名） | 剤型・含有量 | 用法・用量 | 対象<br>ウイルス | 備考 |
|---|---|---|---|---|---|
| サキナビル<br>saquinavir | フォートベイス<br>（日本ロシュ） | カプセル<br>200mg | 1回1,200mgを1日3回，食事中または食後2時間以内に経口投与．投与に際しては必ず他の抗HIV薬と併用すること | | 適 HIV感染症<br>重副 自殺企図，けいれん，脊髄神経根多発神経炎，白質脳症，灰白髄炎，錯乱，幻覚，膵炎，腸管閉塞，重度の肝機能障害，黄疸，腹水，門脈圧亢進，硬化性胆管炎，血栓性静脈炎，チアノーゼ，末梢血管収縮，急性骨髄芽球性白血病，汎血球減少症，溶血性貧血，血小板減少症，頭蓋内出血，喀血，出血傾向，糖尿病，糖尿病の悪化および高血糖，皮膚粘膜眼症候群（Stevens-Johnson症候群），急性腎不全，腎結石，腫瘍，多発性関節炎<br>他副（本剤およびメシル酸サキナビル（インビラーゼ）の副作用を含む）：うつ病，不眠，不安など<br>禁 重度の肝不全のある患者，テルフェナジン，アステミゾール，シサプリド，リファンピシンを投与中の患者<br>慎 血友病患者および著しい出血傾向を有する患者，肝不全のある患者，高齢者<br>相 併禁 テルフェナジン，アステミゾール，シサプリド |
| ザナミビル水和物<br>zanamivir hydrate | リレンザ<br>（グラクソスミスクライン） | 1ブリスター中ザナミビル水和物をザナミビルとして5mg含有 | 1回10mg（5mgブリスターを2ブリスター）を，1日2回，5日間，専用の吸入器を用いて吸入 | | 適 A型またはB型インフルエンザウイルス感染症<br>副 頭痛，下痢，嗄声，手指のしびれ感，不眠症，咽喉乾燥，口渇，口内炎，舌あれ，食欲不振，胃部不快感，悪心，嘔吐，咽喉刺激感，鼻道刺激感，喘鳴，鼻出血，鼻漏，痰，耳鳴，嗅覚障害，動悸，発汗，発熱，頸部痛，背部痛<br>警 1. 本剤を治療に用いる場合は，本剤の必要性を慎重に検討すること<br>2. 本剤の予防投与における有効性および安全性は確立していない<br>禁 1. 本剤の成分に対して過敏症の既往歴のある患者<br>2. 妊婦または妊娠している可能性のある婦人および授乳婦 |
| ロピナビル・リトナビル配合剤<br>lopinavir・ritonavir | カレトラ<br>（ダイナボット-大日本） | ソフトカプセル<br>1カプセル中<br>ロピナビル<br>133.3mg<br>リトナビル<br>33.3mg<br>リキッド<br>1mℓ中<br>ロピナビル<br>80mg<br>リトナビル<br>20mg | ロピナビル・リトナビルとして1回400mg・100mgを1日2回食後経口投与<br>小児には<br>体重7kg以上15kg未満で12mg・3mg/kg<br>体重15kg以上40kg以下10mg・2.5mg/kg<br>最大投与量は400mg・100mg 1日2回投与 | | 適 HIV感染症<br>重副 高血糖，糖尿病，膵炎出血傾向，肝機能障害，肝炎<br>他副 無力症，頭痛，疼痛，背部痛，胸痛，胸骨下痛，悪寒など<br>禁 酢酸フレカイニド，塩酸プロパフェノン，ピモジド，アステミゾール，テルフェナジン，シサプリド，酒石酸エルゴタミン，メシル酸ジヒドロエルゴタミン，ミダゾラム，トリアゾラム投与中の患者<br>慎 肝機能障害のある患者，血友病および著しい出血傾向を有する患者<br>相 併禁 酢酸フレカイニド，塩酸プロパフェノン，ピモジド，アステミゾール，テルフェナジン，シサプリド，酒石酸エルゴタミン，メシル酸ジヒドロエルゴタミン，ミダゾラム，トリアゾラム |
| 塩酸バラシクロビル<br>valaciclovir hydrochloride | バルトレックス<br>（グラクソスミスクライン） | 錠500mg | 1回1,000mgを1日3回経口投与 | | 適 帯状疱疹<br>重副 アナフィラキシーショック，アナフィラキシー様症状（呼吸困難，血管浮腫など），血小板減少，汎血球減少，無顆粒球症，汎発性血管内凝固症候群（DIC），血小板減少性紫斑病，急性腎不全，皮膚粘膜眼症候群（Stevens-Johnson症候群），呼吸抑制，無呼吸，間質性肺炎，昏睡，せん妄，妄想，幻覚，錯乱，けいれん，てんかん発作，麻痺<br>他副 発疹，蕁麻疹，瘙痒，光線過敏症など<br>禁 本剤の成分あるいはアシクロビルに対し過敏症の既往歴のある患者<br>慎 腎障害のある患者，高齢者<br>相 併注 プロベネシド，シメチジン，ミコフェノール酸モフェチル，テオフィリン |

| 一般名 | 商品名（会社名） | 剤型・含有量 | 用法・用量 | 対象ウイルス | 備考 |
|---|---|---|---|---|---|
| メシル酸ネルフィナビル nelfinavir mesilate | ビラセプト（日本たばこ，-三菱ウェルファーマ，日本ロシュ） | 錠 250mg | 1日3回食後に経口投与（1回750mg） | HIV | [適] エイズおよび治療前の CD4+T リンパ球数が 500/mm³ 以下の症候性・無症候性 HIV 感染症（ヌクレオシド系逆転写酵素阻害薬と併用する）<br>[副] 本剤の長期投与の影響については現在不明．腸管運動亢進に伴う下痢．発疹．腹部膨満感．嘔気，脱力感，腹痛．糖尿病またはその悪化を伴うことあり<br>[併禁] 本剤はチトクローム P450 と競合するため下記（　）内薬剤の代謝が抑制される恐れがある（テルフェナジン，アステミゾール，シサプリド，トリアゾラム，ミダゾラム，アルプラゾラム，バッカク誘導体，アミオダロン，硫酸キニジン）<br>また，リファンピシンとの併用により本剤の血中濃度が 20〜30% に低下<br>[重注] 高齢者，妊産婦，小児への投与は十分に注意し，投与中は授乳を中止する |
| メシル酸デラビルジン delavirdine mesilate | レスクリプター（ワーナー・ランバート-三共） | 錠 200mg | 1回400mgを1日3回経口投与．投与に際しては必ず他の抗HIV薬と併用すること | | [適] HIV-1 感染症<br>[重副] Stevens-Johnson 症候群，皮疹，食道炎，胃腸出血，非特異性肝炎，膵炎，貧血，好中球減少，汎血球減少，血小板減少，錯乱，ニューロパシー，テタニー<br>[他副] 頭痛，疲労，嘔気，下痢，嘔吐など<br>[警] 本剤は他の抗 HIV 薬との併用で HIV-1 感染症の治療に用いられるが，治療を実施する根拠がある場合に限られる<br>本剤を単独投与すると，急速に耐性ウイルスが出現する．したがって，本剤は必ず他の抗 HIV 薬と併用投与すること<br>[慎] 肝機能障害のある患者，高齢者，小児など<br>[相][併禁] リファンピシン（リマクタン，リファジン） |
| アンプレナビル amprenavir | プローゼ（キッセイ） | カプセル 150mg | 1回 1,200mg を1日2回経口投与．投与に際しては必ず他の抗 HIV 薬と併用すること．なお，肝機能低下の程度により減量を考慮する<br>用法・用量に関連する[使注] Pugh 改変の Child による肝疾患の重症度分類の合計ポイントが5から8の患者にはアンプレナビルとして1回 450mg を1日2回，9から12の患者には1回 300mg を1日2回投与する | | [適] HIV-1 感染症<br>[重副] 皮膚粘膜眼症候群（Stevens-Johnson症候群），糖尿病，血糖値の上昇<br>[他副] 口・口周囲感覚異常，頭痛，めまい，睡眠障害，悪心，下痢，鼓腸，放屁，おくび，嘔吐，軟便など<br>[禁] リファンピシンを投与中の患者，アステミゾール，塩酸ベプリジル，シサプリド，メシル酸ジヒドロエルゴタミン，酒石酸エルゴタミン，ミダゾラム，テルフェナジンおよびトリアゾラムを投与中の患者<br>[慎] 肝機能障害のある患者，高齢者，血友病患者および著しい出血傾向を有する患者 |

肝硬変の Child-Pugh 分類

| 臨床症状と検査所見 | | 脳症のグレード | 腹水 | ビリルビン（mg/dl） | アルブミン（g/dl） | プロトロンビン時間（秒＞正常値） | 原発性胆汁性肝硬変のときのビリルビン値（mg/dl） |
|---|---|---|---|---|---|---|---|
| 重症度に応じた点数 | 1 | なし | なし | 1〜2 | ＞3.5 | 1〜4 | 1〜4 |
| | 2 | 1と2 | 少量 | 2〜3 | 2.8〜3.5 | 4〜6 | 4〜10 |
| | 3 | 3と4 | 中等量 | ＞3 | ＜2.8 | ＞6 | ＞10 |

*Trey，Burns，Saunders（1966）らの基準による

| 一般名 | 商品名（会社名） | 剤型・含有量 | 用法・用量 | 対象ウイルス | 備考 |
|---|---|---|---|---|---|
| 塩酸アマンタジン amantadine hydrochloride | シンメトレル（日本チバガイギー-ノバルティス・ファーマ） | 細粒 10%<br>錠 50，100mg | 米国では長い使用経験があるが，日本では小児への投与についてはこれまで公認された用量がない．成人には，100mg を1日2回経口投与する．9歳未満には，米国では 5mg / kg / day（上限 150 mg）を1日2回に分けて投与している．目的により 5〜14 日間投与する | A型インフルエンザウイルス | [適] A 型インフルエンザウイルス．B 型インフルエンザには無効である．市販の抗原検出キットによる確定診断が望ましい<br>[副] これまでは脳梗塞に伴う意欲・自発性低下の症例，パーキンソン症候群に用いられていたもので，幻覚，妄想，せん妄などがみられることがある<br>[禁] 妊婦，授乳中の女性，塩酸アマンタジン過敏症，腎障害 |

| 一般名 | 商品名<br>(会社名) | 剤型・含有量 | 用法・用量 | 対象<br>ウイルス | 備考 |
| --- | --- | --- | --- | --- | --- |
| リバビリン<br>ribavirin | レベトール<br>(シェリング・プラウ) | カプセル<br>200mg | インターフェロンα-2b(遺伝子組換え)と併用すること．<br>1日600〜800mgを1日2回に分けて連日朝夕食後経口投与．体重60kg以下の場合は1日600mg，また，体重60kgを超える場合は，1日800mgとする．なお，投与量を1日600mgとする場合は朝食後200mg，夕食後400mgを経口投与する．インターフェロンα-2b(遺伝子組換え)は，1日1回600万〜1,000万IUを週6回または週3回筋肉内投与する | | 適 インターフェロンα-2b(遺伝子組換え)と併用による次のいずれかのC型慢性肝炎におけるウイルス血症の改善<br>1. 血中HCV RNA量が高値の患者，2. インターフェロン製剤単独療法で無効の患者またはインターフェロン製剤単独療法後再燃した患者<br>重副 貧血(赤血球減少(250万/$mm^3$未満)，ヘモグロビン減少)，白血球減少(2,000/$mm^3$未満)，顆粒球減少(1,000/$mm^3$未満)，血小板減少(50,000/$mm^3$未満)，再生不良性貧血，抑うつ，自殺企図，幻覚，妄想，昏迷，攻撃的行動，重篤な肝機能障害，ショック，消化管出血，呼吸困難，喀痰増加，膀胱癌，大腸癌<br>他副 発疹，全身倦怠感，頭痛など<br>警 催奇形性が報告されているので，妊婦または妊娠している可能性のある婦人には投与しないこと．催奇形性および精巣・精子の形態変化などが報告されているので，妊娠する可能性のある女性患者およびパートナーが妊娠する可能性のある男性患者に投与する場合には，避妊をさせること．本剤では精液中への移行が否定できないことから，パートナーが妊婦の男性患者に投与する場合にはその危険性を患者に十分理解させ，投与中および投与終了後6ヵ月間は本剤が子宮内へ移行しないようにコンドームを使用するよう指導すること<br>禁 妊婦，妊娠している可能性のある婦人，または授乳中の婦人，本剤の成分またはヌクレオシドアナログ(アシクロビル，ガンシクロビル，ビダラビンなど)に対し過敏症の既往歴のある患者<br>相 併注 ヌクレオシドアナログ(ジダノシン，硫酸アバカビルなど) |
| リン酸オセルタミビル<br>oseltamivir phosphate | タミフル<br>(日本ロシュ) | カプセル<br>75mg | 1回75mgを1日2回，5日間経口投与 | | 適 A型またはB型インフルエンザウイルス感染症<br>副 腹痛，下痢，嘔気，嘔吐，腹部膨満，便異常，口内炎，口内不快感，食欲不振など<br>警 本剤を治療に用いる場合には，本剤の必要性を慎重に検討すること．本剤の予防効能での使用は推奨されていない<br>禁 過敏症の既往歴 |

## 実用的な使いかた

### 1. HIV感染症

**適応症**

① 慢性期(推奨)CD 4 細胞数が 350/μl 以下.
② 急性期(感染 6 ヵ月以内).

**薬を使用する前に確認しておくべき事項**

① 既往歴(特に精神疾患，虚血性心疾患).
② 妊娠，挙児希望の有無.

**症状，病態に応じた使いかた**

**表 2** に従い 3 剤以上を選択する.

急性感染例は全例が治療適応であるわけではない. 専門医への相談が推奨される.

処方例 1 ：ゼリット 60〜80 mg 分 2
エピビル 300 mg 分 2
ストックリン 600 mg 分 1

副作用が少ないため近年頻用されている.

ストックリンはめまい，ふらつきが高頻度に発生するが，投与 3 日ほどで軽快することが多い. 投与 2 週間以内に過敏症(発疹，発熱)が発生しうる.

ストックリンは催奇形性があるため，若年女性に処方する場合は注意を要する.

精神疾患の既往がある場合は，ストックリンが病態を悪化させる可能性がある.

表2　推奨される薬剤の組み合わせ

| | コラム A | コラム B |
|---|---|---|
| 推奨薬剤<br>コラム A+コラム B | ストックリン<br>クリキシバン<br>ビラセプト<br>ノービア　+　クリキシバン[1)]<br>カレトラ<br>ノービア　+　インビラーゼ[2)]<br>ノービア　+　フォートベイス[2)] | ヴァイデックス　+　エピビル<br>ゼリット　+　ヴァイデックス<br>ゼリット　+　エピビル<br>レトロビル　+　ヴァイデックス<br>レトロビル　+　エピビル |

1) 用量はノービア/クリキシバンがそれぞれ800mg/800mg，400mg/1,200mg，200mg/1,600mg(いずれも分2)のいずれか.
2) 用量はノービアが800mg，インビラーゼあるいはフォートベイスが800mgを分2.
(Guidelines for the use of Antiretroviral Agents in HIV-Infected Adults and Adolescents, February 4, 2002より改変)

処方例2：レトロビル 400 mg 分2
　　　　ヴァイデックスEC 250〜400 mg 分1
　　　　カレトラ 800 mg 分2

カレトラは高脂血症が高頻度に発生するため，虚血性心疾患の患者への使用は注意.

必要に応じて高脂血症薬を併用する.

#### 効果判定と無効例の対処法

治療が有効ならば6ヵ月以内に血中のHIVウイルス量が検出限界以下(50 copies/m*l*)となる.

治療失敗例の再治療は，使用経験のない新たな3剤の組み合わせを使用する.

#### 薬を使用する際の注意

他剤との薬物相互作用に十分注意する.

ザイアジェンに対する過敏症の既往がある場合は再投与は禁(死亡例).

#### 副作用―そのチェック方法と副作用対策

悪心,嘔吐は服薬開始初期に強いが1〜2ヵ月で軽快することが多い．制吐薬を併用する.

レトロビルで急激な貧血を起こす場合がある．重篤な場合は薬剤の中止，変更.

ゼリット，ヴァイデックスで膵炎，末梢神経障害．重篤な場合は薬剤の中止，変更.

非核酸系逆転写酵素阻害薬で薬剤過敏症の頻度が高い．開始2週目までに好発する．重篤でなければステロイド短期使用を試みる.

長期的副作用として逆転写酵素阻害薬の乳酸アシドーシス，プロテアーゼ阻害薬のlipodystrophy syndromeが問題となっている.

### 2. 単純ヘルペス脳炎

#### 薬を使用する前に確認しておくべき事項

① 髄液検査，頭部CT，頭部MRI.
② 髄液のPCRや培養によるウイルス分離.

#### 症状，病態に応じた使いかた

処方例：ゾビラックス 10 mg/kg 1日3回 点滴
　　　　アラセナA 15 mg/kg 1日1回 点滴

14〜21日間の治療を行う.

早期治療開始が予後良に関連している.

#### 効果判定と無効例の対処法

意識状態など臨床上の改善が得られなければ，上記処方の併用を考慮する.

#### 薬を使用する際の注意

妊婦へのゾビラックスの投与は安全性が確認されていない.

ゾビラックスは腎機能障害では用量調節が必要.

### 副作用—そのチェック方法と副作用対策 ■

ゾビラックスは腎障害があるため，2.5 mg/m$l$ 以上に希釈し，1時間以上かけて点滴すること．血清クレアチニンの定期的チェック．

## 3. 単純疱疹

### 適応症 ■

口唇ヘルペス，陰部ヘルペスなど．

### 薬を使用する前に確認しておくべき事項 ■

① 再発頻度．

② 角結膜炎合併の有無．

再発頻度が高い場合は，治療後の再発予防も検討．

角結膜炎→眼科に相談．

### 症状，病態に応じた使いかた ■

（軽症，限局例）

処方例：ゾビラックス軟膏 1日5回塗布 7日間
　　　アラセナA軟膏 1日5回塗布 7日間
　　　ゾビラックス眼軟膏 1日5回塗布 7日間

（中等症）炎症反応強い，全身症状あり

処方例：ゾビラックス 1,000 mg 分5 5日間

（重症，免疫不全例）

処方例：ゾビラックス 5〜10 mg/kg 1日3回点滴 7日間

### 効果判定と無効例の対処法 ■

数日以内に水疱は痂皮化する．

無効の場合は，ゾビラックスの点滴静注に切り替える．

### 薬を使用する際の注意 ■

妊婦へのゾビラックスの投与は安全性が確認されていない．

ゾビラックスは腎機能障害では用量調節が必要．

### 副作用—そのチェック方法と副作用対策 ■

ゾビラックスは腎障害があるため，2.5 mg/m$l$ 以上に希釈し，1時間以上かけて点滴すること．クレアチニン値の定期的チェック．

## 4. 水　痘

### 薬を使用する前に確認しておくべき事項 ■

① 細菌の二次感染の有無．

② 免疫不全（HIV 感染症など）の有無．

③ 合併症の有無（肺炎，脳炎）．

### 症状，病態に応じた使いかた ■

（軽症例）

処方例：石炭酸亜鉛華リニメント 1日 2〜3回塗布

瘙痒感の軽減に効果．

（中等症）

処方例：ゾビラックス顆粒 80 mg/kg（最大 3,200 mg）分4　5日間

（重症，免疫不全例）

処方例：ゾビラックス 5〜10 mg/kg 1日3回点滴 7日間

### 効果判定と無効例の対処法 ■

3．単純疱疹の項を参照．

### 薬を使用する際の注意 ■

3．単純疱疹の項を参照．

**副作用―そのチェック方法と副作用対策**

3．単純疱疹の項を参照．

## 5.　帯状疱疹

**薬を使用する前に確認しておくべき事項**

① 細菌の二次感染の有無．

② 眼病変，耳病変の有無．

③ 免疫不全(HIV 感染症など)の有無．

④ 疼痛の程度．

痛みがひどいとき，疱疹後神経痛のリスクがあるので，積極的に治療を導入する．

**症状，病態に応じた使いかた**

(軽症)

処方例：アラセナ A 軟膏 1 日 3～4 回塗布

(中等症)

処方例：バルトレックス 3,000 mg 分 3
7 日間
ゾビラックス 4,000 mg 分 5
7 日間

(重症，免疫不全例)

処方例：ゾビラックス 5～10 mg/kg 1 日
3 回点滴 7 日間

速やかに十分な治療を行うことで疱疹後神経痛の頻度を少なくできる．

疱疹後神経痛の予防のため急性期の疼痛管理が重要．NSAIDs の使用や，場合によってはモルヒネの使用も考慮する．

**効果判定と無効例の対処法**

3．単純疱疹の項を参照．

**薬を使用する際の注意**

3．単純疱疹の項を参照．

**副作用―そのチェック方法と副作用対策**

3．単純疱疹の項を参照．

## 6.　サイトメガロウイルス感染症

**適応症**

① 免疫抑制剤や HIV 感染症による内因性再燃例．

急性感染例は伝染性単核球症に類似した症状を呈する．基本的に治療は不要．

**薬を使用する前に確認しておくべき事項**

① CMV 抗原血症の証明．

② 病理学的に組織中の巨細胞封入体あるいは酵素抗体法による CMV 抗原の証明．

③ 網膜炎の有無．

**症状，病態に応じた使いかた**

(急性期)

処方例：デノシン 5 mg/kg 1 日 2 回 点滴
ホスカビル 90 mg/kg 1 日 2 回
点滴

肺炎の場合には，CMV 免疫グロブリン 5 g/日，3 日間の治療を併用する．

治療は臨床症状が軽快，安定化するまで続ける．通常 2～3 週間を要する．

デノシンを第一選択薬として用い，骨髄抑制が強い例や無効例の場合，ホスカビルへ治療を変更する．ただしホスカビルは HIV 症例のみ保険適応．

(維持治療)

処方例：デノシン 5 mg/kg 1 日 1 回点滴
ホスカビル 90 mg/kg 1 日 1 回
点滴
デノシンカプセル 3,000 mg 分 3

維持治療の必要性があるのは網膜炎のみ．

HIV 症例では CD 4 数が 100～150/μl が 6 ヵ月持続すれば維持治療を中止してよい．

### 効果判定と無効例の対処法 ■

臨床症状，CMV 抗原血症の推移などで効果を判断する．無効の場合は治療薬の変更や，網膜炎ではデノシンの硝子体内注入も考慮．

### 薬を使用する際の注意 ■

デノシン，ホスカビルともに妊婦への投与は安全性が確認されていない．

デノシン，ホスカビルともに腎機能障害では用量調節が必要．

ホスカビル投与の際は多量の水負荷がかかるので心不全の発生に注意．

### 副作用―そのチェック方法と副作用対策 ■

デノシン→骨髄抑制の頻度が高い．重篤な場合は薬剤の変更や G-CSF 製剤の使用．

ホスカビル→腎障害，電解質異常(Ca, Mg)の頻度高い．輸液による補正を行う．

## 7. インフルエンザ

### 適応症 ■

① 発症から 2 日以内の急性感染．

② ハイリスク患者および医療従事者のインフルエンザ予防．

### 薬を使用する前に確認しておくべき事項 ■

① 合併症の有無(肺炎，脳炎)．

② 迅速診断キットによるインフルエンザの診断．

### 症状，病態に応じた使いかた ■

(急性感染)

処方例：リレンザ 1 回 2 吸入 1 日 2 回
5 日間
タミフル 150 mg 分 2　5 日間
シンメトレル 100 mg 分 2
3〜5 日間

発症 2 日後以降の治療開始は無効．

発熱に対してはアセトアミノフェンを使用．いくつかの NSAIDs が脳炎発症との関連を指摘されている．

(予防)

処方例：タミフル 75 mg 分 1

ワクチンが接種できない場合に投与．

インフルエンザ患者と同居する (1) 65 歳以上の高齢者，(2) 慢性呼吸器病の患者，(3) 糖尿病患者，に投与を考慮．患者に接触後 2 日以内に開始する．

### 効果判定と無効例の対処法 ■

臨床的に無効であっても 5 日以内に速やかに薬剤を中止する．漫然投与は耐性ウイルス伝播の原因となる．

### 薬を使用する際の注意 ■

リレンザ吸入は喘息患者には慎重に(発作誘発の可能性)．

タミフルの妊婦への投与は安全性が確認されていない．シンメトレルは催奇形性のため妊婦には禁であり，母乳にも移行するため授乳を避けること．

### 副作用―そのチェック方法と副作用対策 ■

シンメトレルの中枢神経系副作用(めまい，ふらつき，幻覚)に注意．特に高齢者で頻度高い．副作用発現時には減量，あるいは中止とする．

タミフル，シンメトレルはほとんど副作用なく耐容性は良好．

# 3

# 抗生物質・抗菌薬療法の実際

# 急性上気道炎，扁桃炎および急性気管支炎

小田切繁樹

## はじめに

急性気道感染症は診療現場で最も高頻度にみられる疾患の一つである．本症の一義的な原因微生物は大部分がウイルスであるので，患者背景に問題がなければ通常は抗菌薬の投与は不要である．しかるに診療現場では，この要否の検討もなしにこれが濫用的に使われているのが実態である．

そこで本稿では，抗菌薬の要否と，この適切な選択に力点をおいて私見を述べる．

## 総論的な共通事項

感染症の治療は，これを惹起した原因微生物を特定し，これに優れた抗菌力を有する抗菌薬群の中で，当該感染巣に良好な移行を示すものを，副作用に留意して使用することに尽きる．

しかし，診療現場では，ひとたび感染発症という火の手が上がれば，まずはこれに抗菌薬という水をかけることが急務となる．すなわち empiric therapy にならざるを得ないのが実態である．この際は，病歴聴取と現症などより感染部位を概ね特定する(図1)．感染部位が特定できれば，部位別に確率の高い原因菌(これを potential pathogen，以下 P. P. という)はわかっているので，これを推定原因菌とし，これに優れた抗菌力を有し，感染部位へ移行の良いものを副作用に留意して投与することになる[1]．

もとより抗菌療法の核心点は感染巣内の原因微生物を除去することにあるので，初期段階で，これを強力に行う(初期強化)ことが肝要である．具体的には初回量の倍量にとどまらず，病態によっては2〜3日は倍量投与するなどの対応も必要となる．かくすることによって，感染巣内の原因微生物を完全に除去し，安定した臨床効果をおさめることができる．不十分量の抗菌薬を長日数投与し，一時的に臨床効果をおさめたが，原因微生物

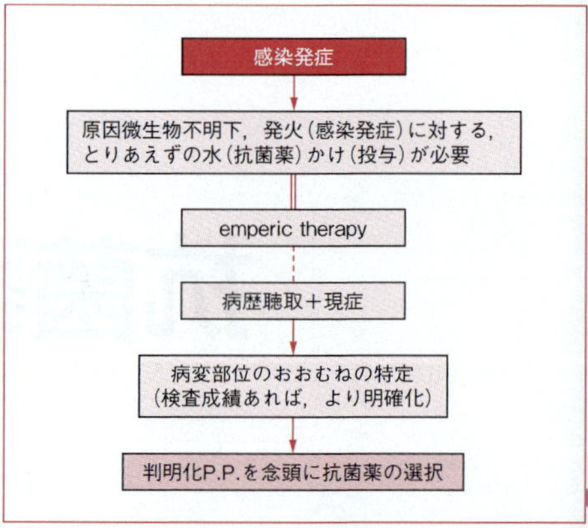


図1　診療現場における抗菌薬投与の現状

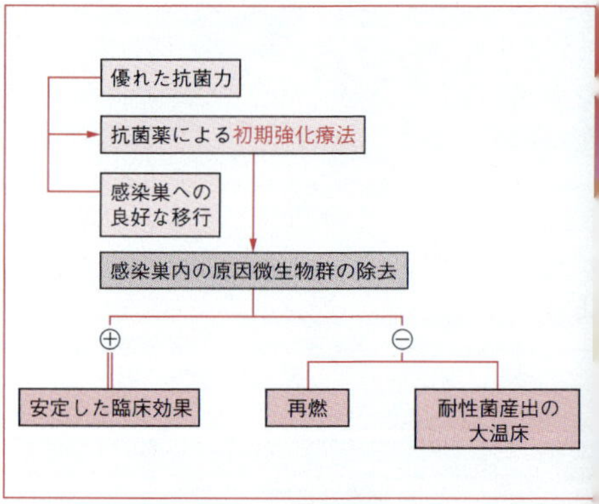


図2　抗菌療法の真髄

が除去できないような抗菌療法は再燃や耐性菌産出の大きな温床となるので，厳に慎まねばならない[2](図2)．

さて，冒頭，急性気道感染症の一義的原因微生物は大部分ウイルスであることに言及した．した

がって患者背景に問題がなければ，通常は抗菌療法は不要であるが，ウイルスの侵襲によって気道粘膜がダメージを受けると，そこに二次的細菌感染が続発する．この続発性細菌感染症は抗菌療法の適応となる．

**表1**は，この続発性感染症の有無のガイドを示す[3]．

表1　かぜ症候群における二次的細菌感染合併の基準

| |
|---|
| 発熱，咳嗽・喀痰が急性発現し，下記の2項目以上あれば，この合併ありと判定する：<br>1）黄色痰<br>2）白血球増多（≧9,000），好中球増多，核左方移動<br>3）有意細菌（≧++）の検出 |

## 各論

### 1．急性上気道炎

本症は上気道の急性炎症の総括的呼称であり，臨床的には咽頭炎，喉頭炎などが中心である．

**表2**は本症の主要な原因微生物を示す．一義的なウイルスは，ライノウイルス，RSウイルス，コロナウイルス，インフルエンザウイルス，パラインフルエンザウイルス，アデノウイルス，コクサッキーA・Bウイルス，エコーウイルスなどであり，患者背景に問題がなければ通常は対症療法のみでよい．しかし，表1の基準より細菌などの続発性感染の発症があれば抗菌療法の適応となる．

**表3**にはわが国で上市されている経口抗菌薬の一覧と要点を示し[4]，これより**表4**に本稿にかかわる各疾患のpotential pathogenと第一選択薬を示す．

### 2．急性気管支炎

通常は急性上気道炎が下気道炎に波及して本症が成立する．したがって，病因的には既述の急性上気道炎と同様に大部分はウイルスであり，細菌感染症は続発的に成立することが多い．本症の主要な原因微生物は**表5**に示すが，二義的感染症の細菌は，下気道への親和性の面からインフルエンザ菌が最も重要であり，球菌では肺炎球菌とモラキセラ・カタラーリスがこれにつぐ．その他ではマイコプラズマや肺炎クラミジアも視界に入れる必要がある．この際の本症の第一選択抗菌薬は表4を参照されたい．

細菌感染が加わると通常，喀痰量も多くなる．この際の咳嗽に対しては，鎮咳薬は気道のクリーニング上，好ましくないので，咳嗽時の強い胸痛や不眠に対しては止むを得ず頓用に限って用いるべきである．

### 3．急性扁桃炎

咽頭にはリンパ組織である耳管扁桃，咽頭扁桃，舌扁桃，口蓋扁桃などがあり，主たる炎症病変が口蓋扁桃にあるものを口蓋扁桃（あるいは単に扁桃炎）という．

**表6**に扁桃炎の分類と主要な原因菌を示すが，このうち，本稿の対象とするものは急性扁桃炎と扁桃周囲炎，扁桃周囲膿瘍である．

表2　急性上気道炎の主要な原因微生物

| 原因微生物 ＼ 一義・二義 | ウイルス | 細菌 | | | その他 |
|---|---|---|---|---|---|
| | | 球菌 | | 桿菌 | |
| | | グラム染色 | | グラム⊖ | |
| | | ⊕ | ⊖ | | |
| 一義的 | +++ | | | | *C. pneumoniae*　++<br>*M. pneumoniae*　+〜++ |
| 二義的 | | *S. pyogenes*　+++<br>*S. pneumoniae*　++<br>*S. aureus*　+ | *M. catarrhalis*　++ | *H. influenzae*　+〜++ | |

注）+++：最多，++：比較的多い，+：少ない．

表3 主な経口抗菌薬

| 系 | 略号 | | 抗菌性 球 | 桿 | 緑 | 非 | 要点 |
|---|---|---|---|---|---|---|---|
| ペニシリン | PCG | | ○ | | | | |
| | DMPPC<br>MCIPC | | ○ | | | | ・黄色ブ菌は大部分が β-ラクタマーゼ産生菌<br>・PBP2′ を有する MRSA には無効 |
| | ABPC<br>AMPC | | ○ | ○ | | | |
| | CVA/AMPC<br>SBTPC | | ○ | ○ | | | ・最近 β-ラクタマーゼ産生株が漸次増加したため広域 PC はその有用性が低下しつつあり，その際は本酵素阻害剤との合剤が良い |
| ペネム | FRPM | | ○ | ○ | | | ・球菌，就中レンサ球菌属に対してきわめて優れた抗菌力を有する．PRSP に対しても良好な抗菌力を有する |
| セフェム | 第1 | CEX<br>CCL | ○ | ○ | | | ・bioavailability：第1世代の血中濃度は空腹時投与では高いが，食後の吸収率が空腹時の 1/2～1/3 と悪い<br>・第2，第3世代では空腹時よりも食後投与の方が血中濃度が高くなるものもある→食前・中・後のいずれに服用してもあまり差がない |
| | 第2 | CXM-AX | ○ | ○ | | | ・GPC と GNB の両菌に対し比較的バランスの良い抗菌スペクトルを有す<br>・第2，第3世代では prodrug の剤形が登場した |
| | | CTM-HE | ○ | ○ | | | ・入院(注射)→外来(経口)へのスイッチ療法に便利 |
| | 第3 | CFIX<br>CFTM-PI<br>CPDX-PR<br>CFMT-PI | ○ | ○ | | | ・GNB(除，緑・ブドウ糖非発酵菌)に対しては注射剤に匹敵するほどのきわめて強い抗菌力を有する |
| | 次世代 | CFDN<br>CDTR-PI | ○ | ○ | | | ・GPC と GNB の両菌に広い抗菌スペクトルを有し，特に黄色ブ菌に対する抗菌力が改善された |
| | 最新 | CFPN-PI | ○ | ○ | | | ・球菌，就中レンサ球菌属に対してきわめて優れた抗菌力を有する．PRSP に対しても良好な抗菌力を有する<br>・インフルエンザ菌に対する抗菌力もきわめて良好である |
| テトラサイクリン | MINO | | ○ | ○ | ○ | ○ | |
| ニューマクロライド | RKM<br>RXM<br>CAM<br>AZM<br>TEL | | ○ | *H.inf.* | | | ・従来のマクロライドと異なり，分子内ケタール化の防止により，胃酸に対し安定となった<br>・吸収が良く，半減期が長い→1日2回投与<br>・気道移行が良好である(特に CAM は EM の 20～30 倍と抜群に良好)<br>・従来のマクロライドよりさらに細胞内への移行に優れ，食細胞と強い協力作用があり，in vivo 効果が増強される<br>・AZM はマクロライドの中ではインフルエンザ菌に最も優れた抗菌力を有し，かつ，呼吸器系への移行がきわめて良好であり，肺や扁桃などの組織では血中濃度の 20 倍以上高い濃度が得られる．さらに食細胞に取り込まれやすいので，食細胞の遊走により感染巣へ集中的に移行する<br>・TEL は世界初のケトライド系抗菌薬であるが，マクロラクトン環を基本骨格とするので，マクロライド系に属する．本薬の最大の特徴はペニシリンおよびマクロライド耐性の肺炎球菌に対して強い抗菌活性を示すことであるが，広く球菌には強い抗菌活性を有し，さらに非定型菌(含，レジオネラ)にもきわめて良好な抗菌力を有する．インフルエンザ菌に対する抗菌力は AZM と CAM の中間であり，十分な抗菌力とは言い難い．体内動態的には，本薬の呼吸器系への移行はきわめて良好である<br>・急性 RTI では非定型菌の関与が大きいので，β-ラクタム薬以上に第一選択に適している |
| ニューキノロン | NFLX<br>OFLX<br>ENX<br>CPFX<br>LFLX<br>TFLX<br>SPFX<br>FLRX<br>LVFX<br>GFLX | | ○ | ○ | ○ | ○ | ・慢性気道感染に対しては優れた抗菌力と抜群の気道移行性に加え，PAE，AUC などより文句なしの第一選択薬である<br>・レンサ球菌属に対して抗菌力が弱いことより急性 RTI の第一選択薬として適当でない(GFLX・TFLX・SPFX・高用量 LVFX を除く)．逆に GFLX，TFLX，SPFX，高用量 LVFX(200 mg/回)は肺炎球菌に対して良好な抗菌力を有するのでレスピラトリーキノロンと呼ばれる<br>・腸管感染と UTI(複雑性)に対しても適切な第一選択薬である<br>・SPFX と FLRX の半減期は長く，once a day 投与となる<br>・LVFX は OFLX の活性本体であり，同量の OFLX のほぼ2倍の抗菌活性を示す |
| その他 | ST | | ○ | ○ | ○ | ○ | ・MRSA や緑膿菌にも有用であり，使用域は広い |

(注) 球＝球菌，桿＝緑膿菌と非発酵菌を除いたグラム陰性桿菌，緑＝緑膿菌，非＝ブドウ糖非発酵グラム陰性桿菌
○印は該当する菌に有用な抗菌力のあることを示す．

**表 4　疾患別の主要菌と第一選択経口薬**

| 疾患名 | 主要菌<br>(potential pathogen) | 第一選択薬 | 備　考 |
|---|---|---|---|
| 急性上気道炎 | ・G(＋)球菌(レンサ球菌属中心)<br>・モラキセラ・カタラーリス<br>(・肺炎クラミジア) | ・βラクタム(PC[1]，CEP[2]，PM[3])<br>・N-ML[4](TEL，CAM，AZM など)<br>・一部のNQ[5]〔GFLX，TFLX，GPFX，高用量LVFX(200 mg/回)〕 | ・βラクタムが奏効せず，頑固な咳嗽が長引くケースでは，肺炎クラミジアを疑い，N-ML や NQ(左欄の一部の NQ)などを投与する |
| 急性気管支炎 | ・インフルエンザ菌<br>・モラキセラ・カタラーリス<br>・G(＋)球菌(肺炎球菌中心)<br>・肺炎マイコプラズマ | ・βラクタム〔PC(AMPC，CVA/AMPC，SBTPC)〕<br>・CEP(第3世代，除くCFDN)<br>・N-ML(TEL，AZM など)<br>・一部の NQ(同上) | ・急性発症で頑固な咳嗽あり，βラクタムが奏効しないケースでは肺炎マイコプラズマを疑い，N-ML を投与する<br>・インフルエンザ菌に対して N-ML で第一選択できるのは AZM であるが，気道既存構造の器質的変化の少ないケースでは TEL も期待できる |
| 扁桃炎 | ・溶血性レンサ球菌<br>・モラキセラ・カタラーリス<br>・肺炎球菌<br>・インフルエンザ菌<br>・黄色ブドウ球菌 | ・βラクタム(同，直上)<br>・CEP(同，直上)<br>・N-ML など(TEL，AZM，CAM など)<br>・一部の NQ(同上) | ・扁桃炎の分類の中で，急性扁桃炎と扁桃周囲炎・扁桃周囲膿瘍を主対象とする<br>・インフルエンザ菌を重視すると CEP では第3世代のみとなる<br>・インフルエンザ菌を重視すると N-ML では AZM が無難 |

(注) 1)：ペニシリン(PCG，ABPC，AMPC，CVA/AMPC，SBTPC のいずれでも可)
2)：セフェム(第1〜第3)，3)：ペネム……FRPM を指す
4)：ニューマクロライド，5) ニューキノロン

付記：マクロライド薬(ML)は肺炎球菌の 70〜80% に耐性化しているが，ML のうち，CAM と AZM の 2 剤は in vitro で耐性を示しても抜群の気道移行性により in vivo では奏効性が期待できる可能性は十分にある．すなわち，呼吸器感染症 respiratory tract infection(以下 RTI)における CAM と AZM の感染巣への到達は，㋑ 血行を介して，㋺ 感染巣に集簇する食細胞に入り込んで(phagocyte delivery)，㋩ 気管支粘液腺からの分泌，などの 3 経路によるので，きわめて高い病巣濃度が得られる．したがって，mef 遺伝子を有する肺炎球菌(MIC≦32 μg/ml)にも有効性は十分に期待できると考えられる．さらに erm AM 遺伝子を有する肺炎球菌(MIC≦64 μg/ml)においても，この MIC は in vitro のプレート上で 24 時間後の判定までに誘導耐性されて高度耐性になったものであり，本菌株の in vivo での真の MIC は 10 μg/ml 以下と考えられるので，これに対しても奏効しうる．

**表 5　急性気管支炎の主要な原因微生物**

| 原因微生物 ／ 一義・二義 | ウイルス | 細菌 球菌 グラム染色 ⊕ | 細菌 球菌 グラム染色 ⊖ | 細菌 桿菌 グラム⊖ | その他 |
|---|---|---|---|---|---|
| 一義的 | +++ | | | | M. pneumoniae ++<br>C. pneumoniae ++ |
| 二義的 | | *S. pneumoniae* ++〜+++<br>*S. aureus* + | *M. catarrhalis* ++〜+++ | *H. influenzae* +++ | |

注) +++：最多，++：比較的多い，+：少ない．

表6 扁桃炎の分類と主要な原因菌

| 疾患＼原因菌 | | 疾患名 | 主要な原因菌など |
|---|---|---|---|
| 口蓋扁桃炎(扁桃炎) | | 急性扁桃炎 | 溶血性レンサ球菌 +++<br>肺炎球菌 ++，モラキセラ・カタラーリス ++，インフルエンザ菌 ++，黄色ブドウ球菌 ++ |
| | | 習慣性アンギーナ | 概ね同上 |
| | | 慢性扁桃炎 | モラキセラ・カタラーリス ++，インフルエンザ菌 ++，肺炎球菌 ++，溶血性レンサ球菌 ++，黄色ブドウ球菌 + |
| | | 扁桃周囲炎<br>扁桃周囲膿瘍 | 溶血性レンサ球菌 +++，モラキセラ・カタラーリス +++，インフルエンザ菌 ++，肺炎球菌 ++，黄色ブドウ球菌 ++，嫌気性菌との複数菌 +++(膿瘍の場合) |
| | 特殊炎症 | 扁桃梅毒 | トレポネーマ・パリードム |
| | | 咽頭ジフテリア | ジフテリア菌 |
| | | 扁桃結核 | 結核菌 |
| | | 伝染性単核球症 | EB ウイルス |
| | | ヘルパンギーナ | コクサッキー A ウイルス |
| | | 潰瘍偽膜性扁桃炎 | *Fusobacterium* と *Treponema vincentii* の混合感染 |
| | | 扁桃真菌症 | 真菌 |

(注) +++：最多，++：比較的多い，+：少ない．

以下，この二疾患について略述する．

**a. 急性扁桃炎**

疲労，気温差が発症の引き金となるが，急性上気道炎と同時にまたはこれに引き続いて発症することが多い．

**b. 扁桃周囲炎，扁桃周囲膿瘍**

扁桃周囲炎とは扁桃被膜と咽頭収縮筋との間隙に炎症を生じたものであり，さらに炎症が進んで膿瘍を形成したものを扁桃膿瘍という．

原因菌は a と b はほぼ同様であるが，b. 周囲膿瘍の場合には嫌気性菌と好気性菌の複数菌感染が高率となる．

これらに対する第一選択薬は表4にあるが，特に b の場合には LVFX と CAM の併用療法も適切なメニューとなる．また周囲膿瘍では嚥下痛・嚥下困難が発現するので．この際は注射薬が主体となる．嫌気性菌との複数菌感染を考慮して㊟ SBTPC+CLDM，MEPM+CLDM などのメニューが妥当であろう．

## 感染症における解熱剤の使いかた

発熱は生体に有益な反応である(図3)[5]．しかし，図3中のIIのAにあるごとく，患者病態によっては解熱剤の使用で代謝レベルを下げることも必要であり，この点は広くコンセンサスが得られている．しかし，急性上気道炎などに対してきわめて安易に解熱剤(NSAIDなど)が1日3回・毎食後などと定時使用されているケースが多いが，これはIIのBに示すごとく，不適な使用と言わざるをえない．

以上より，解熱剤の使用を要約すれば，IIのCのごとくなる．

## おわりに

急性気道感染症における抗菌薬の実践的使用について概説した．

要は，抗菌薬投与の適応の有無の検討から始まり，これがあるケースでは，与えられた情報から P. P.を絞り込み，これに対する適切な抗菌薬を選択することである．この際，抗菌療法の真髄である原因菌の除去を図るべく初期強化を念頭に適

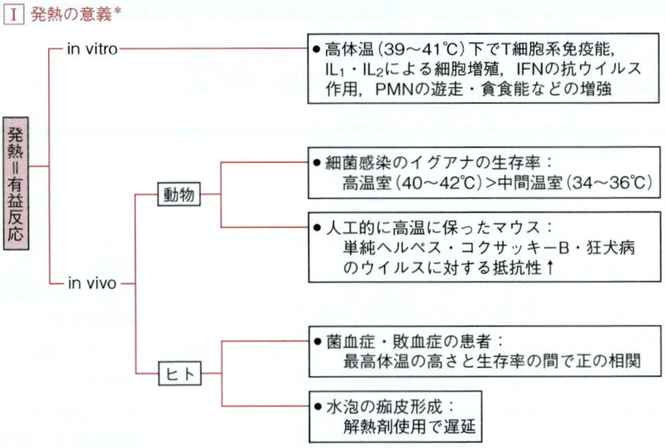
Ⅰ 発熱の意義*
発熱=有益反応
in vitro
●高体温（39～41℃）下でT細胞系免疫能，IL1・IL2による細胞増殖，IFNの抗ウイルス作用，PMNの遊走・貪食能などの増強
in vivo
動物
●細菌感染のイグアナの生存率：高温室（40～42℃）>中間温室（34～36℃）
●人工的に高温に保ったマウス：単純ヘルペス・コクサッキーB・狂犬病のウイルスに対する抵抗性↑
ヒト
●菌血症・敗血症の患者：最高体温の高さと生存率の間で正の相関
●水泡の痂皮形成：解熱剤使用で遅延

Ⅱ 解熱剤投与の考え方

A. 有用面
高熱→脱水，心・血管系への負荷の増大，消費エネルギーの増大，神経症状の発現など→ホスト病態により代謝を下げる要あり

B. 不利益面
1. 抗菌療法における体温曲線からの効果判定の不能化
2. 感染症修復の遅延
3. 定時服用などの過剰・無用な使用による可避的副作用・相互作用

C. 解熱剤の使用法
1. ホスト病態により代謝レベルを下げる必要のある場合
2. 急性感染症では高熱時の頓用

図3　発熱と解熱剤使用（*文献5）より引用）

切な用法・用量を実行することである．さらに抗菌薬の投与に先立ち，臨床材料の採取から所定の細菌学的検査を経て，事後に抗菌薬選択の適否を検証する姿勢を怠らないことである．

### 文　献

1) 小田切繁樹：外来呼吸器感染症における抗菌療法の実際．Medical Digest **52**(1)：56-65, 2003
2) 小田切繁樹：How to manage 感染症―呼吸器感染症～初期治療の留意点．急性呼吸器感染症．日医ニュース第896号，1999
3) 小田切繁樹：外来RTIにおける抗菌療法の基本（小冊子），2002
4) 小田切繁樹：急性RTIにおける抗菌薬の選択と注意点．Medical Tribune臨床医学セミナー市中肺炎の考え方，Medical Tribune，特別企画，2003年3月27日
5) 堀　哲郎：感染症患者に対する解熱の意義．Cravit 7th Anniversary Special. RTIにおけるLVFXの有用性，p.12-14, 2000

# 慢性気道感染症，気管支拡張症

臼杵二郎・吾妻安良太

## はじめに

慢性気道感染症とは，上気道または下気道に感染症が持続もしくは反復する病態の総称である．何らかの基礎疾患を有することが多く，この中には慢性気管支炎，気管支拡張症，びまん性汎細気管支炎(DPB)をはじめとする副鼻腔気管支症候群などが含まれる(**表 1**)．原因が明らかな場合とそうでない場合があるが，共通のメカニズムは，本来気道に備わっている免疫・防御機構の破綻による細菌の持続感染である(**図 1**)．

表 1　慢性気道感染症の主な基礎疾患

| | |
|---|---|
| 閉塞性肺疾患 | 慢性気管支炎<br>肺気腫<br>副鼻腔気管支症候群(DPB を含む)<br>気管支喘息 |
| 囊胞性肺疾患 | 気管支拡張症<br>肺囊胞 |
| その他 | 陳旧性肺結核<br>間質性肺炎・肺線維症<br>肺癌術後 |

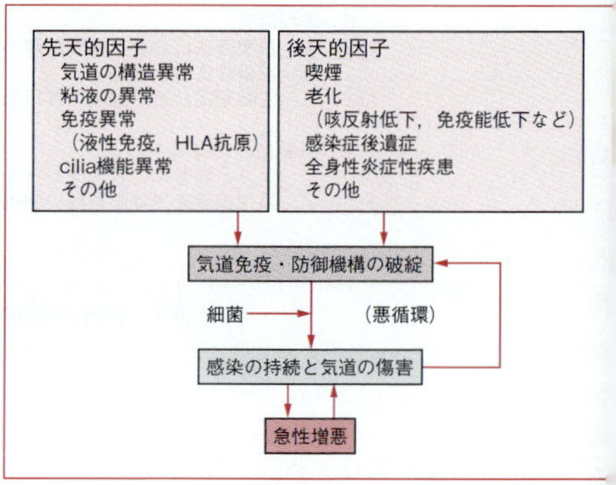


図 1　慢性気道感染症のメカニズム

## 基礎知識

1．慢性期には持続または繰り返す咳嗽，喀痰が主な症状であり，ときに血痰を伴う．その進行は比較的緩徐である．しかし，かぜ症候群などをきっかけに膿性痰の増加とともに発熱や呼吸困難を生じる．これを急性増悪という．急性増悪は，慢性期における細菌と生体の均衡が破られている状態と理解される．

2．診断は，上記自覚症状のほかに，

・聴診上のラ音の亢進

・画像上の気管支・細気管支病変

・呼吸機能上の閉塞性変化

などをもとに，気道病変の主座(中枢か末梢か)，程度や病変の広がりを含め総合的に行う．

3．血液検査所見は慢性期には変化がない場合が多く，急性増悪期では白血球増多や CRP 上昇などの非特異的な急性炎症の所見を呈する．一方，基礎疾患を探るうえで，DPB での寒冷凝集価の上昇，関節リウマチでのリウマチ因子の上昇などは参考になる．また immotile cilia syndrome におけるサッカリンテストや，気道上皮細胞の線毛の電顕組織像は診断上有用である．

4．胸部 X 線では，気管支の変化(拡張，壁の肥厚，粘液塞栓)や，気道の閉塞が強いときには肺の過膨張を示すことがある．特に胸部 HRCT は病変の検出に優れている．CT においても X 線所見と同様の変化を示すが，胸膜より 1 cm 以内の末梢に気道の構造を認める場合は拡張を示唆し，また末梢気道に病変の主座がある場合には，小葉中心性粒状影をみることが多い．

5．気管支拡張症は，慢性気道感染症を呈する代表的疾患であり，その定義は，不可逆性の限局性またはびまん性の気管支拡張を示す症候群である．病因は多岐にわたるが，先天的な因子と後天

表2　気管支拡張症の病因

| | | |
|---|---|---|
| 先天性 | 気管支構造の異常 | immotile cilia 症候群(Kartagener 症候群を含む)<br>Williams-Campbell 症候群<br>Mounier-Kuhn 症候群 |
| | その他の遺伝子異常 | cystic fibrosis<br>免疫グロブリン欠損症<br>bare lymphocyte 症候群 |
| 後天性 | 小児期の感染症 | 肺炎(細菌性，麻疹，アデノウイルスなど)，結核，真菌感染症 |
| | 気道閉塞 | 気道内腫瘍，異物，結石 |
| | 有毒ガス吸入 | アンモニア，硫酸など |
| | その他 | 関節リウマチ，Sjögren 症候群，炎症性腸疾患など |



的な因子に大別される(**表2**).

## 起炎菌

慢性気道感染症の原因菌としては，インフルエンザ菌 *H. influenzae*，緑膿菌 *P. aeruginosa*，肺炎球菌 *S. pneumoniae*，モラクセラ・カタラーリス菌 *M. catarrhalis*，黄色ブドウ球菌 *S. aureus* などが代表的である．なかでもインフルエンザ菌は比較的初期の病変にみられることが多く，一方，進行した病変では緑膿菌の検出が多いことが知られている．

起炎菌の推定に喀痰の色調が役立つこともある．例えば緑膿菌の場合は，文字通り緑色の膿性痰をみることもしばしばである．しかし起炎菌の確定には，喀痰のグラム染色による塗抹ならびに培養が必要であることはいうまでもない．グラム染色による塗抹は短時間で結果がわかるため，有用である．特に菌の貪食像は，起炎菌である可能性を示唆する．

また非結核性抗酸菌が炎症に関与する場合もみられ，抗酸菌の塗抹ならびに培養も随時行うべきである．これらの細菌学的検査を慢性期から行うことで，急性増悪の場合にも迅速に対応できる．

## 第一，第二選択抗生物質・抗菌薬

慢性期においては，除菌を目的とする薬剤の使用は原則として行わない．これは，前述したように，感染の基礎には気道の防御機構の破綻があり，除菌を行ってもすぐに同一菌の感染や菌交代を起こしてしまうからである．現在，慢性期に最も多く使用されている抗生剤はマクロライド系抗生物質であり，その作用は抗菌的ではないと考えられる．この背景には，DPB におけるエリスロマイシン少量長期療法の画期的な効果がある[1]．詳細は他稿に譲るが，エリスロマイシンをはじめとするマクロライド系抗生物質が，抗菌活性以外の作用により気道の炎症を調節するためと考えられる．ただし，DPB 以外の慢性気道感染症におけるマクロライドの効果については確立しておらず，無効な場合もしばしばみられる．しかし，なかには喀痰量の減少などの効果を示すこともあり，特に気道分泌の多い症例には試みるべき治療法であると考えられる．

急性増悪期の治療は，起炎菌に感受性のある薬剤を短期間投与することである．この際も，完全な除菌は目的ではない．起炎菌が不明な場合は，empiric therapy となるので，前述した検出頻度の高い起炎菌に有効な抗生剤を選択する．**表3**に主な起炎菌と推奨される抗生剤を示す．特に，近年耐性菌の出現が多く，ペニシリン耐性肺炎球菌や $\beta$-ラクタマーゼ産生インフルエンザ菌，モラクセラ・カタラーリス，緑膿菌なども念頭におくべきである．また $\beta$-ラクタマーゼ非産生性のアンピシリン耐性インフルエンザ菌(BLNAR)も近年増加傾向にある．

抗生剤の選択にあたっては，培養感受性結果に

**表 3　慢性気道感染症の主な起炎菌と選択すべき抗菌薬(急性増悪期)**

| | | |
|---|---|---|
| インフルエンザ菌 | 外来<br><br>入院 | β-ラクタマーゼ配合ペニシリン系<br>第 3 世代セフェム系，ニューキノロン系<br>第 3 世代セフェム系，ニューキノロン系 |
| 肺炎球菌 | 外来<br>入院 | 第 3 世代セフェム系，ニューキノロン系<br>第 3 世代セフェム系，カルバペネム系，高用量ペニシリン系 |
| モラクセラ・カタラーリス | 外来<br><br>入院 | β-ラクタマーゼ配合ペニシリン系<br>第 3 世代セフェム系，ニューキノロン系<br>第 3 世代セフェム系，カルバペネム系 |
| 緑膿菌 | 外来<br>入院 | ニューキノロン系<br>抗緑膿菌作用を有するペニシリン系またはセフェム系<br>カルバペネム系，ニューキノロン系，アミノグリコシド系(併用) |

基づくが，さらに組織移行のよいものを選択する．一般にマクロライドやニューキノロン系は，組織移行性が高い．

## 治療の実際と注意点

慢性期

エリスロシン(200 mg)　2〜3 錠　分 2〜3

または

クラリシッド(200 mg)　1〜2 錠　分 1〜2

または

ルリッド(150 mg)　1〜2 錠　分 1〜2

急性増悪期

上記の慢性期の治療(マクロライド系抗生剤)は，原則として急性増悪期にも継続する．

外来か入院かの判定は，重症度に基づき行う．

・起炎菌判明以前

外来：ユナシン(375 mg)　3 錠　分 3
　　または
　　クラビット(100 mg)　4 錠　分 2

入院：ファーストシン　1〜2 g　分 2　点滴
　　または
　　チエナム　1 g　分 2　点滴

・インフルエンザ菌，肺炎球菌，モラクセラ・カタラーリスによる感染例

クラビット(100 mg)　4 錠　分 2 または

オゼックス(150 mg)　3 錠　分 3 または

外来：メイアクト(100 mg)　3 錠　分 3
　　または
　　フロモックス(100 mg)　3 錠　分 3

入院：ファーストシン　1〜2 g　分 2　点滴
　　または
　　メロペン　1 g　分 2　点滴

BLNAR に対しても上記処方は有効であるが，カルバペネムにはインフルエンザ菌に効きにくいものもある．

・緑膿菌感染例

外来：クラビット(100 mg)　4 錠　分 2
　　または
　　スオード(100 mg)　4 錠　分 2

入院：モダシン　2 g　分 2　点滴
　　または
　　カルベニン　1 g　分 2　点滴
　　または
　　メロペン　1 g　分 2　点滴

最近，カルバペネム耐性緑膿菌が増加しており，上記治療が無効の場合，注射用ニューキノロン系への変更やアミノグリコシド系抗生剤(AMK，TOB など)の併用も検討すべきである．ただし，カルバペネム，ニューキノロン，アミノグリコシド系のいずれにも耐性を示す多剤耐性緑膿菌については，これらの薬剤を組み合わせて治療を試みるしかないのが現状である．

## 投与期間と中止，無効の判定

慢性期の治療は DPB の治療指針[2] に準じて行うべきであろう．有効例では，喀痰の減少などの

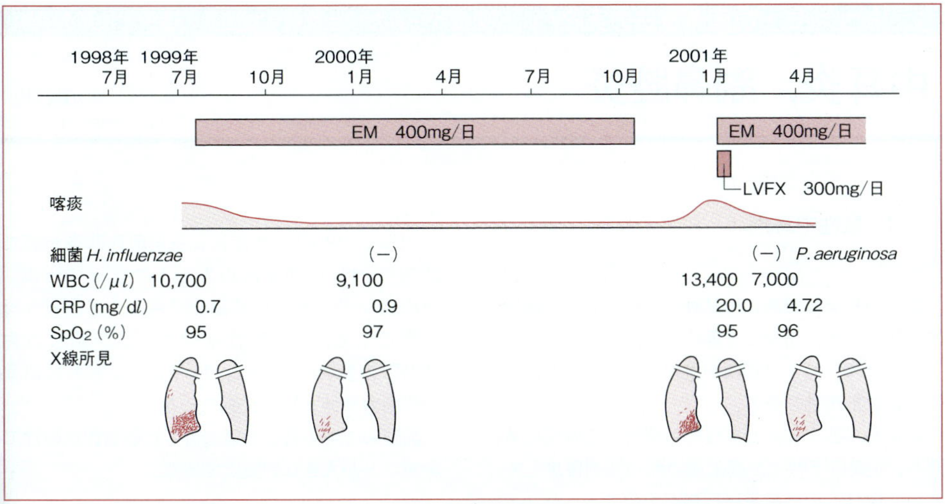

図2　症例の経過

臨床効果は投与後数週よりみられることが多い．マクロライドの投与は最低6ヵ月継続し，自覚症状や検査所見（画像所見，肺機能など）を総合し，有効性を判断する．臨床所見が安定したものは計2年で中止するが，再発した場合は再投与する．進行例では長期投与にて徐々に改善することもあり，可能な限りマクロライドを継続する．

急性増悪期は，通常の急性感染症と同様投与開始後3日で抗生剤の効果を判定する．自覚症状（発熱，喀痰量と性状など），白血球数，CRP値，画像所見などを総合して勘案する．喀痰中の細菌量の変化も重要である．抗生剤の投与は長くても14日間を目安とする．これは長期投与による耐性菌の出現を防ぐためである．

### 症例（図2）■

68歳，男性．

**主訴**：湿性咳嗽．

**現病歴**：10年前に関節リウマチと診断されており，数ヵ月前より主訴出現．次第に増悪し発熱もみられたため，近医を受診しLVFXを投与された．このときの喀痰より *H. influenzae* を検出した．症状は改善したが精査目的にて，当科受診．胸部X線写真，CTにて，右中葉などに気道中心性の粒状影と周囲に浸潤影を認めた．画像所見，臨床症状，BAL所見より関節リウマチに伴う慢性気道感染症と診断．その後次第に喀痰が増量し画像所見も悪化したため，EM 400 mg/日の投与を開始した．数週にて喀痰量は減少し，画像所見も改善をみた．約1年間継続した後，EMを中止したが喀痰量は徐々に増加．中止3ヵ月後に右中葉に肺炎を生じた．LVFXを1週間投与し肺炎は改善．以後EMを再開，継続しており，ときに喀痰より *P. aeruginosa* を検出しているが，臨床症状は安定している．

### 文　献

1) Kudoh, S., Azuma, A., Yamamoto, M. et al.: Improvement of survival in patients with diffuse panbronchiolitis treated with low-dose erythromycin. Am J Respir Crit Care Med **157**: 1829-1832, 1998
2) 中田紘一郎，田口善夫，工藤翔二：DPBの治療ガイドライン最終報告．厚生科学研究特定疾患研究対策事業びまん性肺疾患研究班，平成11年度報告書，p.111, 2000

# 中耳炎，副鼻腔炎

杉田麟也

## I. 急性中耳炎

### はじめに

急性中耳炎は無菌の中耳腔へ耳管を介して病原微生物が侵入，増殖して発症する．ウイルス，マイコプラズマおよび細菌が原因となりうるが，一般的には細菌性である．

晩秋から初春のかぜ症候群が流行する時期に多発し，5歳以下特に2歳未満の乳幼児が罹患しやすい．中耳への抗菌薬移行が不十分であったり，2歳未満は免疫が不安定であることに加え，細菌面で多剤耐性肺炎球菌の蔓延とこれに伴い難治性反復性症例の増多が治療上の大きな問題である．

本稿では多剤耐性肺炎球菌性中耳炎の治療にポイントをしぼり実例を示しながら抗菌薬使用方法を述べる．

### 臨床症状と診断

突然の激しい耳痛で発症する例が多い．この他，発熱，耳漏，夜泣き，頭振り，耳に手を盛んにあてる，などである．前駆症状として，鼻汁，湿性咳などかぜ症状を伴う．

耳鏡や内視鏡(CCD TV カメラに針状鏡を取りつけ TV でモニタリングする)で鼓膜を視診する．鼓膜の充血，発赤のみならず乳白色腫脹を認めれば急性中耳炎である．乳幼児は外耳道が狭く耳垢も存在するので診察がむずかしい．ぜひ，内視鏡下の診察を行うよう勧める．

### 起炎菌

肺炎球菌とインフルエンザ菌の2菌種が主体で，全検出菌の90%以上を占める．残りは *Moraxella branhamella catarrhalis*(カタル球菌)とA群溶連菌が数%ずつを占める．黄色ブドウ球菌は外耳道での汚染混入あるいは二次感染菌である．

PISP，PRSP と呼ばれる多剤耐性肺炎が肺炎球菌の80%程度を占めるようになっている．MRSA と異なり市中感染症であることが大きな特徴である．この耐性はペニシリン結合蛋白(PBP)の変異が原因で，特にセフェム系抗菌薬の殺菌力が低下した状態である．

前述のごとく特に2歳未満では難治性反復性であることが大きな問題点である．

### 感染様式

保育所，乳幼児教室，スイミングスクール，週末のデパートなど集団の場での感染で咳，くしゃみによる飛沫感染が最も疑われる．

### 第一，第二選択抗菌薬

単剤だけですべての中耳炎原因菌をカバーできる時代ではない．グラム陽性菌には PC 系，グラム陰性桿菌にはセフェム系と使い分けるべきである．

**1. 第一選択抗菌薬**

パセトシン® など AMPC の増量投与，あるいはパセトシンとオーグメンチンを併用，分2(朝夕食直前)で投与する(**表 1**)．

利点は，① 増量，分2投与により高い組織内濃度が得られる，② time above MIC が延長する(**表 2**)，③ 保育所は薬を内服させてくれないので分2はコンプライアンスに合致している，④ PPSP はむろん，カタル球菌，溶連菌および BLNAR インフルエンザ菌以外のインフルエンザ菌に有効である．

**2. 第二選択抗菌薬**

セフェム系抗菌薬の試験管抗菌力はパセトシンなど AMPC と同等かやや勝れているが吸収や組織移行が悪く PISP や PRSP には有効性が劣る．

一方，グラム陰性桿菌のインフルエンザ菌に対する抗菌力は最善であるのでメイアクト® やフロモックス® を第二選択薬とする．

### 症例と投与期間，無効の判定

**症例**　S. K.，H 11.7.8 生，♀，9 kg(**図 1**)

初診：H 13 年 3 月 2 日．鼓膜切開排膿を行い，パセトシン 40 mg/kg/日，分 3 で投与した．鼓膜の腫脹は軽減し，耳漏も減少したが停止はしない．第 3 病日にフロモックス 9 mg/kg/日，分 3 に変更し 7 日間投与した．しかし，耳漏は持続，鼓膜腫脹も増強してきた．今度はメイアクト 9 mg/kg/日，分 3 に変更を試みたが，鼓膜腫脹がさらに増強，耳痛，発熱を訴えたので鼓膜切開を再度実施した．そのうえで，パセトシン 40 mg/kg/日とオーグメンチン(375 mg)錠(この時期，細粒は回収されて市場に存在しなかったため，錠剤を薬局で特別に調剤してもらっていた)を分 2(AMPC として 86 mg/kg/日)で投与した．すると短期日に耳漏は停止，鼓膜所見も正常となり以後再発していない．

耳漏検出菌は 4 回とも PISP(19 型)で，パルスフィルド電気泳動法検査は全く同一のパターンであり，同一菌株であることが証明された．

3 日間抗菌薬を投与し，耳漏停止をみないときや耳痛，発熱を訴える場合は無効と判断する．初診時の細菌検査は不可欠である．

近い将来に，オーグメンチン ES 600(AMPC と CVA 比が 14 対 1，AMPC 90 mg/kg/日，分 2)が許可されるまで，AMPC と AMPC/CVA の併用，分 2 投与が最も有効と考える．

**表 1　急性中耳炎の第一選択抗菌薬と第二選択薬**

第一選択薬

① パセトシン 60～90mg/kg/日分 2(朝・夕食前)

② パセトシン 40～60mg/kg/日
　　プラス
　オーグメンチン 1～2g/日
　　分 2(朝，夕食直前)
　体重 20kg のとき
　　AMPC70mg/kg/日
　　CVA* 5mg/kg/日
　*CVA が 10mg/kg/日を越えると下痢が生じやすい．

第二選択薬

　メイアクト 9mg/kg/日分 3×
　フロモックス 9mg/kg/日分 3×

**表 2　AMPC と AMPC/CVA 併用投与時の急性中耳炎耳漏内濃度**

| | 体重(kg) | AMPC(mg/kg/日) | CVA(mg/kg/日) | 内服後時間(分) | AMPC (μg/ml) | CVC (μg/ml) |
|---|---|---|---|---|---|---|
| KM | 12 | 56.6 | 8.3 | 120 | 2.96 | 0.29 |
| KR | 10 | 50 | 5 | 150 | 1.10 | 1.33 |
| SS | 11 | 49 | 4.5 | 150 | 4.81 | 0.18 |
| IK | 15 | 53 | 6.6 | 150 | 5.0 | ≦0.05 |
| MK | 8.2 | 42.5 | 6.3 | 390 | 左 0.98 | ≦0.05 |
| | | | | 390 | 右 0.6 | ≦0.05 |
| SR | 9 | 51 | 5.5 | 360(6 時間) | 1.68 | 0.09 |
| SS | 10 | 55.5 | 5.5 | 720(12時間) | 0.09 | 0.09 |

測定方法　ペーパーディスク法(Bioassay)
検定菌　*Micrococcus luteus* ATCC9341
　　　　*Klebsiella pneumoniae* ATCC29665
希釈液　M/10 クエン酸緩衝液(pH6.5)
肺炎球菌　MIC90 1 μg/ml，MIC100 4 μg/ml
インフルエンザ菌　MIC70 1 μg/ml，MIC70 8 μg/ml

## II. 急性細菌性副鼻腔炎

### はじめに

かぜ症候群に続発する．主に上顎洞，篩骨洞に感染が生ずる．成人は発症時期が明らかであるが，小児はよくわからない場合が多いので小児鼻副鼻腔炎という．乳幼児期は免疫の問題もあり短期間に反復する傾向がある．

最近の大きな特徴は多剤耐性肺炎球菌が成人にも広がっていて薬剤選択に注意が必要である．

### 臨床症状

小児は鼻汁，鼻閉，湿性咳(しばしば後鼻漏が認められる)，痰などである．成人は上述症状に加えて，頭痛，頬部痛，歯痛や歯が浮いた感じ，などを訴える．

症例　S.K.，H11.7.8生，♀，9kg

| 暦日 H13年 | 3/2 | 5 | 12 | 16 | 19 |
|---|---|---|---|---|---|
| 鼓膜切開 | ● | | | ● | |
| 中耳炎検出菌 | PISP（19型） | PISP（19型） | PISP（19型） | PISP（19型） | |
| MIC | PCG 1 μg/ml<br>AMPC 1 μg/ml | CFPN<br>0.5 μg/ml | CDTR<br>0.5 μg/ml | | |
| 使用抗菌薬 | AMPC 360mg<br>分3× | CFPN 81mg<br>分3× | CDTR 81mg<br>分3× | AMPC 400mg<br>＋<br>AMPC/CVA（375/187.5mg）<br>分2× | |

PISPはパルスフィルド電気泳動法にて全株一致　　AMPC 86mg/kg/日

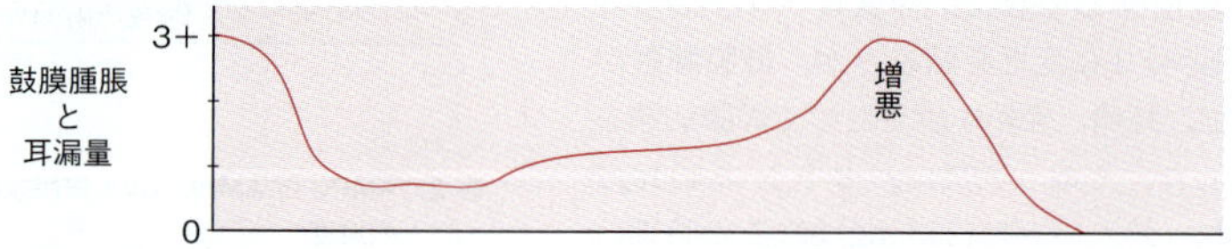


図1　**難治性 DRSP 中耳炎に対する抗菌薬投与法の工夫**（パルスフィルド電気泳動法は長崎大熱帯医学研究内科で検査）

## 診　断

鼻鏡検査や内視鏡下に鼻道や嗅裂から膿性鼻汁の流出を確認する．ついで X 線検査で上顎洞，篩骨洞など副鼻腔に陰影増強を認める．

## 中鼻道検出菌

乳幼児期は肺炎球菌，インフルエンザ菌およびカタル球菌が単独あるいは 2 種，3 種で検出される．反復性症例が多いためか複数菌検出例が 50% 以上を占める．

成人は単独菌検出例が大部分で，肺炎球菌，インフルエンザ菌とカタル球菌が検出される．

小児における多剤耐性肺炎球菌は中耳炎と同等である．一方，成人は 1998 年頃から増加し，2000 年代の現在では肺炎球菌の 60% 程度となり乳幼児に類似している．

## 感染経路

小児は中耳炎で述べたので省略する．多剤耐性肺炎球菌が検出された成人の子供たちは多剤耐性肺炎球菌による中耳炎や副鼻腔炎に感染している．30 歳代が最多で(女性＞男性)，親子間で血清型が一致しさらにパルスフィルド電気泳動法が一致したペアは 57% で認められている．このデータは家庭内交叉感染で，飛沫感染が疑われる．

## 第一，第二選択抗菌薬

① 小児では急性中耳炎と同じである．パセトシンとオーグメンチンの増量，併用，分 2 が有効である．無効のとき，インフルエンザ菌を考慮し，メイアクト，フロモックスを投与する．

② 成人

パセトシン(250 mg)2〜4 Cap とオーグメンチン(375 mg)2 Tab を併用，分 2

無効のとき：メイアクト(100 mg)3 T，フロモックス(100 mg)3 T　分 3×

ガチフロ® (100 mg)4 Tab，分 2(朝，夕)×

3 日目あるいは 5 日目に鼻汁の性状や量の変化を確認し，抗菌薬の継続あるいは変更を決定する．

# びまん性汎細気管支炎

檀原　高・饗庭三代治・杉原栄一郎

## はじめに

びまん性汎細気管支炎(以下，DPB)は，本邦で発見され，発生も東アジアに偏在する疾患である．1980年ごろまでの症例は繰り返す呼吸器感染のために最終的には難治性緑膿菌感染となり，予後不良な疾患であった．しかし，エリスロマイシン長期投与の有効性が確認されるようになり，DPBの臨床像が大きく様変わりした．

本稿では，DPBの概略と治療法としてのマクロライド治療について解説をする．DPBの治療として，気道感染の悪化時の抗菌剤使用については割愛したので，呼吸器感染症に関する項目を参照されたい．

## 基礎知識

閉塞性換気障害を有するものの肺気腫・慢性気管支炎・喘息とは異なる臨床像をもつ症例の開胸肺生検が行われ，びまん性に呼吸細気管支全層にわたる円形細胞浸潤をみる新たな疾患が見出され，1969年にDPBとして報告された．以後，本邦では当該症例が呼吸器専門施設で少なからず経験されることになる．しかし，当時のDPBはインフルエンザ桿菌，肺炎桿菌を経て，難治性緑膿菌へと進展し，発病から10年生存する症例は約1/3程度であった．しかも，反復する呼吸器感染の結果として，呼吸細気管支より中枢側の気道へと病変が波及しており，剖検時には当初開胸肺生検で証明された呼吸細気管支病変を主体とした修飾されない病理像を呈する症例が少なかったこと，そのため気道感染を反復する慢性気管支炎やびまん性気管支拡張症が連続性に波及した細気管支病変との鑑別が困難となっていたこと，欧米での症例報告がなかったことなどから，独立した疾患概念として認知されていなかった．1983年に英文雑誌に掲載され，1986年に日本内科学会総会で報告され，国内外でDPBが疾患概念として確立したといえる[1]．紙面の関係で，DPBの診断の手引き，病理解剖学的所見，重症度分類などの基本事項の詳細は割愛したので，詳細は引用文献を参照していただきたい[2]．

以後も難治性緑膿菌感染で死亡する多くの症例の予後を改善するための治療法確立，発症の人種差(一部，白人とヒスパニック人の症例が含まれるが，他は海外であってもアジア人である)の解明が待たれていた．治療法に関しては，DPBのマクロライド長期投与による治療成績が明らかになった[3]．一方，日本人を含む東アジアでのDPB症例の遺伝子解析から，DPBは東アジアに集積傾向をもつ人種依存性の高い疾患であること，DPBのHLAに関連した遺伝子が染色体6pのHLA-B領域に存在することが推測されるようになった[4]．

## 疫　学

発症頻度に男女差はなく，発症年齢は40～50才が多いが，若年者から各年齢層にみられる．喫煙との関連は少ない．1995年の予後調査では，調査された年代により大きく異なる(**図1**)．すなわち，マクロライド長期投与療法が確立する前の1970～1979年では5年生存率，10年生存率はおのおの63%，36%である．しかし，以下に述べるマクロライド長期投与療法が確立した1985年以降は予後が著しく改善し，1980～1984年ではその中間に位置していた．

## 臨床像と症例

息切れに先行して，種々の程度の咳嗽・喀痰から発症することが多い．多くは副鼻腔炎の合併をみる．気道感染を契機に増悪を繰り返す．病態が進行するに従い，種々の程度の呼吸困難を認め

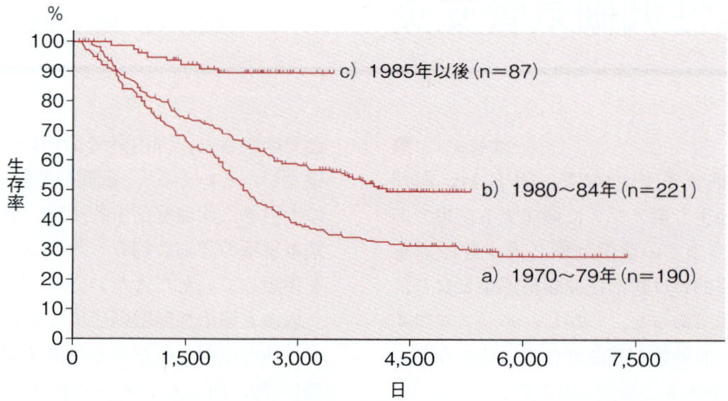


| 全症例 | n | 死亡者数 | 5年生存率 | 7年生存率 | 10年生存率 |
|---|---|---|---|---|---|
| a) 1970〜79年 | 190 | 127 | 62.9 | 45.7 | 35.6 |
| b) 1980〜84年 | 221 | 98 | 72.4 | 63.1 | 55.6 |
| c) 1985年以後 | 87 | 8 | 91.4 | 89.9 | * |

**図1　びまん性汎細気管支炎症例の予後**

マクロライド長期投与が実施される以前(a)，試みられるようになった時代(b)，確立後(c)．
マクロライド長期投与以前の症例(a)の予後は不良で，10年生存率は約1/3であった．しかし，マクロライド長期投与が行われるようになり，予後は著しく改善した(c)．1980〜1984年はマクロライド長期投与が半ば実施されるようになった時期に相当する．

る．身体所見としては，断続性ラ音が特徴であるが，連続性ラ音を伴うことも少なくない．呼吸機能検査では，閉塞性換気障害をみる．病初期では，喀痰・咳嗽が主体で，多くは感冒を契機に症状の増悪をみる．この時期には，胸部単純X線写真では，肺過膨張と肺野のびまん性粒状影をみる(**図2**)．CTではびまん性小葉中心性粒状影が特徴である．病変が進行すると中枢側の気管支拡張性変化をみる(**図3**)．

## 病理所見(図4)

肺割面では，びまん性に黄白色の小結節を呼吸細気管支周囲にみる．呼吸細気管支壁全層にわたるリンパ球浸潤・リンパ濾胞形成などによる肥厚と肉芽による内腔の狭窄をみる[5]．病期が進行すると区域気管支に及ぶ気管支拡張をきたす．

## 治　療

急性呼吸器感染に対しては，慢性気道感染あるいは肺炎に準じて原因菌に対して化学療法を実施する(当該項参照)．DPBにおいては，気道感染を繰り返すために難治性緑膿菌感染へと移行する．そのために，診断の手引きに合致する症状を有する症例に対しては，マクロライド長期療法(以下，本療法)が行われる．

本療法による改善例に偶然遭遇した工藤が注目し，他の症例にも本療法が試みられるようになった[3]．その後，緑膿菌に感受性が期待されるニュ

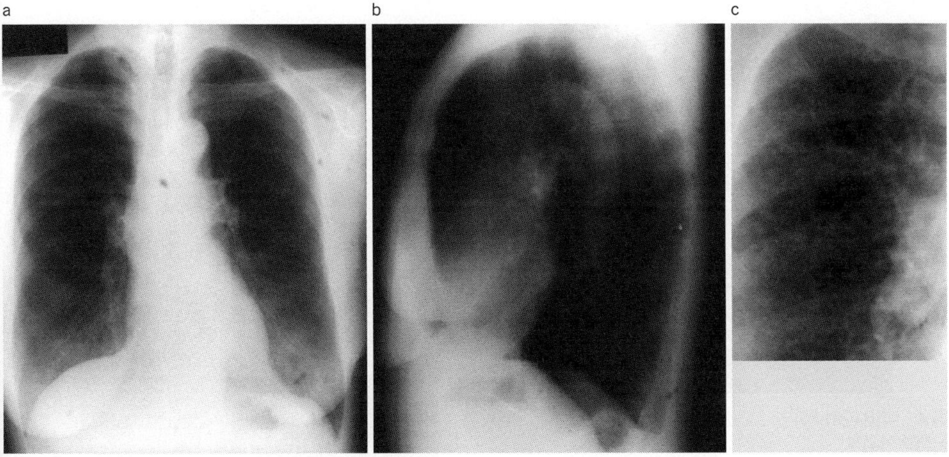

図2　胸部単純 X 線写真

a, b 胸郭の前後径が拡大している．肺野にも粒状影を呈する．本例は，マクロライド長期投与が試みられる以前の症例である．閉塞性換気障害を呈する症例で，常時労作時呼吸困難をみる．咳嗽・喀痰を認め，緑膿菌による気道感染を反復している．

c 肺野の拡大像である．直径数 mm の粒状影を認める．

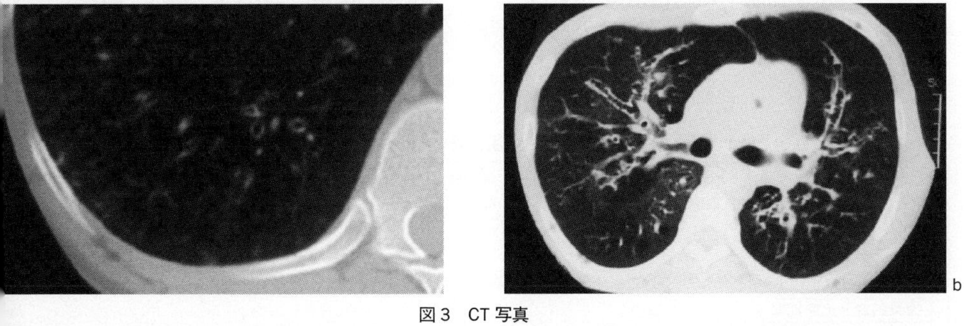

図3　CT 写真

a 緑膿菌に至る前の早期の症例である．小葉中心性小結節影を広範に認める．細気管支壁の軽度の肥厚と拡張をみる．肺気腫や気管支拡張症を示唆する所見はない．

b 進行例の CT である．DPB に特徴的な粒状影は明らかではないが，肺過膨張所見を認める．区域気管支に及び広範な気管支拡張と気管支壁の肥厚をみる．本例は，マクロライド無効例で，びまん性・多発性の肺過化膿症と呼吸不全により死亡した．

ーキノロン剤とマクロライドとの比較対照試験，エリスロマイシンとプラセボとの二重盲検，historical study により本療法開始前後の予後の比較検討を経て，本療法の有効性が認知されるに至った[3]．**表 1** には厚生科学研究の特定疾患対策研究事業で提案された DPB の治療指針を示した．1）早期に治療を開始する，2）第一選択はエリスロマイシン(1 日 400 mg または 600 mg)，3）重症度分類を参考に症状の消失あるいは著しい改善をみる例でも 2 年間の長期投与を行うこと(ただし，進行例は 2 年にこだわらず治療を継続する)，4）再燃があれば再治療を行う，5）エリスロマイシン以外に 14 員環マクロライド(クラリスロマイシン，ロキシスロマイシン)も有効であることな

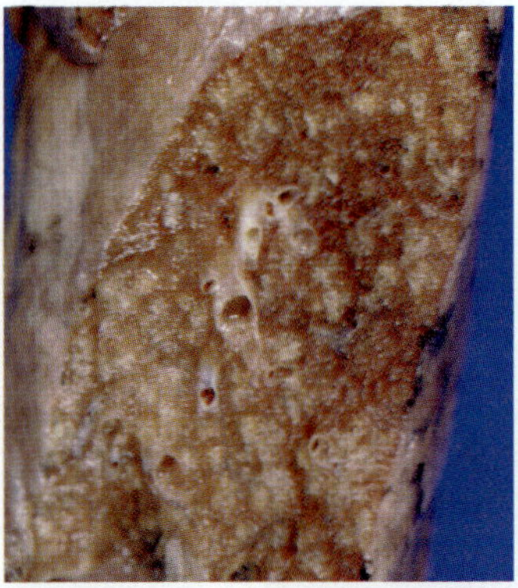

a

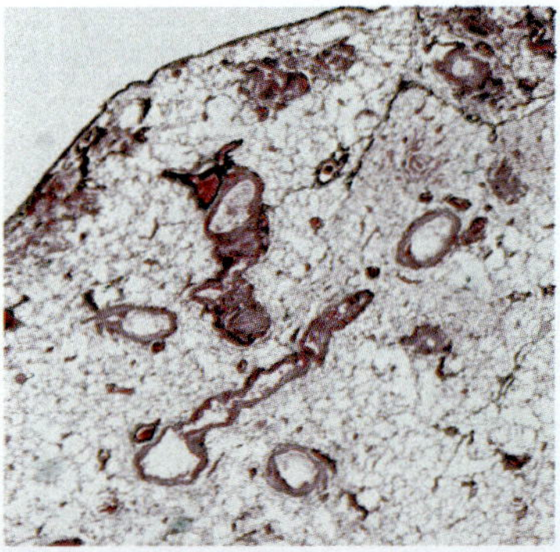

b

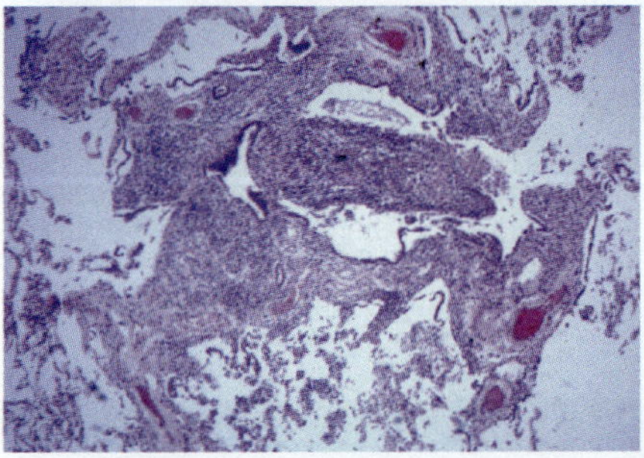

c

**図 4 DPB の剖検肺**

a 割面肉眼像
呼吸細気管支を中心に黄白調の小結節病変を認める．肺気腫の所見はない．

b 割面ルーペ像
呼吸細気管支内腔の狭窄と終末細気管支の拡張をみる．肺胞の断裂・破壊はない．

c ミクロ像
呼吸細気管支は全層にわたり，細胞浸潤のために肥厚している．呼吸細気管支内腔は肉芽による狭窄をみる．細胞浸潤は，呼吸細気管支周囲の肺胞にも及んでいる．

**表 1 びまん性汎細気管支炎(DPB)に対するマクロライド療法の治療指針**

マクロライド少量療法は DPB に対する基本療法であり，早期の症例ほどより高い臨床効果が得られることから診断後は速やかにマクロライド少量療法を開始すべきである．なおマクロライド薬のうち，第一選択薬はエリスロマイシン(EM)である

**投与量および用法**

EM1 日投与量は 400 または 600 mg を分 2 または分 3 で経口投与する

**効果判定と治療期間**

1. 臨床効果は 2〜3 ヵ月以内に認められることが多いが，最低 6 ヵ月間は投与してその臨床効果を判定する
2. 長期投与により自覚症状，臨床検査所見(画像，肺機能など)が改善，安定し，重症度分類で 4 または 5 級(付記 1)程度になれば，通算 2 年間の投与で終了する
3. 終了後病状の再燃がみられれば，再投与が必要である
4. 広範な細気管支拡張や呼吸不全を伴う進行症例で有効な場合は，通年 2 年間に限ることなく継続投与する

**付記**

1. 4 級；咳・痰軽度，痰量 10 m*l* 以下，息切れの程度は Hugh-Jones 分類 II〜III 度，安静時 $PaO_2$ は 70〜79 Torr で呼吸器症状のため社会での日常生活に支障がある
   5 級；呼吸器症状なし，安静時 $PaO_2$ は 80 Torr，日常生活に支障なし
2. マクロライド薬のうち，現在までに本症に対する有効性が確認されているのは 14 員環マクロライド薬であり，16 員環マクロライド薬は無効である．EM による副作用や薬剤相互作用がある場合，あるいは EM 無効症例では，14 員環ニューマクロライド薬の投与を試みる

投与例 1) クラリスロマイシン(CAM)200 または 400 mg 分 1 または分 2 経口投与
　　　 2) ロキシスロマイシン(RXM)150 または 300mg 分 1 または分 2 経口投与

(厚生省特定疾患呼吸器系調査研究班びまん性肺疾患分科会，平成 11 年度研究報告書)

どが，その主な概要である．また，既述した大規模症例での検討でも，本剤の重篤な副作用はみられていない．

マクロライドの効果が出現するまでに数ヵ月期間を要すること，本剤に耐性緑膿菌を有する症例にも有効なことなどの臨床経験から，抗菌薬作用以外の作用機序が働いていることが予測される．いまなお，未解決の部分が多いが，本剤が，好中球遊走作用を有するサイトカイン，リンパ球などの炎症細胞，気道分泌を抑制する作用を有することが，実験的に明らかにされている．

**文　献**


1) Homma, H., Yamanaka, A., Tanimoto, S. et al.：Diffuse panbronchiolitis. A disease of transitional zone of the lung. Chest **83**：63-69, 1983
2) 中田紘一郎：びまん性汎細気管支炎の診断視診及び治療指針の日本呼吸器学会と合同による普及について．厚生科学研究特定疾患対策研究事業びまん性肺疾患研究班平成13年度研究報告書，p.31-37, 2002
3) Kudoh, S., Azuma, A., Yamamoto, M. et al.：Improvement of survival in patients with diffuse panbronchiolitis treated with low-dose erythromycin. Am J Respir Crit Care Med **157**：1892-1932, 1998
4) Keicho, N., Ohashi, J., Tamiya, G. et al.：Fine localization of major disease-susceptibility locus for diffuse panbronchiolitis. Ann J Hum Genet **66**：501-507, 2000
5) 難波義治，檀原　高，石原照夫ほか：びまん性汎細気管支炎の1剖検例．日胸 **43**：956-961, 1984

# 市中肺炎

木村一博・中田紘一郎

## はじめに

市中肺炎とは，普通の社会生活を送っている人に生じた肺炎であり，患者の多くは健康人であるが，なかには高齢者あるいは種々の基礎疾患を有する人々も含まれている．宿主の年齢や基礎疾患の有無など，それぞれの背景によってその臨床像や起炎菌に差異がある．

## 基礎知識

### 1. 市中肺炎の疫学

米国では肺炎が死因の第6位を占めており，その発症頻度は年間1,000人当たり12人であるとされている．具体的には，年間350万～400万人の肺炎患者が発生しており，そのうちの60万人が入院することとなる[1]．

### 2. 市中肺炎の起炎微生物

市中肺炎の起炎微生物の主要なものは，肺炎球菌，インフルエンザ菌，マイコプラズマやクラミジアなどである．院内肺炎では，メチシリン耐性黄色ブドウ球菌(MRSA)や緑膿菌に代表されるような耐性菌が以前から問題となっていたが，市中肺炎においても1990年ごろからペニシリン耐性肺炎球菌(PRSP)の分離頻度が急増していることや，肺炎球菌の60～70%がマクロライド耐性であることが現在の問題となってきている．また，インフルエンザ菌においても，従来から存在する$\beta$-ラクタマーゼ産生菌のみではなく，$\beta$-ラクタマーゼ非産生アンピシリン耐性菌(BLNAR)が増加しつつある．市中肺炎の治療においては，これら耐性菌の存在を考慮に入れた対応も必要となってきている[2]．

### 3. 市中肺炎の臨床像

**a. 好発年齢および基礎疾患**

図1に虎の門病院での市中肺炎946例の年齢分布を示す．女性は各年齢層にわたり広く分布しているが，男性では高齢者が目立ち70歳代にピークを有する．高齢者では基礎疾患を有することが多く，誤嚥の可能性が高いことから，若年者に比して同一宿主に繰り返し肺炎を生じることが少なくない．また，肺炎の年齢分布を起炎菌別にみてみると，マイコプラズマ肺炎では60歳未満が95%を占めているのに対して，肺炎球菌性肺炎では60歳以上の高齢者が67%を占めており，起炎菌によっても好発年齢が異なっている(**図2**)．

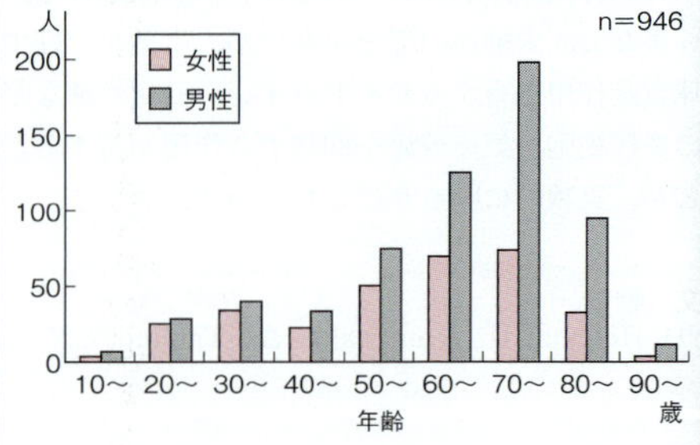


**図1 市中肺炎の年齢分布**(1987～2001年・虎の門病院呼吸器科)(文献2)より引用)

**b. 入院時所見**

**(1) 自覚所見**

咳，痰，発熱が主要症状である．炎症が胸膜に波及すると，胸痛を伴う．また，病変が広汎に広がると呼吸困難を生じる．

**(2) 検査所見**

CRP，血沈，LDH，$\alpha_2$-グロブリンなどの炎症を反映する検査値の異常が認められる．これに加えて，細菌性肺炎では著明な白血球増多や核の左方移動が認められるが，マイコプラズマ，クラミジアやウイルスなどによる非定型肺炎では白血球増多は認められない．また，マイコプラズマ，クラミジア，レジオネラ肺炎では肝酵素がしばしば

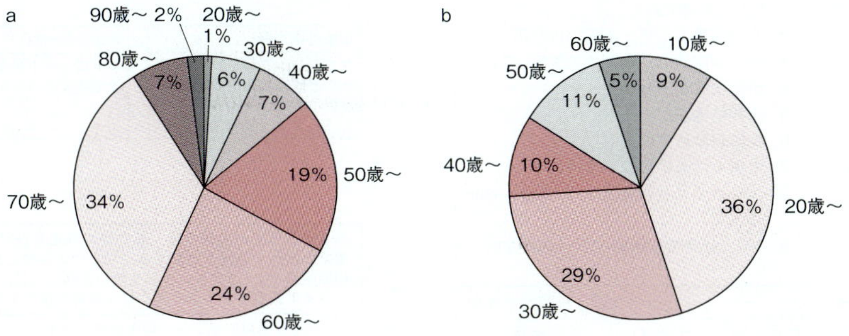


**図 2　肺炎球菌性肺炎の年齢分布(a)とマイコプラズマ肺炎の年齢分布(b)**
(1987～2001 年・虎の門病院呼吸器科)(文献 2)より引用)

**表 1　肺炎の重症度分類**

a. 胸部 X 線写真および身体所見による肺炎の重症度判定

| | 軽　症 | 中等症 | 重　症* |
|---|---|---|---|
| 判定項目 | 5 項目中 3 項目以上満足 | | 5 項目中 3 項目以上満足 |
| 胸部 X 線写真<br>陰影の拡がり | 1 側肺の 1/3 まで | 軽症と重症の<br>いずれにも<br>該当しない | 1 側肺の 2/3 以上 |
| 体　温 | ＜37.5℃ | | ≧38.6℃ |
| 脈　拍 | ＜100/分 | | ≧130/分 |
| 呼吸数 | ＜ 20/分 | | ≧ 30/分 |
| 脱　水 | (－) | (－) or (＋) | (＋) |

* チアノーゼや意識レベルの低下を認める症例，およびショック状態(収縮期圧 90mmHg 以下あるいは拡張期圧 60mmHg 以下)にある症例は上記判定項目とは関係なく重症と判定する.

b. 検査成績による肺炎の重症度判定

| | 軽　症 | 中等症 | 重　症 |
|---|---|---|---|
| 判定項目 | 3 項目中 2 項目以上満足 | | 3 項目中 2 項目以上満足 |
| 白血球 | ＜10,000/mm³ | 軽症と重症の<br>いずれにも<br>該当しない | ≧20,000/mm³ あるいは<br>＜4,000/mm³ |
| CRP | ＜10mg/dl | | ≧20mg/dl |
| $PaO_2$ | ＞70 Torr | | ≦60 Torr $SpO_2$ ≦ 90% |

(附記)
下記に該当する場合は重症度を一段階重く判定する.
1. 65 歳以上の症例で外来通院が困難な症例.
2. 感染症の経過および治療効果に重大な影響を及ぼすと考えられる基礎疾患・合併症を有する症例.　(文献 3)より引用)

上昇する.

**4.　肺炎の重症度分類**

2000 年 3 月に日本呼吸器学会から市中肺炎に関するガイドラインである「成人市中肺炎診療の基本的考え方」[3]が上梓された．ここではまず，市中肺炎を重症度別に軽症～中等症の肺炎と重症および特殊病態下の肺炎とに分類している(**表 1**)．ガイドラインによる重症度の判定は，患者の体温，脈拍数，呼吸数，脱水の有無と胸部 X 線写真での陰影の拡がりや，検査成績として白血球

表 2　細菌性肺炎群と非定型肺炎群の鑑別

| | | | |
|---|---|---|---|
| 症状・所見 | 1. 60 歳未満である | | |
| | 2. 基礎疾患がない，あるいは軽微 | | |
| | 3. 肺炎が家族内，集団内で流行している | | |
| | 4. 頑固な咳がある | | |
| | 5. 比較的徐脈がある | | |
| | 6. 胸部理学所見に乏しい | | |
| 検査成績 | 7. 末梢血白血球数が正常である | | |
| | 8. スリガラス状陰影または skip lesion である | | |
| | 9. グラム染色で原因菌らしいものがない | | |
| 鑑 | 別 | 非定型肺炎疑 | 細菌性肺炎疑 |
| 症状・所見 | 6 項目中 | 3 項目以上 | 2 項目以下 |
| 症状・所見<br>検査成績 | 9 項目中 | 5 項目以上 | 4 項目以下 |

（文献 3）より引用）

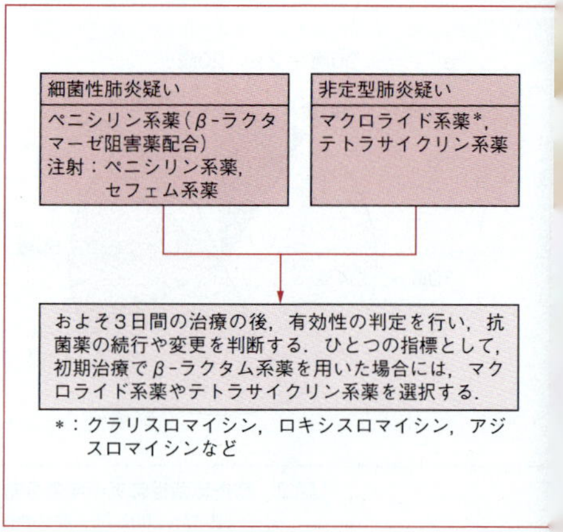
細菌性肺炎疑い
ペニシリン系薬（β-ラクタマーゼ阻害薬配合）
注射：ペニシリン系薬，
セフェム系薬
非定型肺炎疑い
マクロライド系薬*，
テトラサイクリン系薬
およそ3日間の治療の後，有効性の判定を行い，抗菌薬の続行や変更を判断する．ひとつの指標として，初期治療でβ-ラクタム系薬を用いた場合には，マクロライド系薬やテトラサイクリン系薬を選択する．
*：クラリスロマイシン，ロキシスロマイシン，アジスロマイシンなど

図 3　原因菌不明肺炎（軽症・中等症）に対する初期治療
（文献 3）より引用）

数，CRP，$PaO_2$ などの項目を参考にして，65 歳以上の高齢者で外来通院が困難な症例や重篤な基礎疾患を有する患者では重症度を一段階重く判定している．この結果をもとに，外来あるいは入院治療の方針や抗菌薬の経口ないしは経静脈投与の方針を決定する．

**5.　細菌性肺炎と非定型肺炎の鑑別**

ガイドラインでは，重症度分類の後，肺炎をマイコプラズマ，クラミジアをはじめとする非定型肺炎と細菌性肺炎とに群別し（**表 2**），適切な抗菌薬治療を開始することを提唱しており，これがこのガイドラインの大きな特徴となっている．前述したごとく，本邦ではマクロライド耐性の肺炎球菌が多くを占めていることから，欧米のごとく肺炎球菌性肺炎患者の第一選択薬としてマクロライド系薬剤が選択されたり，非定型肺炎に β-ラクタム薬が選択されることがないようにするためである．

**6.　原因微生物の検査法**

市中肺炎のエンピリックテラピーにおいては，原因微生物の検査として喀痰のグラム染色が迅速性の点から最も有用である．そのほか，細菌培養，血清診断，遺伝子診断法なども実施可能であるが，時間的あるいは経済的制約を受けることを考慮すべきである．

## 市中肺炎の治療

**1.　第一，第二選択抗菌薬（図 3）**

本稿では，原因菌不明の肺炎に対するエンピリックテラピーについて解説する．起炎菌判明例に関しては別項を参照して頂きたい．

**a.　細菌性肺炎の疑い**

膿性痰があり，聴診で水泡音が聴取され，血液検査で白血球増多と核の左方移動があり，胸部 X 線写真で浸潤影が認められた場合は，細菌性肺炎としての治療を開始すべきである．起炎菌としては頻度の高い肺炎球菌を想定し，軽症患者には経口薬としてペニシリン系薬剤を第一選択薬とするが，無効な場合にはスパルフロキサシン，トスフロキサシンやガチフロキサシンなど肺炎球菌に対して良好な抗菌活性を有する，いわゆるレスピラトリーキノロン系薬剤や，ペネム系薬剤の投与を行う．注射薬では，軽症および中等症の肺炎に対しては十分量のペニシリン系薬剤の投与を行い，無効な場合や重症例ではカルバペネム系薬剤の点滴静注を行う．

**b.　非定型肺炎の疑い**

若年者で咳が強く，白血球増多がない場合はまず非定型肺炎の治療を試みる．非定型肺炎でもマイコプラズマ肺炎であると思われる症例には，マクロライド系薬剤を，クラミジア肺炎が考えられ

る場合はテトラサイクリン系薬剤を選択する．

**c.　原因菌不明の重症肺炎（表 3）**

重症肺炎の場合は肺炎球菌，マイコプラズマ，レジオネラ，クラミジア・シッタシのような微生物が起炎菌であると考え，これらすべてをカバーできる抗菌薬を併用する．すなわち，基礎疾患のない若年者にはニューキノロン系薬剤を，高齢者や基礎疾患を有する患者には第 3 世代セフェム系薬剤ないしはカルバペネム系薬剤を中心としてマクロライド系薬剤あるいはテトラサイクリン系薬剤を併用する．

**d.　特殊病態下の肺炎（表 4）**

患者に特殊な背景がある場合には，特定の微生物による感染を疑うべきである．例えば，インフルエンザの流行時期には起炎菌として肺炎球菌，インフルエンザ菌や黄色ブドウ球菌を，患者が温泉旅行後であればレジオネラを，鳥類との接触歴があればクラミジアによる感染が疑われるので，それぞれに対応した抗菌薬を選択する．

**2.　治療の実際**

1）軽症例：以下の経口薬を内服する．

a）細菌性肺炎を疑うとき

① ユナシン®　3 錠/3×

b）非定型肺炎を疑うとき

① クラリス®　400 mg/2×

② ジスロマック®　500 mg/1×，3 日間

③ ミノマイシン®　200 mg/2×

c）軽症例で肺炎球菌性肺炎とも非定型肺炎とも判断できないとき

① ガチフロ®　400 mg/2×

② オゼックス®　300～450 mg/2×～3×

③ スパラ®　300 mg/2×～3×

2）中等症の入院患者

a）細菌性肺炎を疑うとき

① ユナシン S®　3 g/回，1 日 2 回，点滴静注

**表 3　原因菌不明肺炎（重症）に対する初期治療**

| |
|---|
| 重症肺炎（肺炎球菌，マイコプラズマ，レジオネラ，オウム病を疑う） |
| ① 注射用フルオロキノロン<br>② カルバペネム＋テトラサイクリンまたはマクロライド<br>③ 第 3 世代セフェム＋クリンダマイシン＋テトラサイクリンまたはマクロライド<br>④ クリンダマイシンまたはバンコマイシン＋アミノ配糖体＋フルオロキノロン |
| 上記抗菌薬無効の場合<br>基礎疾患によって，サイトメガロウイルス，カリニ，アスペルギルス肺炎などの一般抗菌薬無効の肺炎もしくは非感染性肺炎を疑い迅速診断を行う |

①は主に基礎疾患のない若年者，②と③は高齢者や基礎疾患のある人，④はペニシリン・セフェムアレルギーのある人

（文献 3）より引用）

**表 4　特殊病態下肺炎のエンピリック治療**

1. インフルエンザ流行時：肺炎球菌，インフルエンザ菌，黄色ブドウ球菌
   →ペニシリン系薬，β-ラクタマーゼ阻害薬配合ペニシリン系薬，フルオロキノロン系薬
2. 慢性呼吸器疾患・感染反復：肺炎球菌，インフルエンザ菌，モラクセラ，緑膿菌
   →経口フルオロキノロン系薬，β-ラクタマーゼ阻害薬配合ペニシリン系薬
3. 脳血管障害，誤嚥性肺炎，口腔病変，閉塞性病変（肺癌など）：嫌気性菌
   →クリンダマイシン，β-ラクタマーゼ阻害薬配合ペニシリン系薬，カルバペネム系薬
4. 糖尿病：肺炎球菌，グラム陰性桿菌（クレブシエラほか）
   →第 3 世代セフェム薬，カルバペネム系薬
5. 温泉旅行，循環式風呂：レジオネラ属菌
   →マクロライド系薬，フルオロキノロン系薬，リファンピシン
6. 鳥類との接触：オウム病クラミジア
   →テトラサイクリン系薬
7. 家畜や妊娠している猫との接触：Q 熱コクシエラ
   →テトラサイクリン系薬
8. 長期ステロイド投与中，HIV 感染症のリスクファクターのあるヒト：カリニ，結核，サイトメガロウイルス
   →原因微生物の同定とともに複数の病原体を想定したエンピリック治療を始める

（文献 3）より引用）

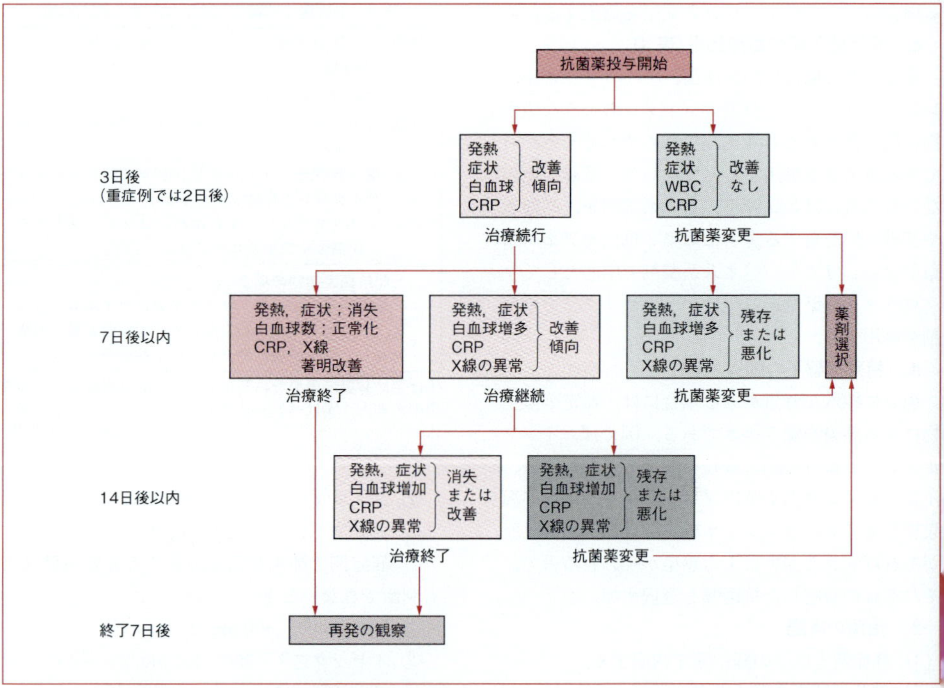


**図4　抗菌薬効果判定のフローチャート**(文献3)より引用)

b) 非定型肺炎を疑うとき

軽症例で記載した経口薬あるいは

① シプロキサン®　300 mg/回，1日2回，点滴静注

3) 重症例：すべて点滴静注で使用する．

① シプロキサン®　300 mg/回，1日2回

② メロペン®　0.5〜1 g/回，1日2回
　エリスロシン®　500 mg/回，1日2〜3回

③ バンコマイシン®　0.5〜1 g/回，1日2回
　シプロキサン®　300 mg/回，1日2回
　アミカシン®　100〜200 mg/回，1日2回

なお，①は主に基礎疾患のない若年者，②は高齢者や基礎疾患のある患者，③はペニシリン，セフェム・アレルギーのある患者に用いる．

### 3. 治療効果判定と薬剤変更の目安

肺炎治療における治療効果判定は，治療開始3日後が適当である．それより早ければ正確な評価はできないし，遅ければ治療が後手に回り予後は悪化する[4]．

治療効果判定には，熱型を観察することが最も重要である．3日目までに，解熱ないしは解熱傾向が認められれば，初期治療が適切であると考えて抗菌薬をそのまま継続する．胸部X線写真，白血球数，CRPなどは，あくまでも傍証的指標に過ぎないと考えるべきである．3日目までに，解熱ないしは解熱傾向が認められなければ，起炎菌の推定を誤ったか，あるいは耐性菌感染である可能性を考えて，4日目より抗菌薬を変更する．

なお，重症例に限っては，病勢の進行が速く，1日の判断の遅れが不幸な転帰につながることもありうるので，市中肺炎のガイドラインでは治療開始2日後に治療効果判定することを推奨している(**図4**)．

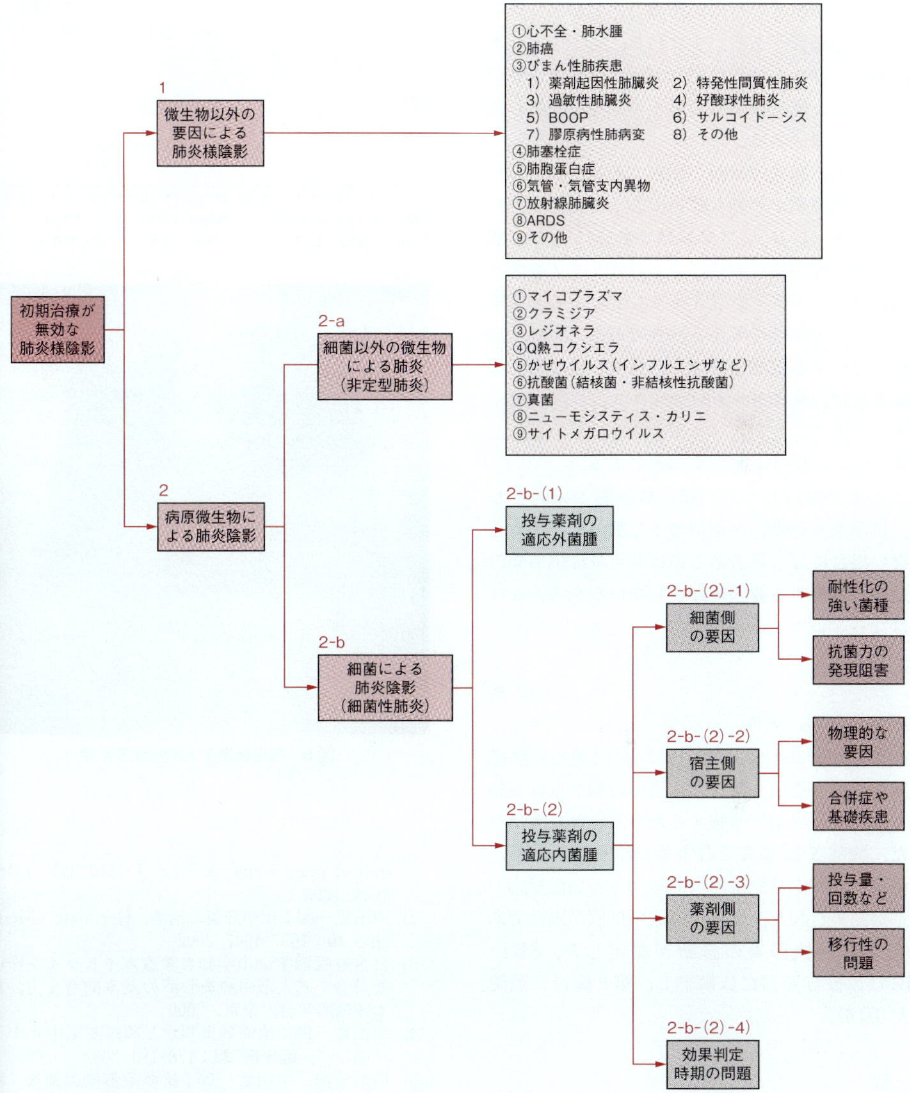


鑑別（除外）診断の進め方：
1 → 2 → 2-a → 2-b → 2-b-(1) → 2-b-(2) → 2-b-(2)-1 → 2-b-(2)-2 → 2-b-(2)-3 → 2-b-(2)-4 の順に鑑別する

図5　抗菌薬無効肺炎様陰影に対する鑑別診断のアプローチ（文献3）より引用）

### 4. 抗菌薬が無効であるとき(図5)

初回抗菌薬治療の効果判定が無効であるときは，肺炎の診断そのものが正確であるかどうかを考えてみる必要がある．すなわち，心不全・肺水腫，肺癌，びまん性肺疾患など病原微生物以外が原因となった肺炎様陰影である可能性を検討し直してみる必要がある．

それでも，肺炎の診断が妥当であると判断した際には，抗菌薬が無効な肺炎である可能性を考える．すなわち，$\beta$-ラクタム薬が無効であり，宿主の一般状態が比較的良好であれば，マイコプラズマ，クラミジアやレジオネラなどによる非定型肺炎である可能性を考えるべきである．また，肺結核などによる抗酸菌感染や，宿主が免疫不全状態にあれば，サイトメガロウイルス，ニューモシスチス・カリニやアスペルギルスをはじめとした真菌感染の可能性も考慮すべきである．

ここまで検討しても，肺炎様陰影の原因として，抗菌薬の有効性が期待できる細菌しか考えられない場合には，患者あるいは菌自身に抗菌薬の有効性を阻害する要因が存在しないかを考えなければならない[5]．

## 症　例

患者　63歳，男性

4日前から38～39℃台の発熱が出現し，咳嗽と鉄さび色の喀痰も伴った．当日の朝からは右胸痛も出現し，次第に増強するため救急外来を受診した．胸部X線写真で右中葉の浸潤影を認め，血液検査で好中球優位の白血球増多と炎症反応の亢進が認められた．肺炎球菌尿中抗原が陽性であり肺炎球菌性肺炎の診断が確定した．SBT/ABPCの投与翌日には解熱し，第8病日に退院した(図6)．

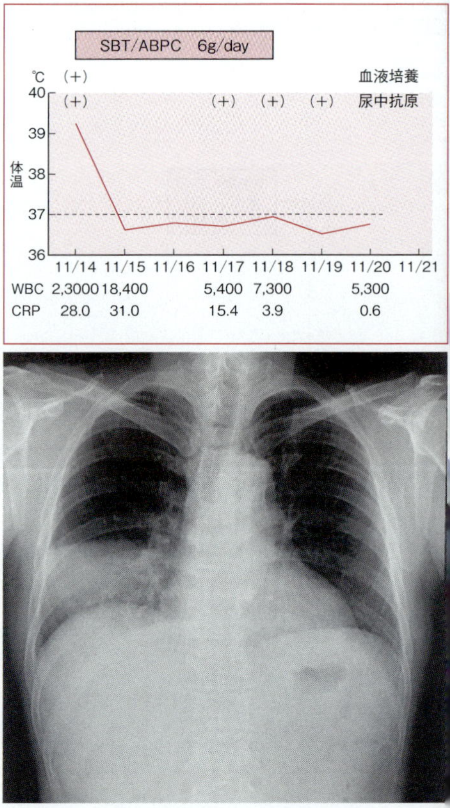


図6　臨床経過と入院時胸部X線

### 文　献

1) Bartlett, J. G., Mundy, L. M.：Community-acquired pneumonia. N Engl J Med **333**：1618-1624, 1995
2) 中田紘一郎：市中肺炎の治療．Geriatric Medicine **40**：1637-1647, 2002
3) 日本呼吸器学会市中肺炎診療ガイドライン作成委員会：成人市中肺炎診療の基本的考え方，日本呼吸器学会，東京，2000
4) 中田紘一郎：治療効果判定と薬剤変更中止のタイミング．臨床医 **28**：178-180, 2002
5) 川畑雅照，中田紘一郎：抗菌薬無効の肺炎．綜合臨牀 **51**：1216-1221, 2002

# 院内肺炎

田中栄作

## 基礎知識

院内肺炎は入院後48時間以上を経てから発症した肺炎であり，入院時すでに感染していたものを除く，と定義されている．院内肺炎は定義から考えて，何らかの基礎疾患を持った患者に発症するわけであるから，重症化しやすく死亡率も高い．医療技術の進歩に伴い，次々と新しいタイプのcompromised hostが出現し，さらに，ほとんどの症例が複数の発症要因を有している．すでにさまざまな抗菌薬の治療を受けている症例も多く，当然の結果として耐性菌の頻度も市中肺炎に比べてはるかに高い．このように状況が複雑で，対応が困難な院内肺炎に対して，1993年のカナダ胸部学会のガイドラインをはじめとして1995年の米国胸部学会のガイドラインなど，各国で院内肺炎診療のためのガイドラインが作成されている．わが国では，2002年に日本呼吸器学会が「成人院内肺炎診療の基本的考え方」を公表している．

## 院内肺炎の診断

院内肺炎は咳嗽・喀痰・発熱・呼吸困難などの呼吸器症状から疑い，画像所見，通常は胸部X線検査での異常影をもって仮診断し，最終的に病原微生物の特定により確定診断される．実際は，病原微生物が特定できず，抗菌薬に対する反応，および他疾患の否定をもって診断せざるを得ない症例も多い．重篤な基礎疾患を有する例や高齢者では安静臥床を余儀なくされているために，肺炎がかなり進行するまで呼吸困難を訴えないことも多く，注意が必要である．また，症状・画像所見ともに非特異的であるために，常に他の肺疾患の可能性も考慮しつつ検査・治療を進める必要がある．胸部X線検査・通常の血液検査以外に，喀痰の塗抹鏡検・培養，中等症以上の症例では，血液培養を必ず施行することが必要である．胸水の貯留例では胸水の性状検査とともに培養を必ず施行する．以上の検査でも病原微生物が特定できない場合に，侵襲的検査(気管支鏡検査，経皮針吸引など)を施行するか否かは，初期治療に対する反応，患者の状態，術者の技量を考慮に入れて決定しなければならない．これらの病原微生物特定のための検査は，実際には初期治療の決定には役立たないことがほとんどではあるが，初期治療が無効であった場合や，初期治療が有効であったとしても，初期治療開始時の複数の抗菌薬を絞り込む場合，副作用のために抗菌薬の変更を余儀なくされた場合に，決定的な役割を果たすことになる．唯一，適切に採取された喀痰の塗抹鏡検は，初期治療における抗菌薬の選択に役立つことがある．特にGeckler分類による喀痰の質的評価や，好中球による細菌の貪食像の観察は，起炎菌の推定に有用である．

## 院内肺炎の起炎菌

わが国の院内肺炎の主要病原体については，まとまった報告は少ない．ガイドラインでは**表1**に示した抗生物質感受性状況調査報告，**表2**に示した剖検肺からの分離菌の頻度を参考にして主要病原体の頻度を推定している．院内肺炎の病原微生物の市中肺炎との最も大きな違いは，*Staphylococcus aureus*とグラム陰性桿菌，なかでも*Pseudomonas aeruginosa*や*Klebsiella pneumoniae*の頻度が高い点である．ただし*Streptococcus pneumoniae*, *Haemophilus influenzae*といった市中肺炎で多くみられる病原体や*Candida*, *Aspergillus*などの真菌類，頻度は低いが，*Legionella*や結核菌，ウイルスによる院内肺炎も考慮しなければならない．このように院内肺炎の病原体は多岐にわたるため，実際には院内肺炎発症時の患者背景を参考にして，推定される病原微生物をある程度絞り込む作業が必要となる(**表3**)．さらに病原微生物の薬剤耐性パターンは医療施設間でかなり異なっている点に注意しなければならない．特に近年のMRSA(methicillin-resistant *Staphylococcus aureus*)の増加を留意する必要がある．

## 治療の実際と注意点

通常は経験的に病原微生物を推定し初期治療を開始すること(empiric therapy)が必要となる．加えて初期治療が無効な場合に備えて，治療開始時に病原微生物特定のための検体を採取しておくこと，初期治療の有効性のモニタリングをある時点で(通常48〜72時間後)厳密に行うこと，が院内肺炎においては市中肺炎のときにも増して重要となる．

**表4**にわが国のガイドラインから初期治療開始時の抗菌薬の選択について抜粋して示した．ガイドラインにも述べられているように「院内肺炎の治療に際しては，当初から広域で強力な抗菌薬を十分量，短期間投与し，かつ施設における抗菌薬の選択をできるだけ偏りのない多様なものとする」ことを基本とするが，個々の症例で，すべての院内肺炎の病原微生物をカバーすることは不可能であり実際的ではない．上に述べたように肺炎発症時の患者背景を参考にして，ある程度絞り込んだ病原微生物に対して，肺炎の重症度および各医療施設での耐性パターンを考慮して薬剤を選択することが，初期治療時には求められる．特に，① 緑膿菌の可能性，② MRSAの可能性，③ 真菌の可能性が，あるかどうかについて，患者背景，これまでの薬剤の使用歴，喀痰の塗抹鏡検結果，β-Dグルカンのサーベイランス検査などにより推測することが，初期治療薬を決定するうえで重要となる．

## 症　例

**症例1**　68歳　男性

2000年12月に嗄声を主訴として第1回入院となった．左上葉原発の扁平上皮癌，stage IIIB と診断し，60 Gyの放射線治療と化学療法2コースを施行した．2001年11月，縦隔リンパ節が腫大し，再発と診断して化学療法2コースを施行した．追加治療のため2002年1月10日に再入院となった．1月11日から3コース目の化学療法を開始した．1月20日，咳嗽，喀痰，微熱が出現し，胸部X線検査で左上葉の肺炎と診断した(図1)．血液検査では，WBC 5,500/mm³，CRP 6.5 mg/dl．クリンダマイシンの点滴を開始したが，病状は悪化した．1月20日の喀痰検査では

**表1　入院患者の喀痰からの分離菌の頻度**

| グラム染色 | 細菌 | 頻度(%) |
|---|---|---|
| GPC | *Staphylococcus aureus* | 26.1 |
| | *Streptococcus pneumoniae* | 1.7 |
| GNR | *Pseudomonas aeruginosa* | 21.6 |
| | *Klebsiella pneumoniae* | 7.6 |
| | *Enterobacter cloacae* | 4.0 |
| | *Sternotrophomonas maltophilia* | 3.9 |
| | *Acinetobacter calcoaceticus* | 2.7 |
| | *Escherichia coli* | 2.1 |
| | *Haemophilus influenzae* | 1.9 |

GPC：gram positive coccus, GNR：gram negative rod
(文献2)より一部改変し引用)

**表2　剖検肺からの分離菌の頻度**

| グラム染色 | 細菌 | 頻度(%) |
|---|---|---|
| GPC | *Staphylococcus aureus*, MRSA | 12.3 |
| | *Staphylococcus aureus*, MSSA | 10.3 |
| | *Enterococcus* species | 7.8 |
| GNR | *Pseudomonas aeruginosa* | 32.8 |
| | *Sternotrophomonas maltophilia* | 9.3 |
| | *Klebsiella pneumoniae* | 6.9 |
| | *Burkholderia cepacia* | 3.4 |
| | *Enterobacter* species | 2.5 |
| | *Escherichia coli* | 1.5 |
| | *Morganella morganii* | 1.0 |
| fungus | *Candida* species | 5.4 |
| | *Aspergillus fumigatus* | 2.0 |
| | *Trichosporon* species | 1.5 |

GPC：gram positive coccus, GNR：gram negative rod
(文献2)より一部改変し引用)

表3　患者背景による院内肺炎の病原微生物の推定

| 患者背景 | 推定される病原微生物 |
|---|---|
| 1. 入院後5日以内に発症 | *Streptococcus pneumoniae*<br>*Haemophilus influenzae*<br>*Staphylococcus aureus* (MSSA) |
| 2. 腹部外科手術，大量誤嚥 | core organisms*<br>嫌気性菌 |
| 3. 長期入院，抗菌薬による前治療 | core organisms<br>*Pseudomonas aeruginosa*<br>*Staphylococcus aureus* (MRSA) |
| 4. ICU管理を必要とする重症肺炎 | core organisms<br>*Pseudomonas aeruginosa*<br>*Staphylococcus aureus* (MRSA)<br>*Acinetobacter* species |
| 5. 人工呼吸管理中に発症 | 4＋複数菌感染 |
| 6. 大量ステロイド・免疫抑制剤使用 | core organisms<br>*Pseudomonas aeruginosa*<br>*Staphylococcus aureus* (MRSA)<br>*Acinetobacter* species<br>真菌<br>*Legionella* species |

*院内肺炎において中核となる病原微生物(core organisms)
Enteric gram-negative bacilli (*Enterobacter*, *Escherichia coli*, *Klebsiella*, *Proteus*, *Serratia*)
*Haemophilus influenzae*
*Streptococcus pneumoniae*
*Staphylococcus aureus* (MSSA)

(文献1)より一部改変し引用)

Geckler分類グレード5の喀痰が採取され，塗抹鏡検でGNR 4＋が認められていた．喀痰培養から*H. influenzae*が$10^9$ cfu/m*l*検出されたため，1月22日に抗菌薬を第3世代セフェム系薬セフォタキシムに変更したところ，翌日には解熱し，その後胸部X線所見も徐々に改善した．

本症例は，呼吸器内科では最も頻繁にみられる背景を有した患者に発症した院内肺炎である．患者は反回神経麻痺による誤嚥を繰り返していたために，主治医は誤嚥性肺炎と考え，クリンダマイシンの投与を開始している．ガイドラインではII群の院内肺炎であり，喀痰の塗抹鏡検でGNRが大量に認められていたことも考慮すると，当初から第3世代セフェム系薬あるいは第2世代セフェム系薬で治療を開始すべきであったと考えられる．なお，抗菌薬の前使用歴がなく，入院後比較的早期に発症した本例のような院内肺炎では，いきなり緑膿菌やMRSAが起炎菌となることはまれである．

**症例2**　42歳　女性

血栓性血小板減少性紫斑病(TTP)のため2000年6月12日に入院し，プレドニン50〜40 mgの内服と，血漿交換，血液透析を施行されていた．2000年9月1日起床時より呼吸困難が出現した．体温38.5℃．胸部X線検査では，右下肺野に浸潤影を認めた．動脈血ガス分析ではpH 7.55，$PaCO_2$ 24.8 torr，$PaO_2$ 58.3 torr．血液検査ではWBC 2,400/$mm^3$，CRP 21.9 mg/d*l*，β-Dグルカン750 pg/m*l*であった．喀痰検査，動脈血と静脈血の血液培養を施行し，バクトラミン，アムホテリシンB，セフタジジムの投与を開始した．同日の喀痰の塗抹鏡検では，Geckler分類グレード1，GNR 4＋が認められた．グロコット染色では*Pneumocystis carinii*は陰性であった．抗菌薬投与にもかかわらず呼吸状態は急速に悪化したため，9月2日早朝，気管内挿管しステロイド

表4 院内肺炎のエンピリック治療における抗菌薬の選択

| | 重症度 | 危険因子 | 第一選択薬 |
|---|---|---|---|
| I 群 | 軽症<br>中等症 | なし<br>なし | 1) 第2世代セフェム/抗緑膿菌作用を持たない第3世代セフェム<br>2) フルオロキノロン(経口/注射薬)<br>3) クリンダマイシン+モノバクタム |
| II 群 | 軽症 | あり | 1) 抗緑膿菌作用を有する第3世代セフェム/第4世代セフェム<br>2) カルバペネム |
| III 群 | 中等症<br>重症 | あり<br>なし/あり | 1) 抗緑膿菌作用を有する第3世代セフェム/第4世代セフェム/カルバペネム ±フルオロキノロン/アミノ配糖体<br>2) フルオロキノロン±カルバペネム<br>3) 1)/2)+グリコペプチド/アルベカシン(MRSA を想定)<br>4) 抗緑膿菌作用を有する第3世代セフェム/第4世代セフェム/カルバペネム +フルオロキノロン/マクロライド/リファンピシン(レジオネラを想定) |
| IV 群 | 特殊病態下の肺炎 | | |
| IV-1 | 免疫能の低下 | | |
| IV-1-a | | 好中球減少 | 1) 抗緑膿菌作用を有する第3世代セフェム/第4世代セフェム/カルバペネム ±フルオロキノロン<br>2) フルオロキノロン+クリンダマイシン |
| IV-1-b | | 細胞性免疫不全 | 1) 抗緑膿菌作用を有する第3世代セフェム/第4世代セフェム/カルバペネム +フルオロキノロン/マクロライド(レジオネラを想定) |
| IV-1-c | | 液性免疫不全 | 1) 抗緑膿菌作用を有する第3世代セフェム/第4世代セフェム/カルバペネム |
| IV-2 | 人工呼吸管理下(VAP) | 早期 | 1) $\beta$-ラクタマーゼ阻害剤配合 $\beta$-ラクタム/第2・第3世代セフェム +フルオロキノロン |
| | | 晩期 | 1) 抗緑膿菌作用を有する $\beta$-ラクタム/フルオロキノロン/カルバペネム +アミノ配糖体/ミノサイクリン±グリコペプチド |
| IV-3 | 誤嚥 | | 1) クリンダマイシン/$\beta$-ラクタマーゼ阻害剤配合ペニシリン/カルバペネム |

(文献2)より引用)

のパルス療法を開始した(**図2**). 9月3日判明した喀痰培養では*P. aeruginosa* が $10^9$ cfu/m*l*, *Stenotrophomonas maltophilia* が $10^8$ cfu/m*l* 検出された. 動脈血培養からも *S. maltophilia* が検出されたが, 静脈血培養は陰性であった.

*P. aeruginosa*, *S. maltophilia* ともにセフタジジム, ST 合剤に感受性であったが治療効果なく死亡された.

本症例はガイドラインではIII群あるいはIV-1群の重症の院内肺炎である. 長期間入院し大量のステロイドを使用されていたため, 発症時から耐性菌, 真菌, *P. carinii* を想定して3薬剤の投与が開始された. 結果的に起炎菌と考えられる *S. maltophilia* は, 使用した薬剤に感受性であったにもかかわらず, 急速に ARDS, 多臓器不全を続発し死亡に至っている. このように敗血症から ARDS をきたした症例の予後はきわめて不良である. *S. maltophilia* は, 以前は *Xanthomonas maltophilia* と呼称されていた好気性の GNR であり, 洗浄液やシンクの水の中などに生息している. 気管支拡張症患者の喀痰や, 気管内挿管された患者の気道分泌液からしばしば分離されるが, 通常は colonization しているだけで病原性はないと考えられている. 本症例のように肺炎・敗血症の起炎菌であることが証明された症例はまれである. なお, 院内肺炎患者の喀痰培養で

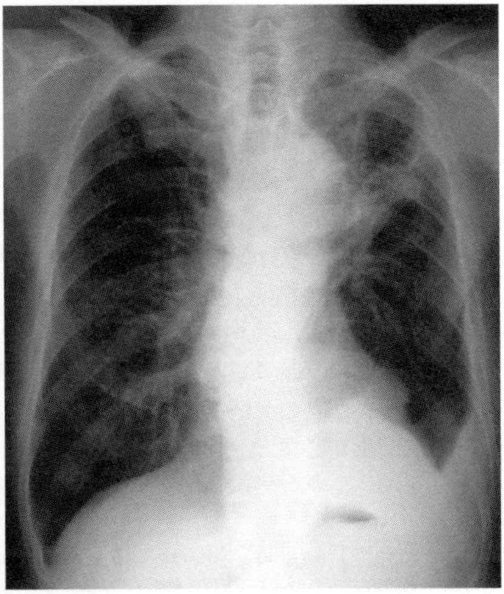

図 1　症例 1 の発症時の胸部 X 線写真

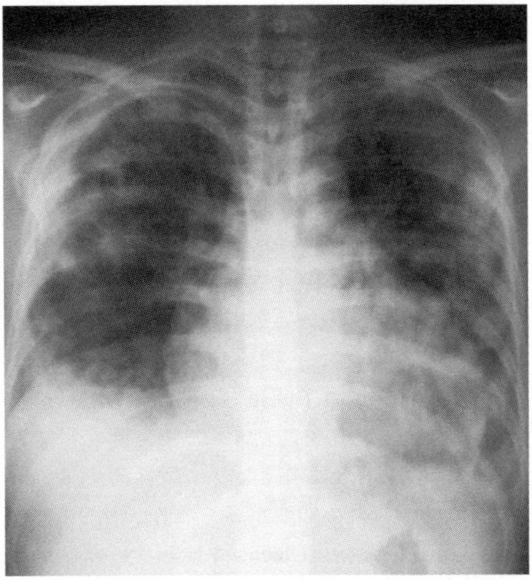

図 2　症例 2 の気管内挿管直前の胸部 X 線写真

は，複数の細菌がしばしば検出されるが，起炎菌を確定するためには，血液培養を 2 箇所以上の部位から施行することが有用である．

**症例 3**　45 歳　男性

1997 年に多発性骨髄腫，stage III と診断され化学療法を受けていた．2001 年 6 月に自家末梢血幹細胞移植を受け，以後経過は良好であった．2001 年 11 月 4 日に多発性骨髄腫再発のため再入院となった．化学療法を施行したが効果がみられず，12 月 12 日から前処置を開始し，12 月 18，19 日に同種末梢血幹細胞移植を施行した．なお前処置開始と同時に，ガンシクロビル，フルコナゾール，レボフロキサシン，ST 合剤の予防内服投与を開始していた．12 月 21 日より高熱が出現し，12 月 22 日からメロペネムを開始したが高熱は続いていた．咳嗽のみで喀痰は採取できず，血液培養と咽頭拭い液の培養を施行した．12 月 25 日にはさらに病状は悪化し，喀痰が出現した．胸部 X 線検査では右中下肺野にスリガラス影を認め(**図 3**)，血液検査では WBC $100/mm^3$ 未満，CRP 11.9 mg/d*l*，β-D グルカン 15 pg/m*l* であった．血液培養は陰性であった．咽頭培養で

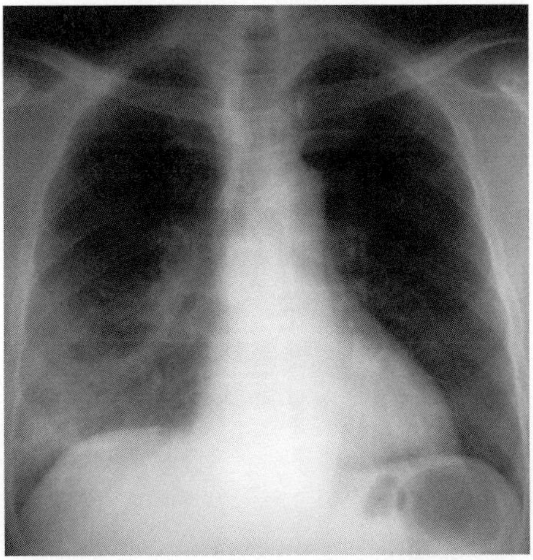

図 3　症例 3 の発症時の胸部 X 線写真

メチシリン耐性の *Staphylococcus epidermidis* (MRSE)が検出されたため，12 月 25 日からバンコマイシンの投与が追加された．同日の喀痰検査では，Geckler 分類グレード 1，GPC 2+，後に

培養でやはりMRSEが$10^5$ cfu/m$l$検出された．バンコマイシン開始後は徐々に解熱し，2002年1月3日には，胸部X線所見も改善し，1月4日にはメロペネム，バンコマイシンの投与を終了している．

血液の悪性疾患患者は，他疾患とは比較にならないほど細胞性免疫・液性免疫ともに低下しており，さらに治療の過程で著しい顆粒球減少状態に置かれることが多い．本症例のような末梢血幹細胞移植施行例では，広い範囲の病原微生物を想定した抗菌薬の予防投与がなされるのが通常である．したがって，肺炎の起炎菌としてはMRSA，MRSE，緑膿菌などの耐性菌や*Aspergillus*などの真菌の頻度が高くなる．当院の血液内科ではInfectious Diseases Society of America（IDSA）の好中球減少患者の治療のためのガイドラインにしたがって，抗菌薬の選択がなされている．本症例のように顆粒球が著しく減少した患者では，肺炎を発症しても喀痰が出ないことが多く，たとえ喀痰が得られても唾液様でGeckler分類のグレード1といった判定となるため，検査室の段階で培養に適さないと判断され廃棄されてしまうことがあり，注意が必要である．胸部X線検査でも，好中球が著しく減少している時期の肺炎は，スリガラス影が主体となり，好中球の回復とともに，いきなり広い範囲にconsolidationが出現することがある．

## おわりに ■

院内肺炎患者の背景はさまざまであり，さらに病原体は多岐にわたり，その薬剤耐性パターンは医療施設ごとに異なっている．ガイドラインを参考にしつつも，個々の症例ごとに，常に実証的でかつ柔軟な対応が必要とされる．

### 文　献


1) American Thoracic Society：Hospital-acquired pneumonia in adults：diagnosis, assessment of severity, initial antimicrobial therapy, and preventive strategy. Am J Respir Crit Care Med **153**：1711-1725, 1996
2) 日本呼吸器学会：成人院内肺炎診療の基本的考え方，2002
3) Hughes, W. T., Armstrong, D., Bodey, G. P. et al.：2002 guidelines for the use of antimicrobial agents in neutropenic patients with cancer. CID **34**：730-751, 2002

# レジオネラ症

斎藤 厚

## はじめに

レジオネラ症 legionellosis は発熱を主とする pontiac fever type と肺炎を主徴とする pneumonia type とに分けられる．前者は予後良好であり，対症療法のみで十分であるが，後者は重症化しやすく，適切な抗菌薬による早期治療が必要である[1,2]．

レジオネラ症は2003年10月改正の「感染症の予防及び感染症の患者に対する医療に関する法律」（いわゆる感染症法）では第4類の全数把握対象疾患に分類されたので，本症を診断した医師は直ちに保健所を通じて都道府県知事へ届け出なければならない．

## 基礎知識

### 1. 臨床細菌学

原因菌である Legionella 属はブドウ糖非発酵の好気性グラム陰性桿菌であり，環境内に広く分布している土壌細菌である．特に，偏性好気性菌であり，アメーバの中で増殖する．人工環境のクーリングタワー水や循環式浴槽の中できわめて良好に増殖するので，本症の集団発生との関連が重要視されている．本菌属が人の環境内にどのような場所に分布しているかを**表1**に示した．

*Legionella pneumophila* を代表とする Legionella 属には現在，48菌種，70血清型が存在し，*L. pneumophila* にのみ3つの subspecies（亜種）がおかれている．本菌属が他の医学細菌と異なる重要な事項とその対処法について，**表2**に示した．

表1 レジオネラの環境内分布

| | |
|---|---|
| 自然環境 | （菌数は少ない）<br>土壌，河川，湖，泉，工事土埃 |
| 人工環境 | （菌数は多い）<br>クーリングタワー<br>エバポレーティブコンデンサー<br>循環温泉水，24時間風呂<br>園芸用腐葉土（菌数やや少ない）<br>給湯系，給水系，シャワー水<br>加湿器 |

表2 レジオネラ属の細菌学的特徴と臨床上の対策

1. 検体中の菌はグラム染色で，認識しがたい（通常は見えない）
   →ヒメネス染色（組織は鍍銀染色）で観察できる
2. 通常の細菌培地では培養できない
   →B-CYE培地（pH7.4，35℃，好気培養）を使用する
   →早期診断には尿中抗原検出が優れている
3. 環境からの検出菌種の血清型が異なる
   →健康人に急激に発症した肺炎では，感染源を考慮して診断する
4. 人工環境水のなかで大量に増殖する（集団発生がある）
   →24時間風呂，循環式浴槽の消毒管理を徹底する
   →エアロゾールの発生装置を禁止する
5. 食細胞内増殖菌であるので，細胞内移行が低い$\beta$ラクタム系薬，アミノグリコシド系薬は無効
   →マクロライド系，リファンピシン，キノロン系薬，テトラサイクリン系が有効．特に，静注用キノロンは強力な治療薬剤である

### 2. 疫 学

わが国の発生動向は感染症予防法の制定以降，国立感染症研究所感染症情報センター（http://dsc.nih.go.jp/index-j.html）から感染症発生動向調査週報（IDWR）および病原微生物検出情報月報（IASR）として，公開されている．IASR によると，レジオネラ症のほとんどすべてがレジオネラ肺炎であり，罹患年齢は60歳代をピークに，男性は女性の3.5倍多く，50～70歳代で全体の75%強を占める．わが国の発生数は5～12症例/月，年間約100症例である．欧米と比較すると，欧州28ヵ国では5.4人/100万人/年，米国では4.0人/100万人/年であり，わが国は3～5人/100

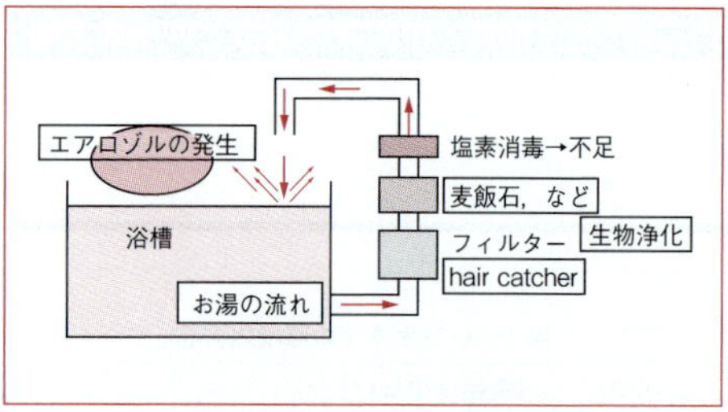


図 1 循環式浴槽の生物浄化システム(模式図)

万人/年となり，ほとんど同じといえる[2,3]．

感染の危険因子は温泉，入浴施設が圧倒的に高頻度であり，ついで 24 時間風呂，空調，冷却塔，土ぼこりや塵埃，スポーツ施設，プールなどがこれに次ぐ[4]．クーリングタワーからの検出菌は *L. pneumophila* 血清型 1 が圧倒的に多いが，循環式浴槽からのものは血清型 3，5，6 の頻度が高く，血清型 1 は第 4 位である．

**3. 循環式浴槽とレジオネラ**

温泉，入浴施設はレジオネラが増殖することで問題になった 24 時間風呂が採用している「生物浄化」方式を導入したもので，あたらしい温泉施設や老健施設など多人数が利用するために，わが国の複数の自治体や施設で集団発生が見られており，社会問題にまで発展している．生物浄化方式は**図 1** に示したように，入浴者から排出される微生物を用いて人体からの有機物を分解させる方式であり，当然増殖した微生物が浴槽内に流入する．これを防止するために，塩素を中心とした消毒が試みられる．十分な消毒がなされていない場合に，レジオネラ，緑膿菌，非結核性抗酸菌が増殖する．菌量としては $10^3$〜$10^4$CFU/100 m*l* 程度が通常見られるが，ときには $10^5$CFU/100 m*l* 以上にもなるが，この程度ではお湯は濁らないので，入浴者が気づくことはない．感染はエアロゾールとなったレジオネラを経気道的に吸引することによって成立するので，ジャグジーなどエアロゾールを発生させる装置は危険である．

**4. 臨床像**

**a. ポンティアック熱型** pontiac fever type

主症状は発熱で平均 38 時間の潜伏期ののち，悪寒，筋肉痛，倦怠感，頭痛で発症し，6〜12 時間以内に悪寒を伴った発熱が出現する．胸部 X 線上肺炎像はみられない．軽度の咳嗽，悪心，下痢，腹痛，関節痛および咽頭痛などの上気道炎症状もみられている．多くの患者は 5 日以内に無治療で回復し，経過良好である．

**b. 肺炎型** pneumonia type

悪寒，発熱，全身倦怠感，頭痛，筋肉痛に始まり，遅れて咳嗽，喀痰，胸痛，呼吸困難などの呼吸器症状が出現する．下痢，腹痛などの消化器症状，進行すれば意識障害，歩行障害を伴う．病勢はきわめて速く，適切な抗菌薬療法がなされなければ，多くの症例で発症後 7 日以内に死亡する．

**5. 確定診断**

米国 CDC の基準では，① 菌の分離，② 直接あるいは間接蛍光抗体法による検体中の菌の証明と，③ 血清抗体価測定のいずれかによる．しかし，本菌群は培養困難なこともあって，近年は欧米では尿中抗原検出法が普及している[3]．わが国でもようやく，Biotest 社の尿中抗原検査(ELISA 法)が保険適応となった．早期診断の重要性と循環式浴槽における集団発生の危険性から，多くの施設で使用されている簡易キット(Now *Legionella*：Binax 社)は，簡便であるが，保険適応はなく，*L. pneumophila* 血清型 1 のみしか検出できないので，最近注目されている循環式浴槽での感染例(血清型 3，5，6)を見落とす危険性がある．

## 選択抗生物質(第一選択，第二選択)

すでに述べた本菌群の特徴から，第一選択薬剤は抗菌力があり細胞内移行が良好で，かつ呼吸器系へ良好に移行するものでなければならない．すなわち，ニューキノロン系，リファンピシン，マクロライド系があげられる．抗菌力はやや弱いが，第二選択薬剤として使用できるものとしてテトラサイクリン(TC)系(ミノマイシン，ドキシサイクリン)，ST 合剤(バクタ)，クロラムフェニコールがある．抗菌活性を有するが，細胞内移行が不良のために，臨床的に効果が全く期待できないものは β-ラクタム系薬(ペニシリン，セフェ

表3　レジオネラ肺炎に対する抗菌薬の具体的処方例

| 抗菌薬 | 1日投与量 | 投与法 |
|---|---|---|
| 1. シプロフロキサシン(またはパズフロキサシン) | 1.0〜2.0g | 分2〜3，点滴静注 |
| 2. エリスロマイシン | 600mg(500 mg) | 分2，点滴静注 |
| 3. 1+2の併用(各抗菌薬の使用量は同じ) | | |
| 4. 併用療法 | | |
| 1) 1に併用 | | |
| アジスロマイシン | 500mg | 分1，3日間，経口 |
| 2) 2に併用 | | |
| リファンピシン | 300〜450mg | 分1，経口 |
| または，ガチフロキサシン | 400mg | 分2，経口 |

ム，カルバペネム，モノバクタム)とアミノ配糖体系抗菌薬である．

## 治療の実際と注意

具体的処方例を**表3**に示した．

クラリスロマイシンやロキシスロマイシンおよびアジスロマイシンはエリスロシン以上の抗菌力と細胞内移行性を有する．わが国では静注用キノロン系薬がなかったので，レジオネラ肺炎の治療にキノロン系薬は用いられなかったが，静注用シプロフロキサシンとパズフロキサシンが上市され，強力な治療薬剤となった[5]．リファンピシン(RFP)は耐性菌の出現が早いので，他剤との併用で用いることが望ましい．

重症例では内服困難なために，点滴静注薬と経口薬の併用となる．内服剤は，粉末にして溶解し，胃内チューブで投与する．酸素療法，呼吸補助療法に加えて，life saving的にステロイドホルモンの短期大量療法が必要な場合もある．しかし，ステロイドの本症における影響は感染症自体に対しては大きくマイナスに作用する(細胞性免疫能の低下，好中球殺菌能低下，抗菌薬の食細胞内への移行の低下，など)．したがって，ステロイドを使用せざるを得ない場合は，短期間にとどめるべきであり，その間の抗菌薬の使用量は可能な限り増量すべきである．

## 併用療法に関しての注意

一般的に殺菌作用を有するものの組み合わせは相乗効果あるいは相加作用とされ，2種の静菌作用の組み合わせは拮抗的あるいは相加的とされている．殺菌作用と静菌作用の組み合わせは多くの場合相加，ときに相乗ときに拮抗作用がみられる．

EMとTCはともに静菌作用であるので，これらの併用は避ける方が賢明かもしれない．RFP(リファンピシン)とニューキノロン系薬はともに殺菌作用を示すので，両者の併用およびこの2剤を基礎とした組み合わせが推賞される．

EMとRFPの併用はその抗菌力からみても，細胞内移行性からみても，最も強力な併用療法であり，相乗効果がみられている．いずれも肝排泄型の薬剤であり，肝障害の発現と，理論的ではあるがRFPが肝の酵素を誘導してEMを不活化する可能性があることは一応留意すべきであろう．

## 特に留意すべき副作用と他薬物との相互作用

EMにおいてはジゴキシン，テオフィリンの作用が増強される．RFPではステロイドホルモンの効果が減少する．また，EMはジギタリス製剤，経口糖尿病薬の効果を増強させるので，減量などの処置が必要である．

ニューキノロン系薬は中枢神経系への副作用(けいれん)が重要であり，非ステロイド性抗炎症剤との併用は避けなければならない．また，テオフィリンの血中濃度を上げるために，悪心，嘔吐，頭痛などの副作用の出現に注意する．マグネシウムやアルミニウム塩を含む制酸剤による吸収障害も知られている．さらに，小児では関節への影響があるので，骨発育段階にある患者への投与は慎重を要する．TCの場合は利尿薬，ワーファリンとの併用時に腎障害の発現に注意する．

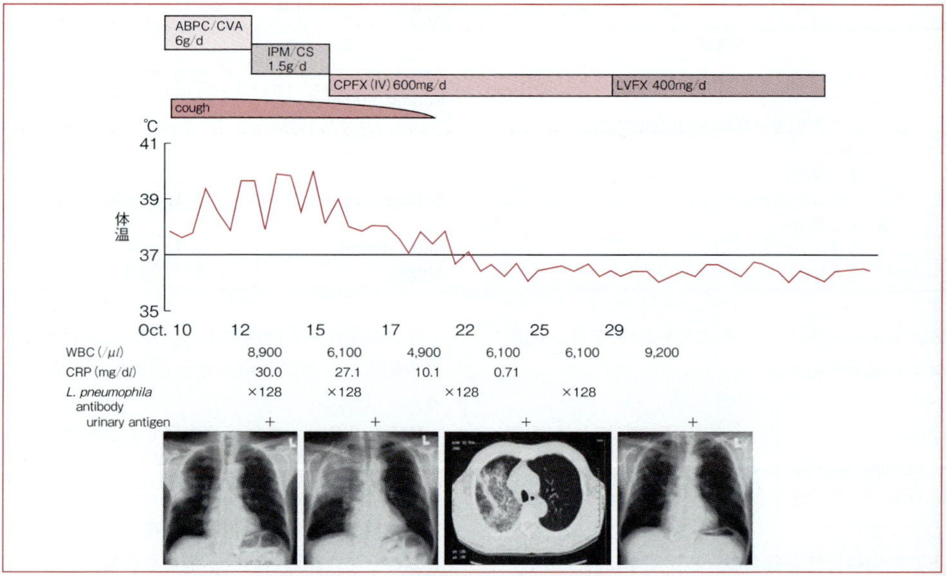


図 2　症例(69 歳，男性)の経過図

## 投与期間と中止，無効の判定

本症では，一般に治療効果の発現は早い．通常は 24 時間以内に解熱がみられ，全身状態の改善傾向がみられる．72 時間後でも効果がみられないときは，無効と判定し，抗菌薬の追加，増量あるいは補助療法(G-CSF やステロイド投与)を行う．免疫グロブリンは効果がない．上記抗菌薬に対する耐性菌は報告されていない．

本症は再発の頻度が高いことが知られている．したがって，感染防御機構である細胞性免疫能の低下した患者，好中球減少患者では臨床症状が好転しても，その後 2〜3 週間の抗菌薬療法の継続が望ましい．鉄欠乏性貧血患者など鉄剤の投与が必要な場合は治癒後 2〜3 ヵ月に行う．

## 症例(図 2)

レジオネラ肺炎．69 歳男性．生来健康であったが，数日前から咳嗽，喀痰，発熱，全身倦怠感があり，近医受診．肺炎の診断で $\beta$-ラクタム系抗菌薬で治療を開始したが，解熱せず，胸部異常陰影は増強してきたので，当科へ緊急入院．レジオネラ尿中抗原(*L. pneumophila*, serogroup 1)が陽性となり，確定診断が得られた．静注用キノロン単独(300 mg，1 日 2 回)使用により，順調な経過をとった．14 日間の使用で，以降は経口剤(LVFX：1 日 400 mg，分 2)に変更し，退院した．血清抗体の上昇は必ずしも，全例に上昇するものではなく，本例でも上昇しなかった．尿中抗原陽性は数週〜数ヵ月持続する．

## 文　献

1) 小出道夫，斎藤　厚：実践感染症新法，レジオネラ症．最新医学 **56**：1906-1911, 1999
2) Tateyama, M., Arakaki, N., Koide, M. et al.：Legionella pneumonia：present status in Japan. Int Med **41**：60-61, 2002
3) 健山正男，斎藤　厚：本邦臨床統計集，レジオネラ肺炎．日本臨牀 **59**(suppl. 7)：126－133 2001
4) IASR：レジオネラ症 1999.4-2000.7. The topic of this month **21**：No.9(No.247), 1999
5) 小出道夫，斎藤　厚：原因微生物別抗菌薬療法，レジオネラ．臨床医 **28**：205-208, 2002

# オウム病，クラミジアニューモニエ肺炎

岸本寿男・小川基彦

## はじめに

クラミジアによる肺炎は3種のクラミジアが関与しうるが，トリや哺乳類からヒトに感染するオウム病クラミジア(*Chlamydophila*(*Chlamydia*) *psittaci*：*C. psittaci*)によるオウム病と，ヒト-ヒト感染をするクラミジアニューモニエ(*Chlamydophila*(*Chlamydia*) *pneumoniae*：*C. pneumoniae*)による肺炎とが主体である[1,2]．本稿ではオウム病とクラミジアニューモニエ肺炎の診断，治療のポイントと症例を提示する．

## 基礎知識

### 1. 起炎病原体

クラミジアは細胞内でのみ増殖する偏性細胞内寄生細菌である．感染性の基本小体が宿主細胞に吸着・侵入し，封入体の中で増殖形態である網様体に変化して分裂増殖した後に，再び基本小体に戻り，細胞破壊とともに細胞外に放出される．網様体の時期しか抗菌薬に反応せず，β-ラクタム薬は臨床的に無効である．

### 2. 発症機序

感染クラミジア粒子を吸入すると，まず上気道上皮に感染が成立する．そこからさらに経気道的に肺に至るルートと，上気道感染巣から血液循環を介して肝，脾の網内系貪食細胞で増殖した後，さらに血行性に全身散布され肺に到達して肺炎を起こすというルートとがあるとされる．肺に達したクラミジアは基本小体の直接細胞障害，外膜蛋白(heat shock protein)などの反復刺激による免疫反応に基づく炎症などにより肺炎が成立すると考えられる[3]．

### 3. 感染様式

オウム病の感染機序としては，*C. psittaci* を含む乾燥した糞や分泌物の塵埃をヒトが吸入することで感染する．ときには口移しの給餌や，まれにかみ傷から感染することもあるとされる．

*C. pneumoniae* は咳などを介する飛沫感染でヒトからヒトに伝播する．

### 4. 潜伏期

オウム病は約1〜2週間，クラミジアニューモニエ肺炎では約3〜4週間である．

### 5. 好発年齢

オウム病は中高年齢が多い．クラミジアニューモニエ肺炎は学童と高齢者が多い．

### 6. 発　症

オウム病は突然の発熱(38〜39℃，ときに40℃以上)で発症する．クラミジアニューモニエ肺炎は感冒様症状が先行することが多いが，発熱は軽度で，乾性の咳で発症する．

### 7. 特徴的な症状

オウム病では高熱のほか，高率に咳を伴い，頭痛やめまい，意識障害などの中枢神経症状などがみられる．

クラミジアニューモニエ肺炎では遷延性の激しい咳嗽を有する症例が比較的多い．ときに1ヵ月以上続く．38℃以上の高熱を呈する症例はあまり多くない．

### 8. そのほかの症状

オウム病では全身倦怠感，筋肉痛，関節痛などがみられる．

クラミジアニューモニエ肺炎ではほかは咽頭痛，鼻汁，嗄声，呼吸困難などであるが特異的な臨床所見に乏しい．

### 9. 合併症

オウム病では肝障害を示すことが多い．血痰，チアノーゼを認める重症例もあり，初期治療が不適切であった場合には，髄膜炎や多臓器不全，DIC(播種性血管内凝固症候群)，さらにショック症状を呈し，致死的な経過をとることもある．クラミジアニューモニエ肺炎では合併症は少ない．

**10. 理学的所見**

オウム病では比較的徐脈を伴うことも多い．胸部ラ音，肝脾腫を示すことが多い．クラミジアニューモニエ肺炎では比較的徐脈，肝脾腫はほとんどみられない．

**11. 胸部X線像**

オウム病の肺炎像は肺門部から放射状に広がる網状陰影や肺底区を含んだ陰影で多くはスリガラス，間質性肺炎像であり，両側に陰影を認めることも比較的多い．クラミジアニューモニエ肺炎の陰影の分布は，主として中下肺野に多く，複数の部位に認めることもある．陰影の性状は軽症では間質性陰影が主体であるが，実質性陰影を呈するものも多く特徴的な所見はない．

**12. 血液検査所見**

オウム病では白血球数は正常で，CRPや赤沈は亢進する．オウム病では中等度の肝機能異常をきたすことが多い．クラミジアニューモニエ肺炎でも白血球数は通常正常か軽度上昇で，10,000/$mm^3$以上の白血球増多は約半数に留まる．CRPや赤沈は亢進する．

**13. 診　断**

オウム病ではまず鳥との接触歴の問診が重要で，それと臨床像から疑えば，通常は血清でオウム病CFの測定を行うのが通例であった．感染症法では4類感染症の全数報告疾患でその診断の基準を，① 病原体の検出：痰，血液，剖検例では諸臓器などからの病原体の分離など，② 病原体の遺伝子の検出：PCR法，PCR-RFLP法など，③ 病原体に対する抗体の検出：間接蛍光抗体(IF)法で抗体価が4倍以上(精製クラミジア粒子あるいは感染細胞を用いた場合は，種の同定ができる)など，としている．患者咽頭材料や鳥からの *C. psittaci* 分離は可能であるが，細胞培養を必要とすることや，実験室内感染防止の観点から，実施できる施設は限られている．PCRでの遺伝子検出もまだ普及していない．オウム病CF法は従来より用いられている方法であるが，クラミジア属抗原を用いるため *C. trachomatis* や *C. pneumoniae* など他のクラミジア感染既往による偽陽性があり，*C. psittaci* 感染を特定するには問題がある．より正確なオウム病の診断と実態把握のため，CF法で陽性(シングルで32倍，ペアで4倍上昇)の場合は，micro-immunofluorescence (micro-IF)法での *C. psittaci* 特異抗体価測定などによる確定診断を地方衛生研究所や国立感染症研究所に依頼する必要がある．

クラミジアニューモニエ肺炎は定点報告疾患であるが，特異的診断としては，病原体検出を咽頭スワブなどから試みるが，分離は困難なため，酵素抗体法(属特異抗原検出キット)，DNA診断法(PCR)などが用いられる．通常は，血清の抗 *C. pneumoniae* 抗体を証明する抗体価測定法がもっぱら利用される．micro-IF法は標準法とされるが，施行は研究施設に限られ，一般にはELISA法による特異抗体価測定キットでのIgG，IgA測定が保険適応で利用されている．血清診断は原則としてペア血清での有意な抗体価上昇で診断する．

**14. 鑑別疾患**

鑑別すべきものにはオウム病，クラミジアニューモニエ肺炎同士，マイコプラズマやウイルス，リケッチア感染症，レジオネラ症などがあるが，これらや，一般細菌との混合感染もしばしば認められる．臨床所見のみから鑑別することは困難である．

**15. 予　後**

オウム病で早期に適切な抗菌薬投与できた場合は予後は良好であるが，初期治療が不適切であった場合には，ときに全身の合併症で致死的な経過をとることもある．

クラミジアニューモニエ肺炎では，本来は自然治癒傾向が強く症状の乏しい例もまれではない．小児においては比較的軽症の症例が多いが，高齢者や基礎疾患をもつ例では重症例もときにみられる．ただし死亡例はまれである．

## 第一，第二選択抗生物質・抗菌薬

**表1**に示すようにクラミジアに対して抗菌力を示す薬剤の最小発育阻止濃度(MIC)値は，種，株間でほとんど違いは認めない[2]．MIC値はテトラサイクリン系ではミノサイクリン(MINO)と

表 1　クラミジアに対する各種抗菌薬の MIC（日本化学療法学会クラミジア MIC 測定法による）

| 抗菌薬 | *C. pneumoniae* TW-183 株 | *C. trachomatis* D 株 | *C. psittaci* Budgerigar 株 |
|---|---|---|---|
| MINO | 0.016 | 0.008 | 0.016 |
| DOXY | 0.031 | 0.031 | 0.031 |
| EM | 0.25 | 0.5 | 0.25 |
| RXM | 0.125 | 0.25 | 0.125 |
| CAM | 0.016 | 0.016 | 0.016 |
| RKM | 0.063 | 0.125 | 0.063 |
| AZM | 0.125 | 0.125 | 0.125 |
| NFLX | 16 | 16 | 16 |
| OFLX | 0.5 | 0.5 | 0.5 |
| CPFX | 1 | 0.5 | 1 |
| TFLX | 0.125 | 0.125 | 0.063 |
| SPFX | 0.063 | 0.063 | 0.063 |
| ABPC | >256 | >256 | >256 |
| CPZ | ND | >200 | >200 |
| GM | ND | >200 | >200 |

ND：not done　($\mu$g/m$l$)

ドキシサイクリン(DOXY)が優れている．マクロライド系ではクラリスロマイシン(CAM)が再も優れ，ついでロキシスロマイシン(RXM)とアジスロマイシン(AZM)はほぼ同等でエリスロマイシン(EM)がそれに続く．ニューキノロン系薬もトスフロキサシン(TFLX)，スパルフロキサシン(SPFX)など抗クラミジア効果が優れたものがある．臨床では成人のクラミジア肺炎に対してはテトラサイクリン系が第一選択薬である．特に中等症以上の点滴静注が必要な例では MINO を使用する．軽症で内服で治療可能な例ではマクロライド系抗菌薬も第一選択になる．幼小児や妊婦のクラミジア肺炎ではテトラサイクリン系薬の歯牙や骨への沈着を考慮して EM の点滴静注やニューマクロライド薬の内服などマクロライド系薬を使用する．ニューキノロン薬もテトラサイクリン，マクロライド系薬が使用できないときの第二選択薬として十分効果が期待できる．

一方，細胞壁合成阻害薬であるペニシリン系やセフェム系などの $\beta$-ラクタム系薬ではクラミジアの増殖を阻害できず，臨床的に無効である．またアミノ配糖体も無効である．

## 治療の実際と注意点 ■

軽症および中等症までの肺炎に対して通常は内服抗菌薬で十分効果が得られるが，肺炎で入院が必要な場合は MINO の点滴静注を行う．経過良好であれば 1 週後より内服にかえて様子をみることも可能である．重症例は入院で MINO の点滴と，全身症状によっては補助療法を行う．例えば肺炎が両側に広がり低酸素血症をきたした場合は，酸素投与とステロイドを使用する．また DIC（播種性血管内凝固症候群）への対応などを行う．

**処方例 成人例（小児投与量）**

**軽症例**

ミノマイシン(MINO)　100〜200 mg，分 2，経口

クラリス，クラリシッド(CAM)　400 mg (10〜15 mg/kg)，分 2，経口

ジスロマック(AZM)　500 mg (10 mg/kg)，分 1，3 日間，経口

スパラ(SPFX)　200 mg，分 1〜2，経口

**中等症〜重症例（入院例）**

ミノマイシン(MINO)　100〜200 mg，分 2，点滴静注

エリスロシン(EM)　1,000〜1,500 mg，分 2

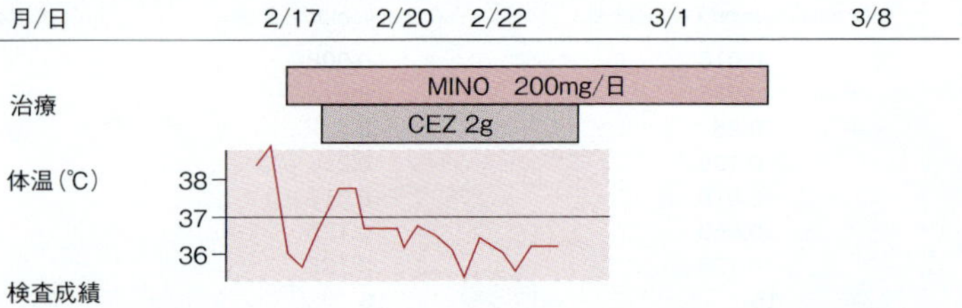


| 検査成績 | | 2/17 | 2/20 | 2/22 | 3/1 | 3/8 |
|---|---|---|---|---|---|---|
| WBC | (/mm$^3$) | 10,100 | 7,400 | 9,800 | 8,200 | 6,000 |
| CRP | (mg/d$l$) | 14.8 | 12.9 | 5.2 | 3.5 | 6.1 |
| ESR | (mm/hr) | 58 | 35 | | 45 | 70 |
| GOT | (IU/$l$) | 37 | 26 | 20 | 18 | 13 |
| GPT | (IU/$l$) | 34 | 21 | 18 | 18 | 13 |
| LDH | (IU/$l$) | 238 | 180 | 190 | 156 | 131 |
| *C.psittaci*　抗体価 | | | | | | |
| IgM | | <8 | <8 | <8 | <8 | <8 |
| IgA | | <16 | <16 | <16 | 64 | 64 |
| IgG | | 64 | 1,024 | 1,024 | 4,096 | 4,096 |
| *C.psittaci* 抗原検査 | | | | | | |
| 分離培養 | | ＋ | | | | |
| IDEIA | | ＋ | | | | |
| 胸部X線写真 | | | | | | |

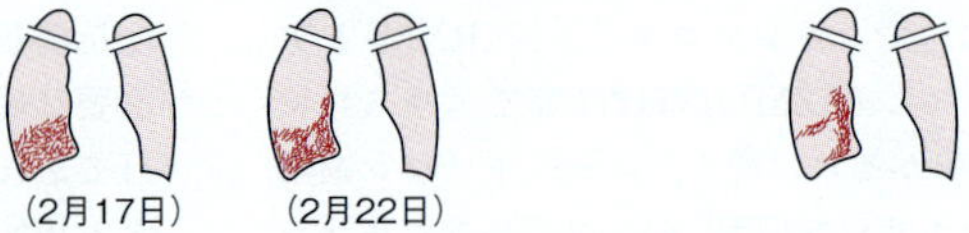


図1　症例の臨床経過(オウム病，86歳，男性)

〜3，点滴静注

一般治療として，激しい咳には鎮咳薬を投与する．肺炎が広範囲で呼吸困難が強く低酸素血症があれば，酸素吸入を行う．ARDSや器質化肺炎をきたした場合は，有効な抗菌薬とステロイドの併用も考慮する．

家族や身近な人の症状を聞いて家族内感染や流行が疑われた場合には，有症者の検査，治療を行うことが望ましい．

## 投与期間と中止，無効の判定法

クラミジア肺炎に対しては，投与期間はクラミジアの特殊な増殖様式から，10日から2週間と長めの投与が望ましい．短期間では再発や持続感染を起こす可能性がある．効果の判定は，解熱など全身状態の改善，CRPの改善傾向を目安にする．投与開始後3〜4日で症状の改善傾向がなければ抗生物質の変更あるいは追加を考慮する．陰影は遅延することがあるため，判定の基準にはなりにくい．

## 症　例

**症例(図1)　オウム病**

患者　86歳　男性

2月上旬より発熱と胸痛，不穏状態を認め，狭心症疑いにて循環器内科を受診入院となる．胸部X線写真とCTで右下肺野に肺炎を認めた．問診で，ペットショップで購入し飼育していたセキセイインコが直前に死亡していたことからオウム病を疑った．入院時の検査所見は白血球数

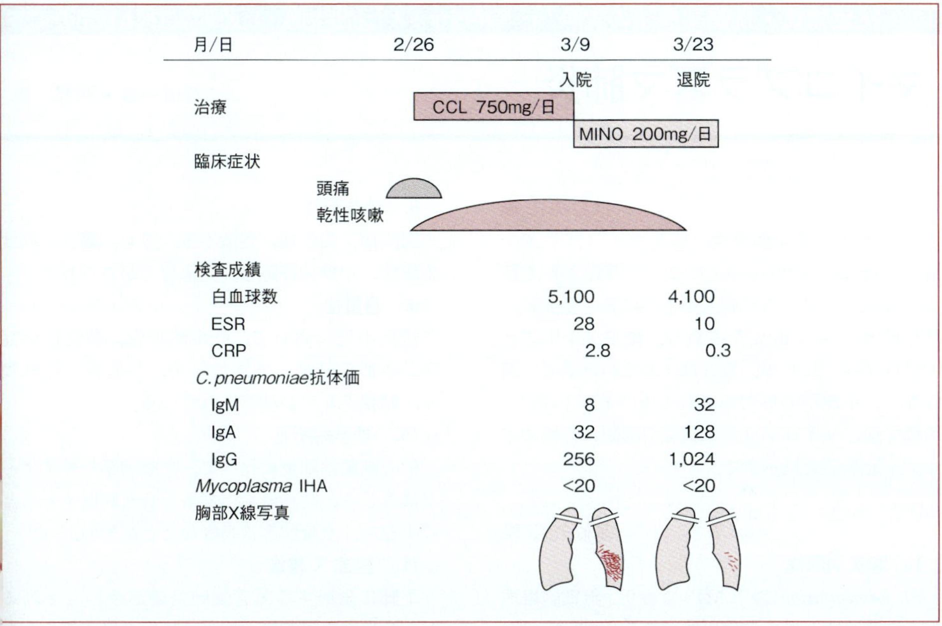


図2　症例の臨床経過(クラミジアニューモニエ肺炎，65歳，男性)

10,100/mm³，CRP 14.8 mg/dl，赤沈 58 mm/hr，抗 *C. psittaci* IgG 1,024倍，ペア血清でさらに4,096倍を示した．患者咽頭スワブと飼育していたセキセイインコから *C. psittaci* が分離された．ミノサイクリン200 mg/日の点滴を2週間行い，全身症状ならびに肺炎陰影，検査値は正常化した．

**症例(図2)　クラミジアニューモニエ肺炎**

患者　65歳　男性

2月26日に頭痛，悪寒を感じて近医を受診し，感冒と診断されてセフェム系経口薬セファクロール(CCL)の投与を受けた．しかし乾性咳嗽が出現し，次第に増強．3月9日胸部X線像で左下肺野に浸潤影を認め，紹介入院となった．経過中の発熱は37℃台の微熱で，膿性痰なし．クラミジアニューモニエに対するは抗体価上昇しており，ペア血清で4倍以上の上昇を示したためクラミジアニューモニエ肺炎と診断した．MINOの200 mg/日の投与で咳ならびにCRPは速やかに改善し，浸潤影も消失した．

**文　献**

1) 岸本寿男ほか：動物・ヒト共通感染症の実際 2) オウム病．感染と抗菌薬 **5**：357-361, 2002
2) 岸本寿男，小川基彦，志賀定祠：肺炎クラミジア感染症の治療と動脈硬化．臨床と研究 **77**：1854-1859, 2000
3) 松島敏春，岸本寿男：オウム病．感染症 17．図説病態内科講座，島田　馨編，メディカルビュー，東京, 1994

# マイコプラズマ肺炎

石田一雄・河野　茂

## はじめに

マイコプラズマ肺炎は，肺炎マイコプラズマ *Mycoplasma pneumoniae* によって惹起される肺炎である．小児や若年成人を中心に多く発症し，異型肺炎の30〜40%を占める．従来は4年ごとに流行がみられたが，最近は年あるいは季節に関係なく，小流行の形でみられるとされている[1]．本稿では，マイコプラズマ肺炎の診断，治療のポイントと症例を呈示する．

## 基礎知識

### 1. 起炎病原体

*M. pneumoniae*(以下MP)であり，無細胞培地上で発育可能な最小の病原体である(大きさ=150 nm)．細胞壁を有しないため，β-ラクタム剤などの細胞壁合成阻害剤は無効である．

### 2. 発症機序

MPが，呼吸器上皮細胞に強固に付着後，過酸化水素やスーパーオキサイドを産生し，宿主細胞の障害を引き起こして肺病変が形成される．

### 3. 感染形式

接触，飛沫感染の形をとる．

### 4. 潜伏期

約3週間である．

### 5. 好発年齢

学童，若年成人．

### 6. 発　症

急速に生じ，先行する症状として発熱(大部分が38°Cから39°C程度ときに40°C以上)，全身倦怠感，頭痛(特に10歳以上に高頻度)があげられる．

### 7. 特徴的な症状

先行症状が数日で増強した後生じる頑固な乾性咳嗽がある．これはほとんどの症例で認められ，頑固に長期間残存し，本疾患に特徴的とされる．

### 8. 他の症状

筋肉痛，関節痛，食欲不振，悪心，嘔吐，軽度の胸痛，中枢神経障害，発疹などがみられる．

### 9. 合併症

特に小児において，肝機能異常，多発性神経炎，多形性紅斑，結節性紅斑，心筋炎，心外膜炎，髄膜炎などが報告されている．

### 10. 理学的所見

他の細菌性肺炎に比べて，呼吸困難やチアノーゼに乏しく，聴診所見上でもラ音を聴取することは少ない．全身状態は良好なことが多い．

### 11. 胸部X線像

下肺に限局する気管支肺炎像が多いとされるが，多発性の浸潤影，均等性陰影を呈することもあり，肺胞性，間質性いずれのパターンもとる．少量の胸水や無気肺，移動陰影 skip phenomenon などが認められることもある．

### 12. 血液検査所見

白血球増加は著明でなく(1万以下が多い)，一方，CRP陽性，血沈亢進を認める．寒冷凝集反応は約半数に陽性となり，ツベルクリン反応は感染時陰性化することが多い．このほか，一過性のトランスアミナーゼ値の上昇が約40%に認められる．

### 13. 診　断

確定診断は，PPLO培地を用いたMPの分離同定であるが，結果が得られるまでに約2週間から1ヵ月かかり，臨床的には実用性に問題がある．現在臨床で頻用されている診断法は，血清抗体価の測定である．補体結合反応(CF)と間接赤血球凝集反応(IHA)の二者があり，急性期と回復期との抗体価の4倍以上の上昇をもって診断するが，シングル血清であればCFで64倍以上，IHAでは320倍以上をもって陽性とする．この場合も，ペア血清にて判定する場合には2週間以

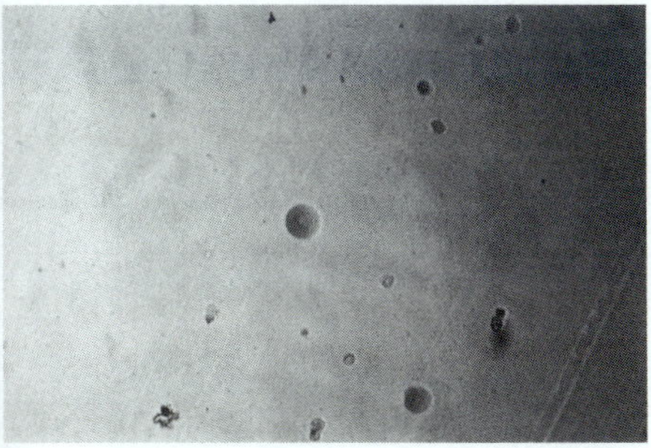

図1　PPLO培地上に生育した *M. pneumoniae* のコロニー
径約200μmと一般細菌に比べコロニーが小さく桑実状または目玉焼き状の形態をとる．

上かかり，迅速性に欠ける．

この点を解決するため，近年，迅速性に優れた直接蛍光抗体法やDNAプローブ法，PCR法などのいわゆるDNA診断法などが開発されている[2)]．

**14.　鑑別疾患**

クラミジア肺炎，ウイルス性肺炎，間質性肺疾患の一部(特にBOOP)などがあげられる．

**15.　予　後**

マイコプラズマ肺炎はself limiting diseaseであり，原則として自然治癒するので死亡例はごくまれである．ただし，呼吸不全を生じる症例も報告されており，この場合には呼吸管理を含めた集中的な治療が必要となる．

## 第一，第二選択抗生物質・抗菌薬

MPは，細胞壁を有しないため，細胞壁合成阻害剤であるペニシリン系抗生物質などのβ-ラクタム系抗生物質は無効であり，マクロライド系やテトラサイクリン系の抗生物質が選択薬となる．特に，最近開発された15員環マクロライド系抗生物質は，MP活性が従来のマクロライド系抗生物質に比べ著しく高く，しかも半減期が長いため，短期間投与にて治療可能である[3)]．

このほか，ニューキノロン系抗菌薬もMPに対して，抗菌活性を有し[4)]，特に，sparfloxacin(SPFX)は，ヒトに対する臨床投与量で得られる

表1　各種抗菌薬の *M. pneumoniae* (43株)に対する最小発育阻止濃度

| 薬　剤 | range | MIC90 |
|---|---|---|
| erythromycin | 0.0039～0.031 | 0.016 |
| clarithromycin | 0.0020～0.016 | 0.008 |
| roxithromycin | 0.0039～0.031 | 0.031 |
| sparfloxacin | 0.031～0.063 | 0.063 |
| levofloxacin | 0.25～0.5 | 0.5 |
| minocycline | 0.25～1 | 0.5 |
| gatifloxacin | 0.015～0.06 | 0.06 |

MIC：μg/ml
(gatifloxacin：MP 38株に対する最小発育阻止濃度)

血中濃度とほぼ等しい血中濃度で行われた動物実験でMP肺炎に良好な効果を示しており[5)]，臨床的にもMPに対して良好な結果が得られている．

**表1**に各種抗菌薬のMPに対する最小発育阻止濃度を呈示する．

抗生物質選択のポイントとして，本疾患が学童に多いこと，最小発育阻止濃度や薬剤の体内動態を考えることなどより，第一選択薬としてはマクロライド系抗生物質が，第二選択薬としてテトラサイクリン系抗生物質が適当と考えられる．ニューキノロン系抗菌薬は，小児には適応がなく，成人症例に適応範囲が限られる．

## 治療の実際と注意点

原因療法として，外来通院が可能な軽症例は経口抗生物質，入院が必要と思われる中等症以上の症例では抗生物質の静脈内投与を行う．

**処方例(成人例)**

軽症例

| | |
|---|---|
| エリスロシン® | 800～1,200 mg　分4経口 |
| クラリス® | 400 mg　分2経口 |
| ルリッド® | 300 mg　分2経口 |
| ミノマイシン® | 200 mg　分2経口 |
| ジスロマック® | 500 mg　分1経口/3日間のみ |
| ガチフロ® | 400 mg　分2経口 |
| スパラ® | 200 mg　分1経口 |

中等症～重症

| | |
|---|---|
| エリスロシン® | 1,000～1,500 mg　分2～3 DIV |

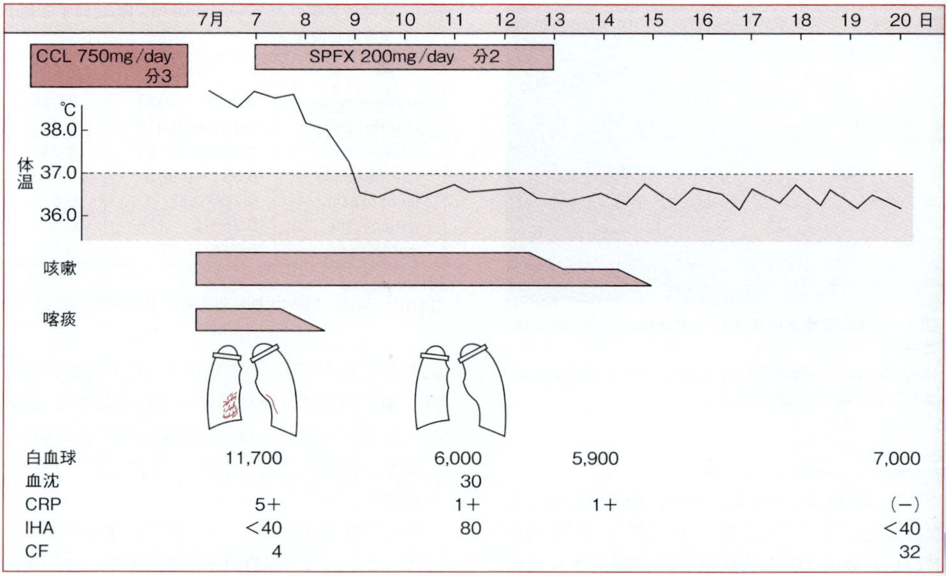


図2　症例の経過

ミノマイシン®　200 mg 分2 DIV

このほか対症療法として咳嗽，発熱などに対する鎮咳薬や抗炎症薬を投与する．

## 投与期間と中止，無効の判定法

投与期間については症状消失後の持続排菌例があることより，症状消失後も10日間ほど抗生物質の内服を行うのが望ましい．投与開始後3日間で症状の改善が認められなければ，抗生物質の変更を考慮する．

## 症例（図2）

**患　者**　34歳　男性

来院数日前より39℃以上の発熱，咳嗽，喀痰があり，近医にてセフェム系抗生物質にて治療を受けるも改善せず，当科紹介となった．来院時，乾性の咳嗽が強く，胸部X線写真で右下肺野内側に浸潤影を認めた．臨床症状およびβ-ラクタム系抗生物質が無効であったことよりマイコプラズマ肺炎を含む異型肺炎と考え，SPFXの投与を開始した．投与3日後には体温は平熱化し，さらに1週間程度で咳嗽も消失した．初診時の抗体価は低値であったが，治癒後4倍以上に上昇しており，マイコプラズマ肺炎と診断した．

**文　献**

1) Lind, K., Bentzon, M. W.：Changes in the epidemiological pattern of *Mycoplasma pneumoniae* infections in Denmark. Epidemiol Infect **101**：377-386, 1988
2) 石田一雄，賀来満夫：PCRを用いた病原微生物の検出；*Mycoplasma pneumoniae*. 臨床検査 **37**：139-143, 1993
3) Ishida, K., Kaku, M. et al.：In vitro and in vivo activities of macrolides against *Mycoplasma pneumoniae*. Antimicrob Agents Chemother **38**：790-798, 1994
4) Ishida, K., Kaku, M. et al.：In vitro and in vivo activity of a new quinolone AM-1155 against *Mycoplasma pneumoniae*. J Antimicrob Chemother **34**：875-883, 1994
5) Kaku, M., Ishida, K. et al.：In vitro and in vivo activities of sparfloxacin against *Mycoplasma pneumoniae*. Antimicrob Agents Chemother **38**：738-741, 1994

# ニューモシスティス肺炎

安岡 彰

## はじめに

ニューモシスティス肺炎は免疫不全時の代表的肺炎であり，急速に進行するうえに一般抗菌薬が無効であることから“本症を疑う”ことが救命するために重要である．

## 基礎知識

### 1. 起炎病原体

病原体は *Pneumocystis jiroveci* (*P. carinii* から変更)である．かつては原虫として分類されていたが，遺伝子の相同性や酵素の類似性などから真菌に近い病原体と考えられている．しかしながら人工的な培養が困難で，多くの抗真菌薬が無効であることなどまだ疑問点も多い．*Pneumocystis* は多くの哺乳類に感染するが，種特異性がありヒトに感染しているものはヒト以外からはみつかっていない．このためそれぞれを異なる種とし，ヒト由来のものは名称が変更された．感染経路はヒト―ヒトの飛沫感染と推定されている．cyst と trophozoite の2形態をとり，cyst 壁には真菌に共通の $(1 \rightarrow 3)\beta$-D-glucan をもつ．

### 2. 発症背景

ニューモシスティス肺炎は免疫が正常状態や軽度低下ではまず発症しない．代表的基礎疾患である HIV 感染症では免疫指標である末梢血 CD 4 陽性リンパ球数が 200/$\mu l$ 以下と，正常の 1/4 以下となった場合に発症リスクがある．このほかリンパ系悪性腫瘍，抗癌薬の長期使用，免疫抑制薬の長期使用，副腎皮質ステロイドホルモン中等量以上(プレドニゾロンでおおむね 40 mg/日以上)などの背景がある患者で発症のリスクがある．これらの免疫不全が少なくとも1ヵ月以上持続していることが発症条件である．

### 3. 発症機序など

免疫不全状態で *P. jiroveci* は肺胞腔を充満するように増殖する．このときの特徴は免疫応答がほとんどないことで，肺胞腔には炎症細胞の浸潤があまりみられず，このため液体成分が乏しい．病理組織をみると，ある小葉では肺胞が菌体で埋まっていてもその近接の小葉にほとんど病変がみられないこともよく認められる．このため換気血流不均衡による低酸素血症を生じ，胸部 X 線像は初期では浸潤影ではなくスリガラス状陰影を呈する．

### 4. 臨床像

ニューモシスティス肺炎は初発症状として発熱がみられ，さらに乾性咳嗽，息切れや呼吸困難が特徴的症状である．前述のような理由から喀痰はみられず，胸部の聴診でも異常所見はほとんど認められない．発熱や軽い息切れが出現してから明らかな胸部 X 線所見がみられるまでは亜急性の進行であるが，いったん胸部 X 線で陰影が出現してからは急速で，同日朝夕の間でも胸部 X 線所見の悪化が認められる．

胸部 X 線像としては，両側びまん性スリガラス状陰影が特徴的である．肺門血管影の不明瞭化が一番初めにみられる所見であるが，しばしば見落とされる．陰影はある程度不均等にみられることも多く，片肺性であったり部位により濃淡がみられたりする．嚢胞性変化を伴いやすい．CT では小葉単位での肺胞濃度上昇としてみられ，不均一な分布から地図状分布と呼ばれる．また胸膜直下に正常部を残す所見も特徴的である．胸部 X 線で所見がみられない早期からガリウムシンチグラムで肺へのびまん性取り込みがみられる．

検査所見では病像の重篤さと比較して炎症所見(CRP など)が軽度，LDH 上昇，低酸素血症(肺基礎疾患がなければ $CO_2$ の蓄積はみられない)などがみられる．真菌の血清診断法である $\beta$-glucan が陽性となる．

表 1 ニューモシスティス肺炎に用いられる薬剤の特徴

| 薬剤 | 薬剤の特徴 | 推奨投与法 | 代替投与法 | 副作用/投与の注意 |
|---|---|---|---|---|
| ST 合剤 | 細菌などにも広いスペクトラム＝合併感染にも有効<br>抗カリニ効果発現が早い<br>安価 | 経口：吸収良好<br>8〜12 錠/日 | 点滴：経口摂取不能例<br>輸液量多い(トリメトプリム 80 mg 当たり輸液 125〜75 ml)必要 | アレルギー様症状(発疹・発熱)，消化器症状，白血球減少，電解質異常(K ↑，Na ↓) |
| ペンタミジン | ST 合剤と副作用が異なる<br>効果発現やや遅い | 点滴：3〜4 mg/kg<br>5% ブドウ糖 250 ml に溶解し 2 時間以上かける(速すぎると低血圧を起こす) | 吸入：300〜600 mg<br>効果不確実なので軽症例や副作用で治療困難例<br>＊筋注は局所の壊死を起こしやすいため不適 | 腎機能障害，膵炎，高血糖→低血糖(膵機能廃絶による)，不整脈，白血球減少，味覚異常や消失 |

## 起炎菌の推定および確定方法

*P. jiroveci* は臨床検査として培養することができないので，呼吸器検体から菌の存在を証明する必要がある．

**1. 塗抹検鏡**

肺胞洗浄液，気管支吸引物，誘発喀痰(3% 高張食塩水を十分吸入し 5 ml 以上の喀出物を採取できた場合)などでは検体の Giemsa 染色(簡易キットとして Diff-Quik が推奨される)により菌体のうち trophozoite が，Grocott 染色または Toluidine Blue-O 染色により cyst が検出される．

**2. 遺伝子検査**

商品化された標準キットはないが，いくつかの研究施設や検査センターで PCR 法による検出が可能である．ただ高感度であるため，特に HIV 感染者の場合，臨床的に顕性の病変となる以前の状態で PCR が陽性となる場合があり，解釈には注意を要する．

## 第一，第二選択抗菌薬(表 1)

第一選択薬は ST 合剤(トリメトプリムとスルファメトキサゾールの合剤)である．抗菌薬としての ST 合剤使用量と比べて大量が必要で，トリメトプリム量として 15 mg/kg/日を分 3〜4 で投与する．第二選択薬はペンタミジンで標準投与量は 4 mg/kg を点滴投与することであるが，重篤な副作用が起こりやすくこれより低用量でも効果はほとんど変わらないので，われわれは 3 mg/kg を推奨している．

## 治療の実際と注意点，アドバイス

明らかな胸部陰影を伴う場合は直ちに BAL などにより検体を採取し，同日治療を開始する．細菌と異なり治療開始後数日以内では虫体を確認できるため，エンピリックに治療を開始した後に診断的アプローチを考慮してもよい．ST 合剤の投与をまず考慮するが，アレルギーや白血球減少などが顕著な場合はペンタミジンを使用する．両剤の併用は行わない．治療開始と同時に副腎皮質ステロイドホルモンをプレドニゾロンとして 60〜80 mg/日で開始する．呼吸不全が強い場合は，最初の 3 日間はメチルプレドニゾロン 500〜1,000 mg によるパルス療法を選択してもよい．これは治療により惹起される過剰な炎症を抑えるためで，よほど軽症例でない限り併用を推奨する．ステロイド使用中に発症した例はパルス療法を考慮する．最初の 7 日間上記量を併用した後は速やかに(5〜7 日ごとに半量とするのを目標)減量し，治療薬終了時点，あるいはそれより早くステロイドが終了するように計画する．

治療薬はいずれも重篤な副作用が発生しやすい

ので，臨床所見を注意深く観察するとともに，週2回以上は臨床検査を施行しモニターする．副作用発現の場合，薬剤の変更や投与ルートの変更を考慮する．ST合剤からペンタミジン点滴または吸入(治療経過が良好の場合)への変更が多く用いられる．

## 投与期間と中止，無効の判定方法

標準治療は3週間(21日間)である．両剤に著しい副作用がみられ継続困難な例を除き，治療効果にかかわらず21日投与するのを原則とする．重症例で効果が不十分な場合1～2週間の延長も考慮されるが，解熱と胸部X線の改善が認められていれば陰影の正常化まで続ける必要はない．

治療効果が明らかとなるのに治療開始から5～7日を要するので，無効の判断はこの時期に行う．発症予防のためST合剤を繰り返し使用された例にST耐性(効果が不十分)となる可能性を示唆する報告がある．

## 発症予防

治療終了後も発症時の免疫不全が持続している場合は，再発予防のための維持治療を行う．ST合剤1～2錠を連日，2錠を週3回，ペンタミジン吸入300 mg 2～4週間ごとなどが推奨される．

# インフルエンザ

本村和嗣・大石和徳・永武　毅

## はじめに

インフルエンザ感染症は世界中で，公衆衛生上，問題になっており，特に冬の寒く乾燥した季節に流行する．国内では，流行規模が小さいときでも100万人の罹患者，大規模になると，500万人に達する．問題になっている原因は，そのウイルスの特性によるものである．インフルエンザは，抗原の不連続性の変異が起きやすく，全く異なる新型ウイルスが原因となる．毎年，流行するウイルスの抗原性は少しずつ変異しているが，数年ごとに，大きく変異したウイルスが出現し世界的に流行する(パンデミック)．その予測はむずかしく，ワクチンの効果が望めない場合もある．抗ウイルス薬はインフルエンザ感染を治癒させる効果と，ワクチン治療の補助的役割を果たすことが期待されている．本邦では，1998年に初めて，抗インフルエンザ薬のアマンタジンが承認されたが，アマンタジンはインフルエンザA型のみに有効であり，耐性ウイルスが出現しやすい点，副作用などの問題があった．2001年からは，インフルエンザA，B型に有効で副作用や耐性ウイルスの出現も少ない，ノイラミニダーゼ阻害薬が承認され，治療の適応が広がった．本稿では，現在発売されている抗インフルエンザ薬についての作用機序と薬物動態，および副作用について比較する[1](表1)．

## 基礎知識

### 1. 臨床症状

インフルエンザウイルスに感染1〜2日後に，急激な38〜39°C台の発熱と鼻汁，鼻閉，咳，喀痰などの臨床症状が出現する．それに加えて，全身倦怠感，咽頭痛，関節痛も出現することがある．小児の場合だと，鼻汁，鼻閉や咽頭痛などの上気道症状が主となり，普通感冒症状と鑑別することがむずかしいことがある．しかも，インフルエンザ脳症を合併することがあり，注意深く，診察することが必要である．高齢者であれば，咳，喀痰などの下気道症状が主症状となることがある．

### 2. 検　査

インフルエンザウイルスの診断のために，以前，ウイルス抗体価を測定していた．また，ウイルス分離やRT-PCRによって診断できるが，診

表1　抗インフルエンザ薬の比較

| | アマンタジン | ザナミビル | オセルタミビル |
|---|---|---|---|
| 1. 対象ウイルス | A型 | A，B型 | A，B型 |
| 2. 作用点 | M2蛋白機能阻害 | ノイラミニダーゼ阻害 | ノイラミニダーゼ阻害 |
| 3. 作用部位 | 消化管より吸収され血行により感染部位へ | 直接感染部位へ | 消化管より吸収され血行により感染部位へ |
| 4. 投与量 | 1日100 mg，1〜2回，5日分 | 1回10 mgを2回，5日分 | 1回75 mgを1日2回，5日分 |
| 5. 投与方法 | 経口 | 吸入 | 経口 |
| 6. 半減期 | 約16時間 | 2時間 | 約5〜7時間 |
| 7. 副作用 | 不整脈，ふらつきなど<br>耐性ウイルス出現 約30% | 嗄声，咽喉乾燥，咽喉刺激感<br>耐性ウイルス出現 ほとんどなし | 嘔吐，食欲不振など<br>耐性ウイルス出現 約1.5%未満 |
| 8. 薬価 | 50 mg；42.60円 | 5 mg；193.40円 | 75 mg；396.30円 |

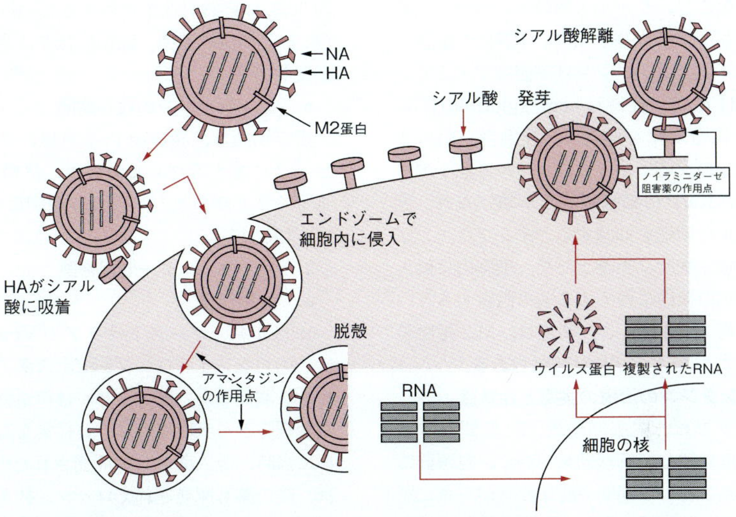


図1 抗インフルエンザ薬の作用機序

断までに時間がかかり，費用もかかり，特別な実験装置が必要である．1999年に酵素免疫法を利用したインフルエンザ迅速診断キット，ディレクティジェンFlu A(日本ベクトン・ディッキンソン社)が発売された．その後，他社からもイムノクロマト法を利用したキットが開発され，現在8種類発売されている．利点は，操作手順が簡単で，検査にかかる時間は15〜20分と短い．短所としては，感度，特異度の問題がある．ウイルス分離やRT-PCRに比べ，検出限界が高く，ウイルス量が$10^5$ pfu/m$l$以上で検出され，臨床検体の種類によって，感度，特異度が異なるという治験結果もある．ただし，これら迅速診断キットの開発のおかげで，外来診察中にリアルタイムでインフルエンザウイルス感染の有無が判定でき，また，抗ウイルス薬も適切に迅速投与できるようになり，日常診療において，非常に強力かつ便利な検査法である．

## 抗ウイルス薬

### 1. アマンタジン

#### a. 作用機序

アマンタジンは，米国でA型インフルエンザ薬として1959年に開発されたが，本邦では，ドーパミン遊離促進薬，抗パーキンソン薬として発売され，脳梗塞後遺症に伴う意欲，自発低下の改善としての効能が認められていた．本邦では，1998年に承認されている．アマンタジンの作用機序はA型インフルエンザウイルスのみに存在するM2蛋白の機能抑制である．インフルエンザウイルスは，弱酸性になると，HAは，気管上皮細胞表面にあるシアル酸と結合し，細胞に吸着を起こし，酸性エンドゾームの形で細胞内にエンドサイトーシスで取り込まれるが，このときM2蛋白はイオンチャンネルとして活性化され水素イオンが流入し，ウイルス内が弱酸性に保たれる．ウイルス粒子内を弱酸性に保つことで，ウイルス

RNAと核蛋白との複合体(RNP)の結合がゆるみ，インフルエンザウイルスのHAは三次高次構造変化を起こし，ウイルス側のエンベロープ蛋白とエンドゾーム膜が融合して，RNPの細胞質放出が起こる．アマンタジンは高濃度でエンドゾーム内のpHを高く維持しhemagglutinin(HA)の三次高次構造変化を抑制し，膜融合を阻害する．また，この反応に伴って，ウイルス粒子内は酸化されず，RNPの細胞質放出が妨げられ，最終的にウイルス増殖を抑制する．インフルエンザウイルスが感受細胞に吸着した後，細胞内に侵入し，感受細胞の核内に侵入する前を阻害するという作用点を持つ(**図1**)．この薬剤は，M2蛋白のないB型インフルエンザには無効である．

**b. アマンタジンの治療の実際と注意点**

アマンタジンは，内服開始後，24時間以内に有効血中濃度に達し，解熱効果が高く，対照群に比較して発熱している期間や臨床症状が有意に短かったという．その薬物動態は，経口投与で消化管から血中に吸収されるが，約60%が24時間，約70%が48時間以内に代謝されずに腎臓より排出される．正常な成人での半減期は11〜15時間であると考えられる．高齢者や腎機能不全者では，副作用に注意して慎重投与が必要である．投与量は8歳未満で，体重1kgあたり，5〜9mgを12時間ごとに投与し，最大投与量は200mg/日である．9歳以上の小児または，成人では，1日に100〜200mgを分2で投与する．このときも最大投与量は200mg/日である．高齢者でも1日に100〜200mgを分2で投与するが，腎機能障害者では，投与間隔を通常より長くおいて投与する．副作用で代表的なものは，中枢神経症状と消化器症状である．具体的に，中枢神経症状で報告されているのは，幻覚，せん妄，興奮，精神不安，めまい，である(表1)．消化器症状では，食欲不振，口渇などがある．それ以外には，悪性症候群，びまん性表在性角膜炎，視力障害，肝機能障害がある．併用薬では，他の抗パーキンソン薬，中枢神経興奮薬で精神神経系副作用が増強する．サイアザイド系の利尿薬の併用でアマンタジンの相互効果があるため，特にサイアザイド系の利尿薬を服用している高齢者に投与するときは，注意が必要である．アマンタジンの投与経過中に約30%に自然耐性を獲得するという報告がある(表1)．治療経過中，臨床症状を注意深く見守る必要がある．

**c. アマンタジンの投与期間**

投与期間は，発病後1〜2日目にウイルス量はピークに達するために発病後，48時間以内に投与することが望ましい．投与期間は3〜5日間である(表1)．

**2. ノイラミニダーゼ阻害薬**

**a. 作用機序**

1993年に，オーストラリアのVon Itzsteinらは，強力なノイラミニダーゼ阻害薬であるザナミビルを開発した．ザナミビルは荷電物質であり，腸管細胞から吸収されにくい性質をもつ．そのために当時，吸入薬として開発された[2]．1998年には，経口薬も開発されてロッシュ社よりオセルタミビルが開発され，動物およびヒトで効果が確かめられている．インフルエンザウイルスは，構造上，表面に，HAとneuraminidase(NA)の2種類の糖蛋白が表面蛋白としてスパイク状に存在する．HAは，気管上皮細胞表面にあるシアル酸と結合し，細胞に吸着するという働きを持つ．一方，NAは，インフルエンザウイルスが宿主細胞内で複製を終えて，細胞外に放出する発芽のときに，細胞表面にあるシアル酸とウイルス側の表面蛋白を切断する働きを持つ．発芽するときは，宿主細胞の表面に存在するシアル酸がウイルス全体を被っており，NAが存在しないと，HAが宿主細胞の表面に凝集して放出できない．アマンタジンが感染初期に作用点をもつ薬剤ならば，ノイラミニアーゼ阻害薬は感染後期，ウイルスの発芽や放出を阻害する感染後期に作用点をもつ薬剤である(**図1**)．また，NAは，A型インフルエンザやB型インフルエンザウイルス両方に存在するために，この2つのウイルス感染症に有効である．

**b. ザナミビルの治療の実際と注意点**

本剤はディスクヘラーとして吸入薬であるために，インフルエンザウイルスの感染・増殖部位である気道に広く，高濃度に分布する．吸入薬であるために，全身への分布量も少なく，血中濃度は最高15%で，血中薬物濃度の半減期は2時間である(表1)．その排泄は，腎臓からであるが，ほとんど未変化体で排出され，腎機能に影響を与えることが少ないために，腎機能不全者でも安心して投与できる．飲み込まれた薬剤は腸管細胞から吸収されにくいために血中濃度を上昇させない．主な副作用は吸入薬に特徴的な口腔，咽喉症状が認められ，具体的には，嗄声，咽喉刺激感，鼻道刺激感，口渇，口内炎，舌あれなどである．耐性ウイルスの頻度は未だ報告されていない．

ウイルスのノイラミニダーゼに対しては，きわめて速い阻害作用を示し，阻害作用には，10秒未満ともいわれている．そのために，抗インフルエンザ活性は，かなり強く，アマンタジンのα-メチル誘導体であるリマンタジンはin vitroでアマンタジンより抗ウイルス活性が強いが，ザナミビルは，このリマンタジンよりも100倍の低濃度でも活性を示している．その臨床効果については，いくつかの海外のstudyが発表している．

**c. ザナミビルの投与期間**

投与方法は吸入薬であるが，一回吸気量が60 m$l$以上であれば，吸入可能である．7歳以上であれば，10 mgを1日2回，5日間吸入器にて使用する．

**d. ザナミビルの臨床効果**

Montoらは，日本を除く，諸外国の症例を集めて有効性を再検討している．その結果は，ザナミビルの投与群が基礎疾患保有例，ハイリスクグループ群，50歳以上の症例において，発熱期間や合併発症率，抗生剤併用も減少していた．Murphyらは，呼吸器基礎疾患(気管支喘息やCOPD)を有する患者群で，ザナミビルの投与群が，症状改善期間が5.5日であったのに対してプラセボ群では7.0日で有意差をもって，症状期間の短縮が認められた．peak respiratory flow rateで呼吸機能を調べても，ザナミビルの投与群がプラセボ群に対して改善が早かった[3]．

**e. オセルタミビルの治療の実際と注意点**

オセルタミビルはザナミビルに次いで開発されたノイラミニダーゼ阻害薬の経口薬である(表1)．プロドラッグで経口で速やかに血中に吸収されると，肝エストラーゼによって，活性物質となる．鼻腔，中耳，肺への組織移行性に優れている．投与後，約3〜4時間後に最高血中濃度に達し，その半減期は7〜8時間である．腎臓から，95%が活性代謝物として排泄されるが，残る5%が未変化体のままで排泄される．そのために，腎機能低下者，主としてクレアチニン・クリアランスが30 m$l$/min以下のもの，または高齢者に投与するときは，投与量に注意する必要がある．抗インフルエンザ活性は，かなり強く，ザナミビルと同等である．アマンタジンに比較して副作用の頻度は低い．報告されているものでは，消化器症状で，食欲不振，胃部不快感，悪心，嘔吐，下痢がある(表1)．ただし，食物とともに内服すると，消化器症状が軽減される．他の副作用の症状では，頭痛，手指のしびれ感，動悸，発汗である．耐性ウイルスの頻度は，アマンタジンと比較して低く，約1.5%未満といわれている．

**f. オセルタミビルの投与期間**

通常，成人に対して，投与量は，1日，150 mgを分2で5日間，投与する．また，小児用にはドライシロップ3%が開発され，体重1 kgあたり66.7 mgを1日2回投与する．

**g. オセルタミビルの臨床効果**

Treanorらは，米国における二重盲検試験で，その有効性を報告した．18〜65歳の健常成人，627症例のうち，インフルエンザウイルス感染が確認された374症例について，オセルタミビル，75 mgを1日2回投与群，オセルタミビル，150 mgを1日2回投与群，プラセボ群の3群に分けて，平均有症期間，合併症，抗生剤の投与などを調べた．平均有症期間は，プラセボ群が103時間であったのに対して，オセルタミビル，75 mg群が71.5時間，オセルタミビル，150 mg群が69.9時間で有意に減少していた．合併症，抗生剤の投与例についても，オセルタミビル投与群がプラセボ群に対して，有意に減少していた[4]．予防効果を調べる報告では，Haydenらが，1997〜1998年に米国において，健常成人，1,559症例を調べている．オセルタミビル，75 mgを1日1回投与群，オセルタミビル，75 mg を 1 日 2 回投与群，プラセボ群の 3 群に分けて，インフルエンザ発症率を調べている．発症率は，プラセボ群が 4.8% であったのに対して，オセルタミビル，75 mg 群が 1.2%，オセルタミビル，150 mg 群が 1.3% で実薬群が有意に発症率を低下させていた[5]．

## 文 献

1) 松本慶蔵ほか：インフルエンザのすべて，株式会社メド・コム，p.110, 2000
2) Von Itzstein, M. et al.：Rational design of protein sialidase-based inhibition of influenza virus replication. Nature **363**：418-423, 1993
3) Monto, A. S. et al.：Zanamivir in the prevention of influenza among healthy adults：a randomised controlled trial. JAMA **282**：31-35, 1999
4) Treanor, J. J. et al.：Efficacy and safety of the oral neuraminidase inhibitor oseltamivir in treating acute influenza：a randomized trial. US oral neuraminidase study group. JAMA **282**：1016-1024, 2000
5) Hayden, F. G. et al.：Use of the selective oral neuraminidase inhibitor oseltamivir to prevent influenza. N Engl J Med **341**：1336-1343, 1999

# 百日咳

加藤達夫・徳竹忠臣・松宮千春・本庄綾子・勝田友博

## はじめに

百日咳の治療を行うにあたっては，百日咳発生のメカニズムを理解しておく必要がある．

## 百日咳発症の機序

百日咳の治療，ことに化学療法を考えるには百日咳発症の病態生理についての知識が必要である．百日咳菌(*Bordetella pertussis*)の菌体成分のうち，百日咳発症に関係が深いと考えられている因子は，菌体表面の線毛状物質 filamentous hemagglutinin(F-HA)および，百日咳毒素 pertussis toxin(PT)の両者が主なものである．これに加え，agglutinogen 2，96 KD outermembrane protein なども発症に何らかの働きをしているのではないかと考えられている．

百日咳の発症には大別すると二つの段階がある．まず気道から体内に侵入した百日咳菌は気管支上皮細胞上の cilia に付着する．この付着の際 F-HA や agglutinogen 2 が線毛にからむようにして働くと考えられる．付着した菌体は局所で増殖し，いくつかの生物学的活性物質を放出する．このうちの代表的物質が PT である．百日咳特有の咳嗽発作の生ずる原因は明らかではないが，菌そのものによる炎症の結果ではなく，菌付着による気管支上皮細胞の ciliostasis やその崩壊，PT による中枢性咳嗽などが原因として推察される．

表 1 *Bordetella pertussis* 感受性結果(μg/ml)

| No. | ABPC | AMPC | CCL | CFDN | CPDX | CFTM | CDTR | EM | CAM | RXM |
|---|---|---|---|---|---|---|---|---|---|---|
| 1 | 0.20 | 0.39 | 12.5 | 12.5 | 12.5 | 1.56 | 0.20 | ≦0.025 | 0.10 | 0.10 |
| 2 | 0.20 | 0.39 | 12.5 | 12.5 | 12.5 | 1.56 | 0.20 | 0.05 | 0.05 | 0.10 |
| 3 | 0.20 | 0.39 | 12.5 | 12.5 | 12.5 | 1.56 | 0.20 | 0.05 | 0.05 | 0.10 |
| 4 | 0.20 | 0.39 | 12.5 | 12.5 | 12.5 | 1.56 | 0.20 | ≦0.025 | 0.05 | 0.10 |
| 5 | 0.20 | 0.39 | 12.5 | 12.5 | 12.5 | 1.56 | 0.20 | 0.05 | ≦0.025 | 0.10 |
| 6 | 0.20 | 0.39 | 12.5 | 12.5 | 12.5 | 1.56 | 0.20 | 0.05 | 0.05 | 0.10 |
| 7 | 0.10 | 0.20 | 6.25 | 12.5 | 6.25 | 1.56 | 0.20 | 0.05 | 0.10 | 0.10 |
| 8 | 0.20 | 0.20 | 6.25 | 12.5 | 6.25 | 1.56 | 0.20 | 0.05 | 0.10 | 0.10 |
| 9 | 0.20 | 0.39 | 12.5 | 12.5 | 6.25 | 1.56 | 0.20 | ≦0.025 | 0.05 | 0.05 |
| 10 | 0.20 | 0.39 | 12.5 | 12.5 | 12.5 | 1.56 | 0.20 | ≦0.025 | ≦0.025 | 0.10 |
| 11 | 0.20 | 0.20 | 12.5 | 12.5 | 12.5 | 1.56 | 0.20 | ≦0.025 | ≦0.025 | ≦0.025 |
| 12 | 0.20 | 0.39 | 12.5 | 12.5 | 12.5 | 1.56 | 0.20 | ≦0.025 | 0.05 | 0.10 |
| 13 | 0.20 | 0.39 | 25 | 12.5 | 12.5 | 1.56 | 0.39 | ≦0.025 | ≦0.025 | ≦0.025 |
| 14 | 0.20 | 0.39 | 25 | 12.5 | 12.5 | 1.56 | 0.39 | ≦0.025 | ≦0.025 | ≦0.025 |
| 15 | 0.20 | 0.39 | 12.5 | 12.5 | 12.5 | 1.56 | 0.39 | ≦0.025 | ≦0.025 | ≦0.025 |
| 16 | 0.20 | 0.39 | 25 | 12.5 | 12.5 | 1.56 | 0.39 | ≦0.025 | ≦0.025 | ≦0.025 |
| 17 | 0.20 | 0.20 | 12.5 | 12.5 | 12.5 | 1.56 | 0.20 | ≦0.025 | ≦0.025 | ≦0.025 |
| 18 | 0.20 | 0.39 | 25 | 12.5 | 12.5 | 1.56 | 0.39 | ≦0.025 | ≦0.025 | ≦0.025 |
| 19 | 0.20 | 0.20 | 12.5 | 25 | 12.5 | 1.56 | 0.20 | ≦0.025 | ≦0.025 | 0.10 |
| 20 | 0.20 | 0.20 | 25 | 12.5 | 12.5 | 1.56 | 0.20 | ≦0.025 | ≦0.025 | 0.05 |

Medium：Bordet-Gengou agar base(Difco)＋Glycerol＋15% horse blood (聖マリアンナ医科大学小児科)
Inoculum size：$10^6$CFU/ml，35℃，48 hs

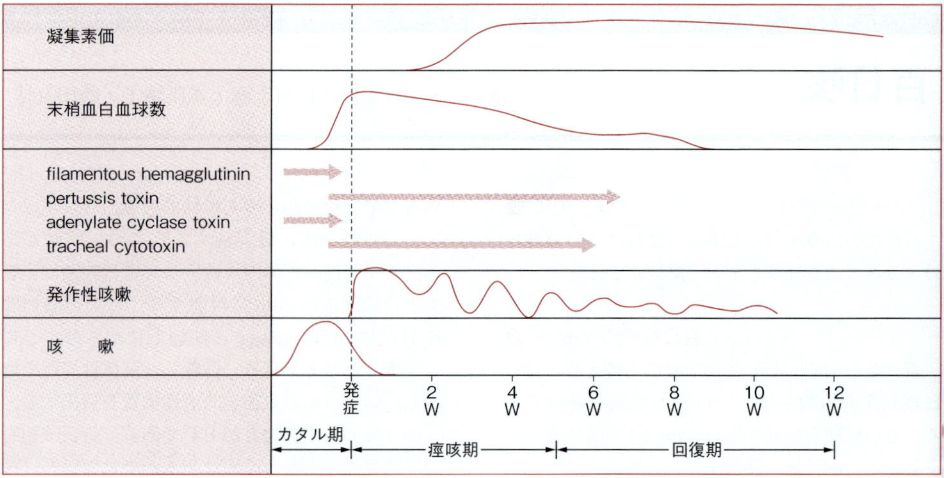


図1　百日咳の臨床経過(聖マリアンナ医科大学小児科)

## 治　療

### 1. 百日咳菌の培養

百日咳が疑われた場合，鼻咽頭から百日咳菌の培養を行うことが望ましい．培養には腰の軟らかいネーザルスワブ(Medical Wine and Equipment 社製)を用い，生食で先端を浸した後，鼻腔から咽頭に向かって出し入れし，これを検体とする．検査伝票には必ず百日咳菌検出目的と書く．検査室ではこれを Bordet-Gengou 培地または Cyclodextrin Sodium(CSM)培地に培養する．3 日目に百日咳菌が検出される．

### 2. 抗生物質療法

百日咳発症の機序を考えるとすでに典型的な症状が出現してからは，有効と思われる抗生物質を投与しても症状は改善されないはずである．Bass, J. B. らは百日咳菌を検出できた患者の痙咳期にアンピシリン，オキシテトラサイクリン，クロラムフェニコール，エリスロマイシンを投与し，投与群と非投与群について臨床効果の有無について比較している．臨床症状はすでに典型的な症状出現後の投与では両者に有意の差はなく，この時期での抗生物質の dramatic な治療効果は期待できないことを示している．しかし排菌効果をみるとエリスロマイシンでは平均 0.6 日，オキシテトラサイクリンでは 2.7 日，クロラムフェニコールでは 3.4 日とされ，適切な抗生物質の使用は除菌効果が著しくよく，これらの使用は周囲への伝染源を断つという意味で有用と考えられる．

筆者の経験では百日咳菌 18,323 株に対する各種抗生物質の MIC はラタモキセフ≧0.05，アンピシリン 0.1，トブラマイシン 0.78，ミノサイクリン 0.1，セファクロール 3.13，エリスロマイシン 0.1 μg/m$l$ であった．一般的には適応疾患に保険の適用あるエリスロマイシンを 50 mg/kg/day，14 日間投与するが，現在百日咳に唯一保険適用があるマクロライド薬はクラリスロマイシンである．10 mg/kg/day を 14 日間投与する．**表 1** に筆者らの経験した百日咳の菌感受性結果を示す．百日咳の抗菌療法で特に大切なことは家庭内感染で，感染率は 50% 以上に達するため，患者の家族にワクチン未接種者がいた場合，ただちに抗菌薬を使用する．適切な使用により数日後の検査でほとんど除菌される．セフェム系ではセフジトレン・ピボキシルのみが健保適用であるが，MIC，除菌効果ともにマクロライドに比べ劣る．自験例を**図 2** に示す．マクロライドはクラリスロ

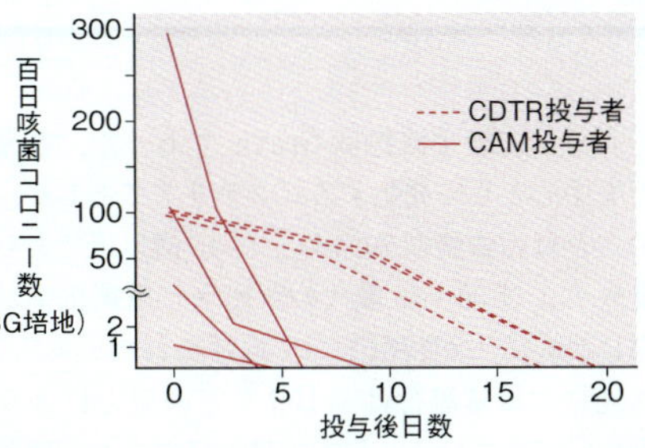


図2　百日咳菌に対する除菌効果―CAMとCDTRの比較―(聖マリアンナ医科大学小児科)

マイシンとして10 mg/kg/dayを必ず2週間投与する．重症入院患児にはラタモキセフなど第3世代のセフェム系抗生剤やPIPCの静注が有効である．

### 文　献


1) Pittman, M.：The concept of pertussis as a toxin mediated disease. Pediatr Infect Dis **3**：467-486, 1984
2) 加藤達夫：予防接種の問題点．治療 **68**：3-10, 1986
3) James, W. B.：Susceptibility of *Bordetella pertussis* to nine antimicrobial agents. Am J Dis Child **117**：276-280, 1969
4) Sethol, F. B. et al.：Erythromycin in the treatment of pertussis. Pediatr Infect Dis **6**：458-461, 1987
5) James, W. B.：Pertussis current status of prevention and treatment. Pediatr Infect Dis **4**：614-619, 1985
6) 加藤達夫：百日咳．日本臨牀 **49** 増刊号：641-642, 1991
7) 加藤達夫：百日咳．クリニカ **24**：57-60, 1997

# ジフテリア

中尾浩史

## はじめに

ジフテリア diphtheria は感染部位により咽頭，喉頭，鼻，皮膚ジフテリアに分類される．細菌性疾患のなかでも潜伏期が最も短いものの一つであり，適切な処置がされない場合の致死率は高い．1999 年 4 月施行の感染症新法では第 2 類に分類されており，直ちに保健所長を経由して都道府県知事に届け出ることおよび第二種以上の感染症指定医療機関において状況に応じて入院させる必要がある．

## 基礎知識

### 1. 臨床細菌学

ジフテリア菌 *Corynebacterium diphtheriae* は 0.5〜1.0×2.0〜6.0 μm のグラム陽性の棍棒状の好気性，または通性嫌気性桿菌で，芽胞・鞭毛・莢膜を欠く．菌の染色性に不規則な濃淡があり，Neisser 法などの染色法により，よく染まる顆粒(異染小体)が認められ，菌の鑑別，同定上役立つ．

### 2. 疫学

ヒトは自然界において唯一のジフテリア菌宿主であり，ジフテリア感染者，または不顕性キャリアの飛沫を吸引，接触することによって感染する．ジフテリアは毒素産生性のジフテリアによって引き起こされるが，まれに毒素産生性の *C. ulcerans* や *C. pseudotuberculosis* によることもある．1940〜50 年代よりジフテリアトキソイドワクチンが使用された結果，先進諸国ではまれになってきており，ワクチン接種率によっても異なるが，世界のほとんどの国において散発的，小規模，かつ断続的になってきていた．しかし，1990 年ごろよりロシアを中心としたジフテリアの再流行は 1994 年末には全 15 の旧ソビエト連邦諸国に広がった．*C. diphtheriae* は 3 つの型(Gravis, Imtermedius, Mitis)に分類されるが，このときのロシアでの主流株は Gravis であった．本来小児を中心として発生するジフテリアであるが，このときは報告例の 70% 以上が 15 歳以上であり，乳児および 30〜40 歳代の致死率と重篤化率が非常に高いことが特徴としてあげられている[1]．旧ソ連における流行は WHO などの努力により鎮静化してきている．日本では，ワクチン接種開始後激減しており，1991〜2000 年の 10 年間では 21 人(うち死亡 2)であった[2]．しかし，ジフテリアには輸入例も報告されており，日本でも引き続き注意が必要である．皮膚ジフテリアは主に熱帯域において起こっているが，1996 年アメリカ合衆国において報告されているように過去報告例がある地域では温帯域でも注意が必要である．

### 3. 臨床症状

最初の症状は比較的非特異的で不快感，微熱，咽頭炎，食欲減退などであり，軽症のまま経過することもあるが，感染が喉から喉頭や気管に広がると喉頭ジフテリアを起こし，「ジフテリア偽膜」と呼ばれる灰色の膜を喉に形成し始める．偽膜が部分的または完全に気管を閉塞することもあり，挿管や気管切開が必要になることもある．さらに進行すると頸部に高度の浮腫 bull neck や咀嚼困難，麻痺，昏睡，死を起こす．死因は病初期に起こる窒息と第 2〜3 週にみられる心不全が大部分を占める．幼児では肺炎で死亡した例もある．

## 起炎菌の推定および確定法

ジフテリアの特徴である「ジフテリア偽膜」はフィブリンとバクテリア，炎症を起こした細胞からなる．典型的な場合は口蓋扁桃や軟口蓋などに健康部との境界が比較的明瞭な発赤と灰白色の偽膜をみる．偽膜は下層の組織に付着しており，取り除こうとすると出血する．この特徴はジフテリアの診断にとても有用である．なぜなら，他の感染症の偽膜は付着性ではないため容易に区別できる．咽頭ジフテリアにおいては犬吠様咳嗽があり，嗄れ声，発熱高度，咽頭直達鏡検査で声門，声門下腔に偽膜があれば確実である．

確定診断には菌の検出が必要であるが，分離に特別な選択培地を必要とするため，細菌学的に確定できないことも多い．また，塗抹標本の染色による細菌の検査でも菌はみつけにくく，確実性は低い．患者検体(咽頭拭い液，偽膜など)から直接PCRによる方法も報告されているが[3]，国内では行える検査機関が限定されている．

## 第一，第二選択抗生物質 ■

前述したようにジフテリアは迅速かつ適切な処置が必要である．ジフテリア毒素によって引き起こされるため，その治療には抗生物質よりも抗毒素投与を第一とし，補助的にエリスロマイシンかアンピシリンを投与する．また，患者家族または医療従事者など感染する危険性が高いヒトに対して予防的にこれらの抗生物質を投与する．

## 治療の実際と注意点，アドバイス ■

ジフテリアは早期診断と早期の抗毒素血清による治療が患者救命の最重要項目である．前述したように確定診断にはジフテリア菌の検出が必要であるが，細菌学的検査には時間を必要とするため，臨床像によりジフテリアと診断された場合には菌の検査と並行してできるだけ早期に抗毒素療法を行うことが必要である．ただし，抗毒素を用いる前にウマ血清過敏症試験を行い，必要なら除感作処置を行う．アナフィラキシー様ショックに備えてノルエピネフリン，抗ヒスタミン薬などを用意しておく．重症患者には気管切開などの処置が必要となる場合もある．

**投与例**

ジフテリアウマ抗毒素：なるべく早期に以下の量を数回に分けて筋肉内(皮下)または静脈内にゆっくり時間をかけて注射するか，生理食塩水などで希釈して点滴静注する．症状が軽減しないときにはさらに5,000～10,000 U を追加注射する．

軽症
　5,000～10,000 U
中等症
　10,000～20,000 U
重症または悪性
　20,000～50,000 U

抗生物質に関しては1日量を3～4回に分服する．

エリスロマイシン：40 mg/kg/day
　最大1日用量 2 g/day
ペニシリンG：
　体重10 kg 以下　300,000 U/day 皮下
　体重10 kg 以上　600,000 U/day 皮下
接触者への予防投薬(米国)
エリスロマイシン：
　小児　40 mg/kg/day(7～10日間)
　成人　1 g/day(7～10日間)
benzathine PCG：
　6歳以下　600,000 U
　6歳以上　1,200,000 U

ジフテリアによる心不全は扁桃の変化がほとんど治癒しジフテリアの諸症状がだいたい消失した第2～3病週に起こることに注意すべきである．安静臥床が重要で，病初期より経過を追って血圧を調べ，心電図を検査することが必要である．

注：抗ジフテリア毒素はジフテリア患者が激減しているため，メーカーが採算性の面から血清の製造を中止しており，国有ワクチンとなっている．

## 投与期間と中止，無効の判定 ■

抗生物質は1週間くらい連用する．抗毒素の治療効果の発現は早い．偽膜は開始後1～2日経つと剝がれやすくなり，剝がれた塊が気管に詰まって急に窒息することもあるので注意する．

**文　献**

1) Markova, S.：Diphtheria incidence in Russia in 1993. Monthly Inform Bull(Moscow) no. 11/20, 1994
2) 国立感染症研究所：ジフテリア．IDWR：2002-2014, 2002
3) Nakao, H. T.：Popovic：Development of a direct PCR assay for detection of the diphtheria toxin gene. J Clin Microbiol **35**：1651-1655, 1997

# 肺膿瘍, 嚥下性肺炎

櫃田 豊・井岸 正・安田和人

## はじめに

肺膿瘍と嚥下性肺炎は定義上やや異なる疾患であるが, それらの多くが口腔およびその近傍の常在細菌を起炎菌とするなど共通点も多い. 抗菌薬の選択と使用という点でみると, 両者には本質的な差はない.

## 基礎知識

### 1. 病 態

肺膿瘍は細菌を主体とする微生物による肺実質の壊死と定義される[1]. 壊死部にはしばしば空洞が形成され, 空洞内にはときに膿の貯留がみられる. 感染経路としては, 口腔や鼻咽頭の分泌物などを誤嚥することによる常在細菌の経気道感染が最も多い[2].

嚥下性肺炎は食物や飲料または口腔内分泌物や胃内容物を誤嚥することにより生じる肺の状態と定義される[3]. その多くは誤嚥物に混入した常在細菌による細菌性肺炎の型を取る. 経過中に空洞が出現する例も少なくない(症例を参照).

### 2. 発症要因

**表 1** に示すように, ① 口腔内不衛生(肺内に侵入する細菌数が増加する), ② 誤嚥防止機能の障害(細菌の肺内への侵入を容易にする), ③ 局所性および全身性免疫能低下(肺内に侵入した細菌の定着, 増殖を許す)などがあげられる.

表 1 肺膿瘍, 嚥下性肺炎の発症要因

| | | |
|---|---|---|
| 1. 口腔内不衛生 | | |
| | 歯肉炎, 歯周囲炎など | |
| 2. 誤嚥防止機能の障害 | | |
| | 意識障害 | |
| | | アルコール中毒症, てんかん, 脳血管障害, 頭部外傷, 全身麻酔, 薬剤の過量投与など |
| | 嚥下障害 | |
| | | 食道疾患(狭窄, 癌, 憩室), 気管食道瘻, 噴門括約筋機能不全など |
| | 胃食道逆流 | |
| | 神経疾患 | |
| | | 多発性硬化症, パーキンソン病, 重症筋無力症, 偽性球麻痺など |
| | 機械的障害 | |
| | | 経鼻胃チューブ, 気管内挿管, 気管切開, 上部消化管内視鏡など |
| | 頻回の嘔吐 | |
| | 咽頭麻酔 | |
| 3. 免疫能低下 | | |
| | 局所性 | |
| | | 慢性気管支炎, 気管支拡張, 気腫性嚢胞 |
| | 全身性 | |
| | | 糖尿病, 肝硬変, 腎不全, 癌など |

### 3. 症 状

典型的には, むせや嘔吐などの誤嚥のエピソードがあり, その1〜2日後に発熱, 咳嗽, 喀痰, 胸痛などが出現する. 一方, 自覚症状のない誤嚥, すなわち不顕性誤嚥 silent aspiration により, 慢性, 潜伏性に発症する例も少なくない. 頻度としては後者の方が多いとされている[4].

### 4. 検査所見

血液検査では核左方移動を伴った白血球増多, CRP 陽性, 赤沈亢進がみられる. 肺膿瘍の X 線学的特徴はときに気液界面を伴う空洞様陰影であり, 嚥下性肺炎の場合は浸潤影である. 両者ともに重力依存性に上下葉背側に好発する.

### 5. 診 断

発症要因, 症状, 検査所見より総合的に診断する. 肺膿瘍では肺癌との鑑別が問題となる場合がある.

## 起炎菌の推定および確定法

口腔内の細菌叢を反映し, 嫌気性菌の単独感染または嫌気性菌と好気性菌の混合感染が多い. 主要な起炎菌は, 嫌気性菌ではペプトコッカス属,

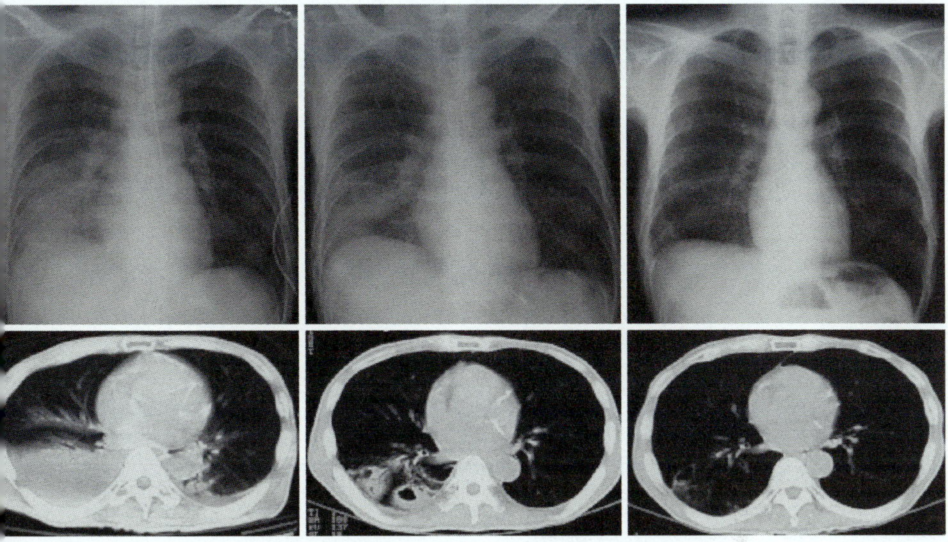

a　b　c

**図 1　症例の胸部 X 線写真（上段）と胸部 CT 写真（下段）**
a 入院時，b 第 11 病日，c 第 30 病日

ペプトストレプトコッカス属，フソバクテリウム属，バクテロイデス属などであり，好気性菌では肺炎球菌，黄色ブドウ球菌，緑膿菌，大腸菌などである．

悪臭を伴う喀痰は嫌気性菌感染を疑うきっかけとなる．口腔内細菌が混入するため，喀痰の塗抹・培養検査は起炎菌の検出には適さない．起炎菌を確定するためには経気管吸引法，気管支鏡下無菌的擦過法あるいは経皮肺穿刺で得られた材料を嫌気的に培養する必要がある．

## 第一，第二選択抗生物質・抗菌薬 ■

まず，嫌気性菌と好気性菌の混合感染を想定して empiric therapy を開始する．βラクタマーゼ阻害剤配合ペニシリン系薬，カルバペネム系薬，第 3 世代セフェム系薬＋カルバペネム系薬のいずれかにクリンダマイシンを組み合わせて用いる[5]．起炎菌が確定すれば，必要に応じて感受性のある薬剤に変更する．

## 治療の実際と注意点 ■

抗菌薬は 2 剤以上の併用，静脈内投与を原則とする．

処方例

1）ユナシン S™ 1 回 3.0 g を 1 日 2 回点滴静注

2）カルベニン™ 1 回 0.5〜1.0 g を 1 日 2 回点滴静注

3）ダラシン S™ 1 回 300〜600 mg を 1 日 2 回点滴静注

1），2）のいずれかと 3）を併用する．

高齢者の場合は投与量の調節を必要とする（詳細は高齢者の項 447 頁を参照）．また，やむなく長期投与に至った場合には，菌交代症，特にメチシリン耐性黄色ブドウ球菌の出現に注意する．

## 投与期間と中止，無効の判定法 ■

抗菌薬投与 3 日後に，症状と CRP により効果判定を行う．有効なら続行，無効ならば他剤に変更する．投与期間は 7〜10 日を目途にし，CRP

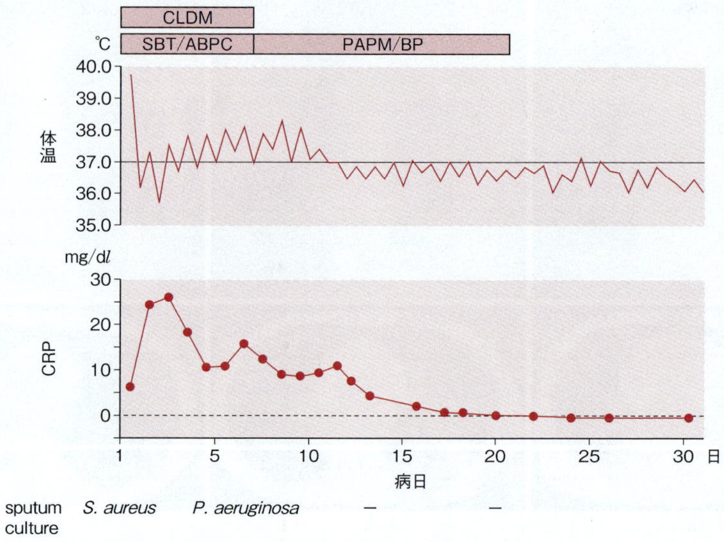


図2 症例の経過

が陰性化すれば投与を中止する．X線所見はかなり遅れて改善するため投与中止の指標とすべきでない．

## 症 例

嚥下性肺炎から肺膿瘍に移行した例．57歳，男性．脳梗塞後遺症．経腸栄養剤を服用中に激しく咳き込み，その後より呼吸困難，喘鳴が出現した．近医にて嚥下性肺炎と診断され当院に紹介となった．入院時，39.8℃の発熱を認め，CRP 25.1 mg/d$l$，白血球数25,000/$\mu l$であった．X線所見(**図1a**)では右下葉を中心に浸潤影がみられた．直ちにユナシンS™ 6 g/日，ダラシンS™ 1,200 mg/日で治療を開始した．喀痰培養では黄色ブドウ球菌が検出された．その後，自覚症状は改善しCRPも低下傾向にあったが，第6病日ごろより再び体温の上昇，CRPの増悪がみられた．喀痰培養にて緑膿菌が検出されたため菌交代症と診断し，カルベニン1 g/日に変更した(**図2**)．第11病日のX線所見(**図1b**)では右下葉に多発性の空洞様陰影がみられ，肺化膿症への移行が考えられた．以後は順調に経過し，第23病日にはCRPが陰性化したため抗菌薬は中止した(図2)．第30病日のX線所見(**図1c**)では右下葉に嚢胞様陰影を残すのみとなり，退院となった．

## 文 献

1) Bartlett, J. G.：Lung abscess and necrotizing pneumonia. Infectious Diseases, Gorbach, S. L et al. eds., W. B. Saunders, Philadelphia, pp.518-521, 1992
2) 磯沼 弘，渡邊一巧：肺化膿症，肺膿瘍．別冊日本臨牀，領域別症候群 3, p.44-46, 1994
3) Bartlett, J. G.：Aspiration pneumonia. Infectious Diseases, Gorbach, S. L. et al. eds, W. B Saunders, Philadelphia, pp.512-517, 1992
4) 板橋 繁：誤嚥性肺炎．呼吸器疾患，清水喜八郎ほか編，臨床医薬研究会，東京，pp.29-34, 2002
5) 日本呼吸器学会呼吸器感染症に関するガイドライン作成委員会：成人院内肺炎の基本的考え方．日本呼吸器学会，東京，pp.47-48, 2002

# 胸膜炎，膿胸

小林 誠

## はじめに

胸水は肺を包む臓側胸膜と肋骨，肋間筋の作る胸壁と縦隔を裏打ちする壁側胸膜とが作る胸膜腔に何らかの機序で液性成分が貯留する状態をいう．正常でも10 m$l$程度の胸水が存在し，胸膜面の潤滑作用を有する．正常では胸水は壁側胸膜から産生され臓側胸膜から吸収される．胸膜炎，すなわち炎症や悪性腫瘍の浸潤などに合併する浸出性胸水は毛細血管の透過性が亢進する結果，生じるものである．胸水の産生がリンパ管などからの吸収・排出を上回る場合に胸水の量が増加し，患側肺の圧迫・虚脱をきたして拘束性換気障害を呈するに至り，患者は呼吸困難をきたす．

## 基礎知識

### 1. 臨床所見

胸膜炎の自覚症状として咳，胸痛，呼吸困難，発熱がみられる．咳や胸痛は深吸気時や体動時などに増強することがある．

理学的所見としては，打診では胸水貯留部に一致して濁音を呈し，聴診では少量なら胸膜摩擦音が聴取されるが，大量貯留では呼吸音や声音振盪の減弱・消失をきたす．また患側を下にした体位をとりやすい．

### 2. 画像診断

立位胸部X線上肋骨横隔膜角 costophrenic angle の鈍化・消失をきたす．本所見を呈するには胸水が150 m$l$を超えなければならない．胸水がさらに増加すると外側に向かって上昇する不透明な均等影が形成される．特殊な場合として横隔膜の挙上のみの所見を呈する肺下胸水 subpulmonic pleural effusion やうっ血性心不全のときに葉間胸水が貯留し腫瘤様陰影を呈し，利尿がつくと同時に消失する所謂 vanishing tumor が知られている．患側を下にした側臥位正面像が微量の胸水検出によいが，CTが普及した現在は撮影される機会が減少している．胸部CTでは通常背臥位で撮影されるため背部に弓なり状に胸水が溜まり，少量の貯留も検出可能である．超音波検査も少量の胸水の検出に適しており，特に胸腔穿刺の場合の穿刺部位の位置決めに有用である．

表1 胸水の鑑別

| 検査 | 漏出液 | 浸出液 |
|---|---|---|
| 蛋白(g/d$l$) | <3 | >3 |
| 蛋白比(胸水/血清) | <0.5 | >0.5 |
| 胸水LDH/血清正常上限のLDH | <2/3 | >2/3 |
| LDH比(胸水/血清) | <0.6 | >0.6 |

### 3. 鑑別診断

胸水が確認できたら，胸水を採取しその性状を把握し，漏出液か浸出液かの鑑別を行うことがまず先決である．Lightの基準を参考として[1,3]，(1) 胸水の蛋白>3 g/d$l$，(2) 胸水/血清蛋白比>0.5，(3) 胸水LDH>血清LDHの正常上限値の2/3，(4) 胸水中LDH/血清LDH>0.6のうちいずれか1項目を満たせば浸出液と判断してよい(**表1**)．

漏出性胸水の場合は心不全，低蛋白血症を呈しやすい肝硬変，ネフローゼ症候群によることが多い．また胸水と血清アルブミン値の差が1.2 g/d$l$以上であれば漏出液の可能性が高いといわれている．下肢浮腫と両側性胸水があれば心不全が考えやすい．

浸出性胸水は**表2**に示す多岐の疾患できたす[3]．鑑別診断には一般胸腔穿刺液検査(性状，pH，蛋白濃度，総細胞数，細胞分画)，胸水LDH，糖，胸水細胞診，胸水塗抹・培養(一般好気性菌，嫌気性菌，真菌，抗酸菌)，胸水中ADA値は必須である．場合により胸水結核菌PCR検査，胸水アミラーゼ，腫瘍マーカー，RA

表2 浸出性胸膜炎の分類

| | |
|---|---|
| 1. 肺炎随伴性胸膜炎，膿胸 | 好中球優位，胸水塗抹・培養で細菌検出 |
| 2. 結核性胸膜炎 | リンパ球優位，ADA 高値，ツ反陽性，胸水培養，PCR で抗酸菌陽性(低率)，胸膜生検で乾酪壊死性肉芽腫(＋) |
| 3. 癌性胸膜炎(原発性あるいは転移性肺癌) | 胸水細胞診，胸膜生検で悪性細胞検出 CEA，Cyfra，あるいは proGRP などが高値 転移癌の場合他の腫瘍マーカーの上昇 |
| 4. 膠原病関連胸膜炎 | リンパ球あるいは好中球優位 RA 因子など自己抗体陽性，関節症状 |
| 5. 膵臓炎 | 主に左側，好中球増加，アミラーゼ高値 |
| 6. 肺梗塞 | 血性，好中球増加，肺血流シンチ陽性 |
| 7. 横隔膜下膿瘍 | 主に右側，好中球増多 腹部臓器の化膿性病変 |

(文献 3) より改変)

因子など自己抗体の測定が追加される．またコープ針による経皮的胸膜生検の診断率は50％程度といわれ，最近ではVATS(video-assisted thoracoscopic surgery)による胸膜生検が主流となりつつある．

## 治療の実際

日常臨床で遭遇しやすい肺炎随伴性胸膜炎・膿胸，結核性胸膜炎，癌性胸膜炎の順で診断と治療について述べる(**表3**)．

表3 胸膜炎の治療

1. 肺炎随伴性胸膜炎
　パンスポリン注
　　1回2g 1日2回 点滴静注または
　ユナシンS注
　　1回3g 1日2回 点滴静注または
　セフメタゾン注
　　1回2g 1日2回 点滴静注または
チエナム，カルベニンあるいはメロペン 1回0.5g 1日2回 点滴静注
嫌気性菌の関与がある場合は上記の1剤に下記を追加
　ダラシンS注
　　1回600mg 1日2回 点滴静注
マイコプラズマ，クラミジア肺炎の場合は
　ミノマイシン注
　　1回100mg 1日2回 点滴静注
レジオネラ肺炎の場合は
　エリスロシン注
　　1回1g 1日2回 点滴静注
　(点滴は2時間以上かけて)
　あるいは
　シプロキサン注
　　1回600mg 1日2回 点滴静注
　(点滴は1時間以上かけて)

2. 結核性胸膜炎
　イスコチン(INH)　400mg
　リファジン(RFP)　450mg
　エサンブトール(EB)　750mg
　の3剤を6〜9月間継続
塗抹陽性，培養陽性など活動性の高い場合は
　ピラマイド末 1.2g 朝1回経口投与(当初の2ヵ月間)を加えて4剤併用とする

3. 癌性胸膜炎(胸膜癒着術あるいは胸腔内化学療法[4])
　1) ピシバニール10KE＋アドリアシン40mg＋生理食塩水100ml
　(ピシバニールはテストが必要)
　2) ミノマイシン200mg＋生理食塩水100ml
　3) シスプラチン25mg＋注射用蒸留水500ml[4]

### 1. 肺炎随伴性胸膜炎，膿胸

細菌性肺炎に随伴することがほとんどで肺炎随伴性胸膜炎のかたちをとる．肺炎の起炎菌を抗生物質により治療することが基本である．起炎菌としては肺炎球菌，インフルエンザ菌，肺炎桿菌(クレブシエラ)，レジオネラ菌(まれ)など種々の細菌が関与する．また嫌気性菌(バクテロイデスやペプトストレプトコッカス)感染の可能性を念頭におく．培養結果がでるまではエンピリック・セラピーを開始する．

抗菌薬の選択は第2ないし第3世代セファロスポリン系抗生物質か，βラクタム系抗生物質とβラクタマーゼ阻害薬の合剤，あるいはカルバペネム系抗生物質が選択される．特にカルバペネムは嫌気性菌もカバーするので起炎菌不明の場合推奨しうる．嫌気性菌にはクリンダマイシン注射薬が投与される．非定型肺炎ではマイコプラズマやクラミジアに対してはマクロライド系経口薬かミノマイシン(経口あるいは注射薬)が，またレジオネラ肺炎にはエリスロマイシンやニューキノロン注射薬(シプロキサン)が推奨される．

経過が遷延したり，宿主状況が悪くて抗生物質

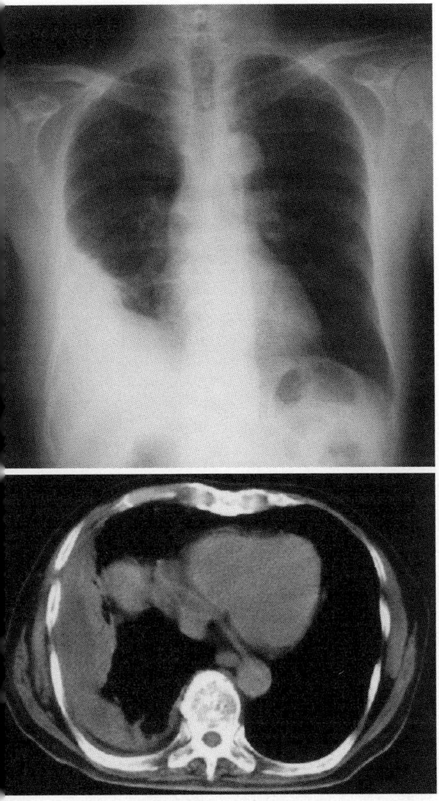

図1　症例75歳，男性
主訴：発熱，胸部異常陰影，診断：膿胸，胸水培養：*Streptococcus milleri*（＋）．
治療：セフメタゾン1回2g 1日2回で治癒．

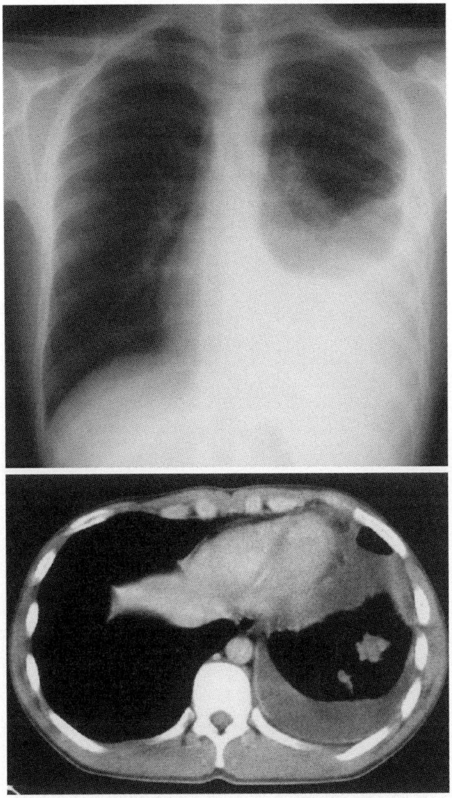


図2　症例20歳，男性，結核性胸膜炎
主訴：発熱，胸痛，診断：喀痰培養で結核菌3コロニー（＋）．
治療：INH，RFP，EBの3剤併用でドレナージせず治癒．

が奏効しないときは合併症として膿胸に移行する．一般的に嫌気性菌の単独あるいは混合感染が多い．DICを併発する場合がある．

胸水の性状が，(1) 肉眼的に膿性，(2) 細菌塗抹検査が陽性，(3) 胸水グルコース値＜40 mg/dl，(4) 胸水pH＜7.0のうちいずれかに該当すれば胸腔ドレナージの適応である[2,3]．CTや超音波検査で膿胸腔の多房化が認められれば複数のチューブ挿入をしたり，胸腔内洗浄を行う必要もある．

## 2. 結核性胸膜炎

初感染結核としての若年者結核性胸膜炎と二次結核としてreactivationを起こした高齢者の結核性胸膜炎が多い．胸水の外観は多くは黄色透明で，ときに血性のことがある．胸水所見としては初期は好中球優位となる場合があるが，通常リンパ球優位で胸水中ADA値が50 U/l以上なら結核の可能性が高い．一方，好酸球が10％以上なら結核性胸膜炎は否定的といわれている．

胸水から結核菌が培養陽性となる頻度は低い．また胸水PCRの陽性率も20％前後である．確

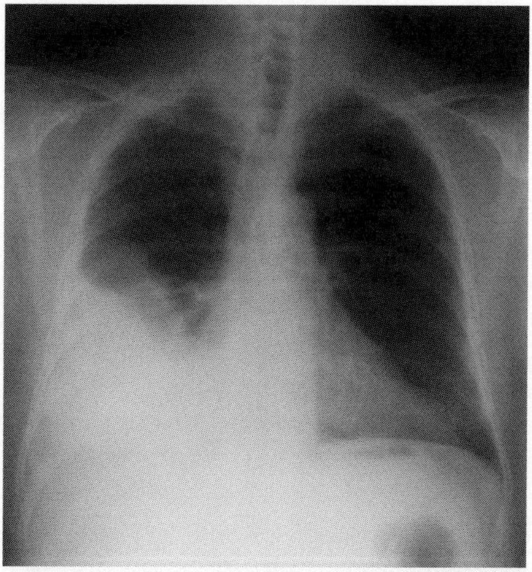

a 入院時

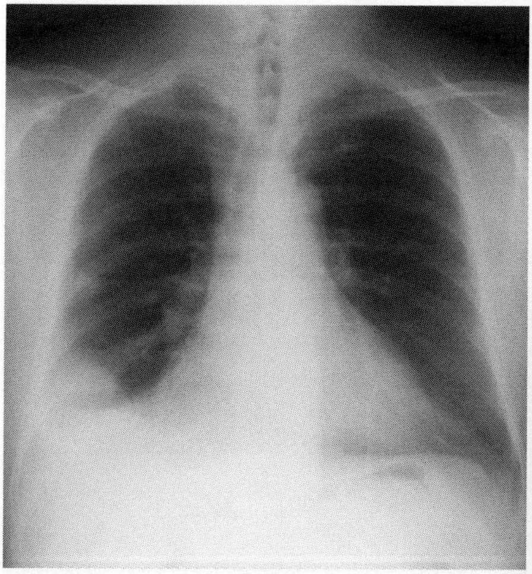

b 4 週後

**図 3　症例 64 歳，男性，肺腺癌(Stage IIIB：T4N2M0)**

hypotonic CDDP treatment 4 週後，胸水がほとんど消失し，右 S8 の原発巣が明らかとなる．呼吸困難も消失．

定診断にはコープ針による経皮的胸膜生検が用いられるが陽性率は 50% 程度である．診断困難な場合は VATS が有用である．

治療は抗結核療法が行われる．INH，RFP，EB の 6〜9 ヵ月の治療を要する．かつて推奨された胸水の吸収を促進する目的での副腎皮質ホルモンの併用投与は明白な根拠の得られていない現在症例を選んで試みるべきである．

**3.　癌性胸膜炎**

原発性肺癌による癌性胸膜炎の場合と乳癌など他臓器からの転移性の癌性胸膜炎がある．また悪性リンパ腫や悪性胸腺腫の胸膜播種，胸膜腫瘍としては悪性胸膜中皮腫が原因となる．

肺癌のなかで小細胞肺癌は化学療法への反応性が良く胸水を制御可能な場合があるが，非小細胞肺癌では状況が許せば胸膜癒着術を行う．奏効すれば呼吸困難の消失，QOL の向上がもたらされる．酸素吸入が不要になることが多い．胸膜癒着術は種々の薬剤(ピシバニール，アドリアマイシン，ブレオマイシン，ミノマイシン，シスプラチンなど)が本邦では推奨され使用されている．いずれの薬剤を用いても奏効率は 70〜90% である[1]．

胸膜癒着術の手順としては，ダブル・ルーメン・トロッカー・カテーテルを用いて，胸腔ドレナージにより胸水を完全に排液後，胸痛防止のため胸腔内に生食 100 m$l$ にキシロカイン 100 mg を混入して注入し，10 分間チューブをクランプする．またあらかじめペンタジン 15 mg を皮下注しておく．当科では一瀬らの考案した hypotonic CDDP 療法[4] に準じて施行しており，引き続き注射用蒸留水 500 m$l$ にシスプラチン 25 mg を溶かして同じく胸腔内に注入し 1 時間(通常の胸膜癒着術では 3〜6 時間)クランプする．この間体位変換を指導する．その後クランプを外し，低圧持続吸引を行い，排液が 200 m$l$ 以下になったらチューブを抜去する．

副作用は軽微で胸痛や発熱はほとんどない．ただし心不全や不整脈など循環器疾患を有する患者では他の薬剤を使用する．

通常癒着術後 PS が良好な場合，引き続き原発癌に対する全身化学療法を行う．PS が不良の場合は肺癌では腺癌が多いため，注意深くイレッサの経口投与を試みる(開始後 4 週間の入院が必要)

か，あるいはbest supportive careを行う．

最近，結核性胸膜炎や人工気胸術後の慢性膿胸経過後年余を経て発症する膿胸関連リンパ腫pyothorax-associated lymphoma(PAL)が注目を浴びている[5)]．大部分がB細胞性diffuse large cell lymphomaに属し，一般に治療抵抗性で予後が不良である．本症の発症にEBウイルスの慢性持続感染の関与が指摘されている．血清NSE値が高値を示すことが特徴で，可溶性IL 2受容体高値とともに診断の参考となる．治療は悪性リンパ腫の化学療法に準じる．

以上臨床上遭遇しやすい胸膜炎の診断と治療の概要を述べた．

## 文　献


1) 中西洋一，原　信之：胸膜炎．医学のあゆみ，別冊，呼吸器疾患 Ver. 3—State of Arts—，医歯薬出版，p.458-460, 1996
2) 下方　薫：膿胸．医学のあゆみ，別冊，呼吸器疾患 Ver. 3—State of Arts—，医歯薬出版，p. 461-462, 1996
3) 青柴和徹：胸膜炎・膿胸．日常診療の手引き：呼吸器疾患，清水喜八郎，松島敏春，佐々木秀忠ほか編，臨床医薬研究協会，2002
4) 伊藤和信，牛島　淳，瀬戸貴司ほか：非小細胞肺癌に伴う悪性胸水に対する胸腔内Hypotonic CDDP treatment（HPT）の第II相試験．日本呼吸器学会雑誌 **39**：178S, 2001
5) Nakatsuka, S., Yao, M., Yamamoto, M. et al.：Pyothorax-associated lymphoma：a review of 106 cases. J Clin Oncol **20**：4255-4260, 2002

# 感染性心内膜炎

賀来満夫

## 基礎知識

### 1. 感染性心内膜炎とは

感染性心内膜炎は感染が弁を含む心内膜に及ぶもので，炎症性変化に伴う疣贅 vegetation が形成され，全身症状や感染症状とともに，弁の破壊による心機能の低下などが認められる疾患である．疣贅は障害された心内膜にフィブリンと血小板が沈着凝集し菌の定着が起こったもので，基礎疾患による弁の異常と他の感染巣からの血中への細菌により生じてくることとなる[1~3]．

### 2. 感染性心内膜炎の疫学・臨床的特徴

感染性心内膜炎は臨床的に発症病態から急性と亜急性，自然弁と人工弁などに分類されているとともに，診断や治療と密接に関連している原因菌別分類を考慮していくことが重要視されている．感染性心内膜炎は多くの場合，基礎疾患として心疾患(僧帽弁逸脱症候群，リウマチ性心内膜炎，心疾患術後)があることが多く，心内膜の感染巣から持続的あるいは間欠的に血中に原因菌が進入し，菌血症による悪寒，戦慄，発熱，ショックなどの激しい全身症状やさまざまな合併症を併発することも多いため，早期診断と適切な抗菌化学療法が必要となる．

感染性心内膜炎の症状としては，全身倦怠や易疲労感，持続する微熱，体重減少，寝汗などの全身症状，関節痛や筋肉痛など症状が多彩である．塞栓症としての点状出血(眼球結膜，眼底，頬粘膜，口蓋)や指先爪下の線状出血，手掌や足裏の点状出血なども認められる場合がある．また，抜歯などの処置に引き続き，2 週間程度で起こってくる発熱なども本疾患を疑う必要がある．本疾患はいわゆる不明熱の代表的原因疾患であることを忘れず，常に疑うことが必要である．

### 3. 感染性心内膜炎の診断

感染性心内膜炎の診断において重要なポイントは感染性心内膜炎を疑い，血液培養により起炎菌を検出すること，疣贅 vegetation を確認することである(**表 1**)．疣贅確認の経胸壁エコーの感度は 60～80%，食道エコーでは 90% 程度の感度とされる[2]．

**表 1 感染性心内膜炎の診断のポイント**

1. 感染性心内膜炎を疑う
2. 血液培養などで 起炎菌を検出する
3. 疣贅 vegetation を確認する
4. 起炎菌が不明の場合は，さまざまな疫学的情報・文献情報などに基づいて，起炎菌を推定していく

## 起炎菌の推定および確定法

### 1. 起炎菌の推定

起炎菌が不明の場合は，さまざまな疫学的情報に基づいて，起炎菌を推定していくことも重要である[1~3]．

### 2. 起炎菌の確定

感染性心内膜炎の場合の菌血症は持続的であることが多く，抗生物質・抗菌薬を使用していない場合は血液培養から起炎菌が検出される場合が多い．このため，常に血液培養による起炎菌の検出を試みる．通常，24 時間以内に 3 セットの血液培養を行う．血液培養実施に際し，最も重要なことは，無菌的に採血することであり，採血時の常在菌による汚染を避けるため，10% ポビドンヨード液や 70% アルコールを用いて十分皮膚消毒を行う．採血は原則として抗菌化学療法施行前に行うが，すでに抗生物質・抗菌薬が投与されている場合には最終投薬後 24 時間以上たってから，あるいは次回投薬前(血中薬剤濃度が最低となる時期)に採血する．採血回数としては，24 時間以内に 3～4 回行う方法，治療前に 2 回，さらに

24〜36時間後の体温上昇前にさらに2回行う方法などが勧められている．現在，菌検出率向上のため検体血液中の各種抗生物質・抗菌薬の吸着・除去作用を有する樹脂入りのカルチャーボトルなどが開発され，臨床応用されている．また，培地中に含まれるグルコースに $^{14}C$ をラベルし，菌の代謝産物である $^{14}CO_2$ 量をカウントすることで肉眼的観察以前に早期に菌を検出する機器も開発されている．また，最近ではDNA診断なども利用されつつある．

**3. 起炎菌**

感染性心内膜炎の起炎菌は従来からグラム陽性菌やグラム陰性菌，真菌など多岐にわたっていることが知られている[1〜3]（**表2**）．

グラム陽性球菌では緑色レンサ球菌viridans streptococci，黄色ブドウ球菌 *Staphylococcus aureus*，腸球菌 *Enterococcus* spp.，表皮ブドウ球菌 *Staphylococcus epidermidis*，グラム陰性菌ではクレブシエラ *Klebsiella* spp.，エンテロバクター *Enterobacter* spp，緑膿菌 *Pseudomonas aeruginosa* などの頻度が高い．真菌ではカンジダ *Candida* spp.などの頻度が高い．

自然弁では緑色レンサ球菌や黄色ブドウ球菌，腸球菌が原因となる場合が多く，人工弁では黄色ブドウ球菌，表皮ブドウ球菌などのコアグラーゼ陰性ブドウ球菌が原因となる場合が多い．特に黄色ブドウ球菌が原因となった場合は，弁の破壊などが強く認められ，急性心内膜炎の病態を示すことも多いので注意が必要である．

最近ではHACEK group（*Haemophilus* spp., *Actinobacillus actinomyceten comitans*, *Cardiobacterium hominis*, *Eikenella corodens*, *Kingella kingeae*）[1,4] や近年の抗菌薬の無秩序な使われかたにも影響を受け，methicillin resistant *S. aureus*（MRSA）に代表される各種耐性菌が原因となる場合も多く見受けられるようになっているので注意が必要である．

**表2 感染性心内膜炎の起炎菌**

1. 起炎菌の頻度
   - レンサ球菌 60〜80%
     - 緑色レンサ球菌 *viridans streptococci* 30〜40%
     - 腸球菌 *Enterococcus* spp. 5〜18%
     - 他のレンサ球菌 15〜25%
   - ブドウ球菌 20〜35%
     - コアグラーゼ陽性（黄色ブドウ球菌 *S. aureus*） 10〜27%
     - コアグラーゼ陰性（表皮ブドウ球菌 *S. epidermidis* など） 1〜3%
   - グラム陰性菌 1.5〜13%
   - 真菌 2〜4%
   - 分類不明 ＜5%
   - 複数菌感染 1〜2%
   - 培養陰性 ＜5〜24%
2. 留意点
   - HACEKグループの関与
   - MRSAなどの各種耐性菌の増加

## 治療の実際と注意点

感染性心内膜炎は全身症状を呈する重篤な全身感染症であり急激な経過をとる症例も多いため，迅速で確実な診断と早期からの適切な抗生物質・抗菌薬による治療が必要となる．一般に感染性心内膜炎の治療は抗生物質・抗菌薬使用による感染症そのものの治療とその他の原因対策，補助療法，敗血症性ショックなどの合併症の治療などに大別される．

**1. 抗生物質・抗菌薬のポイント**

抗生物質・抗菌薬の使用は細菌性心内膜炎治療の中心となるもので，起炎菌の種類や薬剤感受性により抗生物質・抗菌薬を選択し投与することとなる．血液培養にて起炎菌が判明するまでの期間や起炎菌を確定できないときには，推定される起炎菌に広く抗菌活性を有する薬剤の併用が行われる．殺菌性抗生物質であるβラクタム薬とアミノグリコシド薬の併用が行われることが多い（**表3**）．

起炎菌が同定され，薬剤感受性が判明すれば，感受性が良好な薬剤を投与する[1〜5]．この際，薬剤の起炎菌に対する最小発育阻止濃度minimum inhibitory concentration（MIC）を参考とする．

さらに，最小殺菌濃度 minimum bactericidal concentration（MBC）が測定されていれば，このMBCも参考とする．良好な治療効果を得るためにはMBCの8倍以上の血中濃度を維持することが必要といわれている[2]．特に本疾患を治療する場合は4〜6週間にわたる長期の抗菌薬治療が必要となる．このため，血中濃度のモニタリングなどを行い，より高い臨床効果を得ることに努めるとともに副作用の発現や腎機能などに十分注意しながら，薬剤投与を続けていくことが重要である[6,7]．

**表3 感染性心内膜炎の治療のポイント**

1. 殺菌性の高い抗菌薬を用いる
   βラクタム薬とアミノグリコシド薬との併用
2. 薬剤感受性試験の結果に基づいて抗菌薬を選択投与する
3. 十分量を投与する
   投与量（投与回数なども）を増やし，血中濃度を保つ
4. 長期間投与する
   4〜6週間投与する．このため，十分な臨床効果が得られるとともに，副作用の発現に注意するようにTDMなども利用する

### 2. 抗生物質・抗菌薬使用法の実際

起炎菌別にみた細菌性心内膜炎の抗生物質・抗菌薬使用法の実際を以下に示す．また，免疫機能が低下した患者の場合は抗生物質・抗菌薬治療の効果も不良となるので，γ-グロブリン製剤やG-CSF製剤の使用も考慮する．

#### a. 原因菌別にみた抗生物質・抗菌薬の選択・投与（表4）

(1) **レンサ球菌**

(a) ペニシリン感受性（ペニシリンG（PCG）：MIC≦0.1 μg/ml）の場合

① ペニシリンG（PCG）400万単位を4〜6時間おきに点滴静注，あるいは2,400万単位を持続点滴とする．

② セファゾリン（CEZ）1〜2gを6〜8時間おきに点滴静注する．

③ セフトリアキソン（CTRX）2gを1日1回点滴静注する．

④ バンコマイシン（VCM）1gを12時間おきに点滴静注する．

いずれの場合も投与期間は4週間とする．ペニシリンアレルギーの患者に対しては上記①〜③を選択する．

(b) ペニシリン耐性（PCG：MIC≦0.1 μg/ml）の場合（腸球菌の場合も含め）

① ペニシリンGとゲンタマイシン（GM）の併用

ペニシリンG 400万単位を4〜6時間おきに点滴静注，あるいは2,400万単位持続点滴を4（〜6）週間行う．加えて，ゲンタマイシン2〜3 mg/kg，1日1回点滴静注を行う．ゲンタマイシンの投与期間は初期2週間，あるいは4（〜6）週間とする．

② アンピシリン（ABPC）とゲンタマイシンの併用

アンピシリン12g/日を6回（4時間おき）に分けて点滴静注4（〜6）週間行う．加えて，ゲンタマイシン2〜3 mg/kg，1日1回点滴静注を行う．

③ バンコマイシンとゲンタマイシンの併用

バンコマイシン1gを12時間おきに点滴静注する．加えてゲンタマイシン3 mg/kg，1日1回点滴静注を行う．投与期間は4（〜6）週間で，腎毒性，耳毒性の発現に十分注意する．

ペニシリンアレルギーの患者に対してはこの選択を行う．

(c) バンコマイシン耐性腸球菌の場合

① リネゾリド（LZD）600 mgを12時間おきに点滴静注する．

② キヌプリスチン・ダルホプリスチン（QPR・DPR）を1回7.5 mg/kgを8時間ごとに60分かけて点滴静注する．

(2) **黄色ブドウ球菌**

(a) メチシリン感受性（MSSA）の場合

① セファゾリン1〜2gを6〜8時間おきに点滴静注する．

② バンコマイシン1gを12時間おきに点滴静注する．

投与期間はいずれも4（〜6）週間とする．

表 4　起炎菌別の治療の実際

**レンサ球菌**

・ペニシリン感受性(ペニシリン G(PCG)：MIC≦0.1 μg/ml)の場合
① ペニシリン G 400 万単位を 4～6 時間おきに点滴静注，あるいは 2,400 万単位を持続点滴
② セファゾリン 1～2 g を 6～8 時間おきに点滴静注
③ セフトリアキソン 2 g を 1 日 1 回点滴静注
④ バンコマイシン 1 g を 12 時間おきに点滴静注

・ペニシリン耐性(PCG：MIC≦0.1 μg/ml)の場合(腸球菌の場合も含め)
① ペニシリン G とゲンタマイシンの併用
ペニシリン G 400 万単位を 4～6 時間おきに点滴静注，あるいは 2,400 万単位持続点滴
加えて，ゲンタマイシン(GM) 2～3 mg/kg を 1 日 1 回点滴静注
② アンピシリンとゲンタマイシンの併用
アンピシリン 12 g/日を 6 回(4 時間おき)に分けて点滴静注
加えて，ゲンタマイシン 2～3 mg/kg を 1 日 1 回点滴静注
③ バンコマイシンとゲンタマイシンの併用
バンコマイシン 1 g を 12 時間おきに点滴静注
加えてゲンタマイシン 3 mg/kg を 1 日 1 回点滴静注

・バンコマイシン耐性腸球菌の場合
① リネゾリド 600 mg を 12 時間おきに点滴静注
② キヌプリスチン・ダルホプリスチン 7.5 mg/kg を 8 時間ごとに 60 分かけて点滴静注

**黄色ブドウ球菌**

・メチシリン感受性(MSSA)の場合
① セファゾリン 1～2 g を 6～8 時間おきに点滴静注
② バンコマイシン 1 g を 12 時間おきに点滴静注

・メチシリン耐性(MRSA)の場合
① バンコマイシン 1 g を 12 時間おきに点滴静注
② テイコプラニン(TEIC)初日 400 mg を 12 時間おきに，2 日目以降，400 mg を 1 日 1 回点滴静注
③ アルベカシン(ABK)150～200 mg を 1 日 1 回点滴静注

**コアグラーゼ陰性ブドウ球菌(表皮ブドウ球菌も含め)**

① バンコマイシン 1g を 12 時間おきに点滴静注
② テイコプラニン(TEIC) 初日 400 mg を 12 時間おきに，2 日目以降，400 mg を 1 日 1 回点滴静注
③ バンコマイシン 1g を 12 時間おきに点滴静注
加えて，リファンピシン(RFP)150 mg，4～6 錠/日を 2～3 回に分けて経口投与
さらにゲンタマイシン 3 mg/kg を 1 日 1 回点滴静注

**グラム陰性菌**

十分量の β ラクタム薬(1 日 4 回など)の単独投与，あるいは β ラクタム薬とアミノグリコシド薬との併用

・大腸菌やクレブシエラ，エンテロバクター，シトロバクターに対して
① セフォタックスやスルペラゾン，セフタジジム 4 g を 4 回に分けて点滴静注
あるいは，これらに加え，ゲンタマイシン 2～3 mg/kg/日の 1 日 1 回の点滴静注
あるいはトブラマイシン 120～180 mg/日を 1 日 1 回点滴静注
② カルバペネム薬の 0.5～1g を 6～8 時間ごとに点滴静注

・緑膿菌に対して
① セフタジジム 4g を 4 回に分けて点滴静注
あるいはこれに加え，ゲンタマイシン 2～3 mg/kg/日の 1 日 1 回の点滴静注
あるいはトブラマイシン 120～180 mg/日を 1 日 1 回点滴静注
② カルバペネム薬の 0.5～1 g を 6～8 時間ごとに点滴静注
③ さらに必要があればアミノグリコシド薬の併用
④ 多剤耐性緑膿菌の場合はさらにモノバクタム薬や経口・静注用キノロン薬の併用も考慮

**真　菌**

アムホテリシン B(AMPH-B)1 mg/kg/日を 12 回に分けて点滴静注，あるいは持続点滴

(b) メチシリン耐性(MRSA)の場合

① バンコマイシン1gを12時間おきに点滴静注する.

② テイコプラニン(TEIC) 初日400 mgを12時間おきに, 2日目以降, 400 mgを1日1回点滴静注する.

③ アルベカシン(ABK) 150〜200 mgを1日1回点滴静注する.

投与期間はいずれも4(〜6)週間とし, 十分な治療効果と副作用の軽減を目的として, ピーク値(最高血中濃度)やトラフ値(最低血中濃度)など, 血中濃度のモニタリングを行っていくTDM (therapeutic drug monitoring)を実施していくことが望ましい[6,7].

**(3) コアグラーゼ陰性ブドウ球菌(表皮ブドウ球菌も含め)**

① バンコマイシン 1gを12時間おきに点滴静注する.

② テイコプラニン 初日400 mgを12時間おきに, 2日目以降, 400 mgを1日1回点滴静注する.

③ バンコマイシン 1gを12時間おきに点滴静注する. 加えて, リファンピシン(RFP) 150 mg, 4〜6錠/日を2〜3回に分けて経口投与. さらにゲンタマイシン3 mg/kgを1日1回点滴静注を行う[2].

投与期間はいずれも4(〜6)週間とする.

**(4) グラム陰性菌**

十分量のβラクタム薬(1日4回など)の単独投与, あるいはβラクタム薬とアミノグリコシド薬との併用を行う. 起炎菌の薬剤感受性試験の結果に応じて抗生物質・抗菌薬の選択を行う.

大腸菌やクレブシエラ, エンテロバクター, シトロバクターに対してはセフォタックス(CTX)やスルペラゾン(CPZ/SBT), セフタジジム(CAZ)4 gを4回に分けて点滴静注. あるいは, これらに加え, ゲンタマイシン2〜3 mg/kg/日の1日1回の点滴静注あるいはトブラマイシン(TOB) 120〜180 mg/日を1日1回点滴静注する. また, カルバペネム薬の単独投与としてイミペネム/シラスタチン(IPM/CS), メロペネム(MEPM), パニペネム/ベタミプロン(PAPM/BP), などの0.5〜1 gを6〜8時間ごとに点滴静注する.

緑膿菌に対してはセフタジジム4 gを4回に分けて点滴静注. あるいはこれに加え, ゲンタマイシン2〜3 mg/kg/日の1日1回の点滴静注, あるいはトブラマイシン120〜180 mg/日を1日1回点滴静注する.

また, イミペネム/シラスタチン, メロペネム, パニペネム/ベタミプロンなどの0.5〜1 gを6〜8時間ごとに点滴静注する. さらに必要があればアミノグリコシド薬の併用や多剤耐性緑膿菌の場合はさらにモノバクタム薬や経口・注射用キノロン薬の併用も考慮する.

注射用キノロン薬としてはシプロフロキサシン(CPFX) 300 mgを12時間おきに点滴静注する[8].

**(5) 真 菌**

アムホテリシンB(AMPH-B) 1 mg/kg/日を1〜2回に分けて点滴静注, あるいは持続点滴とする.

**b. 予防投薬**

人工弁の存在や心内膜炎を起こした既往, 先天性心奇形, 肥大型心筋症, 僧帽弁逸脱症候群, 抜歯などの歯肉・口腔粘膜よりの出血を伴う処置, 扁桃腺摘出処置, 消化管・気道粘膜の切開などを伴う処置, 尿路感染症存在下でのカテーテル処置, 前立腺手術などでは予防投薬を行うことが推奨されている[1,2].

口腔内・上気道処置では[2], 処置1時間前に経口ペニシリン薬アモキシシリン(AMPC) 3 g経口. その後6時間後に1.5 g経口. ペニシリンアレルギー患者に対しては処置2時間前にエリスロマイシン(EM) 1 g経口. その6時間後に0.5 g経口. あるいは処置1時間前にクリンダマイシン(CLDM) 300 mg経口, その6時間後に150 mg経口などを行う.

## 投与期間と中止, 無効の判定法

投与期間は4〜6週間とする. 6〜8週間の抗生物質・抗菌薬の投与にもかかわらず, 効果が認められない場合，治療抵抗性の心不全や塞栓症などを繰り返す場合は無効と判断し，手術適応を考える．また，径が 10 mm を越える大きな疣贅や膿瘍がある場合も手術が望ましい．

## 文　献


1）Bayer, A. K., Scheld, W. M.：Endocarditis and intravascular infections. Principles and Practice of Infectious Diseases, 5th ed., Mandel, G. L., Benett, J. E., Dollin, R. eds., Churchill Livingstone, New York, 2000
2）青木　眞：レジデントのための感染症診療ハンドブック，医学書院，東京，2000
3）賀来満夫：感染性心内膜炎．感染症診療ハンドブック，那須　勝編，中外医学社，東京，p.70-73, 2001
4）Wilson, W. R. et al.：Antibiotic treatment of adults with infective endocarditis due to viridans streptococci, enterococci, staphylococci, and HACEK microorganisms. JAMA **274**：1706-1713, 1995
5）長山義明，堀内　規，高間晴之：感染性心内膜炎．medicina **36**：105-108, 1999
6）賀来満夫：化学療法の現況．医学と薬学 **42**：923-933, 1999
7）松山賢治：TDM を考慮した MRSA 用抗菌薬の適正使用．Infection Control **8**：838-841, 1999
8）小林芳夫：注射用ニューキノロン系抗菌薬を使う時〜他系薬との使い分け 2）敗血症．感染と抗菌薬 **6**：60-64, 2003

# 敗血症

青木洋介・福岡麻美

## はじめに

敗血症 sepsis は身体局所に発症した感染症が病巣局所の感染防御能を凌駕した結果，その病態が全身へ波及した状態である．感染起炎菌の流血中への侵入は菌血症という形で捉えられる．Sepsis の死亡率はおよそ 30% 前後と高く，菌血症を伴う場合(bacteremic sepsis)は 50% 前後とさらに予後不良であることを考えると，可能な限り早期に目前の患者の sepsis を認識する必要がある．

敗血症をきたす各論的感染症の治療については本書各項に個別に詳述されているため，ここでは敗血症の定義，臨床病像，血液培養について述べ，最後に日常臨床で比較的頻度の高い敗血症とその治療について述べる．

## 基礎知識

敗血症 sepsis は“感染症を基盤とする全身の炎症性反応”であると定義され，**表 1** に示すようにバイタルサインの変化を中核とする診断基準が設けられている[1]．すなわち，感染症患者において，① >38°C または <36°C の体温，② 心拍数 >90/分，③ 呼吸数 >20/分，④ 白血球数 >12,000/μl，<4,000 μl または桿状核球 >10%，のうち 2 項目を満たす場合に敗血症と診断される．この定義を認識することはきわめて重要である．敗血症患者の予後を左右する因子は菌種でも耐性遺伝子でも抗菌薬でもなく，敗血症の早期認識であることがその理由である．しかしながら，実際の臨床現場では患者の血圧が低下して初めて医師がコールされる，あるいは血液培養が陽性であるとの結果を受けた時点で主治医が敗血症の存在に気づく事例が多い[2]．これらの病態が加わった時点では患者の病態は septic shock あるいは bacteremic sepsis へと進展しており，sepsis よりも予後が一段階不良な時点で重症感染症への対応が開始されることになる．すなわち，後手にまわった状態で勝負を開始することになる．表 1 に掲げた診断基準は敗血症を比較的軽症の時点から拾い上げることになるが，この方が患者マネジメントの点では用心深く，安全である．

**表 1　敗血症の診断基準**

| 診断基準 |
|---|
| 感染症の存在が明らか(または強く疑う)である患者において下記のうち 2 項目を満たす場合を敗血症と考える |
| ・38°C 以上の発熱または 36°C 以下の体温<br>・心拍数 > 90/分<br>・呼吸数 > 20/分<br>・白血球数/12,000/μl，< 4,000/μl または桿状核球 > 10% |

## 敗血症を疑う患者の兆候

敗血症を発症する患者は一般に全身状態が重篤であり，いわゆる“vital”でないことも多い．したがって発熱が顕著でなかったり，基礎疾患あるいは治療の影響を受け白血球数が診断基準内になくとも感染巣がどこかに存在し進行性の経過を辿っている場合も十分想定される．悪性腫瘍や肝硬変を有する患者，またはステロイド投与を受けている入院患者の敗血症では，市中敗血症(例えば腎盂腎炎，急性胆管炎など)に比べ重症感に乏しい場合さえあるので一層の注意が必要である．診断基準のみでは敗血症の存在が推し量れない場合の，敗血症を疑う臨床的兆候(診断基準と一部重複)を**表 2** に記す．

## 血液培養および結果の解釈について

敗血症患者に抗菌薬の empiric therapy を開始

する前に血液培養を行うことを忘れてはならない．詳細は成書に譲るが，血液培養施行時に念頭に置くべき基本事項を**表3**に示す．

陽性結果の解釈には若干の注意を要する．採取した複数のセットのいずれにおいても同一の菌が検出された場合は真の菌血症 true bacteremia を表していると考えてよい．陽性結果が判明するまで数日以上を要した場合，1セットのみから表皮ブドウ球菌などが検出された場合は，臨床像に基づく解釈が必要となる．ちなみに，黄色ブドウ球菌(特に MSSA)，肺炎球菌，大腸菌や他の腸内細菌，緑膿菌およびカンジダ属が検出された場合は 90% 以上の可能性で true infection を意味する．逆にコリネバクテリウムやプロピオニバクテリウムが検出された場合はその可能性は 5% 以下といわれる．緑色レンサ球菌，腸球菌，表皮ブドウ球菌の検出については true bacteremia の可能性はそれぞれ 38%，78%，15% という報告がなされている．しかし表皮ブドウ球菌に関しては，血管内留置カテーテルを有する患者や，心人工弁・血管グラフト置換を受けた患者においては血流感染の起炎菌としての可能性が高くなることに留意する必要がある[3]．

**表2　敗血症・菌血症を疑う臨床兆候および検査所見**

| 比較的よく認められる所見 | 比較的まれだが重症敗血症を疑う所見 |
|---|---|
| 発熱，悪寒，筋肉痛 | 低体温 |
| 頻脈 | ショック |
| 頻呼吸 | 乳酸アシドーシス |
| 蛋白尿 | 急性呼吸窮迫症候群 |
| 白血球増加(核左方移動，中毒顆粒) | 高窒素血症，乏尿 |
| 従前の好酸球の減少 | 血小板減少，DIC |
| 低鉄血症 | 貧血 |
| 易刺激性，混迷 | 皮膚色調の変化 |
| 軽度の肝機能検査異常 | 眼底病変 |
| 糖尿病患者の高血糖 | 低血糖 |

**表3　血液培養施行時の基本的事項**

- 動脈血でなく，清潔操作のアプローチが容易な静脈血を採取してよい
- ポビドンヨードで消毒し乾燥するのを待ち(約1～2分間)採血する
  (汚染が強い場合はその前にエタノールで皮膚汚染を擦り落とす)
- 採血部位を変え，10～20分の間隔を空け2～3セットの採取を行う
- 血液培養 medium に 5～10 倍希釈濃度となるよう採取血を注入する
  (多すぎてはダメ！ 補体，リゾチーム，白血球などが菌発育を抑制する)
  (嫌気性菌用ボトルから先に検体血を入れる)
- 血液を入れた後すぐに検査室に運べない場合は37℃の環境に置いておく
- 手技時に採血者は手袋を着用する(自身の感染防御のため)

## 起炎菌の推定および抗菌薬の選択について

敗血症および菌血症を疑う代表的臨床像とその推定起炎菌および empiric therapy について**表4**に示す[4]．

1) 白血球減少患者における empiric therapy については緑膿菌に代表される耐性グラム陰性菌(GNR)または MRSA に代表される耐性グラム陽性球菌(GPC)のどちらかに的を絞る考え方が一般的である．耐性 GPC については施設間格差が多少存在するが，最近は三次医療機関における血液培養で MRSA の分離頻度が増加する傾向が顕著である．中心静脈栄養など blood access を有する患者においては特に耐性 GPC を考慮した empiric therapy を開始する必要がある．GNR では緑膿菌に代表されるブドウ糖非発酵菌に抗菌力を有する薬剤を用いるべきである．耐性化しやすい傾向があるため，単剤治療を行わないことを原則とする．抗緑膿菌活性を有する β ラクタム剤とアミノグリコシド(トブラマイシンの方がゲンタマイシンに比べ一般に GNR に対する抗菌薬活性は強い)を併用投与する(混合しないこと．β ラクタムが分解作用を受けやすい)．

2) 感染性心内膜炎 infective endocarditis(IE)の診断には系統的な全身の注意深い診察が必要である．血液培養や心エコー所見が診断上重要である．詳細は他項に譲る．左心系 IE は各種塞栓症状が端緒となる．右心系 IE は長期の抗癌薬点滴

表 4　敗血症および菌血症を疑う場合の empiric antimicrobial treatment

| 臨床病像 | 推定される起炎菌 | 選択抗菌薬 |
|---|---|---|
| 白血球減少患者[1)] | 腸内細菌属(GNR)および緑膿菌<br>GPC | ・抗緑膿菌ペニシリン(ピペラシリン 2 g q6〜8h またはタゾバクタム/ピペラシリン 1.25 g q6h)＋アミノグリコシド(TOB，GM：2〜3 mg/kg q24h，AMK：5 mg/kg q8h)[a]<br>・バンコマイシン(25 mg/kg/day q24h)またはテイコプラニン(初回 400 mg q12h，その後 400 mg q24h)[b] |
| 感染性心内膜炎[2)] | 緑連菌<br>腸球菌<br>ブドウ球菌(MRSA，CNS を含む) | ・ペニシリン G(200〜300 mu q4h)または ABPC2 g q4h＋GM2〜3 mg/kg/day を 2〜3 回に分割して投与<br>・セファゾリン 1 g q6〜8h またはバンコマイシン(25 mg/kg/day を 2 回に分割して投与) |
| 摘脾後の患者 | 肺炎球菌，インフルエンザ菌 | ・セフトリアキソン(2 g q12〜24h)，セフォタキシム(1〜2 g 6h)またはアンピシリン/スルバクタム(1.5 g q6h) |
| 血管内留置カテーテル[3)] | MRSA，CNS<br>緑膿菌<br>真菌(カンジダ) | ・グリコペプチド(b を参照)<br>・1）の当該治療に同じ<br>・アムホテリシン B(5〜10 mg/day から漸増)またはフルコナゾール(200 mg q12〜24h) |
| 腸管系基礎疾患[2)] | 腸内細菌属(通性および偏性嫌気性菌) | ・セフォチアム(1〜2 g q6h)またはセフトリアキソン(2 g q12〜24h)またはセフォタックス(1〜2 g q6h)＋クリンダマイシン(600 mg q12h)<br>・セフメタゾール(1〜2 g q6h)<br>・アンピシリン/スルバクタム 1.5 g q6〜8h またはピペラシリン/タゾバクタム(1.25 g q6〜8h)±アミノグリコシド(a を参照)<br>・イミペネムまたはメロペネム(0.5 g q6〜8h) |
| 市中敗血症(〜中等症)：椎体炎，腸腰菌膿瘍，septic arthritis など[5)] | GPC(黄色ブドウ球菌，化膿性レンサ球菌など) | ・セファゾリン(1〜2 g q8h)/レンサ球菌に対してはペニシリン G(100〜200 mu q4〜6h)±クリンダマイシン(600 mg q12h) |
| 腎盂腎炎，胆管炎など | 腸内細菌(*E. coli*，*K. pneumoniae*) | ・セファゾリン(1〜2 g q8h)またはセフォチアム(1〜2 g q6h)±アミノグリコシド(a を参照) |
| 市中敗血症(重症) | GPC，GNR | ・セフトリアキソン(2 g q12〜24h)またはセフォタキシム(1〜2 g q6h)<br>・セファゾリン(1〜2 g q8h)またはセフォチアム(1〜2 g q6h)またはアンピシリン/スルバクタム(1.5 g q6h)＋アミノグリコシド(a を参照)<br>・イミペネムまたはメロペネム(0.5 g q6〜8h) |
| 院内敗血症 | 緑膿菌(非発酵菌)を含む GNR | ・ピペラシリン(1〜2 g q6h)またはタゾバクタム/ピペラシリン(1.25 g q6h)またはセフタジジム(1〜2 g q6h)＋アミノグリコシド(a を参照)<br>・イミペネムまたはメロペネム(0.5 g q6〜8h)＋アミノグリコシド |
| | MSSA，MRSA，表皮ブドウ球菌 | ・グリコペプチド(b を参照) |

GPC：グラム陽性球菌，GNR：グラム陰性桿菌，MRSA：メチシリン耐性黄色ブドウ球菌，
MSSA：メチシリン感受性黄色ブドウ球菌，CNS：コアグラーゼ陰性ブドウ球菌(多くは表皮ブドウ球菌)

(文献 4)より改変)

治療患者などにおいての報告が散見される．IE の場合は菌が頻回に抗菌薬に晒される状況が治療効果上望ましいため，アミノグリコシドは 1 日量を 2〜3 回に分割投与する．

3）カテーテル感染は，GPC によるものでは点滴刺入部の発赤や圧痛などが比較的著明であるが，GNR(緑膿菌やセラチアなど)や真菌(カンジダ)による場合はこのような自他覚所見が顕著で

ない場合も多く注意を要する．中心静脈ラインによる血流感染では，炎症所見や菌血症の存在の割には局所所見が明確でない場合も多い．また末梢ラインの場合に比べ，心内膜炎，骨髄炎，敗血症性関節炎などの重篤な合併症をきたしやすい．

カテーテル感染を疑う場合の血液培養は当該カテを介した採取血を含む検体血を用いても良い．GPCでは表皮ブドウ球菌またはMRSAが起炎菌となることが多く，グリコペプチド系薬剤による治療が必要である．感染巣不明の敗血症患者においては，血管内や体腔内に留置されているあらゆるチューブに起因する感染症を考え，可能な限り抜去するか新しいものに交換する．

4）腹腔内感染症はグラム陰性の腸内細菌属が主たる起炎菌となる．腹腔内膿瘍では通性嫌気性菌である大腸菌やクレブシエラ，エンテロバクターなどに偏性嫌気性菌である *Bacteroides* sp. を加えた混合感染の形を取ることが多い．*Bacteroides* sp. に抗菌薬活性を有するセフメタゾール，およびカルバペネム系抗菌薬が適応となる．クリンダマイシンを用いる場合はGNRをカバーする抗菌薬の併用が必要である．横隔膜より下方の嫌気性菌（通常は *Bacteroides*）はペニシリン系抗菌薬は無効であるが，使用せざるを得ない場合はβラクタマーゼ阻害薬を配合したものを用いる．腸球菌は腸管常在菌であり，腹腔由来検体の細菌培養で分離されることが多いが，本菌を常に治療対象として考慮する必要はない．単独で分離される場合，繰り返し分離されGNRを主体とする治療が奏効しない場合，血液培養で分離される場合などにペニシリン系あるいはグリコペプチド系抗菌薬による治療を行う．

5）椎体炎，腸腰筋膿瘍は健常成人に発症する市中敗血症である．鈍的外傷（打撲など）を契機に発熱や腰部痛などをきたし，本疾患が鑑別リストにない場合には診断が確定しない場合が多い．腎盂腎炎やときには悪性腫瘍の腰椎転移と間違われるような事例もみられる．画像診断（CT）が診断に有用である．市中発症の場合，多くは黄色ブドウ球菌が起炎菌となる．血液培養で検出される場合もあるが，結核の除外を目的とするなどの診断確定のための観血的手技による培養検査が必要なことも多い．抗菌薬治療はセファゾリンが第一選択となるが，局所移行などを考えクリンダマイシンを併用しても良い．septic arthritis は化膿性レンサ球菌 *Streptococcus pyogenes* による小外傷（運動や転倒による皮膚擦過傷など）からの菌血症が契機となり発症することがある．急性発症の関節痛や発熱，炎症所見のためリウマチ性疾患と考えられる場合もあり，外傷の既往についての問診が重要である．関節リウマチの患者においては関節破壊に伴う局所の感染防御機能が低下しており，septic arthritis を発症しやすいといわれており，リウマチ自体の増悪との鑑別が必要になる場合がある．Sexually active な患者の場合には播種性淋菌性関節炎などを鑑別のリストに加えるべきである．

## 敗血症・菌血症治療薬の選択について

敗血症の診断基準は菌血症陽性に拠らないが，実際の治療においては流血中に細菌が存在すると仮定した抗菌薬の選択および投与を行う．各種抗菌薬の薬力学 pharmacodynamics（PD）・薬効動態学 pharmacokinetics（PK）を考慮することがこれらの決定に重要である（詳細は他項に譲る）．抗菌薬作用は cell-wall active な薬剤が一般に抗菌薬活性は強い．βラクタム薬およびグリコペプチド薬がその代表的薬剤である．MSSA を治療対象とする場合，βラクタム（ペニシリンやセファゾリン）とグリコペプチドの in vitro における抗菌活性が同等であっても，βラクタムを使用するべきである．ペプチドグリカン鎖合成の律速段階とも呼べる transpeptidation を阻害するβラクタムの殺菌活性 cidal activity が細胞壁合成の初期段階に作用するグリコペプチドの殺菌作用よりも強いのがその理由である[5]．

βラクタムおよびアミノグリコシドは体内分布容量が小さく（血中濃度が高い）マクロライドやキノロン系薬剤に比べると組織移行性が低いため血中に存在する細菌を殺すには有効である．グリコペプチドおよびクリンダマイシンは分布容量の大きい（血中に留まりにくい）薬剤であるが，

MRSAや嫌気性菌を考慮する敗血症の抗菌薬化学療法においては欠かすことのできない薬剤である．

## 抗菌薬投与期間

一般にグラム陽性球菌は陰性菌に比べ血液中で活発に増殖する性格を持つ．感染性心内膜炎に代表される菌血症の場合は最低2〜4週間にわたり抗菌薬を投与する必要がある．人工弁・人工血管および人工骨頭などprosthetic deviceを有する患者においては明確な治療終了の指標はないといっても良い(終生，といっても過言ではない)．いったん抗菌薬治療を中止できたとしても，その後発熱を認めるたびに初回起炎菌による感染症の再燃を疑う必要がある．

グラム陰性菌による菌血症はグラム陽性菌の場合ほど長期治療が必要になることは少ない．一次感染臓器の各論的治療に準じた治療期間にあわせ治療を継続すれば良い．

敗血症のような重症感染症においては治療効果判定のparameterを何にするかが特に重要である．血圧，脈拍，呼吸数は最大公約数的な判定因子として有用である．

## おわりに

Systemic febrile syndromeとして発症する敗血症はすべての感染症が呈し得る病態であるが，日常臨床で遭遇する敗血症は発症パターンや患者背景などが病態特異的なものも少なくなく，注意深い診療とスタンダードな教科書的知識の習得で頻度の高い感染症については対応可能であると思われる．基本的な臨床的・微生物学的知識の習得，患者アウトカムに基づく診療習慣を大事にすることが敗血症の診療に重要である．なお，systemic febrile syndromeの範疇に含まれる猫引っ掻き病Bartonella，野兎病Tularemia，Brucellosisなどについては他の成書を参照して欲しい．

### 文 献


1) The ACCP/SCCM Consensus Conference Committee：Definitions for sepsis and organ failure and guidelines for the use of innovative therapies in sepsis. Chest **101**：1644, 1992
2) Aoki, Y. et al.：Current Practice of Management of Bacteremic Sepsis：A Study in a Tertiary Care Teaching Hospital in Japan Intern Med **39**：901, 2000
3) Magadia, R. R. et al.：Laboratory diagnosis of bacteremia and fungemia. Infectious Disease Clinics of North America 15：4, Cockerill, F R. ed., Saunders, 1009-1024, 2001
4) Hughes, N. E. et al.：Bacteremia and sepsis. A Practical Approach to Infectious Diseases Reese, R. E. ed., Little Brown, p.25-65, 1996
5) Smith, J. M. B., Payne, J. E., Berne, TV.：Antibacterial agents—General information, The Surgeon's Guide to Antimicrobial Chemotherapy, Smith, J. M. B. et al. eds, Arnold, p.26-66 2000

# 髄膜炎，ウイルス脳炎

岡　祐子・宮下　琢

## はじめに

髄膜炎，脳炎は臨床医が日常診療でしばしば遭遇する基本的疾患のひとつである．治療が遅れると重篤な後遺症を残したり致死的となるため，迅速な診断と適切な治療の早期開始が大切である．本稿では，主に成人の髄膜炎，脳炎について概説する．

## 基礎知識

### 1. 病原体

髄膜炎の起炎病原体には細菌，ウイルス，結核，真菌のほかに，マイコプラズマ，スピロヘータ，リケッチア，レプトスピラ，アメーバなどがある．臨床的に遭遇しやすいのは細菌性とウイルス性である．前者では健常成人の場合肺炎球菌，髄膜炎菌が多いが，外傷や脳外科手術後の患者，易感染性宿主，心内膜炎患者などでは黄色ブドウ球菌や腸内細菌なども起炎菌となる．ウイルス性ではエンテロウイルス，ムンプスウイルス，単純ヘルペスウイルス2型が多い．頻度は少ないが単純ヘルペスウイルス1型，帯状疱疹ウイルスなどは，脳炎を併発して重篤化することがあり注意が必要である．近年問題となっているインフルエンザウイルスによる脳炎は，成人ではまれである．

### 2. 臨床症状

発熱，頭痛，悪心，嘔吐，意識障害などの症状と，項部硬直，Kernig徴候，Bruzinski徴候などの髄膜刺激徴候がみられる．けいれんや脳局所症状が認められると，脳炎，脳梗塞，脳膿瘍を併発した可能性を考える．

### 3. 画像検査および脳波

頭部CTやMRIは頭蓋内圧亢進，脳炎，脳膿瘍や脳梗塞などの有無を知るのに不可欠である．造影MRIを行うと，髄膜や脳表の増強効果により髄膜炎の炎症の範囲を把握することができる．副鼻腔炎や頭蓋骨骨折の存在は，細菌性髄膜炎を示唆することがある．ヘルペス脳炎では側頭葉を中心とした低吸収域や異常信号，結核性髄膜炎では脳底部脳槽に造影効果のある滲出性病変や頭蓋内結核腫などがみられる．脳炎合併例では，脳波で障害部位に一致した限局性棘波や徐波などの異常波が早期より確認される．

### 4. 髄液検査

#### a. 一般性状

外観，細胞数，増加している細胞の種類，蛋白値，糖値などが，病原体の鑑別に有用である．細菌性では多核白血球優位に500/mm$^3$以上に増加する．ウイルス性や結核性ではリンパ球優位で500/mm$^3$以下が多いが，病初期には多核白血球が増加することがあり注意を要する．ムンプスウイルスの場合には1,000/mm$^3$以上を示すことも多い．糖値の低下の判定は，同時に測定した血糖値の40%以下を目安とする．結核性では，採取した髄液を放置すると蜘蛛の巣状にフィブリンが析出することがある．

#### b. 迅速鏡検と培養検査

細菌性髄膜炎が疑われる症例ではグラム染色鏡検が迅速診断にきわめて有用で，未治療の場合70〜80%の割合で起炎菌が推定できる[1]．細菌培養の陽性率は未治療の場合90%以上であるが，抗菌薬の不十分な量で治療開始したあとでは60%に低下する[2]．抗菌薬投与後の検体は鏡検で起炎菌が確認できない例も多く，ラテックス凝集反応を利用した菌の抗原検査が迅速診断に有用である．クリプトコッカス髄膜炎では，髄液の墨汁染色により鏡検下での菌体確認が容易になる．

#### c. その他の微生物関連検査

ラテックス凝集反応による細菌の抗原検査では，肺炎球菌，インフルエンザ菌(type b)，B群溶連菌，髄膜炎菌(A，B，C群)，K1抗原陽性大腸菌などの主要起炎菌に対するキットが利用できる．ウイルス性では髄液中の抗体価の測定が確定診断に有用であるが，抗体が上昇するのに10日以上を要するため，早期診断にはPCR法による遺伝子検査が用いられる．単純ヘルペス脳炎での検討では，PCRの感度は98%，特異度94%とされる[3]．PCR法は結核の迅速診断にも頻用される．結核では髄液中のADA値が8 μg/ml以上を示す．

**5. 診 断**

髄膜炎，脳炎の診断は臨床症状，髄液検査，画像検査などから容易であるが，適切な治療を早期に開始するためには病原体の早期確定がより重要である．鑑別疾患として，サルコイドーシス，ベーチェット病，膠原病に伴う神経症状，悪性疾患に伴う髄膜炎などがある．これらの非感染性髄膜炎は特徴的所見を認めにくいことがあり，亜急性の経過をたどる感染性髄膜炎との鑑別が困難な例も多い．

## 病原体の推定および確定法 ■

髄膜炎では発症経過と髄液所見の組み合わせが病原体の推定に役立つ．急性発症例では細菌性，ウイルス性，アメーバ性，マイコプラズマ性が考えられる．このうち髄液が多核白血球優位，糖値低下であれば細菌性かアメーバ性で，前者の頻度が高い．一方単核球優位，糖値正常ではウイルス性かマイコプラズマ性で，多くはウイルス性である．亜急性発症型では結核性，真菌性，梅毒性，レプトスピラ性などがあり，結核性と真菌性の頻度が高い．いずれも髄液は単核球優位，糖値軽度低下を示す．これらの情報と鏡検・迅速検査などの結果から，早期に病原体を確定できる症例も多い．

## 薬剤の選択 ■

細菌性髄膜炎の治療では，起炎菌に殺菌性の抗菌活性を有し，髄液移行性に優れ，しかも副作用の発現頻度が少ない薬剤の選択が望ましい．多くの場合はβラクタム系薬が選択される．近年高頻度に分離されるペニシリン耐性肺炎球菌(PRSP)には，MRSAと同様にグリコペプチド系薬を選択することも推奨される．多くのウイルス性髄膜炎は，対症療法のみで回復する．単純ヘルペスウイルス1型では脳炎を合併して重篤化することがあり，早期からアシクロビルを投与する．無効例にはビダラビンを選択するが，副作用の発現頻度が比較的多いため注意を要する．クリプトコッカス髄膜炎では，アムホテリシンBとフルシトシンの併用が最も強力な治療法である．治療は長期にわたることが多いため，副作用で継続できない場合はフルコナゾールの単独療法も有効なことがある[4]．結核性髄膜炎では肺結核の治療に準ずる．イソニアジドとピラジナミドは髄液移行性に優れ，殺菌的に作用する．リファンピシン，ストレプトマイシン，エタンブトールは良好ではないものの髄液移行性がある．カナマイシン，パラアミノサリチル酸はほとんど移行しないため，本症の治療には用いられない．

## 治療の実際と注意点 ■

病原体別の治療法の具体例を**表1**に示す．起炎菌不明の細菌性髄膜炎では，従来よりアミノベンジルペニシリン(ABPC)とセフォタキシム(CTX)やセフトリアキソンとの併用療法が行われてきた．しかし，これでは近年増加傾向にあるPRSP髄膜炎に対して抗菌活性が弱い場合も想定される．PRSPにも抗菌活性を有するパニペネム/ベタミプロンやメロペネムを選択したり，さらにバンコマイシンやリファンピシンを併用することも推奨される．

補助療法として，ガンマグロブリン製剤，脳圧亢進に対する浸透圧利尿薬，ステロイドなどを投与する．結核性髄膜炎に対するステロイドの有効性は，多くの報告が支持している．細菌性髄膜炎では使用の是非が論争の的となっているが，早期に使用すれば有用性が高く副作用も少ないという報告もあり[5]，実際に有効と考えられた症例も多い．ただしデキサメタゾンがバンコマイシンの髄液移行性を低下させることが指摘されており，記憶しておくべきである．脳保護効果を期待した低体温療法は，中枢神経系感染症領域ではまだその

表 1　髄膜炎・脳炎の薬剤選択と投与法

| | |
|---|---|
| **1. 細菌** | |
| 肺炎球菌 | |
| PSSP | ABPC |
| PRSP | PAPM/BP，PAPM/BP＋VCM |
| 髄膜炎菌 | ABPC |
| リステリア菌 | ABPC |
| 大腸菌 | CTX |
| 緑膿菌 | CAZ，MEPM |
| ブドウ球菌 | |
| MSSA | ABPC |
| MRSA，表皮ブドウ球菌 | VCM，VCM＋RFP |
| 腸球菌 | ABPC，VCM |
| インフルエンザ菌 | CTX |
| 起炎菌不明 | ABPC＋CTX＋VCM，PAPM/BP＋VCM |
| **2. ウイルス** | |
| 単純ヘルペス 1 型 | ACV，Ara-A |
| インフルエンザウイルス | オセルタミビル，ザナミビル |
| **3. 真菌** | |
| クリプトコッカス | 急性期 AMPH-B＋5-FC，維持療法として FLCZ 経口 |
| **4. 結核** | |
| | INH＋RFP＋EB＋PZA |

| 薬名 | 主な商品名 | 投与量 |
|---|---|---|
| ABPC（アミノベンジルペニシリン） | ビクシリン | 1 回 2 g　1 日 4～6 回 |
| CTX（セフォタキシム） | クラフォラン | 1 回 2 g　1 日 4 回 |
| CAZ（セフタジジム） | モダシン | 1 回 2 g　1 日 4 回 |
| PAPM/BP（パニペネム/ベタミプロン） | カルベニン | 1 回 0.5～1 g　1 日 3～4 回 |
| MEPM（メロペネム） | メロペン | 1 回 0.5～1 g　1 日 3～4 回 |
| VCM（バンコマイシン） | バンコマイシン | 1 回 0.5～1 g　1 日 3～4 回 |
| ACV（アシクロビル） | ゾビラックス | 1 回 5～10 mg/kg　1 日 3 回 |
| Ara-A（ビダラビン） | アラセナ A | 1 日 10～15 mg/kg |
| オセルタミビル | タミフル | 1 回 75 mg　1 日 2 回　経口 |
| ザナミビル | リレンザ | 1 回 2 ブリスター　1 日 2 回吸入 |
| AMPH-B（アムホテリシン B） | ファンギゾン | 0.25～0.3 mg/kg/日より開始<br>漸増して 0.7～1.0 mg/kg/日を維持 |
| 5-FC（フルシトシン） | アンコチル | 100～150 mg/kg/日　経口 |
| FLCZ（フルコナゾール） | ジフルカン | 100～400 mg/kg/日　経口 |
| RFP（リファンピシン） | リファジン | 0.45～0.6 g/日　経口 |
| INH（イソニアジド） | イスコチン | 0.2～0.5 g/日　経口 |
| EB（エタンブトール） | エブトール | 0.75～1.0 g/日　経口 |
| PZA（ピラジナミド） | ピラマイド | 1.2～1.5 g/日　経口 |

有効性は確立されていない．

### 投与期間と中止，無効の判定 ■

細菌性髄膜炎では適切な抗菌薬が投与されると，抗菌薬投与後 24～48 時間後には髄液のグラム染色鏡検下で菌の減少あるいは消失が認められ，通常 1～2 週間で臨床症候が改善する．一般的には CRP の陰性化，髄液中の細胞数が 50～$100/mm^3$ 以下になったら抗菌薬の投与を中止する．投与量の漸減あるいは内服薬への移行は行わない．単純ヘルペス髄膜炎・脳炎ではアシクロビルを 1～2 週間投与したあと，髄液所見や臨床症

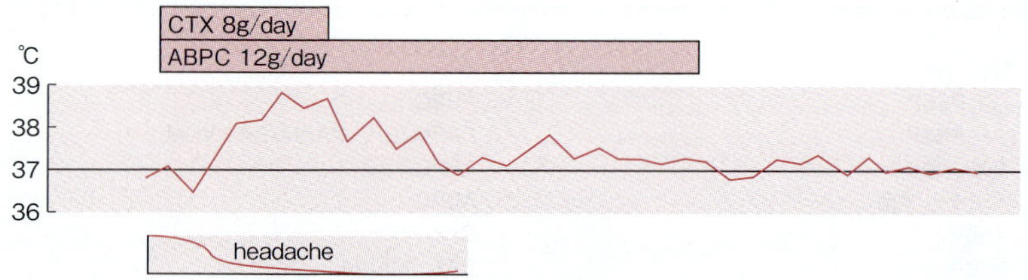


| | 6/11 | 6/14 | 6/16 | 6/21 | 6/28 |
|---|---|---|---|---|---|
| WBC (mm3) | 21,200 | 12,300 | 8,900 | 7,700 | 5,400 |
| CRP (mg/dl) | 22.4 | 13.34 | 3.31 | 1.11 | 0.23 |
| BS (mg/dl) | 120 | 108 | | 98 | |
| cerebrospinal fluid | | | | | |
| cell count ( /3) | 21,600 | 9,600 | | 203 | 98 |
| protein (mg/dl) | 525 | 75 | | 71 | 54 |
| glucose (mg/dl) | 0 | 40 | | 51 | 50 |

図 1　症例の臨床経過

状により必要に応じて投与期間の延長や増量を検討する．抗インフルエンザウイルス薬の投与期間は5日間のみで，以後は対症療法で対処する．クリプトコッカス髄膜炎では具体的な治療期間は定まっていない．再発しやすいため少なくとも6週間は急性期治療を行い，臨床症状の改善，髄液所見とPCRあるいは抗原検査の陰性化を確認後，維持療法に移行する[4]．結核性髄膜炎では投与後2週間程度で治療内容の有効性は確認できるが，経過は非常に長く臨床症状や所見の改善に3ヵ月，髄液の正常化には約6ヵ月以上を要することもある．

## 症　例

患者　21歳　男性

数日前に微熱と咽頭痛あり感冒と診断された．その後頭痛，意識障害が出現して入院した．入院時意識はI-3，項部硬直とKernig徴候を認めた．髄液は白色混濁し，グラム染色でグラム陰性球菌を認め，ラテックス凝集反応で髄膜炎菌(B群)が陽性を示した．ABPCとCTXで治療を開始，第4病日に髄液から *Neisseria meningitidis* を分離したため髄膜炎菌髄膜炎と診断し，CTXを中止してABPCの単剤療法に変更した．第6病日より薬剤性肝障害を認め悪化傾向がみられたため，第13病日よりABPCを中止した．以後，肝機能，髄液所見は改善傾向を示し，第18病日に後遺症もなく退院した．

## 文　献

1) 斧　康雄，宮下　琢，島本祐子：中枢神経系の感染症．Medical Practice **18**：1313-1317, 2001
2) 大石　実：病型に応じた抗ウイルス薬と抗生物質の選択．Modern Physician **19**：1384-1388, 1999
3) Lakeman, F. D., Whitley, R. J. et al.：Diagnosis of herpes simplex encephalitis；application of polymerase chain reaction to cerebrospinal fluid from brain biopsied patients and correlation with disease. J Infect Dis **171**：857-863, 1995
4) 藤木直人，田代邦雄：真菌性中枢神経感染症のトピックス．Modern Physician **19**：1367-1370, 1999
5) de Gans, J., van de Beek, D.：Dexamethasone in adults with bacterial meningitis. N Engl J Med **347**：1549-1556, 2002

# 炭　疽

牧野壮一

## 基礎知識

人の炭疽は感染経路から皮膚炭疽，腸炭疽，肺炭疽の 3 種類に分類される[1]．

### 1. 皮膚炭疽

自然発生の 95% 以上を占める．顔などの露出部分に起こりやすい．傷口から菌体が侵入し，数日後にニキビ様の小丘疹が出現，リング状の水疱となり，悪性膿胞となる．これは冠状の黒色調の痂皮，炎症性の浮腫を取り囲むように形成され，無痛性で化膿しない．局所リンパ節炎を併発する．致死率は低いが，治療しないと浮腫は拡がり重症化し，10〜20% ぐらいになる．火傷の初期病変や類丹毒などとの類症鑑別が必要．

### 2. 腸炭疽

汚染肉の喫食が主原因．腸管病変，まれに咽頭部病変をみる．嘔吐，腹痛，吐血，血便，腹水貯留などが起き，治療しないと死亡率は高い．腸管感染症との類症鑑別が必要．咽頭部感染は，咽頭炎，嚥下障害などが起き，治療しても高い死亡率である．

### 3. 肺炭疽

芽胞の吸入が原因．縦隔リンパ節の壊死，出血性縦隔炎，壊死性肺炎などを起こす．この段階で，敗血症なども併発する．初期症状はインフルエンザ様である．治療が成功しないと，発症後数日以内に死亡する．

まれに髄膜炎が併発することがあるが，治療はきわめて困難である．

## 起炎菌の推定および確定方法（図 1）

原因菌である炭疽菌はバシラス属菌で，大きさ約 1×5 μm のグラム陽性通性嫌気性桿菌．試験管内で長い連鎖，生体内では莢膜形成を伴う単独〜短い連鎖状．栄養分の不足により卵円形の芽胞となり，熱などに抵抗性が増す．

検査材料は悪性膿胞，痂皮，喀痰，リンパ節，腹水，血液など．発症前の鼻腔や咽頭部の拭い液や呼吸器系の分泌液で検査可能なこともある．発症後の血液による全検査が，肺炭疽の場合は発症後の X 線画像診断が可能．

### 1. 直接染色法

検体中にグラム陽性，莢膜形成大桿菌が確認できれば，炭疽をまず疑う．

### 2. 直接培養

検体を直接血液寒天平板に塗抹すると，炭疽菌特有のラフで非溶血性の集落が確認可能．また，0.7% 重曹を含む栄養培地で炭酸ガス培養により，特徴的な莢膜形成によるムコイド状集落が観察可能．

### 3. ファージテスト

炭疽菌を特異的に溶菌する γ-ファージを用い診断する方法．

### 4. 動物接種

組織の乳剤の腹腔内接種により，マウスやモルモットは 24 時間以内に死亡．すべての臓器から炭疽菌を分離可能．確実な最終確定診断となる．

### 5. PCR 法

迅速・確実性に優れる．プライマーはすでに報告され，リアルタイム PCR 法により 1 時間以内に判定可能[2,3]．キット化されている．

注意点：肺炭疽では発症後は死亡率は高くなるので，発症前の早期診断が重要．しかし初期症状はインフルエンザ様のため早期診断が困難で，発症後に炭疽と診断される場合が多い．病気の進行は急性で，インフルエンザ様症状の患者が数日以内に呼吸困難，低酸素血症，血圧低下などを起こし，胸部 X 線で縦隔拡大像（縦隔炎）であれば，ほぼ炭疽と診断できる．しかしこの時点での治療は困難である．したがって炭疽の的確な早期診断のためには，暴露されやすい職業を考慮した診断

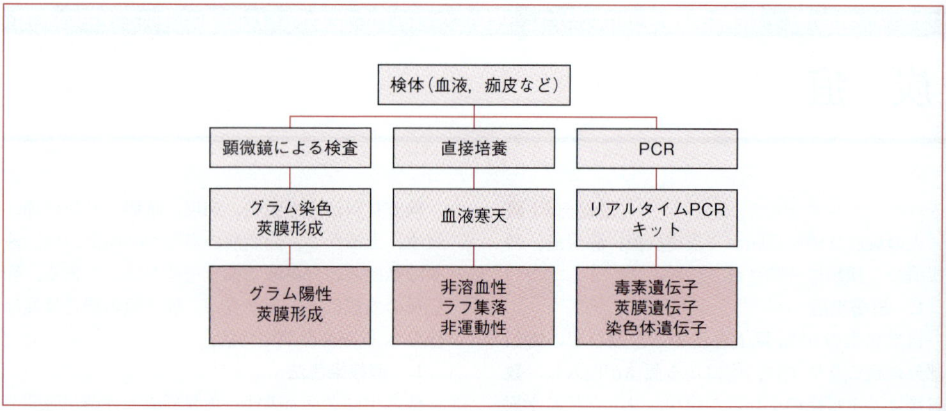


a　炭疽菌の推定方法

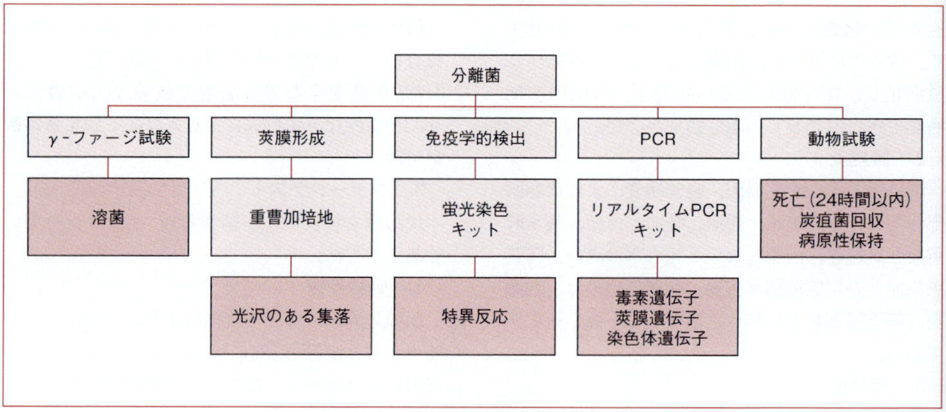


b　炭疽菌の確定方法

**図1　炭疽菌の推定・確定方法の概略**

血液寒天はヒツジの赤血球を用いた通常の培地にポリミキシンBを添加しておくとよい．動物は，マウスやラットなど系統は問わない．PCR法は通常の方法でも可能だが，時間がかかる．また図中のキットは，PCRは国内でタカラバイオから，免疫ラテックスキットはデンカ生研から販売されている．

や種々の情報確保が重要．また，個体間感染は起こりにくいので，人為的な異常事態が起こらない限り集団発生はまれ．炭疽発生の場合，周辺家畜の発生の把握も重要．自然感染では皮膚炭疽が多いので，発症後でも全身感染に至らなければ化学療法は有効である．いずれにしても疑わしい場合は早急に炭疽菌の細菌学的検査を実施する必要がある．しかし細菌検査を依頼する際は炭疽の疑いがある旨を伝えておく．バシラス菌は環境中に常在しているので見落とされがちだからである．

## 第一，第二選択抗生物質・抗菌薬

炭疽菌は，ほとんどの抗菌薬に感受性．治療は，炭疽が疑われる段階の初期治療，確定診断がつき感受性も判明している場合の治療，さらに暴露後の発症を予防するための予防的投薬に分けられる．

初期治療では耐性菌を考慮してシプロフロキサシンが，確定診断後の治療では第一選択薬は一般的にペニシリンGで，代替薬はドキシサイクリン，エリスロマイシン，シプロフロキサシンなどである．予防投薬はシプロフロキサシンとドキシサイクリンである．

## 治療の実際と注意点

抗生物質投与と補液などの対症療法が中心．

シプロフロキサシン：大人は1日800 mg，子供は20〜30 mg/kg，2回に分けて静注

ペニシリンG：200万単位を3時間ごと，子供は5万単位/kgを6時間ごと静注

ドキシサイクリン：大人は100 mgを12時間ごと，体重45 kg未満もしくは8歳以下では2.2 mg/kg を1日2回静注

エリスロマイシン：500 mg 6時間ごと静注

予防投薬はシプロフロキサシン(500 mg 1日2回経口投与，または400 mg 12時間ごと静注，子供は1日20〜30 mg/kgを2回静注)，代替薬はドキシサイクリン(大人は100 mgを12時間ごとに経口，体重45 kg未満もしくは8歳以下は2.2 mg/kg 1日2回経口)である．

注意点：常に高い血中濃度を保持する．

## 投薬期間と中止，無効の判定点

投与期間など：通常5〜7日，バイオテロでは，皮膚病変のみでも炭疽菌の吸引の可能性を考慮して，治療期間60日が推奨されている．その場合，症状が回復すれば，静脈注射から経口薬へ変え，合計60日間を終了する．また肺炭疽の場合は高死亡率のため投与期間については確立していない．しかし回復後，症状がなくなってから少なくとも14日間は投与を継続することが推奨されている．

注意点：以上の投与基準は，同時多発テロの際に米国で作成されたものであり[4]，日本人には体格を考慮し，投与量を決める必要がある．単一抗生剤の長期投与は耐性菌の出現を招く恐れがあり，種類変更や多種類併用などの考慮が必要である．

## 症　例

米国で起こった炭疽菌テロにおける症例(10例)を紹介する[5]．潜伏期は4〜6日，初期症状は発熱，寒気，だるさが中心で，発汗，空咳，呼吸困難，吐き気などを伴う．白血球数は平均9,800個/m$l$で，好中球が増加．血清中トランスアミナーゼ活性の上昇や低酸素血症が確認される．異常な胸部X線像を呈し，一部胸水の浸潤がみられ，7例で縦隔拡大像(縦隔炎)が確認された．胸部コンピュータ断層撮影ではリンパ節腫脹が観察された．この発生例では多種類の抗生物質の併用と，対症療法を十分行った結果，死亡率は通常より低く(10例中4例の死亡)抑えられた．

### 文　献


1) 牧野壮一：炭疽．感染症の診断・治療ガイドライン(改定追補)．日本医師会雑誌 **126**：1562-1564，2001
2) Cheun, H.I. et al.：A simple and sensitive detection system of *Bacillus anthracis* in meat and tissue. J Appl Microbiol **91**：421-426, 2001
3) Makino, S-I. et al.：Detection of anthrax spores from the air using real-time PCR. Lett Appl Microbiol **33**：237-240, 2001
4) http：//www.med.or.jp/kansen/terro/cdc1017.html(和文)もしくはhttp：//www.cdc.gov/mmwr/PDF/wk/mm5041.pdf(原文)
5) Jernigan, J. A. et al.：Bioterrorism-related inhalational anthrax：the first 10 cases reported in the United States. Emerg Infect Dis **7**：933-944, 2001

# 破傷風

遠藤重厚・佐藤信博

## はじめに

破傷風は先進国においては，衛生条件，予防接種の普及により減少した．しかし開発途上国においては未だ罹病率，死亡率も高く主要な感染症の一つである．

破傷風は創傷部位において発育するグラム陽性嫌気性桿菌破傷風菌の芽胞が発育，増殖した場合に起こる．その主な症状は，脊髄と脳幹ニューロンに作用する破傷風毒素により引き起こされる．

## 基礎知識

### 1. 臨床細菌学

破傷風菌 *Clostridium tetani* は嫌気性のグラム陽性桿菌で，0.3〜0.6×2〜6 mm で両端鈍円形(太鼓バチ状)を呈している．多数の鞭毛を有し活発に運動する．

胞子は嫌気条件下で発芽し，細菌は破傷風毒素を産生する．毒素は神経筋接合部で軸索末端によって局所性に取り込まれ，脊髄に存在する運動ニューロン細胞に逆行性に輸送される．毒素はここで経シナプス性に通過し，主として神経伝達物質としてグリシンを放出する抑制性ニューロン(レンショウ細胞)の神経末端により取り込まれる．その後，毒素は抑制性ニューロンを抑制するように思われる．この独特な抑制の結果，運動ニューロンの斉射が増大し，無制御の筋けいれんがもたらされる．毒素がいったんニューロンと結合し取り込まれれば，抗体によって不活化することはない．破傷風の潜伏期間は通常 1〜2 週である．

### 2. 疫　学

破傷風は外傷によるものが最も多く，世界の破傷風患者数は年間 100 万〜200 万人であり，そのほとんどが開発途上国で発症している．世界的には分娩時にへそを傷つけたり，割礼時に感染を生じたりする新生児破傷風が多い．

人口 10 万人当たりの患者数は，開発途上国においてはおおよそ数人〜数十人である．地域によっては感染症で入院する理由の 2 位(化膿性髄膜炎に次ぎ)となっている地域もある．一方先進国においては人口 10 万人当たり 0.1〜0.2 人である．

開発途上国においては破傷風患者の約半数が新生児で，20 歳以下の若年者で約 70% を占めている．これらの地域においては新生児死亡の約 50% が破傷風によるといわれている．一方先進国における破傷風患者の半数以上が 60 歳以上である．先進国においては若年層の大半は予防接種されており，高齢者は一度も接種されていなかったり，ワクチンの免疫が消失していたりする．

わが国における破傷風患者の発症は毎年 50 人前後と報告されているが，約 70% は 40 歳以上といわれている．

### 3. 臨床症状

最初の臨床徴候が現れた時点では創傷部位は必ずしも明白でない．初期症状には易刺激性，情動不安，頭痛，軽度の発熱がみられ，その後 1〜3 日のうちに筋けいれんが現れる．ほとんどの患者においては破傷風が進行して多くの筋肉群の反射けいれんを伴うようになるが，一部の患者では全身性の筋けいれんを伴わず創傷部位近辺の筋けいれんからなる限局性破傷風がみられることもある．また，顎筋肉の硬直をきたす患者もいる(開口障害)．患者はときに後弓反張姿勢をとることがある．呼吸は喉頭けいれんまたは呼吸筋の緊張性収縮により障害されることがある．患者は一定して意識があり，通常臨床経過の早期に精神的過敏性を示す．交感神経の過敏性がみられることがあり，発汗，頻脈，血圧変動の亢進を伴う．急性相では低酸素血症，肺炎，脊椎骨折，生命に危険が及ぶ不整脈をきたす．破傷風のけいれんは約 3

日間重症度を増し，その後の1週間は安定し，その後2週間にわたり緩徐に鎮静化する．

新生児破傷風は通常臍帯断端に感染している破傷風菌により出生後10日以内に発症する．哺乳困難，被刺激性の亢進，筋硬直亢進，後弓反張，間欠的な全身の筋けいれんが特徴的である．

**4. 検　査**

総白血球数の軽度の増加がみられることがある．心電図では洞性頻脈が一般的である．頭部および脊髄のMRIとCTスキャンは通常正常である．患者の30％において破傷風菌が創傷の嫌気培養で分離できる．血清学的検査は有用ではない．髄液検査を実施する意義はない．

**5. 鑑別診断**

破傷風の臨床診断は，1〜2日間の反復性の限局性または全身性筋けいれんをきたしている患者に下される．疑われる創傷がみつかることもあるし，みつからない場合もある．鑑別診断には神経遮断薬の反応，焦点発作，ストリキニーネ中毒，狂犬病，腹膜炎，非定型筋けいれん，ヒステリーが含まれる．開口障害では下顎脱臼，歯槽膿瘍，またはその他の下顎異常を考慮する必要がある．

## 起因菌の推定 ■

膿汁，組織の培養により確定診断をつけるが，培養が陰性の場合のこともしばしばみられる．培養の結果はあくまでも補助的意味しかもたず，破傷風の診断は臨床症状からの診断が重要である．

## 第一，第二選択抗生剤 ■

破傷風菌を除去するためにはペニシリンを投与する必要がある(1千万単位/日静注)．必要に応じてテトラサイクリンを投与することもある．

## 予　防 ■

予防に関しては，破傷風トキソイドによる能動免疫が有効である．小児期にジフテリアトキソイド，百日咳ワクチンを混合したDPTワクチンを4週間間隔で2回(わが国の予防接種法では年3回)，6〜12ヵ月後に1回接種することにより基礎免疫をしておく．

免疫歴のない成人では初回のトキソイド投与後に2回投与，6〜12ヵ月後に第3回投与を行い(基礎免疫)，以後5年ごとに追加免疫を行えば予防効率はさらに高まる．

新生児破傷風の予防は出産可能年齢女性の免疫である．免疫歴のない成人に準じて，3回トキソイドを投与することにより，5年間は母子の破傷風を予防できる．

## 治療の実際 ■

治療は，すべての創傷から過剰な破傷風菌を除去し，筋けいれんを抑える薬剤の投与を目標とする．創傷は完全に排膿し，3％過酸化水素水で洗浄し，細菌の増殖を抑制する好気環境を作る．破傷風菌を除去するためにはペニシリンを投与する必要がある(1千万単位/日静注)．ヒト破傷風―免疫グロブリン(3,000〜10,000単位)を筋肉内または創傷部位周囲に注射してもよい．この抗毒素は，下位運動ニューロンに固着した毒素を逆行させるものではないが，創傷部位の毒素を不活化する．

患者は集中治療室に収容し，刺激により筋けいれんが亢進することが多いため刺激を与えないようにする．酸素を経鼻投与する．けいれんによって強い呼吸機能障害をきたした場合には気管挿管を施行し人工呼吸器下で管理する．

筋弛緩薬は疼痛性の筋けいれん予防に有効である．一般的にジアゼパムが選択され，必要に応じて10〜30 mgを1〜3時間ごとに静注する．投与量は患者のけいれんが最小になるように滴定する．また，クロルプロマジン75〜100 mgを3〜4時間ごとに静注してもよい．クラーレ類の薬剤が有効な場合もある．上記薬剤を投与する場合には血圧を監視する必要があり，補助換気を伴う挿管を要することも多い．交感神経の過敏が重篤である場合，高血圧と頻脈のコントロールにプロプラノロールが必要な場合もある．さらに，心拍出量と楔入圧を測定するための肺動脈カテーテル挿入が有効である．

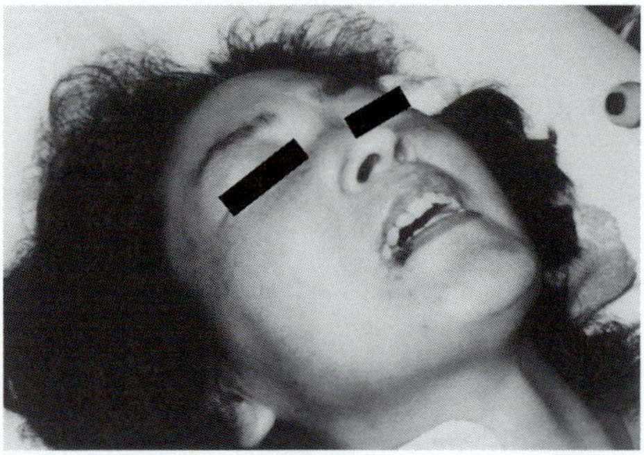

図 1　開口障害がみられる

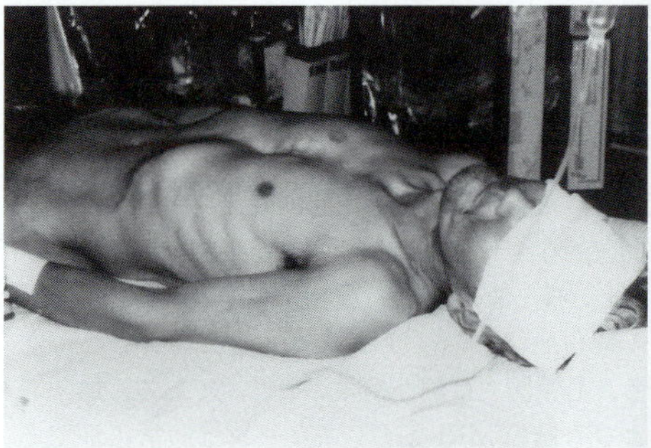

図 3　筋の硬直がみられる

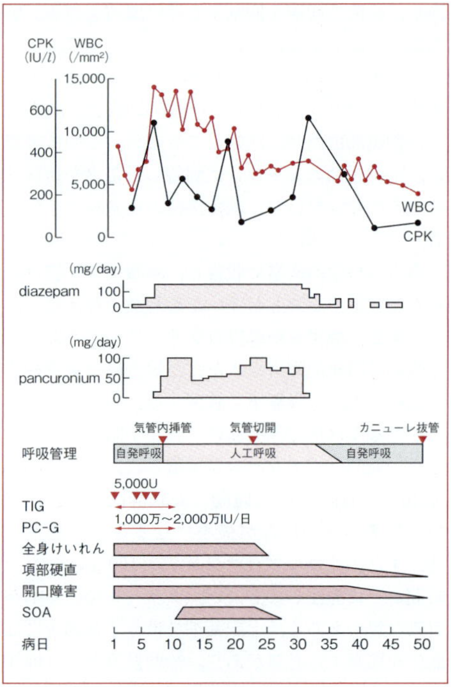


図 2　症例 1 の経過

## 典型的な症例

**症例 1**

1 週間前に庭の花の手入れをしていて指を傷つけた．小さな傷でありそのままにしていた．意識は清明であったが，2～3 日前より項部硬直，さらに開口障害，後弓反張も出現してきた(**図 1，2**)．

人工呼吸器下にて管理した．全身けいれんに対しては diazepam，pancuronium を投与し，抗毒素療法として抗破傷風免疫ヒトグロブリン(TIG)を，化学療法としてペニシリン G の投与を行った．

**症例 2**

庭仕事をしていて指を切った(約 5 mm)．4～5 日後より，頸部から背部にかけて突っ張るような症状が出現，10 日目に全身が硬直してきた(**図 3**)．この症例も人工呼吸器下にて管理し，抗毒素療法として抗破傷風免疫ヒトグロブリン(TIG)を，化学療法としてペニシリン G の投与を行い軽快した．

# 尿路感染症(再発性感染も含む)

川原元司・速見浩士

## はじめに

尿路感染症は小児から高齢者まで，幅広い年齢層で経験される．各病型に特徴があり，急性単純性膀胱炎は性的活動期の女性に多く，化学療法に良く反応するが，再発が多い．急性単純性腎盂腎炎は経口薬で治療可能な軽症例から，敗血症を伴う重症例まで経験される．高齢者で多い複雑性尿路感染症では，再発を繰り返して腎機能障害の進行する例があり，基礎疾患や全身の易感染因子を良好に管理する必要がある．小児では先天奇形による尿流障害を基礎とする複雑性尿路感染が主である．一般に，単純性感染症と複雑性感染症の増悪例が抗菌薬の投与対象となる．本稿では，各病型での診断と治療，薬効と治癒の判定について述べ，成人女性の膀胱尿管逆流による再発性腎盂腎炎例を呈示する．

## 基礎知識

### 1. 臨床的分類

表1に示すように，尿路の基礎疾患の有無から単純性(内科的)と複雑性(外科的)に分け，感染臓器別に腎盂腎炎と膀胱炎に分類する．単純性感染症は抗菌化学療法で治癒が期待できる．単純性感染と診断された症例でも，抗菌薬に反応の悪い症例や再発を繰り返す例では，尿路の基礎疾患や糖尿病などの重症化因子の存在を疑って検索する．複雑性感染では，基礎疾患の除去で治癒が得られるものから，細菌尿が持続し，急性増悪を繰り返す難治性の例まで経験される．無症候性細菌尿は有意の細菌尿と膿尿を認めるが，自覚症状を欠く尿路感染で，糖尿病や神経因性膀胱，水腎症，尿路結石，尿路上皮癌などを基礎疾患に認めることがあり，細菌の病原性と尿路の感染防御能とのバランスがとれた状態と考えられる．尿路結核は無菌性膿尿が特徴的であり，特異的感染症として扱うが，常に鑑別診断に加えておく必要がある．

### 2. 起炎菌

尿路感染症の起炎菌は病型別に特徴がある．急性単純性膀胱炎は，80％が大腸菌であり，他の腸内細菌が15％，残りの5％がブドウ球菌である．急性腎盂腎炎では，大腸菌が約85％を占めるが，起炎菌が明らかにできない症例もある．複雑性膀胱炎や腎盂腎炎では，大腸菌を含む腸内細菌科の細菌，緑膿菌を主とするブドウ糖非発酵グラム陰性桿菌，ブドウ球菌と腸球菌のグラム陽性球菌の三者が，ほぼ同じ割合を占める．単純性感染では耐性菌は少ないが，複雑性尿路感染症からの分離菌は高度耐性株がまれではないので，薬剤感受性を確認しておく．

### 3. 発症機序

単純性感染は腸管内で優位となった起炎菌が膣前庭・尿道腺に定着後，膀胱内に侵入し，増殖して発症する．腎盂粘膜への接着因子をもつ大腸菌株は腎盂腎炎を発症する可能性がある．複雑性尿

表1 尿路感染症の臨床的分類

| 基礎疾患 | 感染臓器 | |
|---|---|---|
| | 膀胱 | 腎 |
| なし：単純性(内科的感染) | (急性) 単純性 膀胱炎 | (急性) 単純性 腎盂腎炎 |
| なし または あり | 無症候性細菌尿 | |
| あり：複雑性(外科的感染) | 複雑性 膀胱炎 | 複雑性 腎盂腎炎 |

表 2　尿路感染症の病型と抗菌薬の選択

| 病型 | 年齢層 | 性 | 高熱発 | 代表的起炎菌 | 第一選択 | 第二選択 |
|---|---|---|---|---|---|---|
| 急性単純性膀胱炎 | 性的活動期 | 女性 | 無 | 大腸菌 | 経口セフェム | 経口キノロン |
| 急性単純性腎盂腎炎 | 性的活動期 | 女性 | 有 | 大腸菌 | セフェム系注射薬<br>アミノ配糖体薬 | 経口キノロン<br>経口セフェム |
| 複雑性膀胱炎<br>慢性・急性増悪 | 小児<br>成人<br>高齢者 | 女性 | 無 | グラム陰性桿菌 | 経口キノロン<br>経口セフェム | セフェム系注射薬 |
| 複雑性腎盂腎炎<br>慢性・急性増悪 | | 男性 | 有または<br>無 | 腸球菌，ブドウ球菌 | セフェム系注射薬<br>アミノ配糖体薬 | 経口キノロン<br>経口セフェム |

路感染は，腸管由来の細菌が尿路に侵入し増殖して発症する場合と，尿路カテーテルなどの医原性因子により侵入が容易となり，発症に至るものがある．前者は，単純性の病態と同様で化学療法に比較的よく反応するが，基礎疾患が見落とされると再発を繰り返す．後者ではカテーテル留置が継続されると細菌尿が持続する．院内感染により尿路に定着することもある．安定した病態から急性増悪する場合の誘因は尿路の閉塞である．ドレナージ不良や尿路内圧の上昇が原因となって発熱を伴う腎盂腎炎が発症し，男性では前立腺炎や精巣上体炎を合併する例もある．

## 診　断

尿路感染は尿所見と理学所見から診断できる．女性ではカテーテル尿が検体としての信頼性は高いが，通常は正しい中間尿の採取手順を指導して採尿する．膿尿は非遠心鏡検で 10 WBCs/$mm^3$ 以上を陽性とする．中間尿で $10^4$CFU/m$l$ 以上の菌数で検出された細菌は起炎菌と考えて良い．血液検査項目は白血球数と分画，CRP および肝腎機能を必須項目として実施する．有熱性の腎盂腎炎では，白血球増多，CRP の異常高値が認められ，治療効果の指標となる．膀胱炎では白血球数や CRP 検査は不要である．経口摂取の状態や，発症から受診までの経過の長短も確認する．理学所見として，膀胱炎では排尿痛，頻尿などの膀胱症状がみられる．腎盂腎炎では，発熱，腰背部痛，嘔気などが認められる．小児では発熱以外の所見を欠く場合もあり，尿検査所見が重要である．膀胱症状を伴う尿路上皮癌や尿路結石，尿路結核が主な鑑別すべき疾患である．間質性膀胱炎や小児のウイルス感染に伴う出血性膀胱炎には抗菌薬は適応とならない．

## 合併症

急性感染症で，化学療法に反応の悪いもの，再発を繰り返す例を対象に尿路の基礎疾患や全身的な易感染因子を検索する．近年，糖尿病の合併頻度が高い．尿路閉塞に合併した腎盂腎炎では，敗血症や菌血症の合併を認めることがある．十分な化学療法にもかかわらず，症状や所見が改善しない場合には，血液培養も考慮する．尿路閉塞の有無を観察する目的で，腹部超音波検査は必須である．局所の進展が疑われる症例では，積極的に腎膿瘍，腎周囲膿瘍，後腹膜膿瘍の形成がないか，造影 CT で確認する[1]．

## 第一，第二選択抗菌薬と効果判定

尿路感染における異常所見の正常化は，細菌尿の陰性化，自覚症状の軽快・消失，膿尿の正常化の順に得られる．腎盂腎炎では，解熱とともに白血球数の正常化が得られるが，CRP の正常化は遅れ，通常 7〜14 日間を要する．いずれの病型でも 3 日間で，尿と自覚所見の改善しないものは，無効と判定して，抗菌薬の変更を検討する．複雑性尿路感染では，無症状のことも少なくないので，細菌尿のみを根拠に経口抗菌薬を安易に使用しない．監視培養として細菌学的検査を行い，急性増悪時に投与が必要となった場合に備えておく．表 2 に各病型での選択すべき抗菌薬の系統を示す．

## 治療の実際

### 1.　急性単純性膀胱炎

経口キノロン，ペニシリン系，セフェム系のいずれもが選択できる．経口キノロンの単回投与は腸管内リザーバーから起炎菌の除菌は不十分であり，3 日間の投与が標準である．セフェム系やペニシリン系のなかで世代の新しいものは第一選択薬となり，3 日間投与で経口キノロンと有効率で差はない．症例によっては 7 日間まで投与する．3 日投与後に，症状，膿尿，細菌尿の正常化を確認して，薬効を判定し，有効以上であれば 1 週後に再発の有無を判定する．急性単純性膀胱炎の予後は良い．再発を繰り返す例では，QOL の低下がみられるので，あらかじめ処方された薬剤を患者の判断で内服する方法[2]や性交後予防内服の適応になる場合がある[3]．頻回の再発例は泌尿器科専門医が基礎疾患を検索する．

**処方例**

バナン® 200 mg 分 2，経口 3 日間，再発例には 7 日間

クラビット® 300 mg 分 3，経口 3 日間

### 2.　急性単純性腎盂腎炎

軽症または中等症で，経口摂取が十分で，増悪した場合でも対応が速やかにとれる症例であれば，キノロン系あるいはセフェム系の経口薬が選択できる．CRP の正常化まで十分な投与期間を設定する．腹部エコーで，尿路閉塞の有無をスクリーニング診断しておくことが必須である．標準的な治療は，第 2 世代以降のセフェム系注射薬やアミノ配糖体薬を第一選択薬として使用し，脱水を伴うことが多いので，十分な輸液量で補正する．3〜5 日間投与後に，7 ないし 10 日間の経口抗菌薬が追加されて薬効を判定する．CRP の正常化まで抗菌薬の投与を継続する．さらに 4〜6 週後に再燃や再感染のないことを確認して，臨床的治癒と判定する．

**処方例**

重症

パンスポリン® 2〜3 g 分 2〜3，5 日間後

セフゾン® 300 mg 分 3，7 日間

軽症

シプロキサン® 600 mg 分 3，7〜14 日間

### 3.　妊婦の腎盂腎炎

妊婦の腎盂腎炎は複雑性腎盂腎炎に準じて抗菌化学療法を施行するが，キノロン薬は禁忌である．セフェム系かカルバペネム系から選択し，慎重に投与する．菌の制圧が不十分とならないように，至適投与量を用いて確実な化学療法を実施する．妊婦の腎感染症で最も重大な合併症である敗血症や早産などのリスクを最小とする必要がある．上部尿路閉塞の症例で尿管ステント留置の適応がある場合は，泌尿器科医に依頼する．無症候性細菌尿の妊婦の約 30% で有熱性腎感染を発症する危険性があり，低出生体重や新生児期の尿路感染のリスクも高まるとされている[4]．無症候性細菌尿に使用する抗菌薬は経口セフェムで，5〜7 日間の短期間が標準であり，確実な採尿法で評価する必要がある．

**処方例**

ペントシリン® 4 g 分 2，5 日間後，トミロン® 300 mg 分 3，5 日間

フルマリン® 2 g 分 2，3 日間後，フロモックス® 300 mg 分 3，7 日間

### 4.　複雑性尿路感染症

発熱のない複雑性膀胱炎は経口抗菌薬のよい適応である．そのなかでも，経口キノロン薬は主要な起炎菌である大腸菌を含むグラム陰性桿菌に殺菌的に作用し，複雑性尿路感染の起炎菌となるセラチアや緑膿菌にも有効な薬剤があり，汎用されている．しかし，大腸菌，エンテロバクター，シトロバクター，セラチアなどでキノロン耐性菌が増加しており，薬剤感受性検査を含めた細菌学的検査成績を参考にして薬剤を選択する必要が生じている[5,6]．ノルフロキサシンのみは小児に 1 週間程度までは使用できるが，他の経口薬が期待できない緑膿菌などの感染に限定すべきである．

複雑性腎盂腎炎の急性増悪では高熱を認めることが多く，尿路閉塞を伴い菌血症に進展している症例では，注射薬が適応となる．腎感染で抗菌化

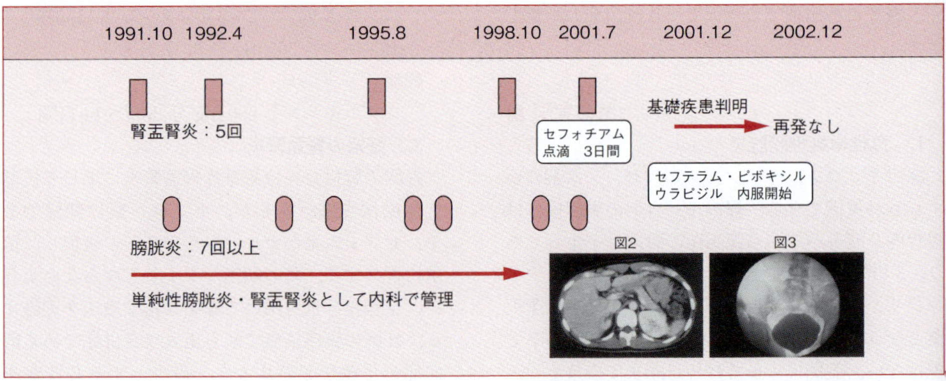


図1 長期に再発性尿路感染を繰り返した成人女性

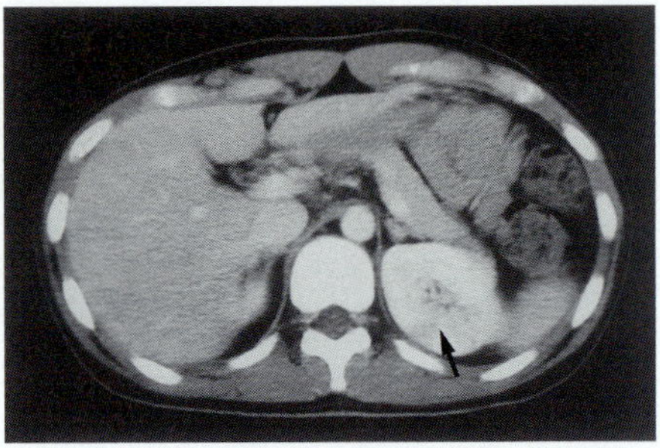

図2 急性腎盂腎炎発症時の CT
髄質から皮質へ放射状に低 CT 値の感染病巣を認める．

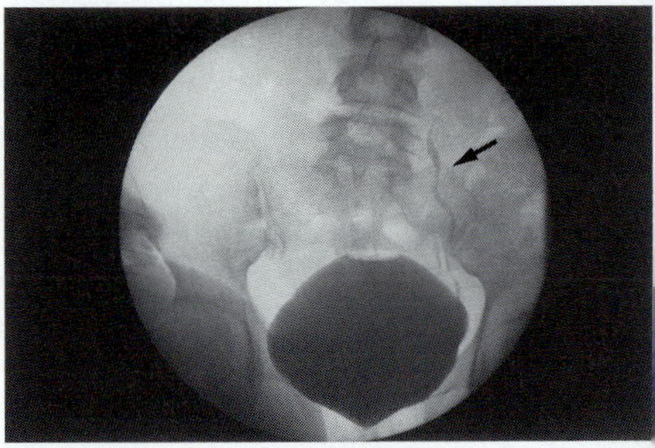

図3 排尿時膀胱造影
左側に尿管への逆流を認める．

学療法に反応の悪い症例の多くが，尿路閉塞を合併し，糖尿病による好中球機能障害などの重症化因子を持つ症例であり，適切な抗菌化学療法にも抵抗する．したがって重症度の判定には，尿路局所の評価と全身的な感染防御機能の評価が必要である．基礎疾患を有する複雑性腎盂腎炎では，起炎菌も大腸菌から緑膿菌，腸球菌と薬剤感受性の不良な菌株による感染の危険率が高まるので，第3〜4 世代セフェム系やカルバペネム系を第一選択とする．治療期間は，個々の症例で異なるが，解熱あるいは症状の寛解が得られれば，経口薬にスイッチして，CRP の正常化まで薬剤を投与し，再発や再燃の有無を観察する方針で問題ない．

腎感染症で抗菌化学療法に反応の悪い症例の多くが，尿路閉塞を合併し，糖尿病による好中球機能障害などの重症化因子を持つ症例であり，適切な抗菌化学療法にも抵抗する．したがって重症度の判定には，尿路局所の評価と全身的な感染免疫機能の評価が必要である．腹部エコーで，尿路閉塞の有無をスクリーニング診断することは必須検査となった．局在診断と重症度判定に優れていることから造影 CT の適応例は多く，積極的に検査すべきである．小児や再発性の腎盂腎炎では，腎の瘢痕形成や腎機能障害にまで進行する危険性がある．複雑性尿路感染では，感染の増悪が繰り返されれば，腎機能障害が進行する．管理目標はカテーテルなどの易感染因子の除去と腎機能の保持とする．

**処方例**

膀胱炎

シプロキサン® 400〜600 mg 分 2〜3，7 日間

有熱性腎盂腎炎

メロペン® 1 g 分 2，5 日間後，クラビット® 300 mg 分 3，7 日間

## 症　例

**患者**　48 歳　女性

膀胱尿管逆流による成人女性の再発性腎盂腎炎の症例(**図 1**)．

結婚前は尿路感染の既往歴なし．24 歳で初産，3 回の分娩歴あり．39 歳時に腎盂腎炎を経験．その後，10 年間に 12 回の尿路感染に罹患．前回の腎盂腎炎時の CT 像を示す(**図 2**)．尿路の基礎疾患を疑われて泌尿器科に紹介された．排尿時膀胱造影で grade 1 の左膀胱尿管逆流(**図 3**)と尿流動態検査で高圧排尿状態を認めた．経口セフェムと $\alpha$-ブロッカーを投与し経過を観察したが，再発性の腎盂腎炎のために約 1 年後に逆流防止術を施行した．膀胱尿管逆流は小児の腎盂腎炎の基礎疾患として知られているが，成人女性でも再発性腎盂腎炎の基礎疾患となる．

**文　献**


1) 川原元司，後藤俊弘，大井好忠：腎周囲炎・腎周囲膿瘍．日本臨牀，領域別症候群シリーズ，腎臓症候群，日本臨牀社，p.643-645, 1997
2) Schaeffer, A. J., Stuppy, B. A.：Efficacy and safety of self-start therapy in women with recurrent urinary tract infections. J Urol **161**：207-211, 1999
3) Pfau, A., Sacks, T. G.：Effective postcoital quinolone prophylaxis of recurrent urinary tract infections in women. J Urol **152**：136-138, 1994
4) Kunin, C. M.：Detection, Prevention and Management of Urinary Tract Infections, 4th ed, Lea & Febiger, Philadelphia, p.87-90, 1987
5) 速見浩士，川原元司，北川敏博ほか：1997 年から 2 年間の複雑性尿路感染症分離菌の各種抗菌薬に対する感受性．日化療会誌 **48**：278-284, 2000
6) 速見浩士，川原元司，北川敏博ほか：1999 年の複雑性尿路感染症患者分離株の薬剤感受性．日化療会誌 **49**：309-316, 2001

# 胆囊炎，胆管炎，肝膿瘍

品川長夫・南條邦夫・飯田昌幸

## はじめに

胆道感染症である急性胆囊炎，急性胆管炎および肝膿瘍は，第一線の臨床医が少なからず遭遇する腹部救急疾患である．ここでは腹部単純X線をはじめ腹部USやCTなどの画像を駆使した診断とそれをもとにした的確な治療が要求される．ここでは胆道感染症の成因と治療について述べるが，超音波ガイド下ドレナージや手術などの外科的処置のウエイトは大きく，これに抗菌薬療法が併用されはじめて適切な治療法が成立する．外科的処置のタイミングと効果的な抗菌薬療法について述べる．

## I. 急性胆囊炎

### 基礎知識

**1. 臨床症状・所見**

中年の肥満女性で，特に脂肪性の食事摂取後にみられることが多い．右上腹部痛，発熱，悪心・嘔吐などを伴う．右上腹部の圧痛，黄疸，Murphyの徴候がみられる．

**2. 成　因**

急性胆囊炎は何らかの原因で胆囊管が閉塞し，内圧の上昇が起こっている病態である．その約90％には結石が証明され，胆囊頸部あるいは胆囊管に結石が嵌頓している．急性胆囊炎の多くは結石による胆囊管の閉塞を原因とする機械的・化学的炎症である．本来，最初から細菌感染が関与する病態ではない．しかし，結石がある場合には胆汁中細菌の陽性率は高く，胆囊管に結石が嵌頓した場合には，細菌感染が二次的ではあるが最初から関与し病態が重篤となる．一方，胆汁中細菌陰性例であっても胆囊炎が発症すると，早晩胆汁中細菌は陽性となる．胆汁中細菌は抗菌薬療法の目標となるため，その推定は治療上重要なポイントとなる．

表1　胆石症における胆汁中細菌陽性要因

| | |
|---|---|
| ・結石の位置 | 肝内＞胆管内＞胆囊内 |
| ・結石の種類 | ビリルビン系石＞コレステロール石 |
| ・年齢 | 70歳以上＞60歳以上＞若年者 |
| ・十二指腸傍乳頭憩室 | あり＞なし |
| ・十二指腸乳頭部機能異常 | あり＞なし |
| ・黄疸，肝機能異常 | あり＞なし |
| ・胆道系手術の既往 | あり＞なし |
| ・肝硬変，糖尿病 | あり＞なし |
| ・胆管拡張，内圧上昇 | あり＞なし |

いずれの要因も有意差($p<0.05$)が認められる．

### 起炎菌の推定および確定法

**1. 胆汁中細菌の重要性**

胆石症の胆汁中細菌陽性率に関係する要因を**表1**にあげた．

手術を施行した胆石症例の胆汁中有菌率は，胆石の位置(胆囊内より総胆管内で高い)，年齢(若年者より高齢者で高い)，結石の種類(コレステロール石よりビリルビン石で高い)，胆道内圧・胆管径(径拡張と内圧上昇例で高い)により異なる．また十二指腸傍乳頭憩室のある症例ではない症例と比較しより有意に胆汁中細菌陽性率は高い．胆汁中細菌陽性例は基礎的にも臨床的にも感染は重篤となりやすいことが知られているので，胆汁中細菌陽性要因を把握したうえで対処することが重要である[1,2]．

**2. 胆道感染症分離菌とその動向**

胆道感染からの分離菌は，報告者によってかなりの相違がある．一般に好気性菌では *E. coli*,

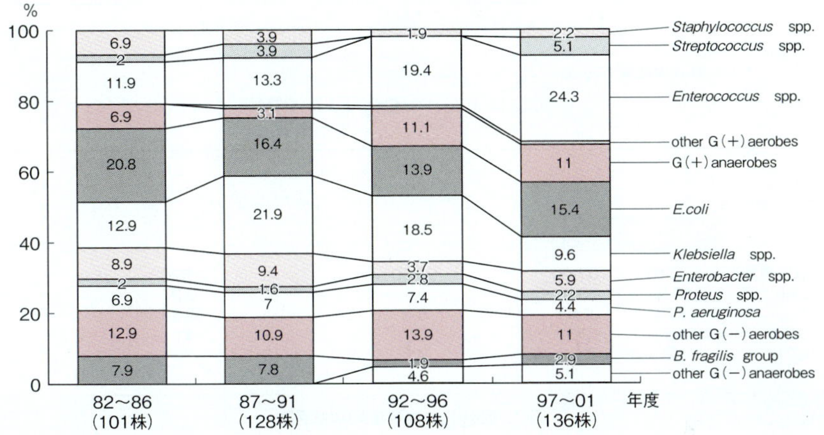


図1　胆道感染症分離菌の推移(外科感染症分離菌研究会)

*Klebsiella* 属，*Enterococcus* 属が，嫌気性菌では *B. fragilis* group の分離頻度が高いことはよく知られていた．しかし，近年では *Enterococcus* 属の分離頻度が高くなり，また *E. coli* の分離頻度が再び *Klebsiella* 属より高くなった．また，*P. aeruginosa*，*Enterobacter* 属などの分離頻度も高い．これは近年，新しい抗菌薬，特にニューキノロン薬や第3世代セフェム薬の使用が多くなったためであると考えられる(**図1**)．

## 第一，第二選択抗菌薬

### 1. 治療薬の選択

軽症では，経口抗菌薬が適応となり，中等症～重症例では注射薬が適応となる．

経口薬では吸収が不確実である点に注意する．

#### a. 経口薬

胆道感染症のうち初回の治療(軽症)では，*E. coli*，*Klebsiella* 属，*Enterobacter* 属をカバーできる薬剤が第一選択薬(経口第2世代セフェム薬，広域ペニシリン薬)となるが，頻回に抗菌薬投与された症例では弱毒性のグラム陰性桿菌が分離されることが多く，経口ニューキノロン薬が第一選択薬となる．

#### b. 注射薬

中等症以上では，主に注射薬が使用される．胆汁中への移行が良好な薬剤[3]，副作用が少ない薬剤で *E. coli*，*K. pneumoniae*，*Enterobacter* 属，*B. fragilis* group に抗菌力を有する薬剤が第一選択薬(CMZ，CTM，FMOX など)となる．第二次選択薬としては，ペニシリン薬が選ばれる(**表2**)．重症例では，*P. aeruginosa* や *Enterobacter* 属も考慮し，これらに有効な薬剤(SBT/CPZ，IPM/CS，PAPM/BP など)が選ばれる．

## 投与期間と中止，無効の判定法

一般に3日間使用しても炎症症状が軽減しない場合には，抗菌薬を変更すべきである．しかし，急性胆嚢炎で結石が嵌頓した状態では抗菌薬の効果は十分に発揮できず，改善の速度は遅くなる．腹部 US にて胆嚢の緊満度が改善している場合(結石の嵌頓が解除)やドレナージを行った場合には症状の改善は急速である．それにもかかわらず

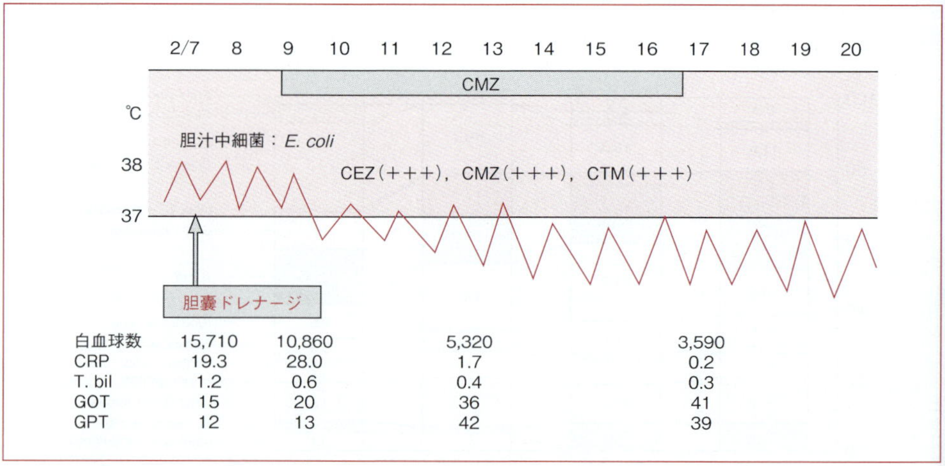


**図2 症例1（急性胆嚢炎）の経過図**
CMZ：cefmetazole

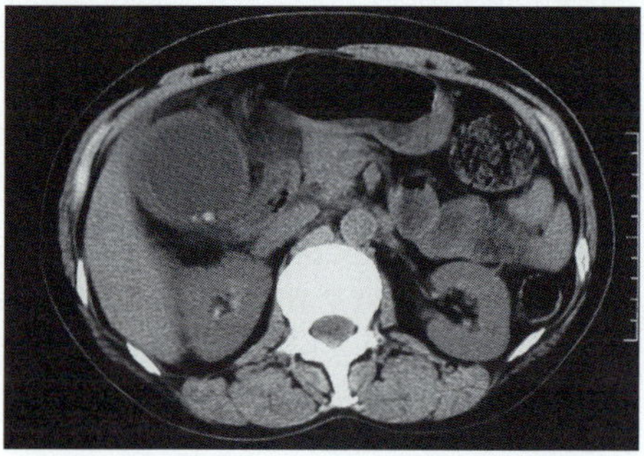

**図3 腹部CT**
壁肥厚し，緊満した胆嚢内に結石を認める．

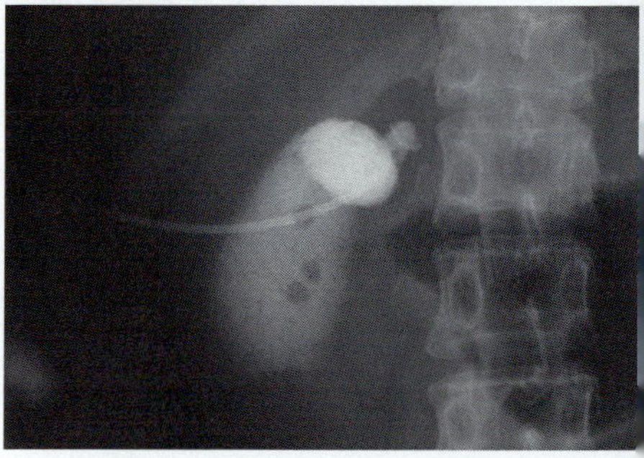

**図4 PTGBDチューブからの造影像**
胆嚢内に結石，造影剤は総胆管へ流出しない．

改善がみられない場合には薬剤の変更が必要である．ドレナージを施行すれば急激な改善がもたらされるが，胆汁中細菌の陰性化はみられないことが多い．陰性化しなくても炎症症状が消退すれば抗菌薬は中止してよい．最終的には胆嚢摘出術が必要となる場合が多い．

### 症例1（図2）

急性胆嚢炎，59歳，女性．右上腹部の疝痛，発熱にて紹介される．腹部CTにて緊満した胆嚢内に胆石を認める（**図3**）．しかし，肝腫大なく，肝内胆管の拡張はない．急性胆嚢炎の診断にて経皮経肝胆嚢ドレナージ（PTGBD）を施行する．数日後のドレナージ造影にて，胆嚢管での結石嵌頓と胆嚢内の数個の結石を認める（**図4**）．後日，腹腔鏡下に胆嚢摘出術を施行した．

表2　急性胆嚢炎に対する抗菌薬の選択

**軽　症**
1. 経口ニューキノロン薬(NFLX, CPFX, TFLX など)
2. 経口セフェム薬(CFIX, CXM-AX, CTM-HE など)

**中等症**
1. セフェム薬(CEZ, CMZ, CTM, FMOX など)
2. ペニシリン薬(PIPC, ASPC, SBT/ABPC など)

**重　症**
1. セフェム薬(CTRX, CPM, SBT/CPZ, CZOP, CPR など)
2. カルバペネム薬
3. 注射用ニューキノロン薬(CPFX, PZFX)

## II. 急性閉塞性化膿性胆管炎

### 基礎知識

**1. 病　態**

胆道の閉塞により胆道内圧が上昇し胆汁中細菌が肝臓，肝静脈を経由し全身性に逆流 cholangiovenous reflux することがその病態である．胆汁中の細菌，エンドトキシン，エキソトキシンあるいは細菌の代謝産物が関与し，最終的には細菌性ショックを呈し，多臓器不全(MOF)となる．

胆汁中細菌が陽性の症例に急激な胆道の通過障害が生じたとき，胆汁中細菌はそこで増殖し逆流する．閉塞性黄疸が高度なほどしかも長く続いた症例ほど cholangiovenous reflux は生じやすく，胆道内圧 20 $cmH_2O$ 以上でみられる．胆汁は膿状となっている．

胆管結石症で多く，悪性腫瘍では少ないが，乳頭括約筋の機能が侵されやすい乳頭部癌では多くみられる．十二指腸乳頭括約筋の障害があるときに起こりやすい．外胆汁瘻を施行すると，10日〜2週間後にはほとんどの症例で胆汁中細菌が陽性となるが，このような症例で胆汁の流出障害が生じたときにも同様な病態となる．

**a. 胆石イレウス**

胆石イレウスでは，多くの場合，胆嚢(胆管)と十二指腸などの内瘻より大きな胆石が脱落し，その結石が既往開腹術により通過障害のある小腸あるいはバウヒン弁で閉塞することが原因となる．内圧の上昇したイレウス腸管の内容物は，内瘻部を通して胆管から肝内胆管内圧を上昇させる．cholangiovenous reflux と同様な病態となるので，ここに手術侵襲を加える場合にはショック対策も考慮しておかなければならない．

**2. 症　状**

発熱，右上腹部痛，黄疸(Charcot の三徴)に加え，ショックと意識障害(Reynolds の五徴)がみられる．すなわち急性胆管炎に細菌性ショックが加わった病態である．

### 起炎菌の推定および確定法

胆道に閉塞が生じても胆汁中細菌が陰性であれば重大な病態へと急速に進行していくことはない．閉塞性黄疸時に胆汁中細菌が陽性であるかどうかの判断は重要である．胆汁中細菌陽性率は悪性腫瘍より結石の場合に高く，悪性腫瘍のうちでは膵癌より，乳頭部括約筋の障害される乳頭部癌で高い．胆汁中細菌陽性要因を十分に認識して治療にあたらなければならない．

### 第一，第二選択抗菌薬

経皮経肝胆道ドレナージ(PTCD)など確実な方法で胆道内圧を減圧することがポイントである[4,5]．胆道減圧なくして，本症の治療は成立しない．

抗菌薬の選択は急性胆嚢炎(重症例)に準ずる．抗菌薬非治療例では *E. coli*，*K. pneumoniae*，*E. cloacae* および *B. fragilis* group をカバーする CZOP，CPM などが適応となる．しかし，抗菌薬が投与されていた症例ではカルバペネム薬あるいは注射用ニューキノロン薬が適応となる．

敗血症性ショックと同じ病態であり，循環動態のサポートを第一に考える．

### 症例 2(図 5)

急性閉塞性化膿性胆管炎，61歳，男性．食欲不振，嘔吐が出現し，黄疸を指摘される．上腹

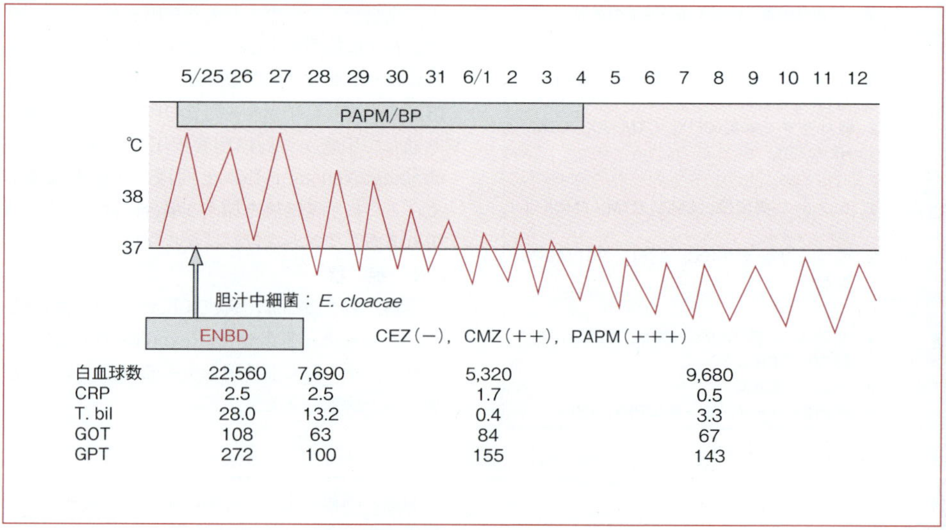


図5　症例2（急性化膿性胆管炎）の経過図
PAPM/BP：panipenem/betamipron, ENBD：endoscopic nasobiliary drainage

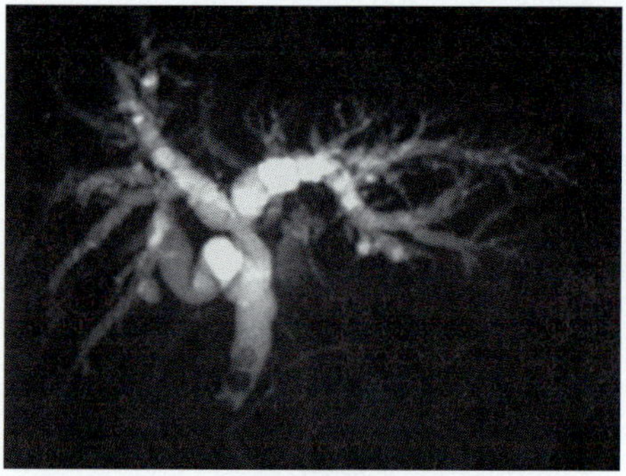

図6　MRCP
拡張した胆管と総胆管末端の結石陰影．

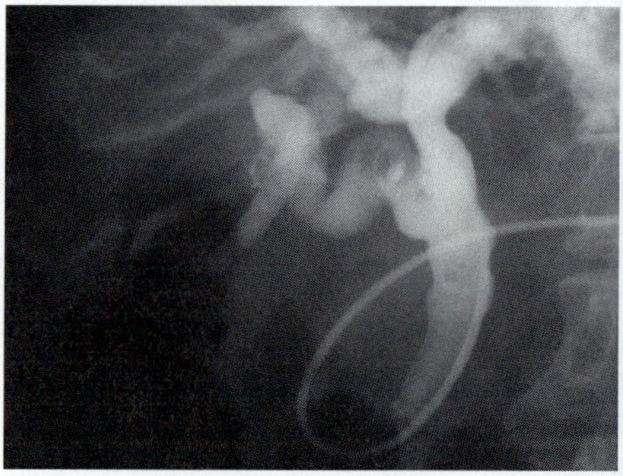

図7　ENBD チューブ造影像

部痛，発熱とともに黄疸増強し，紹介される．MRCP にて総胆管の拡張と末端部に結石の嵌頓を認める（**図6**）．内視鏡的逆行性胆汁ドレナージ（ENBD）を施行する．黄疸は急激に消退し，平熱となる（**図7**）．後日，経十二指腸的に乳頭切開し，採石する．

## III. 肝膿瘍

肝膿瘍は細菌性肝膿瘍とアメーバ性肝膿瘍に分類される．

### 細菌性肝膿瘍 ■

**1.　感染経路**

感染経路より**表3**のごとく分けられる．

胆管炎性肝膿瘍が多い．総胆管結石あるいは膵胆道悪性腫瘍を基礎疾患にもつものが多い．特発性のものには基礎疾患として糖尿病をもつものが多い．

**2. 症　状**

悪寒，発熱，右季肋部痛，黄疸，肝腫大と圧痛，白血球数増加と核左方移動，血沈亢進，CRP 上昇などがみられる．

**3. 診　断**

横隔膜の挙上と運動制限，胸水の貯留がみられることがある．腹部 CT と超音波診断が有用である．

**4. 起炎菌**

*E. coli*，*Klebsiella* 属，*Enterobacter* 属，*Pseudomonas* 属などのグラム陰性桿菌が多い．嫌気性菌では *B. fragilis* group，*Eubacterium* 属などである．

経門脈性と考えられている従来からの肝膿瘍では，*S. aureus*，*Enterococcus* 属，α-*Streptococcus* などのグラム陽性球菌が起炎菌となることが多い．複数菌感染症が約 40% ある．

**5. 治　療**

治療の主体は，ドレナージ(US 誘導下経皮経肝膿瘍ドレナージ)などの外科的処置と化学療法である．

膿瘍が小さくなればドレナージチューブを抜去し，抗菌薬療法にたよる．すでに起炎菌とその薬剤感受性が判明しているのでその効果は顕著である．

膿瘍自然破裂を除けば手術を必要とする症例は少ない．

膵胆道系悪性腫瘍の末期に発症する胆管性肝膿瘍を除けばその予後は良好である．

## アメーバ性肝膿瘍 ■

**1. 病　態**

アメーバ赤痢の経過中に *Entamoeba histolytica* が腸管壁より門脈内へ入り肝膿瘍を形成する．単発性，肝右葉に多い．

**2. 症　状**

悪寒戦慄，腹痛，下痢を伴う．

表 3　肝膿瘍の感染経路

| 感染経路 | |
|---|---|
| 胆管炎性 | 胆道系感染に起因する |
| 門脈性 | 門脈を介して感染する |
| 直達性 | 隣接感染巣より直接に波及する |
| 動脈性 | 肝動脈を介して細菌が侵入する |
| 特発性 | 原因不明のもの |
| 医原性 | 肝動脈塞栓術後や術後肝動脈閉塞に起因する |

慢性の経過中にいきなり肝膿瘍の症状を示すことがある．

海外旅行や同性愛者での発症が多い．男性に多い．この場合，直腸などに病変があることが多い．

**3. 診　断**

血清抗体価測定のうち enzyme-linked immunosorbent assay(ELISA)の診断率が最も高い．その他に補体結合反応，赤血球凝集反応，ゲル内沈降反応などがある．

膿汁はチョコレート色であるが，二次感染を起こすと黄色膿汁となる．

**4. 治　療**

第一選択としてメトロニダゾール(MTN)1 日 2.25 g を分 3 で 10 日間経口投与し，1 週間の休薬後，再度 10 日間投与する．第二選択としてチニダゾールがある．その他にはジヒドロエメチン，クロロキンなどがある．

同時に膿瘍のドレナージが適応となる．

腸内細菌との混合感染が多く，抗菌薬を併用しなければならない場合が多い．

### 症例 3(図 8) ■

患者は 48 歳，男性．3 年前大腸アメーバ赤痢にて治療，海外渡航歴あり．上腹部痛に続き，発熱あり，近医受診し，抗菌薬投与されるも改善せず，当科紹介となった．来院時，上腹部の圧痛と白血球数増多と CRP の上昇を認めた．腹部 CT にて，肝 S 4 に 40×25 mm の膿瘍を疑う低濃度域を認めた．肝膿瘍と診断し，経皮経肝的に膿瘍ドレナージを施行した(**図 9，10**)．内容物はチョコレート色にて腐敗臭なし．イミペネム(IPM/CS)を投与していたが軽快せず．赤痢アメーバ抗

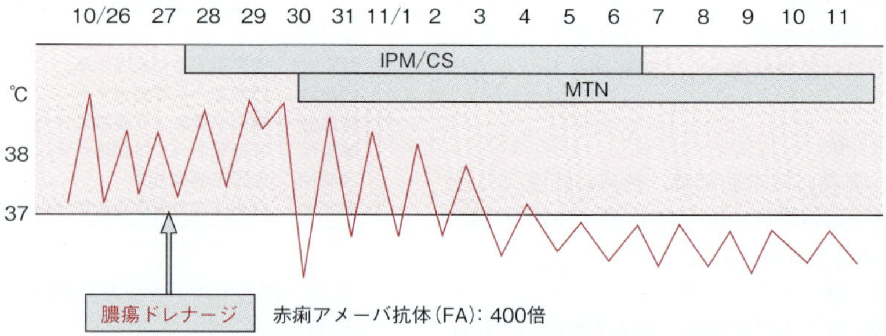


| | | | | |
|---|---|---|---|---|
| 白血球数 | 17,630 | 20,440 | 23,870 | 12,240 |
| CRP | 18.1 | 20.0 | 26.8 | 2.0 |
| T. bil | 2.4 | 2.2 | 1.9 | 0.8 |
| GOT | 26 | 33 | 44 | 33 |
| GPT | 38 | 30 | 42 | 23 |

図8 症例3(アメーバ性肝膿瘍)の経過図
IPM/CS:imipenem/cilastatin, MTN:metronidazole

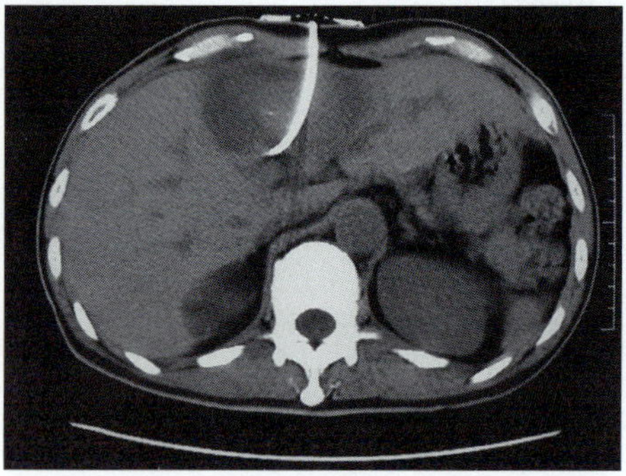

図9 腹部CT
肝S4に膿瘍,ドレナージチューブ挿入されている.

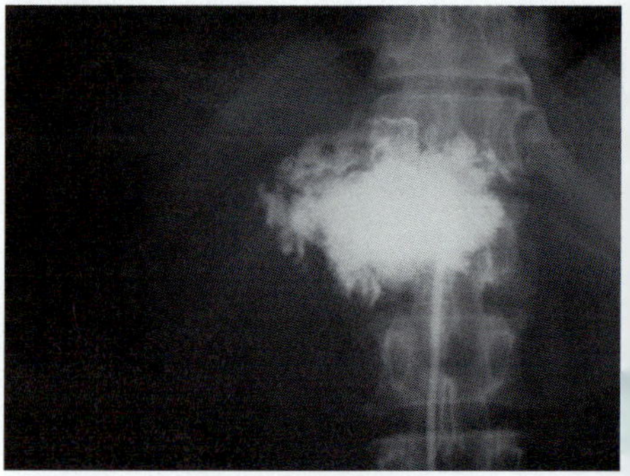

図10 膿瘍の造影像

体陽性と判明し,MTNを投与したところ3日後には平熱となる.以後順調な経過にて軽快退院する.HIV陰性,梅毒反応陽性であった.

## 文 献


1) 品川長夫,由良二郎,石川 周ほか:胆道系術後の感染発症要因と予防.日外会誌 **93**:162-168, 1992
2) 品川長夫:急性胆嚢炎.抗菌薬の選択と使い方,医薬ジャーナル社,大阪,p.153-158, 2002
3) 渡会伸治,藤井義郎,増成秀樹ほか:胆嚢炎,胆肝炎に対する化学療法—反省例も含めて—.化学療法の領域 **17**:1916-1924, 2001
4) 内山和久,谷村 弘,大西博信ほか:化膿性胆管炎.化学療法の領域 **17**:54-62, 2001
5) 竹内丙午,鈴木正徳,松野正紀:肝・胆道系炎症性疾患の画像診断と外科治療のタイミング.化学療法の領域 **17**:1588-1593, 2001

# 腹膜炎

加藤高明

## はじめに

腹膜炎は，細菌ならびにその産物と，消化液などの化学的炎症によって引き起こされる．腹腔内に感染が発症すると，感染巣から吸収されたエンドトキシンや，惹起されたケミカルメディエーターの作用により，循環障害や組織障害が引き起こされる．この重篤な病態は，敗血症から播種性血管内凝固症候群 disseminated intravascular coagulation (DIC)，多臓器不全 multiple organ failure (MOF) を引き起こし，致命的となる．検出菌種は多種多様で，原因疾患や病期によって異なる．初感染症例では起炎菌のほとんどは消化管内常在菌である．一方，術後感染や感染の遷延症例では常在菌のうちの抗菌薬耐性菌や，生体外から進入する菌が多く検出される．したがって，前者と後者を区別して感染症治療を行わなければならない．

## 起炎菌の推定

腸管の常在菌叢をみると，胃・十二指腸では真菌，好気性グラム陽性球菌が優位で，少数，少菌量みられるのみである．下部小腸では好気性グラム陰性桿菌が増加し，大腸では好気性グラム陰性桿菌のみならず，嫌気性グラム陰性桿菌が非常に多く，腸内容 1 g 当たり $10^{11}$〜$10^{12}$ という菌数になる．これらは，生体に何らかの障害が生じた場合，宿主の生体防御能を上回る生体障害性を発揮したときに起炎菌となる．したがって，病原性があるほど，また菌量が多いほど起炎菌となりやすい．

以上を明確に示すのが穿孔疾患である．胃・十二指腸穿孔例の腹水中細菌の検出率は低く，検出菌種のほとんどが *Candida* spp. で，ついで好気性グラム陽性球菌が検出され，菌量も非常に少ない（**表 1**）．小腸穿孔例の腹水中の検出菌は好気性グラム陰性桿菌が多く，主な菌種は *Escherichia coli*，*Klebsiella* spp.，*Enterobacter cloacae* などである．下部小腸・大腸穿孔例では *Bacteroides* spp. をはじめとして多くの細菌が検出され，すべて 3 菌種以上の複数菌感染である．また，菌量も非常に多い．虫垂炎においても，多菌種が多菌量で検出される．好気性グラム陰性桿菌および *Bacteroides* spp. の病原性と多菌量での検出を考慮すると，これを下部消化管感染症の起炎菌と推定できる．一方，胃・十二指腸穿孔例では，胃液や胆汁・膵液の化学的な腹膜炎が主体で，細菌が起炎菌とならない症例が多い．

## 薬剤耐性の問題

1. 細菌の産生する β-ラクタマーゼは，抗菌薬を分解する．*Bacteroides* spp. (78 株) について β-ラクタマーゼ産生能を測定すると，半数以上が相当量を産生している．しかも，*Bacteroides fragilis* においては高度産生株が 19.4% にみられる．*Bacteroides thetaiotaomicron* では 86% の産生株が存在している．多菌種・多菌量が検出される場合には，特に注意が必要で，β-ラクタマーゼ産生のない細菌に対しても投与薬剤の抗菌力が及ばないことがある．

2. 抗菌薬を長期に投与した場合に，投与した抗菌薬に耐性の細菌が出現する[1]．同系統薬のみならず，他系統薬にも交差耐性を有することがあるので注意を要する．

## 第一，第二選択抗菌薬

### 1. 消化管別抗菌薬の選択基準

第一選択

(1) 胃（十二指腸球部を含む）

好気性グラム陽性球菌を対象に抗菌薬を選択する．

表 1 腹膜炎における腹水からの分離菌

| 胃・十二指腸穿孔 12 例 | | 下部小腸・結腸穿孔 15 例 | | 虫垂炎(穿孔性) 72 例 | | 虫垂炎(穿孔を除く) 353 例 | |
|---|---|---|---|---|---|---|---|
| 好気性菌 | | | | | | | |
| *Candida* spp. | 6 | *Enterobacteriaceae* | 23 | *Enterobacteriaceae* | 29 | *Enterobacteriaceae* | 39 |
| *Streptococcus* spp. | 5 | *Enterococcus* spp. | 10 | *Streptococcus* spp. | 31 | *Streptococcus* spp. | 17 |
| *E. faecalis* | 1 | *Streptococcus* spp. | 3 | *P. aeruginosa* | 11 | *P. aeruginosa* | 10 |
| *Corynebacterium* spp. | 1 | *Staphylococcus* spp. | 1 | *Bacillus* spp. | 7 | *Bacillus* spp. | 5 |
| *Micrococcus* | 1 | *P. aeruginosa* | 2 | *Candida* spp. | 2 | *Candida* spp. | 1 |
| | | *Bacillus* spp. | 4 | others | 6 | others | 7 |
| | | *Candida* spp. | 2 | | | | |
| 嫌気性菌 | | | | | | | |
| グラム陽性桿菌 | 1 | *Bacteroides* spp. | 14 | *Bacteroides* spp. | 46 | *Bacteroides* spp. | 31 |
| *Lactobacillus* spp. | 1 | *Fusobacterium* spp. | 1 | *Fusobacterium* spp. | 9 | *Fusobacterium* spp. | 3 |
| *Propionibacterium* spp. | 1 | *Clostridium* spp. | 1 | *Clostridium* spp. | 3 | others | 28 |
| | | others | 7 | others | 45 | | |

表 2 *B. fragilis* group に対する各抗菌薬の MIC(132 strains)

| antimicrobial agents | MIC($\mu$g/m$l$)($10^7$CFU/m$l$) | | | | | | | | | | | | | |
|---|---|---|---|---|---|---|---|---|---|---|---|---|---|---|
| | ≦0.016 | 0.031 | 0.063 | 0.125 | 0.25 | 0.5 | 1 | 2 | 4 | 8 | 16 | 32 | 64 | 128 | >128 |
| cefmetazole | | | | | | | | | 3 | 50 | 22 | 10 | 29 | 17 | 1 |
| flomoxef | | | | | 2 | 20 | 26 | 17 | 7 | 17 | 13 | 8 | 6 | 5 | 11 |
| ceftazidime | | | | | | | | 1 | 1 | 5 | 26 | 22 | 3 | 12 | 62 |
| cefpirome | | | | | 1 | | | 1 | | 4 | 28 | 19 | 10 | 10 | 59 |
| cefoperazone/sulbactam | | | | | 1 | | 1 | | 10 | 47 | 50 | 21 | 2 | | |
| piperacillin/tazobactam | | 4 | 6 | 9 | 26 | 15 | 9 | 5 | 12 | 13 | 25 | 8 | | | |
| imipenem | | 4 | 9 | 33 | 51 | 24 | 4 | 5 | 2 | | | | | | |
| ciprofloxacin | | | | | | | | 4 | 28 | 23 | 26 | 26 | 9 | 9 | 7 |

*B. fragilis* group；*B. fragilis, B. caccae, B. distasonis, B. eggerthii, B. merdae, B. ovatus, B. stercoris, B. thetaiotaomicron, B uniformis, B. vulgatus.*
注) *B. fragilis* に対する MIC 90($\mu$g/m$l$)：cefmetazole 64, flomoxef 8, ceftazidime>128, cefpirome>128, cefoperazone/sulbactam 32, piperacillin/tazobactam 16, imipenem 0.5, ciprofloxacin 128.

(2) 上部小腸

好気性グラム陰性桿菌を対象に抗菌薬を選択する.

(3) 下部小腸, 結腸

好気性グラム陰性桿菌と *Bacteroides* spp. を対象に抗菌薬を選択する. ただし, compromised host では, 好気性グラム陽性球菌に対しても抗菌力を有する薬剤を選択する.

第二選択

分離菌の薬剤感受性試験を行い, この結果から抗菌薬を選択する.

## 2. 菌種別抗菌薬選択の実際

治療対象菌種が好気性グラム陽性球菌であれば, セフェム系第 1 世代抗菌薬を, 好気性グラム陰性桿菌であれば, セフェム系第 1 世代・第 2 世代抗菌薬, オキサセフェム系薬(フロモキセフ：FMOX), ペニシリン系薬(ピペラシリン：PIPC)を投与する. 重症例ではセフェム系第 3 世代・第 4 世代抗菌薬(セフピロム：CPR, セフォゾプラン：CZOP, セフェピム：CFPM, セフォセリス：CFSL)やカルバペネム系薬を選択する.

好気性グラム陰性桿菌と *Bacteroides* spp. を対象にした場合には, $\beta$-ラクタマーゼに安定なオキサセフェム系薬，セファマイシン系薬(セフメタゾール：CMZ)，$\beta$-ラクタマーゼ阻害薬配合抗菌薬，カルバペネム系薬を選択する(**表2**)．重症例ではカルバペネム系薬以外に，FMOXとシプロフロキサシン(CPFX)との併用投与も有用である[2]．

## おわりに

腹膜炎治療において，外科的療法が必要な場合にはこれを優先しなければならない．

### 文献

1) Kato, K., Takayama, T.：*Pseudomonas aeruginosa* infection and cystic fibrosis. Lancet **359**：262, 2002
2) Kato, K., Iwai, S., Sato, T. et al.：In vitro activity of ciprofloxacin combined with flomoxef against *Bacteroides fragilis*, compared with that of ciprofloxacin combined with clindamycin. J Infect Chemother 8：190-193, 2002

# ヘリコバクターピロリ感染症

福田能啓・富田寿彦・堀　和敏

## はじめに

ヘリコバクターピロリ *Helicobacter pylori*(*H. pylori*)感染症では一般に自覚症状がみられない．胃粘膜に感染すると急性胃炎を惹起する．多くの場合は感染が持続し慢性胃炎を経て萎縮性胃炎や腸上皮化生となり，胃癌発生の母地を形成する．

胃潰瘍や十二指腸潰瘍では *H. pylori* 感染が高率であり，除菌により再発を防止することが可能となった．2000 年 10 月より *H. pylori* 陽性消化性潰瘍症例に対して三剤併用療法が保険適用となった．現在は，日本ヘリコバクター学会から診断と治療に関するガイドラインが出され(2000 年初版および 2003 年改訂版)，除菌の対象疾患の適応拡大，新しい診断法，二次除菌療法などの項目が追加された[1]．

自覚症状はなくとも感染の持続によって胃癌や胃 MALT リンパ腫のような悪性腫瘍のリスクを高め，特発性血小板減少性紫斑病や慢性蕁麻疹，虚血性心疾患，鉄欠乏性貧血などのような全身性疾患との関連性が認められており，梅毒や結核などの感染症にも匹敵する感染症であるとされている．

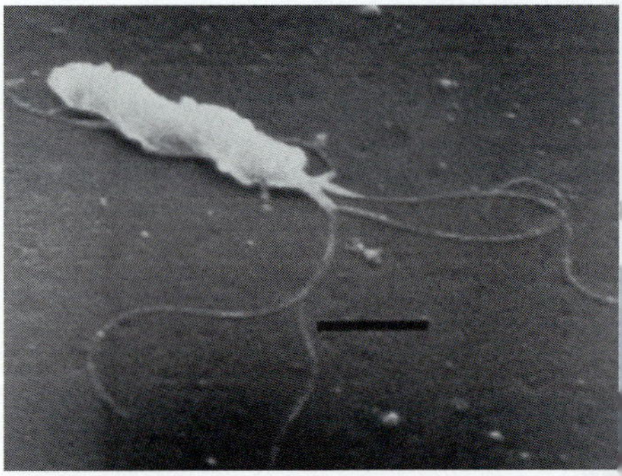

| | |
|---|---|
| ・ウレアーゼ | ＋ |
| ・カタラーゼ | ＋ |
| ・オキシダーゼ | ＋ |
| ・アルカリフォスファターゼ | ＋ |
| ・エステラーゼ | ＋ |
| ・炭水化物からの酸産生 | − |
| ・硝酸塩還元 | − |
| ・硫化水素 | − |
| ・インドール | − |
| ・薬剤感受性 | |
| 　ナリジクス酸 | 抵抗性 |
| 　セファロチン | 感受性 |

図 1　*Helicobacter pylori* の生物学的性状
小児期に感染し，一生にわたって活動性慢性胃炎を持続させる．しかし，症状を伴わないことが多い．

## 基礎知識

### 1. 臨床細菌学

ヘリコバクターピロリは塩酸が分泌される胃内で生息できるグラム陰性桿菌であり，微好気条件で培養可能である．したがって，空気中では長時間生存できないが，糞便中に排泄され感染源となる．

胃粘膜上の粘液層内で活動し，強力なウレアーゼを有している(**図 1**)．胃壁から分泌される尿素を分解し，アンモニアと二酸化炭素を産生する．接着した上皮細胞内に病原性物質を注入し，細胞増殖や IL-8 などのサイトカインの産生に関与している．これまでに *Helicobacter hepaticus*，*Helicobacter heilmannii*，*Helicobacter bilis* など *H. pylori* 以外にもヒトに感染することが明らかとなっている(**表 1**)．

### 2. 感染経路

*H. pylori* の感染経路は明らかとなっていない．イエバエやゴキブリなどの動物が感染の媒体として考えられているが，ペットを介しての感染は否定的である．口−口感染と糞−口感染が疑われており，*H. pylori* に感染した患者の胃内視鏡検査後にファイバースコープの洗浄・消毒が不十分で

表 1　*Helicobacter* 属の菌種

| | |
|---|---|
| *Helicobacter pylori*（ヒト） | *Helicobacter rodentium*（マウス） |
| *Helicobacter cinaedi*（ハムスター・ヒト） | *Helicobacter trongontum*（ラット） |
| *Helicobacter fennelliae*（ヒト） | *Helicobacter cholecystus*（ハムスター） |
| *Helicobacter canis*（イヌ） | *Helicobacter typhylonicus*（マウス） |
| *Helicobacter felis*（ネコ，イヌ） | *Helicobacter colifelis*（ネコ） |
| *Helicobacter mustelae*（フェレット） | *Helicobacter* sp.-*cottontop*（コットントップタマリン） |
| *Helicobacter muridarum*（マウス，ラット） | *Helicobacter pamentensis*（カモメ，アジサシ） |
| *Helicobacter nemestriae*（ブタ尾サル） | *Helicobacter pullorum*（トリ，ヒト） |
| *Helicobacter acinonyx*（チータ） | *Helicobacter* sp. *CLO-3*（ヒト） |
| *Helicobacter hepaticus*（マウス） | *Helicobacter* sp. *Bird-B*（アジサシ） |
| *Helicobacter bilis*（マウス） | *Helicobacter* sp. *Bird-C*（スズメ） |
| | *Flexispira rappini*（ヒツジ，イヌ，ヒト） |
| 胃・十二指腸病変 | 肝・胆道病変 |
| *H. pylori*（ピロリ菌） | *H. hepaticus* |
| *H. felis* | *H. bilis* |
| *H. heilmani* | *H. canis* |
| *H. mustelae* | *H. pullorum* |

あったため，次の患者に感染させたとする医原性感染の報告がある．日本消化器内視鏡学会では内視鏡機器の洗浄・消毒に関するガイドラインを出して注意を喚起している．

感染の多くが小児期に起こるとされ，保育園や寮などの集団生活が感染のリスクになりうる．また，離乳食を与える際に口移しを用いる習慣がある場合には，親から子供へ感染するリスクが高まる（**表 2**）．

### 3. *H. pylori* 除菌治療の適応疾患（表 3）

*H. pylori* 陽性胃潰瘍および十二指腸潰瘍では，除菌により維持療法なしに潰瘍再発が抑制される．高齢者，小児，合併症を有する症例に対する除菌治療の安全性については慎重な配慮が必要である．

潰瘍歴のある *H. pylori* 陽性者では，non steroidal anti-inflammatory drugs（NSAIDs）の長期投与の前に *H. pylori* 除菌をしておくと，潰瘍の発生や出血を防止できる可能性がある．

*H. pylori* 除菌によって，*H. pylori* 陽性低悪性度胃 MALT リンパ腫の約 50〜80% は病理組織学的所見や内視鏡的所見が改善し，リンパ腫が退縮する．したがって，*H. pylori* 除菌治療を第一選択の治療法とすべきである．

早期胃癌の内視鏡的粘膜切除術後胃に対して *H. pylori* 除菌をすると，異時性発癌の予防効果があると考えられている．

*H. pylori* 陽性の萎縮性胃炎は胃癌発生の高危

表 2　ヘリコバクター・ピロリの感染経路

- 糞―口感染：糞便からの培養に成功
- ロ―口感染：歯垢や唾液から *H. pylori* を検出，胃液中から *H. pylori* を検出
- 媒介感染：家畜・飼い猫・イエバエ・生野菜，水道水（ペルー・スペイン）
- 医原性感染，胃内視鏡・生検鉗子，胃液採用用チューブ

表 3　*H. pylori* 除菌治療の適応疾患

| | |
|---|---|
| （1）胃潰瘍・十二指腸潰瘍 | A |
| （2）胃 MALT リンパ腫 | A |
| （3）早期胃癌に対する内視鏡的粘膜切除術（EMR）後胃 | B |
| （4）萎縮性胃炎 | B |
| （5）胃過形成性ポリープ | B |
| （6）non-ulcer dyspepsia（NUD） | C |
| （7）gastro-esophageal reflux disease（GERD） | C |
| （8）消化管以外の疾患 | C |

A：除菌治療が勧められる疾患
B：除菌治療が望ましい疾患
C：除菌治療の意義が検討されている疾患
（日本ヘリコバクター学会：*H. pylori* 感染の診断と治療のガイドライン 2003 年改訂版（2003.2.24））

険群であり，除菌によって胃炎が消退するので胃癌発生を抑制できる可能性が示唆されている．

*H. pylori* 除菌で約 70% の胃過形成性ポリープを縮小させる．

NUD に対する *H. pylori* 除菌の効果にはコンセンサスが得られていない．

*H. pylori* 陽性 GERD 症例にプロトンポンプ阻害薬を長期投与すると，胃粘膜萎縮が進展するので除菌すべきであるとする報告がある．一方，*H. pylori* 除菌により GERD の増悪，バレット食道の増加，それを背景とした下部食道腺癌の増加を懸念する意見もある．

特発性血小板減少性紫斑病(ITP)，鉄欠乏性貧血，慢性蕁麻疹，レイノー現象，虚血性心疾患，偏頭痛，ギランバレー症候群などの神経疾患をはじめとする全身性疾患に対して，*H. pylori* 除菌治療が有効である可能性があり研究が進められている．

### 4. *H. pylori* の感染診断(表 4)

*H. pylori* 感染診断には，除菌治療前の *H. pylori* 感染診断と除菌後の除菌判定がある．いずれの場合にも，迅速ウレアーゼ試験，鏡検法，培養法，尿素呼気試験，抗 *H. pylori* 抗体測定，便中 *H. pylori* 抗原測定の 6 種類のうちから 1 種類を選択できる(表 4)．

*H. pylori* 感染診断にあたっては，判定に影響を及ぼすと考えられる薬剤の使用を避けなければならない．*H. pylori* に抑制的に働く薬剤が服用されていると，偽陰性を生じやすく，プロトンポンプ阻害薬やエカベトナトリウムなどの粘膜防御因子製剤(**表 5**)の投与時には十分注意する．これらの薬剤をすべて中止してから，少なくとも 4 週間以上経った時点で検査しなければならない．

非侵襲的でしばしば用いられる検査法は尿素呼気試験と便中 *H. pylori* 抗原測定法である．尿素呼気試験は，*H. pylori* のウレアーゼ活性を間接的に測定する方法(**図 2**)で，経口的に $^{13}$C 尿素を服用し，呼気を採取して検査する．口腔内のうがいが必要であったが，錠剤の検査試薬が開発された．簡便で感度，特異度ともに高い．小児の検査が可能である．尿素呼気試験陰性の場合は，除菌成功の信頼性は高い．ウレアーゼ抑制作用のある潰瘍治療薬の服用中および服用中止直後には偽陰性をみることがある．

**表 4　*H.pylori* 感染診断と除菌判定**

(1) *H. pylori* 感染診断は除菌治療を前提とする
(2) 除菌治療前および除菌治療後の *H.pylori* 診断は下記の 6 種類で行う
　(複数であれば感染診断の精度はさらに高くなる)
　内視鏡による生検組織を必要とする検査法
　　① 迅速ウレアーゼ試験，② 鏡検法，③ 培養法
　内視鏡による生検組織を必要としない検査法
　　① 尿素呼気試験，② 抗 *H. pyolori* 抗体測定，
　　③ 便中 *H. pylori* 抗原測定
(3) 除菌判定は除菌治療薬を含めたすべての薬剤中止後 4 週以降に行う

(日本ヘリコバクター学会：*H. pylori* 感染の診断と治療のガイドライン 2003 年改訂版(2003.2.24))

便中 *H. pylori* 抗原測定は，便中に存在する *H. pylori* の抗原を検出する方法である(**図 3**)．非侵襲的，簡便で，精度が高く，小児の検査が可能である．除菌前の感染診断においては感度，特異度ともに高く，除菌判定においても信頼性が高い．便の採取方法や採取された便の保存方法が精度に影響を及ぼす可能性があるが，便中 *H. pylori* 抗原は比較的安定である．抗ウレアーゼ作用のある薬剤服用中でも抗原を検出する精度は高い．ポリクロナル抗体を用いたキット(TFB 社)とモノクロナル抗体を用いたキット(わかもと製薬・協和メディクス・日本ベクトン・ディッキンソン)が市販され，保険適用されている．

血清抗 *H. pylori* 抗体の測定は感染診断には有用であるが除菌判定には向かない．抗体価は除菌に成功してもすぐに正常化しないことが多く，6ヵ月から 1 年以上経った時点で判定しなければならない．ただし，陽性→陰性化は除菌成功の証明になる．

## 治療の実際と注意

プロトンポンプ阻害薬(PPI)と抗菌薬 2 剤を用いた PPI-based triple therapy が *H. pylori* 除菌治療の主流であり，除菌率は 80～90% である．2000 年 11 月にランソプラゾール(30 mg)1 Ca

表5　尿素呼気試験(UBT)への影響(偽陰性に注意する薬剤)

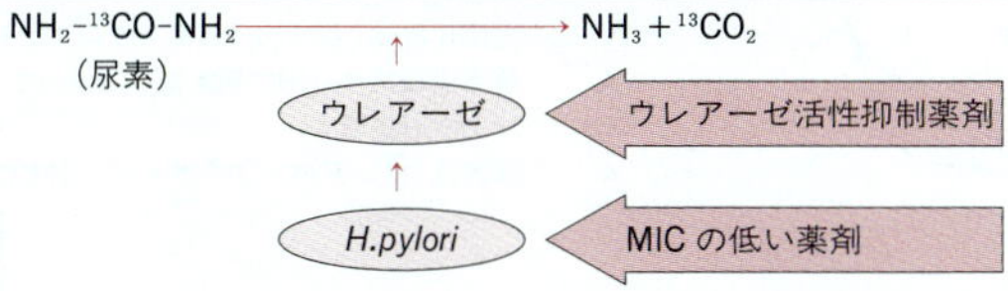


| 薬剤名 | | | MIC ($\mu$g/m$l$) | antibacterial activity | inhibition of adhesion gastric epithelium | inhibition of urease activity | inhibition of protease or lipase activity | enhancement of antibiotic efficacy |
|---|---|---|---|---|---|---|---|---|
| $H_2$ ブロッカー | シメチジン | タガメット | 1,600 | | | | | |
| | ラニチジン | ザンタック | 1,600 | | | | | |
| | ファモチジン | ガスター | 1,600 | | | | | |
| PPI | オメプラゾール | オメプラゾン等 | 12.5 | | | | | |
| | ランソプラゾール | タケプロン | 1.56 | | | | | |
| | ラベプラゾール | パリエット | 1.56 | | | | | |
| 粘膜防御因子増強剤 | エカベトNa | ガストローム | >800 | No | Yes | Yes | ／ | ／ |
| | レバミピド | ムコスタ | >800 | No | Yes | No | No | No |
| | ソファルコン | ソロン | 50 | Yes | Yes | No | Yes | No |
| | スクラルファート | アルサルミン | >800 | No | Yes | Yes | Yes | Yes |
| | プラウノトロール | ケルナック | 6.25 | Yes | Yes | Yes | ／ | ／ |
| | ベネキサート | ウルグート | 25 | Yes | ／ | ／ | ／ | ／ |
| | ポラプレジンク | プロマック | >800 | ／ | Yes | Yes | ／ | ／ |
| | テプレノン | セルベックス | | ／ | No | No | ／ | ／ |

(Kato, M. et al.：Current Pharmaceutical Design, p.1575, 2000 より一部改変)

を1日2回，アモキシシリン(250 mg)3 Cap を1日2回，クラリスロマイシン(200 mg)1錠または2錠を1日2回で朝，夕食後に1週間投与する方法が保険適用された(**表6**)．2002年末には，この処方の1日の服用分すべてが1シートに納められた製剤(ランサップ)が発売され(表6)，2002年4月には，オメプラゾール(20 mg)1錠を1日2回，アモキシシリン(250 mg)3 Cap を1日2回，クラリスロマイシン(200 mg)2錠を1日2回で朝，夕食後に1週間投与する方法が保険適用された(表)．現在はプロトンポンプ阻害薬としてラベプラゾールを併用する三剤併用療法の治験が進行中である．なお，除菌治療だけでは活動性潰瘍が治癒に至らない場合があるので，上記の除菌治療期間を含め4〜8週間の酸分泌抑制薬投与を行い，潰

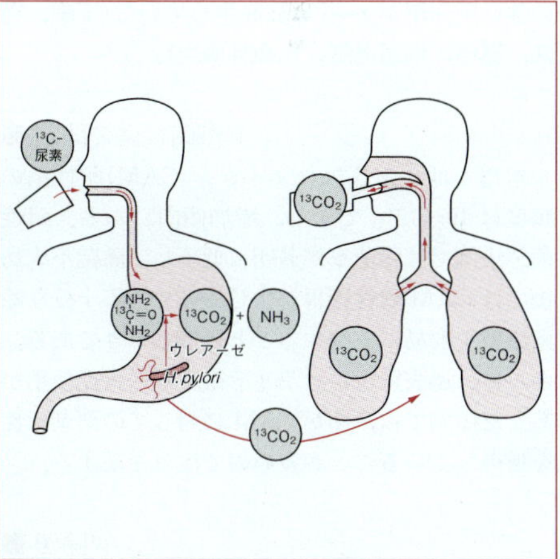


図2　尿素呼気試験

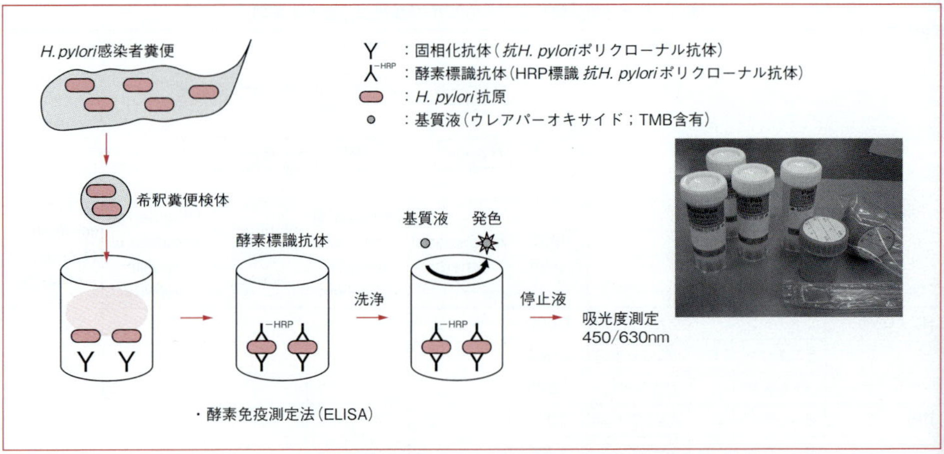


図3 糞便中 *Helicobacter pylori* 抗原測定

瘍の治癒を確認することが望ましい．

## 除菌療法時の副作用 ■

除菌治療に伴う副作用が14.8〜66.4％に報告されている．最も多いのが下痢，軟便で約10〜30％，味覚異常，舌炎，口内炎が5〜15％，皮疹2〜5％，そのほか腹痛，放屁，腹鳴，便秘，頭痛，頭重感，肝機能障害，めまい，瘙痒感などが報告されている．整腸剤の併用で下痢を予防できることもある．また，治療中止となるような程度の強い副作用が2〜5％に発生している（下痢，発熱，発疹，喉頭浮腫，出血性腸炎）．

## 薬剤耐性菌の問題 ■

本邦ではクラリスロマイシン（CAM）耐性菌の頻度は10〜15％であり，増加傾向にある．耐性菌感染例では除菌率が著明に低下し，除菌不成功後にはCAM耐性獲得が生じるので，不十分な除菌治療を安易に実施することは慎むべきである．さらに，過去にマクロライド系薬剤の長期使用があった症例では，菌がCAMに対しての薬剤耐性を獲得していることが多いので注意を要する．

## 二次除菌 ■

除菌不成功の最大の原因はCAM耐性菌であ

表6 *H. pylori* 除菌薬の種類・量・投与期間

| 朝・夕食後に1週間投与<br>除菌率：80〜90％ |
|---|
| ●ランソプラゾール（タケプロン） 30 mg<br>1日2回<br>●アモキシシリン 250 mg<br>3カプセル 1日2回<br>●クラリスロマイシン 200 mg<br>1錠または2錠 1日2回 |
| ●オメプラゾール（オメプラール） 20 mg<br>1日2回<br>●アモキシシリン 250 mg<br>3カプセル 1日2回<br>●クラリスロマイシン 200 mg<br>2錠 1日2回 |

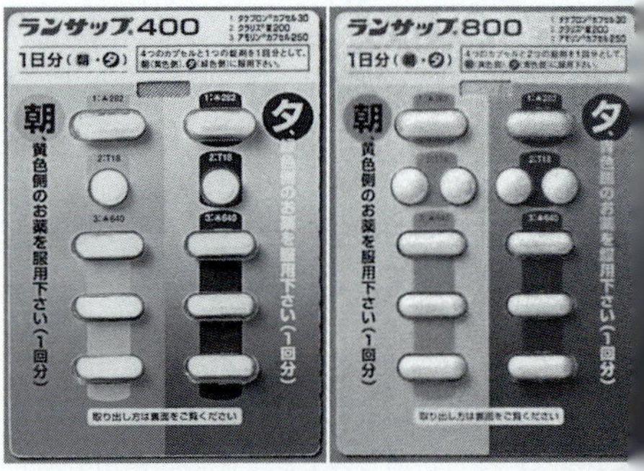

表7　二次除菌薬とメトロニダゾールの副作用

| 二次除菌薬 | プロトンポンプ阻害薬<br>アモキシシリン<br>メトロニダゾール |
|---|---|

メトロニダゾール
副作用として，飲酒によりジスルフィラム―アルコール反応が起き，腹痛，嘔吐，ほてりなどが出現，ワーファリン作用増強し出血のリスク
Beard らは，ミネソタ州ロチェスター市で1960年から1969年にトリコモナス腟炎でメトロニダゾールの処方を受けた女性771例において，1979年から1984年における癌の発症を調査(15〜25年のフォローアップ期間)
肺癌について，観察数12，予測数3.5，標準化罹患比3.4(信頼区間1.8〜5.9)，喫煙を補正した後の標準化罹患比2.5(信頼区間1.3〜4.4)と有意の増加あり
Friedman らは，サンフランシスコで1969年から1973年にメトロニダゾールの処方を受けた2,460例(女性2,236例，男性224例)の11〜15年のフォローアップで，肺癌について，観察数9，予測数7.1，標準化罹患比2.3(信頼区間0.6〜2.4)で，肺癌のリスクの増加なし

（日本ヘリコバクター学会：*H. pylori* 感染の診断と治療のガイドライン2003年改訂版，2003）

る．そこで，CAM をメトロニダゾール(MNZ)に替えた PPI-based triple therapy が試みられている．しかし，わが国において MNZ は，現在のところ抗原虫薬にしか使用できず，トリコモナス症にのみ保険適応となっている．また，MNZ 服用者で肺癌のリスクが増加したとする発癌性の報告と，増加は確認されなかったとする非発癌性の報告がある(**表7**)．短期間の投与では問題ないとする考えもあるが，注意しておく必要があろう．また，副作用として，飲酒によりジスルフィラム―アルコール反応が起き，腹痛，嘔吐，ほてりなどが現れることがある．したがって，MNZ 内服中は禁酒しなければならない．さらに，MNZ 併用により，ワーファリンの作用を増強し出血などが現れることがある．保険適用されていない MNZ を *H. pylori* 除菌薬として使用する際には，十分な説明と同意が必要である．また，PPI や AMPC に薬剤過敏症のある症例には，それぞれ $H_2$-blocker や MNZ を代わりに用い，良好な成績が上げられている．

## 除菌成功後の問題点

逆流性食道炎が除菌後に，3〜19% 新たに発生または増悪する．しかし，ヨーロッパでは，「*H. pylori* 除菌により，ほとんどの患者で GERD(胃食道逆流症)は起こってこないし，GERD の増悪もない．ゆえに，長期にわたり酸分泌抑制の必要な患者は除菌すべきである」とされている．また，除菌成功後に，食欲亢進，飲酒量増加などが起こり，肥満やコレステロール上昇などの生活習慣病の発生が危惧される．レプチンの低下，グレリンの増加などの関与が検討されている．除菌成功後も引き続き，患者の生活指導を行う．

## おわりに

*H. pylori* 感染があった方がよいとする天の邪鬼的な意見がないわけではない．しかし，胃や十二指腸疾患では除菌をまず考慮すべきである．血小板減少性紫斑病などのような全身性疾患における除菌の意義が確立する日がいずれ訪れるのは間違いなく，*H. pylori* 除菌の適応はさらに拡大すると思われる．

### 文　献

1) *H. pylori* 感染の診断と治療のガイドライン2003年改訂版，日本ヘリコバクター学会誌，vol.4 supplement，p.2-16, 2003

# 腸管感染症，食中毒

服部景子・本田武司

### はじめに

1996年の腸管出血性大腸菌O 157による集団食中毒事件以来，さまざまな食中毒予防対策が取られているが食中毒患者数はいっこうに減らず，食中毒件数でみると，むしろ増加傾向にすらある．それには食生活の多様化や食品製造，流通の複雑化・広域化(国際化)，病原微生物の変化，などの原因が考えられる．対応の遅れが重症化や不幸な転帰に直結する場合もあるので，多様化する腸管感染症には臨機応変に対応する必要がある．

ここでは，重篤な腸管感染症の原因菌となるコレラや腸チフス，パラチフス，わが国における食中毒の主要な原因菌であるサルモネラ，腸炎ビブリオ(**図1**)，さらに近年問題となっている食中毒原因菌として黄色ブドウ球菌，カンピロバクター，エルシニアについて述べる．

## I. コレラ

### 基礎知識

飲食物とともに経口摂取されたコレラ菌は小腸内で定着し増殖する．その際分泌されるコレラ毒素が小腸粘膜細胞のクロライドイオンチャネルの一つであるCFTRを介して，電解質の透過性に異常をきたし，激しい「米のとぎ汁」様下痢を引き起こす．この大量の下痢による高度の脱水症状が臨床上問題となる．潜伏期間は1～3日．平成11年4月より「感染症の予防及び感染症の患者に対する医療に関する法律」(感染症新法)が施行され，コレラは法定伝染病から二類感染症へと分類が変わった．それに伴い対応も強制措置入院から状況に応じての入院へと変わったが，診断した医師が直ちに保健所に届け出る義務は変わらず必要である．また新法施行前，コレラは伝染病としてのみ扱われていたが，施行に伴い，コレラ菌による食品由来腸管感染症は食中毒としても取り扱われることになった．

表1 病因物質別発生状況(平成13年)

| | | 事件 | 患者 | 死者 |
|---|---|---|---|---|
| 総数 | | 1,928 | 25,862 | 4 |
| 細菌 | 総数 | 1,469 | 15,753 | – |
| | サルモネラ属菌 | 361 | 4,949 | – |
| | ブドウ球菌 | 92 | 1,039 | – |
| | ボツリヌス菌 | – | – | – |
| | 腸炎ビブリオ | 307 | 3,065 | – |
| | 腸管出血性大腸菌(VT産生) | 24 | 378 | – |
| | その他の病原大腸菌 | 199 | 2,293 | – |
| | ウェルシュ菌 | 22 | 1,656 | – |
| | セレウス菌 | 9 | 444 | – |
| | エルシニア・エンテロコリチカ | 4 | 4 | – |
| | カンピロバクター・ジェジュニ/コリ | 428 | 1,880 | – |
| | ナグビブリオ | 1 | 1 | – |
| | コレラ菌 | 1 | 7 | – |
| | 赤痢菌 | 3 | 19 | – |
| | チフス菌 | – | – | – |
| | パラチフスA菌 | – | – | – |
| | その他の細菌 | 18 | 18 | – |
| ウイルス | 総数 | 270 | 7,371 | – |
| | 小型球形ウイルス | 269 | 7,358 | – |
| | その他のウイルス | 1 | 13 | – |
| 化学物質 | 化学物質 | 8 | 112 | – |
| 自然毒 | 総数 | 89 | 327 | 4 |
| | 植物性自然毒 | 49 | 251 | 1 |
| | 動物性自然毒 | 40 | 76 | 3 |
| その他 | | 1 | 1 | – |
| 不明 | | 91 | 2,298 | – |

(厚生労働省HPより)

### 診 断

近年，国外との関連が不明な症例の増加傾向が

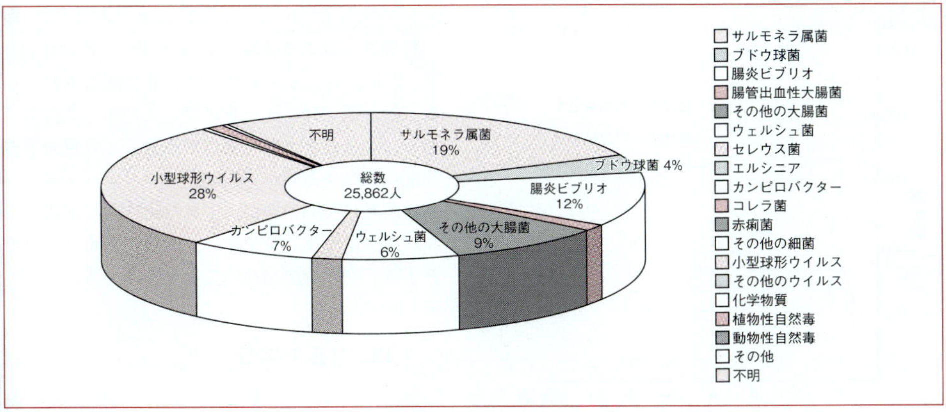


図１　病因物質別患者発生状況（平成 13 年）

みられるが，やはり海外渡航歴の有無の問診は重要である．迅速診断には下痢便の直接鏡検で活発に運動する菌の観察をするほか，抗血清（抗 O 1 血清）による運動阻害試験や，コレラ毒素の検出が行われる．毒素検出には，逆受身ラテックス凝集反応や ELISA などの免疫学的手法やコレラ毒素遺伝子を直接検出するプローブ法や PCR 法が用いられる．確定診断には TCBS 寒天培地などを用いた分離同定により行う．

### 治　療

大量に喪失した水分と電解質を補給する補液療法が中心．輸液として経口補水液 oral rehydration solution（ORS）が成果を上げている．下痢の早期改善や菌の排菌期間短縮のため，重症患者には抗生物質の使用が推奨される．ミノサイクリン（100 mg）を初回に 2 錠，それ以後は 12 時間ごとに 1 錠ずつ 3 日間内服．あるいはドキシサイクリン 300 mg を 1 回投与．また小児に対してはトリメトプリム，スルファメトキサゾールを 1 日 2 回 3 日間投与（1 回量：TMP 5 mg/kg，SMX 25 mg/kg）などが推奨されている．ニューキノロン薬も臨床的には有効であるとされているが，小児および妊婦に対してはその安全性は確立されていない．菌が分離された症例では，感受性試験を行い薬剤の変更も考える．

現時点の経皮投与ワクチンの有効性は疑問視されており，すでにコレラ流行地域への入国の際の予防接種証明は要求されなくなっている．弱毒生菌ワクチン，死菌ワクチンの両面から有効なワクチンの開発が試みられている．

## II. 腸チフス・パラチフス

### 基礎知識

経口感染したチフス菌，パラチフス菌が小腸粘膜から侵入してパイエル板，孤立リンパ濾胞で増殖し，リンパ行性に胸管から血中に入り菌血症を起こす．腸チフスの方が重症化しやすい．発病段階での診断はむずかしく，症状が倦怠感，食思不振，頭痛，咳嗽，咽頭痛，便秘，下痢（血便）など不定なため，当初「風邪」という診断がつけられやすい．しかし抗生物質の投与を受けていない場合の熱型は特徴的で，階段状に上昇し 5〜7 日後には 40°C 台に達し，そのまま数週間持続する．他に，徐脈，バラ疹（直径 2〜4 mm の紅斑で上腹部から前胸部にかけてみられる．治療開始後 2〜3 日で消退する），脾腫が三大徴候であるが必ず出現するとは限らない．重症例では意識障害をきたす．また菌血症の後に肝・胆汁を介して菌が

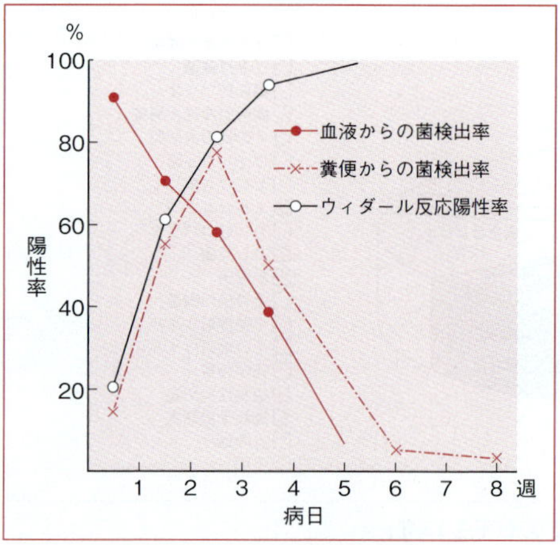


**図2 腸チフス患者の病日と菌検出率，ウィダール反応陽性率との関係**
（新編臨床検査講座 微生物学，臨床微生物学，医歯薬出版，p.235 より）

小腸内に排出され，やや遅れて腸出血や腸穿孔などを起こすことがあり，著明な腹痛をきたす．その場合は迅速な対応が必要である．治療後，菌が胆嚢や腎臓に残り，病後，慢性保菌者となることがある．

腸チフス，パラチフスも以前は法定伝染病として取り扱ったが，感染症新法により二類感染症に位置づけられている．したがって強制措置入院ではなく，状況に応じた入院措置を行う．学童は学校保健法により治癒まで原則，出席停止となる．速やかな保健所への届け出は必須である．

#### 診　断

海外渡航歴の有無を問診により把握する．発病第1週は血液を検体として菌を分離する．その後血液からの検出率は低下するが，逆に糞便からの検出率が高くなる．第2週からはウィダール反応による判定が有効となる(**図2**)．慢性保菌者の検索には胆汁を採取し，菌の分離を行うことが多い．

#### 治　療

世界的にはクロラムフェニコール，アンピシリン，ST合剤，ニューキノロン薬が使用されている．わが国ではニューキノロン薬が第一選択薬である．ニューキノロン薬は常用量の4/3量を2週間経口投与するのが一般的．クロラムフェニコールは解熱に時間がかかる．また耐性菌の報告もあり，再排菌も起こりやすい．治癒の判定は，治療終了後2週間排菌がないことを確認する．

## III. サルモネラ

#### 基礎知識

食肉，鶏卵，乳製品などの食品やミドリガメ，イヌ，ネコなどのペットが感染源となる．特に鶏卵からの *Salmonella enteritidis* 感染が多い．経口感染すると8〜48時間の潜伏期間後，発症する．一般的な症状は発熱，頭痛，下痢などを伴う急性胃腸炎で比較的軽症に経過するが，特に小児や老人においては敗血症などを引き起こし，適切な治療を施さなければ致死的になることもある．その際には抗生物質の投与が必要となるが，サルモネラは近年，*Salmonella typhimurium* DT 104 にみられるような多剤耐性化が問題となっているので，感受性試験に基づいて投与すべきである．

#### 診　断

糞便などから菌を分離，同定する．分離培地(SS，DHL 培地など)に塗布し，さらに疑わしいコロニーの性状を TSI，LIM 培地で確認する．迅速推定には腸管侵入性にかかわる特異的な遺伝子などを PCR により検出する方法も取られる．

#### 治　療

輸液による対症療法が原則．強力な止痢薬は除菌を遅らせるので避ける．単純な胃腸炎の場合には耐性菌出現の問題と抗菌薬による腸内菌叢の乱れから除菌が遅れるため抗菌薬は投与しないが，易感染性宿主や重症例に対しては投与を行う必要がある．有効薬剤はニューキノロン薬，アンピシ

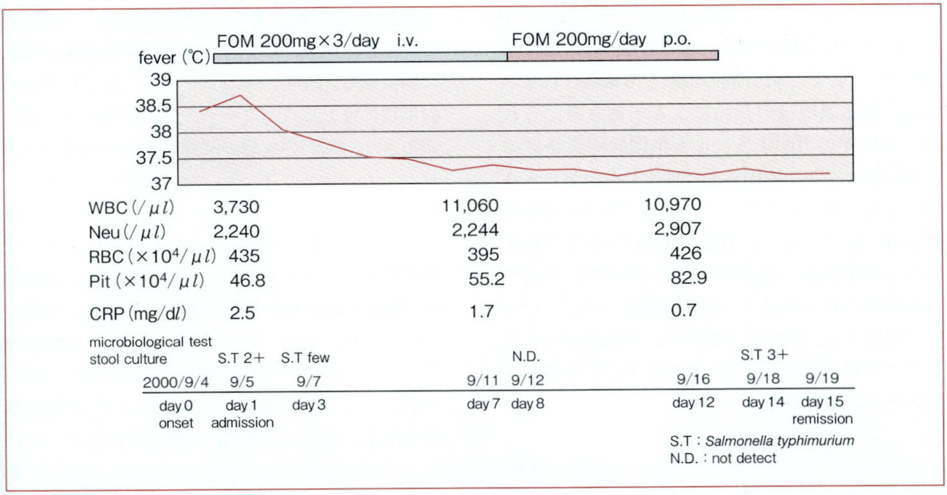


**図 3　臨床経過**

フルオロキノロン耐性を獲得した多剤耐性 *S. typhimurium* による乳幼児サルモネラ症の clinical course.（感染症学雑誌 **75**(9)：815, 2001 より）

リン，クロラムフェニコール．これらに耐性を示す菌に対してはホスホマイシンによる治療で軽快した報告がある(**図 3**)．与薬期間は原則として 7 日間．

## IV．腸炎ビブリオ

### 基礎知識

海産魚介類の生食によって経口感染する．特に水温の高い夏期に食中毒が多発する．刺身や寿司など海産魚介類の生食を好む日本で発見され，以降，食中毒原因菌の上位を占めている．

6〜24 時間の潜伏期間後，下痢，上腹部痛，発熱などを伴う急性胃腸炎症状を発症する．発熱があまり高熱に至らない(37〜38°C 台)点は，赤痢菌やサルモネラ，カンピロバクターによる食中毒との鑑別に役立つ．多くの場合，抗生物質などの治療がなくとも 2〜5 日間で回復し，予後は良好であるが，まれにチアノーゼ，ショック，低血圧などの重篤な症状を示し，死に至ることがある．病原性に関係ある毒素(TDH，TRH)による心臓毒性がいわれている．

### 診　断

海産魚介類の生食との関連が深いため，食事内容の問診から類推することが可能である．確定診断は TCBS 培地での分離同定による．その他，血清型や主要な病原因子である毒素(TDH，TRH)の遺伝子を調べる．毒素の検出にはキット(ラテックス凝集反応)が市販されている．

### 治　療

自然治癒傾向が強いため，脱水症に対する輸液投与などの対症療法のみを行う場合が多い．抗菌薬の投与は，軽症の場合は必要でないが，ニューキノロン薬の 3 日間投与が一般的である．与薬 2〜3 日で排菌がみられなくなる．腸炎ビブリオは $\beta$ ラクタマーゼを産生するため，$\beta$ ラクタム系薬には耐性がみられるが，それ以外の薬剤に対する耐性頻度は低い．

## V．黄色ブドウ球菌

### 基礎知識

汚染食品中で増殖した菌により産生される毒

素，エンテロトキシンを経口摂取することにより引き起こされる毒素型食中毒である．この毒素は耐熱性で100℃，30分間の加熱でも破壊されないので，加熱調理後の食品による中毒も考えられる．2001年の雪印牛乳による集団食中毒事例で有名になったが，原因食品は仕出し弁当やにぎりめしなどの場合が本来は多い．潜伏期間は感染型食中毒に比べて短く，食品摂取後1～5時間後に急激に発症する．主症状は悪心・嘔吐で，腹痛や下痢を伴う例もある．一般に経過は良好で1～3日で回復する．致死率は低いが，吐物の誤嚥による窒息などのほか，重篤な基礎疾患のある場合には注意が必要である．

#### 診　断

菌の検出には，マンニット食塩培地などの分離培地を用い，発育状況と集落のグラム染色所見から，比較的容易に推察ができるが，鑑別には純培養した集落についてコアグラーゼ産生の有無などさらに検査が必要である．エンテロトキシンの検出用キットも市販されている．

#### 治　療

自然治癒傾向が強いため，脱水症に対する輸液投与などの対症療法のみで経過をみる．誤嚥には注意する．黄色ブドウ球菌の多くが耐性化し，特にMRSAが有名である．このような多剤耐性菌は院内感染の原因菌として重要だが，食中毒の原因菌にも理屈上なり得るので注意が必要である．

## VI. カンピロバクター

#### 基礎知識

比較的新しく食中毒菌に指定(1982年)された菌であるが，指定されて以来，食中毒事例数においてサルモネラ，腸炎ビブリオに次ぐ頻度で分離されている．カンピロバクター腸炎の潜伏期間は一般に2～7日間と長いため原因食品を同定するのは困難であるが，食肉(特に鶏肉)，生牛乳，生牡蠣などが過去に原因食品として同定されている．この他，湧き水や井戸水などの飲料水からの感染例も世界的に多い．主要症状は，下痢，腹痛，発熱，頭痛，嘔気で，他の感染性腸炎のそれに類似する．近年，ギラン・バレー症候群患者の約半数にカンピロバクターの先行感染がみられたことより，二つの疾患の関連性が疑われている．

#### 診　断

「カモメの翼」とたとえられる特有ならせん状の形態と，コルクスクリュー様運動より，直接鏡検で簡易迅速診断が可能である．ただし，培養が古かったり，大気にさらされるなどで，環境が悪くなると球形化するので注意が必要である．菌の分離にはスキロー培地を用い，3～10%の微好気的条件下，42℃，48時間の培養を行う．

#### 治　療

カンピロバクター腸炎は一般に予後が良好で，抗菌薬の投与がなくても対症療法によって治癒する．ときに激しい症状や敗血症などを併発することがあるが，その際には適切な抗菌薬治療が必要である．一次選択薬はエリスロマイシン，敗血症などにはゲンタマイシン，髄膜炎にはクロラムフェニコールが用いられる．エリスロマイシンの投与により腹痛は早期に回復するが，下痢症状は非投与の患者との間に著明な差異はみられないことが多い．排菌期間(通常2週間)は短縮され平均6日となる．当初はニューキノロン系薬に感受性であったが，現在では30%以上が耐性をもつことが指摘されている．ニューキノロン系薬の投与後，耐性を獲得しやすいことは実験的に確認できる．

## VII. エルシニア

#### 基礎知識

エルシニア属には *Y. pestis*，*Y. pseudotuberculosis*，*Y. enterocolitica* をはじめ11菌種よりなるが，食品を介して感染し，胃腸炎を起こすのは *Y. pseudotuberculosis*，*Y. enterocolitica* である．*Y. pseudotuberculosis* は一般的に人への病原性は弱いとされているため，ここでは *Y. entero-*

*colitica* の場合を紹介する．O 抗原による血清型別によると，病原性があるものとして O 3，O 5，O 8，O 9 が知られている．わが国では起因菌のほとんどが血清型 O 3 である．しかし 1987 年以降，病原性が強いとされる血清型 O 8 菌株による散発事例が青森県を中心に報告されている．感染源としてはブタ，イヌ，ネコ，ネズミが最も重要である．これらから直接に，あるいは飲食物を介して経口的に感染する．この菌の至適温度は 30°C であるが，4°C の低温下でも徐々に発育が可能であるため，食品流通のコールドチェーンにも耐え，食中毒を発生させる．

臨床症状は下痢や腹痛を伴う発熱疾患から敗血症まで多彩である．患者の年齢と病像にはある程度の相関がみられる．乳幼児は下痢が主体で，幼小児では回腸末端炎による右回盲部痛が頻発し，腸間膜リンパ節炎や虫垂炎を併発することもある．さらに年齢が高くなると，二次的な関節炎も加わり，より複雑な様相を呈する傾向がある．なお，血清型 O 8 菌株はパイエル板で増殖した後，全身に伝播し，各臓器で増殖するので敗血症へと進展しやすく，特に注意が必要である．病原因子として毒素（Y-ST）の他，細胞侵入性がいわれているが，詳細は不明な点が多い．

### 診　断 ■

エルシニアによる食中毒では発熱とともに発疹が出ることが多く，発疹性の食中毒である場合には *Y. enterocolitica* を疑ってみる必要があり，血清抗体価の測定の結果と合わせて診断することは有効である．確定診断には，マッコンキー培地や SS 培地，または選択培地である CIN 培地を用いた菌の分離同定が必要である．同定された菌株については市販診断用血清で血清型を決定する．また病原性の判定法として分離菌株を BHIB で 37°C 培養し，自己凝集を確認する方法もある．病原性株では自己凝集がみられる．

### 治　療 ■

腸管に定着したエルシニアは 3〜4 週間目には排除されることが動物実験により確認されており，通常は抗菌薬を投与しなくても自然治癒する．しかし敗血症を起こした場合には抗菌薬投与が必要である．薬剤感受性試験の前にはドキシサイクリンとアミノグリコシド系薬剤が選択される．なお，ペニシリン系やマクロライド系薬剤は無効である．

# 赤　痢

坂本光男・佐藤文哉

## はじめに

赤痢には赤痢菌による細菌性赤痢と赤痢アメーバによるアメーバ赤痢がある．伝染病予防法では両者とも一括して赤痢として法定伝染病に指定されていた．感染症新法では，細菌性赤痢は2類感染症に，アメーバ赤痢は5類感染症に指定された．ここでは細菌性赤痢について述べる．

## 定　義

細菌性赤痢は赤痢菌がヒトの大腸粘膜細胞内に侵入，増殖して起こる化膿性炎症である[1]．炎症は腸管粘膜にとどまり，腸管外に波及することはまれである．赤痢菌に汚染された飲食物を介して経口的に感染する．ヒトからヒトへの直接感染のほか，食中毒型の発生も少なくないことより，1999年12月以降赤痢菌も食中毒対象菌種に指定された．

## 病原体

赤痢菌は腸内細菌科に属する通性嫌気性グラム陰性桿菌である．生化学的性状，菌体O抗原により *S. dysenteriae*（A群），*S. flexneri*（B群），*S. boydii*（C群），*S. sonnei*（D群）の4菌種に分類される．A～C群は副抗原によりさらに細分化され，A群は12型，B群は13型，C群は18型に分類される．D群は単一の血清型である．赤痢菌は大腸菌ときわめて近い関係にあり，その一生物型に過ぎないともいわれる．病原性はビルレンスプラスミドと染色体遺伝子上の遺伝子の総合的機能によって発現される．なかでも120～140 MDaのプラスミドは大腸粘膜細胞への侵入には不可欠である[2]．*S. dysenteriae* 1が産生する志賀毒素は腸管出血性大腸菌の産生するベロ毒素1と同一である．

## 疫　学

主な感染源はヒトであり，衛生水準の向上とともに減少する．わが国においては1950年代から1960年代前半にかけては年間5万～10万人の発生がみられたが，その後急激に減少し，最近では年間1,000～1,300人程度の発生である[3]．その多くは青・壮年層を中心とする海外由来の感染症であるが，国内においても集団発生や家庭内二次感染，食中毒型の発生がみられる．成人では通常の日常的な接触では感染しないが，小児や知的障害者では家庭内の二次感染率は40%に及ぶ[2]．

## 症状および診断

潜伏期は1～5日で，通常3日以内である．症状は感染菌量，原因菌の菌種といった細菌側の要因と，宿主側の免疫機能のバランスによって異なる．典型的には全身倦怠感，悪寒を伴う38°C台の発熱，水様性下痢で発症する．発熱は1～2日程度で解熱し，続いて腹痛，しぶり腹，膿粘血便などの赤痢症状を呈する．極期には通常の便成分は減少し，膿，粘液，血液のみを頻回に少量ずつ排泄する．自然治癒傾向が強く，重症例を除いては未治療でも1週間程度で症状は改善するが，その場合糞便からの排菌は1～3ヵ月続く．

確定診断は糞便の細菌培養により赤痢菌を分離することによる．検体は必ず抗菌薬投与前に採取する．典型的な症状を呈する症例が少なくなり，ほかの病原体による下痢症でも同様の症状を呈することがあるため，臨床症状のみからでは診断できない．複数病原体感染例に注意が必要である．

## 第一，第二選択抗生物質・抗菌薬

細菌性赤痢では法律上確実な除菌を求められるので，保菌者も含め抗菌薬療法の絶対的適応となる．in vitroにおいて優れた抗菌力を有し，かつ

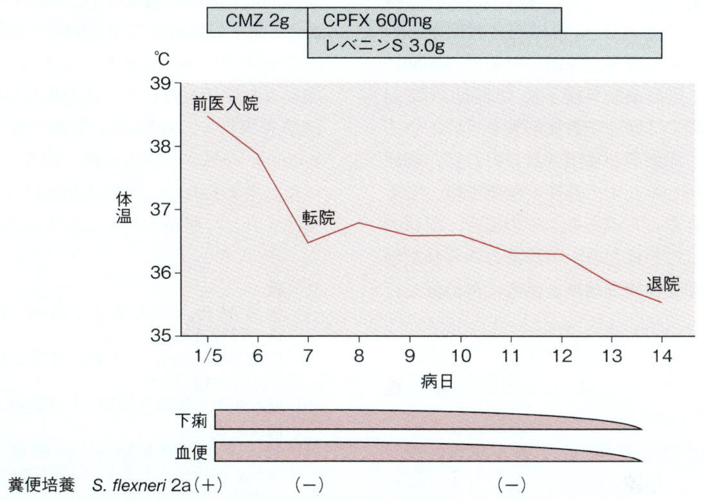


図 1　症例の臨床経過

腸管内および大腸粘膜組織内への移行性が良好な薬剤を選択する．さらに腸内常在細菌叢に与える影響が少ないことが望ましい．これらの条件を考慮すれば，第一選択はニューキノロン系薬となる．ただし，小児においては安全性の面で問題が残る．小児や成人でもアレルギーや副作用などで使用できない場合には，fosfomycin（FOM）を用いる．いずれの薬剤を用いても最終的な除菌率に差はないが，耐性菌が出現してきているので，必ず感受性試験の結果を確認する．β-ラクタム系薬は in vitro での抗菌力は優れているが，臨床的には無効の場合が多く使用しない．

## 治療の実際と注意点 ■

感染症新法で 2 類感染症に指定されているので，診定した医師は直ちに最寄りの保健所に届け出る．診定された時点で症状のみられる場合には，入院勧告の対象となる．診定時に症状のみられない保菌者は入院の必要はなく，外来治療が可能である．

治療に際しては，対症療法にて全身状態の改善を，抗菌薬療法にて原因菌の除去を図る．対症療法のポイントとしては，① 脱水はほぼ必発であるので，程度に応じて経口あるいは経静脈的に補液を行うこと．② 細菌の体外排除を遅延させるため，強力な止痢薬（ロペラミドなど）を使用しないこと．③ 病原菌の定着を阻止し，腸内細菌の回復に有用とされる生菌整腸剤を投与すること．④ 解熱剤は脱水を増悪させる可能性のあること．治療薬であるニューキノロン系薬との相互作用を有する薬剤の多いことより選択に際し考慮が必要であること，などがあげられる．抗菌薬療法のポイントは先に述べた通りである．

**処方例**

成人に対して

| | | | |
|---|---|---|---|
| シプロキサン | 600 mg | 分 3 | 経口 |
| クラビット | 300 mg | 分 3 | 経口 |
| オゼックス | 450 mg | 分 3 | 経口 |
| ホスミシン | 2,000 mg | 分 4 | 経口 |

小児に対して

| | | | |
|---|---|---|---|
| ホスミシン | 60～120 mg/kg | 分 3～4 | 経口 |
| バクシダール | 6～12 mg/kg | 分 3 | 経口 |

### 投与期間と中止，無効の判定法

適切な治療を行えば2〜3日以内に糞便からの排菌は停止するが，確実な除菌のため投与期間は5日間とする．抗菌薬投与終了後48時間以降24時間以上の間隔で2回連続糞便培養を行い，いずれの検体からも赤痢菌が検出されなければ，病原体を保有しないとみなす．適切な治療を行っても再排菌のみられることがある．その場合，症状の再燃がみられることはない．再排菌のみられた場合には，薬剤感受性検査結果を参考に再治療を行う．

### 症例[4)]（図1）

患者　67歳　女性

2000年1月4日より発熱，下痢が出現，翌日には血便となり，他院入院した．セフメタゾンの点滴により解熱したが，下痢・血便は持続していた．同日の糞便培養より *S. flexneri* 2aが検出され，1月7日横浜市立市民病院に転院となった．シプロキサン600 mg/日およびレベニンSの内服により症状改善した．抗菌薬投与終了後2回糞便培養施行し，赤痢菌は陰性であったが，*Aeromonas cabiae* が検出され，両者の混合感染であったと考えられた．海外渡航歴はなく，国内にて食品を介して感染したと推定された．

### 文献

1) 坂本光男，相楽裕子：赤痢．Med Practice **11**：1777-1780, 1999
2) 相楽裕子：細菌性赤痢．日医会誌 **122**(臨時増刊)：70-73, 1999
3) 坂本光男：細菌性赤痢．日本臨牀 **59**(増刊号)：14-19, 2001
4) 坂本光男，相楽裕子：赤痢菌と *Aeromonas cabiae* が検出された食中毒様国内発生の症例．治療学 **34**：789-791, 2000

# 腸管出血性大腸菌腸炎

相楽裕子

## はじめに

腸管出血性大腸菌 enterohemorrhagic *Escherichia coli*(以下 EHEC)感染症の臨床像は腸管病変としての出血性腸炎のほかにベロ毒素 verotoxin(以下 VT)による溶血性尿毒症症候群などの重篤な合併症を伴う点に特徴がある．したがって，腸炎罹患後1週間程度は経過観察を行い，合併症の早期発見に努める必要がある．1999年4月から施行された感染症の予防および感染症の患者に対する医療に関する法律(感染症法)において，EHEC 感染症は3類感染症に類型化された．3類感染症は届け出が義務づけられており，患者・保菌者を含む全例が対象となる．届け出は集団発生を除いて，菌が分離され，VT が確認された時点で直ちに行う．

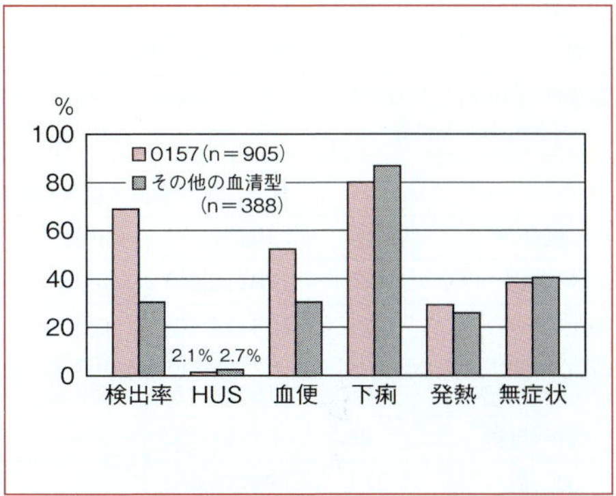


**図1 腸管出血性大腸菌検出例の臨床像**
2003年届け出のまとめ(n=1,293)
症状，所見は無症状者，記載なし例を除いて計算．
(文献1)より引用)

## 基礎知識

### 1. 症状・所見(図1)

上記のように，EHEC 感染症の臨床像は腸管病変のほかに VT による重篤な合併症を伴う点に特徴がある．典型的な出血性腸炎では強い腹痛を伴うが高熱を伴わず，便性ははじめ水様性であるが極期には鮮血便となる．腸重積や虫垂炎症状がみられることもある．腸炎発症数日から1週間後に溶血性尿毒症症候群 hemolytic uremic syndrome(以下 HUS)や脳症，血栓性血小板減少性紫斑病を引き起こすことが知られている．

### 2. 疫 学

O 157：H 7 感染症の大規模集団事例が発生した1996年以降さまざまな予防対策が講じられ，大規模な集団事例はみられなくなった．しかしながら，依然として散発例や小規模な集団事例が発生し，年間2,000〜3,000例の届け出がある．集団事例は小学校よりも，保育園など衛生指導，管理が行き届きにくい施設で発生している(**表1**)．潜伏期間が2〜8日と長いため感染原因が判明しているものは少ないが，サラダや野菜のほか，ハンバーガー，生レバ，牛タタキ，焼肉など牛関連食品が究明されている．同一原因により複数地域に発生する広域集団事例(diffuse outbreak)も注目点の一つである．血清型では O 157：H 7 が最も多いが，その比率が低下し，市販血清では同定できない血清型も出現している[1]．1997年の報告によれば，HUS 発症率は O 157 型では 2.1%，そのほかの血清型では 2.7% であった(図1)[1]．HUS 発症者の約半数は5歳以下の小児であるが，死亡者は高齢者で多い傾向がある．2002年には老人施設における集団事例で高齢者9名が死亡した[2]．

検査所見では，白血球数と CRP の増加，腹部超音波検査上，回盲部の肥厚性腸炎とリンパ節腫大がみられることが多い．尿蛋白，血尿が認められることもある．

**表 1 腸管出血性大腸菌による集団事例(1998〜2002)**

| 発生施設 | 事例数 | 菌陽性者数 | (死者再掲) | 感染源 |
|---|---|---|---|---|
| 保育園 | 29 | 833 | | 中華サラダ |
| 老人施設・病院 | 6 | 242 | (14) | サラダ，カブ浅漬け，給食(2) |
| 地域(飲食店，家庭) | 8 | 243* | | ハンバーガー，牛生レバ，牛丸焼き，焼肉，飲料水 |
| 病院 | 2 | 41 | | 給食レタス |
| 学校 | 5 | 106 | | 給食 |
| 広域 | 3 | 341 | | イクラ，牛タタキ，ローストビーフ，和風キムチ |
| 計 | 53 | 1,806 | (14) | |

菌陽性者 10 名以上の事例　(病原微生物検出情報 **21**：92, 2000，**22**：135, 2001，**23**：137, 2002 ほかからのまとめ)
*：患者数 104 を含む

**表 2 抗生物質の投与開始日別 HUS 発生率(有症者 1,271 例)**

| 開始日 | 総数 | HUS(%) | p 値[1] | p 値[2] | 死亡 | 平均年齢±SD | HUS 平均年齢 |
|---|---|---|---|---|---|---|---|
| 投与群 | 1,185 | 178(15.02) | 0.031* | − | 5 | 8.14±8.05 | 7.09±7.78 |
| 1〜3 | 827 | 104(12.58) | 0.004** | − | 2 | 8.37±8.83 | 7.54±9.35 |
| 4〜6 | 285 | 54(18.95) | 0.340 | 0.011* | 3 | 7.83±5.73 | 6.41±3.89 |
| 7≦ | 68 | 18(26.47) | 0.916 | 0.002** | 0 | 6.68±6.29 | 6.83±6.98 |
| 非投与群 | 86 | 21(24.42) | − | 0.004** | 0 | 7.42±8.62 | 5.19±2.82 |
| 合 計 | 1,271 | 199(15.66) | | | 5 | 8.09±8.08 | 6.87±7.44 |

[1]：HUS 発生率に関する非投与群との比較($\chi^2$ 検定)
[2]：HUS 発生率に関する 1〜3 病日開始群との比較($\chi^2$ 検定)
*：$p<0.05$，**：$p<0.01$
(竹田多恵：全国アンケートに基づく腸管出血性大腸菌感染症の疫学的分析 特に抗生物質の有効性について．厚生科学研究 1997 より引用，数字は原文のまま)

### 3. 診 断

高熱を伴わず，血便，強い腹痛，尿蛋白陽性，白血球数増加などがみられる急性腸炎ではまず本症を疑う．特に小児と高齢者では本症をマークする必要がある．確定診断は糞便培養による VT 産生性大腸菌の確認であるが，糞便から直接 O 157 型大腸菌あるいは VT を検出する迅速診断法も利用できる．O 157 型大腸菌に限っては LPS を検出するラテックス法やイムノクロマト法がある．糞便から直接ベロ毒素を検出する迅速診断法は医師がベッドサイドでできる簡便なものではなく，通常は疑わしい大腸菌が検出されてから確認のため実施する．菌が検出されない場合には EHEC に対する血清抗体の測定によって診断する．市販血清では同定できない血清型も出現しているため，疑わしい場合は VT 検査を実施する．

### 抗菌薬療法の方針

1997 年 8 月 21 日厚生省が発行した「一次，二次医療機関のための腸管出血性大腸菌(O 157 等)感染症治療の手引き(改訂版)」では，抗菌薬治療について，「O 157 感染症による下痢症は細菌感染症であるので，適切な抗菌薬を使用することが原則であり，厚生科学研究事業で行われた全国調査では，抗菌薬を使用した群の中で早期投与された者ほど HUS の発症率が低かったとの結果が報告されている(**表 2**)．ST 合剤などを使用した場合に HUS が悪化した例や抗菌薬の使用の有無により臨床経過に有意な差がなかったという報告があることから，欧米などでは抗菌薬の使用に懐疑的な意見があり，世界保健機関(WHO)などにおいても検討課題として取り上げられている．抗菌薬が菌を破壊することによって菌からのベロ毒素放出が増加したという試験管内での実験結果から，患者への抗菌薬の使用は腸管内で増殖した菌を破壊して症状を悪化させるのではないかとの理論的懸念も指摘されているが，臨床結果との関係は明確でない．したがって現時点では，抗菌薬の使用については上記内容を念頭において，実際の臨床現場の状況を踏まえながら主治医が判断して対応すればよい」としている．使用抗菌薬として小児にはホスホマイシン(FOM)，ノルフロキサシン(NFLX)，カナマイシン(KM)のうち1剤を，成人にはニューキノロン薬，FOMのいずれかを3〜5日間経口投与することを薦めている．

## 第一，第二選択抗生物質・抗菌薬 ■

上記の手引きでは病初期における抗菌薬の使用を原則的に推奨している．しかしながら，EHEC感染症の確定診断には少なくとも2日以上を要し，初診時には残念ながら臨床診断しかできない．したがって，1日10回以上の下痢，血便，強い腹痛などがあるにもかかわらず38°C以上の発熱がみられない例では，本症を念頭において，empiric therapyとして抗菌薬を使用することが一般的である．われわれは成人ではニューキノロン薬かFOM，小児ではFOMを選択している．KMをempiric therapyとして選択することはない．菌が確定した場合には，上記の手引きに基づいて必要があれば抗菌薬を投与する．

## 治療の実際と注意点，アドバイス[3] ■

感染性腸炎は一般的に自然治癒傾向が強いので，治療においては輸液，食事療法，対症薬物療法が最優先し，有症状者であっても，症状が重篤でなければ抗菌薬は必須ではない．

上記の手引きでは，投与期間は3〜5日間であるが，開始2日後にはほとんど菌が陰性化することと腸管の自浄作用を考慮すれば3日間で十分と考えられる(**表3**)．まれに排菌持続あるいは再排菌がみられるが，症状がなく，就業上の制限がない限り，整腸剤内服か経過観察のみとする．抗菌薬療法を繰り返すことによって腸内細菌叢減少，自浄作用低下を招き，結果として除菌を遅らせることを避けるためである．EHECは腸管上皮細胞内には侵入しないので腸管内の薬物濃度が上昇すれば効果を期待できる．したがって，投与方法は経口投与とする．

**表3　腸管出血性大腸菌腸炎に対する抗菌薬療法**

| 選択薬 | 1日量 | 分服数 | 日数 |
|---|---|---|---|
| 1. ニューキノロン薬* | | | |
| クラビット | 300mg | 分3 | 3日間 |
| オゼックス | 450mg | | |
| ノルフロキサシン | 600mg | | |
| シプロキサン | 600mg | | |
| 2. ホスホマイシン | | | |
| ホスミシン | 2.0g | 分4 | 3日間 |

1または2を選択
*：いずれか1剤を用いる

ニューキノロン薬，FOMのいずれに対しても耐性菌が出現しているので薬剤感受性を確認する．ニューキノロン薬に関する注意事項としては，安全性の面からノルフロキサシン以外は小児に対する適応がないこと，けいれんの既往をもつ患者では併用しないこと，アルミニウム，マグネシウムなどの金属カチオン含有薬により本薬の血中濃度が低下するので，併用を避けることなどである．

EHEC下痢症に対する抗菌薬療法の是非について，国内では一応の結論が得られたとの感触をもっているが，欧米では依然として抗菌薬に反対する意見が強い．FOMばかりでなく，国内で第一選択薬として使われているニューキノロン薬についても，低濃度の本系統薬によって志賀毒素(ベロ毒素，VT)産生が誘導されるとの報告がある[4,5]．Tarrらは，菌検出が確認された10歳未満のO 157下痢症小児71例のHUS発症に与える影響をprospectiveに検討した成績を報告した．その結果，抗菌薬投与，初診時白血球数，検査施行病日が危険因子であるとし，改めて抗菌薬の使用に反対している．71例中10例(14%)がHUSを発症，うち5例が抗菌薬投与を受けており，全体では9例に抗菌薬が投与されていた(13%)．HUS発症率は投与群56%，非投与群8%であった．使用薬剤はST合剤3(HUS群2)，βラクタム薬6(同3)であった[6]．

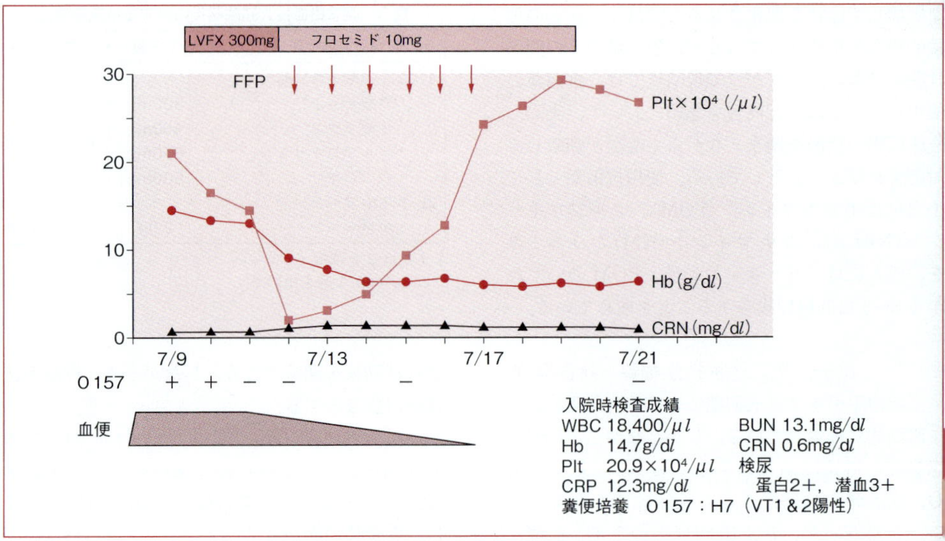


図 2　症例の臨床経過図

## 中止，無効の判定法

患者の場合，24 時間以上の間隔で連続 2 回，抗菌薬療法を受けている場合は服用中と終了 48 時間以降 1 回の連続 2 回，糞便培養が陰性であれば除菌されたとみなされる．保菌者の場合は直近 1 回の糞便培養が陰性であれば除菌されたとみなされる．食品を取り扱う保菌者は上記の方法で除菌を確認するまで就業を制限される．これらの検査で排菌が認められれば無効と判定され，菌陰性化するまで糞便培養を実施する．

## 症例（図 2）

患者　54 歳　女性

7/7 朝より腹痛，水様性下痢が出現した．昼より血便となり，7/8 には血液のみを排出するようになり，夜間救急センターを受診したが改善されず，7/9 入院した．体温 37.3℃．著しい血便，蛋白尿，血尿より EHEC 感染症疑いでレボフロキサシン（LVFX）を開始した．血便，腹痛は改善傾向にあったが，7/12 に突然貧血（Hb 9.0 g/dl），血小板減少（2.1 万/μl）が出現，破砕赤血球，乏尿がみられた．この時点で糞便培養より大腸菌 O 157（VT 1 & 2 陽性）検出が判明した．HUS 合併と判断，利尿剤，新鮮凍結血漿などの対症療法を開始した．Hb 5.9 g/dl，CRN 1.57 mg/d（クレアチニンクリアランス 53.4 l/分）まで悪化したが，透析には至らなかった．輸血は施行せず，経過観察し，徐々に改善された．

### 文　献

1) 国立感染症研究所：特集腸管出血性大腸菌感染症 2004 年 5 月現在．病原微生物検出情報 **25**：138-139, 2004
2) 国立感染症研究所：病院および老人保健施設で発生した腸管出血性大腸菌 O157 による集団食中毒事例―宇都宮市．病原微生物検出情報 **23**：318-319, 2002
3) 相楽裕子：O157 感染症に対する対症療法をどう考えるか．内科 **86**：592-596, 2000
4) Matsushiro, A., Sato, K., Yamamura, T. et al.：Induction of prophage of enterohaemorrhagic *Escherichia coli* O157：H7 with norfloxacin. J Bacteriol **181**：2257-2260, 1999
5) Zhang, X., McDaniel, A. D., Wolf, L. E. et al.：Quinolone antibiotics induce Shiga toxin-producing bacteriophages, toxin production, and death in mice. J Infect Dis **181**：664-670, 2000
6) Wong, C. S., Jelacic, S., Habeeb, R. L. et al.：The risk of hemolytic-uremic syndrome after antibiotic treatment of *Escherichia coli* O157：H7 infections. N Engl J Med **342**：1930-1936, 2000

# 淋菌性・非淋菌性尿道炎

作間俊治・田中正利

## はじめに

尿道炎のうち淋菌 *Neisseria gonorrhoeae* によるものを淋菌性尿道炎と呼び，淋菌が検出されないものを非淋菌性尿道炎という．非淋菌性尿道炎の約半数はクラミジアトラコマチス *Chlamydia trachomatis* による．クラミジア以外ではマイコプラズマやウレアプラズマが原因だと考えられている．淋菌性尿道炎と非淋菌性尿道炎は代表的な性感染症（STD）で，性感染症のなかで最も罹患率の高い疾患である[1]．鑑別点を**表 1** に示す．一般に淋菌性尿道炎の方が症状は強く激烈である．

## 診断法

尿道分泌物の性状から両者を鑑別できることが多い．尿道分泌物は淋菌性尿道炎では黄白色の膿性で多量であるが，非淋菌性尿道炎では漿液性で少量である（**図 1**）．

尿道炎の診断には尿道分泌物または初尿（出始めの尿）の細菌学的検査が重要である．尿道分泌物の塗抹標本のグラム染色にて白血球に貪食されたグラム陰性双球菌が認められれば淋菌感染症と診断できる（**図 2**）．また，初尿の沈渣の顕微鏡検査にても多数の白血球とともに淋菌が検出できる．また，尿道分泌物を培養することにより淋菌が同定され薬剤感受性試験がなされる．非淋菌性尿道炎では，分泌物や初尿沈渣の顕微鏡検査において白血球は認められるが淋菌は検出されない．非淋菌性尿道炎ではクラミジア感染の有無について初尿を検体として PCR 法や LCR 法といった遺伝子検査や高感度の EIA 法である IDEA PCE Chlamydia を用いて検査する．淋菌性尿道炎と非淋菌性尿道炎は治療がかなり異なるので鑑別は重要である．また，淋菌性尿道炎にクラミジアの混合感染がしばしばみられるので，淋菌が検出さ

表 1 淋菌性尿道炎と非淋菌性尿道炎の比較

| | 淋菌性 | 非淋菌性 |
|---|---|---|
| 潜伏期間 | 2〜7 日 | 1〜4 週 |
| 発症 | 急激 | 緩徐 |
| 排尿痛 | 強い | 軽微 |
| 尿道分泌物 | 黄白色膿性<br>多量 | 漿液性，粘液性<br>少量 |

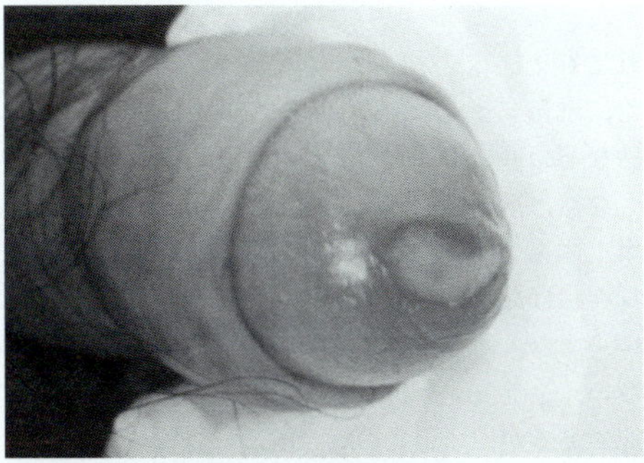

図 1a 淋菌性尿道炎
淋菌性尿道炎では多量の黄白色膿性の尿道分泌物がみられる．激烈な排尿痛を伴う．

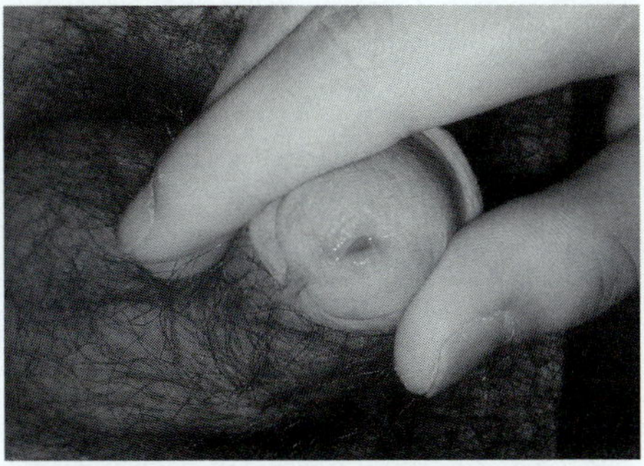

図 1b 非淋菌性尿道炎
非淋菌性尿道炎では尿道分泌物は少量で漿液性あるいは粘液性である．

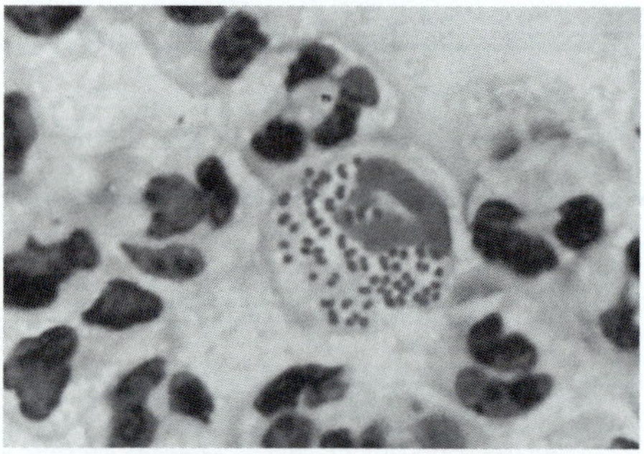

**図２　淋菌性尿道炎の尿道分泌物（グラム染色）**
尿道分泌物の顕微鏡検査にて，白血球のなかにグラム陰性双球菌が多数みられる．

れてもクラミジアに対する検査も必要である．また，淋菌についても感度の高いPCR法やLCR法などの遺伝子検査が有用なこともある．

なお，淋菌性尿道炎や非淋菌性尿道炎では，精巣上体炎や前立腺炎を併発しない限り発熱など全身症状はなく，血液検査でも特に異常はみられない．また，淋菌についての有用な血清学的検査はない．クラミジアについては血清の抗体検査は可能であるが，尿道炎の場合尿道分泌物や尿からクラミジア抗原や核酸の検出ができるので，抗体検査は不要である．

淋菌が淋菌感染症の患者の咽頭から男女ともにかなりの頻度で検出されることが報告されている．オーラルセックスの一般化によるものと考えられている．咽頭の淋菌感染症は自覚症状および他覚所見に乏しいため，症状の乏しい淋菌性咽頭炎がオーラルセックスによって新たな感染源となって感染を広めていると推定されている．実際オーラルセックスのみで感染した男性の淋菌性尿道炎の急増が報告されている．咽頭の淋菌は咽頭のスワブを検体として培養法にて診断されるが，淋菌性咽頭炎は積極的に検査をしないと見逃してしまう恐れがある．

クラミジアについても咽頭感染の合併の報告があり注意を要する．

## 淋菌性尿道炎の治療

淋菌は薬剤耐性を獲得しやすい細菌である．ペニシリンをはじめとする抗生物質の開発により淋菌感染症の治療は従来に比べ非常に容易となったが，薬剤耐性の獲得が早いため，耐性菌の出現と蔓延には十分注意をして治療をする必要がある．

薬剤耐性のパターンはその地域での使用薬剤の頻度に影響される．わが国では，キノロン系薬剤がペニシリン耐性淋菌やテトラサイクリン耐性淋菌など薬剤耐性淋菌に対して強い抗菌力を持つことから淋菌感染症の第一選択薬剤として頻用され優れた臨床効果がみられていた．また，同時に合併することのあるクラミジア感染症に対してもキノロン系薬剤は効果があるので，尿道炎，子宮頸管炎に対して使いやすい薬剤となっていた．しかし，近年，キノロン耐性淋菌がわが国をはじめ東アジアを中心に急速に増加している[2,3]．このことが，わが国における淋菌感染症の急増にも関係していると考えられている．さらに最近では，経口セフェムおよびアズトレオナム（AZT，アザクタム）に耐性の淋菌が急激に増加して，治療失敗例が報告されている．経口セフェムではセフィキシム（CFIX，セフスパン）が最も優れていると考えられているが，セフィキシムが無効であった症例も報告されており注意を要する．セフォジジム（CDZM，ノイセフ，ケニセフ）とセフトリアキソン（CFRX，ロセフィン）は淋菌性尿道炎に対して現在わが国において保険適用のある薬剤のなかでは最も有効な薬剤である[4]．また，わが国を含む東アジアでは欧米に比べ低用量の治療がなされていることが耐性菌の蔓延の原因の一つであると考えられている．耐性菌をこれ以上蔓延させないためには，不完全な治療を極力避ける必要がある．日本性感染症学会のガイドラインに示されたわが国で推奨される治療[4]を**表２**に示す．このガイドラインは米国CDCのガイドライン[5]（**表３**）とはかなり異なるがこれはわが国での淋菌の薬剤耐性パターンの違いによるものである．淋菌が薬剤耐性を獲得しやすいという性質があるので，今後も耐性菌の蔓延状態の情報をもとに治療は変えていかなくてはならない．また，海外で感染したものはわが国と耐性のパターンが異なることもあり，もし可能なら感染地での淋菌の薬剤耐性状況の情報を参考に治療されるべきである．淋菌感染症は早期に確実に治療されれば後遺症もなく完治されるが，不完全な治療がなされた場合，慢性化することもあり，感染源となり感染者の増加をもたらす．

淋菌感染症は性感染症ということからパートナーの検査と治療は必須である．特に子宮頸管炎や咽頭炎は無症状のことが多く自覚症状がなくとも検査や治療を勧めなければならない．

## 非淋菌性尿道炎の治療

非淋菌性尿道炎のうち約半数はクラミジアによるものであるが，クラミジアは淋菌と異なり薬剤耐性の問題がない．また，クラミジアが検出できない非淋菌性非クラミジア性尿道炎も非淋菌性尿道炎とほぼ同様な治療がなされる．症状が軽微なので服薬コンプライアンスを保つことが重要な指導ポイントとなる．**表 4** に日本性感染症学会のガイドラインに記載されている推奨治療を示す．

## 治癒判定と予後

適切な治療がなされれば数日で臨床症状の改善がみられる．淋菌性尿道炎の場合薬剤耐性の問題があり，治療後には 7 日以上の休薬期間をおいた後，淋菌陰性化の確認のために淋菌検出検査を行う．尿道炎が治癒すると自覚症状の消失とともに尿道分泌物の顕微鏡検査や初尿沈渣の顕微鏡検査にて白血球の消失がみられる．治療後も症状が持続する場合は尿道分泌物の顕微鏡検査や初尿沈渣の顕微鏡検査の再検査および培養法の再検査がなされる．

クラミジア性尿道炎では適切に治療された場合ほとんど治癒するが，確実な服薬がなされていないなど不完全治癒の可能性があるときは治療後 3～4 週間後にクラミジアの再検査が必要である．

淋菌性尿道炎も非淋菌性尿道炎もセックスパートナーの検査治療は必須である．淋菌性尿道炎は潜伏期も短く感染源がはっきりすることが多いが，非淋菌性尿道炎では，潜伏期が長くまた症状

**表 2 淋菌性尿道炎の推奨治療例（日本性感染症学会）**

| | |
|---|---|
| a. セフォジジム (CDZM：ノイセフ，ケニセフ) | 静注 1 g 単回投与 |
| b. スペクチノマイシン (SPCM：トロビシン) | 筋注 2 g 単回投与 |
| c. セフトリアキソン (CTRX：ロセフィン) | 静注 1 g 単回投与 |
| d. セフィキシム (CFIX：セフスパン) | 経口 200 mg 1 日 2 回 1 から 3 日間 |

**表 3 米国 CDC の淋菌性尿道炎に対する推奨治療**

| | | |
|---|---|---|
| ・セフィキシム(セフスパン) | 400 mg | 経口単回 |
| ・セフトリアキソン(ロセフィン) | 125 mg | 経口単回 |
| ・シプロフロキサシン*(シプロキサン) | 500 mg | 経口単回 |
| ・オフロキサシン*(タリビッド) | 400 mg | 経口単回 |
| ・レボフロキサシン*(クラビット) | 250 mg | 経口単回 |
| クラミジア感染の合併が否定できないときは下記を加える | | |
| ・アジスロマイシン | 1 g | 経口単回 または |
| ・ドキシサイクリン | 100 mg | 1 日 2 回，経口，7 日間 |

*ニューキノロンはアジアや太平洋地域(ハワイを含む)では使用すべきではない．また，カリフォルニアやキノロン耐性株の増加している地域では勧められない．
注：淋菌の薬剤耐性パターンの違いからわが国ではこの推奨治療は勧められない．

**表 4 クラミジア性尿道炎の推奨治療例（日本性感染症学会）**

| | |
|---|---|
| a. アジスロマイシン(AXM：ジスロマック) | 1,000 mg 1 日 1 回，1 日間，経口(単回投与) |
| b. クラリスロマイシン(CAM：クラリス，クラリシッド) | 200 mg 1 日 2 回，経口，7 日間 |
| c. ミノサイクリン(MINO：ミノマイシンなど) | 100 mg 1 日 2 回，経口，7 日間 |
| d. ドキシサイクリン(DOXY：ビブラマイシンなど) | 100 mg 1 日 2 回，経口，7 日間 |
| e. レボフロキサシン(LVFX：クラビット) | 100 mg 1 日 3 回，経口，7 日間 |
| f. トスフロキサシン(TFLX：オゼックス，トスキサシン) | 150 mg 1 日 2 回，経口，7 日間 |

注：ドキシサイクリンの保険適用上の用法は初日 1 日 200 mg，その後 1 日 1 回 100 mg 内服である．

が軽微なためいつから感染していたかが不明なことも多い．そのためセックスパートナーの検査・治療が不十分になる場合が少なくない．そのため最近60日以内に性交渉を行った相手すべてに検査が行われるべきである．

## 文 献

1) 熊本悦明ほか：日本における性感染症(STD)流行の実態調査—2001年度のSTD・センチネル・サーベイランス報告．日本性感染症会誌 **13**：147-167, 2002
2) Tanaka, M. et al.：Antimicrobial resistance of *Neisseria gonorrhoeae* and high prevalence of ciprofloxacin-resistant isolates in Japan, 1993 to 1998. J Clin Microbiol **38**：521-525, 2000
3) 田中正利ほか：淋菌感染症の治療に関する臨床的および基礎的検討．西日本泌尿器科 **64**：324-337, 2002
4) 日本性感染症学会：性感染症診断・治療ガイドライン2004年．日本性感染症学会誌 **15** (suppl)：8-16, 2004
5) Centers of Disease Control and Prevention：1998 Guidelines for treatment of sexually transmitted diseases. MMWR **51**(No.RR-6)：30-42, 2002

# 梅　毒

小島弘敬

## 基礎知識

梅毒は *Treponema pallidum* (TP) の STD 性の感染による慢性，全身性の感染症である．感染3週後，感染部位である性器などに，細胞浸潤が多いため底が硬い潰瘍(hard chancle，硬性下疳)とその所属リンパ節の腫大(bubo，横痃)とを生じる．ともに軟性下疳とは相違し，無痛性で，放置しても3〜6週で消失する．これらの出現時STS抗体はすでに90%に陽性である．これを第1期梅毒という．感染3ヵ月後血行播種により手掌，足底など全身の皮膚にバラ色の皮疹また粘膜疹を生じる．初感染時と異なり，すでに成立している免疫反応のため下疳とはならず頭痛，筋肉痛などを伴い，鼠径リンパ節など全身性の腫大は75%に存在する．これを第2期梅毒という(**図1**)．皮疹は放置しても3〜12週で消失する．第1，2期梅毒のパートナーへの感染伝達率は1ヵ月間で30%という．晩期梅毒は骨，循環器など全身に及ぶが，感染伝達性は早期梅毒が強い．神経梅毒はどの病期にも生じ得る(**表1**)．感染の症状に気づかず血清反応により偶然に感染がわかる場合を

**表1　神経梅毒の分類**

| |
|---|
| 1. 無症候性 asymptomatic |
| 2. 髄膜血管型 meningeal and vascular |
| 　脳膜型 cerebral meningeal |
| 　脳血管型 cerebrovascular |
| 　脊髄髄膜血管型 spinal meningeal and vascular |
| 3. 実質型 parenchymatous |
| 　脊髄癆 tabes dorsalis |
| 　進行麻痺 general paresis |
| 　視神経萎縮 optic atrophy |

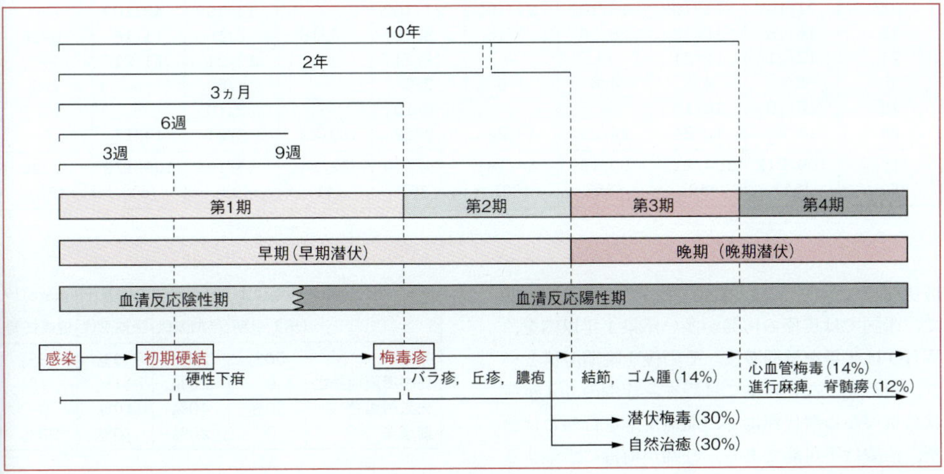


**図1　無治療梅毒の経過**

梅毒は慢性，長期の全身性の感染症であり，感染経路，時期から後天性，先天性に，病期から第1期，第2期，第3期に，感染性から早期，晩期に，症状の存否から顕症，潜伏と分けられる．信頼性のある血清反応が妊婦など一般に広く実施され，ペニシリンの有効性が高く，耐性化がないため，第3期以後の症例が遺伝子増幅による病原検出法，内視鏡，CT，MRIなどの開発以前に激減したため分類は伝統的なものである．

表2 先天梅毒の症状

| | 発病および全身状態 | 皮膚症状 | その他の症状 |
|---|---|---|---|
| 胎児梅毒 | ① 母体内死亡が多い<br>② 早産，死産が多い<br>③ 老人様顔貌<br>（皮膚が汚穢で皺が多い）<br>④ 発育不良 | ① 全身皮膚浸軟（marceration）<br>② 梅毒性天疱瘡<br>③ 梅毒 2〜3 期疹の局所浸潤<br>④ 掌蹠水疱形成 | ① 肝・脾腫大<br>② 白色肺炎（pneumonia alba）<br>③ 梅毒性骨軟骨炎（osteochondritis syphilitica） |
| 乳児梅毒 | ① 出産時外見正常<br>② 数週〜2，3 ヵ月で発病，発育不全，貧血 | ① 赤色広範囲の浸潤<br>② Parrot 裂溝（口囲浸潤→亀裂→瘢痕放射状）<br>③ 梅毒性天疱瘡<br>その他 2〜3 期疹<br>④ 爪床炎 | ① 肝・脾腫大<br>② 哺乳困難<br>③ 鼻炎，コリーザ，鞍鼻<br>④ 鼻声<br>⑤ 骨軟骨炎→骨端線離解→Parrot 仮性麻痺 |
| 晩発性先天梅毒 | ① 7〜14 歳から発病<br>② 虚弱，発育不良<br>③ 貧血 | ① 扁平コンジローム<br>② ゴム腫 | ① Huchinson 3 徴候<br>（Huchinson 歯<br>実質性角膜炎<br>内耳性難聴）<br>② 鞍鼻<br>③ 脳・脊髄障害<br>④ 発作性血色素尿 |

表3 早期の先天梅毒の諸症状の出現頻度

| 例数 | 肝腫 | 脾腫 | 貧血 | 黄疸 | 皮疹 | 皮下出血 | 鼻声 | X 線による骨異常 | リンパ腺腫大 |
|---|---|---|---|---|---|---|---|---|---|
| 15 | 13/15 | 15/15 | 13/15 | 6/15 | 11/15 | 8/15 | — | 6/7 | — |
| 18 | 17/18 | 14/18 | 7/8 | 6/18 | 6/18 | — | 3/18 | 13/15 | — |
| 102 | 21/102 | 21/102 | 13/102 | 21/102 | 21/102 | — | 11/102 | 43/102 | — |
| 16 | 16/16 | 16/16 | 8/16 | 7/16 | 8/16 | 4/16 | 8/16 | 11/16 | 6/16 |
| 21 | 12/21 | 12/21 | — | — | 12/21 | — | 11/21 | 21/21 | — |
| 6 | 2/6 | 4/6 | 4/6 | 1/6 | 2/6 | — | 1/6 | — | 1/6 |
| 10 | 10/10 | 10/10 | — | — | 5/10 | — | 2/10 | — | — |
| 24 | 18/24 | 12/24 | 14/22 | 13/24 | 9/22 | 10/23 | 9/21 | 14/17 | — |
| 計（%） | 109/212（51） | 104/212（49） | 59/169（35） | 54/181（30） | 74/210（35） | 22/54（41） | 45/194（23） | 108/178（61） | 7/22（32） |

潜伏梅毒という．この場合感染時期の特定は困難で，米国では皮疹の再発が多い感染 1 年以内を，WHO は 2 年を早期潜伏，その後を晩期潜伏という．流行期でない日本では現在，症例の 3/4 が症状に気づかぬ潜伏梅毒で，血清反応を行わねば診断，治療は不可能である．妊婦が梅毒に感染すると胎児は経胎盤性に血行感染し，50% 早・死産，50% 先天梅毒となる（**表 2，3**）．母体からの胎児の感染率は，母体の感染時以後経時的に低下する（**表 4**）．梅毒は，治癒した後抗体陽性であっても再感染し得る（**図 2**）．HIV との合併率は STD 中最も高く，免疫不全の感染者では，梅毒の進展，抗体推移は非定形となり得る．梅毒は 20 世紀前

表4 母の梅毒の病期による妊娠異常の相違（Fiumara）[1a)]

| | 第1，2期 | 早期潜伏 | 晩期潜伏 | 健康妊婦 |
|---|---|---|---|---|
| 早産 | 50% | 20% | 9% | 8% |
| 児の周産期死亡 | 0 | 20% | 11% | 1% |
| 先天梅毒児 | 50% | 40% | 10% | 0 |
| 健康児 | 0 | 20% | 70% | 90% |

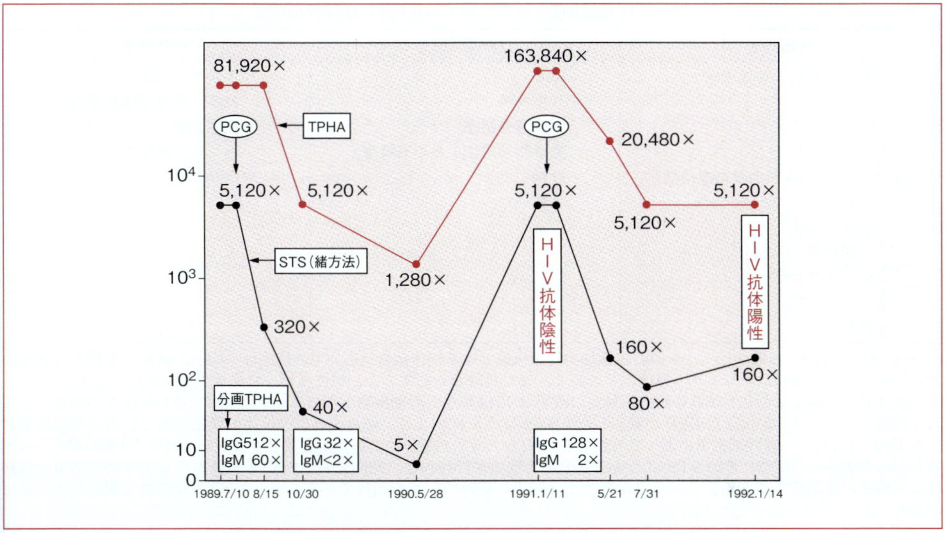


**図 2 HIV 陽性，再感染梅毒の治療経過中の梅毒血清反応の推移[5)]**

39 歳，男子同性愛者．初診時，典型的な足底，手掌の梅毒第 2 期疹．治療後，抗体価は低下して治癒が確認されたが，18 ヵ月後再感染により梅毒第 1 期の陰茎潰瘍を生じた．治療により抗体価はゆっくり再低下したが，1 年後 HIV 抗体陽性となった．一般に初感染の第 1 期では STS(緒方法)10〜80 倍，TPHA 80〜320 倍程度のことが多いが，第 2 期では迅速に高値となる．早期の治療により STS は 6 ヵ月以内に 1/4 以下となる．抗体陽性は再感染を防がず，第二次反応で抗体価は迅速に高値となる．梅毒と HIV は，特に男子同性愛者で初期病変が気づかれず感染の重複が多い．

半，欧米の剖検による有病率が 5〜10%，1920 年代米，英の妊婦の抗体陽性率 5〜10% であったが，1930 年代には 2〜4% に下降した．ペニシリン治療開始以後米国届出数は 1943 年の 60 万から 1985 年 6 万に低下した．日本の届出数は 1950 年の 12 万から 1/100 以下に減少し，1999 年妊婦陽性率 0.29%(全国 90 大学病院 23,615 例)，2001 年献血件数 5,774,269 の陽性率約 0.2% である．

## 診 断■

TP は 1905 年に発見されたがグラム不染性であり，in vitro での培養は現在でも不可能で，病原診断法は暗視野顕微鏡による視認のみで，それも病変のない病期では不可能で，日本では普及せず診断は抗体検出に依存する．1906 年補体結合反応(ワッセルマン反応)が作られた．抗原は無菌的に採取された先天梅毒児の肝であった．これにより不可能であった晩期梅毒，神経梅毒の診断が可能となり，先天梅毒が経胎盤感染によることが証明された．その後抗原は経験的に，梅毒とは無関係の子ウシの心さらにカルジオリピンと変わり，ワッセルマン反応は米英では STS(表 6)と呼ばれ，梅毒の抑止に有用であった．その短所は生物学的偽陽性(BFP)である．梅毒感染のない SLE など自己免疫疾患，ライム病など共通抗原により，また麻疹などの発熱疾患さらには妊娠，老齢などでも偽陽性が生じ得る(**表 5**)．1960 年代富沢は TP の継代可能培養株の表層蛋白を抗原とする血球凝集反応(TPHA)を作った．これにより多くの BFP が除かれ，TP 抗原法として全世界に普及した．しかし TP の亜種など共通抗原による偽陽性は当然出現する．口腔内常在の非病原性 TP も存在するため，TPHA はこれによる被検血清の吸収後 80 倍希釈以上を陽性とする．熱帯地方病のヤウ，ピンタ，同じスピロヘータ科のボレリア，レプトスピラにも交叉による陽性が生

表5　梅毒血清反応のうちSTSの生物学的偽陽性(BFP)

| 共通抗原 | 自己免疫疾患など | 発熱疾患 |
|---|---|---|
| ① TPの亜種による地方病<br>ヤウ<br>ピンタ<br>ベジャール<br>② スピロヘータ科の他の感染症<br>ボレリア<br>ライム病<br>回帰熱<br>レプトスピラ<br>ワイル病<br>鼠咬症 | SLE<br>リウマチ<br>多発性骨髄腫<br>覚醒剤常用による心筋障害<br>妊娠<br>老齢 | ウイルス感染症<br>麻疹，伝染性単核症など<br>細菌感染症<br>ハンセン病など<br>マラリア |

STSはワッセルマンの原法は「ウシの心組織抽出物を抗原とする補体結合反応」で，抗原は不均一，結果に影響を与える要素が抗原，ヒツジ血球，モルモット補体などと多く，また長時間を要することが欠点で，マラリアとの交叉反応は多かった．その後沈降法，凝集法なども試みられたが最良の改善は1942年ウシ心抽出物からのカルジオリピンとレシチンの精製で，これを抗原としてマラリアによるBFPが減少した．STSはカルジオリピンに対する自己抗体の検出であり，自己免疫疾患によるBFPは当然で，覚醒剤常用によっても生じる．STSとTP抗原法との併用が必要とされるが，近時STSの緒方法は繁雑さから忌避され，同時に他のSTSについても倍数希釈法が行われない傾向である．STSの重要性は抗体価の増減の推移による梅毒の経過把握にあること，一点希釈法では結果の経時的把握が困難であることからSTSは倍数希釈法による必要がある．

じる．ヤウ，ピンタ，レプトスピラ症ではカルジオリピン法，TP抗原法ともに，ライム病ではTP抗原法のみが陽性を呈する．TP感染後STSは3〜4週間，TP抗原法はさらに1〜2週遅れて陽転する．無治療でも抗体価は感染後3〜6ヵ月をピークとして2，3年後から下降する．早期梅毒の化療による治癒後6ヵ月間にSTS抗体価は1/4(2管)以下となり治癒の指標となる．一方TP抗原法の抗体価の低下はきわめて遅く指標とならない(第1期梅毒の治療2〜3年後には15〜25%の症例が陰性化する)．梅毒の臨床には早期に陽転し治癒の指標となるSTSとBFPのないTPHAの両者を併用し(**表6**)，STSは必ず定量を行い(**表7**)，可能な限り同じ方法，同じラボで抗体価を追跡，比較する必要がある．

妊婦の梅毒感染は50%早・死産，50%先天梅毒となるが，PCG投与により非感染児を得られるため妊娠初期の抗体検査は必須で，感染リスクの高い妊婦では28週および出産直前の再検を要する[1b,1c]．また20週後の死産の母にはすべて抗体検査を要する．胎児には母体のIgG移行があり，また先天梅毒には7〜14歳で発症する晩発性もある(表2)ため，生下後6ヵ月未満の血清

表6　STSとTP抗原法の組み合わせによる梅毒血清反応の判定

| STS（補体結合反応（緒方法）、凝集法，ガラス板法、VDRL，RPR） | Tp抗原法（TPHA、TPPA、FTA-ABS） | 判定 |
|---|---|---|
| + | − | ① 生物学的偽陽性<br>② まれに梅毒感染初期 |
| + | + | ① 梅毒<br>② 梅毒治癒後 |
| − | + | 梅毒治癒後 |
| − | − | 非梅毒 |

STS：Serological Test for Syphilis, VDRL：Venereal Disease Research Laboratory Test, RPR：Rapid Plasma Reagin Test, TPHA：TP Haemagglutination, FTA-ABS：Fluolescent Treponemal Antibody Absorption

診断による児の感染の診断は簡単ではない．TPHAで検出が可能のIgM抗体は参考になる．神経梅毒の診断は髄液(CSF)の白血球増加，抗体検出によるが，早期梅毒ではTPの侵入によるCSFの異常の全例が神経梅毒というわけで

表 7　梅毒血清反応検査の抗体価の相互関係

| 検査法 | 抗体価(血清希釈倍数) | | | | | | | | | |
|---|---|---|---|---|---|---|---|---|---|---|
| STS | | | | | | | | | | |
| RPR 法 | ① | 2 | 4 | 8 | 16 | 32 | 64 | 128 | 256 | 512 |
| ガラス板法 | ① | 2 | 4 | 8 | 16 | 32 | 64 | 128 | 256 | 512 |
| 緒方法 | ⑤ | 10 | 20 | 40 | 80 | 160 | 320 | 640 | 1,280 | 2,560 |
| TP 抗原法 | | | | | | | | | | |
| TPHA | | (80) | | 320 | 1,280 | | 5,120 | | 20,480 | 81,920 |
| FTA-ABS | | ⑳ | | | 定性法のみ | | | | | |
| 抗体価の読みかた | 低い | | | | 中等度 | | 高い | | | |

○は定性検査の血清希釈倍数.　(津上)
感染初期にはSTS群の抗体価の上昇はTPHA法の抗体価の上昇に先行する.
抗体価測定は同一方法でもキットによる相違がある. 治療効果の判定はSTS抗体価の低下によるが推移の把握は同一キットによる必要がある. 表で「低い」とされる抗体価は治療後にも長期間, 不変で検出される場合があり, 再治療の必要性を示唆するものではない.

はなく慎重な判断を要する. CSF抗体検出にはCSFのIgG量が血液の1/500と低いこと, また血液混入の問題の吟味を要し判定は簡単でない. TPHA, FTA-ABSは感度が高いが偽陽性がある. ガラス板法は特異性が高いが感度が低い. 2法以上の併用を要する.

## 第一選択薬

エールリッヒ, 秦のヒ素剤は医療史上最初の化学療法剤であるが, 副作用が大きくすでに用いられない. ペニシリンG(PCG)は0.03 μg/ml でTP殺作用を示し耐性化は知られない. TPの分裂時間が1回/30時間と遅いため, 陰性化には「最小殺TPレベル以上の血中濃度」の10日間程度の持続を要する. PCGは胃酸で分解され, 結晶(水溶性)PCGは静注の血中濃度が高く, 不溶性のベンザシンPCGは低い血中濃度がきわめて長く持続する. プロベネシドはPCGの腎排泄を遅延させる. ベンザシンPCG 240万単位単回筋注後, 0.1単位/ml(1単位は0.6 μg)程度の, 低いが最小殺TPレベルを上回る血中濃度が3〜4週持続し, 早期梅毒ではこれによる単回投与療法が成立する. TPの分裂がさらに遅くなる晩期梅毒ではより長期の投与を要する. PCGは胎盤通過性で妊婦の治療に適するが, 脂溶性でなく炎症のない血液髄液関門(BBB)を通過しない. ベンザシンPCGの髄液濃度は血液の12%と低い. プロベネシドはPCGの髄液移行を助長する. BBB通過には脂溶性, 小分子量, 低血漿蛋白結合率, 低イオン化率が有利である. 実験動物の髄膜炎治療に要するβラクタム髄液濃度は最小殺細菌レベルの10〜20倍という. ヒトの細菌性髄膜炎に対する投与量はPCG 2,400万単位/日　分6, AMPC 12 g/日　分6, CTRX 4 g/日　分1〜2である. AMPC, CEX[2)]などによる神経梅毒治療報告があるが, 多くの薬剤での失敗例[3,4)]もあり, 治癒確認を要する. PCGの有効性により梅毒症例は激減したため, 合成ペニシリンなど他の抗菌剤の治験は不十分である. 早期梅毒にCTRX 1 g/日, AZM 2 g/日経口5〜10日間は有効かもしれない. エリスロマイシン, テトラサイクリンは妊婦, 神経梅毒の治療に不適. アミノグリコシド, 新キノロンは梅毒には無効である.

## 治療の実際と注意点

米国CDCの治療指針の選択薬はPCGのみである(**表8, 9, 10**). 日本では合成ペニシリン, セフェムなどの経口薬の常用投与量が, 早期梅毒では4週, 晩期梅毒では8週用いられてきた. 日本での梅毒症例数の激減から回顧的にみればこれらが有効であったと思わざるをえないが治癒確認は必須である. 有効薬の初回投与24時間以内に,

表 8　米国 CDC による梅毒治療指針（2002 年）

| |
|---|
| I.　第 1 期・第 2 期梅毒<br>ベンザシンペニシリン G 240 万単位筋注を単回<br>小児：5 万単位/kg（240 万単位まで）に減量<br>ペニシリンアレルギーの場合：doxycycline 200 mg 分 2 を 2 週間<br>もしくは tetracycline 2 g 分 4 を 2 週間 |
| II.　潜伏期梅毒<br>早期：ベンザシンペニシリン G240 万単位筋注を単回<br>〔小児は 5 万単位/kg（240 万単位まで）に減量〕<br>晩期および感染期間不明：ベンザシンペニシリン G240 万単位筋注を週 1 回ずつ 3 回<br>〔小児は 1 回投与量を 5 万単位/kg（240 万単位まで）に減量〕<br>ペニシリンアレルギーの場合：doxycycline 200 mg 分 2 を 2 週間<br>もしくは tetracycline 2 g 分 4 を 4 週間 |
| III.　第 3 期梅毒<br>ベンザシンペニシリン G240 万単位筋注を週 1 回ずつ 3 回 |
| IV.　神経梅毒<br>結晶（水溶性）ペニシリン G300 万～400 万単位点滴静注を 4 時間ごとに 10～14 日間<br>もしくはプロカインペニシリン 240 万単位筋注とプロベネシド 2 g 分 4 を 10～14 日間 |

ベンザシンペニシリン G の注射薬は本邦では市販されなくなった．

表 9　米国 CDC による母子感染の可能性のある新生児の治療指針（2002 年）

| 児の状況 | 母の状況 | 児の治療 |
|---|---|---|
| 異常あり<br>・先天梅毒の徴候<br>・STS 抗体価母の 4 倍以上<br>・胎盤，臍帯，児の鼻汁など体液からの TP 検出 | どの病期でも | 水溶性 PCG 5 万単位/kg 静注 {生後 1 週間以内 12 時間ごと／生後 1～4 週 8 時間ごと／生後 4 週以上 6 時間ごと} 10～14日<br>または<br>プロカイン PCG 5 万単位/kg　筋注 10～14 日 |
| 異常なし | 早期梅毒または無治療 | 同上<br>または<br>ベンザシン PCG 5 万単位/kg　筋注 単回 |
| | ・晩期潜伏梅毒<br>・分娩前4週以内に治療<br>・分娩 1 ヵ月以上前に治療するも STS 抗体価 1/4 以下とならず | ベンザシン PCG 5 万単位/kg　筋注 単回 |
| | 分娩 1 ヵ月以上前に治療して STS 抗体価 1/4 以下に低下 | 抗体価の追跡のみ<br>または<br>ベンザシン PCG5 万単位/kg 筋注 単回（追跡不可能の場合） |
| | 妊娠前に治療するも妊娠中低抗体価不変持続 | 抗体価の追跡のみ |

特に第 1 期梅毒で一過性の発熱（Jarisch-Herxheimer 反応）があるので患者への事前の説明を要する．早期梅毒患者の 90 日以内に接触したセックスパートナーは抗体陰性でも予防的に治療する．

### 無効の判定

治療効果の判定は STS 抗体価の低下によるしかない．これには長期を要するが必須であることを，まず患者に理解させる必要がある．治療後 6，12 ヵ月後 STS 抗体価を測定する．早期梅

表10　米国CDC梅毒感染妊婦治療指針(2002年)

| 病期 | 治療 |
| --- | --- |
| 第1期<br>第2期<br>感染後1年以内(早期) | ベンジルペニシリン240万単位　筋注 単回 |
| 感染後1年以後(晩期)<br>病期不明 | ベンジルペニシリン240万単位　筋注 1回/週 3回 |
| 神経梅毒 | 結晶(水溶性)ペニシリン240万単位　静注 4時間ごと<br>または<br>プロカインペニシリン240万単位　筋注<br>＋<br>プロベネシド2g経口 分4<br>10〜14日 |

＊経口薬剤治療の信頼性は低い.

毒の場合1/4(2管)の低下がなければ治療失敗，再感染で，ベンザシンPCG 240万単位1回/週3週などによる再治療を要する．第2期以後の治療では抗体は陰性化せず，低い抗体価は長期間持続する場合が多く，抗体陽性がすべて要治療を意味するのではない．再感染梅毒では治療後抗体価の低下が遅い．また治療前に低抗体価の場合，1/4以下への低下は困難である．HIV感染者には梅毒の感染が多く[5]，神経梅毒も多い．また非定形的な梅毒抗体価の高・低値も生じる．梅毒患者にはHIV抗体検出を行い陰性であっても3ヵ月後に再検する．

## 文 献


1a) Fiumara, N. J. et al.：The incidence of prenatal syphilis at the Boston City Hospital. N Engl J Med **247**：48-52, 1952

1b) 菊池真紀子，中川潤子，柿本成子ほか：先天梅毒の2例．日産婦東京会誌 **48**：532-536, 1999

1c) 小島弘敬，橋本昭一：先天梅毒．臨床と微生物 **30**：65-70, 2003

2) 和田忠志，構木睦男，猪川和興ほか：Cephalexin(CEX)が有効であった神経梅毒の一例．精神科治療学 **11**：371-376, 1996

3) Whiteside, C. M.：Persistence of neurosyphilis despite multiple treatment regimens. Am J Med **87**：225-227, 1989

4) 星越活彦，市川正浩：不十分なペニシリン治療により症状が再燃した進行麻痺の1例．精神科治療学 **10**：208-213, 1995

5) 小島弘敬：梅毒に2度罹患したHIV感染症例．日性感染症誌 **13**：179-182, 2002

# ヘルペス感染症

本田まりこ・新村眞人

## I. 単純ヘルペスウイルス感染症

### はじめに

単純ヘルペスウイルス感染症は，単純ヘルペスウイルス herpes simplex virus (HSV) 1 型または 2 型の感染または潜伏ウイルスが再活性化して皮膚や粘膜に水疱性病変を形成したもので，臨床的にヘルペス性歯肉口内炎，口唇ヘルペス，角膜ヘルペス，性器ヘルペス，臀部ヘルペス，ヘルペス性瘭疽，Kaposi 水痘様発疹症などがある．また，特殊な型として，母体からの垂直感染もしくは分娩後の水平感染により発症する新生児ヘルペスや HSV-1 による脳炎，HSV-2 による髄膜炎がある．新生児ヘルペスは，全身に感染する全身型，中枢神経系にのみ感染する中枢神経局在型，皮膚，眼，口腔に限局する局在型がある．

### 基礎知識

**1. 病原体**

HSV-1 および 2 の感染による．二本鎖線状の DNA ウイルスで，リピッドと糖蛋白質のエンベロープに覆われている．HSV-1 と HSV-2 の DNA は 50% のホモロジーを有する．

**2. 発症機序**

初めて HSV に感染して発症する初感染，HSV の抗体を持っているものが，初めて HSV 感染症に罹患する非初感染初発，および再発がある．HSV は，初感染後，知覚神経の軸索を逆行し，知覚神経節の神経細胞の核内に環状の DNA として宿主 DNA に組み込まれることなく，潜伏感染する．個体の抵抗力の低下(発熱，ストレス，過労，排卵後など)や末梢組織の炎症(外傷，日光など)により再活性化し，支配領域の皮膚や粘膜の一部に再発病巣を形成する．しかし，唾液や腟分泌物中にウイルスを排泄するのみで，病巣を形成しない無症候排泄の場合もある．

**3. 感染形式**

主に症候性にまたは無症候性に HSV が放出されている患者との接触感染であるが，ウイルスがついたタオル，器具などから間接的にも感染する．

**4. 潜伏期**

2〜10 日．

**5. 好発年齢**

乳幼児と 20 歳代，30 歳代．

**6. 発 症**

初感染の場合，感染部位の瘙痒感や違和感として出現することが多く，口腔では咽頭痛として始まる．再発では，瘙痒感，痛痒さが病変部位に現れる．性器ヘルペスでは，下肢のしびれ感や疼痛を訴えることが多い．

**7. 特徴的な症状**

**a. 初感染**

感染部位に多数の丘疹が出現し，後に水疱，膿疱，びらん，痂皮となって約 2〜4 週間で治癒する．1 週間前後に最も重症化し発熱，所属リンパ節の腫脹など全身症状を伴う．カポジ水痘様発疹症では，アトピー性皮膚炎患者に多く，HSV が経皮感染するので，広範囲に播種性に病変部が現れる．再発でも同様の症状がみられるが初感染よりも軽症である．

**b. 再 発**

初感染時とほぼ同じ部位に限局性に紅斑，水疱，びらんを形成する．2〜10 日で治癒する．

**8. 合併症**

**a. 初感染のヘルペス性歯肉口内炎やカポジ水痘様発疹症**

全身感染を起こし死亡することがある．特に免疫不全者に多い．

表1　腎機能障害患者におけるアシクロビルの用量

| | 単純ヘルペス | 単純ヘルペス | 単純ヘルペス |
|---|---|---|---|
| クレアチニン・クリアランス | アシクロビル錠<br>(1回200 mg) | バラシクロビル錠<br>(1回500 mg) | アシクロビル注射用 |
| 25 ml〜　/min | 1日5回 | 1日2回 | 12時間ごと5 mg/kg |
| 10〜25 ml/min | 1日5回 | 1日2回(15 ml/min以上) | 24時間ごと5 mg/kg |
| 〜10 ml/min | 1日2回 | 1日1回(15 ml/min以下) | 24時間ごと2.5 mg/kg |
| 透析患者 | | | |

血清クレアチニン値からクレアチニン・クリアランスを推定する計算式

男性　$\dfrac{\text{体重(kg)} \times (140 - \text{年齢})}{72 \times \text{血清クレアチニン値(mg/dl)}}$

女性　男性の公式 × 0.85

**b.　HSV-2による性器ヘルペス**

髄膜炎として頭痛，項部硬直，膀胱直腸障害などがまれにみられる．

**c.　疱疹後多形紅斑**

初感染，再発またはウイルス型に関係なく，発症後4〜15日に四肢伸側部に虹彩状の滲出性紅斑がみられることがあり，薬疹と混同されることが多い．単純ヘルペス患者中約0.9%(15/1,683)にみられる．

**d.　細菌感染**

ブドウ球菌や連鎖球菌の二次感染を合併しやすい．

**9.　診　断**

臨床的には診断が困難な場合には，細胞診，モノクローナル抗体による蛍光抗体直接法，ウイルスの分離培養などによって診断する．細胞診は水疱蓋あるいは底面の細胞をスライドグラスに塗抹し，アセトンで固定後Giemsa染色してウイルス性巨細胞をみる(Tzanckテスト)．この方法では水痘・帯状疱疹ウイルス感染症との区別はつかないが，塗抹標本をアセトンで固定してHSV-1，HSV-2それぞれに特異的なモノクローナル抗体を用いて蛍光抗体直接法を行えばウイルスの型を区別することができる．ウイルスの分離培養は，培養細胞に水疱内容やびらん面を擦過した検体，咽頭ぬぐい液などを接種して，細胞変性効果(CPE)をみる．また感染細胞からウイルスDNAを抽出し，DNAの制限酵素切断パターンによってウイルスの型の同定やウイルス株間の異同をも知ることができる．また，遺伝子増幅(polymerase chain reaction(PCR)法により微量の検体からウイルスDNAの検出も行われている．

血清学的診断は初感染の場合にのみ有用で，ペア血清で抗体価の上昇がみられるが，再発の場合，抗体価の変動は必ずしもみられるわけではない．ELISA法が最も感度が良く，初感染の場合，ペア血清でHSVのIgG抗体の上昇とIgM抗体の出現がみられる．Kaposi水痘様発疹症の再発などで広範囲に発疹がみられる場合にはIgG抗体の有意な上昇がみられる．近年，エンベロープの糖蛋白のgGでは型特異性がみられることが明らかになり，この抗体を測定(POKkit™：Diagnology社)することで，患者の感染しているHSVの型判定ができるようになっている[1]．

**10.　鑑別疾患**

帯状疱疹，カンジダ感染症，毛嚢炎や伝染性膿痂疹などがあげられる．

**11.　予　後**

再発型では，徐々にその間隔は長くなり，やがては再発しなくなる．しかし，細胞性免疫能の低下，特にHSV特異的suppressor T細胞数の低下から頻回に再発するようになることもある．特にHSV-2感染者に多い．抗ウイルス薬の開発によって，全身感染症によって死亡することはまれであるが，免疫不全患者では，抗ウイルス薬の耐性株の出現が問題になっている．

### 第一，第二選択抗ウイルス薬 ■

HSV に有効な抗ウイルス薬には，アシクロビル，アシクロビルのプロドラッグであるバラシクロビル，イドクスウリジン，ファンシクロビル(未承認)があるが，バラシクロビルが第一選択薬となる．

### 治療の実際と注意点，アドバイス ■

重症例では，入院させ抗ウイルス薬の点滴静注を施行する．初感染例では，免疫ができるまでに約 10 日間要するので，抗ウイルス薬を 7〜10 日間投与する(性器ヘルペス以外は保険適応外)．

**処方例**(成人例)

軽症例

バルトレックス®　1,000 mg　分 2

ゾビラックス®　1,000 mg　分 5

再発型では 3〜5 日間投与する．

角膜ヘルペス

ゾビラックス眼軟膏 1 日 5 回塗布

眼囲にまで及ぶものでは抗ヘルペス薬内服．

重症例や免疫不全者例

注射用ゾビラックス®　15〜30 mg/kg　分 3 DIV

7 日間投与する．米国 CDC では経口剤を含めて 10 日間の投与を勧めている[1]．

細菌の二次感染を伴うことがあるので抗生物質の全身投与または外用を行うこともある．

腎機能障害患者例

**表 1** のごとく，クレアチニン・クリアランスにて投与量を決定する．

### 投与期間と中止，無効の判定法 ■

5 日間使用し，改善の兆しがみられないか，あるいは悪化する場合には，他の治療に切り替える．多くは，細菌の二次感染を合併しているか診断の誤りである．免疫不全者以外はアシクロビル耐性ウイルスの感染の心配はない．

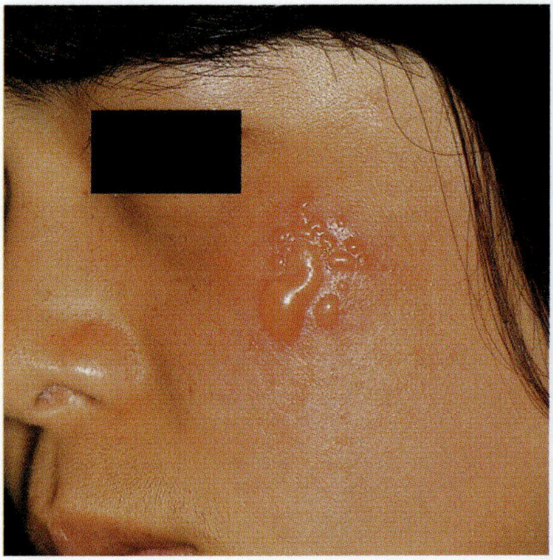

図 1　水疱が大きな初感染病巣

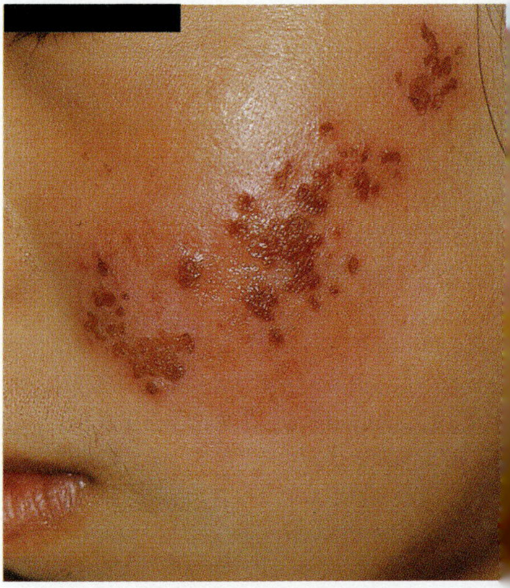

図 2　左頬部の帯状に配列した病巣

### 症　例

患者　16歳　女性

初診の4日前，左頬部がむず痒かった．翌日浮腫性紅斑と水疱が出現し，漸次拡大したため当科を受診した．左頬部に大小不同の水疱がみられ，周囲に紅暈をめぐらしていた(**図1**)．頸部リンパ節の腫脹を認めた．モノクローナル抗体にてHSV-1抗原を検出した．水疱が大きいことと既往がないことから初感染と考え，ゾビラックス®1,000 mg/日を投与し，6日後には治癒した．2ヵ月後，左頬部に帯状疱疹に似た病変が出現したが(**図2**)，病変が浅いことと疼痛が激しくないことから単純ヘルペスを考え，ゾビラックス®1,000 mg/日を投与し，5日後に治癒した．病変よりHSV-1を分離した．

## II. 水痘，帯状疱疹

### はじめに

水痘・帯状疱疹ウイルス varicella - zoster virus(VZV)の感染による．水痘は小児の急性熱性発疹症であるが，5歳以下の小児に多く，近年1歳前後の乳児がピークとなっている．また，成人水痘も増加していることから，妊婦の水痘が多くなり，児への影響が危惧されている．一方，帯状疱疹は年々増加傾向にあり，VZV抗体保有者の約20%が罹患するといわれている．特に高齢者では帯状疱疹の後遺症として帯状疱疹後神経痛が問題になっている．

### 基礎知識

**1.　病原体**

VZVの感染による．

**2.　発症機序**

VZVの初感染で水痘になる．気道粘膜から侵入したVZVは，リンパ球に感染し所属リンパ節で増殖し，血中に入り，第一次ウイルス血症を起こす．さらに肝臓や脾臓などの網内系で増殖し，第二次ウイルス血症を起こして，皮膚に病変(水痘疹)を形成する．そのとき，知覚神経節(後根神経節)にウイルスはDNAの形で潜伏感染し，その後宿主の細胞性免疫の低下や外傷などにより再活性化してその知覚神経の分布領域に沿って片側性，帯状に皮疹を生じ，神経痛様の疼痛を伴うものが，帯状疱疹である．

**3.　感染形式**

水痘または帯状疱疹患者の水疱からの直接感染，水痘や汎発性帯状疱疹患者からの飛沫感染または手指や器具を介して間接的に感染し，ウイルスは気道粘膜から侵入する．水疱出現前日から水疱がすべて痂皮化するまで伝染力がある．ウイルスは発疹出現の5日前ごろから1〜2日後まで，末梢血単核球から分離される．水痘の流行は季節的に11〜7月が流行期にあたる．

**4.　潜伏期**

水痘：10〜21日．一般に14日．免疫不全者では長くなる．

**5.　好発年齢**

水痘：1歳にピークを認め，5歳までに約60%，9歳までに約95%が罹患する．近年成人の水痘が多くなってきている．

帯状疱疹：20歳代，50歳代にピークを認める．

**6.　発　症**

水痘：軽い発熱や頭痛などの前駆症状を伴う．小児では発疹の出現が初発症状である．

帯状疱疹：一定の限局した皮膚分節に一致して，片側性に神経痛様の疼痛や知覚異常などの前駆症状から始まる．ときに頭痛や全身倦怠感が現れる．

**7.　特徴的な症状**

水痘：体幹に小紅斑が出現し，速やかに丘疹，水疱，痂皮になる．水疱周囲は赤みを帯び，新旧皮疹が入り交じってみられ，頭部にも皮疹がみられるのが特徴である．口腔粘膜にも皮疹は出現するが，四肢の末梢ほど皮疹は少なくなり，痘瘡や手足口病と異なる．7〜10日ですべての皮疹が痂皮化する．

帯状疱疹：痛みのある一定の神経の分布範囲に一致して浮腫性の紅斑が出現する．まもなく紅斑上に多数の小水疱が現れ，水疱は約1週間にわたり増え続ける．やがて水疱が破れてびらんとなり，2週間後ごろからこれが乾燥して痂皮となり，3週間前後で痂皮が脱落して治癒する．

**8. 他の症状**

帯状疱疹の発症部位から離れたところに水痘に似た発疹が散在性にみられるものを汎発疹という．帯状疱疹からウイルスが真皮の血管内皮細胞内で増殖し，ウイルス血症を起こしたもので，健常人の帯状疱疹では高齢者に多くみられ，免疫不全者では多数出現する．20個以上の汎発疹を伴うものを汎発性帯状疱疹という．

**9. 合併症**

水痘：免疫不全者では脳炎や肺炎を合併し，重症となることもある．Reye症候群は脳浮腫と肝脂肪変性を主症状とし，死亡率が高く，生存しても重篤な後遺症を残す．水痘罹患時に使用されるサリチル酸製剤とウイルスが関与して発症するとされている．

帯状疱疹

帯状疱疹後神経痛：痛みは皮疹が治癒するころには消失するが，ときには数ヵ月あるいは数年以上にわたって疼痛が続くことがあり，これを帯状疱疹後神経痛 postherpetic neuralgia（PHN）と呼ぶ．高齢者や糖尿病患者に多い．

Ramsay-Hunt症候群：耳介部に帯状疱疹，同側の顔面神経麻痺と味覚障害，耳鳴りやめまいなどの内耳障害がみられる．これは顔面神経膝神経節領域（三叉神経第3枝から第3頸髄神経領域）の帯状疱疹でみられる．これらの症状がすべてそろわない不全型が多くみられる．

運動麻痺：0.4％に眼瞼下垂，四肢筋，腹筋の麻痺やこれらの筋の萎縮をみることがある．

膀胱，直腸障害：仙骨神経節の領域の帯状疱疹をみることがある．

**10. 検査所見**

ALT，ASTなどの肝機能検査値の異常，血小板の減少などは，水痘ではしばしばみられるが，帯状疱疹では少ない．

**11. 診　断**

水痘と帯状疱疹は臨床症状で診断できるが，鑑別が必要な場合，細胞診（Tzanckテスト），モノクローナル抗体による蛍光抗体直接法，ウイルスの分離培養などによって診断する．

水痘では血清中のVZV-IgG（EIA法）の上昇とVZV-IgMの出現がみられる．帯状疱疹の血清抗体価は一般診療では補体結合抗体価やVZV-IgG抗体を測定するが，補体結合法では発症1週間後から10日後には16倍あるいは64倍以上に上昇する．初診時と2週間後のペア血清で抗体価の上昇を認めれば診断は確実である．補体結合抗体価は帯状疱疹後1年から2～3年で低下して4倍以下となる．

**12. 鑑別疾患**

水痘：Kaposi水痘様発疹症，多発性毛嚢炎，尋常性痤瘡．

帯状疱疹：単純ヘルペス，丹毒，蜂窩織炎．

**13. 予　後**

水痘：13歳以上では，高熱を伴うことが多く，有熱期間や発疹数ともに小児よりも多く，重症になりやすい．また，母親が水痘に罹患していない1歳未満の乳児や免疫不全者では重症になる．

帯状疱疹：免疫不全があり，全身感染症を起こす場合を除き，帯状疱疹は3週間前後で治癒し，一般には二度かかることはないので，神経痛さえ残さなければ比較的予後の良いものである．しかしながら，約1％の患者では2回以上帯状疱疹に罹患しており，基礎疾患として白血病，悪性腫瘍，膠原病などがある場合が多い．

移植患者，悪性腫瘍，白血病などで高度の免疫低下がある場合には，帯状疱疹そのものにより死亡することもあるが，きわめてまれである．

## 第一，第二選択抗ウイルス薬

水痘：アシクロビル（顆粒）の内服が第一選択薬となる．

帯状疱疹：血中濃度が高くなるバラシクロビルの内服が第一選択薬となる．ただし，高齢者や腎機能障害者にはクレアチニン・クリアランス（CCr）の測定を行い，慎重に投与する．アシクロビルの経口生物学的利用率は10～20％であるのに対してバルトレックス® は54.2％である．

## 治療の実際と注意点，アドバイス

水痘：小児の水痘は一般に軽症であり，解熱

表2　腎機能障害患者における水痘・帯状疱疹ウイルス感染症の抗ウイルス薬の用量

| クレアチニン・クリアランス | アシクロビル錠（1回800 mg） | バラシクロビル錠（1回1000 mg） | アシクロビル注射用 |
|---|---|---|---|
| 25 m$l$〜/min | 1日5回 | | 12時間ごと5 mg/kg |
| 10〜25 m$l$/min | 1日3回 | | 24時間ごと5 mg/kg |
| 〜10 m$l$/min | 1日2回 | | 24時間ごと2.5 mg/kg |
| 50 m$l$〜/min | | 1日3回 | |
| 30〜49 m$l$/min | | 1日2回 | |
| 10〜29 m$l$/min | | 1日1回 | |
| 透析患者 | 1回200 mg 1日2回 | | ビダラビン注射用 |
| 5〜 9 m$l$/min | （透析日は透析後 | 500 mg 1日1回 | 健常人の75%量 |
| 〜 5 m$l$/min | 400 mgを追加） | 250 mg 1日1回 | |

薬，抗ヒスタミン薬などの対症療法だけで放置して良いが，成人水痘や白血病などの担癌患者，重症アトピー性皮膚炎患者，ステロイド使用患者(1 mg/kg/日)，免疫不全患者では抗ウイルス薬が必要である．

帯状疱疹：初期軽症にみえても，個体の抵抗力が低下している場合，重症化することがある．初期は頻回に来院させ症状や合併症の有無を観察することが必要である．一般に抗ウイルス薬投与後3日目より症状の改善がみられ，投与翌日は悪化していることが多い．病日に関係なく浮腫性紅斑や水疱がみられる病変では抗ウイルス薬の投与が必要である．疼痛には，アセトアミノフェン，副腎皮質ステロイド，アミトリプチリン，リン酸コデインを投与する．

**処方例**

小児水痘・帯状疱疹

ゾビラックス顆粒40%® 80 mg/kg 分4 経口．1回最高量800 mg

成人水痘

ゾビラックス顆粒40%® 4,000 mg 分5 経口

帯状疱疹

ゾビラックス® 1回800 mg，1日5回（増減）

バルトレックス® 3,000 mg 分3 経口

ただし，腎機能障害患者では**表2**に従って投与する．高齢者で，体重45 kg以下の患者はCCr 30 m$l$として投与する．脱水症状を起こしやすいと考えられる患者では，投与中は十分な水分補給を行う．

重症水痘・重症帯状疱疹

点滴静注用ゾビラックス® 15〜30 mg/kg DIV 7日間

ビダラビン 5〜10 mg/kg DIV 5日間

顔面の帯状疱疹や疼痛が激しいもの

プレドニン® 30〜60 mg 分3

リンデロン® 2〜3 mg 分2

麻痺予防には1週に5 mgずつ減量していく．

水痘：学校保健法ではすべての発疹が乾燥し痂皮化するまで登校が禁じられている．

## 投与期間と中止，無効の判定法

水痘の治療においては5日間使用し，また，帯状疱疹の治療においては7日間使用し，改善の兆しがみられないか，あるいは悪化する場合には，他の治療に切り替える

## 症　例

患者　74歳　女性

頭痛が1週間持続し，その後左額部に浮腫性紅斑が出現．漸次浮腫性紅斑が左上眼瞼にも拡大したために近医受診．高齢者であるためアシクロビル錠1,000 mg/日を投与されたが，両眼瞼の浮腫をきたしたため，発疹出現後7日目で当科へ紹介された．初診時壊死性水疱，水疱および両眼瞼の

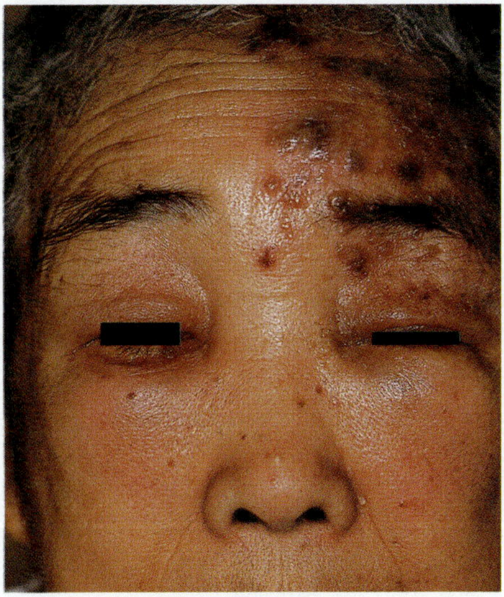

図3 高齢者の帯状疱疹

浮腫がみられた(**図3**). 7病日ではあるが水疱がみられるので，まだ抗ウイルス薬が必要な時期である. 血清クレアチニン値0.5 mg/d*l*，体重52 kgであることからバラシクロビル3,000 mg/日を4日間投与した. また，浮腫が強いためにリンデロン® 2 mg/日を4日間投与し. 5日目には浮腫も消失し痂皮化した.

## 文 献

1) Centers for Disease Control and Prevention (CDC)：Sexually transmitted diseases treatment guidelines 2002. MMWR **51**：12-18, 2002
2) Centers for Disease Control and Prevention (CDC)：Guidelines for Preventing Opportunistic Infections Among Hematopoietic Stem Cell Transplant Recipients. MMWR **49**(RR10)：1-128, 2000

# HIV 感染症―医療従事者の予防治療と感染症者の治療―

笠井大介・青木　眞

## はじめに

ヒト免疫不全ウイルス human immunodeficiency virus(HIV)感染症は後天性免疫不全症候群 acquired immunodeficiency syndrome(AIDS)の原因ウイルスであり，世界的な蔓延が公衆衛生上の大きな問題となっている．わが国においても患者数の増加が認められており，日常臨床のなかで遭遇する機会がまれではなくなりつつある疾患である．HIV は血液や体液を介して感染が成立するため，医療従事者も針刺し事故により感染する可能性がある．本稿においては医療従事者の予防・治療と感染症患者に対する治療に関して述べることとする．

## HIV 感染症の基礎知識

### 1. 起炎病原体

HIV は HIV-1，HIV-2 のサブタイプに分類されるが，わが国を含め世界的に拡散しているのは HIV-1 であり，HIV-2 は西アフリカなどの限局した地域のみで流行が認められる．HIV は CD 4 陽性リンパ球に親和性を有する RNA ウイルスであり，感染細胞内で逆転写を行うことにより複製される．その後血中に放出されて新たな CD 4 陽性リンパ球に感染を繰り返していき，1 日に $10^8$～$10^{10}$ 前後のウイルスが産生されるとされている．

### 2. 感染経路

HIV ウイルスは主に感染患者の血液・体液中に多く存在する．そのため HIV に汚染された非加熱血液製剤の使用や，感染者の血液・体液が傷ついた皮膚や粘膜に接触することにより感染が成立する．わが国における感染者は当初，非加熱血液製剤を投与された血友病患者，男性同性愛者に多く認められたが，近年では異性間性交渉による感染者も増加している．また，医療従事者においては針刺し事故も HIV 感染のリスクとなりうる．

表 1　重要な日和見感染症と典型的な CD4 値

| 臓器 | 日和見感染症 | 典型的な CD4 値(/mm³) |
|---|---|---|
| 脳 | トキソプラズマ脳炎 | ＜100 |
| 髄膜 | クリプトコッカス髄膜炎 | ＜200 |
| 眼 | サイトメガロウイルス網膜炎 | ＜50 |
| 口腔，食道 | カンジダ症 | ＜200～300 |
| 肺 | カリニ肺炎 | ＜200 |
| 皮膚 | カポジ肉腫 | ？＜200 |
| 大腸 | サイトメガロウイルス大腸炎 | ＜50 |
| 血液，骨髄 | MAC 感染症 | ＜50～100 |

(文献 1)より引用)

### 3. 症　状

HIV 感染成立後数日から数週間で発熱やリンパ節腫脹などの感染症状が出現することがある．しかし，一般のウイルス感染と比して特異的な症状が乏しいため，患者に感染の危険性の自覚がない場合，この時点での診断は困難である．多くの場合，感染成立後数年が経過して CD 4 値が 200/$mm^3$ 以下となったころより，日和見感染症(**表 1**)を発症して診断に至ることが多い．そのため，HIV 感染症は専門医以外の日常診療において発見される機会も多く，不明熱や日和見感染症を疑う症状を認めた場合には常に本症を念頭におく必要があると思われる．

### 4. 診　断

HIV 感染症の診断は，感染が疑われた患者に対してまずスクリーニング検査を施行し，陽性例に対して確認検査を行うことにより確定する．スクリーニング検査は HIV に対する抗体を検出するものであり，ELISA 法，PA 法などがある．これらの検査においては偽陽性，偽陰性が問題となり，特に感染成立から抗体出現までの期間であ

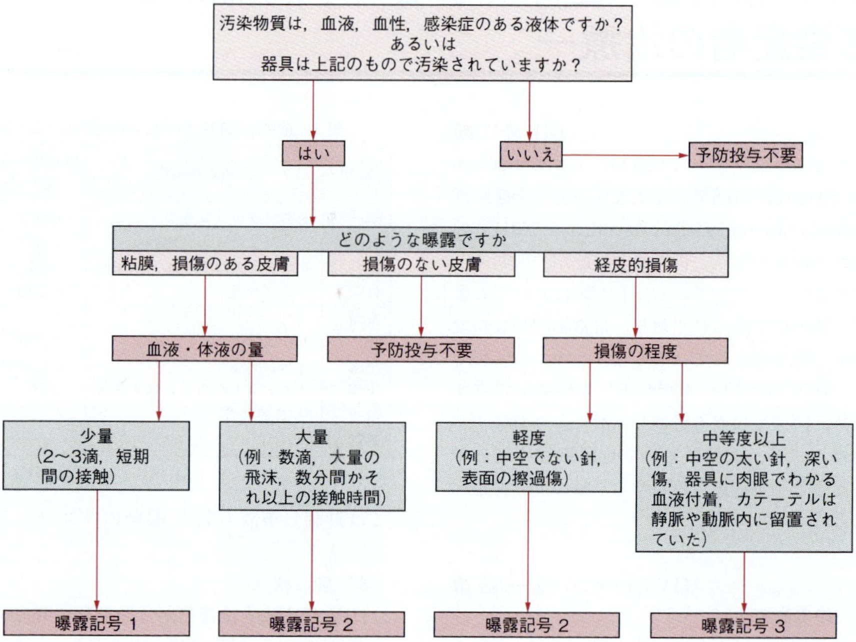


注意：
1. 感染性のある体液とは膣分泌物，髄液，関節液，胸水，腹水，羊水など．ただしこれらは血液に比較して感染性は弱いと考えられている．
2. 損傷のある皮膚：傷のある，炎症のある，開放創のある皮膚．
3. 健康な皮膚を介しての感染は非常に少ないが，広範囲の皮膚が長期間にわたり血液に曝露していれば考慮する．

図 1　第 1 段階：曝露記号（EC）の決定（文献 4）より引用，著者改変）

る window period に検査を施行することにより偽陰性を呈する場合が多い．そのためスクリーニング検査を行うにあたっては window period を考慮して，曝露の可能性があった時点より 6〜8 週間後に施行することが望ましい．スクリーニング検査で陽性となった場合には Western blot 法などを用いて確定診断を行う．

## 医療従事者の曝露に関して

### 1. 予　防

HIV 患者の診療時に限らず職業曝露の予防の基本は，すべての血液・体液は感染性を有する可能性があるとして対処する標準予防策である．HIV 患者に対する医療行為においては，医療者側の感染予防や，処置後の消毒などは HBV，HCV などの肝炎ウイルスと同様に施行すればよく，HIV のみを特異的に扱う必要はないと考え

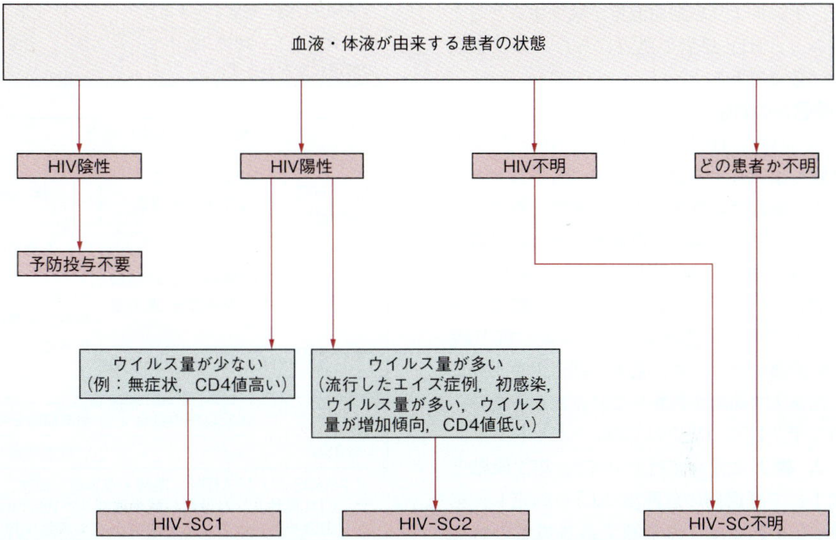


注意：
1. 抗体陰性，HIV-PCR陰性，最近とくにHIV感染症を思わせる病歴がなければ血液はHIV陰性と考える
2. 抗体陽性，HIV-PCR陽性，p24抗原陽性，臨床的にエイズと診断されていれば血液はHIV陽性と考える

図 2　第 2 段階：汚染源である患者の状態記号（HIV-SC）の決定（文献 4）より引用）

表 2　第 3 段階：予防投与内容の決定

| 曝露記号（EC） | （患者の状態記号）HIV-SC | 処方内容 |
|---|---|---|
| 1 | 1 | 予防投与はおそらく不要．服薬のメリットとリスクを主治医と相談 |
| 1 | 2 | 基本的な処方を考慮．曝露の程度は低いが汚染源のウイルス量が多いので予防投与を考慮する |
| 2 | 1 | 基本的な処方を勧める．ほとんどの曝露事故はこのタイプであり，必ずしも感染成立のリスクは高くないが予防投与が適切と考えられている |
| 2 | 2 | 強力な処方を勧める．このタイプの曝露は感染の可能性が高い |
| 3 | 1 か 2 | 強力な処方を勧める．このタイプの曝露は感染の可能性が高い |
| 不明 | 不明 | 汚染源となる血液，体液がどの患者由来か不明，あるいは患者の HIV 感染の有無が不明の場合，この場合には臨床的に HIV 感染が高いと判断され，さらに曝露記号が 2 あるいは 3 の場合には予防投与を考える |

| | |
|---|---|
| 基本的な処方 | ジドブジン（レトロビル®）600 mg/2×とラミブジン（エピビル®）300 mg/2×を 4 週間<br>備考：日本人はジドブジン 400 mg/2×でも十分か？ |
| 強力な処方 | 上記に加えてネルフィナビル（ビラセプト®）2,250 mg/3×または 2,500 mg/2×を 4 週間<br>もしくは上記に加えてロピナビル/リトナビル（カレトラ® ）6 cap/2×を 4 週間 |

（文献 4）より引用，一部著者改変）

られている．万一 HIV 患者の処置中に針刺し事故を起こしてしまった場合にも，手袋を着用していれば，手袋により曝露血液量が減少すると考えられており，HIV 患者の処置にあたっては手袋の着用は必須である．

**2.　曝露後の対応**

HIV は HBV，HCV と比較して感染力は弱く，針刺し事故による感染率は 0.3% 程度[2] とされている．曝露後の感染成立の危険性を増加させる因子としては，曝露した血液量が多い，患者のウイルス量が多い，傷が深い，などがあげられる[3]．曝露してしまった場合にはまず曝露部位を早急に流水で十分に洗浄する．曝露後の抗 HIV 薬の予防投薬に関しては，効果と副作用を十分に理解したうえで適応を判断しなければならない．具体的な予防投薬の決定は CDC のガイドライン(**図 1，2，表 2**)に従って行われる[4]．第 1 段階として図 1 にて曝露側の危険度(EC)を判定し，第 2 段階として図 2 にて汚染源である患者の状態(HIV‑SC)を判定する．第 3 段階では EC と HIV‑SC を表 2 にあてはめて予防投薬の内容を決定することとなる．予防投薬の期間は一般的に 4 週間であり，その後は約 1 ヵ月に 1 回程度抗体検査を行い経過観察していく．薬剤としては主にジドブジン，ラミブジン，インジナビル，ネルフィナビルなどが用いられるが，いずれの薬剤も 4 週間の予防内服期間中に副作用が出現する可能性があり，特に妊婦に対する安全性は限られているため注意が必要である．

## HIV 感染症の治療

HIV 感染症は治療法の進歩により近年コントロールが良好となり，長期生存が期待できる疾患となりつつある．治療に関しては HIV に対する抗ウイルス療法と日和見感染症のコントロールが柱となるが，本稿においては主に抗 HIV 療法に関して述べていくこととする．なお HIV の治療では，① 非常に薬剤耐性を獲得しやすく，また交叉耐性となることが多い，② 治療後の免疫力の回復により日和見感染症が再増悪する可能性がある，③ 患者の服薬状況の把握が治療に不可欠である，などの特性を有している．そのため治療にあたっては高度な専門知識が必要であり，可能な限り専門医の判断を仰ぐのがよいと思われる．

**表 3　未治療患者に対する抗 HIV 療法の開始基準(推奨)**

| 臨床症状* がある場合 | |
|---|---|
| 治療開始に際し考慮すべき項目 | 推　奨 |
| CD4 陽性リンパ球数・血中ウイルス量の数値にかかわらず | 治療開始 |

| 臨床症状* がない場合 | | |
|---|---|---|
| CD4 陽性リンパ球数 (/$mm^3$) | 治療開始に際し考慮すべき項目 | 推　奨 |
| ＜200 | | 治療開始 |
| 200〜350 | CD4 陽性リンパ球数の減少速度が速い場合** | 積極的に治療開始を考慮*** |
| | 血中ウイルスが高い場合** | |
| | 上記以外の場合 | 治療開始を考慮*** |
| ＞350 | | 経過観察**** |

*：AIDS および AIDS に関連する重篤な症状．
**：CD4 陽性リンパ球数の減少速度：＞100/$mm^3$/年の場合を速いと考える．血中ウイルス量：10 万コピー/ml 以下を低い，それ以上を高いと考える．
***：患者の状態，服薬アドヒアランスへの意識理解度，副作用および薬物相互作用なども考慮する．
****：血中ウイルス量(10 万コピー/ml 以下を低い，それ以上を高いと考える)が低ければ 3〜4 ヵ月に 1 回程度の検査で経過観察を行い，血中ウイルス量が高ければ頻回に(1〜2 ヵ月に 1 回程度)検査を行う．
(文献 5)より引用，一部著者改変)

**1.　治療の開始時期**

HIV 患者の経過を観察するうえで重要な指標はウイルス量と CD 4 陽性リンパ球数である．HIV に対する治療をいつ開始するかに関しては確立された答えはなく，ガイドラインの勧告も流動的であるので，その時点で最新の情報に基づいて判断するよう心がけなければならない．**表 3** は HIV 感染症治療研究会のガイドラインの抜粋である[5]．ガイドラインによれば，① 症状を有する患者は治療を推奨する，② 無症状でも CD 4 陽性 T 細胞が 200/$mm^3$ 未満であれば治療を推奨する，③ 無症状で CD 4 陽性 T 細胞が 200/$mm^3$

表 4　抗 HIV 薬の例と代表的使用量(認可，未認可を含む)

| 一般名 | 商品名 | 使用量 | 販売会社 |
|---|---|---|---|
| ヌクレオシド系逆転写酵素阻害薬(NRTI) | | | |
| 1：zidovudine(AZT) | Retrovir | 400～600 mg/2～3× | 日本ウエルカム |
| 2：didanosine(ddI) | Videx | 250～400 mg/1～2× | ブリストルマイアスクイブ |
| 3：zalcitavine(ddC) | Hivid | 2.25 mg/3× | 日本ロシュ |
| 4：lamivudine(3TC) | Epivir | 300 mg/2× | 日本ウエルカム |
| 5：sanilvudine(d4T) | Zerit | 80 mg/2× | ブリストルマイアスクイブ |
| 6：abacavir(ABC) | Ziagen | 600 mg/2× | グラクソ・ウエルカム |
| 7：ZDV＋3TC 合剤(300・150 mg) | Combivir | 2 カプセル/2× | グラクソ・ウエルカム |
| 8：Tenofovir(TDF) | Viread | 300 mg/1× | 鳥居薬品 |
| プロテアーゼ阻害薬(PI) | | | |
| 1：indinavir(IDV) | Crixivan | 2,400 mg/3× | 萬有製薬 |
| 2：saquinavir(SQV) | Invirase | 1,800 mg/3× | 日本ロシュ |
| 3：ritonavir(RTV) | Norvir | 600 mg/2× | ダイナボット |
| 4：nelfinavir(NFV) | Viracept | 2,250 mg/3× | 日本たばこ |
| 5：amprenavir(AMP) | Prozei | 2,400 mg/2× | キッセイ薬品 |
| 6：lopinavir＋ritonavir 合剤(LPV/RTV)(400 mg・100 mg) | KALETRA | 6 カプセル/2× | ダイナボット |
| 非ヌクレオシド系逆転写酵素阻害薬(NNRTI) | | | |
| 1：nevirapine(NVP) | Viramune | 400 mg/2×(ただし最初の 2 週間は 200 mg/1×) | ベーリンガー・インゲルハイム |
| 2：delavirdine(DLV) | Rescriptor | 1,200 mg/3× | ワーナーランバート |
| 3：efavirenz(EFV) | Stocrin | 600 mg/1× | 萬有製薬 |

(文献 1)より引用，一部著者改変)

以上で 350/mm³ 未満であれば一般的には治療を推奨する，とされている．CD 4 陽性 T 細胞が 350/mm³ 以上の場合は一般的に経過観察を行うが，専門家によっても治療開始時期は意見が分かれているのが現状である．

また，CD 4 陽性リンパ球数が低値の患者に対して治療を導入する際には，日和見感染症の評価を十分に行うことも重要である．免疫不全が進行し，日和見感染症を合併した患者に対して抗 HIV 治療を導入した場合，免疫力が回復することにより病原体に対する生体の反応が強くなり，日和見感染症が一時的に悪化，再燃する可能性がある．これを免疫再構成症候群と呼ぶが，ときに重篤な症状を引き起こすことがあるため，抗 HIV 治療を開始するにあたっては日和見感染症の検索や治療を十分に行う必要がある．

### 2.　治療薬の選択

HIV の特徴として変異株の出現が多く，薬剤耐性を獲得しやすいという特徴があげられる．また他の抗 HIV 薬に対する交叉耐性の出現も多いため，耐性株の出現は後の治療に大きな支障をきたすこととなる．そのため HIV の治療にあたっては多剤併用による強力な抗 HIV 療法 highly active antiretroviral therapy(HAART)を選択することが基本となる．

抗 HIV 薬はその作用機序から，プロテアーゼ阻害薬(PI)と逆転写酵素阻害薬に分類され，後者はさらにヌクレオシド系逆転写酵素阻害薬(NRTI)と非ヌクレオシド系逆転写酵素阻害薬(NNRTI)に分けられる(**表 4**)．米国保健福祉局(DHHS)のガイドラインにおける推奨される初回治療の組み合わせを**表 5** に示す．基本的には

① NNRTI＋NRTI 併用療法，② PI＋NRTI 併用療法，③ NRTI 3 剤併用療法のいずれかを選択するのが一般的であり，これらの組み合わせの中にも更に推奨される組み合わせと代替の組み合わせが存在する．各組み合わせの詳細は略すが，予想される副作用はおのおの異なり，またこれらのなかには，服薬時間や服薬回数などの理由から長期間の内服の継続がかなり困難と予想される組み合わせもある．患者のアドヒアランスを保つことは HIV 治療において非常に大きな要素であるため，安易な HAART 導入は行わず，患者背景も踏まえた慎重な薬剤の選択が要求される．

### 3. 治療開始後の注意点

HIV 患者の生命予後は HAART 導入後に大きな改善が認められた．治療の目標は血漿ウイルス量を検出感度(50 $\mu$/m$l$)未満に減少させ，CD 4 陽性リンパ球数を増加させて臨床症状の改善を図ることと，その状態を維持することである．現在の治療薬では，ウイルス量を検出感度未満に低下させることは多くの場合可能であるが，ウイルスを体内から根絶させることは不可能である．そのため効果を維持するためには内服を一生続けなければならない．また内服が不規則になれば容易に耐性化をきたし，その後の治療に大きな支障をきたす．治療開始後は副作用の出現や服薬状況を把握することが重要である．また耐性化が疑われた段階で耐性検査を施行し，適切な薬剤に変更することが生命予後を大きく作用するが，耐性検査の結果の判断に関しては高度な専門知識と経験が要求されるため，専門医へのコンサルテーションが必要であると思われる．

**表 5 初回治療に用いる抗 HIV 薬の組み合わせ**

| |
|---|
| 推奨療法 |
| EFV* + 3TC または FTC** + AZT または TDF |
| LPV/RTV*** + 3TC または FTC + AZT |
| 代替療法 |
| 多数の組み合わせがあるため割愛．専門医に相談を |

*：妊婦や妊娠の可能性のある女性を除く．
**：2004 年 11 月現在，国内承認申請準備中 FTC (emtricitabine)．
***：LPV の妊娠に関する影響については成績が少ない．
****：2004 年 10 月の改正より d4T は推奨療法より外れ，代替療法として使用されるようになった．
(文献 6)より引用，一部著者改変)

## 文 献

1) 青木 真：レジデントのための感染症診療マニュアル，医学書院，東京，p.516-526, 2000
2) Bell, D. M. et al.：Occupational risk of human immunodeficiency virus infection in health care workers：an overview. Am J Med **102**(suppl 5B)：9-15, 1997
3) Cars, D. M. et al.：A case-control study of HIV seroconversion in health care workers after percutaneous exposure. N Engl J Med **337**：1485-1490, 1997
4) CDC：Public health service guidelines for the management of health care worker exposure to HIV and recommendation for postexposure prophylaxis. Vol 47/No.RR-7, May 5, 1998
5) HIV 感染症，「治療の手引き」第 8 版，HIV 感染治療研究会，2004 年 12 月発行
6) Guidelines for the Use of Antiretroviral Agents in HIV-infected Adults and Adolescents, October 29, 2004

# 化膿性骨髄炎，化膿性関節炎

松下和彦・青木治人

## はじめに

整形外科領域の代表的な感染症として骨・関節感染症がある．近年，重度開放骨折の増加，および医療技術の進歩に伴い易感染性宿主や高齢者に対して手術を行う機会が増加しているため血行性骨・関節感染症が減少し，それに対して外傷・手術後の骨・関節感染症が増加する傾向にある．人工関節などの生体材料の存在下では，わずかな細菌数でも細菌感染症を発症し，一度感染を起こすと最終的にこれらの生体材料を抜去せざるを得ないことが多く，生じる機能障害は大きい．生体材料挿入後の化膿性骨髄炎・関節炎は，多剤耐性菌感染症をめぐる諸問題とともに整形外科における感染症の主要な問題となりつつある．本項では整形外科領域における代表的な感染症である化膿性骨髄炎・関節炎の抗菌化学療法について概説する．

## 基礎知識

細菌が血行性に骨組織に侵入した場合，まず最初に炎症が起きる部位は血液供給の豊富な骨髄であり，その後，炎症は皮質骨，骨膜へ波及する．したがって骨組織の感染症を総称して化膿性骨髄炎という名称が使われている．血行性骨髄炎は小児の長管骨骨幹端(脛骨および大腿骨)に多い．青年期以降になるとこれらの部位の骨髄は脂肪髄に置換されるため血行性骨髄炎はまれとなり，外傷後，および手術後の化膿性骨髄炎が増加する．

一方，化膿性関節炎は滑膜炎として発症して関節腔内に滲出液が貯留し，軟骨や骨の破壊へと至る疾患である．滑膜は血行に富んでいるが，基底膜が欠損しているため，血中の細菌は関節内に侵入しやすい．また，関節軟骨には血流がないため，その host defense mechanism は弱い．乳児化膿性関節炎は抵抗力の弱い新生児と未熟児に多く，成人では compromised host における発症やステロイドの関節内注入などに伴う医原性関節炎であることが多い．両者とも膝・股関節に好発する．

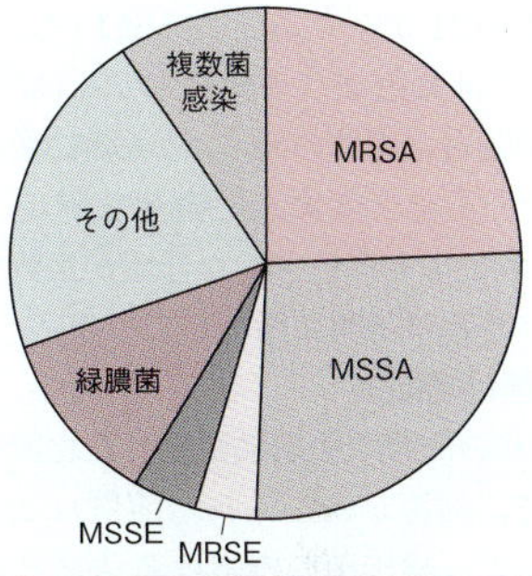


図1 検出菌(1982～1995)

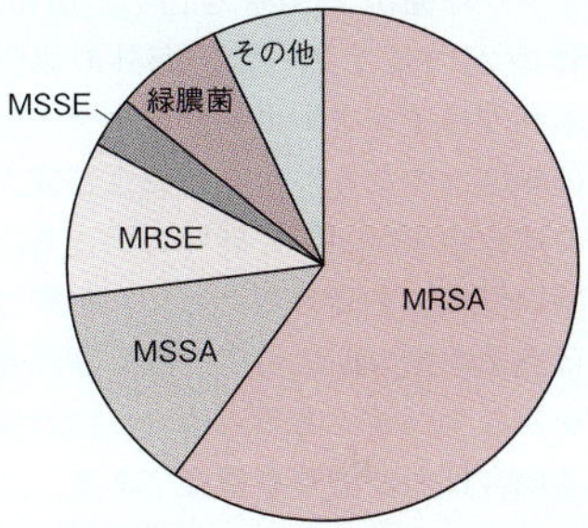


図2 検出菌(1996～2003)

骨・関節組織は本来無菌であり，これらの組織より細菌が証明されれば診断は確定する．

## 起炎菌の推定および確定法

### 1. 化膿性骨髄炎

われわれの施設で治療した長管骨の化膿性骨

髄炎は，1982〜1995年までを前期，1996〜2003年までを後期とすると，細菌が検出された症例は前期53例/72例(73.6%)，後期30例/41例(73.2%)であった．検出菌は前期，後期とも黄色ブドウ球菌，表皮ブドウ球菌，緑膿菌の順であった．前期では黄色ブドウ球菌が50.9%を占め，メチシリン耐性黄色ブドウ球菌(MRSA)の割合は全体の24.5%であった(**図1**)[1]．一方，後期においては黄色ブドウ球菌が73.3%を占め，MRSAの割合は全体の60%と著明に増加していた(**図2**)[2]．このように，化膿性骨髄炎の起炎菌は現在においても黄色ブドウ球菌が主流であり，MRSAの割合は著明に増加していた．

**2. 化膿性関節炎**

われわれの施設で後期に治療した化膿性関節炎は43例で，細菌が検出された症例は28例(65.1%)であった．検出菌の内訳は黄色ブドウ球菌が最も多く，次いで表皮ブドウ球菌，レンサ球菌属の順であり，黄色ブドウ球菌が約半数を占めていた．黄色ブドウ球菌が53.6%を占め，MRSAの割合は全体の21.4%であった．海外の報告とは異なり，本邦ではインフルエンザ菌やナイセリア属(淋菌)の頻度は少なく，小児，および成人とも黄色ブドウ球菌の頻度が最も高いといえる．

細菌培養の信頼性を高めるために，化膿性骨髄炎の場合は抗菌薬投与前に可能な限り深部骨病巣より検体を採取すべきである．また，血行性感染が疑われる場合は血液培養も重要である．

## 抗菌薬の選択

使用する抗菌薬の選択は薬剤感受性と骨・関節組織への抗菌薬の移行性による．骨組織への抗菌薬の移行性については，血中濃度に比べて著しく低いとする報告から，骨組織の組織間液に良好に移行するという報告までさまざまである．これらの問題はあるものの，今までの報告をまとめると，blood-bone barrierは存在せず，感染した骨においても血行が障害され抗菌薬が到達しない腐骨を除けば正常骨と同様に，どの抗菌薬も血管壁を透過して骨組織の組織間液中に移行し，その濃度は血中濃度を反映しているとされている[3]．したがって，抗菌薬の骨組織への移行性はその種類により多少の差はあるものの，血中濃度を高く保つ必要がある．また，化膿性骨髄炎の治療においては抗菌薬の投与が長期に及ぶことより，抗菌薬の選択には毒性も考慮すべきである．

**表1 抗菌薬の選択例**

| 菌種 | 抗菌薬 |
|---|---|
| 黄色ブドウ球菌 | |
| MSSA | 第1〜2世代セフェム系薬<br>β-ラクタマーゼ阻害薬配合型ペニシリン |
| MRSA | 塩酸バンコマイシン<br>テイコプラニン<br>硫酸アルベカシン |
| 表皮ブドウ球菌 | |
| MSSE | 第1〜2世代セフェム系薬<br>β-ラクタマーゼ阻害薬配合型ペニシリン |
| MRSE | 塩酸バンコマイシン<br>テイコプラニン<br>硫酸アルベカシン |
| 緑膿菌 | ピペラシリン<br>第3世代セフェム系薬，<br>カルバペネム系薬 |
| 大腸菌 | 第2〜3世代セフェム系薬 |
| 嫌気性菌 | セファマイシン系薬<br>オキサセフェム系薬 |

MSSA：メチシリン感受性黄色ブドウ球菌
MRSA：メチシリン耐性黄色ブドウ球菌
MSSE：メチシリン感受性表皮ブドウ球菌
MRSE：メチシリン耐性表皮ブドウ球菌
(文献4)より改変)

抗菌薬には静菌性と殺菌性の2種類がある．宿主の免疫状態が正常で食細胞などのhost defense mechanismが正常に動員される場合は静菌的な抗菌薬でも効果があるが，食細胞の数が限られている骨組織の場合は殺菌的抗菌薬の使用が望ましい．初療時は最も頻度が高い黄色ブドウ球菌を想定して抗菌薬を選択し，感受性試験の結果により抗菌薬を変更する．化膿性骨髄炎における抗菌薬の選択例を**表1**に示す[4]．

一方，化膿性関節炎においては関節液のグラム染色による検鏡は迅速にでき，かつ菌体が証明されれば診断は確実であり有用である．グラム染色による染色性によりグラム陽性菌か陰性菌か，形態により球菌か桿菌かで起炎菌を絞り，適切な抗菌薬を選択・使用することが重要である．わが国においては小児，成人とも黄色ブドウ球菌の頻度が高いことより，抗菌薬の選択はグラム染色が陽性の球菌が認められる場合は黄色ブドウ球菌を，またグラム染色が陰性の場合はグラム陰性桿菌を想定して抗菌薬を選択する．抗菌薬の選択は化膿性骨髄炎と同様であり表1に示す．細菌培養の結果が出た時点で感受性のある抗菌薬に変更する．

## 投与期間と中止，無効の判定法

化膿性骨髄炎の場合，抗菌薬の投与期間について明確な指標はないが，骨組織の構造が特殊であることから他の臓器より長期間の抗菌薬の投与が必要であるとされてきた．また，成人の場合，病巣搔爬後の骨が血行のある組織で覆われるのに約4～6週間を要すると考えられることより，症状出現後あるいは病巣搔爬後4～6週間の静脈内投与が一応の基準とされてきた．しかし，臨床症状や血液所見が改善しない場合は，抗菌薬の問題より血行が障害され抗菌薬が十分に到達しない腐骨，骨柩や生体材料の存在などほかに原因のあることの方が多く，手術療法の適応について検討する．このように化学療法の期間については画一的には決められないのが現状であり，現在のところ臨床症状，白血球数，CRP値，および赤沈値が正常化した時点で静脈内投与を経口投与に変更するのが一般的であり，1ヵ月間を目安に経口投与を継続する．

一方，小児の骨組織は血行に富んでおり骨改変が速い．したがって感染に対する修復も速く，小児化膿性骨髄炎においては抗菌薬の投与期間は成人より短くてすむとされている．最近では，病原菌が同定され，抗菌薬の静脈内投与で臨床所見が速やかに改善し，かつコンプライアンスのよい症例では投与開始後2週間で経口投与に変更する傾向にある．

化膿性関節炎における化学療法の期間については，レンサ球菌属，インフルエンザ菌，およびグラム陰性球菌の場合は2週，ブドウ球菌属やグラム陰性桿菌の場合は3週とする報告や，4～6週間必要とする報告などさまざまである．抗菌薬の投与開始時期，起炎菌の種類，宿主の状態，および治療法などにより経過は異なり，化学療法の期間は画一的には決められないのが現状である．化膿性骨髄炎の場合と同様に臨床症状，およびCRP，赤沈値，白血球数が正常化した時点で静脈内投与を経口投与に変更するのが一般的である．抗菌薬を投与しても膿性関節液の貯留する場合は手術療法の適応である．

## 治療のポイント

化膿性骨髄炎の治療においては，骨破壊や血行が障害され抗菌薬が到達しない腐骨を生じる前にできるだけ早期に抗菌薬の静脈内投与を開始することが重要である．腐骨が出現する時期になると抗菌薬の投与のみで完治することは困難となり，病巣搔爬術などの手術療法が必要となる．

化膿性関節炎の治療においても，臨床所見，関節液の性状などより，できるだけ早期に化膿性関節炎を疑い治療を開始することが重要である．関節液中のサイトカインやある種の菌体成分が軟骨を破壊するとされており，抗菌薬の投与のみで関節の損傷を防ぐことは困難であることが多い．したがって関節鏡が可能な部位では早期に関節鏡視下に洗浄し，また抗菌薬を投与しても臨床症状が改善しない場合は速やかに手術療法を選択することが重要である．

**文　献**


1) 松下和彦：長管骨感染症の最近の傾向．整・災外 **41**：1027-1036, 1998
2) 松下和彦，青木治人：メチシリン耐性黄色ブドウ球菌(MRSA)による化膿性骨髄炎の治療．整形外科 **55**：1085-1091, 2004
3) Fitzgerald, R. H., Whalen, J. L., Peterson, S. A.：Pathophysiology of osteomyelitis and pharmacokinetics of antimicrobial agent in normal and osteomyelitic bone. Musculoskeletal Infection, Esterhai, J. L. et al eds., AAOS, Park Ridge, p.387, 1992
4) 松下和彦，青木治人：整形外科領域感染症．抗菌薬使用の手引き，日本感染症学会・日本化学療法学会編，協和企画，東京，p.122, 2001

# 外傷，熱傷，術後感染症

草地信也

## I. 外 傷

外傷における抗菌薬の使用の適応は，基本的には皮下まで達する外傷で，皮膚の連続性が保たれている外傷には抗菌薬投与の必要はない．これは，皮膚が強力なバリアとなるためである．損傷が皮下にまで達した場合でも，すべての場合において抗菌薬が必要となるわけではないが，わが国では慣習的にほぼ全例に抗菌薬が投与されていると考えられる．

### 軟部組織外傷（筋肉，骨格，圧挫創），刺創，銃創

感染の原因となりうる菌は，黄色ブドウ球菌，表皮ブドウ球菌，化膿性レンサ球菌，ウエルシュ菌，好気性グラム陰性桿菌である（**表 1**）[1,2]．また，ガス壊疽菌（*Clostridium perfringen*：ウエルチ菌），破傷風（*Clostridium tetani*）も目標とする．比較的浅く，新鮮な外傷創では抗菌薬を投与しなくても，十分な洗浄と異物の除去によって感染予防が期待できる．しかし，外傷患者は突然の受傷により後遺症や社会的損失を恐れて完璧な治療を要求する場合が多く，また，交通事故や犯罪に関係する場合も多いことから，医療側が訴訟に巻き込まれる場合も考慮し，たとえ軽傷でも慣習的に抗菌薬が投与されている．

欧米のガイドラインにはペニシリン薬が第一選択とされているが，日本では，実際には比較的古いセフェム系薬剤が経口，静脈ともに用いられる．具体的には，経口薬としてセファレキシン（CEX），セファクロル（CCL）などが適応となる．静注薬ではセファゾリン（CEZ）が第一選択となる．時間が経過した外傷創や深い閉鎖腔を形成した外傷創では，点滴静注が必要となり，中等症ではフロモキセフ（FMOX），セフォゾプラン（CZOP）が適応となる．破傷風，ガス壊疽も含めて，重症例にはカルバペネムが適応となる．外傷では，パニペネム（PAPM/BP）の適応が承認されている．

また，外傷に合併する二次感染としての全身感染症，敗血症，呼吸器感染症では *P. aeruginosa* や MRSA，*Candida* の可能性を考慮する．

### 咬 傷

咬傷は，対象がどのような動物であるかによって異なる．現在，日本では狂犬病の発症はないが，海外旅行者が現地で受傷し，帰国後に発症することも考えられる．ちなみに，狂犬病はウイルス疾患であり，犬，コウモリ，アライグマ，スカンクが予防法の適応となる[1,2]．

人：動物よりも感染率が高いとされている．原因菌は，黄色ブドウ球菌，表皮ブドウ球菌，人の口腔常在菌である *Eikanella corrodens*，レンサ球菌属である．基本的には，セファレキシン（CEX），セファクロル（CCL）などが適応となる．*Eikanella corrodens* はセフェム薬には若干感受性が低いのでアンピシリン（ABPC）が最良と考えられる．

犬：原因菌は，*Viridans strept.*，*P. multocida*，*Bacteroides* spp.，*Fusobacterium* spp. などである．

猫：原因菌は *P. multocida*，黄色ブドウ球菌．

鼠：*Streptobacillus moniliformis*．

以上のほとんどは ABPC に感受性であり，また，CEZ をはじめとするセフェム薬も適応となる．第二選択としては，ドキシサイクリン（DOXY）があげられている（**表 2**）．

### 銃創，刺創

受傷臓器と損傷程度によって異なる．消化管を

表 1　軟部組織外傷(筋肉，骨格，圧挫創)

| 外傷名 | 原因菌 | 第一選択薬 | | 第二選択薬 |
|---|---|---|---|---|
| | | 経口薬 | 静注薬 | |
| 軟部組織外傷 | 黄色ブドウ球菌<br>表皮ブドウ球菌<br>化膿性レンサ球菌<br>ウエルシュ菌<br>好気性グラム陰性桿菌 | CEX，CCL | CEZ | CMZ，FMOX，CZOP<br>↓<br>PAPM/BP，MEPM |

表 2　咬傷

| 対象動物 | 原因菌 | 第一選択薬 | | 第二選択薬 |
|---|---|---|---|---|
| | | 経口薬 | 静注薬 | |
| ヒト | 黄色ブドウ球菌<br>表皮ブドウ球菌<br>レンサ球菌属 | CEX，CCL | CEZ | CMZ，FMOX，CZOP |
| | *Eikanella corrodens* | → | ABPC | |
| 犬 | *Viridans strept.*<br>*P. multocida*<br>*Bacteroides* spp.<br>*Fusobacterium* spp. | CEX，CCL | CEZ，ABPC | DOXY |
| 猫 | *P. multocida*<br>黄色ブドウ球菌 | CEX，CCL | CEZ，ABPC | DOXY |
| 鼠 | *Streptbacillus moniliformis* | CEX，CCL | CEZ，ABPC | DOXY |

* 狂犬病は，犬，コウモリ，アライグマ，スカンクが予防法の適応となる．

穿孔した場合には，消化管汚染手術に準ずる．肺損傷，大血管損傷では，基本的にはセフェム薬で対応し，合併症による二次感染では，以下の，術後感染に準じる．

## II. 熱　傷

熱傷の抗菌療法は，I 度の熱傷(発赤・腫脹のみ)では抗菌薬投与の必要はなく，局所の冷却やステロイド含有軟膏(抗菌薬を含有していなくてもよい)を用いる．II 度の水疱を形成した熱傷でも，水疱が破れていない場合は基本的には抗菌薬は必要ないが，毛穴などの皮膚の定住細菌叢が感染を起こすことがある．水疱が破綻した II 度の熱傷では，silver sulfadiazine(スルファジアジン銀)を用いる．経口薬を併用する場合は，*S. aureus*，*S. epidermidis* を目標として，CEX，CCL，セフォチアムヘキセチル(CTM-HE)などを用いる．

III 度の熱傷では，皮膚の感染防御バリアが破綻されているので感染が起こりやすい．原因菌は，皮膚常在細菌を反映して，*S. aureus*，*S. epidermidis* が多い．しかし，時間の経過とともに，*E. coli* や *P. aeruginosa*，MRSA が原因となることも珍しくはない．熱傷範囲が比較的狭い場合には，経口薬として CEX，CCL，CTM-HE などを用いる．熱傷が広範囲な場合や経口摂取が不可能な場合には，まず，CEZ から始める．胆汁移行性の高い薬剤は腸内細菌叢を乱し，MRSA 腸炎を起こす危険性があり，注意を要する．受傷部位が肛門や陰部に近い場合には，CTM，CMZ，FMOX といった，グラム陰性菌に目標を絞った薬剤が選択される．経過とともに，明らかに感染が合併した場合には，検体の細菌培養検査を行い適切な薬剤を選択する．呼吸管理を要する場合には，MRSA や *P. aeruginosa*

の頻度が高まる．気道の分離菌は，熱傷創へ移行しやすいので，気道から，MRSA や *P. aeruginosa* が分離されている場合には創部の細菌もほぼ同じと考え対処する．

治療抗菌薬は，院内肺炎，MRSA，*P. aeruginosa* の項を参照されたい．

## Ⅲ. 術後感染症

術後感染症の原因菌は，その多くが術後感染予防薬に対する耐性菌であることから，術後感染症の治療薬は，術後感染予防薬にどの薬剤を用いるかによって大きく異なる．1980 年代には，わが国では術後感染予防薬としてさまざまな薬剤が長期間，大量に投与されていたことから，多剤耐性菌が徐々に増加し，やがて MRSA が出現したことは記憶に新しい．しかし特に消化器外科領域では，早くから，それまでの抗菌薬療法に対する反省から，術後感染予防薬には第 1 世代や第 2 世代セフェム薬が用いられるようになり，投与期間も術中のみ～術後第 3 病日までの短期間投与に変更された．このような抗菌薬療法では，多剤耐性緑膿菌や MRSA は事前に抗菌薬療法を受けていた患者や MRSA などの耐性菌を保菌していた症例に限られ，もしくは，多臓器不全を起こした症例の終末感染として出現するにとどまっている．

### 術後感染治療薬

#### 1. 手術部位感染

手術操作が直接及ぶ部位での感染症を示し，通常は創感染と腹腔内膿瘍，または膿胸が含まれる．術後感染予防薬が 1～3 日間投与され，その時点で感染徴候が続いた場合には，感染治療薬に変更する．術後感染症が発症した場合には，その起因菌の 70% は術後感染予防薬に対する耐性菌であるので，術後感染予防薬をこれ以上投与し続けても治療効果は期待できない．菌交代現象による耐性菌の出現を予防するうえで，感染治療薬の使用方法が最も大きなファクターになる．これは，感染治療薬は抗菌スペクトラムが広く，菌交代現象を起こしやすいためである．よって，まず

**表 3　感染治療薬の基本方針**

| |
|---|
| 1）全身感染徴候を伴う場合に限定する |
| 2）局所投与は行わない |
| 3）グラム染色を行う |
| 4）術後感染予防薬に対する耐性菌に的を絞る |
| 5）カルバペネム薬はなるべく温存する |
| 6）薬剤感受性検査を定期的に行い菌交代症に注意する |

感染治療薬の基本方針は，1）全身感染徴候を伴う場合に限定する，2）局所投与は行わない，3）グラム染色を行う，4）術後感染予防薬に対する耐性菌に的を絞る，5）カルバペネム薬はなるべく温存する，6）薬剤感受性検査を定期的に行い菌交代症に注意することである（**表 3**）[3]．

具体的には，術後感染予防薬に CEZ や CTM を使用した患者であれば，感染治療薬，まず，CEZ に耐性の大腸菌や *Klebsiella* などを目的として，第 2 世代セフェム薬の中でグラム陰性桿菌や *B. fragilis* などの嫌気性菌に抗菌力を持つ CMZ や FMOX，もしくは第 4 世代セフェム薬やニューセフェムと呼ばれている CZOP（セフゾプラム：ファーストシン），CPR（セフピロム：ケイテン）などが適応となる．術後感染予防薬として第 2 世代セフェム薬のなかでも CMZ や FMOX を用いた患者には，カルバペネム系抗菌薬（IPM/CS：チエナム，PAPM/BP：カルベニン，MEPM：メロペン）が必要となることが多い．

細菌培養検査，薬剤感受性検査の結果が得られれば，その結果を参照にして，抗菌薬の変更もしくは継続を判定する．カルバペネム系抗菌薬に無効であった場合には，静脈投与が可能となったニューキノロン静注薬パシル，パズクロス（PZFX），シプロキサン（CPFX）の適応となる．ただし，本薬は *B. fragilis* に対する抗菌力は乏しいため，同菌による感染症が疑われる場合には他剤の併用が必要となる．

ただし，術後感染症が発症し，感染部位が同定され，感染巣から膿性滲出液が得られたとしても，薬剤感受性検査の結果は数日以上を要すこと

から，この間の抗菌薬療法は分離菌の薬剤感受性を予想して抗菌薬を選択する(empiric therapy).

そこで，術後感染部位から得られる代表的な分離菌の薬剤感受性を教室データ，外科感染症分離菌研究会の報告からみると，術後感染予防薬にCEXやCTMを用いた場合には，早期に術後感染巣から分離される菌は*E. coli*，*Klebsiella*が多く，このほとんどは第4世代セフェム薬やいわゆるニューセフェムと呼ばれるFMOX，CPR，CZOPなどには良好な感受性を示す．さらに，これらの薬剤を用いても，なお，抗菌薬が必要な場合にはこれらの薬剤に対する耐性菌が選択されたと考えられる．

### 2. 術野外感染症

手術操作が直接及ばない部位での感染症を示し，呼吸器感染症，カテーテル感染症，尿路感染症，抗菌薬関連性腸炎(MRSA腸炎，*C. dificile*腸炎)が含まれる．MRSA腸炎呼吸器感染症では，*P. aeruginosa*とMRSAが二大原因菌であり，気道分泌物のグラム染色が，この鑑別に有用である．すなわち，グラム陰性菌であれば*P. aeruginosa*を考え，グラム陽性ブドウ球菌であれば，MRSAの可能性がきわめて高い．

### 文　献

1) David, N. G., Robert, C. M., Merle, A. S.：Guide to Antimicrobial Therapy, NY, 2002
2) Mary, H. et al.：Therapeutic Guidelines：Antibiotics, Therapeutic Guideline Limited, Melbourne, Australia, 2001
3) 炭山嘉伸：一般消化器外科，抗菌薬使用の手引き，日本感染症学会，日本化学療法学会編集，協和企画，東京，p.107-113, 2001

# 皮膚科領域感染症

師井洋一・古江増隆

## はじめに

皮膚の化膿性病変を生じる疾患は多種多様であるが，その原因菌は比較的限られており，その菌種に感受性のある抗菌薬を使用する．従来より主な原因菌は *Staphylococcus aureus*，*Streptococcus pyogenes* であるが，宿主の多様化，使用される抗菌薬の変遷により，より重篤な感染症，特異な菌種による感染症の報告が増加している．皮膚科領域には細菌の感染は関与しているが，その病態の根本的な原因とはならない疾患(痤瘡など)については他の教科書を参照して頂きたい．

## 浅在性皮膚感染症

### 1. 伝染性膿痂疹

夏季に角層下の水疱を生じ，次第に膿疱化し，容易に破れてびらん面となり，痂皮となる．水疱内容の接触で伝染し，アトピー性皮膚炎などの患児に多い．いわゆる「とびひ」で，原因菌は黄色ブドウ球菌(水疱性)がほとんどで，A 群連鎖球菌(痂皮性)の場合もある．シャワー浴が最も効果的で，石鹸を用いてやさしく洗う．抗生物質は黄色ブドウ球菌の場合は後述する SSSS の発症に注意し 5〜7 日間投与し，A 群連鎖球菌の場合はペニシリン系の投与も考慮し 7〜10 日間投与する．

**処方例**

ケフラール細粒 20〜40 mg/kg 分 3，5〜7 日 経口
メイアクト細粒 6 mg/kg 分 3，5〜7 日 経口
ミノマイシン顆粒 2〜4 mg/kg 分 1〜2，5〜7 日 経口
連鎖球菌の場合
サワシリン細粒 20〜40 mg/kg 分 3，7〜10 日 経口外用として
ゲンタシン軟膏または亜鉛華軟膏 1 日数回塗布

## ブドウ球菌性熱傷様皮膚症候群

膿痂疹の原因でもある黄色ブドウ球菌が産生する毒素によりブドウ球菌性熱傷様皮膚症候群(SSSS)が発症する．局所で増殖したブドウ球菌が産生する exfoliative toxin：ET が全身循環に乗り，表皮細胞間のデスモグレイン分子を特異的に切断する[1] ことにより発症する．発熱とともに口囲，眼瞼の発赤から始まり，口囲のびらん，全身に紅斑，水疱，表皮剝離を生じる．一見正常の皮膚も摩擦により容易に剝脱する(ニコルスキー現象)．入院しての強力な治療が必要で，新生児の死亡例もある．皮膚，咽頭，眼脂などより黄色ブドウ球菌が検出されるので，必ず細菌培養検査を施行し感受性のある抗生剤を点滴投与する．感受性検査の結果が判明するまでは，第 2 世代セフェムを投与する．MRSA によるものの報告が増えている．

**処方例**

パンスポリン 40〜80 mg/kg/day 分 3〜4 div
セファメジン α 50 mg/kg/day 分 3 div
セフォペラジン 50〜100 mg/kg/day 分 2〜4 div
MRSA の場合
バンコマイシン 40 mg/kg/day 分 2〜4 div

## 深在性皮膚感染症

### 1. せつ・よう

黄色ブドウ球菌による毛包の感染症で，一つの毛包に限局するものを「せつ(癤)」，複数の毛包に拡大したものを「よう(癰)」という．「せつ」は毛包性小丘疹で始まり，圧痛，自発痛，熱感があるが，膿栓の排出とともに急速に治癒する．「よう」では症状が激しく悪寒，発熱を伴い，切開術を要することもある．「せつ」の多発する「せつ腫症」や「よう」は糖尿病，ステロイド長

期内服などの基礎疾患があることが多く，より強力な治療が必要となる．

**処方例**

セフゾン(100 mg)　3 cap　分 3，3〜5 日間経口
ファロム(200 mg)　3 T　分 3，3〜5 日間経口
クラビット(100 mg)　3 T　分 3，3〜5 日間経口
クラリス(200 mg)　2 T　分 2，3〜5 日間経口
フルマリン　1 日 2 g　分 2，3〜5 日間 div

## 感染性粉瘤

表皮または毛包漏斗部の囊腫(表皮囊腫＝粉瘤と総称する)が皮内で破裂したり，毛包より二次感染をきたすことにより，発赤・腫脹し，疼痛を伴う．小切開を加えると，膿汁とともに悪臭ある粥状物質(囊腫内に貯留した角化物)を排出する．感染性との名が付いているが，炎症の原因はこの角化物に対する異物反応であることが多く，角化物が残存すると炎症が遷延する．炎症が終息した後に全切除する．

**処方例**

ユナシン(375 mg)　2〜3 T　分 2〜3，3〜5 日間経口
シプロキサン(100 mg)　3 T　分 3，3〜5 日間経口
ルリッド(150 mg)　2 T　分 2，3〜5 日間経口

## 臀部慢性膿皮症

腰臀部から大腿後面上部にかけて，大きな浸潤局面を形成し多数の瘻孔・膿瘍を有し，排膿が続く．青年〜中年男子に多く，瘻孔は表皮で裏打ちされているため，抗菌薬投与に抵抗する．瘻孔は皮下で複雑に交通し，小範囲の切開では治癒せず，広範囲切除，植皮術が必要となる．慢性長期化した場合，有棘細胞癌の発症母地になりうる．植皮ができない場合は，瘻孔を全切開し瘢痕治癒させることもある．

**処方例**

パンスポリン T(100 mg)　3 T　分 3，5〜7 日間経口
ジスロマック(250 mg)　2 T　分 1，3 日間経口
スパラ(100 mg)　2 T　分 1，5〜7 日間経口

## 丹　毒

突然の悪寒，発熱と急速に拡大するびまん性の境界明瞭な紅斑で腫脹，熱感，圧痛を伴う．顔面，下肢に生じることが多く，真皮における A 群連鎖球菌感染症である．初期治療が不十分であったり，リンパ浮腫などが基礎にあると反復し習慣性となりやすい．48 時間以内に症状の改善がなければ，診断・抗菌薬の変更を考慮する．腎炎の併発・再発予防の意味でも抗菌薬は長期(最低 2〜3 週)投与する．

**処方例**

ビクシリン　1 日 4 g　分 2，2 週間 div
サワシリン(250 mg)　4 cap　分 4，3 週間経口
バナン(100 mg)　3 T　分 3，3 週間経口

## 蜂窩織炎

微小外傷から皮下脂肪織に感染が拡大したものを蜂窩織炎といい，広範な紅斑の境界は不鮮明となり，悪寒，発熱など全身症状を伴う．皮膚科領域では浸軟した趾間型足白癬に二次感染をきたし，蜂窩織炎，リンパ管炎を生じることが多い．黄色ブドウ球菌，A 群連鎖球菌が起因菌であることが多く，紅斑内に紫斑，水疱が生じたときには後述する壊死性筋膜炎に注意する．

**処方例**

トミロン(100 mg)　3 T　分 3，5〜7 日間経口
セフメタゾン　1 日 2 g　分 2，5〜7 日間 div
ケイテン　1 日 2 g　分 2，5〜7 日間 div

## 壊死性筋膜炎

細菌感染により皮下脂肪組織と浅在筋膜に広範な壊死，さらに続発性に皮膚・深在筋膜への壊死をきたす重篤な感染症である．いわゆる「人食いバクテリア」感染症．きわめて急速に進行し，DIC・ショックを併発し多臓器不全に陥り，死に至ることも多い．原因菌として A 群連鎖球菌(toxic shock like syndrome)，黄色ブドウ球菌(toxic shock syndrome)があげられるが，アエロモナス *Aeromonas hydrophila*[2] や，近年，特に夏季のビブリオ *Vibrio vulnificus*[3] によるものの報告が増えている．免疫低下を伴う基礎疾患，

特に肝硬変を合併している場合が多い．外傷後または生魚摂取後(*Vibrio*)1〜7 日の潜伏期間の後，圧痛，熱感を伴う紅斑を生じ，急速に拡大し，疼痛を伴う紫斑さらには水疱・壊死を生じてくる．ペニシリン系，セフェム系，アミノグリコシド系の 3 者うち 2 者を選択して投与する．ただし 1 者は嫌気性菌に感受性のある第 3 世代のセフェム系かクリンダマイシンを用いる．A 群連鎖球菌の場合はペニシリン系を用いる．外科的ドレナージ，壊死物除去や抗生物質投与のほか DIC や腎不全に対して血液透析など集中治療が必要となる．

**処方例**

ファーストシン 2 g 分 2 div
ダラシン S 1.2 g 分 2 div
または
ビクシリン S 4 g 分 2 div
ブロアクト 2 g 分 2 div

## 皮膚結核 ■

皮膚結核はヒト型結核菌，ウシ型結核菌あるいは代謝産物に起因する皮膚病変の総称である．結核菌感染症としての真性結核と結核菌，その代謝産物に対するアレルギー反応としての結核疹がある．真性結核として，顔面に好発し，赤褐色の丘疹から，徐々に拡大し局面を呈し，膿汁を伴う潰瘍を形成する尋常性狼瘡や，頸部に好発し，リンパ節結核の皮膚浸潤としての皮膚腺病などがある．ツベルクリン反応(結核疹では強陽性)，病理組織検査(乾酪壊死を伴う肉芽腫)，膿汁や，組織の Ziehl-Neelsen 染色，抗酸菌培養，PCR 検査などで，確定診断する．皮膚結核の治療も他臓器結核と同様に抗結核薬の内服投与を行う．皮膚限局だからという理由で単剤または少量投与などすると，耐性菌の発生につながるため，必要十分な 3 剤併用が望ましい．内服は長期間にわたるため，副作用の出現に注意する．

**処方例**

イスコチン 200〜500 mg 分 1〜3 経口
リファンピシン 450 mg 分 1〜2 経口
エタンブトール 750〜1,000 mg 分 1〜2 経口
効果が弱いときに追加
ピラマイド 1,500〜2,000 mg 分 1〜3 経口

## 非定型抗酸菌症 ■

結核菌，らい菌以外の抗酸菌による感染症の総称である．土壌中や水中の菌が，特に手指，手背の外傷部位より侵入し，単発，無痛性の硬結をきたし，徐々に潰瘍化する．腫瘤を形成したり，リンパ管に沿って硬結・潰瘍が点在することもある．*Mycobacterium marinum* はプール，飼育用水槽，循環式風呂などの水中に生息することが多いので，問診も重要．その他 *M. fortuitum*，*M. chelonei*，*M. Avium* などが起因菌となる．病理組織検査(乾酪壊死を伴う肉芽腫)，膿汁や，組織の抗酸菌染色，結核菌培養，PCR 検査などで確定診断する．培養検査では必ず感受性検査を施行し，感受性のある抗菌薬を使用するが，必ずしも検査結果と臨床上での効果が一致しないこともある．また *M. Avium* 以外の非結核性抗酸菌は高温で発育しないため，使い捨てカイロなどを用いた温熱療法や外科的切除も効果がある．

**処方例**

ミノマイシン 200 mg 分 1〜2 経口
ガチフロ(100 mg) 2 T 分 2 経口
リファンピシン 450 mg 分 1 経口

感受性検査の結果や，臨床効果を診ながら 3〜4 週間の周期で使用し，効果がなければ変更を考慮する．

## 皮膚真菌症 ■

### 1. 白 癬

白癬菌(皮膚糸状菌)と呼ばれる一連の真菌による表在性，まれに深在性の皮膚感染症である．浅在性白癬として頭部白癬，体部・股部白癬，足白癬，手白癬，爪白癬がある．原因菌のほとんどは *Trichophyton rubrum* であるが，ペットより感染する *Microsporum canis* による体部白癬が増加している．深在性白癬である小児の頭部に生じるケルズス禿瘡や，成人男子に生じる顔面の白癬菌性毛瘡はまれではあるが，注意を要する．ステロイドの長期外用，ATL などの細胞性免疫の低

下した患者では非特異的な病変を呈するので，常に白癬を念頭に置いて真菌検査を施行するよう心がける．外用抗真菌薬はイミダゾール系が中心であるが，近年他の系統（ベンジルアミン，アリルアミン）の外用薬も発売され，それらも有効性が高い．足白癬のなかでも浸軟した趾間型の場合，抗真菌薬外用で一次刺激性接触皮膚炎をきたしやすいため，亜鉛華軟膏などで乾燥させた後使用する．また内服抗白癬菌薬は長年グリセオフルビンのみであったが，2種類の比較的安全で効果的な内服剤が登場し，爪白癬の治癒率は劇的に改善した．内服剤は肝障害の副作用に注意が必要である．

KOH法：鱗屑，水疱蓋，爪，毛を採取して，スライドガラスに載せ，20% KOH溶液1〜2滴たらし，カバーグラスで被って数分後に検鏡する．カバーグラスを軽く圧し，視野を暗くして100〜400倍で観察する．白癬菌はやや黄緑色調の隔壁を有する菌糸・数珠状に連なる胞子として認める．

**処方例**

浅在性白癬症

マイコスポールクリーム・液 1日2回塗布

ペキロンクリーム・液 1日1回塗布

メンタックスクリーム・液 1日1回塗布

ゼフナートクリーム 1日1回塗布

爪白癬・深在性真菌症

ラミシール（125 mg） 1T 分1

イトリゾール（50 mg） 2 cap 分1

### 皮膚カンジダ症

*Candida albicans* による皮膚・粘膜感染症で，免疫低下傾向にある基礎疾患，高齢化などにより近年増加傾向にある．水仕事の多い人の指間に生じる指間びらんや爪囲炎，腋窩，乳房下，陰股部に特に夏季に生じる間擦疹，新生児や老人に多い口腔カンジダ症などがある．全身性，深在性カンジダ症の治療については他項を参照していただきたい．

**処方例**

エンペシドクリーム・液 1日2回塗布

アスタットクリーム・液 1日1回塗布

ファンギゾンシロップ 1回1 m*l* 毎食後口に含んで浸透した後飲み込む

### 癜 風

*Malassezia furfur* による皮膚感染症で，成人の胸背部に淡褐色斑を生じる．またステロイド内服患者にみられる，ステロイド痤瘡はこの真菌による毛嚢炎であることが多い．

**処方例**

ニゾラールクリーム・液 1日1回塗布

ラミシールクリーム・液 1日1回塗布

**文 献**

1) Hanakawa, Y., Schechter, N. M., Lin, C. et al.：Molecular mechanisms of blister formation in bullous impetigo and staphylococcal scalded skin syndrome. J Clin Invest **110**：53-60, 2002
2) 石原秀治，林原利朗，和田 敏ほか：*Aeromonas hydrophila* による壊死性筋膜炎の1例．皮膚臨床 **38**：727-731, 1996
3) 古城八寿子，城野昌義，中川敬一ほか：*Vibrio vulnificus* 感染症/診断と治療のフローチャートの試み．日皮会誌 **109**：875-884, 1999

# 眼科領域感染症

中村真一・藤野雄次郎

## はじめに

眼科感染症では以下の特殊性について考慮する必要がある．1. 前眼部が外界に接していること，眼内では血液-眼関門 blood-ocular barrier が存在することなどから，抗菌薬は全身投与より局所投与が有効であること，2. 眼局所における抗菌薬の濃度は一般の感受性検査に用いられる濃度と大きく異なること，また薬物動態も血液中のそれと異なることから，最小発育阻止濃度の解釈および投与法に注意を要すること，3. 得られる検体が微量であるため，その採取と取り扱いに注意を要すること，である．また重症眼感染症では，不可逆的な角膜混濁や網膜機能低下などのため失明に至る可能性があり治療は緊急を要する．

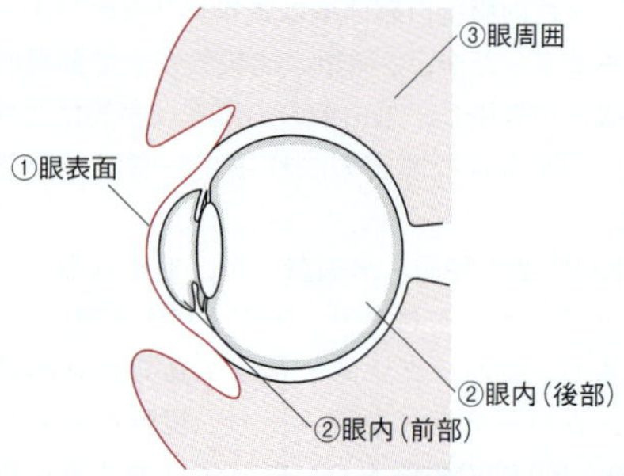


図 1　眼科感染症における感染部位

## 感染経路と部位別にみた薬物投与の基本

眼科感染症の感染経路として，1. 眼瞼，結膜，角膜からなる皮膚粘膜系，2. 血管系（転移性眼内炎など），3. 神経系（ヘルペスなど）の三つがある．感染症の部位としては，1. 眼表面（結膜炎，角膜炎，強膜炎，眼瞼炎など），2. 眼内（眼内炎），3. 眼周囲（眼窩蜂巣炎，涙嚢炎など）の三つに分けられる．このうち，眼内炎は前部（前房）と後部（網膜硝子体）の二つに分けられる（**図 1**）．

眼表面では点眼，軟膏が主たる薬物投与法であり，高濃度の薬物投与が可能であるが，角膜上皮障害などの副作用に留意しなくてはならない．眼内は血液-眼関門 blood-ocular barrier の存在により，抗菌薬が移行しにくい部位であり，これは中枢神経系，精巣などと同様である．眼内炎症では血液-眼関門が破壊され，透過性の不良な抗菌薬でも十分透過する場合もあるが，抗菌薬の眼内灌流，眼内への直接注入の方がより効果的である．ただし薬物の副作用として網膜毒性などに留意する．眼周囲では抗菌薬全身投与，局所投与に加え，物理的に閉塞（膿瘍など）している場合は排膿などの処置をする．

## 起因菌の推定と検体採取法

眼科領域感染症において，検体が微量であるうえに，眼表面からの検体は検出菌が常在細菌叢によるものか，起因菌であるのか判断が困難であることが多い．例えばもともと病原性の低いコアグラーゼ陰性ブドウ球菌 coagulase negative *Staphylococcus*；CNS はステロイド薬，免疫抑制剤点眼下の眼表面では起因菌となることがあり，また外傷や手術後の眼内炎での起因菌となることがある[1]が，検査室では常在細菌と判断されてしまい，誤った情報交換となってしまうことがある．検体が微量であるので，あらかじめ検査の優先順位を検査室に伝えるとよい．重篤でかつ緊急を要する疾患（感染性眼内炎など）では，途中経過の情報でも有用であり，細菌性か，真菌性か，またはウイルス性の網膜炎ではどのウイルスであるかなどは早期の治療方針決定に重要な情報となる．

角膜潰瘍はKimuraのスパーテル(E 1091, Storz社)にて潰瘍の先端部を採取する(綿棒，ドリル，円刃刀などでも可)．検体採取は特に角膜潰瘍においては診断に供するとともに病巣搔爬による治療も兼ねている．検体はあらかじめ準備した培地にその場で接種するか，輸送用培地に入れる．点眼麻酔を使用する場合は防腐剤なしのものが望ましい．眼窩上麻酔を行えば点眼麻酔なしで採取が可能である．外眼部，すなわち結膜あるいは角膜からの検出菌は，皮膚や口腔内常在菌と思われる菌が分離されてくることがあるので，病歴や眼症状などの臨床情報をもとに最終的に起因菌を決定する．

前房水は27 Gもしくは30 G針にて1 m$l$ディスポシリンジで採取する．通常0.2 m$l$程度吸引可能である．針先の水晶体接触，虹彩嵌頓がないように注意する．硝子体液は硝子体手術時では硝子体カッターのチューブに三方活栓をつけ一方にディスポシリンジをつけ，検体を採取する．手元のシリンジまで検体が到達していなくても，カッターのチューブの容積のみで約0.5 m$l$程度の検体は採取されている．硝子体手術時ではなく検体を採取する場合は，硝子体液化が起こっている部位を目標とする．不用意に硝子体牽引を増強せぬよう留意する．針先が陰圧になっているので，針先から眼表面のコンタミネーションが起こらぬようにする．眼内はもともと無菌であり，眼内液から微生物が検出された場合は診断，治療に決定的な意味を持つので，検査担当者は菌検出の報告を早急に行う必要がある[2)]．

## 疾患別の治療の実際

### 1. 眼表面

#### a. 結膜炎

代表的な病原体として以下のものがあげられる．細菌：黄色ブドウ球菌(*Staphylococcus aureus*)，コアグラーゼ陰性ブドウ球菌，肺炎球菌(*Streptococcus pneumoniae*)，ヘモフィルスインフルエンザ(*Haemophilus influenzae*)，淋菌(*Neisseria gonorrhoeae*)ウイルス：アデノウイルス(Adenovirus)，単純ヘルペスウイルス(Herpes simplex virus；HSV)，水痘帯状疱疹ウイルス(Varicella zoster virus；VZV)．クラミジア：*Chlamydia trachomatis*．

結膜炎の原因診断ではまず感染性か非感染性かを区別する(病歴で眼脂の性状や発症までの経過を参考にする)．本邦ではフルオロキノロン点眼薬が第一選択になる場合が多い．レボフロキサシン以降のフルオロキノロンでは肺炎球菌のスペクトラムに対しても補強されているが，もともと肺炎球菌に対しては抗菌活性が不十分である．グラム陽性球菌に対しては$\beta$-ラクタム系，グラム陰性桿菌に対してはフルオロキノロン系もしくはアミノグリコシド系が原則である．抗菌点眼薬や防腐剤そのものの薬物障害あるいはアレルギーなどにも注意する(**表1**)．

アデノウイルスは流行性角結膜炎を引き起こす．アデノウイルスそのものに対する治療薬はないが，二次感染予防のための抗菌薬点眼，角膜の多発性上皮下浸潤に対するステロイド点眼(フルオロメトロン(0.1%)点眼など)を処方する．アデノチェック® の感度は70%程度であるものの特異度は100%である．アデノウイルスは感染性が高く，集団感染を起こしやすいので，コンタクトプレコーション(接触プレコーション)を施行し感染伝播を予防する．

#### b. 角膜炎(角膜潰瘍を含む)，強膜炎，眼瞼炎

角膜炎(角膜潰瘍を含む)の代表的な病原体として以下のものがあげられる．細菌：黄色ブドウ球菌，肺炎球菌，レンサ球菌(特にviridans streptococciなど)，緑膿菌(*Pseudomonas aeruginosa*)など．ウイルス：HSV，VZV．真菌：カンジダ属，フザリウム属など．アカントアメーバ(*Acanthmoeba*)．

##### (1) 細菌性角膜炎，角膜潰瘍

角膜潰瘍は重症化した場合には角膜穿孔する可能性があり，また治癒した場合でも瘢痕が残り，視機能に大きく影響するため眼科救急疾患の一つにあげられる．点滴静注などによる抗菌薬の全身投与は前眼部への移行が低いため，点眼による治

表1　代表的な抗菌点眼薬

| 抗菌点眼薬の種類 | 一般名 | 代表的な商品名 |
|---|---|---|
| ペニシリン系 | スルベニシリン | サルペリン |
| セフェム系 | セフメノキシム | ベストロン |
| アミノグリコシド系 | ゲンタマイシン | ゲンタシン |
| | トブラマイシン | トブラシン |
| | シソマイシン | シセプチン |
| フルオロキノロン系 | レボフロキサシン | クラビット |
| | オフロキサシン | タリビッド(眼軟膏あり) |
| | ノルフロキサシン | ノフロ |
| | ロメフロキサシン | ロメフロン |
| | ガチフロキサシン | ガチフロ |
| ポリペプチド系 | コリスチン | エコリシン(エリスロマイシン含有)(眼軟膏あり)<br>コリマイC(クロラムフェニコール含有) |

療が中心となる．起因菌が不明な場合では，複数の抗菌薬点眼を頻回点眼(30〜60分おき)する．夜間もできる限り点眼するか，眼軟膏を使用する．結膜下注射は局所投与として有用であるが，疼痛を与えること，所見が修飾され効果判定が困難になる場合があるため，重症例初期に限定される．また，すべての抗菌薬が点眼として市販されているわけではないため状況に応じて自家調整をする．抗菌点眼薬の角膜病変への局所濃度は感受性試験での濃度よりはるかに高い濃度であり，臨床的に改善が認められればその薬剤を続行してもよい場合が多い．また角膜潰瘍では病状の進行が速い場合は感受性試験の結果を待っている時間的な余裕がないため，初期においてはempiricに治療し，その後，感受性を考慮し抗菌薬を適宜減量，変更する[3]．

処方例

細菌性角膜潰瘍処方例(起因菌不明の場合)

フルオロキノロン系＋$\beta$-ラクタム系

頻回点眼

(もしくはアミノグリコシド系＋$\beta$-ラクタム系など．重症度によってさらに追加される)

**(2)　ヘルペス性角膜炎**

上皮型ではウイルスそのもの，実質型ではウイルス抗原に対する免疫反応が治療の主たるターゲットである．抗菌薬点眼は混合感染予防として投与する．実質型に対するステロイド点眼は症状の程度によって選択する．重症ではベタメタゾン(0.1%)点眼とし，改善した場合，フルオロメトロン(0.1%)点眼などに変更していく．ステロイド点眼の中止は病変の再発をきたすことがあり，長期に使用せざるを得ないことが多い．

処方例

上皮型　アシクロビル眼軟膏　5回/日＋抗菌薬点眼

実質型　アシクロビル眼軟膏　5回/日＋ステロイド点眼＋抗菌薬点眼

**(3)　真菌性角膜潰瘍**

カンジダ属，フザリウム属が代表的である．前者は免疫抑制剤，ステロイド薬の長期使用者に多く，後者は角膜外傷を原因とする場合が多い．角膜真菌症に対しては，1．病巣掻爬，2．抗真菌薬の局所投与，3．全身投与，を施行する．角膜真菌症においては診断と治療を兼ね，積極的に病巣を掻爬することが重要である．ナタマイシン(ピマリシン)は眼科用製剤として市販されている唯一の薬剤で，他は点滴製剤を点眼に自家調整する必要がある(**表2**)．角膜真菌症は，病変の改善が緩徐であることが多く，また点眼による角膜上皮障害が角膜所見を修飾するため，治療効果の判定がむずかしい．また真菌の感受性試験における最小発育阻止濃度の解釈には注意が必要である．

**2.　眼内　眼内炎(前部，後部)**

眼内の感染症には，細菌性眼内炎，真菌性眼内

表2　代表的な抗真菌薬

| 一般名 | 商品名 | 剤型 | 副作用 |
|---|---|---|---|
| ナタマイシン(ピマリシン) | ピマリシン | 点眼，眼軟膏 | 角膜上皮障害，結膜充血 |
| アムホテリシンB | ファンギゾン | 点滴 | 点眼にて角膜上皮障害，結膜充血<br>全身投与で腎毒性など |
| フルコナゾール | ジフルカン | 点滴，内服 | 肝機能障害 |
| イトラコナゾール | イトリゾール | 内服 | 肝機能障害 |
| ミコナゾール | フロリードF | 点滴 | 静脈炎，点眼による刺激 |
| フルシトシン(5-FC) | アンコチル | 内服 | 単独使用は耐性を生じやすい |

炎，ウイルスの関与する急性網膜壊死(HSV，VZV)，サイトメガロウイルス網膜炎，HTLV-1(Human T-lymphotropic virus type 1)ぶどう膜炎，寄生虫であるトキソプラズマ(*Toxoplasma gondii*)症，トキソカラ(*Toxocara canis*)症などがある．

**a.　細菌性眼内炎**

本邦の眼内炎についての共同研究[1]によると，外因性ではコアグラーゼ陰性ブドウ球菌などのグラム陽性菌，内因性ではグラム陰性菌やIVH留置患者におけるカンジダ属の真菌が代表的である．白内障術後眼内炎については，米国のEndophthalmitis Vitrectomy Study(EVS)[4]にて検討されている．眼内炎では初期には眼内への局所投与(硝子体内注射)が重要である．本邦では重篤な術後眼内炎においては，眼内への抗菌薬局所投与のみならず，硝子体手術を可能な限り早急に施行し，補助的ではあっても全身的に抗菌薬を投与し加療にあたる施設が多い．硝子体手術は術後合併症の問題点はあるものの，物理的な排膿(菌体および網膜障害因子の除去)，前房水が硝子体腔内に移行することなどの利点がある．硝子体内注入では，EVSではバンコマイシンとアミカシンの眼内注入[4]，日本眼科手術学会眼内炎疫学調査班では，プロトコールの1例として，バンコマイシンとセフタジジムの眼内注入をあげている．

**b.　真菌性眼内炎**

アムホテリシンBはほとんどすべての菌種に対して感受性があるので，第一選択として用いたいが，全身投与では腎障害など副作用を考慮し内科医による全身管理，モニタリングの下で使用する(リポ化アムホテリシンBが使用できれば，腎障害が少ない)．アムホテリシンBが全身投与できない場合は，眼内移行が比較的良好なフルコナゾールの全身投与(点滴，内服)を行うが，フルコナゾール耐性の菌株があるので注意が必要である．局所投与としてはアムホテリシンBの硝子体内注入を行う．薬物治療に反応不良な場合は硝子体手術適応となる．キャンディン系抗真菌薬(ミカファンギンなど)やボリコナゾールについては，今後眼科的に検討されると思われるが，現時点では不明である．通常は転移性であるので，原疾患の検索が必須である．

**c.　ウイルス性の網膜炎**

**(1)　急性網膜壊死(HSV，VZV)**

網膜血管炎，網膜壊死が急速に進行し，網膜剝離をきたす予後不良の疾患である．HSVよりVZVのほうが予後が不良である．前房水，硝子体より検体を採取し，PCR法にてウイルスを同定する．治療はアシクロビルの点滴(30 mg/kg/日)を行い，さらにステロイド，インターフェロン-$\beta$，抗血小板療法を併用する．重症例では硝子体手術を施行する．

**(2)　サイトメガロウイルス網膜炎**

後天性免疫不全症候群(AIDS)患者や，免疫抑制剤，ステロイド薬の投与により免疫能が低下した患者に発症する．免疫能低下をきたす原疾患の加療が重要である．ガンシクロビルの点滴を10 mg/kg/日より導入し，5 mg/kg/日にて維持投与する．副作用として骨髄抑制がある．局所投与としてガンシクロビル硝子体内注入，ガンシクロビル徐放剤の眼内インプラント挿入がある．

### 3. 眼周囲　眼窩蜂巣炎，涙嚢炎

#### a. 眼窩蜂巣炎

外傷，副鼻腔炎からの波及などがある．代表的な病原体としては，黄色ブドウ球菌，レンサ球菌，ヘモフィルスインフルエンザなどがある．β-ラクタム系の抗菌薬の点滴．必要に応じて排膿などの外科的処置．

#### b. 涙嚢炎

代表的な病原体として，黄色ブドウ球菌，レンサ球菌など．アクチノマイセス(*Actinomyces*)による涙小管炎．β-ラクタム系の抗菌薬の点滴．局所的に点眼，軟膏．必要に応じて切開，排膿を施行する．慢性涙嚢炎の場合は涙嚢鼻腔吻合術 dacryocystorhinostomy(DCR)など．

### 文 献

1) 秦野　寛ほか：日本の眼内炎の現状—発症動機と起炎菌—．日眼会誌 **95**：369-376, 1991
2) 中村真一，矢越美智子：診療科別にみた感染症—依頼・検査・報告のあり方　眼科．日本臨床微生物学雑誌第 12 回日本臨床微生物学会総会抄録集 **10**：74-82, 2000
3) Kowal, V. O., Levey, S. B., Laibson, P. R. et al.：Use of routine antibiotic sensitivity testing for the management of corneal ulcers. Arch Ophthalmol **115**：462-465, 1997
4) Endophthalmitis Vitrectomy Study Group：Results of the Endophthalmitis Vitrectomy Study. A randomized trial of immediate vitrectomy and of intravenous antibiotics for the treatment of postoperative bacterial endophthalmitis. Arch Ophthalmol **113**：1479-1496, 1995

# 産婦人科領域感染症

保田仁介

## I. 骨盤内感染症

### 基礎知識

産婦人科領域感染症の代表は骨盤内感染症である．それは子宮，子宮付属器，骨盤腹膜，骨盤結合織の炎症の総称であるが，わが国でも骨盤内感染症に対して「PID」(pelvic inflammatory diseases)という語がよく使用される．

また子宮傍結合織炎は小骨盤腔内において骨盤壁，骨盤底筋群，骨盤腹膜間の子宮，膀胱，腟および直腸周囲を埋める広汎な結合組織の炎症をいい，骨盤結合織炎とも同義で用いられている．

急性疾患であるPIDは比較的はっきりした発症経過をもち，下腹部痛と発熱が主な訴えである．所見としては下腹部の圧痛があり，感染が進むと腹膜刺激症状を伴う．

内診では子宮および付属器の圧痛，移動痛，抵抗や腫瘤の触知のほか，ダグラス窩の膨隆や圧痛などがみられる．またダグラス窩の液体貯留も重要な所見である

またSTDの代表である *Chlamydia trachomatis* (以下クラミジア)もPIDの起炎菌として多いが，細菌性PIDに比べ症状の軽いものが多く，また下腹部だけでなく右上腹部の痛みを訴えることがある(Fitz-Hugh-Curts syndrome)．

治療計画上，また薬剤無効時の変更のためにも起炎菌の検索が重要であり，検体として子宮内感染では子宮内分泌物を，卵管炎，骨盤腹膜炎やダグラス窩膿瘍などではダグラス窩穿刺液，あるいは子宮内分泌物を採取する．そして必ず好気性菌および嫌気性菌両者の検索を行う．

特に若年者では子宮頸管などでクラミジア，淋菌の検出検査を感度と特異性の高い方法で行うべきである．これらの検出にはPCRやLCRなどの遺伝子増幅検査が優れており，尿や腟分泌物を検体としたクラミジアの検出検査も可能である．

クラミジアの検出検査は通常，子宮頸管でなされることが多いが，頸管で検出陰性であってもPIDへのクラミジア関与は否定できない．卵管炎などクラミジア検出が困難な場合にはクラミジアIgA，IgG抗体などの血清学的検査が補助診断として有用である．

### 起炎菌の推定および確定

骨盤内感染症の治療対象となる起炎菌は腟，頸管に常在する好気性，嫌気性の細菌であり，これにSTDであるクラミジアや淋菌も起炎菌として増加している．

PIDはこれらの病原体による混合感染，複数菌感染が一般的であり，グラム陽性菌ではレンサ球菌，ブドウ球菌のほか腸球菌などが多い．

またグラム陰性桿菌では大腸菌，プロテウス・ミラビリス，肺炎桿菌などであり，経口剤で治療可能な軽症例ではこれらが中心である．一方，注射剤による治療を必要とするような難治症例ではさらにエンテロバクター・クロアケ，シトロバクター・フロインディ，セラチア・マルセッセンスなども検出される．

嫌気性菌ではグラム陰性菌であるバクテロイデス属やプレボテーラ属，陽性菌であるペプトコッカス属，ペプトストレプトコッカス属などが多く，多くは好気性グラム陰性桿菌と同時に検出される．

一方，PIDにおける子宮頸管からのクラミジアの分離成績は5〜47%と幅広いが，おおむね10ないし20%程度である．また卵管からの検出は9ないし30%という報告があり，また血清学的検査では23〜62%という報告がある．また淋菌性のPIDは欧米ではしばしばあるものの，わが国では従来少ないと考えられてきた．しかし最

近は淋菌性頸管炎や咽頭炎の増加とともに淋菌性PIDが再びみられるようになっており注意を要する．

産婦人科骨盤内感染症では他科の感染症に比べ従来から緑膿菌やMRSA(メチシリン・セフェム耐性黄色ブドウ球菌)などが起炎菌になることは比較的少ない．しかし術後に発症したものや難治症例では検出されることがある．また子宮傍結合織炎や産褥子宮内感染でA群レンサ球菌による劇症例もある．

## 抗菌薬による治療

卵管炎，子宮内感染症の軽症例は経口剤による外来治療を開始する．

卵管炎，子宮内感染の中等症以上の症例のほか，骨盤腹膜炎，膿瘍などは子宮内感染や卵管炎などから進展したものが多く，中等症以上であり，入院のうえ注射剤の抗菌剤による治療開始が必要である．

### 1. 軽症例の治療

経口剤での治療が中心であるが内性器感染では子宮内感染と卵管炎などの子宮付属器炎が対象である．これらに適応のある以下の処方でよいが，いずれの系統でも細菌性の軽症PID治療には有効性に差はない．

第一選択であるセフェムではセフジトレン(CDTR-PI，メイアクト)，セフカペン(CFPN-PI，フロモックス)，セフジニル(CFDN，セフゾン)などが起炎菌の多くを占めるグラム陰性桿菌だけでなく，ブドウ球菌にも強い抗菌力をもっていることから，最近の子宮内感染や付属器炎の治療によい．

なおセフェム剤ではないが他のβ-ラクタム剤として経口のペネム剤がある．現在ファロペネム(FRPM，ファロム)1剤であるが，その使用はCDTR-PIなどと同様でよい．

なお経口剤の投与期間は通常1週間とし，3日後あるいは，1週間後に臨床効果の確認をする．

またキノロン剤ではレボフロキサシン(クラビット)やガチフロキサシン(ガチフロ)などが有用である．

淋菌感染症は従来は経口剤で治療されてきたが最近のニューキノロン，セフェム耐性菌の増加から治療が大変困難になってきており，感受性が判明しない間は注射剤よる単回治療が勧められている．特にニューキロン剤は淋菌感染症の第一選択にはしない．

また最近の若年者のPID，特に経口剤で治療可能と考えられるような軽症例の約20%で起炎菌としてクラミジアの関与がみられる．β-ラクタム剤はクラミジアに対して抗菌力がないので，治療開始後，たとえ臨床効果は有効であっても，検査から単独あるいは複数菌感染としてクラミジアの関与があると考える場合は有効な薬剤の追加使用が再発および後遺症予防に必要である．

若年婦人の卵管炎など，いわゆるPIDでは治療開始前にクラミジアの検索が一般細菌の検索とともに必須である．

また治療開始時にクラミジア感染もあると考えられる場合はニューキノロン剤などで治療開始することもよいが淋菌には注意すること．

**処方例**

1. 経口セフェム剤
   セフジトレン(メイアクト)，セフカペン(フロモックス)，セフジニル(セフゾン)などで，いずれも1回100 mg，1日3回，7日間
2. 経口ペネム剤
   ファロペネム(ファロム)1回150～200 mg，1日3回，7日間
3. 経口ニューキノロン剤
   ガチフロキサシン(ガチフロ)1回200 mg，1日2回，7日間
   レボフロキサシン(クラビット)1回100 mg，1日3回，7日間
   スパルフロキサシン(スパラ)1回100 mg，1日2回，7日間
   あるいは200 mg，1日1回，7日間など

などとする．

なお若年者のPIDでは起炎菌としクラミジアが単独感染あるいは混合感染で関与している場合がある．セフェムやペネムはクラミジアに抗菌力がないが，ニューキノロンには抗菌力のあるもの

があって，上記のニューキノロンはいずれもクラミジア感染症への適応がある．

クラミジアを考慮してニューキノロンで治療開始した場合，クラミジアの治療期間は7ないし14日間であることに注意をする．この際クラミジア疑いで最初から14日間投与するより，再診時に検査結果からクラミジア感染の可能性を検討し，必要なら最初の7日間の投与にさらに7日間を追加することとし不必要な長期投与を避けるようにする．

またクラミジアの混合感染などではセフェムやペネムでも症状は軽快するので，検査結果をみて必要ならクラミジアに有効なマクロライド系のクラリスロマイシン(クラリス)1回200 mg，1日2回，7～14日間あるいはテトラサイクリン系のミノサイクリン(ミノマイシン)1回100 mg，1日2回，7～14日間などを追加する．

**効果判定**

急性期の細菌性PIDは治療によく反応するものが多く，経口剤での3日間の治療で軽快に向かい，7日間で治癒と判定でき，予後も良好である．

なお薬剤は少なくとも3日間は投与し症状の改善をみなければ無効と判定し，細菌検査結果を参考に変更する．有効の際は7日間の投与とする．

一方，クラミジア感染では7ないし14日間の投与が必要であるが，症状は7日間程度で消失することが多いので必要なら患者が服薬を中止しないようにさせる．

クラミジアに対する治療を行ったもので後に再発などを認めなかった予後良好例では，治療後3ヵ月でクラミジアIgA，IgG抗体の明らかな低下が確認できる．一方，再感染や再発など卵管障害などを伴うと考えられる予後不良例ではこのような低下が認められず，抗体の変化の追跡は予後の判定に有用である．

PIDの後遺症ともいうべきものに卵管の通過障害やダグラス窩の癒着などがあり，いずれも子宮外妊娠や妊孕能の障害の原因となる．特にクラミジア感染症でこの影響が大きいとされており，クラミジア性PIDの確実な治療が必要である．患者は若年者が多く，疾患に対する理解の乏しいものも多い．十分なカウンセリング，確実な薬剤の服用，クラミジア消失などの確認が必要である．

### 2.　経口剤無効例，あるいは中等症以上例の治療

経口剤無効例やあるいは当初より中等症以上と判定された例では入院のうえ，注射剤を用いる．選択の基準は軽症例と同様であるが，経口剤無効例では検出菌の感受性を参考にする．注射剤でも最初の薬剤が無効で変更を必要とすることも考慮し，ここでも細菌学的検査は特に重要である．

また注射剤も必ず3日間は投与し臨床症状，臨床検査値などから有効，無効の判定を行い，必要なら起炎菌，薬剤感受性をみて変更を行う．

**処方例**

子宮内感染，卵管炎，骨盤腹膜炎などでは

1. フロモキセフ(フルマリン)1回1 g，1日2回点滴静注，5ないし7日間
2. セフメタゾール(セフメタゾン)1回1 g，1日2回点滴静注，5ないし7日間などで治療を開始し，

ダグラス窩膿瘍，卵管・卵巣膿瘍，子宮傍結合織炎など難治例では

1. セフェピム(マキシピーム)1回1 g，1日2回点滴静注，7日間
2. セフォゾプラン(ファーストシン)1回1 g，1日2回点滴静注，7日間
3. セフピロム(ブロアクト)1回1 g，1日2回点滴静注，7日間

クラミジア合併例では以下を併用する．

ミノサイクリン(ミノマイシン)初日200 mgを2回に分割点滴静注，以後1日100 mgを1回点滴静注あるいは経口1日200 mgを併用，またはクラリスロマイシンを経口併用．

### 3.　重症例，第一選択の注射剤無効例の治療

上記セフェム系薬剤が無効の症例では特に細菌検査の結果が重要である．カルバペネム系薬剤や注射用キノロン薬，セフェムとアミノ配糖体との併用などを考慮するほか，易感染性のある患者などで骨盤内よりMRSAや真菌などが検出された

場合はその治療の追加が必要である．

膿瘍形成のあるものなどでは抗菌剤による化学療法のみで治癒させるのは困難なもの，またいったん軽快しても再発することも少なくない．これらには強力な化学療法と併せてダグラス窩のドレナージによる排膿や開腹術による病巣の切除とドレナージの併用が必要である．

**処方例**

カルバペネム系薬剤では

1. ビアペネム(オメガシン)
2. パニペネム/ベタミプロン(カルベニン)
3. メロペネム(メロペン)

ビアペネム，パニペネム，メロペネムとして1日それぞれ0.6 g，1 g，1 gを2回に分割して点滴静注，7日間，重症感染では1日2 g(ビアペネムでは1.2 g)まで増量する．

注射用キノロン薬では

1. パズフロキサシン(パズクロス)1回500 mgを1日2回点滴静注
2. シプロフロキサシン(シプロキサン)1回300 mgを1日2回点滴静注

注射用抗菌薬のなかでアミノ配糖体系は嫌気性菌への抗菌力がなく，単独では骨盤内感染症への使用は適切ではない．しかし緑膿菌などに優れた抗菌力のあるものでは重症例でセフェム剤との併用が有効なことがある．この際，緑膿菌などのグラム陰性桿菌にはアミノ配糖体を先に投与し，ついでセフェムなど$\beta$-ラクタム剤を投与するのがよく，グラム陽性球菌に対しては同時投与か順序を逆にするのがよい．

例としてイセパマイシン(エクサシン)1回400 mg，1日1回1時間かけて点滴静注を$\beta$-ラクタム剤と併用する．

## II. 子宮頸管炎

### 基礎知識

子宮頸管炎の多くはクラミジアによるものであるが，最近は淋菌性子宮頸管炎も増加している．いずれも自覚症状に乏しく，積極的な検査でもってみつかることが多い．最近は感度の高いPCRなど遺伝子増幅検査が多くなったが，耐性菌が大きな問題となっている淋菌では薬剤感受性の検討ができる培養法は重要である．

また子宮頸管炎と同程度にクラミジア性および淋菌性の咽頭炎がしばしばみられるようになってきており，無症状が多いことから感染源としてより重要となってきている．またこれらによる咽頭炎は頸管炎より難治である，

### 治　療

クラミジア性ではマクロライド系のアジスロマイシン(ジスロマック)1,000 mg単回投与のほかクラリスロマイシン(クラリス，クラリシッド)，テトラサイクリン系のミノサイクリン(ミノマイシン)，ドキシサイクリン(ビブラマイシン)でよい．なお妊婦ではマクロライドのみ使用できる．

PIDと異なり症状のない子宮頸管炎では，服薬期間の完遂ができていないことがしばしばみられる．その点アジスロマイシンによる単回治療は有用な治療法である．

淋菌性頸管炎の第一選択にはニューキノロン剤を使わない．

淋菌治療には必要な薬剤濃度を，必要な期間維持することが重要であり，この点，単回投与法が合理的である．このような観点から注射剤による単回投与法として，海外では第一選択であるセフトリアキソン(ロセフィン)1.0 g静注のほか，セフォジジム(ノイセフ，ケニセフ)1.0 g単回静注，スペクチノマイシン(トロビシン)2.0 g単回筋注が勧められる．

経口剤での治療は薬剤感受性を確認してからにすべきであるが，その抗菌力をなお期待しうる経口剤としてはセフィキシム(セフスパン)200 mg，1日2回，3日間がある．

いずれにせよ経口剤による淋菌治療では治療後の消失を確認することが絶対必要である．

また淋菌性の骨盤内感染症には注射剤による7日間程度の治療が必要である．

## III．外陰腟感染症

カンジダによる外陰腟炎にはアゾール系の抗真菌薬の腟坐薬と外用軟膏，クリームの使用を行う．

トリコモナス症はメトロニダゾール(フラジール)の経口剤による治療を行うが，症状の早期消失のために腟坐薬を併用することもある．

一般細菌性腟炎にはクロラムフェニコールの腟坐薬(クロマイ腟錠)を使用する．なお老年婦人での閉経後萎縮性腟炎ではエストロゲン補充療法を併用する．

嫌気性菌による感染症とされる．細菌性腟症にはクロラムフェニコール腟坐薬にメトロニダゾール経口剤や経口ペニシリン剤を併用する場合がある．

### 文　献


1) 松田静治：産婦人科領域感染症．抗菌薬使用の手引き，日本感染症学会，日本化学療法学会編，協和企画，東京，pp.127-135, 2001
2) 保田仁介：骨盤内感染症ー特にいずれの臨床医も経験するPIDについて．京府医大誌 **110**：245-253, 2001
3) 保田仁介：術後感染症．臨床婦人科産科 **56**：562-564, 2002
4) 保田仁介：若年女性の性器クラミジア感染症．日本医師会雑誌 **126**：1141-1144, 2001
5) 保田仁介：性感染症．2002年今日の治療指針，医学書院，東京，p.790, 2002
6) 日本性感染症学会編：性感染症　診断・治療ガイドライン，2002年版
7) Mead, P. B., Hager, W. D., Faro, S. ed.：Protocols for Infectious Diseases in Obstetrics and Gynecology, Blackwell Science, Massachusetts, 2000

# 急性・慢性乳腺炎

鈴木育宏・徳田　裕

## はじめに

乳房の炎症性疾患の診断に際しては，まず第一に妊娠と産褥に伴った授乳性変化が起因しているか否かを検討することが重要である．さらに発症様式から，急性あるいは慢性に経過しているかを判断する必要がある．急性炎症の多くは授乳期，ことに産褥期に発生する産褥性乳腺炎 puerperal mastitis であり，うっ滞性乳腺炎 stagnation mastitis と急性化膿性乳腺炎 acute purulent mastitis に分類される．一方，慢性乳腺炎は結核，梅毒などの特異的炎症は別にして乳輪下膿瘍 subareolar abscess という特殊な形式で発症する．

表1　母乳および乳児への薬物移行（濃度：μg/ml）

| | 母体血 | 乳汁 | 新生児血 |
|---|---|---|---|
| ampicillin | 20〜35 | 5〜10 | 0.5〜1.0 |
| chloramphenicol | 20〜40 | 13〜30 | 2〜5 |
| colistin | 3〜5 | 0.5〜0.9 | 0.01〜0.05 |
| erythromycin | 5〜20 | 20〜50 | 10〜20 |
| gentamycin | 3〜8 | 1〜3 | |
| isoniazid | 6〜12 | 6〜12 | 3〜6 |
| kanamycin | 5〜35 | 2〜5 | 0.05 |
| leucomycin | 3〜15 | 0.5〜2 | 0.01〜0.05 |
| nalidixic acid | 20〜40 | 5〜10 | 10〜20 |
| oxacilin | 5〜10 | 0 | 0 |
| penicillin G | 60〜120 | 5〜35 | 0.2〜1 |
| rifampicin | 5〜15 | 2〜5 | 0.5〜2 |
| streptomycin | 20〜30 | 10〜30 | 0.01〜0.02 |

(Kuemmerle, H. P. et al.：Clinical Pharmacology in Pregnancy, p.255, 1984 より)

## 急性乳腺炎

急性炎症の多くは授乳期，ことに産褥期に発生する産褥性乳腺炎 puerperal mastitis であり，その頻度は全妊産婦の 1〜8.9% と報告され[1,2]，膿瘍形成を伴うものになると，4.8〜11% である[1,3]．まれに産褥期以外に，後述の乳輪下膿瘍が起因となり，あるいは誘因なく発症する急性乳腺炎もある．ここでは産褥性乳腺炎について述べる．一般に，妊婦は分娩直後から乳汁の分泌がみられるが，最も盛んなのは産褥 1〜2 週目である．その時期に，初産婦では授乳，搾乳が不慣れで，かつ乳管の発育が不十分であるために乳汁のうっ滞が起こりやすくうっ滞性乳腺炎となる．さらに乳頭の亀裂，表皮の剝離，咬傷を通して黄色ブドウ球菌，表皮ブドウ球菌の感染が起こると急性化膿性乳腺炎になる．これらの産褥性乳腺炎には予防が大切であり，妊娠中から乳房管理の必要性を患者自身に理解させておくことが重要である．

**1. うっ滞性乳腺炎** stagnation mastitis

乳汁の排出が不完全なため，乳汁がうっ滞して起こる非細菌性の乳腺炎である．通常，初産婦の産褥期の早期(1〜2 週)に発症することが多い．乳房のびまん性の腫脹と疼痛を訴える．治療の第一は，乳汁のうっ滞を除去することである．局所的には冷湿布を使用し，乳頭，乳房のマッサージで乳管を開通させ，授乳を積極的に行い，授乳後は，射乳や搾乳させることも有用で，さらに感染予防のために，乳頭，乳輪を清潔に保つことも大事である．乳汁分泌抑制剤である bromocriptine (Parlodel) を 2.5〜5 mg/日で投与し有効であるという報告もあるが，最近ではほとんど行われなくなった．膿が排出されていない限り母乳を与えることは可能である．局所の炎症性変化を観察し，発熱，白血球増多，CRP 高値などの全身所見と併せて，超音波にて膿瘍形成の有無を確認することが重要である．膿瘍の形成がみられなければ，上述のごとく保存的治療法で経過をみるが，疼痛の著明な症例，血液学的検査で炎症所見の強い症例などは，消炎鎮痛剤とともに予防的に抗生物質を投与することがある．起炎菌はブドウ球菌が多いので，β-ラクタム薬が適応になるが，多くのブドウ球菌がペニシリン耐性であるので，第一選択として，セフェム系抗生物質，第二選択としてニューキノロン系抗菌薬が適応になる．特にニューキノロン系では，母乳中への移行が問題になるので(**表1**)，授乳は中止して投与することが望ましい．American Academy of Pediatrics (AAP)が薬剤ならびに他の化学物質の母乳への移行に関して最終的に1994年に改訂しているので参照されたい(**表2**)．これにはエリスロマイシン，リンコマイシンなども投与可能としてあるが，これらは母乳中への移行が比較的良好なので，薬剤感受性をはじめ，必要性を十分に検討し投与するように努める．

**2.　急性化膿性乳腺炎** acute purulent mastitis

産褥の2〜3週後あるいは離乳期に起こりやすく，うっ滞性乳腺炎に，乳管口から逆行性に，あるいは乳頭の亀裂，表皮剝離，咬傷などからリンパ行性に細菌が感染することによって発症する．起炎菌は黄色ブドウ球菌，表皮ブドウ球菌が多く，半数近くを占め，ついでレンサ球菌，大腸菌である．最近ではMRSAによる乳腺炎の報告もある．症状は乳房全体あるいは一部の疼痛，発赤，腫脹，腫瘤，熱感などで，悪寒戦慄を伴う38℃以上の発熱がみられることもある．触診上は，膿瘍の形成に伴い波動を触知したり，同側の腋窩リンパ節の腫脹，圧痛を認めることが多い．このようにうっ滞性乳腺炎から化膿性乳腺炎に移行したり，膿瘍形成が疑われるときには，抗生物質の投与が必要となる．排膿した膿汁の細菌学的検査は，嫌気性菌やMRSAとの混合感染の可能性もあるので，必要不可欠であるが，起炎菌の同定と抗生物質の感受性の情報が得られるまでは，ブドウ球菌を想定して抗生物質を投与する．うっ滞性乳腺炎と同様に，セフェム系抗生物質を第一選択に，ニューキノロン系抗菌薬を第二選択とする．やはり母乳中への移行が問題になるので，授乳は中止することが望ましい．しかし，うっ滞した母乳のドレナージの役割を果たすので，搾乳，射乳は可能であればできるだけ続ける．さらに，膿瘍が形成されているときには，速やかに外科的に膿瘍の切開，排膿，debridementを行う．その際の切開線は，Langer線に沿った乳輪縁切開や弧状切開で行う．放射状切開は原則として行わない．膿瘍の広がりによっては，側方切開や乳房下縁切開が用いられることもある．症例に応じて，十分で，かつ美容的な面にも留意した切開線を選択するように心がけねばならない．乳腺内の膿瘍はしばしば多房性のことが多いので，局所麻酔下での不十分な切開は治癒を遷延させ，しばしば再切開が必要となるので，注意が必要である．

**表2　授乳中投与可能な抗生物質**

| | | |
|---|---|---|
| ペニシリン系 | AMPC<br>TIPC | サワシリン，パセトシン<br>モナペン |
| セフェム系 | CDX<br>CEZ<br>CTX<br>CFX<br>CAZ<br>CTRX | サマセフ，セドラール<br>セファメジン<br>クラフォラン，セフォタックス<br>マーキシン<br>モダシン<br>ロセフィン |
| マクロライド系 | EM | アイロタイシン |
| アミノグリコシド系 | KM<br>SM | カナマイシン<br>硫酸ストレプトマイシン |
| テトラサイクリン系 | TC | アクロマイシン，ブリサイTX |
| リンコマイシン系 | CLDM | ダラシン |

(American Academy of Pediatrics, Committee on Drugs, 1994より)

## 慢性乳腺炎(乳輪下膿瘍) ■

日常，外科外来において比較的よくみられる乳腺の慢性の炎症性疾患である．非授乳性乳腺炎のなかで最も頻度が高く，若年者から中高年まで幅広い年齢層に発症する．Haagensen[4]がその著書でrecurring subareolar abscessと記載しているものであり，いわゆる乳管拡張症とは独立した疾患概念である．その言葉通り，再発を繰り返す乳輪下の慢性化膿性炎症であり，その本体は主乳管上皮が種々の長さに扁平上皮化生squamous metaplasiaを起こし，その結果，keratinの塞栓を生じて，乳管拡張をきたし，管外に破壊して膿瘍や瘻孔を作るものである．やはり起炎菌としてはブドウ球菌が多い．乳輪下膿瘍と乳頭陥凹との関係についてAtkins[5]は68％に乳頭陥凹を認め本症との関係を指摘しているが，Haagensen[4]は，乳頭陥凹は乳頭部における炎症の二次性変化としている．最近，喫煙と乳輪下膿瘍の関係が報告され，原因は不明であるが，light smokerで9.2，heavy smokerで26.4のrelative riskがあるといわれている．症状は，乳輪下に有痛性の硬結が出現し，徐々に増大するにつれ，乳輪部の皮膚が膨隆，発赤し，やがて膿瘍が形成される．この膿瘍は，切開または自潰によりいったん治癒するが，その多くは再発し，長期にわたり再燃を繰り返す．炎症の活動期には乳輪下の膿瘍に対する，切開，排膿と抗生物質の投与を行う．この際にも妊娠，授乳の有無を念頭に入れ，抗生物質の選択を行う．

## 治療の実際と注意点

上述のごとく，急性乳腺炎，慢性乳腺炎ともに，黄色ブドウ球菌，表皮ブドウ球菌が起炎菌であることが多い．いずれの場合も，妊娠，授乳の有無を念頭にいれ，特に，産褥期に発症することがほとんどなので，授乳の有無を必ず確認し，抗生物質を選択する．表1に示すごとく，抗生物質の乳汁への移行は低いが，授乳中の患者への抗生物質の投与は授乳を止めて行うことが望ましい．ブドウ球菌の多くはペニシリン抵抗性であるので，β-ラクタム薬，ニューキノロン系抗菌薬を選択する．ニューキノロン系抗菌薬も授乳を中止すれば投与可能である．さらに，うっ滞した乳汁や，膿汁のドレナージに役立つので，搾乳，射乳はできる限り継続させる．投与量，投与方法などは一般成人の場合と同様に扱うが，もし，1週間ほどこれらの治療を続けても抗生物質に反応がみられないときには，超音波検査，穿刺吸引細胞診を行い，腫瘍性病変を除外する．特に皮下のリンパ管への癌細胞浸潤を特徴とする予後不良な炎症性乳癌との鑑別はしばしば困難なときがあるので，わずかでも炎症性乳癌が疑われるときには，切除生検，針生検を行い，炎症性乳癌の可能性を除外することが肝要である．乳腺炎と比較して，血液学的検査で炎症所見の少ない傾向にあるが，一定ではないので，常に，炎症性乳癌の存在を念頭にいれて治療することが大切である．先のAmerican Academy of Pediatrics (AAP)の総括では，母親への薬剤投与時の注意点として，副作用の少ない薬剤の選択すること，母親，児への移行が低く，半減期の短い薬剤であること，薬剤投与は授乳直後あるいは児が長い眠りに入る直前に行うこと，児を注意深く観察することなどの注意点があげられている．常に，授乳の有無を念頭に置き，薬剤感受性，副作用を考慮にいれながら慎重に薬剤を選択することが重要である．

## 具体的な処方例

セフゾンカプセル(100 mg) 3カプセル 分3，3〜7日
バナン錠(100 mg) 2錠 分2，3〜7日
パンスポリンT錠(100 mg) 3錠 分3，3〜7日
フロモックス錠(100 mg) 3錠 分3，3〜7日
シプロキサン錠(100 mg) 3錠 分3，3〜7日

## おわりに

急性・慢性乳腺炎は，予後不良な炎症性乳癌との鑑別が問題となる．少しでも炎症性乳癌の可能性が否定できない場合には，皮膚生検，針生検を行い，早急な対応が必要となるので注意を要する．

### 文 献

1) Leary, W. G. Jr.：Acute puerperal mastitis — a view. Calif Med **68**：147-151, 1948
2) Fulton, A. A.：Incidence of puerperal and lactational mastitis in an industrial town of some 43900 inhabitants. Br Med J **1**：693-696, 1945
3) Devereux, W. P.：Acute puerperal mastitis：Evaluation of its management. Am J Obstet Gynecol **108**：78-81, 1970
4) Haagensen, C. D.：Disease of the Breast, 2nd ed, W. B. Saunders, p.337, 1971
5) Atkins, H. J. B.：Mammillary fistula. Brit Med J **2**：1473-1474, 1955

# つつが虫病と日本紅斑熱

小田 紘

## はじめに

つつが虫病と日本紅斑熱はダニ媒介性のリケッチア症で，いずれも発熱と発疹を主徴とする．両疾患の病原体と媒介ダニ(ベクター)の種類は異なるが，臨床症状や治療法には共通点が多い．いずれも4類感染症に指定されており，診断した医師は直ちに保健所へ届け出る必要がある．

つつが虫病は，かつては秋田，山形，新潟の3県を中心とした地域のみに発生する重篤な熱性疾患として知られていた(古典型つつが虫病)．しかし，第二次世界大戦後は日本全国でみられるようになった(新型つつが虫病)[1]．一方，日本紅斑熱は1984年に最初の症例が発見されて以来，西日本地域を中心に発生が報告されている[2]．

## 基礎知識

### 1. 病原体と感染経路

#### a. つつが虫病

病原体は*Orientia tsutsugamushi*(旧称*Rickettsia tsutsugamushi*)で，ベクターはツツガムシ(小型のダニ)である．ツツガムシは一生の大半を地中で過ごすが，卵からふ化して間もない幼虫の時期に限って数日間だけ地上に出て哺乳動物に吸着する．このとき，たまたま吸着されたヒトはリケッチアの感染を受ける．古典型と新型では媒介ツツガムシの種類が異なり，それらの幼虫の活動時期に一致して古典型は7〜8月に，新型は10〜12月に発生する．ただし，北日本では4〜6月にも新型の発生がある．

#### b. 日本紅斑熱

病原体は*Rickettsia japonica*で，ベクターはマダニ類である．マダニ類は地上で哺乳動物への吸着を繰り返しながら成長するため，つつが虫病の場合とは違って，ダニの成長段階に関係なく感染が起こりうる．そのため本症の発生には明確な季節性はないが，マダニ類の活動が盛んな4月〜10月に多い．主として関西以西の西日本地域において発生がみられている．

### 2. 臨床像

#### a. つつが虫病

古典型も新型も臨床的にはほぼ同様で，潜伏期は1〜2週間で，頭痛や関節痛などを伴った急激な発熱，全身の発疹，刺し口の形成，を三大主徴とする．リンパ節の腫脹がみられることも多い．刺し口とはツツガムシに刺された部位の皮膚病変で，直径1 cm程度の黒色痂皮の周囲に発赤が認められる．発疹は第3〜5病日ごろから体幹に出現し全身に広がる．血液生化学的検査ではGOT，GPT，LDHが高値をとり，CRPが強陽性となる．重症の場合には肺炎，脳炎などの症状がみられることもあり，DICを起こして死亡することもある[3]．

#### b. 日本紅斑熱

潜伏期は2〜8日で，頭痛，発熱，悪寒戦慄をもって急激に発症する．ほとんどの症例で皮膚の刺し口を認める．発熱と同時，または2〜3日遅れて米粒大から小豆大の紅斑が多発する．紅斑部に瘙痒感はなく，3〜4日目から出血性となる．リンパ節の腫脹は著明でないことが多く，刺し口もつつが虫病に比べるとやや小さい傾向がある[2]．

## 鑑別診断と確定診断

いずれの疾患についても，臨床症状に加えて，発生の季節性，発症より数日〜2週間前の野外における活動歴，および発生の地域性を考慮して本症を疑う．確定診断は治療開始前の患者血液からの病原体分離，ペア血清による抗体検査，または血液を検体とするPCRによって行われる．通常は抗体価の測定によって診断されることが多い．

鑑別すべき診断としては各種の熱性発疹性疾患が対象となる．臨床症状や経過に加えて，季節や

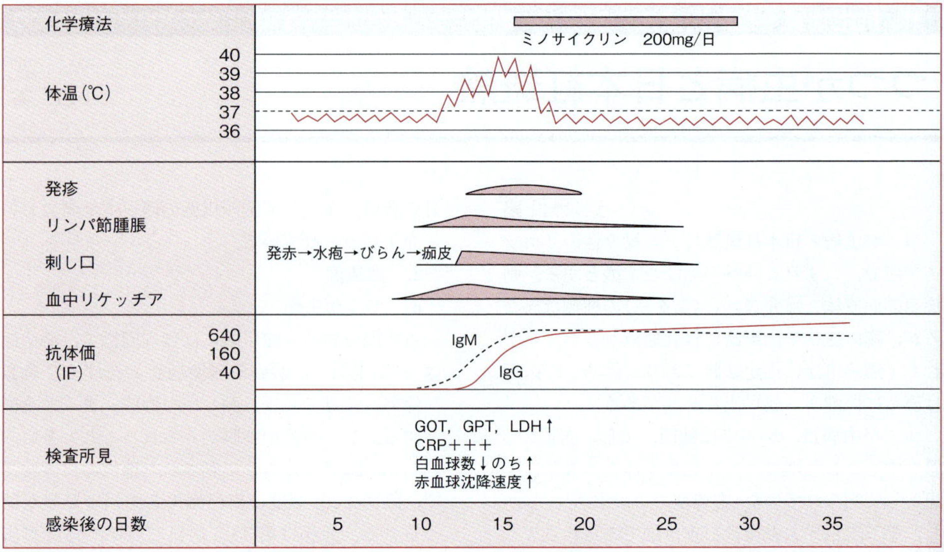


図1　つつが虫病の臨床経過(模式図)

地域性も参考とする．

### 第一，第二選択薬

つつが虫病と日本紅斑熱のいずれに対してもテトラサイクリン系抗生物質が第一選択薬であり，これにより劇的な症状の改善がみられる．

第二選択薬としては，つつが虫病と日本紅斑熱のいずれに対してもクロラムフェニコールが用いられる．その他，日本紅斑熱に対してはニューキノロンも有効との報告がある[4]．

いずれの疾患に対しても$\beta$-ラクタム系およびアミノ配糖体系抗生物質は全く効果がない．

### 治療の実際と注意点

**処方例**(つつが虫病と日本紅斑熱に共通)

1) ミノマイシンカプセル，またはビブラマイシン錠 1回100 mg，1日2回 経口投与
2) テトラサイクリン 1回0.25 g，1日4回 経口投与
3) 重症例や内服不可の場合は下記を用いる．

ミノマイシン注，またはビブラマイシン注 1回100 mg 12時間ごとの点滴静注

内服が困難な場合を除けば，最初から経口投与で十分の効果が得られる．また，解熱後はミノマイシンまたはビブラマイシンの投与量を半減してもよい．

### 治療の開始と投与期間

野外での活動歴と臨床所見，および疫学的事項からつつが虫病や日本紅斑熱が強く疑われる場合には，検査の結果を待つことなく化学療法を開始すべきである．多くは治療開始後48時間以内に解熱し，諸症状の改善がみられる．なお，テトラサイクリン系抗生物質は静菌的作用しか発揮しないので，解熱後も最低5〜7日間程度は薬剤の使用を続ける必要がある．

### 臨床経過

つつが虫病の典型的な臨床経過を**図1**に示す．

#### 文　献

1) Kawamura, A. Jr.：Tsutsugamushi disease—An overview. Tsutsugamushi Disease Kawamura, A. Jr. et al. ed., University of Tokyo Press, pp.3-34, 1995
2) 馬原文彦，藤田博己：日本紅斑熱．最新医学 **54**：757-766, 1999
3) 橘　宣祥：リケッチア症．最新内科学大系 感染症3，斎藤　厚ほか編，pp.29-50, 1994
4) 馬原文彦：日本紅斑熱．化療の領域 **9**：1686-1689, 1993

# ライム病

川端眞人

## はじめに

ライム病は1970年代にマダニ刺咬症に続発する関節炎など多彩な症状を呈する感染症としてアメリカで最初の症例が報告された．一方，ヨーロッパでは19世紀末からマダニ刺咬症に続発する遊走性紅斑や髄膜炎が知られており，ライム病が報告された当初はヨーロッパの報告例との比較から，臨床経過の記載が混乱した．その要因として，多彩な臨床症状が強調されたこと，特異性の低い血清診断を応用したことがあげられる．最近ではライム病の診断基準や臨床像が整理され，治療法に関しても無作為比較対照試験 randomized controlled trial(RCT)による情報が蓄積されてきた．多くの症例は予後良好な感染症であるが，晩期症状の予防の意味で治療は必要である．

## 基礎知識

### 1. ライム病の地理的分布

アメリカでは患者は全域に分布するが，北東部・東海岸中部・中部地区の北部，さらに西海岸に流行地があり，カナダにも分布する．もう一つの流行地はヨーロッパ諸国で，ヨーロッパの分布域が帯状にユーラシア大陸を東に延び，日本を含むアジアの北東部に達する．

### 2. 病原体

病原体は1980年代に患者やマダニから分離されたボレリア属の新種，*Borrelia burgdorferi* である．病原体ボレリアには3種の遺伝子型(種)：*B. burgdorferi* sensu stricto，*B. garinii*，*B. afzelii* が存在し，それぞれ関節炎，神経症状，皮膚症状の形成と関連する[1]．ライム病の臨床経過には地域差があり，病原体ボレリア種の分布の違いに由来すると考えられる．

### 3. 感染様式

大型で野山に生息するマダニによって媒介される．卵から孵化した幼ダニは2回脱皮して若ダニ，成ダニと変態し，それぞれの発育期に1回吸血する．アメリカやヨーロッパでは若ダニが媒介し，日本では成ダニによる感染が多い．マダニはさまざまな動物種に寄生してライム病を伝播するため，ライム病は人畜共通感染症となる．シカや野ネズミなどの野生動物，さらに家畜やペットにも感染し保菌宿主となる．

### 4. 臨床経過

臨床的には，早期症状(限局性，播種性)，未治療の晩期症状，治療後の慢性期症状に分類するのが治療に実用的である[2]．

#### a. 早期限局性症状

典型的な症状は遊走性紅斑(EM)である．マダニ刺咬症後5～14日で紅斑形成が始まり，数日から数週かけて拡大する．随伴症状として，倦怠感・発熱・頭痛・筋肉痛・関節痛・リンパ節腫脹がみられる．

#### b. 早期播種性症状

発病後数日から数週が経過すると，ボレリアは血行性に皮膚・循環器・神経系などに拡散する．皮膚症状では二次性紅斑，循環器症状ではAVブロックが多い．神経系に拡散すると末梢神経，脳神経を含む，多様な末梢神経炎を生じる．

#### c. 未治療症例の晩期症状

未治療放置すると，病原体ボレリアは皮膚・関節・神経系に長期間生存して晩期症状を形成する．皮膚にみられる晩期症状にはリンパ球腫と慢性萎縮性肢端皮膚炎がある．アメリカでは単発および多発の関節炎の頻度が高い．

#### d. 治療症例の慢性所見

治療後の慢性ライム病の定義は不明確であるが，治療にもかかわらず早期播種性病変の一部，例えば脳炎や末梢神経炎の神経症状，関節炎が数年間継続する症例がみられる．

### 5. 診　断

他の感染症と同様に，最も信頼のおける診断法は培養によって病原体ボレリアを検出する方法で

表1 推奨されるライム病の治療

| 病期のステージ | 抗生物質 | 投与量・期間 |
|---|---|---|
| 早期症状 | | |
| 遊走性紅斑(EM) | doxycycline | 100 mg：分2, 14〜21日間, 経口 |
| | amoxicillin | 500 mg：分3, 14〜21日間, 経口 |
| | cefuroxime axetil | 500 mg：分3, 14〜21日間, 経口 |
| 顔面神経麻痺 | EMに同じ | |
| 髄膜炎 | ceftriaxone | 2g：分3, 14日間, 静注 |
| | cefotaxime | 2g：分3, 14日間, 静注 |
| | penicillin G | 1,800万〜2,400万単位：分4, 14日間, 静注 |
| 心筋炎 | EMに同じ | |
| | ceftriaxone | 14日間, 静注 |
| 晩期症状 | | |
| 皮膚症状 | EMに同じ | |
| 神経症状 | 髄膜炎に同じ | |
| 関節炎 | doxycycline | 100 mg：分2, 28日間, 経口 |
| | amoxicillin | 500 mg：分3, 28日間, 経口 |
| | ceftriaxone | 2 g：分3, 14〜28日間, 静注 |

ある．しかし，臨床検査室での応用は特殊な培地が必要なこと，結果までに時間がかかることから実用性は低い．診断にはIFA(間接蛍光抗体法)やELISAのキットが市販され，スクリーニング法として利用される．確定診断には免疫ブロット法が利用され，現在ではエイズ検査と同様に2段階検査が推奨される．第1段階では特異性は低くても感度に優れた血清反応でスクリーニングし，第2段階は特異性に優れた免疫ブロット法を採用する．

## 選択抗生物質(第一選択，第二選択)

ライム病では多くの症状は治療なしでも自然治癒するため，治療効果の解釈や判断を困難にする一方で，多くの無作為比較対照試験(RCT)の成績が蓄積されている[3]．経験的に知り得たアメリカで推奨されているライム病治療処方を**表1**に示す．薬剤の選択，投与量など治療時には参考になる．標準的な治療の目的は，未治療にみられる晩期所見を予防することである．

子供や妊婦などを除きテトラサイクリンの投与可能な症例では，doxycyclineが早期ライム病の第一選択となる[4]．amoxicilinも広く使用されるが，doxycyclineの方が経口での吸収が良く，中枢神経系への移行もよく勧められる．髄膜炎など神経系の症状がある場合，重篤な循環器症状，関節症状にはceftriaxoneやcefotaximeの静注を優先する．第二選択として，cefuroxime axetilやマクロライド系を用いる．cefuroxime axetilは早期ライム病にはdoxycyclineと同程度に効果的である．

## 治療の実際と注意点

治療後の慢性症状や未治療の晩期症状に対しては，penicillinやdoxycyclineなどを有効とする報告はあるが，証明は十分ではない．

マダニ刺咬症後に抗生物質の予防投与は有効とされる．アメリカではワクチン接種が推奨されているが，病原体ボレリアが異なる日本やヨーロッパでは効果は疑問視されている．

ライム病治療の副作用には，Jarisch-Herxheimer反応が出現する．死滅したボレリアに対する反応で，発熱・悪寒・関節痛・筋肉痛など抗生剤の初回投与時からみられることもある．

### 文 献

1) Shapiro, E. D., Gerber, M. A.：Lyme disease；Fact versus fiction. Pediatric Annals **31**：170-177, 2002
2) Hu, L. T., Klempner, M. S.：Update on the prevention, diagnosis, and treatment of Lyme disease. Adv Int Med **46**：247-275, 2001
3) Hayes, E.：Lyme disease. Clic Evid **7**：652-664, 2002
4) Wormser, G. P. et al.：Practice guidelines for the treatment of Lyme disease. Clin Infec Dis **31**(suppl 1)：S1-14, 2000

# 肺結核症

和田雅子

## はじめに

結核症は肺結核症と肺外結核に分けられる．肺外結核の定義にもよるが，日本では2002年の新登録患者32,828例中80.6%(26,472例)が肺結核症である．結核症は初感染後に発病する一次結核症と初感染時には発病を免れ，特異的結核免疫をもった者に発病する二次結核症に分けられる．人から人へと空気感染する疾患であるので，診断した医師は2日以内に患者の住所の所轄保健所に届けなければならない．

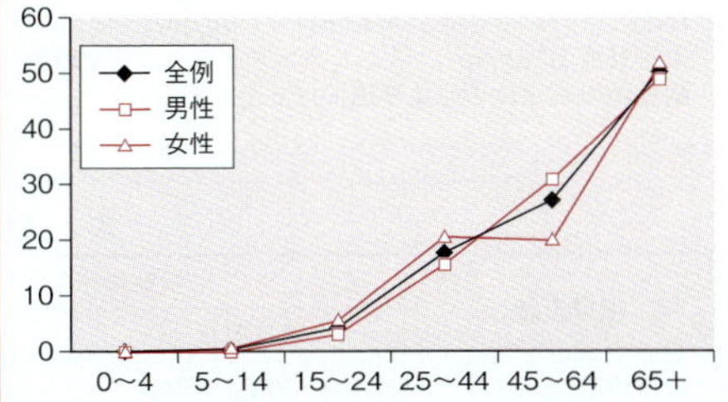


図1　活動性結核の性，年齢分布(結核の統計2003)

## 基礎知識

### 1. 臨床細菌学

結核菌は遅発育菌群と迅速発育菌に分けられる抗酸菌群に属しており，結核菌群の中には *M. tuberculosis*，*M. africanum*，*M. bovis* などがある．*M. africanum* はアフリカの住民の結核類似疾患から分離された菌であるが，日本では分離されていない．BCG は *M. bovis* の弱毒菌である．日本では結核患者から分離される結核菌は *M. tuberculosis* であると考えてよい．しかし膀胱癌に対する BCG 注入療法後に分離される結核菌は *M. vobis* BCG であると考えられるので注意を要する．

### 2. 疫　学

結核症は届け出伝染病であるので，市町村あるいは保健所に届けられた届け出票に基づいて発生動向調査が行われている．発生動向調査の月報の結果は国立感染症研究所感染症情報センターまたは結核予防会結核研究所のホームページ(http：//www.jata.or.jp/tbmr/)からみることができる．1年間の発生情報は「結核の統計2002」として厚生労働省健康局結核感染症課から出版されている．2002年の罹患率は人口10万対25.8であり，米国6，英国10，ドイツ8(2001年)に比較するとまだまだ高く，結核中進国である．日本の結核の疫学的特徴は新登録患者の50.3%は65歳以上の高齢者で占められていることである(図1)．男性は女性より1.9倍多く，若年齢層では女性が男性より上回っている．

### 3. 臨床像

肺結核症に特異的な症状はなく，他の呼吸器感染症と同様に咳，痰，血痰，胸痛などの呼吸器症状と発熱，食思不振，体重減少，全身倦怠感などの全身症状である．呼吸器症状が2〜3週間以上続いた場合には肺結核症を疑い胸部X線撮影を行うべきである．また気管・気管支結核の場合には正常の胸部X線像を呈したり，または陳旧性陰影のみの場合もあるので，胸部X線写真の結果にかかわらず検痰を行うことが重要である．結核性胸膜炎の場合には肺結核症には通常みられない胸痛，呼吸困難がみられる．まれには結核性心嚢炎を起こすことがあるので，心嚢炎をみた場合には結核性心嚢炎を鑑別診断する必要がある．

### 4. 確定診断

結核症の確定診断は臨床検体から結核菌を分離

表 1　各薬剤に対する耐性菌の頻度(%)(1997 年度結核療法研究協議会)

| | 初回治療例(n＝1,374) | | 治療歴のある例(n＝264) | |
|---|---|---|---|---|
| | 単剤 | 他の耐性を含む | 単剤 | 他の耐性を含む |
| INH* | 2.0 | 4.4 | 6.8 | 33.0 |
| RFP** | 0.2 | 1.4 | 0.8 | 21.6 |
| SM† | 5.2 | 7.5 | 6.4 | 24.2 |
| EB†† | 0.1 | 0.4 | 0 | 15.2 |
| いずれか 1 剤 | 10.3 | | 42.4 | |
| 多剤耐性§ | 0.8 | | 19.7 | |

*：INH：イソニアジド，薬剤濃度 0.2 μg/ml，**：RFP：リファンピシン，薬剤濃度 40 μg/ml，†：ストレプトマイシン，薬剤濃度 10 μg/ml，††：エタンブトール，薬剤濃度 2 μg/ml，§：少なくても INH と RFP に耐性
耐性菌の判定は 1% 比率法で行った．

表 2　勧められる標準治療

| 治療方法 | 初期強化療法* | | 維持期治療** | |
|---|---|---|---|---|
| | 選択薬剤 | 治療期間 | 選択薬剤 | 治療期間 |
| 2HRZE または S/4HR | INH，RFP，PZA，EB または SM | 2ヵ月 | INH，RFP または ＋EB | 4ヵ月 |
| 6HRE または S/3HR† | INH，RFP，EB または SM | 6ヵ月 | INH，RFP | 3ヵ月 |

*　：結核の治療は大量の排菌がみられる初期に強力な治療を行い，迅速に結核菌を殺菌する方法として強力な薬剤を多剤併用する．通常は 2〜3ヵ月を初期強化期間としている．
**：初期強化期間に殺菌できなかった半休止期にある菌を殺菌する．
†　：80 歳以上の高齢者または重篤な肝疾患の合併などの PZA 禁忌の場合選択する．

することでつけられる．活動性肺結核 26,472 例中 17,534 例(66.2%)は X 線診断(臨床診断)で診断されている．米国では届け出患者の 80% に結核菌が検出されている．喀痰検査が重要である．1 回のスポット検査では陽性率が低いため最低 3 回連続検査する必要がある．検査には塗抹検査，培養検査，同定検査，薬剤感受性試験が含まれる．すべての検査が全例について行われるべきである．塗抹検査は見落としを防ぐために蛍光法で行うことが推奨されている．また培養は一方にしか生えない菌があるため，固形培地と液体培地の両者を使用するように勧められている．同定法には生化学的方法によるものと DNA プローブを用いたアキュプローブ法，免疫学的手法を用いたキャピリア TB が使用可能である．簡便性の点から考慮するとキャピリア TB が優れている．核酸増幅法も臨床検体に応用できるようになったが，感度が高い検査法であるために，擬陽性となることがあるので解釈には注意を要する．またこのような擬陽性の問題が起こらないように，米国では塗抹陽性検体のみに核酸増幅法を許可している．薬剤感受性試験も固形培地による方法と液体培地による方法が可能である．われわれの施設での経験では，従来の小川培地を用いた結果と液体培地による結果に一致しない場合があるので注意を要する．

**5.　耐性菌の頻度(表 1)**

耐性菌の頻度を知ることは治療方法を選択するときに重要である．日本の結核サーベイランスでは耐性菌についての情報は得られないが，結核療法研究協議会が 5 年ごとに行っている耐性菌サーベイランスの結果によると，初回治療例では INH，RFP，SM，EB のいずれか 1 剤に耐性である頻度は 10.3%，多剤耐性の頻度は 0.8% である．INH への耐性菌の頻度は 4.4% である．既治療例では 1 剤耐性の頻度は 42.4%，多剤耐

表3　具体的な処方例

| 抗結核薬 | 1日投与量* | 国際基準 | 投与量 |
|---|---|---|---|
| 1. イソニアジド | 300～ 400 mg | 5 mg/kg | 分1内服 |
| 2. リファンピシン | 300～ 600 mg | 10 mg/kg | 分1内服 |
| 3. ピラジナミド | 800～1,500 mg | 20～30 mg | 分1内服 |
| 3. エタンブトール | 500～1,000 mg | 15～25 mg/kg | 分1内服 |
| 4. ストレプトマイシン | 毎日 500～ 750 mg<br>週2回 750～1,000 mg | 15 mg/kg | 分1筋注 |

*：1日投与量は簡便のために体重50 kgを境に2投与量を勧めていたが，体重あたりで計算して処方することが望ましい．

性菌の頻度は19.7%である[1]．

## 選択抗生物質（第一選択，第二選択）■

日本では結核の診断治療は結核治療指針に基づいて行うように指導されている（**表2**）．従来標準治療として3法が認められていたが，結核病学会の見解に基づきH 16.6.21に「結核医療の基準」の一部が改正され，標準治療方式は2つとなった．また初回INH耐性の頻度が4.4%と，CDC，ATS[2]がすべての初回治療例はINH，RFP，PZA，EBまたはSMを使用するように指針として出している耐性菌の頻度4%を越えているので，PZAの禁忌以外の症例では4剤併用するよう勧めている．

## 治療の実際と注意 ■

具体的な処方例を**表3**に示した．従来投与量は簡便のために体重50 kg未満と以上に分けて示されていたが，体重を測定し投与することが望ましい．日本では副作用をおそれるあまり，不十分な量を処方している例が散見されるが，殺菌効果を考え，必要十分な投与量を投与すべきである．実際に治療開始する場合には治療歴の有無を問診することが重要である．表1に示したように治療歴の有無により耐性菌の頻度が異なる．治療歴がある場合には前回の治療が規則的に行われ必要十分な治療を行っているか問診する必要がある．標準治療を行った場合の再治療では耐性を獲得している可能性は低いが，不十分な治療または中断を繰り返して再発した場合には耐性獲得の危険が高いので，治療薬の選択は慎重にすべきである．基本的には前回使用していない抗結核薬を3剤以上組み合わせて治療開始し，薬剤感受性試験の結果に基づいて治療薬を変更する．耐性薬の判断が困難な場合には薬剤感受性試験の結果がわかるまで治療を保留する方法が新たな耐性獲得を防止するために有用であるとの報告もある．

## 耐性結核の治療 ■

耐性結核の治療は十分な経験と知識が必要である．必ず外科療法もできる化学療法の専門家がいる医療機関で行うことが望ましい．耐性菌の種類による治療法は医療基準には示されていないので，**表4**にIseman[3]，**表5**にニューヨーク市健康局結核対策課[4]の推奨している治療方法を掲載した．他にWHOが推奨する治療方法があるが薬剤感受性試験が不明であることをもとにした治療方法なので勧められない．表4と表5はほとんど同じであるが，異なる点は後者ではHIV感染者と非感染者別に治療期間を示していることと，外科療法を勧める基準が異なっている．Isemanは菌陰性化が得られてからも空洞が残存した場合には外科療法を考慮するように勧めているが，後者では適切な治療を行っても4ヵ月後に菌陰性化できない場合のみを外科療法の対象としている．またここでは紹介しなかったが，後者のプロトコールには細かい治療上の留意点が記載されていることである[4]．詳細に興味がある読者は原典を参照されたい．耐性結核の基本は(1) PZAを併用（使用頻度が低いため耐性菌の頻度も低いと考えられている），(2) アミノグリコシドのうち1剤を使用，(3) ニューキノロン薬から1剤使用，

表 4　Iseman, M. D. の推奨する耐性結核の治療

| 耐性の種類 | 推奨される治療 | 治療期間（月） | コメント |
|---|---|---|---|
| INH，SM，PZA | RFP，PZA，EB，AMK* | 6〜9 | 100％の反応と5％以下の再発率 |
| INH，EB（±SM） | RFP，PZA，OFLX または CPFX，AMK | 6〜12 | 効果は上記の治療法と同様 |
| INH，RFP（±SM） | PZA，EB，OFLX または CPFX，AMK | 18〜24 | 外科手術を考慮 |
| INH，RFP，EB（±SM） | PZA，OFLX または CPFX，AMK，＋2 剤† | 菌陰性化後 24 | 外科手術を考慮 |
| INH，RFP，PZA（±SM） | EB，OFLX または CPFX，AMK，＋2 剤† | 菌陰性化後 24 | 外科手術を考慮 |
| INH，RFP，PZA，EB | OFLX または CPFX，AMK，＋3 剤† | 菌陰性化後 24 | 可能であれば外科手術 |

*：AMK は日本では一般的に使用しない．AMK の代わりに SM，KM，EVM が使用可能である．
†：ethionamide（TH），cycloserine（CS）または para-amino salicylic acid（PAS）などの二次薬の中から感受性のある薬剤を選択する．

表 5　ニューヨーク市健康局結核対策課の推奨する治療

| 耐性の種類 | 推奨する治療 | 治療期間 | コメント |
|---|---|---|---|
| INH（±SM） | RFP，PZA，EB | 6〜9 ヵ月または菌陰性化後 6 ヵ月のいずれか長い方 | 広範囲の病巣の場合には第 4 の薬剤としてニューキノロン薬かアミノグリコシドを使用 |
| RFP（±SM） | a. INH，PZA，EBとアミノグリコシド<br>b. INH，PZA，SM* | a. 菌陰性化後 18 ヵ月<br>b. 9 ヵ月 | 適切な治療開始 4 ヵ月後に菌陰性化が得られなかった場合は外科療法を考慮 |
| INH，EB（±SM） | RFP，PZA，FQ**，アミノグリコシド | 9〜12 ヵ月または菌陰性化後 6 ヵ月のいずれか長い方 | |
| INH，RFP（±SM） | PZA, EB, FQ, アミノグリコシド | ・HIV 陰性でかつ非空洞型の場合は菌陰性化後 18 ヵ月<br>・HIV 陽性または危険因子のある患者または空洞例は菌陰性化後 24 ヵ月 | 適切な治療開始後 4 ヵ月で菌陰性化できない場合には外科療法を考慮 |
| INH，RFP，EB（±SM） | PZA，FQ，アミノグリコシド，＋少なくても 1 剤の感受性のある二次抗結核薬† | ・HIV 陰性でかつ非空洞例は菌陰性化後 18 ヵ月<br>・HIV 陽性または危険因子のある患者または空洞例では菌陰性化後 24 ヵ月 | 適切な治療開始 4 ヵ月後に培養陰性とならない場合には外科療法も考慮 |
| INH，RFP，PZA（±SM） | EB，FQ，アミノグリコシド，＋少なくても 1 剤の感受性のある二次薬† | ・HIV 陰性かつ非空洞例では菌陰性化後 18 ヵ月<br>・HIV 陽性または危険因子のある患者または空洞例では菌陰性化後 24 ヵ月 | 適切な治療開始 4 ヵ月後に菌陰性化が得られなかった場合には外科療法を考慮 |
| INH，RFP，PZA，EB（±SM） | FQ，アミノグリコシド，＋少なくても 2 剤の感受性のある二次薬† | ・HIV 陰性かつ非空洞例では菌陰性化後 18 ヵ月<br>・HIV 陽性または危険因子のある患者または空洞例では菌陰性化後 24 ヵ月 | 適切な治療開始 4 ヵ月後に菌陰性化が得られなかった場合には外科療法を考慮 |

*：SM に耐性でない場合，**：FQ（ニューキノロン剤），†：ethionamide（TH），cycloserine（CS），para-amino salicylic acid（PAS）

(4) 感受性ある二次薬を2剤以上併用することである．

## 抗結核薬の作用機序と投与量および投与方法

現在日本で使用可能な抗結核薬は10種類である．また抗結核薬でないが抗結核菌作用がある薬剤としてニューキノロン薬がある．**表6**に作用機序と主な代謝経路を示す．作用機序の詳細については不明の薬剤があるが，最近の研究で耐性菌に関連がある遺伝子が発見され，一部の薬剤の耐性菌の診断に利用されている．**表7**に通常成人投与量と最高血中薬剤濃度およびMICを示す．MICは使用される培地によっても調べる菌によっても異なる．感受性試験を行う薬物濃度は固形培地を用いた場合にはINH 0.2 μg/ml，RFP 40 μg/ml，EB 2 μg/ml，SM 10 μg/mlで行っている．成人投与量は一般的に日本では諸外国に比較してINHは多め，RFPは少なめに使用されている．おそらく日本人はrapid acetylatorが多いのでINHの投与量が多めに設定されたのではないかと考えられている．しかしINHのアセチル化の遺伝子型と治療失敗については週1回療法ではrapid acetylatorではslow acetylatorよりも治療成績が劣っていたことが報告されているが，その他の治療方法において差はみられない．

## 投与期間と中止，無効の判定法

投与期間は表2，4，5に示してあるが，感受性結核の治療中副作用などで中止した薬剤がある場合には，その薬剤耐性結核と同様に扱う．また休薬期間がある場合は休薬した時期にもよるが，休薬した期間の約2倍の期間を延長するのが安全と考えている．実際には治療期間が短くて失敗するより不必要に長い治療を行っている場合の方が多い．治療開始時の薬剤感受性試験が不明で，治療中に再排菌が起こった場合には必ず感受性試験を行い，その結果に基づいて治療変更すべきであり，感受性が不明のままいたずらに新たな抗結核薬を加えないことが耐性獲得防止のために重要なことである．また治療開始4ヵ月後の培養が陰性とならない場合には治療失敗であるので，治療法を変更するかまたは外科療法を考慮すべきである．

## 抗結核薬と他剤の相互反応(表8)

近年高齢者が結核を発症することが多くなってきたことと，種々の医学の発展により免疫抑制薬などの投与を受けている者に結核を発症することがある．このような場合併用している薬剤と抗結核薬の相互反応を知ることは治療上必須である．

RFPはチトクロムp450-3A(CYP 3A)を誘導するのでこの酵素で代謝される薬剤の代謝を亢進し作用を弱める．代表的な薬剤としてシクロスポリン，ワーファリン，スルホニル尿素薬，経口避妊薬，糖質ステロイドなどである．特にHIVまたはAIDSに合併した結核の治療に抗ウイルス療法を併用する場合，非核酸系逆転写酵素阻害薬やプロテアーゼ阻害薬はRFPと併用禁忌である．リファマイシン系薬剤はCYP 3Aを強力に誘導することが知られており，最も強力に誘導するのはRFPで，ついでリファペンチン(日本では認可されていない)，最も弱いのがリファブチン(RFB)である．非核酸系逆転写酵素阻害薬(ネビラピン，エファビレンツ)やプロテアーゼ阻害薬(インジナビル，サキナビル，リトナビル，ネルフィナビル，アンプレナビル)を使用する場合にはRFPの代わりにRFBを使用することが勧められている．日本では一般にRFBは入手できないが，HIVまたはAIDS関連の結核症の場合には使用することができる．HIV感染またはAIDS合併の結核症に対しいつ抗ウイルス療法を開始するかであるが，これは同時に開始すると副作用が抗結核薬で起こっているものか抗ウイルス薬で起こっているものかわからなくなるので，結核の治療を2ヵ月間先行して行い，抗結核薬の副作用を確かめてから抗ウイルス療法を行うように勧めている研究者もいるが，一般的には血液中のウイルスのコピー数と$CD4^{+}$ T細胞数を目安にして始めるように勧告されている．始めるにあたっては一生涯続けなければならないこと，副作用の強い薬を服用するために患者へ十分説明し，服用開始する時期を決めるべきである．抗ウイルス

表 6　抗結核薬の作用機序と主な代謝経路

| 抗結核薬 | 作用機序 | 主な代謝経路 |
|---|---|---|
| 一次抗結核薬経口薬 | | |
| INH | ミコール酸合成阻害，細胞壁の合成阻害 | 肝臓，小腸．主に尿中に排泄される |
| RFP | RNA ポリメラーゼのβサブユニットの阻害を介した DNA 転写への障害 | 肝臓で代謝され胆汁に排泄される．一部は尿からも排泄される |
| PZA | 脂質代謝に影響* | 肝臓で代謝され尿中に排泄される |
| EB | 細胞膜の合成阻害 | 腎臓から排泄される |
| 注射薬 | | |
| SM，KM | 蛋白の合成阻害 | 90% は変化しないで尿中へ排泄される |
| 二次抗結核薬 | | |
| PAS | パラアミノ安息香酸と競合しジヒドロプテロイン酸シンターゼの阻害 | 肝臓でアセチル化され尿中に排泄される |
| TH | ミコール酸合成阻害，細胞壁の合成阻害 | 肝酵素で代謝され，尿中に排泄される |
| CS | 細胞壁の合成阻害 | |
| ニューキノロン薬 | | |
| OFLX | トポイソメラーゼ II (DNA ジャイレース）の阻害 | 肝臓で代謝されるが，尿中に排泄される |
| CPFX | 同上 | 肝臓で代謝され，腎で排泄される |
| SPFX | 同上 | 同上 |

*：Zimhony, O., Cox, J. S., Welch, J. T. et al.：Pyrazinamide inhibits the eukaryotic-like fatty acid synthetase I (FASI) of *Mycobacterium tuberculosis*. Nature Medicine **6**：1043-1047, 2000

表 7　抗結核薬の投与量と薬物動態

| 薬剤 | 通常成人投与量* | 最高血中濃度（μg/ml） | 半減期（時間） | 通常の MIC レンジ |
|---|---|---|---|---|
| 一次抗結核薬 | | | | |
| INH | 300 mg | 3～5 | 0.75～5 | 0.01～0.25 |
| RFP | 600 mg | 8～20 | 2.5～5.0 | 0.06～0.25 |
| PZA | 30 mg/kg | 20～60 | 9.0 | 6.2～50 |
| EB | 15～25 mg/kg | 3～5 | 10～15 | 0.5～2.0 |
| 注射薬 | | | | |
| SM | 15 mg/kg | 35～45 | 3 | 0.25～2.0 |
| KM | 15 mg/kg | 35～45 | 2 | 1.5～3.0 |
| 二次抗結核薬 | | | | |
| TH | 250 mg 1 日 2 回 | 1～5 | 2 | 0.3～1.2 |
| CS | 250 mg 1 日 2 回 | 20～35 | not known | not known |
| PAS | 3 g 1 日 4 回 | 40～70 | 1 | not known |
| FQ | | | | |
| OFLX | 400 mg 1 日 2 回 | 8～10 | 5～7 | 0.25～2.0 |
| CPFX | 750 mg 1 日 2 回 | 3～5 | 3～4 | 0.25～2.0 |

*：最高血中濃度や半減期などのデータを提供するため米国の投与量のまま示した．

参考文献：Clinical tuberculosis. Edited by Davies P. D. O., Published in 1998 by Chapman & Hall, London
Clinical pharmacology of antituberculosis drugs, Winstanley P. A.
Heifets, L.：Qualitative and quantitative drug-susceptibility tests in mycobacteriology. Am Rev Respir Dis **137**：1217-1222, 1988

療法は副作用が多く，また薬剤の組み合わせによっては耐性株を発現させることもあるので，経験のある医師に任せるべきである．また INH はフェニトイン，カルバマゼピン，ワーファリンなどの代謝に干渉し濃度を高めることが知られているので，これらの薬剤を使用している患者では血中濃度を測り，投与量を調整する必要がある．

表8　薬物の相互反応

| a＼b | b 薬の濃度を高める | b 薬の濃度を低下させる | a 薬の濃度を高める | a 薬の濃度を低下させる |
|---|---|---|---|---|
| INH | フェニトイン<br>カルバマゼピン<br>ワーファリン<br>ジアゼパム | エンフルラン | プレドニン<br>エチオナミド | 制酸剤 |
| RFP | — | シクロスポリン<br>ワーファリン<br>スルホニルウレア<br>経口避妊薬<br>糖質コルチコイド<br>フェニトイン<br>ジアゼパム<br>テオフィリン<br>ビタミンD<br>ジゴキシン<br>キニジン<br>非核酸系逆転写酵素阻害薬(ネビラピン，エファビレンツ)<br>プロテアーゼ阻害薬(インジナビル，サキナビル，リトナビル，ネルフィナビル，アンプレナビル) | — | PAS |
| EB | — | — | — | 水酸化アルミニウム |
| エチオナミド | INH | — | — | — |
| オフロキサシン | — | — | — | アルミニウム・マグネシウムを含む制酸剤<br>鉄剤<br>スクラルファート |
| シプロキサン | テオフィリン<br>ワーファリン | — | — | アルミニウム・マグネシウムを含む制酸剤 |

## 副作用の種類，頻度とその対応[5)]

結核の治療期間は短くなったとはいえ最低6ヵ月間服用しなければならない．また10種類の抗結核薬のうち抗菌力が強く副作用の少ないいわゆる一次抗結核薬は4種類である．この4種類の薬剤に対する副作用が出現した場合にはすぐ中止することなく，アレルギー症状であれば減感作などを試みるべきである．また軽度の肝機能障害で中止することなく，慎重に判断する必要がある．**表9**には個々の薬剤の副作用について示す．実際には多剤併用しているので原因薬剤は不明のこともある．減感作する場合チャレンジすることを勧める学者もいるが，人道上問題があるとして現在チャレンジはしない方が良いという考えが一般的である．

### 1.　肝機能障害

最も多く遭遇する副作用である．初回治療で併用している4剤(INH，RFP，PZA，EBまたはSM)のうち3剤が肝機能障害を起こす可能性のある薬剤である．また二次抗結核薬のエチオナミド(TH)も肝機能障害を起こす．副作用のチェックのために治療開始前に肝機能検査を行い，その後は概ね月1回検査を行う．PZAを使用している期間は週2回検査することを勧めている研究者

表 9　抗結核薬の副作用とその頻度

| 一次経口結核薬 | 副作用 | 対処方法 |
|---|---|---|
| INH | 肝機能障害 | 肝炎の自覚症状を伴う肝機能障害，または自覚症状がない場合でも正常上限値の 3 倍以上に肝酵素が上昇した場合には休薬し再投与を試みる* |
| | 末梢神経障害 | ピリドキシンを併用する |
| | アレルギー反応 | 症状が改善した後，少量ずつ開始し漸増する |
| | 間質性肺炎 | 直ちに中止し，ステロイドのパルス療法などを考慮する |
| RFP | 肝機能障害 | INH に準じる<br>肝酵素が上昇しないでビリルビンのみが上昇する場合がある |
| | ショック | 直ちに中止し適切な処置を行う |
| | 白血球・血小板減少症 | WBC が 2,000/$\mu l$ 未満または血小板が 10,000/$\mu l$ 未満になったら中止する |
| | アレルギー反応 | 一時中止し症状改善後減感作する |
| PZA | 肝機能障害 | 使用開始してから早期に起こる．自覚症状がなくても肝酵素値が正常上限値の 3 倍以上となったら中止する．この場合には再投与しない |
| | 高尿酸血症・関節痛 | 痛風を合併している者には禁忌．投与中は約 50% に高尿酸血症がみられるが，関節痛がなければ中止する必要はない |
| EB | 視力障害・視野狭窄 | 中止する |
| | 末梢神経障害 | 重症であれば中止 |
| | アレルギー反応 | 中止し症状が改善すれば減感作する |
| 注射薬 | | |
| SM/KM | 聴力障害・前庭機能障害 | 直ちに中止する |
| | 口唇のしびれ | 特に処置は不要 |

*：再投与する場合には少量から投与する必要はない．ただし 1 剤ずつ投与し，1 週間後に肝機能を検査し正常であれば次の 1 剤を投与するようにする．

もいる．肝炎が疑われる症状，例えば嘔吐，嘔気，腹痛，全身倦怠感，食思不振などが出現し肝酵素が上昇した場合には抗結核薬を中止し，肝機能が改善したら INH，RFP のどちらか 1 剤を開始し 1 週間後に肝機能障害が起こらなかった場合には第 2 の薬剤を投与する．その後は 1 週間後に検査を行う．また自覚症状が出現しない場合でも肝酵素が正常上界値の 3 倍以上となった場合には中止し肝機能障害の改善するの待って再投与をする．この場合 PZA は再投与しない方がよい．しかし前回 PZA が肝機能障害で使えなかっ例で，今回は使用できることがあるので，一度肝機能障害を起こしたら一生涯使用できないことはない．また RFP によりビリルビンのみが上昇することがあるが，2.0 mg/d$l$ くらいまでの上昇はそのまま RFP を投与してもよいと思われる．3.0 mg/d$l$ 以上を越えるような場合には中止した方が安全と思われる．耐性結核の治療に PZA と TH を併用する場合があるが，これらの薬剤の併用による劇症肝炎の報告があるので，特に気をつける必要がある．

### 2.　末梢神経障害

末梢神経障害も種々の抗結核薬で起こる．代表的な薬剤は INH，EB，TH である．ビタミン $B_6$ の併用で軽減する．栄養不良，糖尿病合併，妊婦などは末梢神経障害を起こしやすく，ビタミン $B_6$ の併用が望ましい．しかし全例に予防的に投与する必要はない．

### 3.　アレルギー症状

発熱，発疹などであるが，これはすべての抗結核薬で起こりうる．発症は 2〜3 週間後に最も多く起こるがそれ以前にも起こることがある．発熱だけの場合には原疾患による発熱か薬物アレルギーによるものか区別がつかない場合があるが，アレルギーの場合には全剤中止するとすぐ解熱するので，解熱しない場合には原疾患または他疾患によるものとして扱わなければならない．症状が改善したら 1 剤ずつ少量から始め漸増する．INH の場合には通常 10 mg から始める．また RFP は 25 mg から始める．何 mg から始めるかは症例によって異なるので，一度失敗してももっと少量から始めて成功する場合もある．しかしだらだら減感作しているとその間に耐性を獲得することもあるので気をつけなければならない．1剤が常用量使用できるようになれば次の1剤を始める．排菌数の多い患者で減感作に時間がかかりそうな場合には，耐性獲得防止と病状の悪化を防ぐために今まで使用していない薬剤を2剤以上併用しながら減感作を行うこともある．

**4.　聴力障害，前庭機能障害**

アミノグリコシド系薬剤，アミカシンは聴力障害や前庭機能障害を起こすことがあるので，使用前に聴力検査を行い，患者に耳鳴りなどがあったり聞こえにくく感じたらすぐ訴えるように説明しておくことが大切である．また家族に難聴の人がいる場合には聴力障害を起こす可能性が高いので，これらの薬剤の使用を避けることが必要である．また副作用と思われる症状を訴えた場合，この障害は不可逆的なので，直ちに中止するべきである．

**5.　視力障害，視野狭窄**

EBにより起こる．使用開始前に視力検査，視野検査を行う．患者に毎日同じ明るさの場所で同じ大きさの字を片眼ずつ読んで視力低下がないかどうかチェックするようにする．視力障害を訴えた場合には眼底検査を行い視神経炎が起こっていないかどうか調べ，EBによるものであればすぐ中止する．

**6.　その他の頻度は少ないが重症な副作用**

INHは中枢神経障害を起こす場合があるので，患者の訴えをよく聞いて対応する必要がある．副作用の可能性があれば再投与はしない．また薬剤性間質性肺炎を起こす場合がある．特に高齢者で治療中呼吸困難や薬剤アレルギーの症状を併発した場合には上記副作用を疑い直ちに中止する．副腎皮質ステロイドのパルス療法を要する場合もある．紅斑性狼瘡を起こす場合もある．RFPによるショック，腎不全も重篤な副作用であるので気をつける．また白血球減少症，血小板減少症も頻度が少ないが重篤な結果をもたらす副作用であるので，RFPは注意して使用すべきである．

## DOTSについて

治療失敗の最大の原因は治療自己中断である．日本では初回治療喀痰塗抹陽性の概ね5%の患者が治療中断している．全世界的に結核の征圧には失敗しており，WHOはDOTS戦略を提唱し全世界にDOTSを行うように勧めている．DOTSはdirectly observed treatment, short courseの頭文字を取ったもので短期化学療法の対面式服薬方法と解されている．日本ではもっぱら狭義の対面式の服薬指導を指しているが，元来結核撲滅を期して1．政府が結核問題に関与するように働きかける，2．喀痰塗抹検査で患者を発見する，3．治療は短期化学療法で行う，4．薬剤の供給を途絶えないようにする，5．薬剤の服用は対面式で行う，6．治療結果を報告する，という大きな要素からなっている．特に短期化学療法の初期強化期間はINH，RFP，PZA，EBまたはSMで行い，維持期にはINH，RFPを4ヵ月使用するかまたは経済的理由でRFPを併用できない場合にはINHとEBを6ヵ月使用する方法である．初期にPZAを加えることの意味は単に治療期間を9ヵ月から6ヵ月に短縮できるだけではなく，作用機序が他の抗結核薬と異なるPZAを加えることによって耐性菌の発現防止と最大の殺菌効果を得るためである．DOTS戦略は全世界で成功を納めており，今後ますます推進される対策であろう．日本ではDOTSの取り組みはまだ大都市の少数の患者に試みられているに過ぎない．耐性結核を新たに生み出さないためにもDOTSを勧める必要があろう．

## 症　例

**患者(図2，3)**　30歳　男性

入院約1ヵ月前から悪寒，微熱があり，感冒薬を購入し服用していたが咳が出るようになったので他病院を受診し肺結核症が疑われ本院紹介入院となった．入院時39°Cの発熱，咳，痰があった．喀痰抗酸菌塗抹2+，胸部X線写真上結核病学会病型1III2の浸潤陰影がみられた．肺結核症と診断，INH 0.3g，RFP 0.45g，PZA 1.2g，EB 0.75gを投与開始した．一時解熱し，

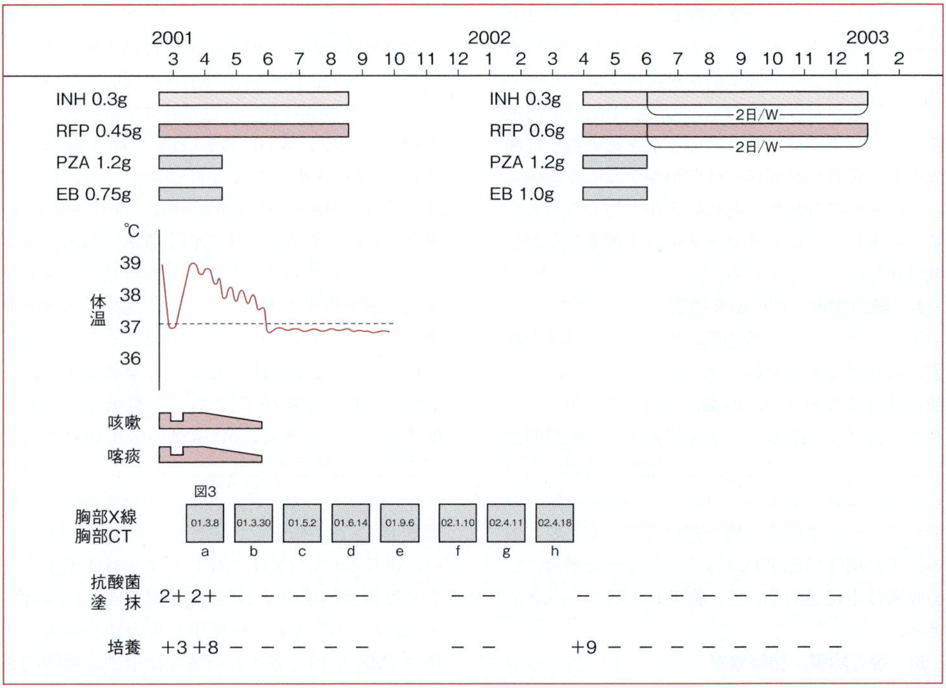


図2　症例の臨床経過

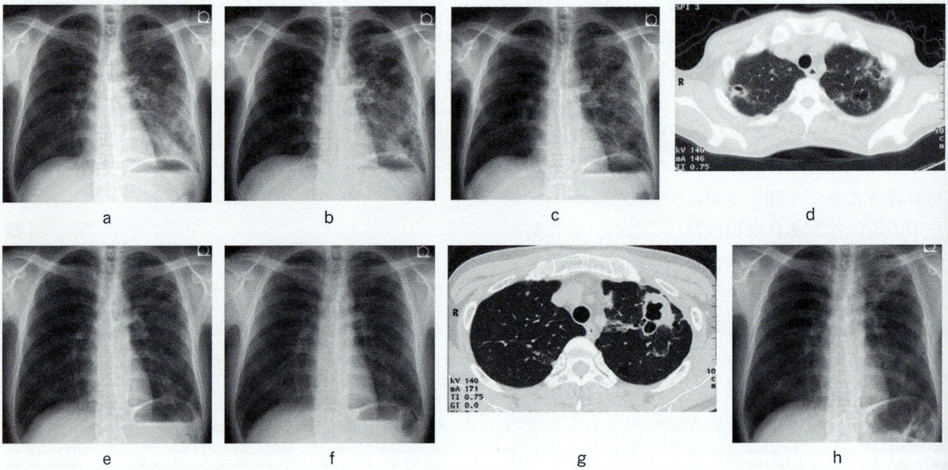


図3

咳，痰も少なくなったが，治療開始2週間後から39℃の発熱と咳，痰が増加した．薬剤感受性試験の結果INH，RFP，EB，SMに感受性であった．胸部X線写真上も陰影悪化し，左肺の浸潤陰影は多房性空洞となり，右上葉にも浸潤陰影，空洞陰影が出現した．2ヵ月後PZA，EBは中止した．入院3.5ヵ月後に微熱程度に解熱したため退院とし以後外来にて治療継続し，6ヵ月後終了した(2 HRZE/4 HR)．喀痰結核菌検査で入院時は培養3+であったが，1ヵ月後には塗抹2+，培養8コロニーとなり3ヵ月後には塗抹，培養とも陰性化した．胸部X線写真上の悪化は初期悪化によるものと考えられた．治療終了後は3ヵ月ごとに経過観察していたが，終了7ヵ月後に胸部X線上空洞壁の肥厚がみられ肺結核の再発が疑われた．2週間抗生物質を投与して経過観察していたが，陰影改善せず，喀痰培養検査で9コロニー，2コロニー，1+と連日培養陽性となったためにINH，RFP，PZA，EBで再治療開始した．感受性試験の結果4剤感受性であった．治療開始2週間後の検査では塗抹，培養ともに陰性となった．その後順調に経過し9ヵ月の再治療を終了した．

## 文　献


1) Abe, C., Hirano, K., Wada, M.：Resistance of *Mycobacterium tuberculosis* to four first-line anti-tuberculosis drugs in Japan, 1997. Int J Tuberc Lung Dis **5**：46-52, 2001
2) CDC：Initial treatment for tuberculosis in the era of multidrug resistance—Recommendation of the advisory council for the elimination of tuberculosis. MMWR **42**：1-8, 1993
3) Iseman, M. D.：Treatment of multidrug-resistant tuberculosis. N Engl J Med **329**：784-791, 1993
4) Bureau of Tuberculosis Control New York City Department of Health, Treatment of Drug—Resistant TB, Clinical Policies and Protocols, Fujiwara, P. I., New York City Department of Health, 1999
5) 和田雅子：抗結核薬の副作用と対策．呼吸と循環 **48**：65-70, 2000

# 非定型抗酸菌症

長谷川直樹

## はじめに

元来非定型抗酸菌症と呼ばれていたが，現在は非結核性抗酸菌症 non-tuberculous mycobacteriosis と呼ばれることが一般的になってきた．

以前は結核予防法の報告に基づき結核の患者数に含まれて報告されていたが，1999 年以後は統計学的に非結核性抗酸菌症は結核とは別に累計されるようになり，その実数が増加していることが示されている．結核と異なりヒトからヒトへの感染はないといわれているが，限られた起因菌を除くと的確な治療薬，レジメンが存在しないために管理に苦慮することが多い．

## 基礎知識

非結核性抗酸菌 non-tuberculous mycobacteria (NTM) とは抗酸菌のなかで結核菌群(*M. tuberculosis*，*M. bovis*，*M. africanum*，*M. microti*)を除く人工培地に培養可能な抗酸菌群の総称である．温暖な気候地に生息することが多く，日本では関東地方以西に生息し疾患もその地域に存在する．病原性は低く，土壌，粉塵，水中に生息する環境寄生菌である．NTM は 70 種類以上知られているがわが国でヒトに病原性の確認されているものは約 15 種類である．**表 1** に示すように 1980 年代より患者数が次第に増加している．近年結核が注目され，検査法も進歩したため非結核性抗酸菌の検出が増加している．以前は呼吸器系に基礎疾患を有する例に二次感染を起こすものが多かったが，特に基礎疾患を認めない原発性の非結核性抗酸菌症例が増加している．

症状は喀痰，咳などの非特異的なものであるが，気管支拡張型では血痰が診断のきっかけになることがある．無症状の症例も多い．

**表 1　わが国でヒトに病原性を有する主な非結核性抗酸菌**

| 群別 | Runyon 分類 | 菌名 |
|---|---|---|
| 遅発育菌 | I (光発色菌) | *M. kansasii*<br>*M. marinum* |
| | II (暗発色菌) | *M. scrofulaceum*<br>*M. szulgai*<br>*M. gordonae* |
| | III (非光発色菌) | *M. avium*<br>*M. intracellulare*<br>*M. xenopi*<br>*M. shimoidei*<br>*M. nonchromogenicum* |
| 迅速発育菌 | IV (迅速発育菌) | *M. fortuitum*<br>*M. abscessus*<br>*M. chelonae* |

Runyon は集落の発育速度，着色，光発色性の有無により 4 群に分類した．

### 1. 診　断

NTM の多くは土壌や水の常在菌であり，検出されても単なる colonization の可能性もある．感染症と判断するには NTM に起因すると考えられる病変を伴い，繰り返し検出されることが必要である．または経気管支的肺生検や肺生検の結果，類上皮肉芽腫の形成を認めることが診断根拠となる．1997 年にはアメリカ胸部疾患学会 American Thoracic Society (ATS) より新たな NTM による肺感染症に関する診断基準が発表され(**表 2**)，軽症例が感染症として診断されるようになった[1]．米国とわが国では塗抹検査法や培養法などの抗酸菌検査法やその評価法が必ずしも一致していないが，今後は ATS の診断基準が適用されると思われる．

よほど免疫能が低下しない限りヒトからヒトへの感染性はないとされるが，診断，患者管理，治療法などが結核とは異なるため結核との鑑別は重要である．症例の多くは肺に基礎疾患(肺結核後遺症，じん肺，肺気腫)を有するが，近年 40 歳代後半以後の中年女性に画像上，中葉，舌区を中心に多発性の小結節と気管支拡張症を呈する肺 *Mycobacterium avium* complex (MAC) 症が増加している．

**表 2　ATS による非結核性抗酸菌症 non-tuberculous mycobacteriosis（NTM）の診断基準**

危険因子：局所の免疫不全，アルコール依存，気管支拡張症，低酸素血症を伴う心疾患，cystic fibrosis，抗酸菌症の既往，肺線維症，喫煙，COPD

1．臨床診断基準

a．本症に合致する臨床所見，症状の存在（咳嗽，疲労感が最も多い：発熱，体重減少．血痰，息切れなどもときに進行した症例で認めることがある）と，基礎疾患のある場合には臨床症状の明らかな悪化を伴うこと

かつ

b．臨床像を説明できるような他の疾患（結核，癌，ヒストプラズマ症など）が否定的であるか，他疾患に対する適切な治療がなされているにもかかわらず，臨床所見や症状が悪化すること

2．画像診断基準

a．胸部 X 線写真で下記の異常陰影のうちいずれかを認めること．1 年以上前の画像が存在する場合には所見が悪化していることが必要
- 浸潤影（2 ヵ月以上存在するか進行性），結節影を伴うこともある
- 空洞
- （多発性）結節影のみ

b．HRCT で以下の所見のいずれかを認めること
- 多発性の小結節陰影
- 多発性の気管支拡張像（小結節陰影を伴うことも伴わないこともある）

3．細菌学的診断基準（下記の a，b，c のいずれかを満たす）

a．1 年以内の最低 3 回の喀痰あるいは気管支洗浄液において
- 塗抹陰性の場合，3 回培養陽性

または
- 1 回塗抹陽性の場合，2 回培養陽性

b．1 回の気管支洗浄液の検体の結果のみで喀痰を得ることが困難な場合
- 培養が 2＋～4＋

または
- 塗抹が 2＋～4＋で培養が陽性

c．生検において以下のいずれかを認める
- 気管支肺生検で抗酸菌が培養される
- 肉芽腫および/または抗酸菌が証明され 1 回以上喀痰もしくは気管支洗浄液の培養が陽性
- 通常無菌的な肺外の場所から抗酸菌が培養される

上記 1，2，3 をすべて満たすこと

今後は結核に対する関心の向上による抗酸菌検査件数の増加と抗酸菌検査法の進歩による検出感度の上昇のため抗酸菌の検出頻度の増加が予想される．抗酸菌が検出された場合には同定されるまでは常に結核菌を念頭に対処するとともに NTM が同定された場合には臨床像や画像所見を十分に加味して，診断，治療を行う．

## 起因菌の推定および確定法

1997 年の国立療養所非定型抗酸菌症共同研究班から発表された診断基準に従った調査結果によると，検出される抗酸菌のうち約 20% が NTM でその 76.5% が *Mycobacterium avium* と *intracellulare* で 13.4% が *Mycobacterium kansasii* が占める．その他の菌種が 10.2% であった（**表 3**）．抗酸菌検査ではまず，抗酸菌塗抹染色を行うが，染色のみでは結核との鑑別は不可能である．塗抹陽性の場合には核酸増幅法を用いて結核菌群か否かを判定する．最終的には培養検査を行い培養菌の同定を行う．核酸増幅法にて MAC の同定は可能であるが，その他の菌種に関しては固形培地を用いる生化学的な方法，核酸相同法を用いるアキュプローブ法，DDH 法を用いる．DDH 法は核酸相同性を利用した同定法で，現在わが国で病原性を有するほとんどすべての菌種を同定可能である．

## 治療の概要

感染症治療の基本は薬剤感受性試験を参考に抗菌薬を選択することであるが，ATS から発表されている NTM の治療のガイドラインでは MAC のクラリスロマイシン（CAM）に対する感受性と

*M. kansasii* のリファンピシン(RFP)の感受性以外には有用でないことが強調されている[1)]．これは現在では一般的な臨床用量で殺菌効果を十分に発揮する薬剤がないためである．同定された菌種に対する既存の臨床研究の結果に基づき経験的治療が実施されているのが実情である[2〜4)]．

しかし昨年7H9液体培地を用いてMICを測定可能なキットが上市され，MICによる感受性の結果が実際の化学療法にいかに活かされるかの検討が待たれる[5)]．以下にわが国で検出されるNTMのなかで大部分を占めるMACおよび *M. kansasii* の治療について述べる．

## *M. avium* complex 感染症

一番頻度の多い疾患であるが最も治療に苦慮する．肺病変の広がりが小さいほど治療効果は大きく，3剤以上による多剤併用療法が有効とされる．診断基準を満たしたら直ちに治療の開始を考慮するとの考え方もあるが，排菌量を5年間経過観察することが本症が進行性か否かを判定する一つの目安になりうるとの報告もある．少なくとも軽症例では発見後6ヵ月間は臨床症状，画像，菌検査を中心に経過を観察し，症状や画像所見が悪化を示した場合に化学療法を開始することが一般的であると考えられる．

## 治療の実際と注意点

現在最も一般的なものはCAMを400 mg，1日2回，RFP 450 mg/日，EB(最初の2ヵ月は25 mg/kg/日，その後15 mg/kg/日)の3剤併用を基本とし，病変の広がりによりSMあるいはKMのアミノグリコシド系薬剤を追加する治療である．病状が悪化する症例が存在するので，臨床経過と副作用に十分留意して治療法を決定する．特にアミノグリコシド系薬は15 mg/kg/日の投与量を守る必要がある．また治療期間が長期化するためにEBによる視神経炎には十分注意し，数ヵ月に一度の眼科受診と，日頃より視力に異常を自覚した場合には直ちに主治医に報告するように伝えておくなどの指導を行う．

① リファンピシン(リファジン，リマクタン RFP：1 cap 150 mg) 1回3 cap，1日1回

② エタンブトール(エサンブトール，エブトール EB：錠250 mg) 1回1〜2錠，1日2回

**表3　非結核性抗酸菌の最近の比率**

| 非結核性抗酸菌症 | 561例 |
|---|---|
| MAC症 | 429例(76.5%) |
| *M. kansasii* 症 | 75例(13.4%) |
| その他 | 57例(10.2%) |

③ クラリスロマイシン(クラリス，クラリシッド CAM：錠200 mg) 1回1〜2錠，1日2回

④ アミノグリコシド
硫酸ストレプトマイシン(ストレプトマイシン SM：0.75〜1 g(1回量)) 筋注，週3回
硫酸カナマイシン(カナマイシン KM：0.75〜1 g(1回量)) 筋注，週3回

⑤ イソニアジド(イスコチン，スミフォン INH：錠100 mg) 1回3錠，1日1回

⑥ ニューキノロン
レボフロキサシン(クラビット LVFX：錠100 mg) 1回2錠，1日2回

**処方例**

一般的には①，②，③を用い，治療開始後2〜3ヵ月間④を併用する．

① リファンピシン(リファジン，リマクタン RFP：1 cap 150 mg) 1回3 cap，1日1回

② エタンブトール(エサンブトール，エブトール EB：錠250 mg) 1回1〜2錠，1日2回

③ クラリスロマイシン(クラリス，クラリシッド CAM：錠200 mg) 1回1〜2錠，1日2回

④ アミノグリコシド
硫酸ストレプトマイシン(ストレプトマイシン SM：0.75〜1 g(1回量)) 筋注，週3回
硫酸カナマイシン(カナマイシン KM：0.75〜1 g(1回量)) 筋注，週3回

治療初期が重要であり，①は最初の2ヵ月間は600 mg(4 cap)，②は1,000 mg(4錠)，③は治療期間を通して800 mg(4錠)用いることが望ましい．しかし，③，⑥は本疾患に対する保険適応がない．③を用いることができない場合には，⑤を加える．

⑤ イソニアジド(イスコチン，スミフォン INH：錠100 mg) 1回3錠，1日1回

しかし薬剤感受性試験からはMACに対するINHの効果は十分とはいえない．

## 投与期間と中止，無効の判定

一般的には菌陰性化後1年間の投与が一般的である．治療を6ヵ月以上継続しても排菌量が低下しないものでは排菌陰性化に持ち込むことはきわめてむずかしい．この場合に治療をいつまで行うかに関して明らかな指針はない．しかし排菌が陰性化しなくても治療を中止すると排菌量が増加したり，増悪を認める症例もある．予後についても長期に経過観察された症例が少ないために明らかにはされていない．

## *M. kansasii* 感染症

### 1. 疾患概要

本菌は1953年に初めてヒトに病原性を有することが報告された．本菌は米国Kansas州にちなんで命名されている．男性に有意に多く(男女比10：1)MACに比較して若年者に多い．病原性は非結核性抗酸菌のなかで最も強い．約半数に既往症として何らかの基礎疾患を有するといわれているが，陳旧性肺結核やCOPD，胃十二指腸潰瘍を有するものが多い．喀痰，咳嗽などを認める以外には，特徴的なものはない．全体の約40%は検診発見で，約半数は自覚症状を認めないとされる．

本菌が一般の自然界には存在しないこと，微量排菌でも無治療では次第に病変が増悪する例が報告されていること，抗結核剤にて治療効果を期待できること，などより，本菌が複数回検出された場合には原則として治療対象とする．NTMのなかでも本菌による感染症では通常結核菌に用いる薬剤感受性試験が有用である．特にRFPに対する感受性が本症の治療の成否を決定する．初回治療ではRFP，EBには感受性，INH，SMには中程度の感受性を示す株が多いとされる．RFPに感受性であればINHは1 mg/m*l* 濃度が感受性であれば通常の投与量で治療効果を期待できる．ピラジナミド(PZA)に対しては耐性であり用いない．RFP登場以前には治療後6ヵ月の排菌陰性化率は60%前後であり，再発率も10%を超えていた．しかしRFPを使用するようになってからは化学療法の成績は向上し，4ヵ月の時点での排菌陰性化率はほぼ100%と報告されている．またRFPに感受性を有する場合には再発も少なく，RFP耐性の場合のみ治療継続中に再排菌したといわれている．RFP感受性の場合にはATSの勧告ではINH 300 mg，RFP 600 mg，EB(治療開始2ヵ月は25 mg/kg，その後は15 mg/kg)毎日18ヵ月，少なくとも菌陰性化後12ヵ月実施することが推奨されている．わが国ではINH，RFP，EBによる治療を1年間実施することが一般的である．RFP耐性菌の場合には高用量のINH，EBにTH，CAM，ST合剤，ニューキノロンのなかから1〜2種類併用するが，定まった治療法，治療期間はない．最初の2〜3ヵ月間SMを毎日あるいは5回/週用い，その後は2〜3回/週併用を勧めるものもある．RFP耐性例では菌陰性化後最低12ヵ月加療する．治療経過によっては外科的切除を考慮する．RFP耐性が判明した場合には抗酸菌治療に経験の深い医師への相談を考慮する．

**処方例**(リファンピシン感受性の場合)

リファンピシン(リファジン，リマクタン RFP：1 cap 150 mg) 1日3 cap，1〜3分服
イソニアジド(イスコチン，スミフォン INH：錠100 mg) 1日4錠，1〜3分服
エタンブトール(エサンブトール，エブトール EB：錠250 mg) 1日3錠，1〜3分服

### 文献


1) American Thoracic Society：Diagnosis and treatment of diseases caused by non-tuberculous mycobacteria. Am J Respir Crit Care Med **156**：S1-25, 1997
2) 日本結核病学会非定型抗酸菌症対策委員会：非定型抗酸菌症の治療に関する見解．結核 **73**：599-605, 1998
3) 倉島篤行：非定型抗酸菌症の現状と将来－治療剤選択の考え方と短期効果．結核 **73**：43-49, 1998
4) 倉島篤行：非定型抗酸菌症．化学療法の適応，効果と判定基準，新しい試み．化学療法の領域 **17**：215-223, 2001
5) 山根誠久ほか：Middlebrook 合成培地での抗酸菌薬剤感受性試験(第4報)：Nontuberculous Mycobacteria を試験対象とする微量液体稀釈法，BrothMIC NTMの開発評価．臨床病理 **50**：381-391, 2002

# カンジダ症，アスペルギルス症，クリプトコックス症

前崎繁文

### はじめに

深在性真菌症には酵母状真菌であるカンジダ属，クリプトコックスおよび糸状菌であるアスペルギルス属による感染症がある．深在性真菌症の治療には抗真菌薬が投与されるが，現在本邦で臨床的に使用可能な薬剤は4系統6薬剤である．そのため，それぞれの原因真菌や病態に応じて薬剤を選択する必要がある．

## I. カンジダ症

### 基礎知識

カンジダ症は酵母状真菌であるカンジダ属の感染によって発症する．カンジダ属は人の消化管や口腔内に常在する真菌で，菌種としては *Candida albicans* が最も多いが，他にも *C. glabrata*，*C. tropicalis*，*C. krusei* などのいわゆる non-*albicans* カンジダ属が感染する．

### 病態とその診断

**1. 口腔カンジダ症**

HIV感染患者，長期間の広域スペクトラム抗菌薬投与中の患者，あるいは吸入ステロイド投与中の患者に発症する．臨床症状として口腔粘膜や舌粘膜に白苔あるいは潰瘍を認める．確定診断には病変部位の培養を行うが，カンジダ属は本来，口腔内の常在真菌であるため，分離培養されただけでは原因微生物とは断定できず，臨床症状を十分に観察してから判断する．病変部位の擦過組織の直接鏡検あるいは病理組織学的検査により，菌糸(あるいは仮性菌糸)を伴う酵母を認める．

**2. 食道カンジダ症**

HIV感染患者，長期間の広域スペクトル抗菌薬投与中の患者，副腎皮質ステロイド投与中の患者に発症する．臨床症状は嚥下痛，嚥下困難，胸焼けなどを認めることが多く，食道の内視鏡検査で食道粘膜に白苔，偽膜，潰瘍を認める．真菌学的検査は食道粘膜を培養するが，カンジダ属は口腔内の常在菌であるため，臨床症状と併せて培養結果を判断する．病変組織の直接鏡検あるいは病理組織学的検査により，菌糸(あるいは仮性菌糸)を伴う酵母を確認する．

**3. 播種性カンジダ症(肝脾カンジダ症)**

悪性腫瘍，侵襲性の高い手術後，広範囲な熱傷などの患者で，血管内留置カテーテルが挿入されている患者に発症する．臨床症状は広域スペクトラムの抗菌薬に反応しない発熱を認め，白血球増多，好中球増多，CRP陽性などの炎症反応を伴う．また，カンジダ眼内炎を伴うことも多く，視力低下，霧視などの眼症状を認めることもある．さらに全身の諸臓器に播種した場合には各臓器の臨床症状を認める．肺カンジダ症では呼吸困難や咳嗽，胸痛，カンジダ骨髄炎では腰痛や四肢の麻痺，カンジダ髄膜炎では頭痛，嘔気，項部硬直などを認める．肺カンジダ症では胸部X線や胸部CTにて多発性の粒状影や浸潤影を認め，カンジダ骨髄炎では胸椎や腰椎のMRI検査にて骨破壊像や腫瘤性病変を認める．また，肝脾カンジダ症では腹部CTや腹部エコーで肝臓や脾臓内に多発性の低吸収域を認める．

血清診断としては $\beta$-D-グルカンを測定する．さらに補助診断法として遺伝子診断が行われる．確定診断は血液培養にてカンジダ属が分離培養されるか，または無菌的に採取された穿刺液の鏡検にて菌糸あるいは仮性菌糸を伴う酵母を認めるか，カンジダ属が分離培養されたことによってなされる．

## II. アスペルギルス症

### 基礎知識

アスペルギルス症は空気中に存在する糸状菌であるアスペルギルス属の経気道的感染によって発症する．原因真菌は *Aspergillus fumigatus* が最も多いが，他に *A. niger*，*A. flavus* などの菌種も感染する．

### 病態とその診断

**1. 肺アスペルギローマ(慢性壊死性肺アスペルギルス症を含む)**

肺アスペルギローマは肺に既存の病変(主に空洞性)が存在する患者に発症する．既存の肺病変には陳旧性肺結核が最も多いが，その他，気管支拡張症，肺囊胞症を有する患者または胸部術後に発症する．臨床的には咳嗽，喀痰，血痰，喀血，呼吸困難などの呼吸器症状と発熱，るい痩などの全身症状も認める．特に，基礎疾患として糖尿病，慢性腎不全，膠原病を持つ患者，または大量長期のステロイド投与中の患者では，臨床症状や胸部 X 線上の空洞の変化などを伴い慢性壊死性肺アスペルギルス症と診断されることがある．画像診断では胸部 X 線や胸部 CT にて空洞内に典型的な菌糸 fungus ball を認める．また，慢性壊死性肺アスペルギルス症では空洞の増大傾向や，空洞内の鏡面形成，空洞周囲の浸潤影の出現などを認める．血清診断としては血清中のアスペルギルス抗体が陽性となる．確定診断には真菌学的あるいは病理組織学的な検査を行う．真菌学的検査は喀痰，気管内採痰，気管支肺胞洗浄液などからアスペルギルス属を分離培養する．または，経気管支肺生検や経皮肺吸引生検でアスペルギルス菌糸を確認する．

**2. 侵襲性肺アスペルギルス症**

ステロイドの大量長期投与中，免疫抑制薬投与中，あるいは栄養状態が不良で ADL が低下した状態で，大量長期に抗菌薬を投与されている患者，肺アスペルギローマなど既存に非侵襲性肺アスペルギルス症を有する患者に発症する．血液疾患領域でも侵襲性肺アスペルギルス症が多くを占める．臨床症状は急激な発熱や全身倦怠感に加えて，咳嗽，喀痰，血痰，呼吸困難などの呼吸器症状を認める．また症状は一般的に急速に増悪する．画像所見は胸部 X 線にて肺梗塞様の楔状陰影や空洞性病変を認める．胸部 CT では発症早期に肺動脈末梢に位置する多発性小結節影やいわゆる halo sign と呼ばれる周囲に肺野濃度の上昇を伴う結節影が認められる．さらに結節影の内部が喀出されればいわゆる crescent sign といわれる半月形成を伴う結節影を認める．血清診断では，$\beta$-D-グルカンが陽性を示す．また，アスペルギルスガラクトマンナン抗原も診断に有用である．その他の補助診断法として遺伝子診断を実施する．確定診断には真菌学的あるいは病理組織学的検査が必要となる．真菌学的検査法は喀痰培養を行う．気管支鏡検査で得られた気管内採痰，気管支肺胞洗浄液は培養検査を行う．また，気管内採痰や気管支肺胞洗浄液の細胞診を行い，アスペルギルス属の菌糸を検出する．胸部 X 線や胸部 CT にて浸潤影を認める部位から経気管支肺生検(TBLB)を行い病理組織学的にアスペルギルス属の菌糸を証明する．

## III. クリプトコックス症

### 基礎知識

鳩などの糞便中に含まれる酵母状真菌である *Cryptococcus neoformans* の経気道的感染により発症する．

### 病態とその診断

**1. 肺クリプトコックス症**

肺クリプトコックス症の約半数は基礎疾患を全く有していない健常者に発症し，臨床的に原発性肺クリプトコックス症と呼ばれている．それに対して何らかの基礎疾患を有する患者に発症した場合は続発性肺クリプトコックス症と呼ばれ，基礎疾患として悪性腫瘍，腎疾患，膠原病，血液疾患などさまざまである．多くの症例は無症状のことが多く，特に基礎疾患を有しない原発性肺クリプトコックス症は健康診断や他の疾患での経過観察中に胸部 X 線の異常陰影として発見されることが多い．続発性肺クリプトコックス症は咳嗽，喀痰，呼吸困難などの呼吸器症状や，発熱や全身倦怠感などを認めることがある．画像所見は胸部X線で孤立性あるいは多発性結節影を認め，胸部CTでは胸膜から数cm離れた肺の末梢に結節影を認めるが，散布影やspicula，胸膜陥入像を認めることも多い．血清診断にはクリプトコックス抗原を測定する．確定診断は気道由来の臨床検体(喀痰，気管内採痰，気管支肺胞洗浄液，経皮的肺吸引液など)から分離培養で *C. neoformans* が確認された場合か，経気管支肺生検あるいは経皮的肺生検にて病理組織学的に病巣内からクリプトコックスの菌体が検出された場合とする．

**2.　クリプトコックス髄膜炎**

最も多い基礎疾患はHIV感染症患者である．臨床症状は他の髄膜炎と同様に頭痛，嘔気，嘔吐，項部硬直などの髄膜刺激症状と発熱，全身倦怠感などの臨床所見を認める．肺クリプトコックス症の合併患者は咳嗽，喀痰，呼吸困難などの呼吸器症状を認めることもある．神経学的な所見として性格異常や意識障害などを伴うこともある．画像所見では頭部MRIにて軽度の脳浮腫や髄膜の肥厚などを認めることがあり，ときに脳実質にクリプトコッコーマと呼ばれる結節影が認められる．髄液検査を行い，髄液中のクリプトコックス抗原を測定する．確定診断では髄液の墨汁染色でクリプトコックス菌体を認める．さらに髄液の培養検査にて *C. neoformans* を分離培養することによって診断される．

## Ⅳ．治療の実際と注意点

現在，臨床使用可能な薬剤はamphotericin B(AMPH)，flucytosine(5-FC)，miconazole(MCZ)，fluconazole(FLCZ)，itraconazole(ITCZ)，micafungin(MCFG)である．

AMPHでは腎機能障害が最も問題となる副作用である．腎機能障害はときに不可逆性となることもあるため，投与中は腎機能の十分な経過観察が必要となる．低カリウム血症もよく経験される副作用であり，投与中は血清カリウム値を測定し，低下している際には補充する．5-FCは比較的副作用の少ない薬剤であるが，1回の投与量が多いためときに胃腸障害や肝機能障害を認めることがある．さらに血中濃度が高くなりすぎたときには白血球減少や血小板減少といった骨髄抑制をきたす．MCZはまれに急性循環不全，発熱，肝機能障害，血管痛などが報告されている．FLCZの副作用発現率は低く，重篤なものは報告されていない．まれに肝機能障害，発熱，発疹，胃腸障害などが認められる．ITCZも比較的副作用の少ない薬剤であるが，胃腸障害，めまい，頭痛などが報告されており，長期投与に伴って低カリウム血症や肝機能障害が生じることがある．MCFGの副作用はきわめて少なく，抗真菌薬の中では最も安全性が高い薬剤と考えられている．

**1.　カンジダ症**

**a.　臨床診断例**

1）AMPH　0.5～0.7 mg/kg/日の点滴静注

2）FLCZ　200～400 mg/日の点滴静注

そのほかMCZ 600～1,200 mg/日(1日2～3回点滴静注または，1日1回12時間持続点滴)

**b.　確定診断例**

1）AMPH　0.5～1.0 mg/kg/日の点滴静注

2）FLCZ　200～400 mg/日の点滴静注

そのほかMCZ 1,200～1,800 mg/日の点滴静注も行われる．重症例ではAMPH 0.7～1.0 mg/kg/日を点滴静注し，5-FC 100～150 mg/kg/日を併用する．さらにFLCZ 200～400 mg/日の静注を併用することもある．FLCZ耐性菌にはMCFG 150 mg/日，1日1回点滴静注する．

**2.　肝脾カンジダ症**

1）AMPH　0.5～1.0 mg/kg/日の点滴静注

2）FLCZ　200～400 mg/日の点滴静注または経口投与

長期投与が必要なためAMPHが無効または副作用で投与継続が困難ならFLCZに変更する．またAMPH 10 mg/回やMCZ 200～400 mg/回の門脈内および肝・脾動脈内注入も有効である．

**3.　食道カンジダ症**

1）FLCZ　200～400 mg/日の経口投与または点滴静注

2）ITCZ　200 mg/日の経口投与

**4.　肺アスペルギローマ(慢性壊死性肺アスペルギルス症を含む)**

治療は原則として外科的切除であり，確定診断されればできる限り早期に手術を行うべきである．高齢や既存の肺病変による低肺機能のために手術ができない症例では内科的治療を行う．

1) ITCZ 200～400 mg/日の経口投与(ただし本邦の健康保険の適応用量は最大 200 mg)

症例によって十分な血中濃度が得られないことや，逆に血中濃度が高濃度となり副作用を認める症例もあるため，血中濃度を測定し，至適用量を設定するのが望ましい．発熱などの臨床症状が強く，炎症反応および血清中のアスペルギルスガラクトマンナン抗原が陽性を示し，また胸部 X 線で空洞周囲に浸潤影を認めた症例では

2) AMPH 0.7～1.0 mg/kg/日の点滴静注

3) MCFG 150～300 mg/日の点滴静注

を選択する．

**5.　侵襲性肺アスペルギルス症**

**a.　臨床診断例**

1) AMPH 0.7～1.0 mg/kg/日の点滴静注

2) ITCZ 200～400 mg/日の経口投与

3) MCFG 150～300 mg/日の点滴静注

**b.　確定診断例**

1) AMPH 1.0～1.5 mg/kg/日の点滴静注

2) AMPH 単独で効果が不十分な場合は，5-FC 100～150 mg/kg/日の経口投与ないし ITCZ 200～400 mg/日の経口投与を併用する．症状が改善した場合には ITCZ 200 mg/日の経口投与に変更する．

3) MCFG 150～300 mg/日の点滴静注

**6.　肺クリプトコックス症**

**a.　原発性(基礎疾患を有しない)肺クリプトコックス症**

1) FLCZ 200～400 mg/日の経口投与

2) ITCZ 200 mg/日の経口投与

3) FLCZ 200～400 mg/日の点滴静注

**b.　続発性(基礎疾患を有する)肺クリプトコックス症**

1) FLCZ 200～400 mg/日の経口投与あるいは点滴静注に 5-FC 100mg/kg/日の経口投与を併用

**表 1　抗真菌薬の実際の投与法**

I. カンジダ症

① カンジダ症(臨床診断例)
1. AMPH 0.5～0.7 mg/kg/日　点滴静注
2. FLCZ 200～400 mg/日　点滴静注

② カンジダ症(確定診断例)
1. AMPH 0.5～1.0 mg/kg/日　点滴静注
2. FLCZ 200～400 mg/日　点滴静注

③ 肝脾カンジダ症
1. AMPH 0.5～1.0 mg/kg/日　点滴静注
2. FLCZ 200～400 mg/日　点滴静注または経口投与

④ 食道カンジダ症
1. FLCZ 200～400 mg/日　点滴静注または経口投与
2. ITCZ 200 mg/日　経口投与

II. アスペルギルス症

① 肺アスペルギローマ
1. ITCZ 200～400 mg/日　経口投与
2. AMPH 0.7～1.0 mg/kg/日　点滴静注
3. MCFG 150～300 mg/日　点滴静注

② 侵襲性肺アスペルギルス症(臨床診断例)
1. AMPH 0.7～1.0 mg/kg/日　点滴静注
2. ITCZ 200～400 mg/日　経口投与
3. MCFG 150～300 mg/日　点滴静注

③ 侵襲性肺アスペルギルス症(確定診断例)
1. AMPH 1.0～1.5 mg/kg/日　点滴静注
2. AMPH 1.0～1.5 mg/kg/日　点滴静注＋5-FC 100～150 mg/kg/日　経口投与
3. AMPH 1.0～1.5 mg/kg/日　点滴静注＋ITCZ 200～400 mg/日　経口投与

III. クリプトコックス症

① 肺クリプトコックス症(原発性)
1. FLCZ 200～400 mg/日　経口投与
2. ITCZ 200 mg/日　経口投与

② 肺クリプトコックス症(続発性)
1. FLCZ 200～400 mg/日　経口投与または点滴静注＋5-FC 100 mg/kg/日　経口投与

③ クリプトコックス髄膜炎
1. FLCZ 200～400 mg/日　経口投与または点滴静注＋5-FC 100～200 mg/kg/日　経口投与
2. AMPH 0.5～1.0 mg/kg/日　点滴静注＋5-FC 100～200 mg/kg/日　経口投与

**7.　クリプトコックス髄膜炎**

1) FLCZ 200～400 mg/日の経口投与あるいは点滴静注と 5-FC 100～200 mg/kg/日，1 日 4 回の経口投与を併用

2) AMPH 0.5～1.0 mg/kg/日の点滴静注と 5-FC 100～200 mg/kg/日，1 日 4 回の経口投与を併用

# 検疫・輸入感染症

大友弘士・菊池　均・松本泰治

## はじめに

検疫感染症とは，第22回世界保健総会(1971年1月施行)において採択された国際保健規則の趣旨に沿って大幅に改正された検疫法では，コレラ，ペストおよび黄熱を対象とし，その病原体の国内侵入を阻止する検疫態勢がとられてきた．しかし，近年に至って海外ではエボラ出血熱などの新興感染症が出現し，国際間の人や物の移動の活発化，航空機による迅速かつ大量輸送に伴って，海外から新たな感染症が持ち込まれる危険性が増大し，その侵入防止施策が緊要の課題になったため，再度検疫法が改正され(1999年4月施行)，従来からの黄熱，コレラ，ペストにエボラ出血熱，クリミア・コンゴ出血熱，マールブルグ病，ラッサ熱が加えられたほか，1999年4月施行の「感染症の予防及び感染症の患者に対する医療に関する法律」(感染症法)に定めている新感染症にも検疫を実施することになった[1)]．

さらに，感染症法及び検疫法の一部を改正する法律(2003年法律第145号)の成立とそれらの施行に伴う関係政令の整備が実施され，検疫法第3条第4号に規定する病原体の検査が必要な検疫感染症として新たにデング熱及びマラリアが指定され(2003年政令第459号)，同年11月5日から施行された．

一方，輸入感染症とは元来わが国には存在しないか，またはすでに絶滅したと考えられていたものが再び国外から持ち込まれる感染症の総称であり，明確な医学的な定義を有するものではなく，行政用語として用いられてきた．いずれにしても，感染症を巡る問題は最近，地球規模で著しく変貌しており，その発生動向に注意を怠ることが許されない状況になっている．

## 基礎知識

### 1. 病原体

感染症の流行は，病原体，宿主，環境との相互関係に依存しており，グローバル化が進んだ今日では世界各地で数々の新興・再興感染症のアウトブレイクが起こっており，ウエストナイル熱，ニパウイルス感染症，エボラ出血熱のほか，ごく最近では重症肺炎症候群(SARS)の流行が全世界的に新たな脅威になっている．また，検疫感染症やその他の輸入感染症にはウイルス，リケッチア，クラミジア，細菌，蠕虫などを病因とする多数の疾患があるが，その主要症状は下痢，発熱，発疹およびその他の随伴症状である．そこで，これらの疾患の主要症状に習熟し，その対応に万全を期することが重要である(**表1**)．

### 2. 疫　学

最近，世界各地から次々と報告されている感染症のアウトブレイクに関し，その原因がすべて明らかにされたわけではない．しかし，少なくとも熱帯地域の途上国においては，爆発的な人口増加，都市化現象に伴う衛生環境が劣悪なスラムの形成，戦乱や政情不安に起因する難民の発生，人の移動，経済開発に伴う大規模な森林伐採，可耕地拡大策，ダム建設などによる自然破壊が生態系のバランスを著しく破綻させ，人跡未踏の地や密林の奥深く潜んでいた病原体への接近を許し，加えて地球の温暖化は病原体の繁殖を促すとともに媒介昆虫などの生息域を拡大させて各種感染症のアウトブレイクの原因になっていることは想像に難くない[2)]．

しかし，感染症の台頭が深刻な社会問題になっているのは途上国だけではなく，先進国においてもエイズ，ハンタウイルス感染症，C，D，E型肝炎，大腸菌O-157感染症，Lyme病，ニパウイルス感染症，クリプトスポリジウム症，現在な

表1　主要症状からみた主な輸入感染症

| 症　状 | 主な疾患 |
|---|---|
| 発　熱 | デング熱，(ペスト)，(黄熱)，(ウイルス性出血熱＝ラッサ熱，マールブルグ病，エボラ出血熱，クリミア・コンゴ熱)，腸チフス，非チフス性サルモネラ症，(マラリア)，レプトスピラ症，トリパノソーマ症，カラアザール，ブルセラ症，アメーバ性肝膿瘍，ウイルス性肝炎 |
| 下　痢 | 細菌性赤痢，(コレラ)，旅行者下痢症，アメーバ赤痢，ランブル鞭毛虫症，サイクロスポーラ症，住血吸虫症(急性期)，糞線虫症，その他の各種腸管寄生虫症 |
| 発　疹 | (デング熱)，腸チフス，発疹チフス，(ウイルス性出血熱)，ブルセラ症 |
| 出血傾向 | (ラッサ熱，マールブルグ病，エボラ出血熱，クリミア・コンゴ熱，黄熱)，デング出血熱 |
| 黄　疸 | ウイルス性肝炎，重症マラリア，(黄熱)，レプトスピラ症，回帰熱 |
| リンパ節腫脹 | リケッチア感染症，(ラッサ熱)，カラアザール，アフリカ睡眠病，ブルセラ症 |
| 肝腫大 | アメーバ性肝膿瘍，腸チフス，マラリア，ウイルス性肝炎，レプトスピラ症 |
| 脾　腫 | マラリア，トリパノソーマ症，カラアザール，腸チフス，発疹チフス，回帰熱 |
| 皮膚症状 | 皮膚リーシュマニア症，顎口虫症，オンコセルカ症，旋毛虫症 |

括弧内は検疫感染症，赤文字の疾患は最近の輸入例はないが，その発生が危惧される疾患．

お流行拡大が危惧されているSARSなどの新興感染症のほか，狂犬病，ジフテリア，結核，デング熱などの再興感染症も再び地球規模での脅威になっている．そのため，途上国，先進国を問わず，現地滞在中にそこに流行している熱帯病や感染症に罹患して現地で病臥したり，病原体を国内に持ち込んで帰国後の発症に苦しみ，ときには死亡例も発生していることが憂慮されている．したがって，国際化が進んだ今日では，輸入感染症への対応が日常の診療においても重要になっており，特に年間1,800万人もの日本人が海外渡航し，しかも欧米の先進国だけではなく，未だ衛生環境や医療水準に問題が山積している熱帯，亜熱帯地域の途上国の辺境の地を訪問したり，少数民族と生活をともにする体験旅行なども増え，これまでとは旅行目的とその形態も多様化していることも輸入感染症を増加させる背景にもなっている．しかし，世界に類のないほど清潔な衛生環境を保っているわが国の渡航者は概して，海外の衛生状態や感染症に対する関心や知識に乏しく，その危険性を過小評価する傾向にあることが問題である[3)]．

## 原因病原体の推定および確定法

海外，特に熱帯地からの帰国者の診療において，最も多い患者の主訴は発熱，下痢，発疹であり，それらの症状から海外由来感染症を疑い原因病原体を確定していくプロセスで最も重要なのは的確な問診による現病歴の把握である．

### 1. 問　診

患者の主訴が発熱，下痢，発疹であれ，感染症の診断に向けて有力な情報になるのは，問診による患者の渡航地とその期間，推定潜伏期間，随伴症状，既往歴，旅行形態と行動様式，ワクチン接種歴の有無，マラリア予防内服の有無と薬剤の種類，現地受診歴，同行者の発症の有無などを必ず聴取すべきである．

#### a. 発　熱

発熱が診断上重要な所見になる感染症が少なくないが，単なる上気道感染や尿路感染のほか，悪性腫瘍や膠原病の可能性もあるのでその鑑別が重要になる．しかし，発熱を主徴とするマラリア，腸チフス，デング出血熱を含むウイルス性出血熱などは早期診断に基づく適切な治療が開始されない場合は，予後に直接の重大な影響を及ぼす危険があるので診断上の有力な情報となる熱型の観察が必要である．この場合，日差1℃以内の稽留熱を示す代表的な海外由来感染症は腸チフス，日差1℃以上であるが，解熱しても平熱より高い弛張熱を示すのは結核，腸チフス(下降期)など多くの感染症において観察される．さらに無熱期と有熱期を交互に繰り返す間歇熱を呈する疾患は，発症後数日経過した三日熱，四日熱，卵形マラリア，アメーバ性肝膿瘍，回帰熱などである．しかし，熱帯熱マラリアの場合は，熱型が不規則な高熱を持続するほか，受診前に解熱剤，抗菌薬，抗マラリア薬などが先行投与されている場合は，典型的な熱型が観察されないことがあるほか，投与薬剤による副作用としての発熱もあるので注意を要する．

**b. 下　痢**

海外渡航者の最も感染頻度が高い疾患は旅行者下痢症であり，食中毒菌のほか，赤痢アメーバ，ランブル鞭毛虫，クリプトスポリジウム，サイクロスポーラなどの原虫が主要病原体であるが，赤痢菌やコレラ菌の感染者もみられる．また，これらの疾患の鑑別には便性状の観察が有力な根拠となる．すなわち，感染の重症度にもよるが，血便を呈するのは，腸管出血性大腸菌感染症，カンピロバクター腸炎，赤痢，アメーバ赤痢，膿・粘血便はアメーバ赤痢に特徴的である．また，米の研ぎ汁様と形容されるコレラの水様便がよく知られているが，毒素原性大腸菌，腸炎ビブリオ，ランブル鞭毛虫，クリプトスポリジウム，サイクロスポーラなどの感染者にもみられる．さらに，サルモネラ，カンピロバクター，赤痢菌などの感染者には発熱もみられる．

**c. 発疹・皮疹**

腸チフスでは，有熱期間中に出現するバラ疹を認めれば有力な診断根拠となり，デング熱では，発熱数日後に四肢から軀幹に猩紅熱様の発疹がみられ，解熱期の発疹は出血性であることが多い．そのほか，リケッチア感染症，ウイルス感染症も発疹を伴うことが多いが，特異所見に欠けるため診断根拠にならないことが多い．

**2. その他の身体所見**

高熱を発しているにもかかわらず，比較的徐脈を呈するのは腸チフスの重要な所見である．

黄疸はレプトスピラ症，ウイルス性肝炎，黄熱，回帰熱などのほか病勢が進んだ熱帯熱マラリアにもみられる．リンパ節腫脹は，リケッチア症，ブルセラ症，デング熱，ラッサ熱，カラアザール，アフリカ睡眠病，肝腫大はアメーバ性肝膿瘍，腸チフス，ウイルス性肝炎，レプトスピラ症，マラリア，脾腫はマラリア，カラアザール，腸チフス，回帰熱，ブルセラ症，デング熱，トリパノソーマ症などにみられる．さらに，出血傾向はエボラ出血熱，ラッサ熱，クリミア・コンゴ出血熱，マールブルグ病，デング出血熱，黄熱，髄膜炎菌性髄膜炎，中枢神経症状はアフリカ睡眠病，重症マラリア，その他多くの感染症の重症患者にみられる．また，現在問題になっているSARSでは発熱と呼吸困難が主症状とされている．

**3. 一般検査**

海外由来の感染症が疑われる患者を診察する場合は，通常の血算，CRP，血小板数，血清生化学的検査とともに末梢血塗抹標本を作成して顕微鏡下でマラリア原虫の有無を検索すべきである．そのほか，胸部X線撮影，肝・脾腫などの腹部所見があれば，超音波検査などの画像診断が有用であり，検尿，重症感染症に併発するDIC，腎機能などの検査も必要である．上記の検査によって得られた，白血球数，血小板数，CRP，肝機能検査値から輸入感染症の中で最も症例数が多い，マラリア，A型肝炎，腸チフス，パラチフス，デング熱などの可能性を想定することができるが，診断確定には病原検査が必要である．

**4. 病原検査**

対象疾患の数が多いので，その詳細は成書に譲るが，起炎菌もしくは病原体の同定を行う場合，検体は特異療法の開始前に採取し，血清などの場合はその一部を保存しておくことが必要である．

これらの検査の概略を述べると，まず腸管細菌感染症の場合は，便培養による起炎菌の同定が一般的であるが，腸・パラチフスの診断は血液，尿培養の方が効果的である．

また，原虫性下痢症の場合は，粘血便，水様便から塗抹標本を作成し顕微鏡学的検査を行うのが通例である．しかし，これらの微生物学的検査はいずれも検出目的の微生物によって使用する培地や染色液が特異であるので注意を要する[4,5]．

また，起炎菌や病原ウイルスの分離が必ずしも容易でない疾患に対しては近年著しく発達した特

表2　わが国の主要輸入感染症とその選択薬

| 病原体 | 疾患名 | 選択薬 |
|---|---|---|
| 細菌 | コレラ | ニューキノロン系 |
| | 腸・パラチフス | ニューキノロン系 |
| | 細菌性赤痢 | ニューキノロン系 |
| | 旅行者下痢症 | ニューキノロン系 |
| | カンピロバクター腸炎 | マクロライド系 |
| ウイルス | デング熱 | 対症療法，補液 |
| | 狂犬病 | 対症療法 |
| | ラッサ熱 | リバビリン* |
| 原虫 | 熱帯熱マラリア | キニーネ(注*)，メフロキン，アトバコン/プログアニル*，アーテスネート*など |
| | 三日熱，四日熱，卵形マラリア | クロロキン*，三日熱と卵形マラリアの再発防止にはプリマキン* |
| | アメーバ赤痢 | メトロニダゾール錠(注*) |
| | カラアザール | スチボグルコン酸ナトリウム* |
| | 皮膚および粘膜・皮膚リーシュマニア症 | スチボグルコン酸ナトリウム* |
| | シャーガス病 | 初期ならベンズニダゾール |
| | アフリカ睡眠病 | スラミン*，メラルソプロール*，エフロールニチン* |
| | ランブル鞭毛虫症 | メトロニダゾール |
| 蠕虫 | 住血吸虫症 | プラジカンテル |
| | 旋毛虫症 | メベンダゾール，チアベンダゾール |
| | オンコセルカ症 | イベルメクチン |
| | 顎口虫症 | 外科的摘出 |
| | 包虫症 | 外科的摘出，アルベンダゾール |

* 厚生労働科学研究費「熱帯病・寄生虫症に対する稀少疾病治療薬の輸入・保管・治療体制の開発研究」班から入手可能.

異性と感度に優れた免疫学的手法を用いた血清中の特異的IgM，IgG抗体検出法，ELISA法などが開発され，すでに臨床応用されているほか，PCR法による遺伝子診断が威力を発揮している疾患も少なくない．これらの中で，デング熱などいくつかの疾患に対し海外では簡便性の高いdipstick法やカード式の検査キットも市販されている．

## 第一，第二選択抗生物質・化学療法薬

検疫感染症，輸入感染症の範疇には起炎菌や病原体が異なる数多くの疾患が含まれる．しかも，その中にはすでに標準的な治療法が確立されているもの，未だ治療手段が確立されていないもの，さらに海外では有効な治療薬が開発されているが，国内では未承認の薬剤もあり，その様態はさまざまである．

すなわち，輸入感染症といっても，病因がウイルスや細菌の場合は，エイズ，エボラ出血熱，SARSなどの特定疾患を除けば，効果的な予防ワクチン，優れた抗ウイルス薬，抗菌薬が開発されて国内に流通しているため，診断さえ確定されればその治療にさしたる困難はない．また，駆虫薬も最近多くの薬剤が次々と承認されたため，治療の障害になることは少ない．

しかし，国内には存在しない熱帯病などに対する治療薬は，医学的，社会的な必要性が高いとはいえ，製薬企業の収益性に見合うほどの需要がないとして，国内未承認のオーファンドラッグの状態におかれている．そこでこれらの薬剤が治療に必要な場合は，厚生労働科学研究費「熱帯病・寄生虫症に対する稀少疾病治療薬の輸入・保管・治療体制の開発研究」班（http://www.ims.u-tokyo.ac.jp/didai/orphan/index.html）が無償供与を行っているが，そのほとんどは非抗生物質の化学療法薬である[6,7]．なお，**表2**に代表的な輸入感染症に対する選択薬を示す．

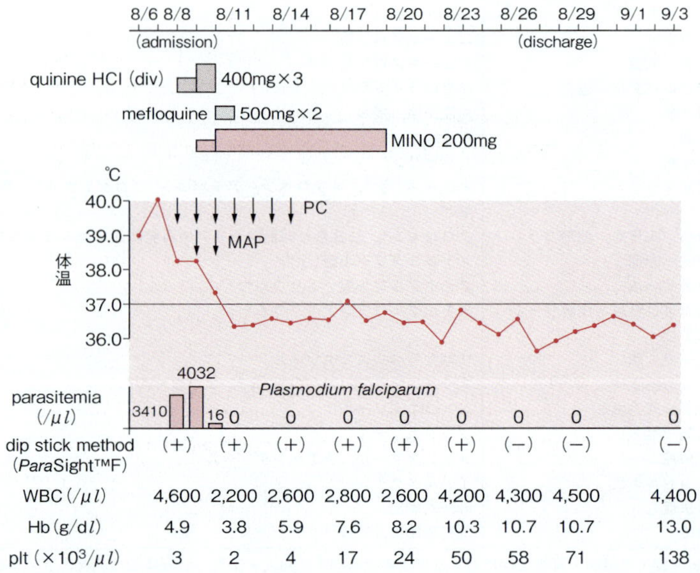


図1 熱帯熱マラリア患者の臨床経過

## 治療の実際と注意点

まず腸管細菌感染症では原因菌により抗菌療法の適応を判定し，その投与期間は耐性菌出現抑制のため，コレラで3日間，カンピロバクター腸炎で3〜5日間，赤痢で5日間とする．ウイルス性疾患のデング熱，狂犬病，ポリオには特異療法がなく対症療法を行う．また，輸入症例の多いマラリアなどの原虫性疾患，蠕虫性疾患に対してはいずれも原因療法が必要であり，特に臨床経過が悪性の熱帯熱マラリアの場合は迅速な治療開始が患者救命に不可欠であるが，その各論に関しては他項に譲る．

## 投与期間と中止，無効の判定法

それぞれの疾患に適応となる薬剤の標準的な用法，用量が定められており，過不足のない投与が必要である．すなわち，不必要な薬剤の長期投与は耐性菌出現の抑制のうえからも避けるべきである．そのため，抗菌薬の投与終了後も下痢症状が持続する場合には生菌整腸薬などの対症療法を行う．ただし，サルモネラ感染の場合は，保菌者となりやすいので，症状消失後2週間以後に2回連続して菌陰性を確認する．また，チフス性疾患では，14日間の抗菌療法が必要である[8]．

以上の措置による治癒判定は，2類と3類感染症の場合は，法に規定されている治癒判定基準に従う．その他の細菌感染の場合は，通常，臨床症状の消失とともに排菌もなくなると考えてよい．

原虫感染症，特に熱帯熱マラリアで，近年薬剤耐性原虫株が広範な地域に拡散しているので経時的な赤血球の原虫感染密度の推移を観察し，選択薬が無効の場合は速やかに薬剤を変更する．また，合併症を発現している場合には，必要な対症療法を強化する[9]．さらに蠕虫感染の場合は，選択薬の薬剤耐性の問題は少なく，虫体の排出や虫卵陰性化を以て治癒と判定するが，それが不可能な組織寄生虫などの場合は，症状の改善，あるいは抗体価の推移などによって判定しなければならないこともある．

## 症例（図 1）■

熱帯熱マラリア，23 歳男性．アフリカ各地を旅行．帰国時の機中で発熱，全身倦怠感，鼻出血をきたし，成田空港検疫所でマラリアと診断され，慈恵医大に緊急入院．血液検査で熱帯熱マラリア原虫 *P. falciparum* を検出．肝・腎機能が低下していたため二塩酸キニーネ 400 mg の持続点滴を 12 時間間隔で 3 回行い，以後はメフロキン 500 mg を 8 時間間隔で 2 回投与し，ミノマイシン（200 mg×7 日）を併用した．治療開始 4 日目には血中の原虫消失とともに平熱となり，臨床症状の改善とともに検査値も正常に復したので 20 病日で退院した．その後，外来で経過観察を行ったが，1 ヵ月後にも再燃を認めず治癒した．なお，血中の熱帯熱マラリア原虫の特異抗原は治療開始後 12 日間陽性を呈した．この症例に使用したキニーネ注射薬は研究班の稀少疾病治療薬，メフロキン製剤は 2001 年に承認，薬価収載され，現在は保険適応になっている．

### 文　献


1) 厚生労働省医薬局：検疫所業務年報，平成 13 年，2003
2) WHO：The World Health Report 2000, (http：//www.who.int/whr/)
3) 大友弘士：海外旅行者への感染症対策と指導．日医会誌 **117**：789-794, 1997
4) 三浦聡之，岩本愛吉：輸入感染症の診断．小児科診療 **65**：2032-2037, 2002
5) 村田三沙子：症状からの鑑別診断　発熱．臨床成人病 **26**：1523-1527, 1996
6) 厚生科学研究費「熱帯病に対するオーファンドラッグ開発研究」班：寄生虫症薬物治療の手引き改訂第 5 版，p.78, 2003
7) 厚生科学研究費「熱帯病に対するオーファンドラッグ開発研究」班ホームページ：http：//ims.u.tokyo.ac.jp/didai/orphan/index.html
8) 相楽裕子，坂本光男：急性腸炎の治療の実際．Med Practice **14**：1149-1152, 1997
9) 大友弘士，吉川晃司：マラリア．綜合臨床 **52**：1176-1182, 2003

# 寄生虫感染症

竹内　勤

## はじめに

わが国では寄生虫感染症のうち蠕虫感染の多く，例えば土壌伝播線虫症，住血吸虫症，フィラリア症などがすでに根絶されて今日に至っている．しかし原虫疾患は赤痢アメーバ症，マラリアを始めとして，種々の疾患が新興感染症としてみられたり，疫学相の変化を伴った再興感染症として臨床的にも重要な位置を占めている．

本稿では原虫疾患として赤痢アメーバ症，蠕虫疾患として化学療法に関連して対応が問題となっている多包虫症 alveolar hydatid disease を取り上げ，生物学的側面，疫学的現況，治療の実際などに関して概説する．赤痢アメーバ症の届け出例数は増加傾向にあるし，多包虫症は北海道に存在し，次第に分布域が拡大してきている．いずれも病態によっては治療に困難を覚える寄生虫疾患である．この二つの疾患は2003年に改正された「感染症の予防及び感染症の患者に対する医療に関する法律」でそれぞれ五類，四類感染症に指定され，全数把握の対象となった[1]．したがって赤痢アメーバ症は患者，多包虫症では患者と無症候性病原体保有者の届出が必要となった．

## 赤痢アメーバ，多包虫の生物学と感染経路

赤痢アメーバとは *Entamoeba histolytica* Schaudinn, 1903 (Emended Walker, 1911) を意味しており，形態は類似しているが非病原性の *E. dispar* とは異なる[2]．すなわち赤痢アメーバ症とは病原性である *E. histolytica* の感染による．生活環は栄養型 trophozoite と嚢子(シスト；cyst)から構成される．感染能力を有するのは成熟嚢子のみである．径 15～19 μm ほどで，当初未成熟の形で糞便中に排出されるが，外界で核分裂が起こり 4 核の成熟嚢子となる．経口摂取された成熟嚢子は小腸で内部の虫体が出現し，核分裂と細胞質分割を経て 8 個の後被嚢期栄養型 metacystic trophozoite が形成される．この後被嚢期栄養型は盲腸で成熟し，径 30～45 μm 程度で活発にアメーバ状運動をする栄養型虫体となる．この栄養型虫体が病原性を発揮する．栄養型虫体は大腸腔内に生息している限り臨床症状を起こすことはほとんどなく，感染者は原則として無症候性のキャリア asymptomatic cyst carrier となる．発症するためには栄養型虫体が大腸組織内に侵入することが必要条件である．嚢子は大腸腔内で形成されるがその詳しい機構はまだ明らかになっていない．近縁の *E. invadens* を用いた慈恵医大の牧岡らの研究[3]が近年精力的に行われているが，種々のシグナル伝達を介した調節機構が関与していることが判明しつつある．

多包虫 alveolar hydatid cyst とは多包条虫 *Echinococcus multilocularis* の幼虫名で中間宿主体内で形成される．本来成虫である多包条虫は終宿主であるイヌ，キツネ(キタキツネ)の小腸に寄生している体長 1.2～3.7 mm 程度の小さな条虫である．片節の数は 2～5 個であり，近縁の単包条虫 *E. granulosus* とは形態的に鑑別できる．生活環は上記の終宿主と中間宿主である野ネズミなどの齧歯類(北海道ではエゾヤチネズミ)との間で形成されている．ヒトも外界に排出された虫卵を何らかの要因により経口摂取することで感染し，中間宿主的な存在となっている．ヒトを含む中間宿主が虫卵を経口摂取すると，小腸で内部の六鉤幼虫が脱出して腸壁に侵入し，経門脈的に肝に到達してそこで包虫 hydatid cyst として発育する．多包条虫の包虫を多包虫と呼んでいる．自然界での生活環では食物連鎖に従ってネズミが終宿主に捕食されることでサイクルが成立している．ヒトの場合，多包虫が主に肝で浸潤性の発育をすることが多包虫症の病原機序の根幹をなしている．

### 赤痢アメーバ症と多包虫症の疫学

赤痢アメーバ症の場合，伝染病予防法の時代には糞便中に感染能力のある嚢子が見出された場合のみ届け出が必要とされていたが，1999年および2003年の法改正以来，診断が確定した患者の届け出が必要となった．すなわち，しばしば嚢子が糞便中に確認されないアメーバ性肝膿瘍の場合も届け出を必要とすることになった．この結果，伝染病予防法が施行されていた1980年代初頭以降，わが国でも本症は増加傾向にはあったものの，年間100例を越えるくらいの症例しか報告されていなかったのが，年間400例前後の症例が記録されるに至った．この原因としては診断法の進歩と，法律の改変との二つが考えられるが，注意を払わなければならないのは，1999年の上記法施行より今日に至るまでやはり届け出数が年々増加傾向を示していることである．1999年には268例，2000年には359例だった届け出数が2002年には457例に達し，2004年には第49週(11月29日〜12月5日)でもう534例の届け出がある(国立感染症研究所の感染症動向調査 http：//idsc.nih.go.jp/index-j.html または東京都感染症週報 www.tokyo-eiken.go.jp/IDSC/を参照されたい)．このような傾向がすべて上記の二つの要因によるのかどうか現時点では明らかではない．また異性愛行為で感染したと思われる症例も記載されており，今後注目すべき事例であると考えられる．

わが国の赤痢アメーバ感染の危険因子には男性同性愛行為，開発途上国への旅行，および施設内での集団生活があげられる．わが国では筆者らの以前の調査で欧米と異なって同性愛者には病原性である *E. histolytica* の高率な感染が認められている[4]．また上述のように最近は異性愛行為で感染したと思われる症例も記録されている．またこのためわが国の同性愛者には赤痢アメーバとHIVなどの感染がしばしば合併してみられる．施設内感染は本稿では詳述しないが，異なる公衆衛生学的な問題を提起しており[5]，やはり今後の動向に注意すべきである．

多包虫症は分布域が比較的限定されており，北緯38°以北の寒冷地にみられる．日本以外ではアラスカ，ドイツ，フランス，ロシア，オーストリア，スイス，中国などに分布する．他の欧州諸国からの報告もみられる．わが国では1936年に礼文島出身の28歳の女性が肝腫瘤のため北大病院で手術を受けたのが最初の症例といわれているが，1965年ごろより北海道東部地方から感染者が報告され，分布域の拡大が明らかになった．事実，北海道大学病院の佐藤ら[6]のまとめたところによれば，1987〜1989年の15症例のすべては道東に分布し，1990〜1992年の27例は主に道東，ついで道南にみられている．これでもわかるように北海道でも分布域は年を追うごとに拡大してきている．しかし現在道東からの新患者の発生はなく，むしろ道央，道南地域に集中してきているといわれている．佐藤らは終宿主であるキツネの分布域の変化が疾患の分布に影響していると推測している．ちなみに北海道における終宿主であるキツネの多包条虫感染率は約18%，主要な中間宿主である野ネズミの包虫保有率は1.4%と推定されており，患者の95%前後はキツネとの接触圏内にいたことが報告されている．また佐藤ら[6]はキツネとほとんど接触がない環境下に居住している患者も見出されていることを指摘しており，キツネの都市部への侵入などを危惧している．

### 赤痢アメーバ症と多包虫症の臨床像

赤痢アメーバ症の病型は腸アメーバ症 intestinal amebiasis(**図1**)と腸外アメーバ症 extra-intestinal amebiasis とに大別できる．腸アメーバ症はさらにアメーバ赤痢 amebic dysentery とアメーバ性大腸炎 amebic colitis とに分けることができる．腸外アメーバ症のほとんどすべての病型はアメーバ性肝膿瘍 amebic liver abscess(**図2**)である．腸アメーバ症の基本的な臨床症状は下痢と腹痛である．発症は通常はゆるやかで，アメーバ赤痢の場合は粘血便を伴う下痢を呈し，1日数回から十数回に達する．好発部位が盲腸なので腹痛は右下腹部のことが多い．この部位の圧痛を訴えることもある．アメーバ性大腸炎の場合は下痢の回数も少なく，性状も粘液便，血便など多様

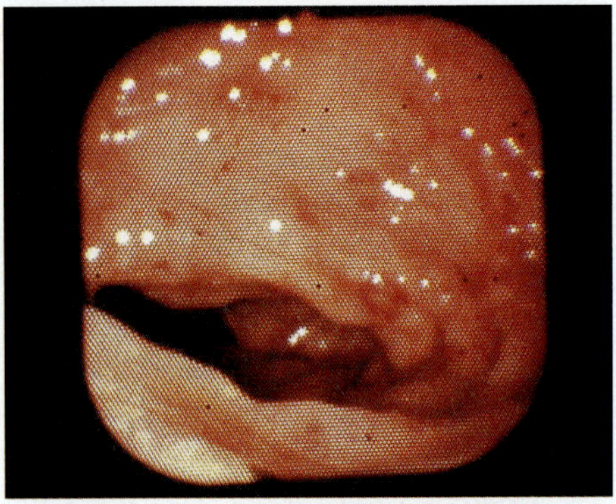
図 1 腸アメーバ症の内視鏡所見(慶大病院例)
不規則な小出血斑がみられる.

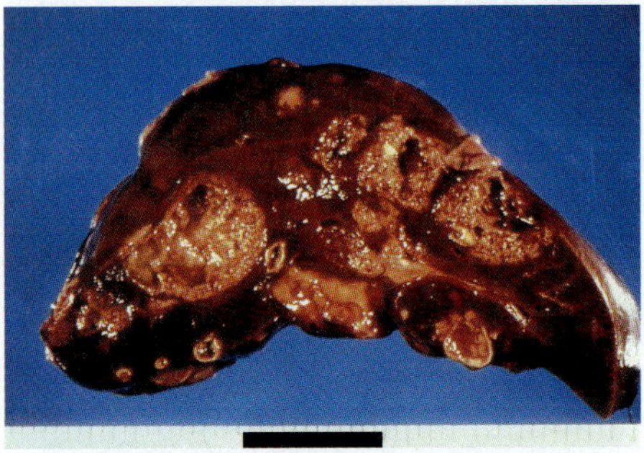
図 2 肝膿瘍(アメーバ性)
多発性の膿瘍巣がみられる.(東京都立北療育医療センター増田博士のご厚意による)

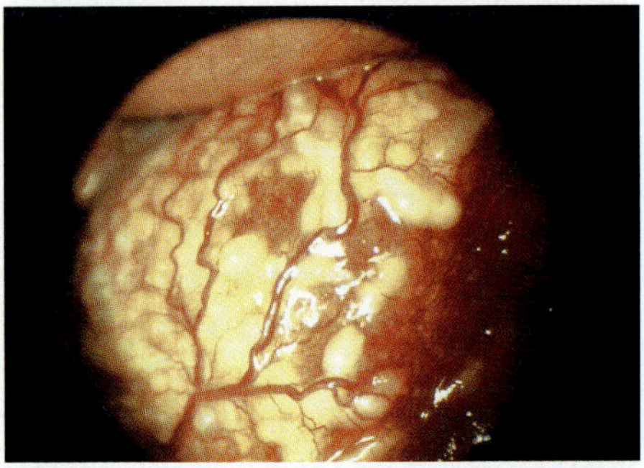
図 3 多包虫症の腹腔鏡所見
不規則な病巣の集簇が多数みられる.(千葉大学医学部寄生虫学教室のご厚意による)

であることが多い.一般には発症しても症状は自然に寛解し,不定の期間後に再発する.このような経過を経て,多くの場合,慢性腸炎に移行する.病型にかかわらず全身症状は比較的良好に保たれ,発熱も通常なく,末梢血の多核球増多もみない.しかしときに下痢のため急速に脱水症状に陥る腸アメーバ症劇症型があったり,放置した場合,穿孔から腹膜炎を起こしたり,直腸に病変があって,皮膚に穿通したりすることもある.

このような経過中にアメーバが血行性に転移して腸外アメーバ症を起こすわけであるが,上述のようにほとんどの場合は肝膿瘍という形で現れる.肝膿瘍は悪心,食欲不振,発熱,肝腫大,右季肋部痛・圧痛などの症状を呈する.末梢血中の多核白血球増多もみられる.また膿瘍が形成される局所によっては黄疸や肝機能障害が強く現れる.肝膿瘍を放置すると肺,脳などに二次的な転移病巣を形成したり,直接進展して横隔膜下膿瘍,肺膿瘍などを形成し,あるいは皮膚に穿通して難治性の病変を形成する.

多包虫症は基本的には包虫が外生出芽で発育するため,いわゆる space occupying lesion(SOL)による症状が主体となる.経門脈的に肝に到達した包虫は定着するとゆっくりと発育し,小さい胞嚢が不規則に集まった硬い腫瘍様の病変を形成する(**図 3**).この病巣は肉眼的に容易に識別可能で,上述のように外生出芽で浸潤性発育するために,肝実質を破壊しつつ増大する.しかし定着箇所にもよるが,SOL として症状が発現しはじめるのに数年から十数年を要する.その後,上腹部の膨満感・不快感,上腹部痛,肝腫大が現れ,徐々に進行し黄疸,発熱,肝腫大の進行といった症状を呈するようになる.さらに進行して末期に至ると,閉塞性黄疸,下大静脈閉塞,門脈圧亢進,腹水などの症状を示す.また単包虫症と異なり胚層細胞 germinal cell が静脈を経由して遠隔転移を起こすことがあり,このため肝の悪性腫瘍と同等の取り扱いを必要とする.転移は肺,脳などにみられるが,特に脳転移は急速に臨床症状が発現するため緊急の対応を必要とする.肝の症状がみられない場合でも,佐藤ら[6]によれば 15%

くらいが肝門部に，10％程度が下大静脈に，9％程度が横隔膜に浸潤していたと報告されている．発症後に治療を行わなければほとんど全例が致命的になる．

## 診　断

赤痢アメーバ症の診断に際して重要なのはまず感染の危険因子があるか確認することである．上述のようにわが国では感染は同性愛を含む性的な接触によるか，開発途上国への旅行が通常の場合の危険因子である．施設内感染は広く拡がっているものと思われ，また別の問題を提起している．

診断の基本方針は *E. histolytica* を特異的な方法で同定することであるが，方法の特徴を認識したうえで適用すべきである．また *E. dispar* のみの感染であれば症状を呈することはなく，感染者は無症候性のキャリア asymptomatic cyst carrier として推移することになる．HIV 感染との合併があっても発症しないことが知られているが，*E. histolytica* 感染でもおそらく持続性の無症候性感染があるものと推測されるので，臨床症状の有無は診断の決め手にはならない．具体的な方法として糞便検査による嚢子検出が依然として必要であることは間違いないが，この方法では適当な染色法を併用しても *E. histolytica* と *E. dispar* の鑑別はむずかしい．糞便検査のみで *E. histolytica* と判定できるのは下痢便中に赤血球を捕食している栄養型虫体を見出した場合である．すなわち赤血球を捕食していればそのアメーバは一時期組織内に存在したことを強く示唆していることとなり，組織侵入能力のない *E. dispar* ではないことになる．またアメーバ症の診断に内視鏡下生検がよく行われるが，生検組織内にアメーバ栄養型虫体を見出したら，同様に判断して *E. histolytica* とする．

間接蛍光抗体法，ゲル内沈降反応，間接赤血球凝集反応，ELISA，dot-ELISA など血清学的な方法も多用される．*E. dispar* は腸管内に寄生しているのみで感染した場合も抗体産生をほとんど起こさない．したがって明瞭な特異抗体産生がみられたら *E. histolytica* 感染を考えてもよい．しかし血清学的なデータの評価にあたっては幾つか注意すべき点がある．まず化学療法によって *E. histolytica* の活動性の感染がなくなっても抗体産生が継続することもあることに注意する．また腸アメーバ症と腸外アメーバ症とでは血清学的な方法の意義が少し異なっている．すなわち腸外アメーバ症の場合は抗体価も陽性率も高い．画像診断で肝膿瘍を疑い，血清反応が明瞭に陽性であったら，アメーバ性肝膿瘍と診断してもほとんどの場合，問題はない．一方，腸アメーバ症の場合は，活動性の感染があっても抗体価は陽性下限に近く，また陽性率も低い．このような血清反応の性質を考えると，遺伝子診断または特異抗原を定量して診断する方向が今後採用されるようになろう．しかし，*E. histolytica* と *E. dispar* の混合感染の場合，糞便試料をいったん培養してしまうと理由は明らかにはなっていないが，*E. histolytica* と *E. dispar* の比率がかなり大幅に変化してしまう．このことが確実な検査診断の妨げになることがすでに明らかになっている．したがって検査に際しては培養を伴わない方法で糞便中から *E. histolytica* を同定する必要がある[1]．現時点でこの目的に利用できるのはモノクロナル抗体による抗原検出か，特異的遺伝子断片の PCR による検出に限られる．モノクロナル抗体を用いた特異抗原検出には種々の方法があるが，キット化され最も広く利用されているのはアメーバ表面の adhesin へのモノクロナル抗体を利用した *E. histolytica* II kit（Techlab，USA）であろう．わが国では市場化されていないが，輸入可能である．PCR に関しては嚢子内の虫体の DNA を抽出し標的としなければならないため多数の方法が報告されている割に良い方法はそう多くはない．筆者らの研究室の Sanuki ら[7] はこの点に関して検討を加え，MGL 法によって濃縮したアメーバ嚢子を 1％ Triton X-100 中で 90℃にて処理することによって嚢子壁を破壊し，DNA を抽出することに成功した．この方法で抽出した DNA を標的として peroxiredoxin の遺伝子塩基配列に基づいたプライマーを用い，PCR によってアメーバの種を培養を経ないで同定することが可能となった．

多包虫症は現在北海道ではマススクリーニングの形で行政サービスが行われているが，方法はELISAとWestern Blotting(WB)，ほかによっている．ELISAは一次スクリーニングに用いられ，WBは超音波検査，医師による診察などとともに二次検診に使用されている．二次検診の後は専門の医師の診察，最終的に外科手術により確定診断を行うシステムとなっている．しかし佐藤ら[6]は多包虫患者のELISAでの陽性率は90%に達するが，ELISA陽性者のうち実際の患者は1%程度にしかすぎず，高率に偽陽性が認められると報告している．またCTやMRIなどの画像診断の有用性も確かであるが，石灰化などに頼りすぎる危険性も指摘されており，それなりの注意は払うべきであろう．一方，旭川医科大の伊藤[8]は多包虫症の診断用抗原として分子量18 kDaの多包虫骨格成分(Em 18)を使用し，イムノブロット法を用いた診断法を開発している．海外のグループもこのEm 18の精製に成功しており，独自にEm 18-ELISA法を開発している．伊藤らはEm 18の組み替え蛋白の作成にもほぼ成功しており，今後この組み替え蛋白を使用した診断法に移行すると報告している．

## 第一選択，第二選択薬 ■

赤痢アメーバ症の現時点での第一選択薬は5-ニトロイミダゾール製剤であるメトロニダゾール(フラジール)である．経口錠(250 mg)が現在市場化されている．副作用として実験的には発癌性，変異原性が確認されているが，ヒトでの症例の記録はこれまでに報告されていない．その他，神経系，血液系に基礎疾患がある場合も投与を原則としては控える．下痢，末梢神経炎，白血球減少，運動失調，頭痛，めまいなどの副作用を訴えることもある．重症赤痢，肝膿瘍にしばしば使用されたデヒドロエメチンは現在製造中止となっており入手できない．腸管内の嚢子にはニトロイミダゾール製剤は腸管からの吸収が早いので効果が十分ではないとしばしばいわれている．そのような場合はテトラサイクリンなどを併用するか，下記研究班より供給されているフロ酸ジロキサニドを使用するが，筆者らはメトロニダゾールを2クール投与するとほとんどの対象が嚢子陰性となることを経験している．

多包虫症の治療は外科的に病巣の全切除を行うのが第一選択の治療法である．しかしこのようなアプローチができない症例もあり，病態に応じアルベンダゾールが投与され，特に肺の転移病巣に対しては効果が50%に確認されているという．進行した肝病巣に対する効果はほとんどないが，時期によってはアルベンダゾールが肝の病巣体積の増加を50%の率で抑制したことも認められており[9]，悪性腫瘍と同等の扱いを必要とするという本疾患の性格を考慮するに，投与対象の病期を正確に把握して投与すれば，治療効果はなくとも病巣の容積の拡大を抑制できる可能性はあるものといえよう．多くの症例を経験した佐藤は肺転移巣と遺残病巣に対しては補助的にアルベンダゾール投与が行われると述べている[10]．

## 治療の実際と注意点 ■

### 1. 赤痢アメーバ症

投与量は状況に応じて調整を図るものの，一般には下記の量を原則としている．

(1) アメーバ性大腸炎：フラジール1,000 mg/day，分3，7～10日連用

(2) アメーバ赤痢，アメーバ性肝膿瘍：フラジール1.25～2.0 g/day，分3，7～10日間連用

治療効果が十分でない場合は，3～4週間程度のインターバルをおいて再度投与するか，第二選択薬とみなされる同系統のチニダゾールなどに替える．メトロニダゾール自体は腸管からの吸収が非常に良いが，下痢が激しい場合，あるいは臓器内での薬物濃度を急速に上昇させ，抗アメーバ作用を発揮させたい場合などはフラジールを点滴投与すると効果がある場合がある．ヒューマンサイエンス財団の「熱帯病に対するオーファンドラッグ開発研究班」(連絡先：宮崎医科大学寄生虫学講座，名和行文教授ほか，詳細は文献10)を参照されたい)から無償で提供されている．

### 2. 多包虫症

上述のようにアルベンダゾールは補助療法とみなすべきであろうが，疾患の臨床的な重篤さを考えれば，熟知しておくべきものであると考える．

(1) エスカゾール 200 mg 錠，600 mg/day，分3，28 日間服薬，14 日間休薬を病状をモニタリングしながら繰り返す．

アルベンダゾールは副作用の少ない薬剤であるが，長期投与を必要とするため，特に投与初期の肝機能障害，貧血，顆粒球減少に関しては注意を払う．

### 文献

1) 感染症の診断・治療ガイドライン編集委員会編：感染症の診断・治療のガイドライン 2004，日本医師会，2004
2) World Health Oraganization：Amoebiasis. Weekly Epidemiology Record **72**：97-99, 1997
3) Makioka, A., Kumagai, M. et al.：Inhibition of excystation and metacystic development of *Entamoeba invadens* by the dinitroaniline herbicide oryzalin. J Parasitol 88：994-999, 2002
4) Takeuchi, T., Okuzawa, E. et al.：High seropositivity of Japanese homosexual men for amebic infection. J Inf Dis **159**：808, 1989
5) 竹内　勤：わが国におけるアメーバ症の実態の解明と対策確立に関する研究．厚生科学研究費補助金，新興・再興感染症研究事業，平成 13 年度総括・総合研究報告書，2002
6) 佐藤直樹，小笠原和宏ほか：エキノコックス症—多包性エキノコックス(alveolar echinococcosis)を中心に．新世紀の感染症学，日本臨床(増刊)：636-643, 2003
7) Sanuki, J., Asai, T. et al.：Identification of *Entamoeba histolytica* and *E. dispar* cysts in stool by polymerase chain reaction. Parasitol Res **83**：96-98, 1997
8) Ito, A.：Serologic and molecular diagnosis of zoonotic larval cestode infections(Review). Parasitol Int **51**：221-235, 2002
9) 佐藤直樹，内野純一ほか：肝多包虫症に対するメベンダゾールとアルベンダゾールの治療効果に関する臨床的検討．厚生省新薬開発研究事業，熱帯病治療薬の開発研究，平成 4 年度報告書，p. 72-86, 1993
10) 佐藤直樹：エキノコックス症(包虫症)．寄生虫症薬物治療の手引き—2003，改訂第 5 版，厚生科学研究費補助金創薬等ヒューマンサイエンス総合研究事業，熱帯病に対するオーファンドラッグ開発研究班，p.41-42, 2003

# マラリア

木村幹男・石井　明

## はじめに

全世界的にも，また日本においても熱帯・亜熱帯のマラリア浸淫地域へ渡航する機会は増えており，渡航者のマラリアは現在のみならず，今後も医学上の重要な問題として続くと予想される．具体的な問題としては，渡航者自身がマラリア予防の知識と熱意がない，国内の医療機関において必要な場合でもマラリア予防を勧めない，さらに帰国してから発症した場合に国内での医療対応が十分でない，などがあげられる．マラリアのなかでも特に熱帯熱マラリアは急速に重症化したり死亡する危険があるが，一方早期診断，早期治療により適切に対応すれば予後が良好な疾患であるので，国内での医療対応のレベル向上が強く望まれる．

## 基礎知識

### 1. 病原体，地理的分布

病原体は原虫である熱帯熱マラリア原虫 *Plasmodium falciparum*，三日熱マラリア原虫 *P. vivax*，卵形マラリア原虫 *P. ovale*，四日熱マラリア原虫 *P. malariae* の 4 種であり，ハマダラカ

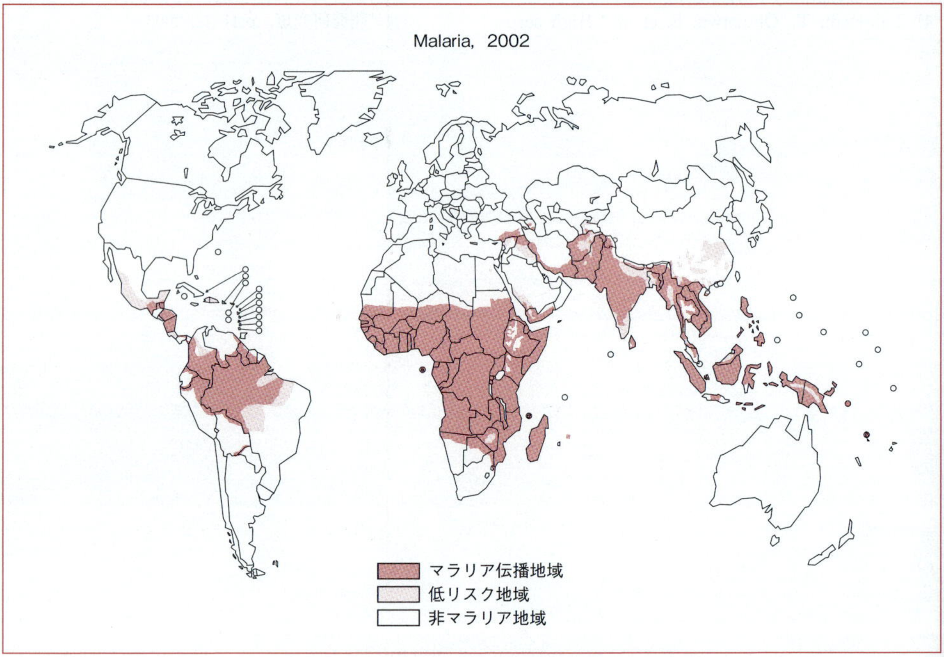


**図 1　世界におけるマラリアの分布**
(WHO：International Travel and Health, 2003 より改変)

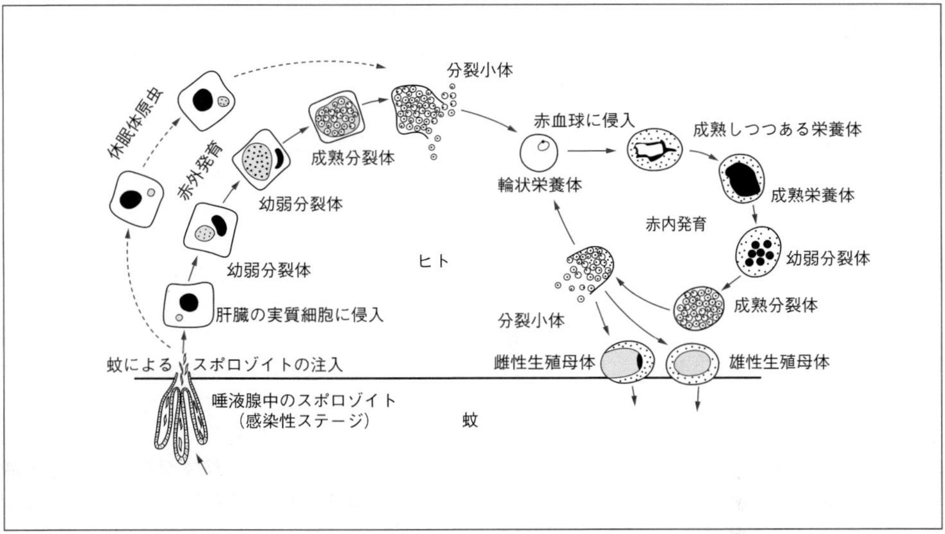


図 2　ヒト体内でのマラリア原虫の生活環
（Taylor, T. E. et al.：92. Malaria. Hunter's Tropical Medicine and Emerging Infectious Diseases, 8th ed., Strickland, G. T. ed., W. B. Saunders, 2000 より改変）

によって媒介される．

マラリアの地理的分布を**図 1** に示す．なかでも危険な熱帯熱マラリアの分布地域としてはサハラ以南アフリカが最重要であり，アジア（特にタイ・ミャンマーあるいはタイ・カンボジア国境，インドネシアのロンボク島およびそれ以東），オセアニア（パプアニューギニア，ソロモン），南米（アマゾン流域）などもあげられる．

### 2. 感染経路，ライフサイクル

メスのハマダラカは産卵のために吸血する必要があるが，そのときの刺咬により，蚊の唾液腺に集積しているマラリア原虫のスポロゾイトがヒトの体内に侵入する（**図 2**）．原虫はその後肝細胞に侵入し，分裂・増殖を開始して血中に放出され，赤血球に侵入して無性生殖を繰り返す．マラリアの症状はこの無性生殖環によるものである．しばらく無性生殖環を繰り返すと，一部の原虫は雌雄の区別のある生殖母体へと分化する．生殖母体はヒト体内では合体受精をしないが，ハマダラカの吸血時に蚊の体内に入ると合体受精を行い，蚊の体内で形成，放出された多数のスポロゾイトが唾液腺に集積してヒトへの感染源となる．

### 3. 潜伏期

全体的に 2〜4 週間程度とされるが，熱帯熱マラリアでは 1 週間と短いこともあり，逆に三日熱や卵形マラリアでは数ヵ月あるいはそれ以上と長いこともある．また，予防薬の服用によっても長くなることがある．

### 4. 症状，一般検査所見

マラリア流行地で生まれ育ち，何度もマラリアに罹患した人は部分的な免疫状態となり（semi-immune），発熱を生じないこともあるが，免疫がない場合（non-immune）には発熱はほとんど必発であり，しかも通常 38°C 以上を示す．発熱時には悪寒があることが多く，戦慄も伴うことがあるが，これらは良性の三日熱マラリアで顕著であり，熱帯熱マラリアでは戦慄がみられないこともある．発熱に伴い全身倦怠，頭痛，筋肉痛，関節痛などが生じる．

熱帯熱マラリアで重症の場合（重症マラリア），

脳症，腎症，肺水腫/ARDS，DIC 様出血傾向，低血糖，重症貧血，代謝性アシドーシスなどを生ずることがある[1]．

血算では貧血は病初期にはみられないことも多い．白血球数は軽度減少することが多いが，そうでないこともある．血小板数はほとんどの場合減少する．生化学検査では LDH 上昇，総コレステロール低下，総蛋白(アルブミン)低下などが高頻度にみられる．

## 診　断

### 1. 形態学的マラリア原虫診断

血液の厚層および薄層塗抹標本をギムザ染色し，光学顕微鏡で観察する顕微鏡法が今でも gold standard であり，将来もそうであると思われる．海外の教科書には厚層塗抹標本を基本とする記載が多い．確かに検査できる血液量が多いので理論上検出感度が良いはずであるが，実際には原虫形態の判読には相当の熟練を要する．薄層塗抹標本を十分時間をかけて検査する方が間違いないと思われる．マラリア原虫種の識別では，特に熱帯熱マラリア原虫とそれ以外とを識別することが重要である．熟練していない場合にはいたずらに診断を試みるのでなく，速やかに専門医療機関への相談や紹介をすべきである．

蛍光を発するアクリジンオレンジ色素が核酸に結合する性質を利用した検査法として，川本法と QBC 法(Becton Dickinson 社)があげられる．蛍光顕微鏡の暗い視野の中で原虫が蛍光を発するので見逃しがなく，短時間で検査可能といわれているが，実際にはかなりの熟練を要する[2]．

### 2. 抗原検出法

熱帯熱マラリア原虫の histidine-rich protein 2(HRP 2)と 4 種のマラリア原虫の共通抗原であるアルドラーゼ(Now® Malaria，Binax 社)，あるいは，熱帯熱マラリア原虫特異的および 4 種のマラリア原虫に共通な LDH アイソザイム(OptiMAL-IT，DiaMed 社)を検出する免疫クロマトグラフィー法を応用したキットがある．両者ともに，熱帯熱マラリア原虫とそれ以外の 3 種のマラリア原虫とを区別する．いずれも国内で市販されていないので，個人輸入となる．両者ともに感度，特異度などが常に 100% とはいえないが，Now® Malaria の場合，熱帯熱マラリア原虫の検出では 100% に近い感度が期待される[3]．

### 3. DNA 診断

各国で種々の DNA 診断法が開発されたが，筆者らが使用してきたのは岡山大学薬学部・綿矢らが開発した方法で，4 種のマラリア原虫を識別して高感度で検出できる[4]．18S rRNA 遺伝子をターゲットとするが，PCR 後の反応はマイクロプレート上で行う簡便さが特徴である．潜伏期や薬剤服用後の回復期における診断などで，顕微鏡法を補うものとして役立っている[4]．

## 抗マラリア薬の選択

### 1. 三日熱，卵形，四日熱マラリアの急性期治療

クロロキンが第一選択薬であり，三日熱マラリアに対するスルファドキシン/ピリメタミン合剤(ファンシダール®)はときに無効なことがある[5]．また，三日熱マラリアに対しては，軽度であるがクロロキン耐性が出現している[5]ことも念頭におく．

### 2. 三日熱，卵形マラリアの根治療法

上記 1 で血液中の原虫は殺滅できても，この 2 種のマラリアでは肝細胞内に休眠体原虫が形成され，再発の原因となる．これを予防するための薬剤はプリマキンである．

### 3. 合併症のない熱帯熱マラリア

世界的にクロロキン耐性が多く，スルファドキシン/ピリメタミン耐性も拡大しつつあるので，特に前者の投与は避ける．メフロキン(メファキン®)が 2001 年 10 月より国内で市販になっている．古典的なキニーネ経口薬とドキシサイクリンとの併用も治療効果は良い．アトバコン/プログアニル(Malarone™)，アーテメーター/ルメファントリン(Riamet®)などの合剤も使われつつある[5]．

### 4. 重症マラリア

キニーネ注射薬の点滴静注が標準である．それが目的を達した後はキニーネ経口薬に切り替える

か，あるいはメフロキンを投与する方法もある．最近では，キニーネ注射薬の代わりにアーテミシニン(チンハオス)誘導体，特にそれらの坐剤や注射製剤が用いられることもある[1)]．

**5. 抗マラリア薬の入手**

上記の抗マラリア薬で国内市販のものはスルファドキシン/ピリメタミン合剤，メフロキン，キニーネ経口薬であり，保険適用でないがドキシサイクリンも市販されている．それ以外のクロロキン，プリマキン，アトバコン/プログアニル合剤，アーテメーター/ルメファントリン合剤，キニーネ注射薬，アーテミシニン誘導体などは国内で市販されていないので，「熱帯病治療薬研究班(略称)」(http：//www.ims.u‐tokyo.ac.jp/didai/orphan) の薬剤保管機関に連絡すること．

## 治療の実際と注意点，アドバイス（「抗マラリア薬の選択」の番号に対応）■

**処方例**

1. a) クロロキン塩基として初回 600 mg，6 時間後，24 時間後，48 時間後にそれぞれ 300 mg，計 1,500 mg(小児 25 mg/kg)

てんかん，乾癬で禁忌．商品名としては Nivaquine など種々．

b) ファンシダール®(スルファドキシン/ピリメタミン合剤) 3 錠単回投与

高度の肝・腎障害，巨赤芽球性貧血で禁忌．

2. プリマキン塩基 15 mg/日(小児 0.25 mg/kg)・分 1，14 日間

パプアニューギニア，インドネシアなどでの感染ではプリマキン低感受性のことがあり，増量も行われる．妊婦，赤血球 G 6 PD 欠損者などでは禁忌であるが，関節リウマチや全身性エリテマトーデスなどの活動期でも禁忌とする意見がある．特に，三日熱マラリア患者の再発防止を図る根治療法に使用される．熱帯熱マラリア原虫生殖母体の殺滅には，成人 45 mg 1 回投与が行われる．

3. a) メファキン® 15 mg/kg の単回投与

耐性が予想される場合には，翌日さらに 10 mg/kg の追加．精神神経系疾患，てんかん，心伝導障害などで禁忌．β ブロッカー，カルシウム拮抗薬などの服用者で慎重投与．

b) 硫酸キニーネ 1.5～1.8 g/日・分 3，3～7 日間

耳鳴，視神経炎，溶血，重症筋無力症で禁忌．

ビブラマイシン® 100～200 mg/日・分 1～2，7 日間

高度の肝腎障害で禁忌．

c) Malarone™ 4 錠/日・分 1，3 日間

高度の腎不全で禁忌．

d) Riamet® 1 回量 4 錠を 0，8，24，36，48，60 時間後の計 6 回

4. a) キニーネ塩基として 8.3 mg/kg を 5% ブドウ糖液 200～500 m$l$ に希釈し，4 時間かけて点滴静注，8～12 時間ごとに繰り返す．重症度が高い場合，問題がなければ初回のみ倍量の 16.6 mg/kg 投与(loading dose)も行われる．最終投与終了後 12 時間以上してから，メフロキン 15 mg/kg の単回投与．心電図での伝導障害，QTc 延長などでは禁忌．

b) Plasmotrim®(アーテミシニン誘導体) 坐剤 1 日目 400 mg/日・分 2，2～5 日目 200 mg/日・分 1．その後，メフロキンの投与

## 抗マラリア薬療法の判定（「抗マラリア薬の選択」の番号に対応）■

1. クロロキンの服用が完全に行われていれば，予定通り服用終了まで継続する．そのころには原虫数の減少，形態の変化などがみられることが多い．現在のクロロキン耐性三日熱マラリアのほとんどは軽度の耐性であり，その場合，治療により一度原虫が検出できなくなってから再出現する．

2. 休眠体原虫が殺滅されて再発が予防できたかどうかは通常半年から 1 年，場合によりそれ以上の観察を必要とする．

3. 少なくとも毎日 1 度，場合により 2～数回顕微鏡法で検査し，原虫数の推移，薬剤による形態変化の有無や程度を観察する．無効であればそれを早期に把握して，治療薬剤の変更を速やかに行う必要がある．そうでないと重症化・死亡にも

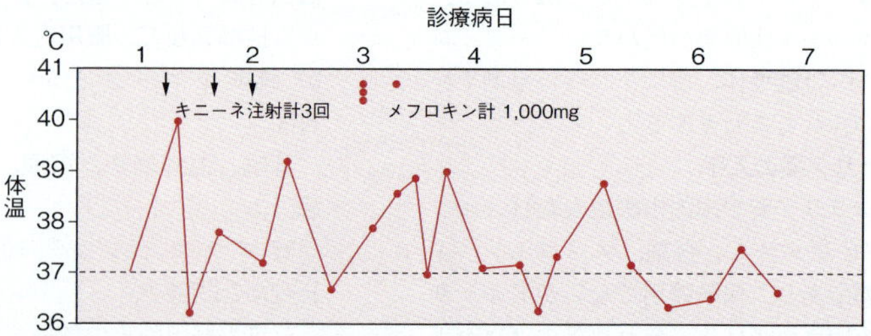


| | | | | | | | |
|---|---|---|---|---|---|---|---|
| 血小板数（万/$\mu l$） | 2.3 | 2.1 | 2.7 | 2.9 | 4.2 | 7.0 | 13.5 |
| 血清クレアチニン（mg/d$l$） | 1.6 | 0.9 | 1.0 | | 0.9 | | |
| 熱帯熱マラリア原虫（/$\mu l$） | 402,000 | 149,000 | 5,670 | 639 | 26 | −（<26）* | −（<28） |

図3　症例の経過図
*原虫があるとしても 26/$\mu l$ 未満である．

つながる．メフロキンの場合，投与 2〜3 日後に原虫数の減少や原虫形態の変化がみられなければ臨床的に耐性と判断し，他の薬剤に変更する．逆に，早期に判断しすぎて不必要に薬剤を変更・追加するのも避けなければならない．

4．マラリア原虫検査をより頻回に行うが，キニーネの点滴静注では，通常 3〜5 回投与すると何らかの反応がみられることが多い．

## 重症マラリアの支持療法 ■

重症マラリアの治療では合併症に対する適切な治療（支持療法）も必須である．誤嚥の防止，厳格な水・電解質の管理，必要であれば抗菌薬投与，輸血，血液浄化法，機械的人工呼吸法などのほかに，最近では交換輸血が話題になることが多い．詳細は他書の記載[1,2]に譲る．

## 症例（図 3）■

**患者**　24 歳　男性

植物関係のボランティアとしてマダガスカルに滞在した．帰国後，悪寒・戦慄を伴って発熱し，市販の薬剤で対処していたが，第 3 病日に他院を経由して東京大学医科学研究所附属病院を受診，熱帯熱マラリアの診断で入院となった．原虫数が多かったのでキニーネ注射薬を 8〜12 時間間隔で 3 回投与した．原虫数は順調に減少したので，メフロキン 1,000 mg に変更し，以後は順調に原虫が陰性化した．その後長期間の観察にても再燃を認めていない．

### 文　献

1) World Health Organization：Severe falciparum malaria. Trans R Soc Trop Med Hyg **94** (suppl. 1)：S1-90, 2000
2) 木村幹男：マラリアにおける診断と治療の現況．感染症誌 **76**：585-593, 2002
3) 木村幹男，大友弘士，熊谷正広ほか：旅行者によるマラリア診断キット使用の問題．日本熱帯医学会雑誌 **28**：1-7, 2000
4) 綿矢有佑，木村幹男：対寄生虫病戦略の展開．マラリアの DNA 診断．医学のあゆみ **191**：67-73, 1999
5) Hatz, C.：Clinical treatment of malaria in returned travellers. Travelers Malaria, Schlagenhauf, P. ed., BC Decker, Hamilton, 2001

# 起炎菌からみた抗生物質・抗菌薬の選択と使用のコツ

水之江俊治・那須　勝

## はじめに

抗菌薬が近代医療の進歩に果たした役割は大きい．抗菌薬治療の目的は，原因菌の殺滅・発育阻止であり，感染症の原因療法にある．すなわち，抗菌薬は原因菌に対して高い毒性をもち，ヒトに対しては限りなく毒性が弱く，選択毒性の優れた薬が理想である．

## 抗菌薬の選択と使用のコツ[1,2)]

抗菌薬の選択は原則として，感染症を惹起せしめた原因菌を検出し，感受性試験を行い，その薬剤の体内動態，安全性を勘案したうえで，その病態に適正な抗菌薬を選択することである．以下の5つの事柄を踏まえて抗菌薬の選択を適正に行う．

表1　抗菌薬と臓器移行性

肺への移行が高いもの
- マクロライド，テトラサイクリン，βラクタム，ニューキノロン

肝・胆汁への移行が高いもの
- マクロライド，βラクタム，ニューキノロン
- アミノグリコシドは低い

腎への移行が高いもの
- ほとんどの抗菌薬
- マクロライドは低い

髄液への移行が高いもの
- サルファ剤，クロラムフェニコール，炎症があればβラクタム

表2　感染症と推定起炎菌

| 感染症 | 推定起炎菌 |
|---|---|
| 脳膿瘍 | 嫌気性菌，レンサ球菌 |
| 髄膜炎 | |
| 18〜60歳 | 肺炎球菌，髄膜炎菌 |
| 60歳以上 | 肺炎球菌，髄膜炎菌，リステリア，グラム陰性桿菌 |
| 中耳炎・副鼻腔炎 | 肺炎球菌，インフルエンザ菌，黄色ブドウ球菌，モラクセラ・カタラーリス |
| 肺炎 | |
| 市中 | 肺炎球菌，インフルエンザ菌，マイコプラズマ，クラミジア，レジオネラ |
| 院内 | 肺炎桿菌，大腸菌，エンテロバクター，アシネトバクター，緑膿菌，レジオネラ，嫌気性菌，真菌，ウイルス |
| 腹腔内 | |
| 肝・胆道 | 大腸菌，肺炎桿菌，腸球菌，エンテロバクター，嫌気性菌 |
| 腎・尿路 | |
| 単純性 | 大腸菌，肺炎桿菌，ブドウ球菌 |
| 複雑性 | 腸球菌，黄色ブドウ球菌<br>腸内細菌(大腸菌，肺炎桿菌，エンテロバクター，セラチア，シトロバクター)，緑膿菌 |
| 敗血症 | 腸内細菌群(大腸菌，肺炎桿菌，エンテロバクター，セラチア)<br>黄色ブドウ球菌，表皮ブドウ球菌，腸球菌，緑膿菌<br>嫌気性菌，カンジダ属 |

表3 原因菌と抗菌

| | | | | | | | | | | | | | | | |
|---|---|---|---|---|---|---|---|---|---|---|---|---|---|---|---|
| グラム陽性菌 | 球菌 | ブドウ球菌 | ◇ | ● | ● | ● | ● | ● | ● | ● | ▲ | ● | ● | ● | ● |
| | | 化膿レンサ球菌 | ● | ● | ● | ● | ● | ● | ● | ● | ▲ | ● | ● | ● | ● |
| | | 肺炎球菌 | ● | ● | ● | ● | ● | ● | ● | ● | ▲ | ● | ● | ● | ● |
| | | 腸球菌 | | | ● | | ● | ● | ● | | | | ● | ● | ▲ |
| | 桿菌 | ジフテリア菌 | ◇ | ▲ | ▲ | ▲ | ▲ | ▲ | ▲ | ▲ | ▲ | ▲ | ▲ | ▲ | ● |
| | | 炭疽菌 | ◇ | ▲ | ● | ▲ | ▲ | ▲ | ▲ | ▲ | ▲ | | ▲ | ▲ | ▲ |
| | | クロストリジウム | ◇ | ▲ | ▲ | ▲ | ▲ | ▲ | ▲ | ▲ | ▲ | | ▲ | ▲ | ▲ |
| グラム陰性菌 | 球菌 | 淋菌 | ◇ | ● | ● | ▲ | ● | ● | ● | ▲ | ▲ | | ▲ | ▲ | ● |
| | | 髄膜炎菌 | ◇ | ▲ | ◇ | ▲ | ▲ | ▲ | ▲ | ▲ | ▲ | | ▲ | ▲ | ● |
| | | モラクセラ | | | ▲ | | | | ▲ | | | | ▲ | | |
| | 桿菌 | インフルエンザ菌 | | | ● | ● | ● | ● | ● | ● | | ● | ● | ● | ▲ |
| | | 大腸菌 | | | ● | ● | ● | ● | ● | ● | ● | ◇ | ● | ● | ● |
| | | 肺炎桿菌 | | | ▲ | ▲ | ▲ | ▲ | ▲ | ● | ● | ◇ | ● | ▲ | ● |
| | | 赤痢菌 | | | ● | ▲ | ▲ | ▲ | ▲ | ▲ | ▲ | ▲ | ▲ | ▲ | ▲ |
| | | サルモネラ | | | ▲ | ▲ | ▲ | ▲ | ▲ | ▲ | ▲ | | ▲ | ▲ | ▲ |
| | | セラチア | | | | | | | | | ▲ | | ● | ▲ | |
| | | 変形菌　インドール陰性 | | | ● | ● | ● | ● | ● | ● | ● | ◇ | ● | ▲ | ● |
| | | 変形菌　インドール陽性 | | | ● | | ▲ | ▲ | ● | ● | ● | ◇ | ● | ▲ | |
| | | エンテロバクター | | | | | | | | | ● | ◇ | ● | ▲ | |
| | | シトロバクター | | | | | | | | ● | ● | ◇ | ● | ▲ | |
| | | 緑膿菌 | | | | | | | | | | ● | ● | ▲ | |
| | | バクテロイデス | | | | | | | | | | ◇ | ● | ● | |
| | | マイコプラズマ | | | | | | | | | | | | | |
| | | 結核菌 | | | | | | | | | | | | | ▲ |
| | | スピロヘータトレポネーマ | ● | ● | □ | ▲ | ▲ | ▲ | ● | ▲ | ▲ | ▲ | ▲ | | ● |
| | | リケッチア | | | | | | | | | | | | | |
| | | クラミジア | | | | | | | | | | | | | |
| 真菌 | | カンジダ | | | | | | | | | | | | | |
| | | 糸状菌 | | | | | | | | | | | | | |
| | | 原虫 | | | | | | | | | | | | | |
| | 投与経路 | 注射 | ○ | | ○ | | | | | | | ○ | ○ | ○ | ○ |
| | | 内服 | ○ | ○ | ○ | ○ | ○ | ○ | ○ | ○ | ○ | | | | |
| 略号 | | | PCG | PEPC | ABPO | TAPC | BAPC | LAPC | AMPC | ACPC | PMPC | SBPC | PIPC | ASPC | CER |
| 一般名 | | | benzylpenicillin | phenethicillin | ampicillin | talampicillin | bacampicillin | lenampicillin | amoxicillin | ciclacillin | pivmecillinam | sulbenicillin | piperacillin | aspoxicillin | cephaloridine |
| | | | ペニシリン系 | | | | | | | | | | | | |

●は適応菌，▲は感受性菌，□は経口薬のみ適応，◇は注射剤のみ適応，○は投与経路

スペクトラム[3)]

| | | | | | | | | | | | | | | | | | | | | | | | | | | | | | | |
|---|---|---|---|---|---|---|---|---|---|---|---|---|---|---|---|---|---|---|---|---|---|---|---|---|---|---|---|---|---|---|
| ● | ● | ● | ● | ▲ | ▲ | ▲ | ▲ | ● | ● | ▲ | ● | ● | ● | ● | ● | ▲ | ▲ | ▲ | ● | ● | ● | ● | ● | | ▲ | ● | ● | | ● | ● |
| ● | ● | ● | ● | ● | ● | ● | ● | ● | ● | ● | ● | ● | ● | ● | ▲ | ▲ | ▲ | ● | ● | ● | ● | ● | ● | ● | ● | ● | ● | ● | ● | ● |
| ● | ● | ● | ● | ● | ● | ● | ● | ● | ● | ● | ● | ● | ● | ● | ▲ | ▲ | ● | ● | ● | ● | ● | ● | ● | ● | ● | ● | ● | ● | ● | ● |
| | | | | ▲ | | | | | | | ● | ▲ | ● | ▲ | | | | | | | | | | | | | | | | |
| ▲ | ▲ | ▲ | ▲ | ▲ | ▲ | ▲ | ▲ | | ▲ | | ▲ | | | ▲ | ▲ | ▲ | ▲ | ▲ | ▲ | ▲ | ▲ | ▲ | ▲ | | | ▲ | | | | |
| | ▲ | | ▲ | ▲ | ▲ | | ▲ | | ▲ | | ▲ | | | ▲ | ▲ | ▲ | | ▲ | ▲ | ▲ | ▲ | | ▲ | | | | | | | |
| | ▲ | ▲ | ▲ | ▲ | ▲ | | ▲ | | ▲ | ▲ | ▲ | ▲ | ▲ | ▲ | ▲ | ▲ | ▲ | ▲ | | ▲ | ▲ | ▲ | ▲ | | | | ▲ | | ▲ | |
| ▲ | ▲ | ▲ | | ▲ | ▲ | ▲ | ▲ | ▲ | ● | ● | ▲ | | | ▲ | ▲ | ▲ | ▲ | ▲ | ● | ▲ | ▲ | ● | ● | ● | ● | ● | ● | ▲ | ▲ | ● |
| ▲ | ▲ | ▲ | | ▲ | ▲ | ▲ | ▲ | ▲ | ▲ | | ▲ | | | ▲ | ▲ | ▲ | ▲ | ▲ | ▲ | ▲ | ▲ | ▲ | ▲ | | | | | ▲ | | |
| ▲ | ▲ | ▲ | | ▲ | ▲ | | | ▲ | | ● | ● | ● | ● | ▲ | | | | | ▲ | ▲ | | ● | ● | ● | ▲ | ● | ● | ● | ● | ● |
| ▲ | ● | ● | ● | ● | ● | ● | ● | ● | ● | ● | ● | ● | ● | ● | ▲ | ● | ● | ● | | ● | ● | ● | ● | ● | ● | ● | ● | ● | ● | ● |
| ● | ● | ● | ● | ● | ● | ● | ● | ● | ● | ● | ● | ● | ● | ● | ● | ● | ● | ● | ● | ● | ● | ● | ● | ● | ● | ● | ● | ● | ● | ● |
| ● | ● | ● | ● | ● | ● | ● | ● | ● | ● | ● | ● | ● | ● | ● | ● | ● | ● | ● | ● | ● | ● | ● | ● | ● | ● | ● | ● | ● | ● | ● |
| ▲ | ▲ | ▲ | ▲ | ▲ | ▲ | ▲ | ▲ | ▲ | ▲ | | ▲ | | ▲ | ▲ | ▲ | ▲ | ▲ | ▲ | ▲ | ▲ | ▲ | ▲ | ▲ | ▲ | ▲ | ▲ | | ▲ | | |
| ▲ | ▲ | ▲ | ▲ | ▲ | ▲ | ▲ | ▲ | ▲ | ▲ | | ▲ | ▲ | ▲ | ▲ | ▲ | ▲ | ▲ | ▲ | ▲ | ▲ | ▲ | ▲ | ▲ | ▲ | ▲ | ▲ | ▲ | ▲ | ▲ | |
| | ▲ | | | ● | ● | ● | ● | ● | ● | ● | ● | ● | ● | ● | ▲ | ● | ● | ▲ | | | | | ▲ | ● | ● | ▲ | ▲ | ▲ | ● | ● |
| ● | ● | ● | ● | ● | ● | ● | ● | ● | ● | ● | ● | ● | ● | ● | ● | ● | ● | ● | | ● | ● | ● | ● | ● | ● | ● | ● | ▲ | ● | ● |
| ● | ● | ● | ▲ | ● | ● | ● | ● | ● | ● | ● | ● | ● | ● | ● | ● | ● | ● | ● | | | | ▲ | ▲ | ● | ● | ● | ● | ▲ | ● | ● |
| | ● | ● | ▲ | ● | ● | ● | ● | ● | ● | ● | ● | ● | ● | ● | | ● | ● | | | | | ▲ | ▲ | ▲ | ● | ● | ▲ | ▲ | ● | ● |
| | ● | ● | ▲ | ● | ● | ● | ● | ● | ● | ● | ● | ● | ● | ▲ | | ● | ● | | | | | ▲ | ● | ▲ | ● | ● | ▲ | ▲ | ● | ● |
| | | | | ▲ | ● | ▲ | ▲ | ● | ▲ | | ● | ● | ● | ● | | | | | | | | | | | | | | | | |
| | | ▲ | | ● | ● | ● | ● | ● | ● | ● | ● | ● | ● | ● | ● | ● | ● | ● | | | | ▲ | | ▲ | ▲ | ▲ | ▲ | ▲ | ● | ● |
| | | | | | | | | | | | | | | | | | | | | | | | | | | | | | | |
| ▲ | | ▲ | | | | | | | | | | | | | | | | | | | | ▲ | | | | | | | | |
| ▲ | ▲ | ▲ | | ▲ | | ▲ | | | | | | | | | ▲ | | | | ▲ | ▲ | ▲ | ▲ | | | | | | | | |
| | | | | | | | | | | | | | | | | | | | | | | | | | | | | | | |
| | | | | | | | | | | | | | | | | | | | | | | | | | | | | | | |
| | | | | | | | | | | | | | | | | | | | | | | | | | | | | | | |
| | | | | | | | | | | | | | | | | | | | | | | | | | | | | | | |
| | | | | | | | | | | | | | | | | | | | | | | | | | | | | | | |
| ○ | ○ | ○ | ○ | ○ | ○ | ○ | ○ | ○ | ○ | ○ | ○ | ○ | ○ | ○ | ○ | ○ | ○ | ○ | | | | | | | | | | | | |
| | | | | | | | | | | | | | | | | | | | ○ | ○ | ○ | ○ | ○ | ○ | ○ | ○ | ○ | ○ | ○ | ○ |
| CEZ | CTM | CXM | CMD | CTX | CPZ | CZX | CMX | CAZ | CTRX | CDZM | CPR | CFPM | CZOP | CFSL | CMZ | CTT | CBPZ | CMNX | CEX | CCL | CXD | CXM-AX | CTM-HE | CFIX | CFTM-PI | CPDX-PR | CFDN | CEMT-PI | CDTR-PI | CFPN-PI |
| cefazolin | cefotiam | cefuroxime | cefamandole | cefotaxime | cefoperazone | ceftizoxime | cefmenoxime | ceftazidime | ceftriaxone | cefodizime | cefpirome | cefepime | cefozopran | cefoselis | cefmetazole | cefotetan | cefbuperazone | cefminox | cephalexin | cefaclor | cefroxadine | cefuroxime axetil | cefotiam hexetil | cefixime | cefteram pivoxil | cefpodoxime proxetil | cefdinir | cefetamet pivoxil | cefditoren pivoxil | cefcapene pivoxi |
| セファロスポリン | | | | | | | | | | | | | | | セファマイシン | | | | セフェム系経口薬 | | | | | | | | | | | |
| セフェム系注射薬 | | | | | | | | | | | | | | | | | | | | | | | | | | | | | | |

| | | | | | | | | | | | | | | | | | | | |
|---|---|---|---|---|---|---|---|---|---|---|---|---|---|---|---|---|---|---|---|
| グラム陽性菌 | 球菌 | ブドウ球菌 | ▲ | ● | | | ● | ● | ● | ● | ● | ● | ● | ● | ● | ● | ▲ | ◇ | ▲ |
| | | 化膿レンサ球菌 | ▲ | ● | | | ● | ● | ● | ● | ● | ▲ | ▲ | ▲ | ▲ | ● | ▲ | ▲ | ▲ |
| | | 肺炎球菌 | ▲ | ● | | | ● | ● | ● | ● | ● | ▲ | ▲ | ▲ | ▲ | ● | ▲ | ◇ | ▲ |
| | | 腸球菌 | | | | | ● | ● | ● | ● | ● | | | ▲ | ▲ | ● | | | |
| | 桿菌 | ジフテリア菌 | ▲ | ▲ | | | ▲ | ▲ | ▲ | ▲ | | ▲ | ▲ | | ▲ | ▲ | ▲ | ▲ | ▲ |
| | | 炭疽菌 | ▲ | ▲ | | | ▲ | ▲ | ▲ | ▲ | | ▲ | ▲ | | ▲ | ▲ | ▲ | ▲ | ▲ |
| | | クロストリジウム | ▲ | ▲ | | | ▲ | ▲ | ▲ | ▲ | ▲ | ▲ | ▲ | | ▲ | ▲ | | | |
| グラム陰性菌 | 球菌 | 淋菌 | ▲ | ● | ● | | ▲ | ▲ | ▲ | | ▲ | ● | ▲ | ▲ | ▲ | ● | ▲ | ◇ | ▲ |
| | | 髄膜炎菌 | ▲ | ▲ | ● | | ▲ | ▲ | ● | ▲ | | ▲ | ▲ | | ▲ | ▲ | ▲ | ▲ | ▲ |
| | | モラクセラ | ▲ | ● | | | ▲ | ● | ● | ● | ● | | | ▲ | ▲ | | | | |
| | 桿菌 | インフルエンザ菌 | ● | ● | ● | ● | ● | ● | ● | ● | ● | ● | ● | ● | ▲ | ● | ▲ | ◇ | ▲ |
| | | 大腸菌 | ● | ● | ● | ● | ● | ● | ● | ● | ● | ● | ● | ● | ● | ● | ▲ | ● | ● |
| | | 肺炎桿菌 | ● | ● | ● | ● | ● | ● | ● | ● | ● | ● | ● | ▲ | ● | ▲ | ▲ | ◇ | ● |
| | | 赤痢菌 | ▲ | ▲ | ▲ | | ▲ | ▲ | ▲ | ▲ | | ▲ | ▲ | ▲ | ▲ | ▲ | ▲ | □ | ▲ |
| | | サルモネラ | ▲ | ▲ | ▲ | | ▲ | ▲ | ▲ | ▲ | ▲ | ▲ | ▲ | ▲ | ▲ | ▲ | ▲ | ▲ | ▲ |
| | | セラチア | ● | ▲ | ● | ● | ● | ● | ● | ● | ▲ | | ● | | ▲ | | ▲ | | ● |
| | | 変形菌　インドール陰性 | ● | ● | ● | ● | ● | ● | ● | ● | ● | ● | ● | ● | ▲ | ● | | ◇ | ● |
| | | 変形菌　インドール陽性 | ● | ● | ● | ● | ● | ● | ● | ▲ | ▲ | ● | ● | ● | ● | ▲ | | ◇ | ● |
| | | エンテロバクター | ● | | ● | ● | ● | ● | ● | ● | ● | | ● | | ● | | | ▲ | ● |
| | | シトロバクター | ● | ▲ | ● | ● | ● | ● | ● | ● | ● | | ● | ▲ | ● | | | | ● |
| | | 緑膿菌 | ▲ | | ● | ● | ● | ● | ● | ● | | | ● | | ● | | | ◇ | ● |
| | | バクテロイデス | ● | ● | | | ● | ● | ● | ● | ● | ● | ● | ▲ | ▲ | ▲ | | | |
| | | マイコプラズマ | | | | | | | | | | | | | | | | | |
| | | 結核菌 | | | | | | | | | | | | | | | ● | ◇ | ▲ |
| | | スピロヘータトレポネーマ | ▲ | | | | | | | | | ▲ | ▲ | | | | ● | ▲ | ▲ |
| | | リケッチア | | | | | | | | | | | | | | | | | |
| | | クラミジア | | | | | | | | | | | | | | | | | |
| 真菌 | | カンジダ | | | | | | | | | | | | | | | | | |
| | | 糸状菌 | | | | | | | | | | | | | | | | | |
| | | 原虫 | | | | | | | | | | | | | | | | | |
| | 投与経路 | 注射 | ○ | ○ | ○ | ○ | ○ | ○ | ○ | ○ | | | ○ | ○ | ○ | | ○ | ○ | ○ |
| | | 内服 | | | | | | | | | ○ | ○ | | | | ○ | | ○ | |
| 略号 | | | LMOX | FMOX | AZT | CRMN | IPM/CS | PAPM/BP | MEPM | BIPM | FRPM | CVA/AMPC | SBT/CPZ | SBT/ABPC | TAZ/PIPC | SBTPC | SM | KM | AMK |
| 一般名 | | | latamoxef | flomoxef | aztreonam | carumonam | imipenem/cilastatin | panipenem/betamipron | meropenem | biapenem | faropenem | clavulanic acid/amoxicillin | sulbactam/cefoperazone | sulbactam/ampicillin | tazobactam/piperacillin | sultamicillin | streptomycin | kanamycin | amikacin |
| | | | その他のβ-ラクタム系 | | | | | | | | | | | | | | | | |

●は適応菌，▲は感受性菌，□は経口薬のみ適応，◇は注射剤のみ適応，○は投与経路

| | | | | | | | | | | | | | | | | | | | | | | | | | | | | | | | |
|---|---|---|---|---|---|---|---|---|---|---|---|---|---|---|---|---|---|---|---|---|---|---|---|---|---|---|---|---|---|---|---|
| ● | ▲ | ● | ● | ● | ● | ▲ | ● | ● | ● | ▲ | ● | | ● | ● | ● | ● | ● | ● | ● | ● | ● | ● | ● | ● | ● | ● | ● | ● | ● | ● | ● |
| ● | ▲ | ▲ | ▲ | ▲ | ▲ | ▲ | ▲ | ▲ | ● | ▲ | ▲ | ▲ | ● | ● | ● | ● | ● | ● | ● | ● | ● | ● | ● | ● | ● | ● | ● | ● | ● | ● | ● |
| ● | ▲ | ▲ | ▲ | ▲ | ▲ | ▲ | ▲ | ▲ | ● | ▲ | ▲ | ▲ | ● | ● | ● | ● | ▲ | ● | ● | ● | ● | ● | ● | ● | ● | ● | ● | ● | ● | ● | ● |
| | | | | | | | | | | | | | ▲ | ▲ | ▲ | | | ▲ | | ▲ | | ▲ | ▲ | | | ▲ | | | | | ▲ |
| ▲ | ▲ | ▲ | ▲ | ▲ | ▲ | | ▲ | ▲ | ▲ | ▲ | ▲ | | ● | ▲ | | ● | ▲ | ▲ | ▲ | ▲ | ▲ | ▲ | ▲ | | ▲ | ▲ | ▲ | ▲ | ▲ | ▲ | ▲ |
| ▲ | ▲ | ▲ | ▲ | ▲ | ▲ | | ▲ | ▲ | ▲ | ▲ | | | ▲ | | | ▲ | ▲ | ▲ | ▲ | ▲ | ▲ | ▲ | | | ▲ | ▲ | □ | ● | ● | ▲ | ▲ |
| | | | | | | | | | | | | | □ | ▲ | ▲ | ▲ | ▲ | ▲ | ▲ | ▲ | ▲ | ▲ | ▲ | | ▲ | ▲ | ▲ | ● | ● | ▲ | ▲ |
| ▲ | ▲ | ▲ | ▲ | ▲ | ▲ | | ▲ | ▲ | ● | ▲ | ▲ | ● | □ | ▲ | ▲ | ▲ | ▲ | ▲ | ▲ | ▲ | ▲ | ▲ | ▲ | | ▲ | ▲ | ● | ● | ● | ● | □ |
| ▲ | ▲ | ▲ | ▲ | ▲ | ▲ | | ▲ | ▲ | ▲ | ▲ | ▲ | | □ | | | ▲ | ▲ | ▲ | ▲ | ▲ | ▲ | ▲ | | | ▲ | ▲ | ▲ | ▲ | ▲ | ▲ | ▲ |
| | | | | | | | | | | | | | ▲ | ● | ● | | | ▲ | | ▲ | | ▲ | ● | ● | | | | | | | |
| ▲ | ▲ | ▲ | ▲ | ▲ | ▲ | ▲ | ▲ | ▲ | ▲ | ▲ | ▲ | | ▲ | ● | ▲ | ▲ | ▲ | ▲ | ▲ | ● | ▲ | ● | ● | ● | ▲ | ▲ | ● | ● | ● | ▲ | ◇ |
| ● | ● | ● | ▲ | ● | ● | ● | ● | ● | ● | □ | ● | | | | | | | | | | | | ▲ | | | | ● | ● | ● | ● | ● |
| ▲ | ● | ● | ▲ | ● | ● | ● | ● | ● | ● | ▲ | ● | | | | | | | ▲ | | | | | ▲ | | | | ● | ● | ● | ● | ● |
| ▲ | ▲ | ▲ | ▲ | ▲ | ▲ | ▲ | ▲ | ▲ | ▲ | □ | ▲ | | □ | | | ▲ | ▲ | ▲ | ▲ | ● | | | ▲ | | □ | | ▲ | ▲ | ▲ | ● | □ |
| ▲ | ▲ | ▲ | ▲ | ▲ | ▲ | ▲ | ▲ | ▲ | ▲ | ▲ | ▲ | | | | | | | | | | | | ▲ | | | | ▲ | ▲ | ▲ | ▲ | ▲ |
| | ▲ | ▲ | ▲ | ● | ● | ● | ● | ● | | | ● | | | | | | | | | | | | | | | | ▲ | ▲ | ▲ | ▲ | ▲ |
| ● | ● | ● | ▲ | ● | ● | ● | ● | ● | ● | ▲ | ● | | | | | | | | | | | | | | | | ● | ● | ● | ▲ | □ |
| ● | ● | ● | ▲ | ● | ● | ● | ● | ● | ● | ▲ | ● | | | | | | | | | | | | | | | | ● | ● | ● | ▲ | □ |
| | ● | ▲ | ▲ | ● | ● | ● | ● | ● | | | ● | | | | | | | | | | | | ▲ | | | | ▲ | ▲ | ▲ | ▲ | ● |
| | | | ▲ | | | ● | ● | ● | | | ● | | | | | | | | | | | | ▲ | | | | | | | | □ |
| ● | ● | ● | ▲ | ● | ● | ● | ● | ● | | | ▲ | | | | | | | | | | | | | | | | | | | ▲ | ● |
| | | | | | | | | | | | | | ▲ | ▲ | ▲ | | | ● | ▲ | ▲ | ▲ | ● | ▲ | | ◇ | ◇ | ▲ | ▲ | ▲ | ▲ | ▲ |
| | | | | | | | | | | | | | □ | ● | ● | ● | ▲ | ● | ▲ | ● | ● | ● | ● | ● | ▲ | ◇ | ▲ | ▲ | ▲ | ▲ | ▲ |
| ▲ | ▲ | ▲ | | ▲ | ▲ | ▲ | ▲ | ▲ | ▲ | ▲ | | | | | | | | | | | | | | | | | | | | | |
| ▲ | ▲ | ▲ | | ▲ | ▲ | | | | ▲ | ▲ | | | □ | | | □ | ▲ | | ● | ▲ | ▲ | ▲ | | | | | ● | ● | ● | ▲ | □ |
| | | | | | | | | | | | | | ▲ | | | □ | ▲ | | ▲ | ▲ | ▲ | ▲ | | | | | ● | ● | ● | ▲ | ● |
| | | | | | | | | | | | | | □ | ● | ▲ | ▲ | ▲ | ● | ▲ | ▲ | ▲ | ▲ | ● | ● | | | ● | ● | ● | ● | ● |
| | | | | | | | | | | | | | | | | | | | | | | | | | | | | | | | |
| | | | | | | | | | | | | | | | | | | | | | | | | | | | | | | | |
| | | | | | | | | | | | | | □ | | | | | | | | | | | | | | | | | | |
| ○ | ○ | ○ | ○ | ○ | ○ | ○ | ○ | ○ | ○ | | ○ | ○ | ○ | | | ○ | 外用のみ | | | | | | | | ○ | ○ | ○ | | | | ○ |
| | | | | | | | | | | ○ | | | ○ | ○ | ○ | ○ | | ○ | ○ | ○ | ○ | ○ | ○ | ○ | ○ | ○ | ○ | ○ | ○ | ○ | ○ |
| AKM | TOB | DKB | ABK | GM | MCR | ISP | SISO | NTL | RSM | FRM | ASTM | SPCM | EM | CAM | RXM | LM | | RKM | SPM | JM | MDM | | AZM | TEL | LCM | CLDM | OTC | TC | DMCTC | DOXY | MINO |
| bekanamycin | tobramycin | dibekacin | arbekacin | gentamicin | micronomicin | isepamicin | sisomicin | netilmicin | ribostamycin | fradiomycin (neomycin) | astromicin | spectinomycin | erythromycin | clarithromycin | roxithromycin | kitasamycin (leucomycin) | acetylkitasamycin | rokitamycin | acetylspiramycin | josamycin | midecamycin | midecamycin acetate | azithromycin | telithromycin | lincomycin | clindamycin | oxytetracycline | tetracycline | demethylchlortetracycline | doxycycline | minocycline |
| アミノグリコシド系 | | | | | | | | | | | | | マクロライド・リンコマイシン系など | | | | | | | | | | | | | | テトラサイクリン系 | | | | |

起炎菌からみた使用のコツ

| | | | | | | | | | | | | | | | | | | | |
|---|---|---|---|---|---|---|---|---|---|---|---|---|---|---|---|---|---|---|---|
| グラム陽性菌 | 球菌 | ブドウ球菌 | ● | | | ● | ▲ | ● | ● | ● | ● | ▲ | ▲ | ● | ● | ▲ | | ● | |
| | | 化膿レンサ球菌 | ▲ | | | ● | ▲ | ▲ | | ▲ | ▲ | ▲ | ▲ | ● | ◇ | ▲ | | | |
| | | 肺炎球菌 | ▲ | | | ▲ | ▲ | ▲ | | ▲ | ▲ | ▲ | ▲ | ● | ◇ | ▲ | | | |
| | | 腸球菌 | | | | | | | | ▲ | ▲ | ● | ● | | | □ | | | |
| | 桿菌 | ジフテリア菌 | | | | ▲ | ▲ | ▲ | | ▲ | ▲ | | | ▲ | | ▲ | | | |
| | | 炭疽菌 | | | | ▲ | ▲ | ▲ | | ▲ | ▲ | | | ▲ | | ▲ | | | |
| | | クロストリジウム | ▲ | | | ▲ | ▲ | ▲ | | □ | ▲ | ▲ | ▲ | ● | | ▲ | | | |
| グラム陰性菌 | 球菌 | 淋菌 | ▲ | | | ▲ | | ▲ | | | | | ▲ | ● | | ▲ | ● | | |
| | | 髄膜炎菌 | | | | ▲ | | ▲ | | | | | ▲ | ● | | ▲ | | | |
| | | モラクセラ | | | | | | | | | | ▲ | ▲ | | | | | | |
| | 桿菌 | インフルエンザ菌 | ▲ | ▲ | ▲ | ▲ | | | | | | ▲ | ▲ | ● | | □ | | | |
| | | 大腸菌 | ● | ● | ▲ | | | | | | | | | ● | ● | □ | ● | ● | ● |
| | | 肺炎桿菌 | ▲ | ▲ | ▲ | | | | | | | | | ● | ◇ | □ | ● | ● | ● |
| | | 赤痢菌 | □ | □ | ▲ | | | | | | | | | ▲ | | □ | ● | ● | ● |
| | | サルモネラ | □ | ▲ | ▲ | | | | | | | | | ● | | □ | ● | ▲ | ▲ |
| | | セラチア | ● | ▲ | ▲ | | | | | | | | | ▲ | | ▲ | ▲ | ▲ | ▲ |
| | | 変形菌　インドール陰性 | ● | ▲ | ▲ | | | | | | | | | ● | | □ | ● | ● | ● |
| | | 変形菌　インドール陽性 | ● | ▲ | ▲ | | | | | | | | | ● | | □ | ● | ● | ● |
| | | エンテロバクター | ▲ | ▲ | ▲ | | | | | | | | | ▲ | | □ | ▲ | ▲ | ● |
| | | シトロバクター | ▲ | ▲ | ▲ | | | | | | | | | ▲ | | □ | ▲ | ▲ | ● |
| | | 緑膿菌 | ● | ◇ | ▲ | | | | | | | | | | | | | | ● |
| | | バクテロイデス | ▲ | | | | | | | | | ▲ | | ▲ | | | | | |
| | | マイコプラズマ | | | | | | | | | | ▲ | | ▲ | | | | | |
| | | 結核菌 | | | | | | ▲ | | | | | | | | | | | |
| | | スピロヘータトレポネーマ | | | | | | | | | | | | ▲ | | | | | |
| | | リケッチア | | | | | | | | | | | | ● | | | | | |
| | | クラミジア | | | | | | | | | | | | ● | | | | | |
| 真菌 | | カンジダ | | | | | | | | | | | | | | | | | |
| | | 糸状菌 | | | | | | | | | | | | | | | | | |
| | | 原虫 | | | | | | | | | | | | | | ◇ | | | |
| | 投与経路 | 注射 | ○ | ○ | | 外用のみ | 外用のみ | 外用のみ | 外用のみ | ○ | ○ | ○ | ○ | ○ | ○ | ○ | | | |
| | | 内服 | ○ | ○ | ○ | | | | | ○ | | ○ | | ○ | ○ | ○ | ○ | ○ | ○ |
| 略　号 | | | FOM | CL | PL-B | BC | | FA | MUP | VCM | TEIC | LZD | QPR/DPR | CP | TP | ST | NA | PA | PPA |
| 一般名 | | | fosfomycin | colistin | polymyxin B | bacitracin | gramicidin S | fusidic acid | mupirocin | vancomycin | teicoplanin | linezolid | quinupristin/dalfopristin | chloramphenicol | thiamphenicol | sulfamethoxazole/trimethoprim | nalidixic acid | piromidic acid | pipemidic acid |
| | | | 抗菌性抗生物質　他 | | | | | | | | | | | | | | | | |

●は適応菌，▲は感受性菌，□は経口薬のみ適応，◇は注射剤のみ適応，○は投与経路

| | | | | | | | | | | | | | | | | | | | | | | | | | | | | | | | |
|---|---|---|---|---|---|---|---|---|---|---|---|---|---|---|---|---|---|---|---|---|---|---|---|---|---|---|---|---|---|---|---|
| | ● | ● | ● | ● | ● | ● | ● | ● | ● | ● | ● | ● | ● | ▲ | ▲ | | | | | | | | | | | | | | | | |
| | ● | ● | ● | □ | ● | ● | ● | ● | ● | ● | ● | ● | ▲ | ▲ | ▲ | | | | | | | | | | | | | | | | |
| | ● | ● | ▲ | □ | ● | ● | ▲ | ● | ● | ▲ | ● | ● | ▲ | ▲ | ▲ | | | | | | | | | | | | | | | | |
| | ● | ● | ● | ● | ● | ● | ● | ● | ● | ● | ● | ● | | | | | | | | | | | | | | | | | | | |
| | ▲ | ▲ | ▲ | ▲ | ▲ | ▲ | ▲ | ▲ | ▲ | ▲ | ▲ | ▲ | | ▲ | ▲ | | | | | | | | | | | | | | | | |
| | ● | ▲ | ▲ | ● | ▲ | ● | ▲ | ● | ● | ▲ | ▲ | | | ▲ | | | | | | | | | | | | | | | | | |
| | | ▲ | ▲ | ▲ | ▲ | ▲ | ▲ | ▲ | ▲ | ▲ | ▲ | | ▲ | ▲ | | | | | | | | | | | | | | | | | |
| | ● | ● | ● | □ | ● | ● | ● | ● | ● | ▲ | ● | ▲ | | ▲ | ▲ | | | | | | | | | | | | | | | | |
| | ▲ | ▲ | ▲ | ▲ | | ▲ | ▲ | ▲ | ▲ | ▲ | ▲ | ▲ | | ▲ | | | | | | | | | | | | | | | | | |
| | ▲ | ▲ | ▲ | ▲ | ● | ● | ● | ● | ● | ● | ● | ● | | | | | | | | | | | | | | | | | | | |
| | ● | ● | ● | □ | ● | ● | ● | ● | ● | ● | ● | ● | | ▲ | | | | | | | | | | | | | | | | | |
| ● | ● | ● | ● | ● | ● | ● | ● | ● | ● | ● | ● | ● | ▲ | ▲ | | | | | | | | | | | | | | | | | |
| ● | ● | ● | ● | ● | ● | ● | ● | ● | ● | ● | ● | ● | ▲ | ▲ | | | | | | | | | | | | | | | | | |
| | ● | ● | ● | □ | ● | ● | ▲ | ● | ● | ▲ | ▲ | ● | ▲ | ▲ | | | | | | | | | | | | | | | | | |
| | ● | ● | ▲ | ▲ | ● | ● | ▲ | ● | ● | ▲ | ▲ | ● | ▲ | ▲ | | | | | | | | | | | | | | | | | |
| ▲ | ● | ● | ● | □ | ● | ● | ● | ● | ● | ● | ● | ● | ▲ | | | | | | | | | | | | | | | | | | |
| ● | ● | ● | ● | □ | ● | ● | ● | ● | ● | ● | ● | ● | ▲ | ▲ | | | | | | | | | | | | | | | | | |
| ▲ | ● | ● | ● | □ | ● | ● | ● | ● | ● | ● | ● | ● | ▲ | ▲ | | | | | | | | | | | | | | | | | |
| ● | ● | ● | ● | ● | ● | ● | ● | ● | ● | ● | ● | ● | ▲ | | | | | | | | | | | | | | | | | | |
| ● | ● | ● | ● | □ | ● | ● | ● | ● | ● | ● | ● | ● | ▲ | | | | | | | | | | | | | | | | | | |
| | ● | ● | ● | ● | ● | ● | ● | ● | ● | ● | ● | ● | ▲ | ▲ | | | | | | | | | | | | | | | | | |
| | | ▲ | | ▲ | ▲ | ● | ● | ● | ▲ | ● | ● | ▲ | ▲ | | | | | | | | | | | | | | | | | | |
| | | ▲ | | ▲ | ▲ | ▲ | ▲ | ● | ▲ | | ● | ▲ | | | | | | | | | | | | | | | | | | | |
| | | | | | | | | ▲ | | | | ▲ | | ● | ● | ● | ● | ● | ● | | | | | | | | | | | | |
| | | | | | | | | | | | | | | | | | | | | | | | | | | | | | | | |
| | | | | | | | | | | | | | | | | | | | | | | | | | | | | | | | |
| | | ● | | | ▲ | ● | ▲ | ● | ● | | ● | ▲ | | ▲ | | | | | | | | | | | | | | | | | |
| | | | | | | | | | | | | | | | | | | | | ● | ● | ● | ● | ▲ | | ● | ● | ● | ● | ● | ● |
| | | | | | | | | | | | | | | | | | | | | ◇ | ▲ | ▲ | ▲ | ● | ● | ● | ● | ● | ● | ● | ● |
| | | | | | | | | | | | | | | | | | | | | | ● | ▲ | | | | | | | | | |
| | | | | ○ | | | | | | ○ | | | 外用のみ | | | ○ | | | | ○ | 外用のみ | | 外用のみ | 外用のみ | | ○ | | ○ | | | ○ |
| ○ | ○ | ○ | ○ | ○ | ○ | ○ | ○ | ○ | ○ | | ○ | ○ | | ○ | ○ | ○ | ○ | ○ | ○ | ○ | | ○ | | | ○ | ○ | ○ | ○ | ○ | ○ | |
| CINX | NFLX | OFLX | ENX | CPFX | LFLX | TFLX | FLRX | SPFX | LVFX | PZFX | GFLX | PUFX | NDFX | RFP | CS | INH | PAS | EB | PZA | AMPH-B | TRM | NYS | PMR | | GRF | MCZ | KCZ | FLCZ | 5-FC | ITCZ | MCFG |
| cinoxacin | norfloxacin | ofloxacin | enoxacin | ciprofloxacin | lomefloxacin | tosufloxacin | fleoxacin | sparfloxacin | levofloxacin | pazufloxacin | gatifloxacin | pruilfroxacin | nadifloxacin | rifampicin | cycloserine | isoniazid | p-aminosalicylic acid | ethambutol | pyrazinamide | amphotericin B | trichomycin | nystatin | pimaricin | pyrrolnitrin | griseofulvin | miconazole | ketoconazole | fluconazole | flucytosine | itraconazole | micafungin |
| キノロン系抗菌薬 | | | | | | | | | | | | | | 抗結核薬 | | | | | | 抗真菌薬 | | | | | | | | | | | |

① 原因菌の決定とその薬剤感受性結果を参考にする

治療を行う前に，原因菌の決定に努力をし，その薬剤感受性結果に従って抗菌薬を選択する．原因菌の推定にグラム染色が有用である．グラム染色は無菌状態にある体液(髄液，胸水，腹水，関節液)の中に存在する原因菌を染色と形態で推定することができ，直ちに治療を開始することができる．病原材料からの細菌検査は，抗菌薬投与前に1回以上行う必要がある．材料の採り方は，局所の厳重な消毒を行い，無菌的に採るべきである．

② 感染臓器への移行性がよいものを選ぶ(**表1**)

原因菌に対する抗菌活性が強くても，感染臓器へ移行しないものは，治療効果は得られない．また，原因菌が細胞内感染菌か細胞外感染菌かを見極める．in vitroの感受性試験で感受性菌と判定された原因菌でも，細胞内感染菌であれば臨床的に効果がない．$\beta$ラクタム薬やアミノグリコシド系抗菌薬は細胞外感染菌にのみ有効である．マクロライド系薬，キノロン薬，テトラサイクリン系薬，リンコマイシン系薬，抗結核薬などは，細胞内感染菌にも，感受性菌であれば臨床効果が得られる．

③ 副作用・相互作用

副作用の少ないものを選ぶ．薬物アレルギーなどの病歴の聴取は大切である．また，併用薬との薬物相互作用により，種々の副作用を生じるため，併用薬の確認は抗菌薬選択の際に重要である．

④ 経済性

高価なもの，新しい抗菌薬が必ずしも高い臨床効果が得られるものではない．古く登場した低価の抗菌薬によって十分対応できる感染症は多い．

⑤ 患者の年齢・全身状態

高齢者や肝・腎障害者は，抗菌薬の薬物動態を考慮し，投与量や投与間隔を減らしたりする．

## 原因菌が不明の場合の抗菌薬選択 ■

抗菌薬の選択の際に，原因菌の分離・同定が重要となるが，必ずしも容易ではない．しかも，原因菌の分離・同定までには時間がかかるが，抗菌薬治療は可及的早期に開始することが重要である．日常臨床では原因菌の判明する前に抗菌薬を選択する場合が多く，経験的治療が重要となってくる．抗菌薬を選択する際には，各感染症の原因微生物，基礎疾患，発症場所，年齢などを考慮する(**表2**)．しかし，原因菌の推定には，専門的知識が求められるため，安易に広域スペクトラムの抗菌薬の多用に陥りやすく，耐性菌蔓延や医療費の高騰の原因となりやすい．後日原因菌が判明した場合には，毒性が低く最も抗菌スペクトラムの狭い抗菌薬に変更することが望ましい．

## 原因微生物と抗菌薬の抗菌スペクトラム ■

**表3**に示す．

**文 献**

1) 那須　勝：感染症診療ハンドブック，中外医学社，東京，2001
2) 日本感染症学会・日本化学療法学会：抗菌薬使用の手引き，協和企画，東京，2001
3) 八木澤守正監修：最新「抗菌薬」一覧表，Medicament News，1734号，ライフサイエンス，東京，2002

# ペニシリン耐性肺炎球菌

岩田 敏

## 肺炎球菌の耐性化の動向と臨床上の問題点

### 1. ペニシリン耐性肺炎球菌とは

β-ラクタム系薬の作用点であるペニシリン結合蛋白の親和性低下により耐性化したペニシリン耐性肺炎球菌(PRSP)は病原性の点では感性株(PSSP)と何ら変わりはないため，通常，肺炎球菌が原因となりうる市中感染症を感性菌と全く同じように引き起こしてくる．肺炎球菌が原因となる市中感染症としては，中耳炎，肺炎，敗血症，化膿性髄膜炎などがあげられるが，これらの感染症の中で，耐性菌であるために難治化しやすく問題となっているのは中耳炎と化膿性髄膜炎である(**表1**)．

表1 ペニシリン耐性肺炎球菌(PRSP)

- ペニシリンGに対する感受性が感性株に比べて低下した肺炎球菌
- ペニシリンGのMICは0.1 μg/ml以上
- PBP(1a, 2x, 2b)の変異により薬剤親和性が低下したことによる耐性
- 他のβ-ラクタム系抗菌薬に対する感受性も低下
- 感性株と同様の病原性を有する
- 感性株と同様に中耳炎，肺炎，化膿性髄膜炎などの市中感染症の原因菌となる
- 中耳炎，化膿性髄膜炎で難治化の要因

### 2. 耐性化の動向

**図1**は国立霞ヶ浦病院における小児由来肺炎球菌の，液体培地希釈法によるペニシリンG感受性成績について，1992年から2001年までの8年間の推移を検討した結果である．感性株の割合は，1992年の77%から年々減少して，1999年以降には43〜50%となっているのに対し，MICが1 μg/mlの中等度耐性株の割合は，1992年の20%から年々増加して，1999年以降は42〜51%まで達している．またMICが2 μg/mlの耐性株も1998年から2〜3%と増加する傾向が認められる．**図2**は小児化膿性髄膜炎における肺炎球菌のペニシリンG感受性の推移を，全国アンケート調査により調査した成績[1〜3]であるが，1980年代にはほとんど認められなかったPRSPが1990年代になってから急速に増加しており，最近では70%近くとなっている．このように，本邦の小児感染症における，肺炎球菌の耐性化は1990年代以降急速に進んでおり，成人領域においても同様の傾向が認められている[4]．

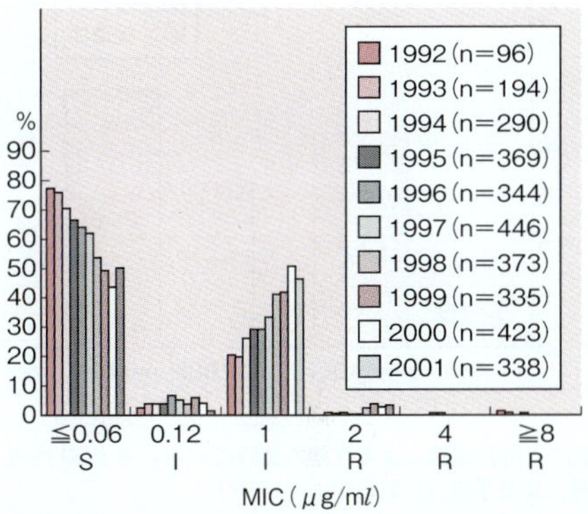


図1 小児由来肺炎球菌のPCG感受性(国立霞ヶ浦病院)

### 3. 臨床上の問題点

**図3**は，鼓膜穿刺液から肺炎球菌が検出された肺炎球菌による急性中耳炎の小児に対して，アモキシシリン，セフジトレンピボキシルなどの経口抗菌薬による治療を行った場合の臨床効果について，原因菌がPSSPであった場合とPRSPであった場合とで比較検討した成績である．効果判定は小児科領域抗菌薬臨床試験における判定基準[5]に従って行っているが，有効率はPSSPの83.8%に対してPRSPでは35.5%と著明に低

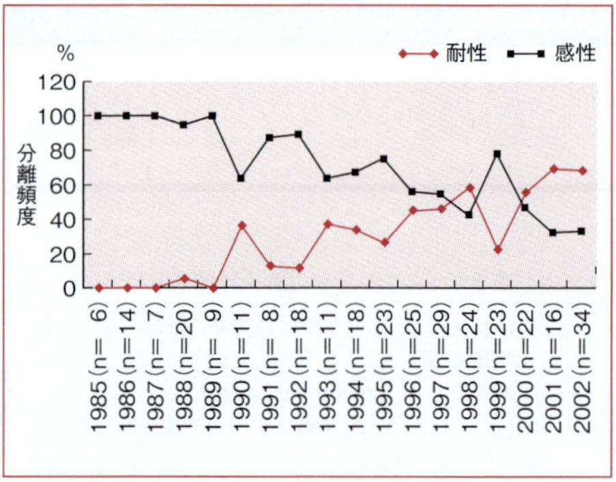


図 2　肺炎球菌のペニシリン感受性の年次推移(小児化膿性髄膜炎全国アンケート調査集計より)[1~3)]

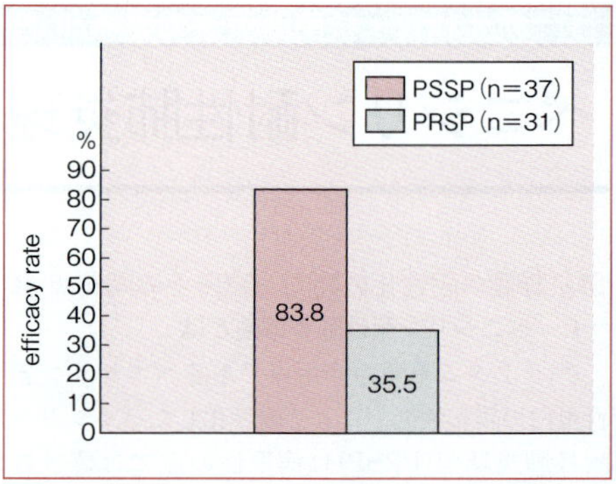


図 3　肺炎球菌による急性中耳炎における経口抗菌薬の臨床効果

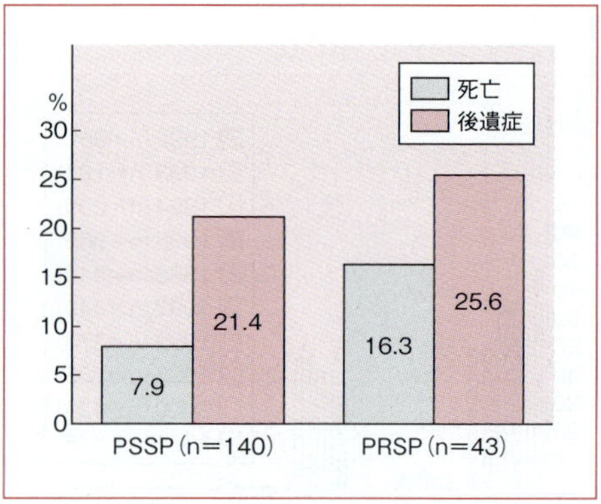


図 4　肺炎球菌による化膿性髄膜炎における PCG 感受性による予後の比較(1985～1997)

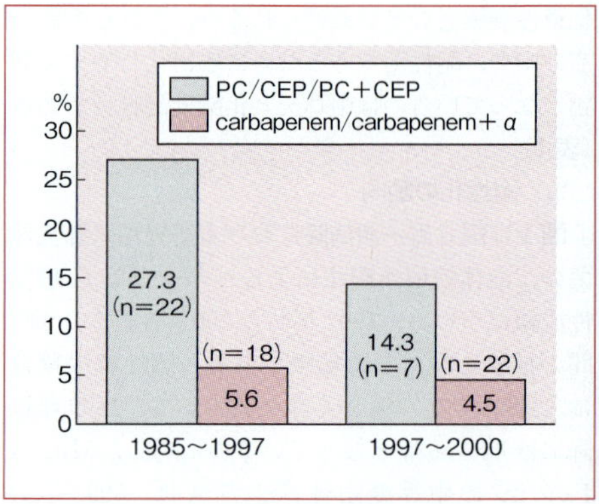


図 5　ペニシリン耐性肺炎球菌による化膿性髄膜炎における使用抗菌薬別にみた死亡率の比較

くなっており，PRSP による中耳炎に対する通常の経口抗菌薬による治療がむずかしくなっていることが示唆されている．一方，**図 4** は 1985～1997 年の全国アンケート調査の結果をもとに，肺炎球菌が原因となった髄膜炎症例における死亡率を，ペニシリン G に対する薬剤感受性の違いにより比較したものである．肺炎球菌による髄膜炎では，原因菌が PSSP の場合の死亡率が 7.9% であるのに対し，PRSP の場合には 16.3% と高くなっており，PRSP による化膿性髄膜炎では高率に死亡例の認められることが明らかである．これらの死亡例を分析してみると，カルバペネム系薬を使用しなかった群では使用した群に比べて高い死亡率を示していた(**図 5**)．従来から化膿性髄膜炎の初期治療には，化膿性髄膜炎の主要原因菌であるインフルエンザ菌と肺炎球菌に対する有効性と，頻度は少ないが一定の割合で検出されるリステリア菌に対する抗菌力を考慮して，アンピ

表 2a　肺炎球菌の耐性別 $MIC_{50}$，$MIC_{90}$（経口 β-ラクタム薬）

| | PSSP | | PISP | | PRSP | |
|---|---|---|---|---|---|---|
| | $MIC_{50}$ | $MIC_{90}$ | $MIC_{50}$ | $MIC_{90}$ | $MIC_{50}$ | $MIC_{90}$ |
| PCG | 0.03 | 0.063 | 0.5 | 1 | 2 | 4 |
| ABPC | 0.03 | 0.063 | 0.5 | 2 | 2 | 4 |
| CCL | 4 | 8 | 64 | ≧256 | ≧256 | ≧256 |
| CDTR | 0.063 | 0.25 | 0.25 | 1 | 0.5 | 1 |
| CFPN | 0.063 | 0.5 | 0.5 | 1 | 1 | 2 |
| CPDX | 0.125 | 1 | 1 | 4 | 2 | 4 |
| CFDN | 0.25 | 0.5 | 2 | 8 | 8 | 8 |
| FRPM | ≦0.02 | ≦0.02 | 0.125 | 0.58 | 0.5 | 0.5 |

表 2b　肺炎球菌の耐性別 $MIC_{50}$，$MIC_{90}$（注射薬）

| | PSSP | | PISP | | PRSP | |
|---|---|---|---|---|---|---|
| | $MIC_{50}$ | $MIC_{90}$ | $MIC_{50}$ | $MIC_{90}$ | $MIC_{50}$ | $MIC_{90}$ |
| CTM | 0.125 | 0.5 | 2 | 8 | 8 | 8 |
| CTRX | 0.125 | 0.5 | 0.5 | 1 | 1 | 2 |
| CTX | 0.063 | 0.25 | 0.25 | 0.5 | 0.5 | 1 |
| PAPM | ≦0.02 | ≦0.02 | 0.063 | 0.125 | 0.125 | 0.25 |
| MEPM | ≦0.02 | ≦0.02 | 0.125 | 0.25 | 0.25 | 0.5 |
| VCM* | 0.125 | 0.25 | 0.125 | 0.25 | 0.25 | 0.25 |

*：本邦では適応外菌種

表 2c　肺炎球菌の耐性別 $MIC_{50}$，$MIC_{90}$（その他の抗菌薬）

| | PSSP | | PISP | | PRSP | |
|---|---|---|---|---|---|---|
| | $MIC_{50}$ | $MIC_{90}$ | $MIC_{50}$ | $MIC_{90}$ | $MIC_{50}$ | $MIC_{90}$ |
| AZM | 1 | ≧256 | 1 | ≧256 | 4 | ≧256 |
| CAM | 0.25 | 16 | 0.5 | ≧256 | 0.5 | ≧256 |
| RKM | 0.125 | 16 | 0.5 | 32 | 0.5 | 32 |
| NFLX | 8 | 16 | 8 | 16 | 8 | 16 |

PSSP，PISP，PRSP は NCCLS の基準により分類．

(Sato, Y. et al：42nd Interscience Conference on Antimicrobial Agents and Chemotherapy, San Diego, 2002)

シリン＋セフォタキシム（またはセフトリアキソン）の併用療法が用いられていたが，PRSP に対してはこれらの薬剤がいずれも効果不十分であることから，こうした結果になったものと考えられる．

## PRSP 感染症への対処法

### 1.　肺炎球菌に対する各種抗菌薬の抗菌力

小児由来肺炎球菌に対する各種抗菌薬の MIC 50 および MIC 90 を**表 2** に示した．

PRSP は基本的にはすべての β-ラクタム系薬に対して PSSP に比べ高い MIC を示すのが特徴であるが[4]，β-ラクタム系薬の中では，注射薬ではカルバペネム系薬，経口薬ではペネム系薬の抗菌力が最も優れており，有効性が期待できる．軽症例，耐性度の低い PRSP に対してはペニシリン系薬もしくはセフェム系薬のうち肺炎球菌に対する抗菌力の優れたセフジトレンなどの薬剤の増量投与でも有効である．β-ラクタム系薬以外ではバンコマイシンが有効である．マクロライド系薬に対する耐性機序には作用点であるリボゾームのメチル化によるものと，菌体内からの薬剤の排出によるものが知られているが[4)]，β-ラクタム系薬とは耐性機序が異なることから交差耐性はないため，PRSPであってもマクロライド感性株に対しては有効性が期待できる可能性はあるが，肺炎球菌のマクロライド系薬に対する耐性化率は高い．

**2. 抗菌薬による化学療法**

上記の成績および抗菌薬の組織移行などを考慮したPRSPに対する抗菌薬の選択を**表3**に示した．今後はPRSPに有効なβ-ラクタム系薬以外の新たな抗菌薬の開発もしくは併用療法の検討が必要である．

**3. 肺炎球菌ワクチンの接種**

従来から重症の肺炎球菌感染症の予防には，脾臓摘出後の症例や，難治性のネフローゼ症候群などのリスクの高い症例に対して，23価polysaccharide vaccineの接種が行われてきたが，肺炎球菌による重症感染症の多い2歳未満の乳幼児に対する有効性が期待できないため，その使用は制限されていた．近年PRSPが急速に増加し耐性度も高くなっていること，PRSPによる重症市中感染症に対して有効な抗菌薬がそう多くは存在しないこと，などの点を考慮すると，乳幼児に対しても有効な肺炎球菌ワクチンの早期開発が求められている．最近，莢膜由来saccharideにキャリア蛋白を結合させ，免疫原性を高めたconjugate vaccineが開発され，欧米では7価(莢膜血清型4，6B，9V，14，18C，19F，23Fを含有)のワクチンが2000年から導入されている[6,7)]．本邦においても，インフルエンザ菌type b(Hib) conjugate vaccineとともに臨床現場への導入が期待されている．

**表3 PRSP感染症に対する化学療法**

| | |
|---|---|
| ・中耳炎 | β-ラクタム系経口薬の増量投与<br>(アモキシシリン，セフジトレンピボキシル，ファロペネム)<br>β-ラクタム系注射薬(パニペネム/ベタミプロン，アンピシリン，セフピロムなど)<br>バンコマイシン |
| ・肺炎 | 中耳炎に同じ |
| ・敗血症 | カルバペネム系薬，バンコマイシン |
| ・髄膜炎 | パニペネム/ベタミプロン，バンコマイシン |

**文 献**

1) 岩田 敏：ペニシリン耐性肺炎球菌—臨床の立場から．小児感染免疫 **10**：139-146, 1998
2) 砂川慶介，野々山勝人，高山陽子ほか：本邦における1997年7月以降3年間の小児化膿性髄膜炎の動向．感染症学雑誌 **75**：931-939, 2001
3) 砂川慶介：教育講演 小児化膿性髄膜炎の現状と今後の展望．第77回日本感染症学会総会学術講演会，福岡，4月17，18日，2003年
4) 紺野昌俊，生方公子(ペニシリン耐性肺炎球菌研究会)：改訂ペニシリン耐性肺炎球菌，協和企画通信，東京，1999
5) 藤井良知，小林 裕，西村忠史ほか(判定基準作成委員会)：小児科領域抗菌薬臨床試験における判定基準．Jap J Antibiotics **46**：411-420, 1993
6) Rubin, L. G.：Pneumococcal conjugate vaccines. Pediatr Clin North Am **47**：269-285, 2000
7) Shinefield, H. R., Black, S.：Efficacy of pneumococcal conjugate vaccines in large scale field trials. Pediatr Infect Dis J **19**：394-397, 2000

# メチシリン耐性黄色ブドウ球菌

志関雅幸

## はじめに

メチシリン耐性黄色ブドウ球菌(MRSA)は，院内感染の原因菌として最も重要なものの一つである．わが国においては1980年代からその増加が問題となり，今日まで医療関係者を悩ませ続けているが，バンコマイシン(VCM)全身投与の認可，テイコプラニン(TEIC)，アルベカシン(ABK)の登場によりMRSA感染症の治療は進歩を遂げている．しかし，一方でこれらの抗菌薬が常に適正使用されているとは限らず，ときとして単に除菌を目的として漫然と使用されることもあるのではなかろうか．耐性菌を生み出さない適正な抗菌薬の使用がきわめて重要であると考えられる．

## MRSA感染症と定着の区別

MRSA感染症の治療を行う前に重要なことはMRSAが検出された際に，感染症の起炎菌なのか，単なる定着菌かを区別することである．両者を区別することが困難な症例もあるが，単にMRSAが検出されただけで直ちに抗菌薬の全身投与を行うことは慎まなければならない．感染症の診断は**表1**のような所見を参考にして総合的に行う必要がある．

表1 MRSA感染症を診断する際に参考となる所見

1. 感染巣からのMRSAの検出
   MRSAが本来無菌である検体(血液，髄液，腹水，胸水など)から検出されていること，あるいは喀痰や尿の場合には有意な菌数(喀痰の場合 $1\times10^{7}$ CFU/m$l$ 以上，尿の場合 $1\times10^{5}$CFU/m$l$ 以上)検出されていること
2. 感染部位局所の炎症所見の存在(肺炎ならば，胸部X線所見，喀痰の性状，喀痰中の白血球の増多や菌の貪食像が認められるなど，尿路感染症ならば，膿尿など，軟部組織感染症ならば，膿の排出，発赤，腫脹，疼痛など)
3. 全身の炎症所見の存在(発熱，白血球増多，CRP上昇など)

## 定着しているMRSAへの対処

単に局所に定着しているだけのMRSAの除菌を目指して抗菌薬の全身投与は行わない．VCM，TEIC，ABKなど全身投与に用いる抗菌薬の局所使用は避けるべきである．定着菌であるMRSAの除菌を行う場合には消毒薬(ポビドンヨードなど)あるいは局所投与用の抗菌薬で対処する(**表2**)．

表2 MRSAの定着部位と除菌の方法

| 定着部位 | 除菌法 |
|---|---|
| 鼻腔 | ポビドンヨードゲル<br>ムピロシン軟膏 |
| 咽頭 | ポビドンヨード含嗽液 |
| 褥瘡 | ポビドンヨード<br>スルファジアジン銀軟膏 |

1996年，鼻腔定着MRSAに対して高い除菌効果を示すムピロシン軟膏が発売された．ムピロシン軟膏は問題となる副作用もほとんど報告されておらず，術前患者，易感染患者などでの鼻腔定着MRSAによる感染症発症予防に威力を発揮する．1日3回3日間の使用により高い除菌効果を示す．しかし，鼻腔以外の部位への使用は厳に慎まなければならない．特に褥瘡に使用した結果耐性菌を生じたとの報告がある[1)]．本邦においても耐性菌の出現が報告されており，その拡大が問題になっている．

定着菌の除菌のための処置と同時に定着の原因となっている要因の解決も重要である．例えば，褥瘡にMRSAが定着している場合には褥瘡そのものが軽快あるいは治癒しない限り消失しないこ

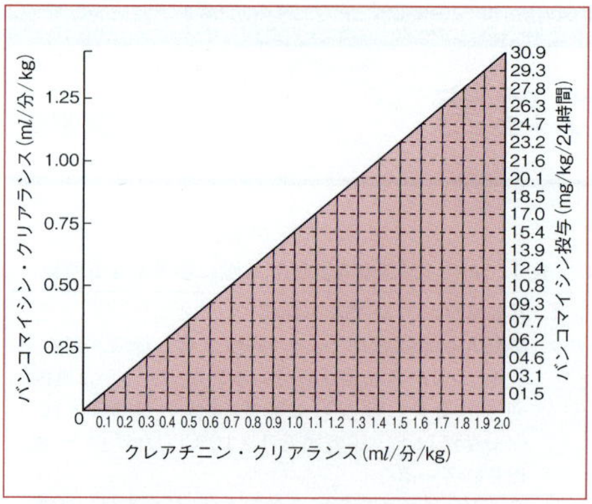


**図1　腎機能とバンコマイシンの投与量ノモグラム**
(文献3)より改変)

とが多く，またいったん消失しても再定着することが多い．

## MRSA感染症に用いる抗菌薬

MRSA感染症に対する治療法は，感染部位によっても異なるが，基本的にはMRSAに対して十分な抗菌力をもつ抗菌薬の全身投与が中心となる．原則的には各症例で分離されたMRSAの感受性試験の結果をもとに使用する抗菌薬が決定されるべきであるが，現在，本邦において臨床検体から分離されるMRSAは多剤に高度耐性のものが多く，実際には以下にあげる抗菌薬を用いることが多いと思われる．特に重症感染症，あるいは免疫能の低下した患者の場合にはVCM，TEIC，ABKが主として用いられる．

また，MRSA感染症の治療には適切な抗菌薬を選択することも大切であるが，血管留置カテーテル感染が疑われる場合にはその抜去，交換が重要であり，深部膿瘍例では切開排膿などの外科的処置を行う必要がある．

### 1.　バンコマイシン(VCM)

VCMはグリコペプチド系抗菌薬で，その主たる抗菌活性は細胞壁合成阻害作用による．殺菌的に作用するが殺菌力は時間依存性であり，抗菌薬の濃度がMICを上回る時間(time above MIC)が抗菌効果を発揮するうえで重要である．そのため持続点滴が効果的であるとしている論文があるが，VCMは臓器，組織への移行性があまり良くないため，病巣によってはむしろMICを超える濃度が得られなくなる可能性もあり症例ごとに考慮が必要である．主な副作用には，腎機能障害，聴器毒性がある．また好中球減少症を生ずることがある．

#### a.　投与方法

1～2 g/日を6時間ごとに，あるいは12時間ごとに点滴静注する．有効域と中毒域の間が狭い薬剤であるため投与量の設定には患者の年齢，体重，腎機能を考慮する必要がある．腎機能に応じたノモグラムも提唱されている(**図1**)[2]．治療中は血中濃度をモニタリングすることが望ましい．特に高齢者，腎機能の低下した患者や透析患者では血中濃度のモニタリングを行い投与量を綿密に調節する必要がある．血中濃度は投与直前(トラフ)の値が5～10 μg/ml，投与終了後1時間(ピーク)の値が25～40 μg/ml，となるように投与量を調節する(最近では，より高い効果を得るためトラフ値の上限を12～15 μg/mlに設定した方がよいとの考えもある)．また患者の年齢，体重，腎機能，その他のパラメーターから血中の濃度の推移をシミュレーションし投与量および投与間隔の設定も行うことがある(VCMやABKなどのTDM用のソフトウエアを製薬会社が配付しており，自分のコンピュータで初期投与量の設定やシミュレーションが行える．興味ある方はお問い合わせ頂くと良いかと思う)．血液透析ではほとんど除去されないが，ハイパフォーマンス膜ではある程度除去される．急速に静脈内投与するといわゆるred man's syndrome(血圧低下，および瘙痒感，灼熱感を伴った紅斑が顔面，上腕，軀幹に出現する)をきたすことがあるとされ，点滴静注は60分以上かけて行う．

MRSA腸炎に対しては1回0.5 gを蒸留水10 ml程度に溶解して1日3～4回経口投与を行う．

### 2.　テイコプラニン(TEIC)

VCMと同じくグリコペプチド系抗菌薬である．血中蛋白結合率が約90％と高く，半減期が長いため，1日1回投与が可能となっている．副作用については，VCMと同様に腎機能障害，聴器毒性があるが，その発現頻度はVCMと比べて少ないとされている．一方，深部あるいは重症感染症に対しては血中濃度を高く保つ必要があり，それに伴って副作用が増強される恐れがある．感染性心内膜炎，腹膜炎，髄膜炎といった疾患には適応がない．

**a. 投与方法**

初日にloading doseとして400 mgまたは800 mgを2回に分け投与する．以降，1日1回200 mgまたは400 mgを投与する．敗血症の場合，初日に800 mgを2回に分けて投与し，その後1日1回400 mgを投与する．いずれも30分以上かけて点滴静注する．高齢者あるいは腎機能障害のある患者では血中濃度をモニタリングして，投与量を調節する必要がある(トラフ値5〜10 μg/m$l$，ピーク値25〜40 μg/m$l$)．

### 3. アルベカシン(ABK)

ABKは，MRSAのみならずグラム陰性桿菌に対しても抗菌活性をもつが，MRSA肺炎，敗血症に限って適応が認められているアミノグリコシド系抗菌薬である．MRSAに対して殺菌的に作用する．グリコペプチド系抗菌薬に比べて短時間での殺菌力が強く，その効果は濃度依存性である．主な副作用として腎障害，聴力障害がある．本邦において分離されたMRSAのうち数%がABKに耐性との報告がある．

**a. 投与方法**

1日150〜200mgを2分割で筋注または30〜120分かけて点滴静注する．治療中は血中濃度をモニタリングすることが望ましい(トラフ値2 μg/m$l$>，ピーク値7〜12 μg/m$l$)．特に，腎機能障害患者，透析患者については，血中濃度のモニタリングを行いながら投与量の調整を行うべきである．

### 4. ST合剤

細菌の核酸合成を阻害することにより殺菌的に働き，グラム陽性菌，陰性菌双方に幅広く抗菌力を発揮する．MRSAに対してもかなり抗菌力が保たれており，MRSA感染症に使用されることがある．比較的軽症のMRSA感染症，特に尿路感染症などが対象となろう．造血器障害，皮疹，アレルギーなどの副作用に注意が必要である．

### 5. ミノサイクリン

細菌の蛋白合成を阻害することにより抗菌力を発揮する．作用は静菌的であり，効果を発揮するには宿主の感染防御能が保たれている必要がある．MRSAは耐性化が進んでいるが，感受性を示す菌株による比較的軽症のMRSA感染症が使用される対象であろう．

### 6. リファンピシン

その主たる抗菌効果は細菌のRNA合成阻害であり，殺菌的に作用する．MRSAのなかには感受性を示すものが多いが，耐性が出現しやすいため単独で使用すべきではない．欧米ではVCMとの併用が提唱されている．主な副作用は肝機能障害である．本邦ではリファンピシンは抗結核薬に位置づけられ，MRSA感染症に対する保険適応はない．

### 7. リネゾリド

オキサゾリジノン系に属する新規抗菌薬である．蛋白合成阻害により抗菌効果を発揮するが，既存の蛋白合成阻害薬と交差耐性を示さない．MRSAを含むグラム陽性菌に対して抗菌活性を発揮するが，現在，わが国ではバンコマイシン耐性*Enterococcus faecium*感染症のみに保険適応が認められている．

### 8. キヌプリスチン/ダルホプリスチン

新規のストレプトグラミン系の配合抗菌薬である．2剤はともに細菌の蛋白合成を阻害し相乗的に抗菌効果を発揮する．MRSAや連鎖球菌などのグラム陽性球菌に有効であるが，現在バンコマイシン耐性*Enterococcus faecium*感染症のみに保険適応がある．

## 併用療法 ■

MRSA感染症に対しては，抗菌スペクトラムの狭い抗菌薬によるモノセラピーが原則と考えられるが，VCM，ABKが使用される以前はMRSAに対して十分な抗菌効果を示す薬剤がないこともあり，さまざまな組み合わせの併用療法が試みられた．また，VCM，ABKが使用されるようになってからも，MRSA感染症がimmunocompromized hostに多いこともあって，1）他の菌との混合感染が存在する症例にスペクトラムの拡大を目的として，2）MRSAに対する抗菌効果の増強を目的として，併用療法が行われる．具体的な組み合わせとしてはVCM＋カルバペネム系薬剤(IPM/CS，PAPM/BP)，VCM＋セフェム系薬剤(CAZなど)，FOM＋ABK，β-ラクタム剤＋ABKなどがある．これらのなかにはMRSAに対して相乗作用を発揮することがin vitroの系で示されているものがある．またMRSA感染症に併用療法が臨床的に有効であったとの報告もみられる．しかし，併用療法の治療効果の評価は必ずしも容易ではない．また併用療法は効果と同時に副作用の増強，菌交代現象，治療費用の増大をもたらすため，その適応については症例ごとに検討が必要であろう．また，VCMとABKを始めとするアミノグリコシド系抗菌薬の併用は，腎毒性，聴器毒性が増強されることから原則として避けるべきである．

## おわりに一適正な抗MRSA薬の使用

VCM，TEIC，ABKといったMRSAに有効な全身投与可能な抗菌薬の登場によりMRSA感染症の治療は格段の進歩を遂げた．しかし，その一方で常にこれらの抗菌薬が適正に使用されているとは限らず，ともすれば安易に使用されてきた側面があることは否めない．安易な抗菌薬の使用は耐性菌発生の原因となる．欧米のみならず日本においても問題になりつつあるVCM耐性腸球菌(VRE)は，VCMの大量使用がその出現を招いた可能性が示唆されている[3]．MRSAについても1997年VCM低感受性MRSAが報告され，VCM乱用への警鐘となった[4]．VCM低感受性菌の臨床的意義については議論があったが，ごく最近米国からはVanA遺伝子をもったVCM高度耐性MRSAの出現が報告された[5]．万が一VCM高度耐性菌がわが国においても出現し，拡大すればきわめて深刻な事態となる．そのような事態になる前にVCMを始めとするMRSAに有効な抗菌薬の使い方を是非見直す必要があると思われる．

### 文献

1) Smith, G. E., Kennedy, C. T. C.：*Staphylococcus aureus* resistant to mupirocin. J Antimicrob Chemother **21**：141-142, 1998
2) Mollering, R. C. Jr. et al.：Vancomycin therapy in patients with impaired renal function；A nomogram for dosage. Ann Intern Med **94**：343, 1981
3) Centers for Disease Control and Prevention：Nosocomial *Enterococcus* resistant to vancomycin-United States, 1989-1993. MMWR **42**：597-599, 1993
4) 平松啓一ほか：バンコマイシン低感受性MRSAの検討．日化療誌 **45**：138, 1997
5) Chang, S. et al.：Infction with vacomycin-resistant *Staphylococcus aureus* containing the van A resistance gene. N Engl J Med **348**：1342-1347, 2003

# バンコマイシン耐性腸球菌

佐竹幸子

## バンコマイシン耐性腸球菌

バンコマイシンはペニシリン耐性黄色ブドウ球菌に有効な抗菌薬として欧米で1950年代に発売された．しかし，ペニシリン耐性黄色ブドウ球菌に対してはバンコマイシンよりも副作用の少ないメチシリンなどの$\beta$-lactam剤が使用され，バンコマイシンはバンコマイシン以外の抗菌薬が使用できないグラム陽性菌感染症に対して使用されてきた．新しい抗菌薬が市販されて間もなく耐性菌が出現するのが常であるが，発売から30年が過ぎても臨床的にバンコマイシン耐性菌が問題となることはなかった．しかし，メチシリン耐性黄色ブドウ球菌 methicillin-resistant *Staphylococcus aureus*(MRSA)の流行に伴って，MRSA感染症の治療にバンコマイシンが多量に使用されるようになると，バンコマイシン耐性菌の出現を促進するのではないかと危惧された．そして，ついに1980年代後半にバンコマイシン耐性腸球菌 vancomycin-resistant enterococci(VRE)が出現し，わが国では，1996年に臨床材料よりVREが分離された[1,2]．

## 腸球菌感染症

重症基礎疾患や免疫不全をもった患者(例えば，ICUや骨髄移植病棟の患者)，腹部や心胸部外科手術を受けた患者，尿路カテーテルや中心静脈カテーテルが留置されている患者，入院期間の長い患者，複数の抗菌薬やバンコマイシンの投与を受けている患者は，VREによる感染や定着の危険性が高いとされている．

腸球菌は弱毒性の細菌であるが，ときに腹腔内感染，尿路感染，敗血症，心内膜炎，髄膜炎などを起こす．血液や随液から腸球菌が検出された場合，感染症の診断は容易である．しかし，腹腔内感染や尿路感染が疑われる臨床材料から腸球菌を含む複数の菌種が検出された場合，腸球菌を治療対象とはせずに，まず *Escherichia coli* などのグラム陰性桿菌や *Bacteroides* などの嫌気性菌を対象に治療を行う．この治療に対して十分な反応が得られず，検査材料のグラム染色でグラム陽性球菌のみが観察され，かつ免疫力が減弱した患者(悪性腫瘍や骨髄移植患者など)である場合のみ腸球菌を対象に治療を行う．

臨床材料から分離される腸球菌の80〜90%は *Enterococcus faecalis* であり，5〜10%が *Enterococcus faecium* であるが，最近，多剤耐性の *E. faecium* が増加しているので，地域や病院によってこの割合は異なる．この2菌種のほかに時折，臨床材料より *Enterococcus durans*，*Enterococcus avium*，*Enterococcus casseliflavus*，*Enterococcus gallinarum*，*Enterococcus raffinosus*，*Enterococcus hirae* が分離される．

## バンコマイシン感受性試験

細菌検査室は適切な方法で腸球菌を分離培養し，次のいずれかの方法でバンコマイシン感受性試験を実施する．

**1. ディスク拡散法**

24時間培養後に阻止円直径を透過光線下で測定する．阻止円直径が17 mm以上を感受性，14 mm以下を耐性とする．

**2. 希釈法**

24時間培養後に最小発育阻止濃度 minimal inhibitory concentration(MIC)を測定する4 $\mu$g/m$l$以下を感受性，32 $\mu$g/m$l$以上を耐性とする．

**3. バンコマイシン6 $\mu$g/m$l$添加ブレインハートインフュージョン寒天培地を用いる方法**

24時間培養後に発育が認められたらバンコマイシン耐性とする．

## VREの治療

1) VREであってもアンピシリンに感受性であれば，アンピシリン(high dose，8～12 g/日)が第一選択薬剤となる．β-lactamase産生による腸球菌のアンピシリン耐性に関しては，一般的に実施されているディスク法や希釈法による検査結果の信頼性は乏しい．したがって，血液や髄液から従来法でアンピシリン感受性腸球菌が分離された場合，ニトロセフィン法でβ-lactamase検査を実施することが推奨されている．

2) 心内膜炎や髄膜炎の場合，アンピシリンに感受性であればアンピシリンとゲンタマイシン(3～5 mg/kg/日)が併用される(心内膜炎：4～6週間，髄膜炎：2～3週間)．ただし，ゲンタマイシンのMICが500 μg/ml以上の高度耐性の場合は併用しない．ディスク法で腸球菌のゲンタマイシン感受性試験を実施する場合は，一般的に用いられている含有量が10 μgのゲンタマイシンディスクではなく，120 μgのディスクを使用しなくてはならない．

3) アンピシリンに耐性の場合は，テイコプラニンに感受性(MICが8 μg/ml以下)であれば有効であるが，テイコプラニン単剤使用では治療失敗例や再燃例も報告されている．

4) アンピシリン，テイコプラニンにも耐性を示す場合は，quinupristin/dalfopristinが *Enterococcus faecium* の感染に有効である(治療成功率は約70%)．しかし，すでにquinupristin/dalfopristin耐性菌も報告されている．

## 感染経路

腸球菌は消化管や女性生殖器の正常細菌叢の一部であるので，VRE陽性患者はその感染部位にかかわらず，通常，腸内にVREが定着している．したがって，VRE陽性患者の便には多量のVREが存在し，特に患者が失禁状態，下痢，回腸瘻，結腸瘻などがある場合，病室内のVRE汚染度は高くなる．腸球菌は過酷な条件下でも生存し続けるので，一時的に汚染された人の手，環境，医療器具などの表面から，新たな患者へと伝播していく．

## 病院感染対策

「バンコマイシン耐性菌の伝播防止のためのCDCガイドライン」に対策の詳細が記載されているが[3,4]，特に次に示す対策が重要である．

1) VRE陽性患者を個室に移すか，あるいはVRE陽性患者を同室に集める．

2) VRE陽性患者の病室に入るときは，手袋およびガウンを着用する．

3) 手袋を脱いだら直ちに手を薬用石けんで洗うか，速乾性手指消毒剤を用いて手を消毒する．

### 文献

1) Ishii, Y. et al.：Identification of VanB-type vancomycin resistance in *Enterococcus gallinarum* from Japan. J Infect Chemother **2**：102-105, 1996
2) 藤田直久ほか：VanAの表現型を示す多剤耐性腸球菌．Infection Control **6**：242-243, 1997
3) Centers for Disease Control and Prevention：Recommendations for preventing the spread of vancomycin resistance. MMWR **44**：1-13, 1995
4) 佐竹幸子，源河いくみ：バンコマイシン耐性菌の伝播防止のためのCDCガイドライン．Infection Control別冊，メディカ出版，大阪，p.1-73, 1997

# β-ラクタマーゼ産生菌

小栗豊子

## はじめに

β-ラクタム系薬は選択毒性の点で優れ，かつ副作用も少ないことから，現在，最も汎用されている抗菌薬である．しかし，これらの薬剤には多くの耐性菌が存在し，そのメカニズムは，① 不活化酵素の産生，② ペニシリン結合蛋白 penicillin binding proteins(PBP)の変化，③ 外膜透過性の低下が指摘されている．β-ラクタマーゼはβ-ラクタム系薬を加水分解により不活化する酵素であり，多くの細菌でみられるが，特にグラム陰性菌でこの種の耐性機構が多い．最近では基質拡張型β-ラクタマーゼ extended-spectrum β-lactamases(ESBLs)や，カルバペネム系薬を含むほとんどすべてのβ-ラクタム系薬を加水分解するメタロ-β-ラクタマーゼ metallo-β-lactamase 産生菌が出現し，注目されている．本稿では，β-ラクタマーゼの分類について触れたのち，その中で特に治療上で問題の多い3種のβ-ラクタマーゼを取り上げ，抗菌薬の選択について考えてみたい．

## β-ラクタマーゼの分類

β-ラクタマーゼは基質特異性や等電点などから分類されていたが，最近，その種類が増加し，これらの分類では対応できなくなり，本酵素のアミノ酸配列を基に系統発生学的な観点からA, B, C, Dの4種のクラスに分類されている(Ambler の分類)[1]．さらに Bush らはこれらに基質特異性を加えて分類した(Bush らの分類)[2]．これらの分類をまとめると**表1**のようになる[3]．クラスA, C, Dの各型は活性の中心にセリンをもつことから，セリンβ-ラクタマーゼ，これに対しクラスB型は活性の中心に亜鉛を有し，メタロ-β-ラクタマーゼと呼ばれる．クラスA型はペニシリナーゼ，クラスB型はカルバペネマーゼ，クラスC型はセファロスポリナーゼ，クラスD型はオキサシリンを分解するペニシリナーゼである．

β-ラクタマーゼの産生を支配する遺伝子は染色体上にある場合とプラスミドと呼ばれる伝達性DNA上に存在する場合がある．遺伝子が染色体上に存在する場合は，菌が分裂増殖する際，子孫に伝達され，他の細菌への伝達はまれであると考えられる．しかし，プラスミド上に存在する場合は接合により菌種を超えて他の菌への伝達が可能である．したがって，プラスミド性の場合には病院内で流行する可能性があり，感染対策上問題となる．

以下，臨床で抗菌薬を選択する際に注意を要し，かつ病院感染の見地からも対策を必要とする三つのβ-ラクタマーゼについてそれぞれの特徴を述べる．

## *E. coli*, *K. pneumoniae* で問題となる ESBLs

ESBLsは，クラスA型β-ラクタマーゼが質的変異を起こし，基質特異性の拡張した酵素に変化したものである．Bush らの分類ではグループ2，さらにサブグループ2beに属する．これらはプラスミド性であるため，菌種を超えて耐性遺伝子が他の細菌に伝達されることから，病院内での流行の危険がある．ESBLsの概要を**表2**に示した．ESBLsはペニシリン系，セフェム系(第1，第2，第3，第4世代)の薬剤を加水分解するが，この作用はCVAなどのβ-ラクタマーゼ阻害薬で阻害されることが大きな特徴である．

*E. coli* や *K. pneumoniae* における ESBLs 産生株の頻度は国により，施設により，大きな差がみられる．国外では10～30%，ないしそれ以上との報告もみられる[4]．*K. pneumoniae* では

**表 1 β-ラクタマーゼの分類**

| Bush-Jacoby-Medeiros の分類 | 主要なサブグループ | Ambler の分類 | 主要な菌種 | 特 徴 |
|---|---|---|---|---|
| グループ 1<br>セファロスポリナーゼ | | C | *P. aeruginosa*<br>*Acinetobacter*<br>*Serratia*<br>*Enterobacter*<br>*Morganella*<br>*E. coli* | グラム陰性桿菌<br>染色体性(*Klebsiella* はプラスミド性)<br>クラブラン酸で阻害されない<br>カルバペネム以外の薬剤に耐性<br>主な酵素：AmpC |
| グループ 2<br>ペニシリナーゼ(クラブラン酸感受性) | 2a | A | *S. aureus*(誘導型)<br>*Bacillus*<br>*Klebsiella* | 主にグラム陽性菌，ペニシリナーゼ<br>染色体性またはプラスミド性<br>*S. aureus* はプラスミド性，<br>*Bacillus*，*Klebsiella* は染色体性<br>β-ラクタマーゼ阻害薬は有効 |
| | 2b | A | *E. coli*<br>*Klebsiella*<br>*Proteus*<br>*Salmonella*<br>*Haemophilus*<br>*P. aeruginosa* | グラム陰性桿菌，R プラスミド<br>ペニシリナーゼ，セファロスポリナーゼ<br>(ペニシリン系と第 1 世代セフェムを分解)，<br>β-ラクタマーゼ阻害薬有効<br>TEM-1，TEM-2，SHV-1 |
| | 2be | A | *E. coli*<br>*Klebsiella* | グラム陰性桿菌，R プラスミド<br>基質拡張型(ESBLs)<br>β-ラクタマーゼ阻害薬有効<br>カルバペネム系に感性<br>TEM-3〜TEM-26，SHV-2〜SHV-6 |
| | 2br | A | *E. coli* | グラム陰性桿菌，R プラスミド<br>β-ラクタマーゼ阻害薬耐性<br>TEM-30〜TEM-36 |
| | 2c | A | *P. aeruginosa*<br>*P. mirabilis* | グラム陰性桿菌，R プラスミド<br>CBPC 分解<br>β-ラクタマーゼ阻害薬有効 |
| | 2e | A | *Bacteroides*<br>*P. vulgaris*(誘導型)<br>*E. coli* | グラム陰性桿菌，主に染色体性<br>クラブラン酸で阻害されるセファロスポリナーゼ |
| | 2f | A | *Serratia*<br>*Enterobacter* | グラム陰性桿菌，染色体性<br>クラブラン酸で阻害されるカルバペネマーゼ<br>Sme-1(*S. marcescens*)<br>NMC-A(*E. cloacae*) |
| | 2d | D<br>(オキサシリン分解) | *E. coli*<br>*Klebsiella*<br>*Salmonella*<br>*P. aeruginosa* | グラム陰性桿菌，R プラスミド<br>クロキサシリン分解<br>β-ラクタマーゼ阻害薬耐性<br>OXA-1〜OXA-11，PSE-2(OXA-2) |
| グループ 3<br>メタロ-β-ラクタマーゼ | 3a | B | *S. maltophilia*<br>*P. aeruginosa*<br>*Serratia*<br>*B. fragilis* | 染色体性またはプラスミド性<br>亜鉛依存型カルバペネマーゼ<br>カルバペネムを含むほとんどの β-ラクタムを分解，<br>AZT は非分解<br>β-ラクタマーゼ阻害薬耐性<br>BcII(*B. cereus*)，CcrA(*B. fragilis*)<br>*BlaB*(*C. meningosepticum*)<br>IND-1(*C. indologenes*)，IMP(*P. aeruginosa*,<br>*S. marcescens*，*K. pneumoniae*<br>*A. baumanii*)，VIM(*P. aeruginosa*) |
| | 3b | B | | *Aeromonas*(CphA，ImiS，CphA2)，*S. fonticola*<br>(Sfh-1) |
| | 3c | B | | L1(*S. maltophilia*) |
| グループ 4 | | 未分類 | | その他の酵素，未同定のもの |

Ambler の分類の A，C，D はセリン β-ラクタマーゼ，B はメタロ-β-ラクタマーゼと呼ばれる．

表2　ESBLs 産生菌の特徴

| 項　目 | 内　容 |
|---|---|
| 1.　主な対象菌種 | グラム陰性桿菌<br>*E. coli*，*Klebsiella*，*P. mirabilis*，*C. koseri* など |
| 2.　耐性を示す抗菌薬 | ペニシリン系(ABPC，PIPC，CBPC など)<br>第1世代セフェム(CEZ，CCL など)<br>第2世代(CTM など)<br>第3世代(CTX，CTRX，CAZ，CZX など)<br>第4世代(CPR，CZOP，CFSL など) |
| 3. 感受性を示す薬剤<br>(β-ラクタム系) | セファマイシン系(CMZ，CFX)<br>オキサセフェム系(LMOX，FMOX など)<br>β-ラクタマーゼ阻害薬合剤(AMPC/CVA，ABPC/SBT，PIPC/TAZ，CPZ/SBT など)<br>カルバペネム系(IPM，PAPM，MEPM，BIPM) |
| 4. 感受性を示す薬剤<br>(β-ラクタム系以外) | アミノグリコシド系(GM，TOB，AMK)<br>キノロン系(CPFX，LVFX，SPFX，GFLX，PZFX など) |
| 5. 治療に用いる抗菌薬 | 一般的には耐性菌が最も少ないカルバペネム系薬が推奨される<br>アミノグリコシド系やキノロン系には耐性株が存在するので，薬剤感受性検査の結果に基づいて選択しなければならない<br>セファマイシン系，オキサセフェム系，β-ラクタマーゼ阻害薬合剤は ESBLs 以外の耐性機構を同時に保有する菌株では耐性を示す場合があるので，薬剤感受性検査の成績に基づいて選択する |
| 6. 分離頻度 | わが国では *E. coli*，*Klebsiella*，*P. mirabilis*，*C. koseri* では各菌種ともそれぞれ 1% 以下の頻度．4 菌種の中では *Klebsiella* が多い |
| 7. 耐性遺伝子の存在 | プラスミド |

*E. coli* よりも出現頻度が高い．わが国ではいずれの菌種も 1% ないしそれ以下の頻度であると考えられる[5]．

ESBLs 産生株の検出方法は *E. coli* と *Klebsiella* を対象とした方法が NCCLS ディスク拡散法および希釈法の両者で設定されている[6,7]．これには推定試験と確定試験とがあり，推定試験では CPDX，CAZ，AZT，CTX，CTRX の阻止円直径または MIC 値から，いずれか1種以上の薬剤の結果が決められた基準に入る場合に ESBLs を疑う．さらに確定試験では CAZ，CTX 単独の成績と，これらの薬剤と CVA との合剤(CAZ/CVA，CTX/CVA)，すなわち，4種の薬剤の感受性試験を行う．単剤の成績に比べ合剤の成績がディスク法では 5 mm 以上，希釈法では3管以上感性側にシフトした場合，ESBLs 産生株と決定する．**図1** はディスク拡散法による ESBLs 確定試験の結果を示す．

ESBLs の遺伝子型は PCR 法により行われる．CTX-M，TEM，SHV など多くの型があり疫学調査に利用されている．**表3** は当検査室で分離された ESBLs 産生 *E. coli* の遺伝子型をみたものである．わが国では CTX-M 型が多いことが特徴であり，*K. pneumoniae* でも同様である．欧米では TEM，SHV 型が多い．

ESBLs 産生株の治療にはカルバペネム系薬が推奨される．

## ほとんどすべてのβ-ラクタム系薬を分解するメタロ-β-ラクタマーゼ

メタロ-β-ラクタマーゼはカルバペネム系薬をはじめ，ほとんどすべてのβ-ラクタム系薬を加水分解する脅威的な酵素であり，これらの特徴を**表4** に示した．Bush らの分類ではグループ3に属する．これらはモノバクタム系薬(AZT など)は分解しない(ただし，治療薬としては不適当)．本酵素産生株が検出された場合は蔓延防止に十分注意しなければならず，特にプラスミド性の株で

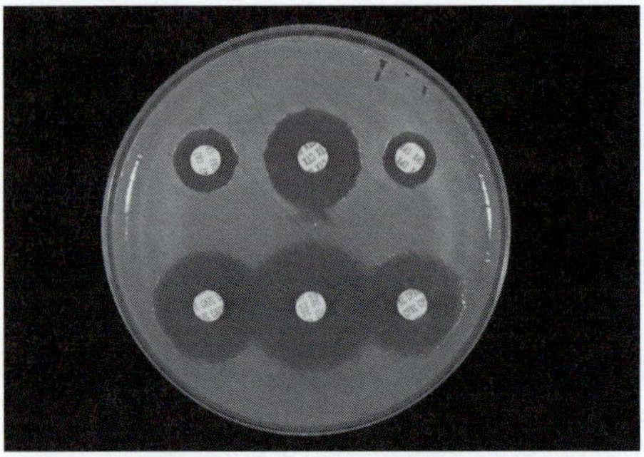

図1 ESBLs産生株の検査
上段左よりCAZ，CTX，CPDXの各単剤含有ディスク，下段左よりCAZ/CVA，CTX/CVA，CPDX/CVAの各合剤ディスク．単剤ディスクに比べ合剤ディスクの阻止円が5 mm以上増大していればESBLs産生株．写真ではCAZとCPDXでこれらの傾向が認められ，ESBLs産生株と判定される．

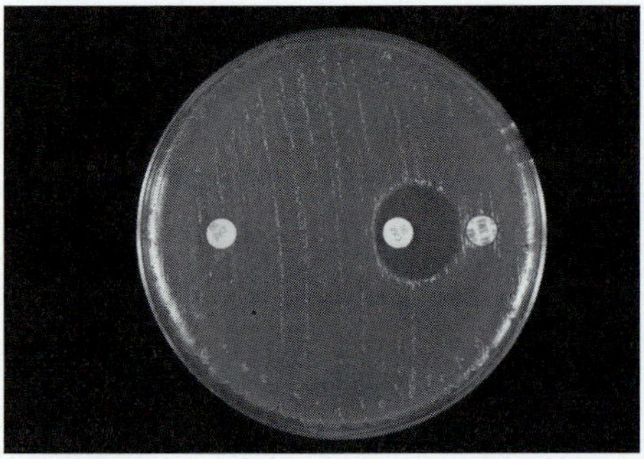

図2 メタロ-β-ラクタマーゼ産生株の検査
左はCAZディスク，右にはCAZとSMAディスクを配置してある．CAZは単独では阻止円はみられず耐性と判定されるが，右のSMAディスクを近づけた場合には阻止円が形成されており，酵素が阻害され，抗菌作用が回復している．

表3 ESBLs産生 *Escherichia coli* 68株の由来材料と遺伝子型（1993年4月〜2001年4月）

| 材料名 | 遺伝子型 | | | | 合計 | (%) |
|---|---|---|---|---|---|---|
| | CTX-M1 | CTX-M1＋TEM | TEM | TOHO-1＋TEM | | |
| 喀痰 | 1 | | 1 | | 2 | 2.9 |
| 気管切開部膿 | 1 | | | | 1 | 1.5 |
| PTCD胆汁 | 2 | | | | 2 | 2.9 |
| 中間尿 | 7 | 1 | 3 | | 11 | 16.2 |
| カテーテル尿 | 2 | | 2 | | 4 | 5.9 |
| バルン尿 | | | | 2 | 2 | 2.9 |
| 腎尿（左） | 1 | | | | 1 | 1.5 |
| 膀胱瘻尿 | 1 | | | | 1 | 1.5 |
| 創部膿 | 1 | | 1 | | 2 | 2.9 |
| 腸漏 | 2 | | | | 2 | 2.9 |
| 便 | 32 | 2 | 6 | | 40 | 58.8 |
| 合計 | 50 | 3 | 13 | 2 | 68 | 100.0 |
| (%) | 73.5 | 4.4 | 19.1 | 2.9 | 100.0 | |

注：1993〜1997年分離株は糞便由来菌のみ保存してあり，検査が可能であったが，他の材料分離株は保存がなかったため検査していない．これらは18株である．これらを除外した50株についてみても，糞便が44％を占めることになり，最も多く，ついで尿由来が多い．

は菌種を超えて遺伝子が伝達され，アウトブレークの危険性が高い．

メタロ-β-ラクタマーゼ産生菌の検査法はメルカプト酢酸Na(SMA)ディスクとCAZディスクを用いる方法が普及している[8]．メタロ-β-ラクタマーゼはSMAにより阻害されるので，CAZ単独では阻止円が形成されないが，CAZとSMAのディスクを2 cmの距離で接近させて置いた場合は，CAZディスクのSMAに隣接した側で阻止円が拡張する．CAZのかわりにIPMディスクを用いることもできる．両者の成績は解離する場合もあり，CAZ陰性でIPM陽性の場合も経験される．**図2**は陽性と判定された例である．

**表5**は2001〜2002年の2年間に当検査室にて

表4　メタロ-β-ラクタマーゼ産生菌の特徴

| 項　目 | 内　容 |
|---|---|
| 1. 主な対象菌種 | ほとんどがグラム陰性桿菌<br>*P. aeruginosa*, *P. putida*, *A. baumannii*, *S. marcescens*, *Klebsiella*, *S. maltophilia* など |
| 2. 耐性を示す抗菌薬 | モノバクタムを除くすべてのβ-ラクタム系薬<br>ペニシリン系(ABPC, PIPC, CBPC など)<br>第1世代セフェム(CEZ, CCL など)<br>第2世代(CTM, CMZ, CFX, FMOX など)<br>第3世代(CTX, CTRX, CAZ, CZX など)<br>第4世代(CPR, CZOP, CFSL など)<br>(セファマイシン系, オキサセフェム系)<br>β-ラクタマーゼ阻害薬合剤(AMPC/CVA, ABPC/SBT, PIPC/TAZ など)<br>カルバペネム系(IPM, PAPM, MEPM, BIPM) |
| 3. 感受性を示す薬剤<br>(β-ラクタム系) | モノバクタム系(AZT, CRMN)<br>(メタロ-β-ラクタマーゼ以外の耐性機構を保有する菌では耐性) |
| 4. 感受性を示す薬剤<br>(β-ラクタム系以外) | アミノグリコシド系(GM, TOB, AMK)<br>キノロン系(CPFX, LVFX, SPFX, GFLX, PZFX など)<br>*P. aeruginosa* 以外のグラム陰性桿菌：MINO, CP, ST |
| 5. 治療に用いる抗菌薬 | 一般的にはアミノグリコシド系やキノロン系が期待されるが, メタロ-β-ラクタマーゼ産生菌はこれらの薬剤にも耐性を示す株が存在するので, 薬剤感受性検査の結果に基づいて選択しなければならない |
| 6. 分離頻度 | プラスミド性の菌種はわが国では各菌種ともそれぞれ1%以下<br>プラスミド性のものは *P. aeruginosa* が比較的高い<br>*S. maltophilia* は染色体性であり, すべての菌株が保有する |
| 7. 耐性遺伝子の存在 | プラスミドまたは染色体 |

CAZ, IPM, SMA の3種のディスク拡散法によりメタロ-β-ラクタマーゼ産生株と判定された菌種とその由来材料をみたものである. 180株のうち腸内細菌科は *Serratia marcescens*, *Enterobacter cloacae*, *Citrobacter freundii*, *Providencia rettgeri* の4菌種であり, これらは全体の12.8%, 残りはすべてブドウ糖非発酵グラム陰性桿菌である. 180株のうち *P. aeruginosa* が最も多く, 29.5%, ついで *Pseudomonas putida* 13.3%, *Chryseobacterium indologenes* 11.7%, *Achromobacter xylosoxidans* 10%, *Acinetobacter baumannii* および *Chryseobacterium meningosepticum* がそれぞれ6.7%と続く. 由来材料は泌尿・生殖器系が60%と半数以上を占め, ついで呼吸器系が27.8%を占めた. 血液や髄液からの検出は未だないが, 胸水から1株分離されている.

メタロ-β-ラクタマーゼ産生株はβ-ラクタム系薬では治療できないため, アミノグリコシド系やキノロン系などが選択される. しかし, メタロ-β-ラクタマーゼ産生株の中にはすべての抗菌薬に耐性を示す株も存在し, このような株では推奨できる治療薬は現在のところ皆無である. このような多剤耐性株は *P. aeruginosa* で多く認められる.

メタロ-β-ラクタマーゼの遺伝子は菌種により異なる場合があるが, 腸内細菌科や *P. aeruginosa*, *P. putida*, *A. baumannii* などではIMP-1型が最も多い.

## ESBLs と類似のクラスC型β-ラクタマーゼ ■

クラスC型β-ラクタマーゼはセファロスポリナーゼであり, Bush らの分類ではグループ1に属する. 本酵素の特徴を**表6**に示した. 多くのグラム陰性桿菌は染色体上にクラスC型β-ラクタ

表5 メタロ-β-ラクタマーゼ産生グラム陰性桿菌 180 株の菌種と由来材料

| 菌種名 | 材料名 | | | | | 合計 | (%) |
|---|---|---|---|---|---|---|---|
| | 呼吸器 | 胸水 | 泌尿・生殖器 | 消化管 | 膿・分泌物 | | |
| *Serratia marcescens* | | 1 | | | 2 | 3 | 1.7 |
| *Enterobacter cloacae* | 2 | | | 1 | | 3 | 1.7 |
| *Citrobacter freundii* | | | 8 | | | 8 | 4.4 |
| *Providencia rettgeri* | | | 9 | | | 9 | 5.0 |
| *Alcaligenes denitrificans* | 1 | | | | | 1 | 0.6 |
| *Achromobacter xylosoxidans* | 2 | | 13 | | 3 | 18 | 10.0 |
| *Acinetobacter baumannii* | 9 | | 3 | | | 12 | 6.7 |
| *Acinetobacter lwoffii* | | | 1 | 1 | | 2 | 1.1 |
| *Alcaligenes faecalis* | | | 2 | 1 | | 3 | 1.7 |
| *Alcaligenes* sp. | | | 1 | | | 1 | 0.6 |
| *Chryseobacterium indologenes* | 19 | | 2 | | | 21 | 11.7 |
| *Chryseobacterium meningosepticum* | 7 | | 5 | | | 12 | 6.7 |
| *Myroides odoratus* | | | 3 | | 1 | 4 | 2.2 |
| *Pseudomonas aeruginosa*(B 群) | 1 | | 2 | 1 | | 4 | 2.2 |
| *Pseudomonas aeruginosa*(E 群) | 1 | | 22 | 3 | 1 | 27 | 15.0 |
| *Pseudomonas aeruginosa*(F 群) | | | 3 | | | 3 | 1.7 |
| *Pseudomonas aeruginosa*(群別不能) | 2 | | 11 | 4 | 2 | 19 | 10.6 |
| *Pseudomonas fluorescens* | 1 | | 3 | | | 4 | 2.2 |
| *Pseudomonas putida* | 4 | | 19 | 1 | | 24 | 13.3 |
| *Sphingobacterium multivorum* | 1 | | | | | 1 | 0.6 |
| *Sphingomonas paucimobilis* | | | 1 | | | 1 | 0.6 |
| 合計 | 50 | 1 | 108 | 12 | 9 | 180 | 100 |
| (%) | 27.8 | 0.6 | 60.0 | 6.7 | 5.0 | 100 | |

注：表にはないが *Stenotrophomonas maltophilia* はすべてメタロ-β-ラクタマーゼ産生株である． (2001〜2002 年)

マーゼの構造遺伝子 *ampC* とその調節遺伝子 *ampR*，*ampG* を保有している．*ampR* は酵素の発現を抑制する遺伝子であるが，この遺伝子が消失すると大量の酵素が産生される．プラスミド性 *ampC* を保有する菌株は *ampR* が欠如しており，大量の基質拡張型 *AmpC* β-ラクタマーゼを産生する(MOX-1 型)[8]．本酵素は ESBLs と類似しているが，CVA で抑制されない点で異なる．クラス C 型酵素の存在を確認するには，本酵素が SBT や TAZ で阻害されるのに対し，CVA では阻害されない性質を利用し，これらのセフェム系薬合剤と，セフェム系薬単剤との MIC を比較することにより識別できるとされている[9]．*ampC* 遺伝子は PCR 法でも検出できるが，この遺伝子が染色体に由来するかプラスミド性かは識別できない．これらの鑑別のためには *ampC* 遺伝子をもたない菌にこの遺伝子を接合伝達させ，PCR 解析を行うかまたはサザンハイブリダイゼーションを行う[10]．

### その他の β-ラクタマーゼ産生菌

メチシリン感性ブドウ球菌(MSSA など)，*Moraxella* (*Branhamella*) *catarrhalis* ではほとんどの菌株が β-ラクタマーゼを産生する．また，*Neisseria gonorrhoeae* 淋菌や *Haemophilus influenzae* インフルエンザ菌にもペニシリナーゼ産生菌がみられるが，これらの菌種では β-ラクタマーゼ産生菌は減少しており，別の耐性機構(ペニシリン結合蛋白 PBP の変化など)を有する菌が増加して問題になっている．β-ラクタマーゼを産生するが，他の耐性機構を同時に持たない菌ではペニシリン系抗菌薬には耐性であるが，β-ラクタマーゼ阻害薬と β-ラクタム系薬の合剤や多くのセフェム系薬，さらに他の系統の抗菌薬に感

表6　クラスC型β-ラクタマーゼ産生菌の特徴

| 項　目 | 内　容 |
|---|---|
| 1. 主な対象菌種 | グラム陰性桿菌<br>*S. marcescens*, *Enterobacter*, *Morganella*, *P. aeruginosa*, *A. baumannii*, *E. coli* など |
| 2. 耐性を示す抗菌薬 | β-ラクタム系薬<br>ペニシリン系(ABPC)<br>第1世代セフェム(CEZ, CCL など),<br>β-ラクタマーゼ阻害薬合剤(AMPC/CVA, ABPC/SBT)<br>第2世代(CTM, CMZ, CFX など)<br>第3世代(CTX, CTRX, CAZ, CZX など)<br>第4世代(CPR, CZOP, CFSL など)<br>(セファマイシン系, オキサセフェム系) |
| 3. 感受性を示す薬剤<br>(β-ラクタム系) | カルバペネム系(IPM, PAPM, MEPM, BIPM)<br>β-ラクタマーゼ阻害薬合剤(CPZ/SBT, PIPC/TAZ)……一部耐性株あり |
| 4. 感受性を示す薬剤<br>(β-ラクタム系以外) | アミノグリコシド系(GM, TOB, AMK)<br>キノロン系(CPFX, LVFX, SPFX, GFLX, PZFX など)<br>*P. aeruginosa* 以外のグラム陰性桿菌：MINO, CP, ST |
| 5. 治療に用いる抗菌薬 | 一般的にはカルバペネム系<br>第4世代の CFPM には感受性の株が多い<br>多くのセフェムは酵素の産生を誘導するので，見かけ上「感性」であっても耐性化しやすいので注意<br>アミノグリコシド系やキノロン系が期待されるが，これらの薬剤にも耐性を示す株が存在するので，薬剤感受性検査の結果に基づいて選択しなければならない |
| 6. 分離頻度 | *E. cloacae*, *S. marcescens* の CFPM 耐性株は 10% 以下，CPZ/SBT 耐性株は 10～20% |
| 7. 耐性遺伝子の存在 | 染色体またはプラスミド |

性であることから，治療上，大きな問題はないと考えられる．しかし，β-ラクタマーゼを産生し，かつ他の耐性機構を同時に持つ菌では治療に用いる抗菌薬の選択はむずかしい場合がある．MRSA，淋菌，インフルエンザ菌ではこのような菌株がみられる．

## おわりに

以上，β-ラクタマーゼの分類について述べ，その中で特に治療上，問題となりやすい3種のβ-ラクタマーゼの特徴について述べた．日常分離される多剤耐性菌の中には，複数の耐性遺伝子を保有する株もしばしば分離され，このような場合には薬剤感受性パターンからβ-ラクタマーゼのタイプを推測することはむずかしい．グラム陰性桿菌では多剤耐性株が増加傾向にあり，この背景にはβ-ラクタム系抗菌薬の使用量が深く関係している．当然のことではあるが，患者検体から細菌が検出された場合，感染症の起炎菌か，単なるコロニゼーションなのかの識別を行ったうえで抗菌薬の使用を決めるべきである．β-ラクタマーゼ産生菌はβ-ラクタム系薬との接触により酵素が誘導される場合がある．それゆえ，中途半端な抗菌薬の投与はかえって菌を耐性化させることになるので，副作用に注意しつつ，薬剤の十分な体内濃度を維持することが大切である．メタロ-β-ラクタマーゼ産生株で，系統の異なる薬剤すべてに耐性の株は，現在治療に推奨できる薬剤はない．これらの耐性株に有効な抗菌薬の開発が強く望まれる．

### 文　献

1) Ambler, K. P.：The structure of β-lactamase. Philos Trans R Soc Lound (Biol) **289**：321-331, 1980

2) Bush, K., Jacoby, G. A., Medeiros, A. A.：A functional classification scheme for β-lactamases and its correlation with molecular structure. Antimicrob Agents Chemother **39**：1211-1233, 1995
3) Rice, L. B., Sahm, D., Bonomo, R. A.：Mechanisms of resistance to antibacterial agents. Manual of Clinical Microbiology (vol. 1), 8th ed., Murray, P. R. et al. eds., ASM Press, Washington D. C., p.1074-1101, 2003
4) Spanu, T. et al.：Occurrence of extended-spectrum β-lactamases in members of the family *Enterobacteriaceae* in Italy：implications for resistance to β-lactams and other antimicrobial drugs. Antimicrobial Agents Chemother **46**：196-202, 2002
5) 小栗豊子ほか：主要な臨床分離細菌の β-ラクタマーゼ産生性と抗菌薬感受性―全国 104 施設の成績―. Jpn J Antibiotics **55**：1-28, 2002
6) National Committee for Clinical Laboratory Standards. Performance Standards for Antimicrobial Disk Susceptibility Tests；Approved Standard, 8th ed., M2-A8, NCCLS, Wayne, USA, 2003
7) National Committee for Clinical Laboratory Standards. Methods for Dilution Antimicrobial Susceptibility Tests for Bacteria That Grow Aerobically；Approved Standard, 6th ed., M7-A6, NCCLS, Wayne, USA, 2003
8) 柴田尚弘, 荒川宜親：メタロ-β-ラクタマーゼの検出法. 検査と技術 **28**：1017-1025, 2000
9) 井上松久, 中野竜一, 保坂美生ほか：臨床分離菌における β-lactamase の識別. Jpn J Antibiotics **55**：29-41, 2002
10) 荒川宜親：III. 遺伝子検査法の実際(耐性遺伝子の検出と型別). 3. 多剤耐性緑膿菌. 臨床病理レビュー (特集第 111 号)：100-108, 2000

# その他の耐性菌(薬剤耐性緑膿菌，バンコマイシン軽度耐性黄色ブドウ球菌)

山本智子・飯沼由嗣

## はじめに

ここでは薬剤耐性緑膿菌とバンコマイシン軽度耐性黄色ブドウ球菌(VISA)の治療について述べる．この両者はすでにそれぞれの菌に対して有効な抗菌薬に対して耐性を持っているということであり，その治療の安全性，ならびに有効性は現時点では経験的なもので，科学的に評価されたものではない．実際の治療にあたっては，経験豊富な感染症専門医と個々の症例を十分吟味したうえで，本稿を参考にされたい．また，これらの菌は現在のところ，その定義・検出方法などで統一されていない点があるが，ここでは取り上げない．

薬剤耐性(特にカルバペネム耐性)緑膿菌，あるいはバンコマイシン耐性MRSAが検出されていると検査室から報告が帰ってきたとき，医師が直ちに考えるべきことは何か．緑膿菌・MRSAはともに皮膚，腸管，気道粘膜などの体内に病原性を示さずに存在しうる菌である．したがって，これらの菌が検出されたときに最も重要なことは，細菌学的検査で検出されている菌が本当に局所に存在し，かつ病原性を持ち患者が示す症状を引き起こしているのかどうかを確認することである．

また，これらの菌は必ずしも除菌を必要としない．したがって除菌を目的として治療をすべきときなのか，そうでないのかを医師が正確に判断する必要がある．基礎疾患があり除菌が期待できないケースに，長期間抗菌薬を使用すると状態をさらに悪化させてしまう場合があること，反対に使用中の抗菌薬を中止すると問題の耐性菌もいつの間にか検査の感度以下となり検出されなくなることをときに経験する．

治療が必要と判断されたら，速やかに十分量の抗菌薬の投与，およびカテーテル類など感染を助長する要因となりうる医療行為はできるかぎり中止する．必要なドレナージ，排痰などは積極的に行う．注意深く症状や理学的所見の変化を観察し，抗菌薬の有効性を判定する．感染局所の所見を特に重視し，写真や検査所見のみを抗菌薬治療の判定や治療終了の目安としてはならない．また，全身の支持療法，$\gamma$-グロブリンなどの免疫療法も必要に応じて考慮する．

## 薬剤耐性緑膿菌の治療

緑膿菌は広く土壌，水中などの自然界のほか，病院の流し，水道蛇口などの水の存在する人工建造物，殺菌力の低下した消毒薬液中などにも存在する．きわめて栄養要求性に乏しくあらゆる病院内の湿潤した場所に存在し，薬剤に対して短期間のうちに耐性化することから院内感染の起炎菌として最も警戒すべき菌種である．健常人も生野菜や汚染された水などから摂取しており，健常人の腸管内にも存在する．入院中の患者においては，自然環境からの接触以外に，病院の汚染された環境，保菌者との接触や経管栄養などのカテーテル類に形成されたバイオフィルム内に定着し保菌率が上昇する．

immunocompetent hostにおいては，起炎菌として問題になることはまれであるが，白血病，悪性腫瘍，広範囲熱傷などの全身的なimmunocompromised hostで劇症型の感染症を生じ，慢性呼吸器疾患や尿路通過障害などの局所的なcompromised hostで難治性持続性感染症を生ずる．健常者にとっては弱毒菌であるが，一度感染症が成立すると，多種多様な菌体外酵素，毒素などを放出し激烈な感染症となる．また，重症感染症が抗菌薬で治療され治癒した後もバイオフィルム内に存在する緑膿菌には抗菌薬は到達せず除菌されないため，症状が改善した後にも喀痰などから緑膿菌が検出されることが経験される．

### 1. 薬剤耐性緑膿菌とは

カルバペネム系抗生物質は1987年にimipenem/cilastatin(IPM/CS)の臨床使用に始まり，以後多くの感染症治療において有用性が認められてきた．しかし，その使用頻度の増加とともに，これらの抗菌薬に耐性をもつ緑膿菌やグラム陰性桿菌が分離されるようになってきた．これらの緑膿菌をカルバペネム耐性緑膿菌と称するが，なかでもメタロ-β-ラクタマーゼを産生する株はカルバペネムのみならず第3世代セフェム，セファマイシン，β-ラクタマーゼ阻害薬との合剤などほぼすべてのセフェム剤に同時に耐性を獲得する．さらにニューキノロン系薬剤やアミノグリコシド系薬剤に対しても耐性を示す株が散見され，治療に使用できる薬剤が全くない状況になってしまうことがある．

### 2. 薬剤耐性緑膿菌のリスクファクター

緑膿菌を検出した症例の半数以上に悪性疾患などの基礎疾患があり，リスクファクターとして外科手術，抗癌薬投与，カテーテル留置などが知られている．

Harrisら[1)]は入院患者におけるイミペネム耐性緑膿菌のリスクファクターとして，imipenem(OR 4.96)，piperacillin-tazobactam(OR 2.39)，vancomycin(OR 1.80)，aminoglycoside(OR 2.19)などの抗菌薬使用をあげている(vancomycinはイミペネム感受性緑膿菌のリスクとしてもあげられている)．その他に，ICU入室，長期入院もリスクファクターとなるが，これらは薬剤耐性菌のリスクとして以前から知られている．

### 3. 薬剤耐性緑膿菌の治療

緑膿菌感染症に対する第一選択薬は，強力な抗緑膿菌作用をもつceftazidime，あるいはpiperacillinであり，重症感染症の場合，これらの薬剤に抗緑膿菌用アミノグリコシドtobramycinを併用する．第二選択薬として，aztreonam，カルバペネム，ニューキノロンがある．

カルバペネム耐性緑膿菌による感染症治療薬を選択する場合，カルバペネム，セフェム系薬剤以外の薬剤から感受性結果を参考にして決定する．ニューキノロン注射薬に感受性が残っている場合にはこの薬剤を使用する．セフェム系薬剤のなかでも治療薬として選択されることが少ないaztreonamは，ほとんどの場合に感受性を示し，抗緑膿菌用ペニシリンであるpiperacillinも感受性が残っている場合が多い．抗緑膿菌用アミノグリコシドは組織移行性の問題や酸性環境下での活性低下のため原則として単剤使用は勧められない．

以上の4剤にすべて耐性を示す場合には，安全域の広いpiperacillinの最大量＋抗緑膿菌用アミノグリコシドを十分量使用する．

いずれにせよ，最大の切り札であるカルバペネムが使用できない以上，薬剤を使用するにあたり，使用可能と思われる薬剤をはじめから十分量使用することが好ましい．副作用が好ましくないのはもちろんであるが，少量からはじめて増量するよりも副作用をみて減量する方が，はるかに耐性菌感染症の治療としては理にかなっている．

慢性気道感染症の場合にはバイオフィルムの形成を阻止する目的でマクロライドの少量投与を行う場合がある．外来治療の場合にはニューキノロンの経口投与が有効であるが，慢性疾患患者では，器質的異常のため完全に除菌できないことが多く，除菌しようと長期に投与するとかえって厄介な薬剤耐性菌に菌交代する場合がある．全身状態が良好で薬剤耐性緑膿菌が検出される場合には，治療が必要な状況なのかどうか，判断して治療を開始すべきである．

## バンコマイシン軽度耐性黄色ブドウ球菌の治療

バンコマイシン耐性MRSAが1997年に平松ら[2)]により報告されてから，実際の臨床症例数は非常に少ないものの，バンコマイシン耐性黄色ブドウ球菌(VRSA)，およびバンコマイシン軽度耐性黄色ブドウ球菌(VISA)がアメリカでも問題となっている．VRSA，およびVISAの言葉の定義には未だに混乱がみられるものの，アメリカNCCLSではバンコマイシンに対するMICが8〜16 μg/mlを示すものをVISAとしている．

表1　アメリカで報告されているVISA，VRSA感染症の患者とその治療

| 患者の年齢 | 感染部位 | 基礎疾患 | 先行するバンコマイシンの投与期間(週) | 治療 | 感受性のある薬剤 | 帰結 |
|---|---|---|---|---|---|---|
| 59歳 | 腹膜炎 | 腹膜透析，糖尿病<br>悪性腫瘍 | 18 | ST合剤<br>リファンピシン*1 | ST合剤，リファンピシン*1，クロラムフェニコール，テトラサイクリン | 非感染症死 |
| 66歳 | 敗血症 | 糖尿病，急性腎不全<br>腹膜透析，反復するMRSA敗血症 | 18 | ゲンタマイシン<br>リファンピシン*1 | ゲンタマイシン<br>クロラムフェニコール<br>テトラサイクリン | 非感染症死 |
| 79歳 | 敗血症 | 慢性腎不全，透析，反復するMRSA敗血症(カテーテル関連流血感染) | 6 | バンコマイシン<br>トブラマイシン | ST合剤，クリンダマイシン，ゲンタマイシン，クロラムフェニコール，テトラサイクリン | 感染症死<br>12時間後 |
| 63歳 | 敗血症<br>心内膜炎 | 心内膜炎，透析，反復するMRSA敗血症(カテーテル関連流血感染) | 3.5 | バンコマイシン<br>トブラマイシン<br>リファンピシン*1 | ST合剤<br>ゲンタマイシン<br>テトラサイクリン | 手術拒否<br>10日後死亡 |
| 56歳 | 敗血症 | 脊椎炎，透析，反復するMRSA敗血症 | 18 | バンコマイシン<br>ゲンタマイシン | (記載なし) | 非感染症死 |
| 27歳 | 腹腔内膿瘍 | 複雑性胆嚢炎手術後<br>胆嚢ステント留置 | 10 | リネゾリド*2<br>ST合剤<br>ドキシサイクリン<br>ドレナージ | ST合剤<br>ゲンタマイシン<br>テトラサイクリン | 治癒 |
| 40歳 | 慢性下腿潰瘍 | 糖尿病，末梢血管障害，慢性腎不全 | (記載なし) | 下腿切断後MRSA感染時<br>バンコマイシン | (記載なし) | |
| | | 反復するMRSA感染症(透析グラフト，下腿潰瘍) | | リファンピシン*1<br>感染した透析グラフト除去<br>カテーテルVRSA感染時<br>カテーテル抜去 | (記載なし) | |
| | | | | 下腿潰瘍VRSA混合感染時<br>ST合剤<br>徹底的な創処置 | クロラムフェニコール<br>リネゾリド*2<br>ミノサイクリン<br>テトラサイクリン<br>ST合剤<br>キヌプリスチン/ダルホプリスチン*3 | 治癒 |

リファンピシン*1：抗結核薬としてのみ保険適応.
リネゾリド*2，キヌプリスチン/ダルホプリスチン*3：VREに対する治療薬としてのみ保険適応.

(文献3，4)より引用改変)

これら臨床細菌学上の定義については他書を参考にされたい.

1997年7月以後，アメリカでは8例のVISA(MIC=8 μg/ml)と2例のVRSAが報告されている．その一部を**表1**に示した．これらのケースをみると，基礎疾患を持ちバンコマイシンの6～8週間に及ぶ先行投与の後にVISAによる感染症が発症している．また，VISAと診断されて

治療変更された5例のうち，直接の感染症死は2例だけであるが，最終的には他の原因で死亡しており，重篤な基礎疾患の存在を示唆している．

**1. VISAの薬剤感受性**

日本で使用量の多いミノマイシン，ニューキノロンはMRSAになった時点で耐性となっていることがほとんどであるが，使用量の少ないST合剤や結核治療以外に使用されることがまれなリファンピシンはほとんどの場合に感受性が残っている．クロラムフェニコール，テトラサイクリン，アルベカシンはメチシリン耐性遺伝子の他に多くの耐性遺伝子が集積した染色体領域を持ったMRSAの場合，耐性を示す．テイコプラニンはバンコマイシンと交差耐性が出やすくVISAに使用できないことが多い．

以上の7薬剤の感受性テストを実施したうえ，使用する薬剤を選択する．積極的に複数薬剤の併用を支持する検証されたデータはないものの，これらの治療薬の単剤使用は実際行われておらず，勧められない．

**2. VISAの治療**

黄色ブドウ球菌は常在菌としても存在しうるが，発病した場合には強い病原性を発揮する．したがって実際の治療では，抗菌薬治療と同時に，カテーテル・人工弁などの感染巣となりる医療器具の除去，膿瘍の切開排膿を考慮しなければならない．

報告例全例にバンコマイシンの前治療があるが，VISAと判明してもバンコマイシンは継続したまま，アミノグリコシド・リファンピシン・ST合剤などを追加して治療する場合と，バンコマイシンを中止し使用歴のない薬剤2剤以上を組み合わせて治療する場合がある．リファンピシン，ST合剤は組織移行性が良いので効果が期待できるが，単剤では速やかに耐性化するので必ず他の薬剤と一緒に投与する．

また，わが国ではアンピシリン/スルバクタムとアルベカシンの併用もときに有効であるといわれており[5]，適当な使用薬剤がない場合には一つの選択肢として考慮する．今後の症例の蓄積が必要と思われる．欧米でVISA，VRSAの治療薬として使用されているがわが国では保険適応がない薬剤にリネゾリド，キヌプリスチン・ダルホプリスチンがある．

**文　献**

1) Harris, A. D., Smith, D., Johnson, J. A. et al. : Risk factors for imipenem-resistant *Pseudomonas aeruginosa* among hospitalized patients. Clin Infect Dis **34** : 340-345, 2002
2) Hiramatu, K., Hanai, H., Ito, T. et al. : Methicillin-resistant *Staphylococcus aurers* clinical strain with reduced vancomycin susceptibility. J Antimicrob Chemother **40** : 135-146, 1997
3) Fridkin, S. K. : Vancomycin-intermediate and -resistant *Staphylococcus aureus* : What the infectious disease specialist needs to know. Clin Infect Dis **32** : 108-115, 2001
4) CDC : *Staphylococcus aureus* resistant to vancomycin. MMWR **51** : 565-567, 2002
5) Hiramatu, K. : Vancomycin resistance in Staphylococci. Drug Resistance Updates **1** : 135-150, 1998

# 多剤耐性肺結核

尾形英雄

## はじめに

耐性のない結核に対する治療法は確立しており，**表1**にある抗結核薬のうちfirst line drugsのINH・RFP・PZAにEBないしSMを加えた4剤治療を行えば，6ヵ月以内に100%排菌が停止することがわかっている．多剤耐性結核(以下MDRTB)とは，INHとRFPの両抗結核薬に耐性を示す結核菌による結核症と定義されている．最も強力な抗結核作用のあるINHと半休止菌に対しても効果を発揮して再発を防止するRFPの両剤が無効なら，難治性となることは容易に予想される．実際1年以上の治療にもかかわらず排菌停止しない慢性持続排菌者はまずINH・RFP両剤耐性菌である．MDRTBは結核治療の失敗から生まれることからman-made diseaseといわれている．したがってMDRTBの頻度は，その国の結核対策の有効性を測る物差しとなっている．ここでは，日本におけるMDRTBの現状とその成因・治療およびMDRTBの予防策として注目されているDOT(directly observed treatment：対面服薬確認)を取り上げる．

## 日本での頻度

結核耐性菌の頻度は，治療歴の有無により初回治療と再治療に分けて調査される．治療を受けることでMDRTBとなった再治療患者が，未感染者に感染させると初回治療MDRTBとなる．療研は全国の代表的な施設の入院患者の菌株を集めて5年ごとに耐性菌の調査をしている(**表2**)が，1997年度の成績によれば初回治療の0.8%(11/1,374例)，再治療例の19.7%(52/264)がMDRTBであった．さらに2000年に厚生労働省の実施した結核緊急実態調査によれば，全国の慢性排菌患者は1,234人で1999年末活動性結核患者48,888人中2.5%を占めていた．日本は諸外国と比べて再治療MDRTBの頻度が高いのが一つの特徴といわれている．

表1　抗結核薬の種類と薬剤の試験濃度

| | 抗結核薬 | 略号 | 試験濃度 |
|---|---|---|---|
| first line drug | イソニアジド | INH | 0.2 |
| | リファンピシン | RFP | 1 |
| | ピラジナミド | PZA | 40 |
| | ストレプトマイシン | SM | 10 |
| | エタンブトール | EB | 2.5 |
| second line drug | カナマイシン | KM | 20 |
| | エチオナミド | TH | 20 |
| | エンビオマイシン | EVM | 20 |
| | パラアミノサルチル酸 | PAS | 0.5 |
| | サイクロセリン | CS | 30 |
| | レボフロキサン | LVFX | 1 |

表2a　本邦の初回治療耐性の頻度

| 調査年 | 1977 | 1982 | 1987 | 1992 | 1997 |
|---|---|---|---|---|---|
| INH | 2.2% | 1.6% | 1.4% | 1.5% | 4.4% |
| RFP | 0.4% | 0.4% | 0.8% | 0.7% | 1.4% |
| SM | 3.1% | 3.9% | 4.7% | 3.8% | 7.5% |
| EB | 0.3% | 0 | 0.3% | 0.1% | 0.4% |

表2b　本邦の再治療耐性の頻度

| 調査年 | 1977 | 1982 | 1987 | 1992 | 1997 |
|---|---|---|---|---|---|
| INH | 22.3% | 20.1% | 17.6% | 17.9% | 33.0% |
| RFP | 17.7% | 21.2% | 16.7% | 15.1% | 21.6% |
| SM | 8.6% | 13.6% | 13.2% | 10.4% | 24.2% |
| EB | 5.4% | 4.2% | 2.0% | 1.9% | 15.2% |

## 結核菌の耐性機序

各薬剤の耐性遺伝子にポイントミューテーションが起こると耐性菌が生まれる．RFP耐性菌の90%以上はrpoB耐性遺伝子[1)]の変異で説明できることから，臨床応用が進み遺伝子の変異から耐性の有無を知るキット(結核菌群リファンピシン耐性遺伝子同定検査)が市販化されている．またそれぞれの抗結核薬の耐性化する確率(**表 3**)も in vitro の実験[2]からわかっている．結核空洞中には $10^8$ 個以上の結核菌がいるので理論上は常に各薬剤に対する耐性菌が生まれている．ここに抗結核薬が単剤で使用されると，感受性菌は死滅し耐性菌のみが選択的に生き残って耐性化すると考えられている．幸い 1950 年代には耐性化予防策として多剤併用療法の有効性が確立している．それでも，既治療 MDRTB が生まれてしまうのは，① 実質的に単剤投与となる不適切な医療か，② 患者の不規則服薬が原因とされる．

**表 3　各薬剤に対する耐性菌が存在する確率**

| | |
|---|---|
| RFP | $10^{-8}$ |
| INH, SM, EB, KM, PAS | $10^{-6}$ |
| TH, CPM, EVM, CS, Tb1 | $10^{-3}$ |

(青木正和：Visual ノート基礎知識より)

**表 4　症例 1 の薬剤感受性試験抜粋**

| 抗結核薬 | 薬剤濃度 | 9 月 2 日 | 10 月 1 日 | 11月10日 |
|---|---|---|---|---|
| INH | 対照培地 | +++ | +++ | +++ |
| | 0.1μg/ml | +++ | +++ | +++ |
| | 1 | +++ | − | +++ |
| RFP | 5 | +++ | − | +++ |
| | 10 | − | − | +++ |
| | 50 | − | − | +++ |
| SM | 20 | +++ | +++ | +++ |
| | 200 | +++ | +++ | +++ |

SM・INH・RFP 治療を行ったが，既往の治療によって SM・INH 耐性菌であったため，実質上 RFP による単剤治療となり多剤耐性化してしまった．

## 単剤治療による耐性化例 ■

**症例 1**　49 歳　女性　主婦
1962 年　肺結核入院治療
1967 年　左胸郭形成術を受ける．その後 1 年間内服治療
1980 年　肺結核再発疑いで紹介 9 月入院．胸部 X 線写真で空洞性病変があり，検痰でガフキー 8 号．streptomycin(以下 SM)・INH・RFP を処方される．入院時の感受性試験(**表 4**)で SM・INH 耐性判明したため KM・EB・RFP に変更したが，11 月には RFP も耐性化し MDRTB となってしまった．以後 KM・EB も耐性化して入院治療を続けたが 15 年後に死亡された．

## 不規則服薬による耐性化例 ■

**症例 2**　46 歳　男性　無職・単身
1988 年　アルコール依存症あり結核を発症．7〜8 の結核病院に入院しては退院を繰り返した．治療内容は不明．
1992 年　A 病院に入院するもすぐに看護婦とのトラブルで退院．
1993 年 4 月　B 病院に入院したが，同様のトラブルで自己退院．
5 月　C 病院に転院．ガフキー 8 号で EB・PZA が開始されたが排菌停止せず．発熱が続いて消耗し歩行不能となるが，再びトラブルを起こして退院．入院中は服薬し自己退院後は休薬を繰り返す結果となっていた．
1994 年　当院に転院．INH・RFP・SM・EB・KM 耐性，CS・TH は副作用で使用できず．呼吸不全にて酸素を常時使用．治療を変更したが 1 ヵ月後に喀血死された．

Mitchison[3]は感受性菌であった患者が不規則な服薬の結果，耐性化した 1 自験例を紹介し，その過程を以下のように説明した．抗結核薬の中でも INH の殺菌力は飛び抜けているため，多剤併用療法中にも INH 耐性菌は，感受性菌や他剤の耐性菌より生き残る確率が高い．患者が服薬を中断すると，生き残った INH 耐性菌と感受性菌はともに増殖を再開する．再び患者が服薬を始めたとき，菌叢中の INH 耐性菌の割合は治療前より高くなっている．さらに服薬と中断が繰り返されると，しだいに INH 耐性菌が菌叢の大多数を占めるようになる．INH 耐性菌が $10^8$ 個以上になれば早晩 RFP にも耐性を獲得した菌が生まれ多剤耐性結核菌の誕生になるという．

### 薬剤感受性試験

薬剤感受性試験は，結核診療にかかわる菌検査の中で最も精度管理がむずかしい検査なので，他院でMDRTBと診断された患者の菌を改めて検査すると感受性菌であったり，逆に感受性菌なのに治療しても排菌が止まらないと紹介された患者の菌がMDRTBであったりする．本邦では小川培地による比率法が薬剤感受性試験のスタンダードであるが，煩雑で迅速性に欠けるためビットスペクトル培地・ブロスミック培地・ウェルパック培地・液体培地などが簡便法として臨床的に用いられている．しかし簡便法でMDRTBが疑われた場合には，その確定診断と治療薬の選定のために，標準法による再検が必須である．PZAの耐性は小川培地では判定できないので，治療歴で判断するか，液体培地での感受性試験を実施する．

### 治療の実際—内科治療

MDRTBと確定すれば，抗結核薬の全面的な変更と積極的な外科療法の導入を検討する．いかに病巣が小さくても，抗結核薬の一部変更など小手先の対応で済ませることはできない．外科療法の設備のない施設でMDRTBを治療をすることは，禁忌といっても過言ではない．日本で使える抗結核薬は表1の10剤とニューキノロン剤のうち抗結核薬作用のあるCPFX・LVFX・OFLX・SPFX・GFLXなどである．感受性試験で感性の薬剤を，表の序列の高い方から少なくとも3剤できれば4剤以上を選択する．ただし，アミノグリコシド系・ニューキノロン系薬剤は1剤しか選択できないこと，MDRTBの多くはほかのfirst line drugsも耐性化しているので使える薬剤は限られてくる．また過去の治療歴を調べることも重要で，SMやEBでは6ヵ月以上使用しても排菌が持続してかつ耐性化もしない現象がよく観察される．こうした臨床的に無効な薬剤は，病巣内へ十分移行しないためなので治療薬に加えるべきではない．KM・TH・LVFX・PASの4剤治療がよく用いられる．排菌が停止してからも1.5〜2年をめどに内科治療を行う．ただし蓄積毒性のあるアミノグリコシドの使用は1年以内に限定する．

### 治療の実際—外科療法

外科治療の絶対的適応は，片側肺に空洞性病変のある症例である．2ヵ月ほど感受性薬剤による化学療法を実施して，菌量の減ったところで肺葉切除を行うのが一般的である．両側空洞性病変でも肺機能的に余裕があれば，二期的な外科療法で対応できる．全薬剤耐性の肺結核菌でも外科療法が奏効することもあるが，断端気管支に結核病変ができるなど格段に再発のリスクが高くなる．外科療法の成功率を高めるためにも，有効な薬剤が複数残っているうちに外科療法を実施したい．ただし，院内感染対策の立場から陰圧の手術室と術後個室の用意のない施設では手術は行えない．

### 慢性持続排菌者の予後

内科的に有効薬剤がすでになく，肺機能が悪くて外科治療も不可能なMDRTBは慢性持続排菌者となる．この場合，5年間の経過観察で33%は菌陰性となるが，50%は死亡し，残りの17%は排菌持続しているという[4]．この経過は菌陽性結核患者の自然経過をみたインドからの報告にぴたり一致しているので，治療薬のない1940年代以前の結核患者と同等の予後と考えればよい．さらにほかへの感染の恐れから長期隔離を受けることになれば，患者の人生は不幸この上もない．

### DOTによる米国の結核対策

米国では1985年以後「結核の逆襲」に見舞われ結核患者が急増したが，同時にMDRTBの院内集団感染[5]が多発した．感染患者の大多数が結核免疫の弱いHIV陽性者であったため，死亡率が90%以上にのぼる大惨事となった．移民・ホームレス入院患者の退院後の服薬中断・脱落がMDRTBの増加した要因であったため，米国は退院後のDOTを結核対策の中心に据えた．多くの人員と巨額の費用を投じて，スラム街の住人に治療薬を届け服薬確認するなど，全面的にDOTが実施されたのである．DOTクリニックにくる患者には服薬確認の対価として，宿泊場所や食料品の提供などのインセンティブが用意された．逆にDOTを拒否する患者には，拘束・隔離して結核治療を強制する法律が整備されている．ニューヨーク市ではこの結果，1992年には全結核患者の11.6％がMDRTBであったが，対策の進んだ2001年にはこれを2.6％まで減少させることに成功している．米国の成功をみてWHOは1994年に発展途上国の結核対策の切り札としてDOTS戦略を打ち出した．1995年にはDOTS実施国は93カ国に上り，新登録患者の327万人中71.5万人がDOTSで治療されている．

### 日本版DOTS戦略 ■

現在，日本でも大阪市(西成区)・東京都(山谷地区・新宿区)・横浜市(寿地区)・川崎市(川崎区)で退院後の地区住民を対象に，地域診療所・保健所が受け皿になってDOTが開始されている．同時に看護師が中心になって院内DOTSを実施する結核専門病院が急速に増加している．このDOT成功の鍵は，医療関係者が患者に強権的に接することなく，人間的な交流を通じて結核治療に協力する姿勢を貫くことである．感染症である結核症では，長期間にわたる患者の服薬に対して医療関係者が全面的に責任をもつ姿勢が求められる．

**文　献**

1) Telenti, A., Imboden, P., Marchesi, F. et al：Detection of rifampicin-resistance mutations in *Mycobacterium tuberculosis*. Lancet **342**：647-650, 1993
2) David, H. L.：Probability distribution of drug-resistant mutants in unselected population of *Mycobacterium tuberculosis*. Appl Microbiol **28**：810-814, 1970
3) Mitchison, D. A.：How drug resistance emerges as a result of poor compliance during short course chemotherapy for tuberculosis? Int J Tuberc Lung Dis **2**(1)：10-15, 1998
4) 加藤万之輔，柿原秀敏：愛知県における慢性排菌例の検討．結核 **67**：331-346, 1992
5) Beck-Sague, C., Dooley S. W., Hutton, M. D. et al.：Hospital outbreak of multidrug-resistant *Mycobacterium tuberculosis* infections. JAMA **268**：1280-1286, 1992

# 高齢者

稲松孝思

キーポイント

- 高齢者は幅広い年齢層を含み，また種々の基礎疾患を背景として，症例ごとに多様な感染病態を示す.
- 症例ごとの背景要因，感染病態を把握した適切な抗菌化学療法が求められる.
- 遠くない死を必然とする高齢者においては，QOL を配慮して，感染予防，治療期間の短縮，侵襲的処置の制限，副作用防止などに対する配慮が特に求められる.



## 高齢者感染症の一般的特徴

高齢者といっても，幅広い年齢層を含んでおり，一様に取り扱うことはできない.感染症の病態[1]，治療を考えるうえで，young old(65～74歳)，old old(75～84歳)，very old(85歳以上)に分けると考えやすい.

young old では成人とそれほど区別して考える必要はないが，中年期以降に好発する悪性腫瘍や，動脈硬化性疾患を基礎とした種々の感染症がみられ，基礎疾患の影響を受けて個体差が大きい.old old に達すると，感染症の病態，抗菌薬の体内動態などに高齢期の特徴が足並みを揃えてくるが，この時期に顕著となる慢性閉塞性肺疾患，動脈硬化性疾患，糖尿病などの基礎疾患も大きく影響している.very old はここまで生き延びてきたエリート集団であるが，すべての臓器の加齢そのものによる影響が顕著となり，症状が非特異的で，一見軽微な感染症が重篤な経過を辿るなど，老年期病態の特徴が顕著となり，潜在する腎機能障害などのため，かなりの薬用量の調節が必要となってくる.

## 起炎菌の特徴

高齢者感染症において頻度の高い起炎菌を病態ごとに**表 1** に示した.平素は元気で抗菌薬投与歴の少ない市中発症例の起炎菌は，若年者と大差はないが，old old 以降は呼吸器感染症におけるマイコプラズマ感染は少ない.慢性気道疾患の感染増悪，誤嚥性肺炎，慢性複雑性尿路感染，褥瘡感染などでは，各種耐性菌の検出頻度が高まる.また，誤嚥性肺炎においては，嫌気性菌を含む口腔常在菌の関与が大きい.褥瘡感染で全身感染症状を呈する例では，各種腸内細菌，黄色ブドウ球菌，バクテロイデス，腸球菌などの関与が大きい.

慢性気道感染やカテーテル留置例の膀胱炎，褥瘡感染において，緑膿菌，MRSA，腸球菌，カンジダなどの colonization 例が多数みられるが，明らかな感染徴候がなければ放置しても構わない.

## 高齢者における薬用量の調節

血清クレアチニン値が正常な 70 歳代後半の高齢者(old old)では，能書に記載されている若年ボランティアの成績と比較して，血中半減期はおよそ 2 倍に延長し，高い血中濃度が持続する.加齢に伴う腎機能障害により排泄が遅れるためである.このため，若年者常用量は高齢者の極量と考えて用量を設定する[2].ことにアミノ配糖体やバンコマイシン，セフェム剤，カルバペネムなどの用量依存性の腎障害性薬剤では注意を要する.

加齢に伴い肝の薬物代謝・排泄能も低下するが，明らかな肝機能障害のない例では，ICG 15 分停滞率でみた機能低下が明らかになるのは 80

表 1　高齢者における抗菌薬選択の目安

| | 病　態 | 目標菌種[1] | 選択薬[2] | 備　考 |
|---|---|---|---|---|
| 呼吸器 | a. 感染機会の少ない<br>市中発症例 | *S. pneumoniae*<br>*H. influenzae*<br>(*S. aureus*)<br>(*M. catarrharis*)<br>(*K. pneumoniae*) | 経口ペニシリン<br>経口セフェム<br>注射用ペニシリン<br>注射用セフェム(I，II)<br>注射用セフェム(II，III) | マイコプラズマはまれ<br>無効時はクラミジア，レジオネラ，結核を考慮 |
| 呼吸器 | b. 感染症状を繰り返す<br>市中発症例 | *H. influenzae*<br>*S. pneumoniae*<br>*K. pneumoniae*<br>*P. aeruginosa*<br>*M. catarrhalis* | 経口セフェム<br>BLI[3]＋ペニシリン<br>ニューキノロン<br>注射用ペニシリン<br>注射用セフェム(II，III)<br>カルバペネム | 過去の分離菌，直前の投与薬剤を参考に |
| 呼吸器 | c. 院内発症例<br>(前投薬あり) | 各種耐性菌<br>*P. aeruginosa*<br>MRSA[7] | 注射用セフェム(III)<br>カルバペネム<br>バンコマイシン | 過去の分離菌を参考<br>直前の投与薬剤に無効な菌種を目標に |
| 呼吸器 | d. 誤嚥例<br>(悪臭，膿瘍) | 上記　＋<br>嫌気性菌<br>*Prevotella*<br>*Porphylomonas* | 注射用セフェム(II，III)<br>モノバクタム<br>＋クリンダマイシン | 口腔ケア，食事形態などに配慮 |
| 尿路 | a. 急性単純性尿路感染 | *E. coli*<br>(*P. mirabilis*)<br>(*K. pneumoniae*) | 経口セフェム<br>オールドキノロン<br>注射用セフェム(I，II) | |
| 尿路 | b. 慢性複雑性尿路感染<br>(前投薬あり) | *P. aeruginosa*<br>各種耐性菌 | ニューキノロン<br>注射用セフェム(II，III) | 起炎菌は多様[4]<br>培養結果を参照 |
| 皮膚 | 皮膚化膿症 | *S. aureus*<br>*Peptostreptococcus* | BLI＋ペニシリン<br>セフェム(I，II) | 切開排膿が重要 |
| 皮膚 | 丹　毒 | *S. pyogenes* | ペニシリン | |
| 皮膚 | 褥　瘡[5]<br>(発熱時) | 複数菌感染<br>(腸内の細菌<br>*B. fragilis*) | ニューキノロン<br>注射用セフェム(II，III)<br>カルバペネム | 壊死組織除去，免荷などが重要．colonization は局所処置のみ |
| 消化器 | 胆道感染症 | *E. coli*<br>*K. pneumoniae*<br>(*B. fragilis*)<br>(*Enterococcus*) | 経口セフェム<br>ニューキノロン<br>注射用セフェム(III)<br>＋ABPC | CPZ，CPM は胆汁移行，特に良好 |
| 消化器 | 腸炎　a. 市中発症感染性腸炎 | | (ニューキノロン)[6] | |
| 消化器 | 腸炎　b. 抗菌薬関連腸炎 | *C. difficile*<br>MRSA | バンコマイシン(経口) | 抗菌薬投与中の発症 |
| 消化器 | 腹膜炎 | 腸内常在菌 | 第 3 世代セフェム<br>カルバペネム | |

経験的治療の目安であり，起炎菌が判明すれば最適薬に変更．

注[1] 市中感染例ではおおむね原因菌種は決まっている．(　)内は頻度が低いが散見される．入院例では，前投薬，基礎疾患，平素の分離菌，院内流行菌を参考にするが，予測は不確実であり，細菌検査で確認を要する．

[2] 選択薬は病態ごとに軽症例，重症例を矢印の順に配列．できるだけ上段の薬剤を選ぶよう努力する．原因菌が判明すれば最適薬に変更．

[3] BLI：$\beta$-lactamase 阻害薬．

[4] 尿道カテーテル留置例では，菌交代現象で定着したカンジダ，腸球菌は放置．カテーテル操作時のみ抗菌薬使用．

[5] 切開排膿，壊死組織の除去，局所消毒が最優先．

[6] 市中発症感染性腸炎の軽症例の多くは自然治癒する．

[7] MRSA の colonization 例では放置．本剤はグラム陰性桿菌に無効．高齢者では 0.5 g，1 日 2 回，腎障害時はさらに減量．

歳以上であり，抗菌薬の多くが腎排泄型薬剤であるため，実際に用量調節が必要となる事例は少ない．また低体重例が少なくないので，この点でも用量に注意が必要である．

経口剤投与時の血中半減期は[3]，注射剤の場合と同様に延長するが，症例ごとに吸収の差が大きく，安定した血中濃度が得られにくい．症例によっては十分な血中濃度が得られないことがあり，治療効果が不十分なときや，食思不振がある場合，経口剤による治療は早めに注射剤に変更する．

## 抗菌薬の副作用 ■

高齢者の抗菌薬副作用の種類は若年者と変わらないが，回復が遅れ，重篤化しやすい．副作用の早期発見，投薬中止の時期に注意が必要である．下痢，食思不振などの消化器系副作用が最も多く，経口抗菌薬の副作用の 60～70% を占め，注射用抗菌薬では 30% 前後を占める．高齢者は脱水に陥りやすいので注意が必要である．ついで，皮疹，発熱などのアレルギー症状が多い．

高齢者で特に注意が必要な副作用は，用量依存性のアミノ配糖体，バンコマイシン，大量のセフェム剤などによる腎障害や，カルバペネム，ニューキノロン剤による中枢神経症状，ペニシリンや ST 合剤長期投与による造血障害などである．近年，MRSA 定着例(感染症状なし)の除菌目的でバンコマイシンやアルベカシンを使用し，腎障害を引き起こしている症例を見聞きする．バンコマイシン第 4 相試験における腎障害例をみると，多くは高齢者に 2 g/日投与した例であり，除菌目的に 2 週間以上投与した例であった．MRSA 感染症の治療薬としては優れた薬剤であるが，感染症状のない colonization 例の除菌には不適当である[4]．

## 高齢者特有の注意 ■

老年者は，生物として必然の死を目前とした宿主といえる．この時期の各種疾患の治療は，先死期の依存期間(要介助期間)をできるだけ短縮し，単なる延命よりもむしろ，活力ある自立した生活を長く維持させることを，使命としている[5]．不適切な感染症治療は，臥床期間を長引かせ，老年者をさらに苦しめるだけの結果に終わりかねないので，感染症発症予防処置や早期からの適切な治療が求められる．

一方で，展望のない気管切開などの侵襲的な処置は，いたずらに患者を苦しめるのみであり，最小限に留めたい．また，colonization 例に対する漫然とした抗菌薬投与は，耐性菌蔓延や，副作用発現の原因となるので，長期的治療計画を配慮したメリハリの効いた抗菌薬使用が望まれる．各種病態における主な起炎菌と，選択薬の目安を表 1 に示したが，脚注に注意して参考にしていただきたい．

**文 献**


1) 稲松孝思：老人の感染症．老化と免疫，広川勝昱，学会出版センター，東京，p. 199-216, 1990
2) 稲松孝思ほか：高齢者における抗生物質・化学療法剤の Pharmacokinetics．化学療法の領域 **1**：389, 1985
3) 稲松孝思ほか：高齢者感染症における経口抗菌薬．Pharma Medica **10**：168, 1992
4) 稲松孝思：MRSA 感染とその対策－MRSA 共存時代の知恵，全日本病院出版会，1995
5) 小澤利男：老化の生物学．ベッドサイド老年病学，蔵本　築監修，南江堂，東京，p. 3-8, 1994

# 小児，新生児

佐藤吉壮

**キーポイント**

- 抗菌薬の使用に際しては，小児や新生児に対する用法・用量の確立している薬剤を選択すべきである．
- 小児においては感染症原因菌，抗菌薬体内動態，副作用などが成人と異なる．特に新生児においては小児科領域のなかでも特殊であり注意を要する．
- 抗菌薬の選択には有効性だけではなく安全性，経口薬の場合には服用性を加味し，さらに薬剤の体内動態を考慮して選択しなければならない．
- 新生児では，原則的には1回投与量は小児科領域における投与量と同量として投与間隔を日齢に応じて延長する投与方法をとる．

## はじめに

小児においては感染症原因菌，抗菌薬体内動態，副作用などが成人と異なる．特に新生児においては小児科領域のなかでも特殊であり注意を要する．本稿では小児および新生児における抗生物質・抗菌薬療法のポイントについて述べる．

## 小児科領域における抗菌薬投与

### 1. 抗菌薬の選択の原則

細菌感染症の治療にあたって抗菌薬を選択するときには，まず感染病巣はどこか，原因菌は何かを推定し，患者の状態を考慮して適切な抗菌薬の選択および投与方法を決定する必要がある．その場合に抗菌薬の有効性だけではなく安全性，経口薬の場合には服用性を加味し，さらに薬剤の体内動態を考慮して選択しなければならない．

### 2. 感染病巣部位の検索

臨床症状から推定できることが多いが，乳児特に新生児を含む3ヵ月未満の場合には臨床症状が非特異的であることも少なくなく[1]，各種細菌学的検索を行いその結果感染病巣部位が判明することもある．基礎疾患を有する小児の場合には，基礎疾患に関連する感染に常に留意する必要がある．また，画像診断により初めて感染病巣が明確となる場合もあり，これらの各種検索を行うことにより感染病巣を推定する．

表1 小児において頻度が高い原因菌

| | |
|---|---|
| 上気道炎 | A群レンサ球菌，インフルエンザ菌(喉頭蓋炎の場合) |
| 気管支炎 | 肺炎球菌，インフルエンザ菌 |
| 肺炎 | 肺炎球菌，インフルエンザ菌，マイコプラズマ，肺炎クラミジア，(ブドウ球菌) |
| 中耳炎 | 肺炎球菌，インフルエンザ菌 |
| 尿路感染症 | 大腸菌，(腸球菌) |
| 腸管感染症 | サルモネラ，カンピロバクター，病原性大腸菌，腸炎ビブリオ |
| 胆道感染症 | 腸内細菌属 |
| 皮膚軟部組織感染症 | レンサ球菌，ブドウ球菌 |
| 敗血症 | インフルエンザ菌，肺炎球菌 |
| 髄膜炎 | インフルエンザ菌，肺炎球菌 |
| 新生児 | 腸内細菌属，B群レンサ球菌，ブドウ球菌 |

### 3. 原因菌の検索・推定

確実な方法は細菌培養を行い原因菌を確認することであるが，培養検査は結果が判明するまでに時間を要する．しかし抗菌薬の効果判定，また無効であった場合の対応を考慮すると細菌培養および薬剤感受性検査は必要となる．ラテックスなどを用いた迅速診断キットを併用することは早期の原因菌推測に有用である．原因菌が培養，迅速診断キット，グラム染色などで推定できない場合には，各疾患に頻度の高い原因菌を想定して治療を開始することになる(**表 1**)．また，同一の疾患においても臨床症状，臨床検査値から原因菌を推測することも必要となる．当然患者背景(基礎疾患，臨床症状，病期)，先行抗菌薬投与の有無なども加味しなければならない．

### 4.　抗菌薬の選択要因

以上のようにまず感染病巣，原因菌を検索および推測し，原因菌の薬剤感受性を考慮して抗菌薬を選択する．その際に抗菌薬の体内動態，副作用についても十分な配慮が必要となる．

投与経路の選択は，宿主の感染症の重症度によって異なる．基本的には外来治療が可能であれば経口薬，入院治療が必要な場合には注射薬を選択する．入院か外来治療かの判断は，全身状態が一番の基準と考える．投与経路別の比較を**表 2** に示した[2)]．

また，同系統の抗菌薬であっても臨床治験の未実施や症例数不足のために小児への適応がない抗菌薬がある．**表 3** に小児科領域における用法・用量の記載がない抗菌薬を示した．抗菌薬の使用に際しては，できる限り小児や新生児に対する用法・用量の確立している薬剤を選択すべきであると考える．

### 5.　抗菌薬投与期間

細菌感染症の場合には，除菌が必要な疾患と感染巣の細菌が抑制できれば治癒と判断し治療を中止することが可能な疾患がある．そのため個々の疾患ごとに必要最小限の治療期間が経験的に定められてきている[3)]．小児科領域における主要細菌感染症における抗菌薬投与期間を**表 4** に示した[3)]．これはあくまでも目安であり，全身状態の改善度，基礎疾患または合併症の有無，副反応出現の有無などを考慮して判断する必要がある．また，注射用抗菌薬から経口抗菌薬への変更についても，感染症の種類，基礎疾患の有無，年齢，重症度，全身状態の改善度などを考慮して判断する．

表 2　抗菌薬投与法の比較

| | 利点 | 欠点 |
|---|---|---|
| 静注 | 確実に投与できる<br>血中濃度のピークが高い<br>(耐性菌，組織移行) | 半減期が短い<br>血管確保が必要 |
| 点滴静注 | 確実に投与できる<br>血中濃度を調節できる | ピークが静注に比べ低い<br>血管確保，長時間固定が必要 |
| 経口 | 特別な機材が不要<br>家庭で治療が可能 | 血中濃度のピークが低い<br>投与が不確実(服用性) |

(文献 2) より引用)

表 3　小児・新生児の用法・用量の記載がない抗菌薬

| |
|---|
| 注射薬 |
| マーキシン(CFX)，マキシピーム(CFPM)，アマスリン(CRMN)，ウィンセフ(CFSL)，サガミシン(MCR)，シセプチン(SISO)，イセパシン・エクサシン(ISP)，フォーチミシン(ASTM)，ネチリン・ベクタシン(NTL) |
| 経口薬 |
| バラシリン(LAPC)，メリシン(PMPC)，パンスポリン T(CTM-HE)，オラセフ(CXM-AX)，セフィル(CEMT-PI)，セフテム(CETB)，ルリッド(RXM)，バクシダール(NFLX)以外のニューキノロン |

### 6.　抗菌薬の変更

初期治療が有効であると判断するためには体温，呼吸数，心拍数などのバイタルサインを含めた全身状態の改善，末梢血白血球数，CRP などの検査所見の改善を指標とする．成人領域や軽症の感染症の場合には抗菌薬投与開始後 48～72 時間で効果判定を行うことが多いが，新生児を含めた年少児，重症感染症の場合には経過によっては効果判定はより早期に行う必要がある[3)]．

重症感染症において抗菌薬の併用を行う場合には，併用において相乗作用，相加作用を認める抗菌薬を併用することが原則となる．組み合わせによっては，併用効果が認められないばかりか拮抗作用を示す場合があるため注意を要する．

表 4 小児感染症の抗菌薬投与期間 （適切な抗菌薬を投与した場合）

| 疾患名 | 原因菌 | Red Book | Nelson | Textbook of Pediatric Infectious Disease |
|---|---|---|---|---|
| 急性咽頭炎 | *S. pyogenes* | 10 | 10 | 10 |
| 急性化膿性中耳炎 | *S. pneumoniae* | 5〜7*1 | 10 | 10 |
| | *H. influenzae* | 5〜7*1 | 10 | 10 |
| 急性肺炎 | *S. pneumoniae* | 5〜7*1 | 10 | 解熱後 3 日間（最低 5 日間） |
| | *H. influenzae* | 5〜7*1 | 10〜14 | 7 |
| | *M. pneumoniae* | | 10 | 7 |
| | *S. aureus* | 21 | 21 | 21〜42 |
| 化膿性髄膜炎 | *S. pneumoniae* | 7〜10*1 | 10〜14 | 10*2 |
| | *H. influenzae* | 7〜10*1 | 7〜10 | 10*2 |
| | *H. meningitidis* | 5〜7 | 5〜7 | 7*2 |
| 新生児敗血症 | *Gram-negative enteric bacilli* | 10〜14 | 7〜10 | 7 |
| | GBS | 10 | 7〜10 | 7 |
| 新生児髄膜炎 | *Gram-negative enteric bacilli* | 21 | 21 | 21 |
| | GBS | 14〜21 | 14 | 14〜21 |
| 化膿性骨髄炎 | *S. aureus* | 21 | 14 | 28〜42 |
| | *H. influenzae* | 7〜10 | 10〜14 | 28〜42 |
| 細菌性心内膜炎 | *S. viridans* | | 14〜28 | 14〜21 |
| | *S. aureus* | | 42〜56 | 42 |
| | *Enterococcus* | | 28〜42 | 42 |

*1：合併症のない症例，*2：解熱後 5 日間は投与する （文献 3）より引用）

## 新生児への抗菌薬投与

新生児はすべて易感染性を有しており，感染予防のために抗菌薬が投与されるケースも少なくない．新生児に抗菌薬を投与する場合，頻度の高い感染症や原因菌が成人，学童，幼児とは異なること，薬物の体内動態が異なること，特有の副作用が認められることなどを考慮する必要がある．

新生児感染症では，臨床症状は非特異的なことが多く，なんとなく元気がない，皮膚色がすぐれない，哺乳力低下，無呼吸，腹満・嘔吐，易刺激性などが初発症状のことが少なくない[4)]．また，発熱を認めることもあるが，逆に低体温となることもある．これらの臨床症状は出生体重によっても異なることに注意する必要がある．

臨床検査所見では，低血糖および高血糖，代謝性アシドーシスを認めることが多く，敗血症・化膿性髄膜炎など全身感染の場合には短時間で DIC へ移行する．そのため非特異的な症状，臨床検査値の変動であっても新生児の場合には常に細菌感染症を疑い，感染病巣部位の検索の目的で各種細菌培養を行い速やかに抗菌薬の投与が必要となる．

抗菌薬体内動態では新生児期は細胞外液の割合が大きいこと，血漿蛋白含量が少ないこと，腎機能が未熟であること，肝の酵素系が未熟であることなどにより薬剤の吸収，分布，代謝，排泄などは常に変化しており，成人，小児とは異なった薬理動態を示す．これらの要素により新生児における抗菌薬の体内動態は日齢により大きく変化するため，新生児期での抗菌薬の投与には十分な配慮が必要となる．具体的には，1 回投与量は小児科領域における投与量と同量として，投与間隔を日齢に応じて延長する投与方法をとる．重症仮死，急性腎不全などではさらに投与間隔を延長する必要があり，腎機能の改善とともに投与間隔を短縮していく[5]．

## おわりに

以上，新生児を含めた小児科領域における抗菌薬療法のポイントについて簡単に述べた．不適切な抗菌薬の使用は耐性菌増加につながるため，避けるべきである．

新生児領域における抗菌薬の選択に関しては，新生児の特殊性，抗菌薬体内動態の特殊性を考慮し，また先行抗菌薬投与の有無，薬剤の副作用も加味して慎重に行う必要がある．

### 文献


1) 佐藤吉壮：新生児(低出生体重児も含む)への投与．小児科診療 **63**：1683-1691, 2000
2) 砂川慶介：抗菌薬の選択基準．小児科診療 **63**：1633-1637, 2000
3) 田島　剛：抗菌薬の変更・中止時期．小児科診療 **63**：1671-1676, 2000
4) Lewis, D. A., Reeves, D. S.：Antibiotics at the extremes of age：choices and constraints. J Antimicrob Chemother **34**(suppl.)：A, 11-18, 1994
5) Llorens, X. S., McCracken, Jr. G. H.：Perinatal bacterial disease. Textbook of Pediatric Infectious Disease, 4th ed, Saunders, Philadelphia, p.892-926, 1998

# 妊産婦

松田静治

**キーポイント**

- 抗生物質は単純な拡散により胎盤を通過(20〜40%)するほか，乳汁中にもわずかに移行することから，胎児への影響については慎重な検討が今なお必要である．
- 妊産婦に有用な抗生物質は$\beta$-ラクタム薬(ペニシリン，セフェム薬)で第一選択薬として使用し，マクロライド薬は第二選択薬である(ニューキノロン薬は使用しない)．
- 投与量は常用量でよいが，期間はなるべく控え目にする．
- 投与は臨界期を避けて行うことが望ましい．

## はじめに

妊産褥婦に抗生物質を投与する場合，その対象は呼吸器感染症，尿路感染症，乳腺炎をはじめとして性器感染症，周産期感染症や前，早期破水などの異常分娩時の予防など広範囲にわたっている．妊婦に投与された薬剤は，拡散，能動輸送，限界濾過といった機序により，胎盤を通過(移行率 20〜40%)するが移行率については薬剤別の特徴を指摘することはできない．薬剤の胎盤通過による胎児への影響，胎児障害との因果関係については現在なお慎重な検討が必要とされており，同様に抗生物質の乳汁移行に関する知識も求められている(**図 1**，**表 1**)．

本項では妊婦に用いられる抗生物質について，選択や使用時の注意点を述べることにする．

## 妊婦に抗生物質を投与する際の留意点

### 1. 投与量，投与期間が大切

妊娠は腎にとって大きな負担となるが，これは妊娠負荷による薬剤感受性の増大の有無とも関連する．動物実験によると，非妊娠に比べて妊娠群で毒性の影響が大きく現れる要素を有している．このため妊婦に抗生物質を投与する際は，投与量，投与期間に注意が必要で長期間の過量投与は厳に慎まねばならない．

### 2. 日常使い慣れた薬剤を投与する

化学療法を行う原則は，第一に適応疾患に対して治療基準に合致した薬剤を選択し，第二に診断不明の発熱患者やウイルス感染に，むやみに使用

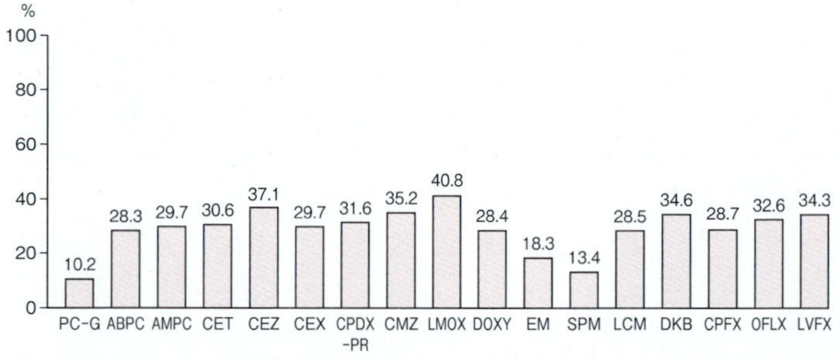


図 1　抗菌薬の経胎盤移行(臍帯血移行率)(<3 時間)(著者)

表1 産褥において母体に投与された薬剤の乳汁中と新生児血中濃度

| 薬剤名 | 濃度(μg/ml) | | | 薬剤名 | 濃度(μg/ml) | | |
|---|---|---|---|---|---|---|---|
| | 母体血 | 乳汁 | 新生児血* | | 母体血 | 乳汁 | 新生児血* |
| 抗生物質と化学療法薬 | | | | 中枢神経に作用する薬 | | | |
| ampicillin | 20～35 | 5～10 | 0.5～1.0 | phenytoin | 6～16 | 0 | 0 |
| chloramphenicol | 20～40 | 13～30 | 2～5 | primidone | 6～16 | 0 | 0 |
| colistin | 3～5 | 0.5～0.9 | 0.01～0.05 | ethosuximide | 30～70 | 0 | 0 |
| erythromycin | 5～20 | 20～50 | 10～20 | phenobarbital | 20～50 | 20～50 | 10～20 |
| gentamicin | 3～8 | 1～3 | — | carbamazepine | 6～12 | 5～10 | 5～7 |
| kanamycin | 5～35 | 2～5 | 0.05 | valproate | 50～100 | 150～250 | 30～80 |
| leucomycin | 3～15 | 0.5～2 | 0.01～0.05 | diazepam | 0.5～1.5 | 0.2～1 | 0.2～0.8 |
| nalidixic acid | 20～40 | 5～10 | 10～20 | bromides | 150～200 | 10～50 | 10～60 |
| oxacillin | 5～10 | 0 | 0 | chlorpromazine | 1 | 0.3 | 0.05～0.1 |
| penicillin G | 60～120 | 5～35 | 0.2～1 | imipramine | 2～13 | 0.5～1.5 | 0.05～0.5 |
| rifampicin | 5～15 | 2～5 | 0.5～2 | lithium carbonate | 2～11 | 0.5～1 | 0.5～1.5 |
| streptomycin | 20～30 | 10～30 | 0.01～0.02 | | | | |

*1日の哺乳量は500～700ml.　(Kuemmerle, H. P. et al.：Clinical Pharmacology in Pregnancy, p.255, 1984 より)

しないことである.

使用法は臨界期を含め妊娠3ヵ月以内の時期には投与を慎重にする. むしろ避けた方がよい. 感染症を含めて使用薬剤は臨床家が日常使い慣れたものが望ましい. この場合の基本的条件の第一は安全性であり, 抗菌力は二次的である. この点からもニューキノロン, テトラサイクリンのような抗菌薬は勧められない.

### 3. 使いやすい薬剤

以上の条件に合致したものは, ペニシリン薬(PCS), セフェム薬(CEPS)のようなβ-ラクタム薬であり, いずれも常用量投与で差し支えないが, 抗菌スペクトル, 抗菌力のうえで, いかに適応があっても妊婦での使用を避けたいものにテトラサイクリン薬(TC)や腎障害時のアミノ配糖体薬(AGS)がある. キノロン薬はレボフロキサシン(LVFX), シプロフロキサシン(CPFX), ガチフロキサシン(GAFX)をはじめ安全性を考慮し, 産褥期以外妊婦では原則として使用しない. このほか抗菌スペクトル, 抗菌力を含めて有用性の面でβ-ラクタム薬には劣るが, 妊娠の全期間にわたり使用できるものにマクロライド系薬剤〔エリスロマイシン(EM), クラリスロマイシン(CAM), アジスロマイシン(AZM)など〕, リンコマイシン(LCM)群がある. また種類の多いβ-ラクタム薬のうちどの薬剤を選ぶかは耐性菌の増加により決められることが多く, 近年経口セフェム薬の無効例も増しているため, β-ラクタマーゼ耐性菌には, 内服治療にこだわる必要はない. 要は新薬の投与はできるだけ避け, 長期使用経験のある薬剤を選択することが望ましい. 同程度の効果を期待されるいくつかの薬剤があるときは, 評価の定着したものと副作用の少ないものから選ぶ. このためには使用時にまず添付文書の一読を勧めるものである.

## 妊産婦への抗生物質の選択方針

### 1. 選び方の原則

妊婦における化学療法の原則は起炎菌の現状(統計的成績, 耐性菌の頻度)を踏まえて抗菌スペクトルの広い薬剤の中から選択する. 要は最初に選択する抗生物質がその疾患に対する理論的な第一選択薬に近いものになるように心がけることである.

a. 薬剤の選択にあたっては抗菌力, 耐性の現状, 吸収, 排泄, 臓器移行の程度および従来の評価, 経済性や患者の入院, 外来別を加味して選び, ついで投与方法(経口, 静注), 用量を考慮するが, 最も配慮すべき点は, 副作用情報である.

b. 原則的には抗生物質の単独投与で事足りることが多い. したがって抗生物質相互の併用療法を行う機会は多くないはずである.

c. 感染症の治療には妊娠中でも十分な量を投

表 2 疾患別の抗生物質，抗菌薬の選択(妊婦)

| 疾患 | 多くみられる起炎菌 | 臓器移行からみた選択 | 経口薬<br>注射薬 | 常用量 |
|---|---|---|---|---|
| 呼吸器感染症 | 急性期にはグラム陽性球菌が多い．その他，グラム陰性桿菌 | 呼吸器(肺など)に移行のよいもの | 経口ペニシリン薬<br>経口セフェム薬<br>注射用 β-ラクタム薬<br>ニューキノロン薬*<br>マクロライド薬 | 1.0～1.5g(分 3～4)<br>0.3～1.0g(分 3～4)<br>1.0～2.0g(分 2)<br>0.2～0.6g(分 2～3)<br>0.4g(分 2)(CAM)<br>0.5g(3 日間)(AZM) |
| 周産期感染症(産褥熱，乳腺炎ほか) | その他の陰性桿菌<br>グラム陽性球菌<br>嫌気性菌 | 性器内移行の差は薬剤によりあまりない．母児間移行のよいもの | 経口ペニシリン薬<br>経口セフェム薬<br>注射用 β-ラクタム薬<br>ニューキノロン薬* | 1.0～1.5g(分 3～4)<br>0.3～1.0g(分 3～4)<br>1.0～2.0g(分 2)<br>0.2～0.6g(分 2～3) |
| 外性器感染症 | 上記 | 問題にしない | 上記<br>(外科的処理) | 0.3～1.0g(分 3～4)<br>0.2～0.6g(分 2～3) |
| 子宮頸管炎 | 淋菌 | 問題にしない | セフトリアキソン(注射用セフェム薬)<br>ニューキノロン薬*(耐性菌急増) | 1.0 g 静注(単回)<br>0.2～0.6g(分 2～3) |
| | クラミジア・トラコマチス | | マクロライド薬<br>クラリスロマイシン<br>アジスロマイシン<br>ニューキノロン薬* | <br>0.4g(分 2)<br>1.0 g 単回経口<br>0.2～0.6g(分 2～3) |
| 尿路感染症 | 大腸菌<br>変形菌<br>クレブシエラ<br>その他のグラム陰性桿菌 | 尿，腎に移行のよい薬剤 | 経口ペニシリン薬<br>経口セフェム薬<br>ニューキノロン薬* | 0.5～1.0g(分 3～4)<br>0.3～1.0g(分 3～4)<br>0.2～0.6g(分 2～3) |
| 腸管感染症 | グラム陰性桿菌 | 大腸菌などに高度感受性を有するもの | 経口ペニシリン薬<br>経口セフェム薬<br>ニューキノロン薬* | 0.5～1.0g(分 3～4)<br>0.3～1.0g(分 3～4)<br>0.2～0.6g(分 2～3) |
| 絨毛膜羊膜炎，羊水感染(子宮内胎児感染) | グラム陰性桿菌が多い．その他，グラム陽性球菌，嫌気性菌 | グラム陰性桿菌に有効で母児間移行のよいもの | 経口ペニシリン薬<br>経口セフェム薬<br>注射用 β-ラクタム薬 | 0.5～1.0g(分 3～4)<br>0.3～1.0g(分 3～4)<br>1.0～2.0g(分 2) |

*妊婦には使用しない．産褥期には授乳を止めて投与する．
注：カルバペネム薬は注射用 β-ラクタム薬に入る．

与する．用量を減らしたり，期間を短縮したりすると，かえって治療を長引かせることにもなる．

d. 感染予防と称して漫然と化学療法を続けるべきでない．予防投与を行う場合も抗菌スペクトルの広いものがよい．

e. 薬剤の併用はできるだけ避け，行う場合は従来評価の定着しているものを使用する．

**2. 選択順位**

**a. 第一選択薬**

上述のように β-ラクタム薬が妊婦の場合第一選択薬である．各種ペニシリン薬(広域を含む)，セフェム薬の中から，中等症以下の病態時には適宜経口薬を中心に選ぶ．両薬はグラム陽性球菌感染症には効果が期待されるが，耐性ブドウ球菌のうち MRSA には無効で，バンコマイシン(VCM)が有効である．なお梅毒治療に関してはペニシリン(PC)が第一選択薬である．しかし妊婦における抗生物質の選択に際し最もむずかしいのが，グラム陰性桿菌感染症である．両薬ともその類似した構造から明らかなように，胎盤通過の様相にも似たところがあるほか，動物実験で大量投与の場合，胎児の異常所見の報告をみるも，ヒトにおいては胎児障害の報告はない．したがって投与量，投与期間からみて妊婦では常用量の投与でも差し支えないが，期間については控え目の投与を考慮する．

**b.　第二選択薬**

マクロライド系薬剤，リンコマイシン群の薬剤がこれにあたり，そのほか，腎機態低下のない場合のアミノ配糖体薬の注射使用やホスホマイシン(FOM)がある．エリスロマイシン，クラリスロマイシンやアジスロマイシンといったマクロライド薬は主として，上気道感染症などの呼吸器疾患に使用されるが，クラリスロマイシン(CAM)は近年増加している妊婦のクラミジア感染症に対して有効な薬剤である．アミノ配糖体薬はグラム陰性桿菌による比較的難治の尿路感染症に使用できるが，これらを用いるような機会は少ない．

**c.　疾患別選択方針**

疾患別にみた優先使用薬剤の目安としては，呼吸器感染症にはグラム陽性球菌に感受性の強い薬剤(マクロライド系を含む)を用い，妊婦の尿路感染症にはグラム陰性桿菌に高度感受性で，腎，尿に移行のよい薬剤(ニューキノロンを除く)を第一選択薬とする．頻度は少ないが，性器感染症ではグラム陰性桿菌，グラム陽性球菌，嫌気性菌が主なる起炎菌でかつ複数菌感染が多く，いずれも起炎菌の感受性成績の結果を参考に薬剤選択を行うことが原則である(**表 2**)．

またクラミジア・トラコマチスに起炎する子宮頸管炎にはマクロライド系のクラリスロマイシン(CAM)投与やアジスロマイシン(AZM)単回投与を行う．

実際にどのような薬剤を使用するかは，添付文書に記載されている妊産婦や授乳婦に対する投与の注意項目に準拠すればよい．米国ではFDAが胎児に対する薬剤の危険度を「FDA薬剤胎児危険度分類基準」により，カテゴリーA，B，C，D，Xの5段階に分けており，この基準に従い，参考までに抗菌薬，抗ウイルス薬を分類したのが**表 3**である．

**表 3　妊娠中に使用される薬剤のFDAカテゴリー**

| | FDAカテゴリー |
|---|---|
| 抗菌薬 | |
| ペニシリン | B |
| セファロスポリン系 | B |
| メロペネム(カルバペネム) | B |
| イミペネム(カルバペネム) | C |
| エリスロマイシン | B |
| クラリスロマイシン | C |
| アジスロマイシン | B |
| クリンダマイシン | B |
| クロラムフェニコール | C |
| バンコマイシン | C |
| アミノ配糖体系 | D |
| テトラサイクリン | D |
| レボフロキサシン | C |
| オフロキサシン | C |
| 抗ウイルス薬 | |
| アシクロビル | C |
| ガンシクロビル | C |

そのほかウイルス性疾患などに対する抗生物質はまだ胎児に対し安全な製剤が開発されておらず，性器ヘルペスに対するアシクロビル，バラシクロビルを除き，特に有効なものもない．ニューキノロン薬を止むを得ず投与する例外的事項として$\beta$-ラクタム薬にアレルギーを有する患者，難治な耐性グラム陰性桿菌感染症とか腸管感染症(細菌性赤痢，サルモネラ症，感染性腸炎)があげられる．

**d.　感染予防として母体に用いられる抗生物質**

羊水感染の予防として前期破水の母体に投与する抗生物質の選択方針は，グラム陰性桿菌に有効で抗菌スペクトルが広く殺菌作用を有するもの，母児間移行のよいもの，副作用の少ないものが基本となる．これらの点を考慮すると，多少の耐性化の問題はあっても現在のところ広域ペニシリン，セフェム薬の使用は有用と考えられる．

## 授乳婦人，褥婦への抗生物質，抗菌薬の使用 ■

抗生物質の乳汁中移行は一般に低いが(表1参照)，授乳婦人への抗生物質の投与(周産期感染症，呼吸器感染症など)は授乳を止めて行う．ニューキノロン薬も授乳を止めれば使用できる．もちろん治療後は授乳を再開する．また感染症に対する抗生物質の選択と投与量も，普通成人の場合と同様に取り扱ってよい．

# 肝・腎障害者

渡辺健太郎

キーポイント

- 腎障害時は，患者の腎機能の評価および全身状態に従い，抗菌薬を慎重に選択し投与する.
- 肝障害時は，投与の修飾を必要とされる状況はまれである.
- いずれにしても，抗菌薬の選択投与は感染症の原則に従って行い，後に副作用のモニタリングを注意深く行う.

## 腎障害時の抗菌薬投与

まずはじめに忘れてはならないのは，腎障害の患者でも初期ローディング量は修飾しないということである．したがって感染症の診断に従い抗菌薬を選択後，まずは投与を開始できる．その後に，維持投与量の修飾が考慮される．以下その際のいくつかの考慮されるべき留意点をあげる.

腎障害患者では抗菌薬選択だけではなくその投与量の修飾がなされなければならない腎障害患者や腎障害の副作用のある抗菌薬使用の際は治療中も適宜，腎機能のモニタリングがなされるべきである．一般的原則として，腎障害患者ないし腎排泄抗菌薬使用時にはその投与量は患者のクレアチニンクリアランスに従い修飾される．投与量の修飾には以下の方法がある.

① 1回投与量の修正

② 投与間隔の修正

③ ①と②の併用

選択された抗菌薬の治療効果や患者の状態などに従い修飾方法を選択する．例えば，amphotericin B は治療効果は総投与量と関係しているため治療初期の投与量は修飾しない．一方，治療効果が血中薬物濃度ピークに関係するとされるアミノグリコシド系では②の投与間隔を延長し修飾を加え，セフェム系など血中薬物濃度を一定に保つ必要があるものは①の投与量の修飾を加える.

その他注意すべきポイントは以下のとおりである.

① 高齢者や肥満患者などでは血清のクレアチニンやクレアチニンクリアランスの値が患者の腎機能を反映していない場合が多い.

② 胸水・腹水・高度の浮腫など血管外に大量に体液貯留している患者や妊娠時には薬物動態が大きく変わってくるため，クレアチニンクリアランスに従った投与修飾は適切ではない.

③ 急性腎障害の無尿期などで腎機能が不安定な場合には慎重な配慮を要する.

④ 腎障害だけではなく多臓器不全にある患者でもクレアチニンクリアランスだけに頼った投与修飾は適切ではない.

⑤ 特に，薬剤相互作用による腎障害への増強など考慮が必要な場合がある(**表 2**).

**表 1** に当院で採用され使用されている抗菌薬を中心に腎障害時の投与修飾の一般的ガイドをまとめた．最後は，個々の患者の臨床状況に応じて，最小の副作用で最大の治療効果を得ることができるように注意深い観察と慎重な考慮がなされなくてはならない.

## 肝障害時の抗菌薬投与

肝障害時の抗菌薬投与については腎障害時と比し標準的投与法が確立されていない．一般的には肝代謝により排泄される抗菌薬は多いものの，肝障害時に投与量の修飾を必要とする状況は少な

表 1　腎障害時の抗菌薬投与

| 抗菌薬 | 排出路 | クレアチニンクリアランス値(ml/min) | | | 血液透析 | 腹膜透析 |
|---|---|---|---|---|---|---|
| | | 50～80 | 10～50 | ＜10 | | |
| acyclovir(静注) | 腎 | 通常量 | 5～12mg/kg q12～24h | 2.5～6mg/kg q24h | 2.5～5mg/kg/日＋透析後補助投与 | 2.5mg/kg/日 |
| amantadine | 腎 | 100～150mg q 日 | 100～200mg 2～3/wk | 100～200mg q wk | | |
| amikacin | 腎 | CCr＜70ml/min の際に 0.12CCr mg/kg q8h | | | 2.5～3.75mg/kg | 透析後 |
| amoxicillin(経口) | 腎 | 0.25～0.5g q12h | 0.25～0.5g q12～24h | 0.25～0.5g q12～24h | 0.25g 透析後 | 通常量 |
| amphotericin B(静注) | 非腎 | 通常量 | 通常量 | 通常量 | 通常量 | 通常量 |
| ampicillin(静注) | 腎 | 通常量 | 1～2gIV q8h | 1～2gIV q12h | 1～2g 透析後 | 通常量 |
| ampicillin-sulbactam | 腎 | 1～2gIV q8h | 1～2gIV q8h | 1～2gIV q12h | 2g 透析後 | 通常量 |
| azithromycin*1 | 肝 | no data | no data | no data | 通常量 | 通常量 |
| aztreonam | 腎 | 1～2gIV q8～12h | 1～2gIV q12～18h | 1～2gIV q24h | 1/8 量透析後 | 1/4 量 |
| cefaclor | 腎 | 通常量 | 通常量 | 通常量 | 透析後補助投与 | 通常量 |
| cefazolin | 腎 | 0.5～1.5g q8～12h | 0.5～1g q8～12h | 0.25～0.75g q18～24h | 0.25～0.5g 透析後 | 0.5g q12h |
| cefepime | 腎 | 0.5～2g q24h | 0.5～1g q24h | 0.25～0.5g q24h | 300mg q24h | 200mg q24h |
| cefmetazole | 腎 | 1～2g q12h | 1～2g q18～24h | 1～2g q48h | | |
| cefoperazone | 腸管 | 通常量 | 通常量 | 通常量 | 通常量透析後 | 通常量 |
| cefotaxime | 腎 | 通常量 | 1～2g q6～12h | 1～2g q12h | 0.5～2g q24h＋透析後補助投与 | 1～2g q24h |
| cefpodoxime | 腎 | 200～400mg q24h | 200～400mg/wk | 200～400mg q wk | 200～400mg/wk | |
| ceftazidime | 腎 | 通常量 | 1g q12～24h | 0.5g q24～48h | 1g 透析後 | 0.5g q24h |
| ceftriaxone | 腎・腸管 | 通常量 | 通常量 | 通常量 | | 通常量 |
| cefuroxime | 腎 | 通常量 | 0.75～1.5g q8～12h | 0.75g q24h | 透析後補助投与 | 750mg q24h |
| chroramphenicol*1 | 肝 | 通常量 | 通常量 | 通常量 | 通常量透析後 | 通常量 |
| ciprofloxacin(経口) | 腎・肝 | 通常量 | 400mg q18h | 400mg q24h | 250～500mg 透析後 | 250～500mg q24h |
| clarithromycin | 腎・肝 | 通常量 | 通常量 | 250～500mg q24h | | |
| clindamycin*1 | 肝 | 通常量 | 通常量 | 通常量 | 通常量 | 通常量 |
| cloxacillin | 腎 | 通常量 | 通常量 | 通常量 | 通常量 | 通常量 |
| dideoxycytidine(ddC) | 腎 | 通常量 | 0.75mg q12h | 0.75mg q24h | | |
| didanosine(ddI) | 腎 | 通常量 | 100mg q24h | 100mg q24h | 300mg 透析後 | 300mg q24h |
| doxycycline | 腎・腸管 | 通常量 | 通常量 | 通常量 | 通常量 | 通常量 |
| efavirenz(EFV) | 肝 | 通常量 | 通常量 | 通常量 | 600mg q24h | no data |
| erythromycin*1 | 肝 | 通常量 | 通常量 | 通常量 | 通常量 | 通常量 |
| ethambutol | 腎 | 15mg/kg q24h | 15mg/kg q24～36h | 15mg/kg q48h | 15mg/kg/日透析後 | 15mg/kg/日 |
| fluconazole*1 | 腎 | 通常量 | 50% 減量 | 25～50mg q24h | 100mg 透析後 | 50% 減量 |
| ganciclovir(静注) | 腎 | 50% 減量 | 1/4 量 | 1/8 量 | 1.25mg/kg 透析後 | |
| gentamicin | 腎 | CCr＜70ml/min の際に 0.03CCr mg/kg q8h | | | 1～1.7mg/kg 透析後 | |
| imipenem-cilastatin | 腎 | 0.5g q6～8h | 0.5g q8～12h | 0.25～0.5mg q12h | 透析後補助投与の後 12～24 時間ごと | 500mg q24h |
| indinavir | 肝 | 通常量 | 通常量 | 通常量 | 800mg/日 | 800mg/日 |
| isoniazid*1 | 肝 | 通常量 | 通常量 | 50% 減 | 5mg/kg 透析後 | 50% 減量 |
| itraconazole | 肝 | 通常量 | 通常量 | 通常量 | 通常量 | 通常量 |
| lamivudine(3TC) | 腎 | 通常量 | 150mg q24h | 50mg q24h | 25～50mg 透析後 | 50mg q24h |
| levofloxacin*1 | 腎 | 通常量 | 250mg q24h | 250mg q48h | 250mg q48h | 280mg q48h |
| lomefloxacin | 腎 | 通常量 | 200mg q24h | | | |
| meropenem | 腎 | 通常量 | 500mg q12h | 500mg q24h | | |
| metronidazole | 肝 | 通常量 | 通常量 | 通常量 | 通常量 | 通常量 |
| minocycline*1 | 肝 | 通常量 | 通常量 | 通常量 | 通常量 | 通常量 |
| nelfinavir(NFV) | 肝 | 通常量 | 通常量 | 通常量 | 通常量 | 通常量 |
| penicillin G. crystalline*1 | 腎 | 通常量 | 通常量 | 50% 減量 | 50 万単位透析後 | |
| pentamidine | 非腎 | 通常量 | 4mg/kg q24～36h | 4mg/kg q48h | 通常量 | 通常量 |
| piperacillin | 腎 | 通常量 | 3g q8h | 3g q12h | | 3～6g/日 |
| pyrazinamide | | 通常量 | 通常量 | 12～20mg/kg q24h | 通常量 | 禁忌 |
| rifampicin*1 | 肝 | 通常量 | 通常量 | 通常量 | 通常量 | 通常量 |
| ritonavir(RTV) | 肝 | 通常量 | 通常量 | 通常量 | 通常量 | 通常量 |
| sparfloxacin | 腎 | 通常量 | 200mg q48h | 200mg q48h | | |
| stavudine(d4T) | 腎 | 通常量 | 200mg q48h | 200mg q48h | | |
| streptomycin | 腎 | 15mg/kg q24～72h | 15mg/kg q72～96h | 7.5mg/kg q72～96h | 0.5g 透析後 | |
| teicoplanin | 腎 | 通常量 | 50% 減量 | 1/3 量 | | |
| tobramycin | 腎 | CCr＜70ml/min の際に 0.03CCr mg/kg q8h | | | | |
| trimethoprimsulfamethoxazole(経口) | 腎 | 通常量 | 50% 減量 | 禁忌 | 4～5mg/kg(trimethoprim として)透析後 0.16/0.8g q48h | |
| vancomycin(静注) | 腎 | 1g q24h | 1g q3～10 日 | 1g q5～10 日 | 1g/wk | 0.5～1g/wk |
| zidovudine(AZT) | 肝 | 通常量 | 通常量 | 300mg/日 | 300mg/日 | 300mg/日 |

*1：特に記載なければ経口，静注薬ともに同様の修飾を受ける．

(文献 1)より改変)

表 2　薬剤相互作用にて腎毒性が増強される抗菌薬

| 抗菌薬 | 腎毒性が増強される薬剤 |
|---|---|
| aminoglycoside 系 | amphotericin B，cephalosporin 系，cisplatin，ciclosporin，furosemide，gallium，vancomycin |
| cephalosporin 系 | aminoglycoside 系，furosemide |
| amphotericin B | aminoglycoside 系，cisplatin，pentamidine，vancomycin |
| vancomycin | aminoglycoside 系，amphotericin B，cisplatin |

い．臨床的にしばしば遭遇するのは，腎障害を合併してる重症肝障害時と腹水貯留を認めるような患者へ投与する場合であり，その際の配慮はすでに腎障害時の項でも触れた．以下，その他の配慮すべきポイントにつき記す[2]．

① 肝硬変患者へのアミノグリコシド系抗菌薬の投与は腎障害のリスクを増加させる．

② 肝障害患者への $\beta$-ラクタム系抗菌薬の標準量での投与は白血球減少症のリスクを増加させる．

③ 肝障害時に明らかに投与量の修飾を必要とする抗菌薬は chloramphenicol と clindamycin である．それ以外にも fluconazole，itraconazole や pyrazinamide では投与にあたっては注意が必要である．

④ 重症肝障害時の血清クレアチニン値は実際よりも低めに出ている可能性があり注意が必要である．

肝代謝により一義的に排泄されるため肝障害時に投与の配慮が必要と考えられる抗菌薬を**表 3** に示す．

表 3　肝障害時の抗菌薬投与

| 抗菌薬 | 投与法 |
|---|---|
| aztreonam | 20～25% 減量 |
| cefoperazone | 最大量 4g/日，腎障害合併時には 1～2g/日 |
| ceftriaxone | 腎障害合併時には 2g/日 |
| chroramphenicol | 血中濃度モニタリング |
| clindamycin | 重度肝障害時には減量 |
| didanosine (DDI) | 減量 |
| efavirenz (EFV) | 減量 |
| indinavir | 600mg/日 |
| isoniazid | 肝障害出現時に減量 |
| itraconazole | 肝硬変時には半減期が 2 倍となる |
| metronidazole | 重度肝障害時には減量 |
| nelfinavir (NFV) | 減量 |
| pnicillin G | 腎障害合併時に減量 |
| ribavirin | 肝障害時にも AUC 変わらず |
| rifampicin | 肝疾患合併時には注意 |
| ritonavir (RTV) | 減量 |
| ticarcillin/clavulanate | 肝障害＋クレアチニンクリアランス 10m$l$/min 以下では 1 日 1 回投与 |

＊ fluoroquinolone 系は肝障害時も通常量である

## 文　献

1) Bartlett, J. G.：2002 Pocket Book of Infectious Disease Therapy, Lippincott Williams & Wilkins, Philadelphia, 2002
2) Betts, R. F., Chapmann, S. W., Penn, R. L.：Reese and Betts'A Practical Approach to Infectious Diseases, Lippincott, Williams & Wilkins, Philadelphia, 2003

# 白血球減少者

長村文孝

キーポイント

- 白血球減少時発熱・感染は致死的になることもあり，迅速かつ適切な治療が必要である．
- 血液培養結果を待たず，抗生剤あるいは抗真菌薬を投与する empiric therapy が要求される．
- 治療への反応を評価しながら，投与薬剤を短期間のうちに変更することも多い．
- 化学療法後など好中球減少が予想される場合には予防策も重要である．

## はじめに

好中球減少時発熱(febrile neutropenia)とは，「好中球数 500/mm³ 以下の状態で 38.0〜38.5°C 以上の発熱をきたすこと」を定義とすることが多く，米国感染症学会は「口腔体温が 38.3°C 以上もしくは 38.0°C 以上が 1 時間以上続き，好中球数が 500/mm³ 以下もしくは 1,000/mm³ 以下で 500/mm³ 以下にまで減少することが予測されている状態」と定義している．原病気や患者の状態，感染巣や起炎菌の同定，抗生剤など治療法の選択など考慮すべきことは多く，しかも迅速な判断が求められる．各種検査にても原因が不明である場合が多いが，原因が同定できた場合は細菌感染が半数以上であり，life-threatening な状況に陥りやすいので抗生剤を適切に使用しなくてはならない[1,2]．

## 背景

好中球減少は Kostmann 症候群などの先天性疾患，再生不良性貧血や骨髄異型性症候群など後天性疾患，抗腫瘍薬投与後などの薬剤投与後，感染症に伴うものなど原因は多岐にわたるが，実際の臨床の場面では悪性腫瘍に対する抗腫瘍薬投与後が大半である．この稿では主に化学療法後の好中球減少に焦点を絞る．

表 1 好中球減少時発熱に注意すべき代表的な起炎菌・原因

| | |
|---|---|
| 細菌 | グラム陽性菌<br>*Staphylococcus aureus*<br>*Staphylococcus epidermidis*<br>*Streptococci*<br>*Entercoccus faecalis/faecium*<br>グラム陰性菌<br>*Pseudomonas aeruginosa*<br>*Escherichia coli*<br>*Klebsiella*<br>*Enterobacter*<br>嫌気性菌<br>*Bacteroides*<br>*Clostridium* |
| 真菌 | *Candida*<br>*Aspergillus*<br>*Cryptococcus* |
| 原虫 | *Pneumocystis carinii* |

## 予防

抗癌薬使用により好中球減少が予測できる場合は予防的処置を行う．既往歴の聴取，全身の頻回かつ詳細な診察，咽頭や便などの監視培養，口腔ケア，肛門ケア(解熱目的の座薬を控える，消毒など)が含まれる．また好中球減少が遷延する場合には抗生剤などの予防的投与も行われる．**表1** に febrile neutropenia の代表的な起炎菌をまとめた．腸管殺菌としてはポリミキシン B® などの非吸収性の抗生剤や抗真菌薬のファンギゾンシロップ®もしくはジフルカン®の他にニューキノロン系の抗生剤投与などが行われる．呼吸器系に対してはカリニ肺炎に対するバクタ®の投与が行われる．

## 診療と治療

好中球減少時発熱をきたした際には全身の詳細な診察を行い，感染巣を検索する．同時に血液培養を行い，感染源と強く疑われる病変部位より培養検査のための材料を採取する．胸部X線撮影や他の画像検査ならびに一般血液検査(血算，生化，CRP)も実施する．血液培養採血直後より結果を待たずに抗生剤を速やかに投与する．このように原因菌の同定前に治療を開始せざるを得ない状況では抗生剤は経験的にグラム陽性細菌・グラム陰性細菌両者ともにカバーし，強い抗緑膿菌作用を有するものを投与し，投与量も臓器障害がなければ最大投与量を選択する(empiric therapy)．監視培養で起炎菌が推定されており感受性が出ている場合を除いて，静菌作用のある抗生剤よりも殺菌作用のある抗生剤を使用するのが一般的である．各種ガイドラインが提唱されているが，わが国では化学療法後の好中球減少発熱時の抗生剤は抗緑膿菌作用を有するペニシリン系もしくはセフェム系とアミノグリコシド系の二剤併用で始める施設が多く，抗真菌薬のジフルカン®の経静脈的投与も併用されることが多い．3〜4日間ほど投与しても無効の場合にはペネム系の単剤もしくはアミノグリコシド系との併用に変更されることが多い．最近では初回よりペネム系を使用する施設もみられる．また抗真菌薬もこの時点で少なくともジフルカン®の点滴静注投与を開始するか，すでに開始されている場合はファンギゾン®の点滴静注に変更する．当科では初回治療はペントシリン®＋アミカシン®＋ジフルカン®を選択することが多い．しかし，予防的にニューキノロン系を用いた場合などはグラム陽性菌の出現頻度が相対的に高くなり，バンコマイシン®使用の適否が重要な問題となる．起炎菌の種類や抗生剤への感受性は病棟や病院によって異なる傾向にあり，普段より検出菌の情報を得る必要がある．現在，わが国ではバンコマイシン®の経静脈的投与はMRSAによる諸感染のみ保険適応であるが，強力な抗グラム陽性菌作用を有しており，感染が重篤である場合にはMRSAに対してだけでなく，その使用が検討される．1997年の米国感染症学会のガイドラインは初回よりMRSAの使用を積極的に考慮するようになっていたが，2002年のガイドラインではバンコマイシン®耐性腸球菌の出現を考慮してか消極的になっている．

### 1. 抗真菌薬

真菌症は*Candida*属と*Aspergillus*属が大半を占め，これらは肺炎，腸炎の原因となる他，肝膿瘍や脾膿瘍などの深部真菌症も起こしやすく難治性である．*Aspergillus*は全身に散布されることもあり，動脈内に感染した場合は脈圧の左右差や脳塞栓なども生じる．診断には培養，各種画像診断，β-D-グルカンの測定が有用である．febrile neutropenia発症時にジフルカン®の全身投与を抗生剤の使用とともに始めることが多いが，これらの治療に不応性の場合や胸痛を伴った肺炎などの場合など*Aspergillus*を疑わせる場合にはファンギゾン®を初期より使用すべきで，可及的早期に最大投与量まで増量する．

### 2. 抗結核薬

好中球減少以前の胸部X線写真上肺尖部の胸膜肥厚像や散布陰影を認める症例や結核の既往のある患者では，抗生剤や抗真菌薬に発熱が不応性の場合は結核を積極的に疑う必要がある．またこれらの患者ではスミフォン®・イスコチン®の予防投与を行う．ただし該当しない患者でも肺結核だけではなく，粟粒結核として発症することもあるので，抗生剤不応性のfebrile neutropeniaでは胃液，便，喀痰などの培養やPCR検査や骨髄生検も考慮する必要がある．しかし，これらの検査で検出されないことも多く判断に迷うことは多い．

### 3. サイトカイン

granulocyte colony-stimulating factor(G-CSF)とgranulocyte-macrophage colony-stimulating factor(GM-CSF)の開発により抗腫瘍薬投与後の好中球減少期間は短縮されるようになっ

た．本邦においてはG-CSF製剤が3種類認可されており，「がん化学療法後の好中球減少」に対して適応がある．使用時には化学療法後24〜48時間は投与を避ける，特殊な場合を除き化学療法薬と併用しないなどの注意が必要である．G-CSFの真の臨床的意義に関しては未だに論議がある．最近では好中球減少期間や抗生剤の投与期間ならびに入院期間の短縮には効果はあったが死亡率には差がなかったという大規模比較試験の結果が発表されている[4)]．

## おわりに ■

febrile neutropenia は致死率も高い重篤な病態であり，予防や詳細な診察などが要求される．普段より抗生剤や抗真菌薬に精通しておくことが重要である．また薬剤同士の大規模比較試験も発表が盛んであり，最新の情報を収集するとともに個々の試験の結果に踊らされることなく有用性を見抜くことが必要である．

### 文　献

1) Pizzo, P. A.：Drug therapy：Management of fever in patients with cancer and treatment-induced neutropenia. N Engl J Med **328**：1323, 1993
2) Yoshida, M. et al.：Infectious complications during remission induction therapy in 577 patients with acute myeloid leukemia in the Japan Adult Leukemia Study Group studies between 1987 and 1991. Int J Hematol **70**：261, 1999
3) Hughes, W. T. et al.：1997 Guidelines for the use of antimicrobial agents in neutropenic patients with unexplained fever. Infectious Disease Society of America. Clin Infec Dis **25**：551, 1997
4) Garcia-Carbonero, R. et al.：Granulocyte colony-stimulating factor in the treatment of high-risk febrile neutropenia：a multicenter randomized trial. J Natl Cancer Inst **93**：31, 2001

# 糖尿病患者

栗原　進・粟田卓也・片山茂裕

キーポイント

- 糖尿病患者は，感染しやすい状態にある（好中球機能低下，免疫担当細胞の機能低下，血流障害，神経障害のため）．
- 感染症が重症化しやすく，また感染症により糖尿病が増悪するため，適切な抗菌化学療法とインスリンによる厳格な血糖コントロールが必要である．
- 年齢，罹病期間，血糖コントロールの状態，慢性合併症の程度を把握し症例ごとの対応が必要である．
- 初期治療では起炎菌が同定されていない場合が多く，培養結果を待たず **empiric therapy**（経験的治療）として広域スペクトルをもった抗菌薬の使用が必須である．

## 糖尿病患者における感染症の一般的特徴

糖尿病患者は，血糖コントロールが不良であればあるほど，また罹病期間が長く合併症進行例では感染症を併発しやすい．

糖尿病患者における易感染性の増悪因子は，好中球機能低下，免疫担当細胞の機能低下，血流障害，神経障害があげられる[1]．

### 1. 好中球機能低下

好中球は食作用（走化，粘着，貪食）に必要なエネルギーの95％を解糖系から得ており，インスリン欠乏状態では解糖系が抑制され，ATP不足のため機能障害が生じる．好中球貪食能は血糖値が250 mg/d$l$ 以上になると急速に低下するため，血糖をできるだけ正常にコントロールすることが大切である．インスリン療法にて加療することは必須であり，強化インスリン療法での厳格な血糖コントロールが必要である．

### 2. 免疫担当細胞の低下

糖尿病患者において，高血糖により免疫グロブリンや補体が非酵素的糖化を受けることによって活性が低下すると考えられていて，糖尿病患者の易感染性の一因と考えられる．

### 3. 血流障害

糖尿病患者では，細小血管が障害され血流障害が生じ虚血になり組織障害が進展する．また，抗生剤の標的組織への移行が障害され感染症が難治となり重症化しやすくなる．

### 4. 神経障害

自律神経障害により発汗異常が生じ皮膚が乾燥しやすくなり亀裂が生じやすく感染を受けやすい．末梢神経障害による知覚低下を合併すると感染の発見が遅れて重症化しやすい．自律神経障害による膀胱機能障害や胆汁うっ滞も起こりやすく感染しやすい状態にある．

## 糖尿病に併発する感染症と抗菌薬療法のポイント

### 1. 呼吸器感染症

糖尿病患者では，脱水状態により鼻腔の自浄作用の低下や咳嗽反射の低下，線毛上皮細胞の機能低下などにより細菌感染が起こりやすい．市中肺炎の起炎菌としては黄色ブドウ球菌 *Staphylococcus aureus*，肺炎球菌 *Streptococcus pneumoniae*，インフルエンザ菌 *Haemophilus influenzae*，マイコプラズマ *Mycoplasma pneumoniae*，肺炎クラミジア *Chlamydia pneumoniae*，インフルエンザウイルス influenza virus が多い．肺炎球菌肺炎においては菌血症を起こすリスクが高く，致死率も高いため，糖尿病患者ではインフルエンザワクチンの接種はもちろんであるが肺炎球菌ワクチンの接種も考慮するべきと考えられる[2]．治療は培養結果を待たず empiric therapy（経験的治療）で始めることが多く，肺炎の重症度分類(**表 1**)[3] に基づき軽症例で経口ニューキノロン系抗菌薬を中心とした経口抗菌薬を使用する．非定型肺炎では経口マクロライド系抗菌薬，経口テトラサイクリン系抗菌薬を使用する．中等症以上では静注用抗菌薬として第 3，4 世代セフェム系抗菌薬，カルバペネム系抗菌薬で加療する．また肺結核は血糖コントロール不良例からの再発が多く，肺膿瘍は重篤な感染症で致死率が高い．

**表 1　肺炎の重症度分類（日本化学療法学会）**

| | 軽症：4 項目中 3 項目以上 | 中等症 | 重症：4 項目中 3 項目以上 |
|---|---|---|---|
| 体温 | ＜37.5℃ | 軽症と重症のいずれにも該当しない | ≧38.6℃ |
| 胸部 X 線点数 | ＜4 点 | | ≧6 点 |
| 白血球数 | ＜10,000/μl | | ≧20,000/μl |
| CRP | ＜10 mg/dl | | ≧20 mg/dl |

胸部 X 線点数：4 点(陰影範囲が 1 側肺の 1/4 程度)，6 点(陰影範囲が 1 側肺の 1/2 程度)　（文献 3）より引用）

**2.　尿路感染症**

糖尿病患者では最も頻度の高い感染症である．腎盂腎炎，膀胱炎が多く，末梢神経障害による膀胱機能障害により，残尿や膀胱尿管逆流が原因と考えられる．特に，血糖コントロールが不十分な場合に起こりやすい．腎盂腎炎から進展して，腎膿瘍や腎周囲膿瘍を起こしやすい．腎膿瘍は腎皮質膿瘍と腎皮質髄質膿瘍に分けられる．腎皮質膿瘍は黄色ブドウ球菌による血行感染であり，腎皮質髄質膿瘍は腸内細菌による上行感染である．菌が糖を発酵させ，炭酸ガスを産生するため，気腫性腎盂腎炎と呼ばれる病態を呈する場合もあり，菌血症や敗血症を併発し，DIC へ移行しやすい[1]．抗菌薬としては，急性細菌性膀胱炎では経口ニューキノロン系抗菌薬で加療する．腎盂腎炎，腎膿瘍ではニューキノロン系薬，アミノグリコシド系薬，β-ラクタム系薬などの注射薬を用いた治療を行う．

**3.　皮膚・軟部組織感染症**

糖尿病患者では，末梢神経障害や細小および大血管障害があると皮膚から容易に感染が起こる．起炎菌としては黄色ブドウ球菌やレンサ球菌などのグラム陽性球菌によるものが多い．好気性菌と嫌気性菌の混合感染を起こして壊死性炎症をもたらすと重症化する．

**a.　糖尿病性壊疽**

局所感染で終わる限局型と，四肢の破壊性変化が進行する四肢侵襲型が存在する．限局型は単純感染が多く，起炎菌は黄色ブドウ球菌，表皮ブドウ球菌の順に多い．抗菌薬としては注射用ペニシリン系薬，クリンダマイシンにて加療する．しかし四肢侵襲型は混合感染が多く黄色ブドウ球菌，A 群レンサ球菌，グラム陰性桿菌，嫌気性菌が起炎菌となる[2]．抗菌薬としては注射用第 3 世代セフェム系薬とクリンダマイシン，カルバペネム系薬にて加療する．

**b.　壊死性軟部組織炎（壊死性蜂窩織炎，壊死性筋膜炎）**

皮下から筋膜面に沿って広がる激しい炎症と壊死が特徴で死亡率は約 40% と高い．術後の創傷感染として生じることもある．治療としては迅速な手術による壊死組織の除去が基本であるが，抗菌薬は注射用第 3 世代セフェム系薬とクリンダマイシンの併用にて加療する．A 群レンサ球菌感染が疑われた場合にはペニシリン系薬の静注投与を併用する．

**4.　胆道感染症**

糖尿病性神経障害に伴い胆汁うっ滞や高コレステロール血症を伴いやすく胆石を合併しやすいので，結果的に胆道感染が多い．起炎菌としては大腸菌やクレブシエラなどのグラム陰性桿菌やクロストリジウム，バクテロイデスなどの嫌気性菌によるものが多い．抗菌薬は胆汁移行性の良いものを選択する．

セフェム薬/β ラクタマーゼ阻害薬やカルバペネム系薬にクリンダマイシンの併用にて加療する．

表 2　糖尿病に合併する感染症と起炎菌および抗菌薬の選択

| 感染症 | | 起炎菌 | 抗菌薬療法 |
|---|---|---|---|
| 呼吸器 | 市中肺炎（軽症） | 黄色ブドウ球菌，肺炎球菌 | 経口ニューキノロン系抗菌薬（オゼックス，スパラ，クラビットなど） |
| | | インフルエンザ菌 | 経口 β-lactamase 阻害剤配合ペニシリン系薬（ユナシン，オーグメンチン） |
| | | マイコプラズマ | 経口マクロライド系抗菌薬（ジスロマック，クラリスなど） |
| | | 肺炎クラミジア | 経口テトラサイクリン系抗菌薬（ミノマイシン） |
| | 市中肺炎（中等症・重症例） | 黄色ブドウ球菌，肺炎球菌 | 注射用 3，4 世代セフェム系抗菌薬（セフォタックス，ロセフィン，ファーストシンなど） |
| | | インフルエンザ菌およびその他のグラム陰性桿菌 | カルバペネム系抗菌薬（チエナム，メロペン，カルベニンなど） |
| 尿路 | 急性細菌性膀胱炎 | 大腸菌 | 経口ニューキノロン系抗菌薬（オゼックス，シプロキサン，クラビットなど） |
| | 急性腎盂腎炎 | 大腸菌 | 注射用 β-lactamase 阻害剤配合ペニシリン系薬（タゾシン，ユナシン-S）<br>注射 2〜4 世代セフェム系抗菌薬（パンスポリン，セフォタックス，モダシン，マキシピームなど）<br>注射用ニューキノロン系抗菌薬（シプロキサン） |
| | 腎皮質膿瘍 | 黄色ブドウ球菌 | 注射用 3 世代セフェム系抗菌薬（セフォタックス，ロセフィン）とアミノ配糖体系抗菌薬（トブラシン，ゲンタシン，硫酸アミカシン） |
| | 腎皮質髄質膿瘍 | 大腸菌，その他のグラム陰性桿菌 | 急性腎盂腎炎と同じ |
| 軟部組織 | 糖尿病性壊疽限局型 | 黄色ブドウ球菌，表皮ブドウ球菌 | 注射用ペニシリン薬（ペントシリンなど），クリンダマイシン（ダラシン） |
| | 糖尿病性壊疽四肢侵襲型 | 黄色ブドウ球菌，A 群レンサ球菌 | 注射用 3 世代セフェム系抗菌薬とクリンダマイシンの併用 |
| | | グラム陰性桿菌，嫌気性菌 | カルバペネム系抗菌薬（チエナム，メロペン，カルベニンなど） |
| | 壊死性筋膜炎 | グラム陰性桿菌，嫌気性菌 | 注射用 3 世代セフェム系抗菌薬とクリンダマイシンの併用 |
| | | A 群レンサ球菌 | レンサ球菌感染症が疑われた場合にはペニシリン系薬の静注投与も検討する |
| 腹部 | 胆道感染症 | 大腸菌，その他のグラム陰性桿菌<br>クロストリジウム，バクテロイデス | 注射用 β-lactamase 阻害剤配合ペニシリン系薬（スルペラゾン，タゾシン）とクリンダマイシンの併用<br>カルバペネム系抗菌薬（チエナム，メロペン，カルベニンなど）とクリンダマイシンの併用 |
| その他 | 悪性外耳道炎 | 緑膿菌 | 緑膿菌に有効な注射用第 3，4 世代セフェム系抗菌薬（モダシン，マキシピーム）<br>カルバペネム系抗菌薬（チエナム，メロペン，カルベニンなど）<br>注射用ニューキノロン系抗菌薬（シプロキサン） |
| | 鼻脳ムコール症 | 真菌（*Mucor*） | アムホテリシン B |

（文献 4）より改変引用）

## 5.　その他の感染症

### a.　悪性外耳道炎

高齢者に多く，外耳道の蜂窩織炎から始まり，周辺臓器へ感染が波及し，化膿性髄膜炎や敗血症を合併すると予後不良である．起炎菌はほとんど緑膿菌であり，抗緑膿菌作用を有する抗菌薬を選択する．

### b.　鼻脳ムコール症

糖尿病性ケトアシドーシスが危険因子となり，真菌が鼻粘膜より侵入し，副鼻腔から眼窩や髄膜腔へと急速に進展する．積極的な外科治療が必須である．抗真菌薬のアムホテリシンBが使用される．

## 糖尿病患者における感染症治療のポイント

**表2**に糖尿病に合併する感染症と起炎菌および抗菌薬の選択例についてまとめた[4]．

感染があるとインスリン抵抗性が増大し，血糖コントロールが悪化する．インスリン療法を施行している患者ではインスリン量を増量する．強化インスリン療法に変更することが望ましい．経口血糖降下薬で治療中の患者においても，必ずインスリンに変更することが重要である．ICUの重症患者では血糖を110 mg/d$l$以下に維持する強化インスリン療法を施行することで敗血症のリスクが減り死亡率が減少したとの報告(**図1**)[5]があるが，感染症の制御には血糖コントロールが非常に重要であることを示唆している．初期治療では起炎菌が同定されていない場合が多く，培養結果を待たずempiric therapyとして広域スペクトルをもった抗菌薬の使用が必須である．

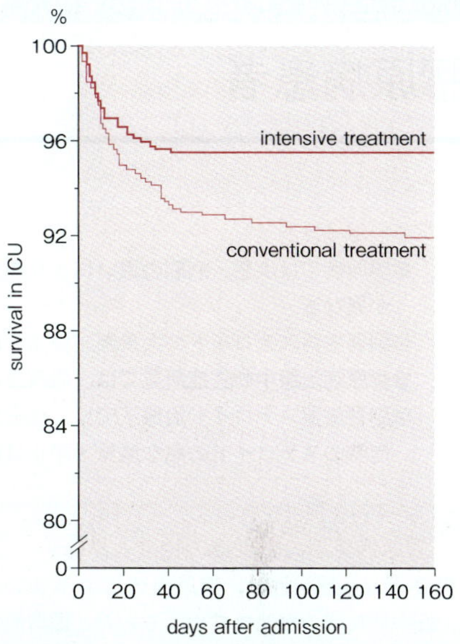


図1　強化インスリン療法は集中治療中患者の死亡率を従来療法の8.0%から4.6%に減少させた(P<0.04)
(文献5)より引用)

### 文　献

1) 浪江　智：糖尿病患者―糖尿病を好む微生物たち―．感染症のとらえかた，眼でみるベッドサイドの病態生理，文光堂，東京，p.143-150, 2000
2) 大曲貴夫ほか：糖尿病患者．感染症診療実践マニュアル，文光堂，東京，p.314-321, 2002
3) 日本化学療法学会抗菌薬臨床評価法制定委員会呼吸器系委員会：呼吸器感染症における新規抗微生物薬の臨床評価法(案)．日化療会誌 **45**：762-778, 1997
4) 當山雅樹ほか：糖尿病における急性感染症とその特徴．日本臨牀 **60**(増刊：新時代の糖尿病学4)：140-146, 2002
5) Van den Berghe, G. et al.：Intensive insulin therapy in critically ill patients. N Engl J Med **345**：1359-1367, 2001

# 膠原病患者

槇野茂樹

**キーポイント**

- 膠原病では疾患・病態の違いにより免疫抑制療法が異なり，その結果，警戒すべき感染症が異なる．
- 副腎皮質ステロイドの大量漸減療法では，時期により起こりやすい感染症が異なる．
- 膠原病治療中の炎症所見では，原疾患の再燃より感染症を優先して鑑別する．
- 副腎皮質ステロイド治療下では，検査値の影響を考慮し感染の判断をする．また感染症発症時のステロイドの急な減量・中止は危険である．

## 膠原病患者の感染症の特徴と易感染性

膠原病の易感染性は，疾患自体によるリンパ球，好中球などの機能異常によるものと臓器病変による局所のクリアランスや皮膚・粘膜のバリアの障害，ステロイドなど免疫抑制性の治療薬による免疫能の低下によって起こる．特にSLEでは，種々の炎症細胞の機能異常が指摘され，ステロイド治療以前でも30%を越す感染症による死亡が認められた[1]．治療薬の影響では，ステロイドは使用量，治療プロトコールにより大きく異なる．その機序は，大量投与では，サイトカインの分泌抑制を介した好中球を始めとした炎症細胞の接着・遊走の抑制やT細胞のヘルパー機能の抑制による(敗血症を招きやすくなる)ものと長期投与によりもたらされるリンパ球組成の変化に基づく細胞性免疫能の低下による(結核やカリニ，ヘルペス感染を招きやすくなる)ものがある[2]．一方，シクロホスファミドによる免疫抑制は，そのT・Bリンパ球，好中球に対する細胞障害の結果，細胞数の減少と機能低下が起こり，その結果もたらされるもので，特に真菌，CMVに対する防御が著明に低下する．これら治療薬による免疫抑制の機序を**表1**にまとめた．

膠原病は全身性エリテマトーデス(SLE)，RA，強皮症，種々の血管炎などの疾患から構成され多様であり治療もさまざまである．また同一疾患でも冒される臓器が異なることも多い．そのため起こりやすい感染症も各疾患，治療，罹患臓器により大いに異なる．また，入院，外来の別により病原体のパターンも異なる．外来では，一般的な感染症である肺炎球菌による肺炎・気管支炎，感冒などのウイルス，マイコプラズマ，クラミジアなどの感染が起こるが，結核は特に注意すべきであり，帯状ヘルペスの頻度も高い．強い免疫抑制下の患者ではカリニ肺炎も警戒すべきである．入院患者は，一般に強い免疫抑制下にあり一般細菌による敗血症，カリニ肺炎，真菌感染，CMV感染などが起こる．**表2**に疾患・治療別に起こりやすい感染症を略述した．

## 膠原病感染症の注意点と治療，感染予防

膠原病での感染では一般の感染にない注意点が数多くあり，それらに留意して治療にあたらねばならない[3]．以下に羅列する．1) 感染と原疾患の増悪の鑑別が困難(CNSループスと中枢神経感染など，感染のrule outの方を優先する)，2) 感染が原疾患の増悪の誘因となる(早期に感染を抑え込むべきである)，3) 特にステロイド治療下では感染の指標が変化を受け誤解しやすい(CRPが低目になり感染を軽く考えてしまう)，4) 免疫抑制療法下では感染の広がりが早い，5) ステロイド治療下の感染ではステロイドの需要はかえっ

表 1　免疫抑制薬と易感染性

| 治療薬 | 治療法 | | 炎症細胞の遊走・接着 | 好中球 | T 細胞 | B 細胞 | 問題となる病原体・感染 |
|---|---|---|---|---|---|---|---|
| 副腎皮質ステロイド | 大量漸減療法 | 初期 | ↓↓↓ | ↓ | ↓ | ↓ | 一般細菌，敗血症，肺炎 |
| | | 中期 | ↓ | → | ↓↓↓ | ↓↓ | カリニ，真菌，一般細菌 |
| | | 後期 | → | → | ↓↓ | ↓ | 結核，カリニ，一般細菌 |
| | | 安定期 | → | → | ↓ | → | 結核 |
| | 中等量 | | ↓ | → | ↓↓ | ↓ | 結核，一般細菌 |
| | 少量 | | → | → | ↓ | → | 結核 |
| シクロホスファミド(CP) | | | → | ↓↓↓ | ↓↓ | ↓↓↓ | 真菌，カリニ，CMV，敗血症，肺炎 |
| シクロスポリン(CyA) | | | → | → | ↓↓↓ | → | 真菌，カリニ，結核 |
| アザチオプリン | | | → | → | ↓ | ↓ | 結核，カリニ，一般細菌 |
| ミゾリビン | | | → | → | ↓↓ | → | 結核 |
| MTX 少量間歇 | | | | → | ↓ | ↓ | 結核，一般細菌 |
| 摘脾 | | | | | | | 肺炎球菌 |
| 抗 TNF-α 薬 | | | | | | | 結核 |

色文字が注意する病原体と感染．
ヘルペス感染の危険性はどの薬剤でも出現する．

表 2　各疾患(治療)と感染症

| 疾患 | 治療法 | 免疫抑制状態 | 群 | 問題となる感染症 |
|---|---|---|---|---|
| RA | DMARDs＋NSAID | ほぼ(−) | 1 | 尿路感染，気道感染 |
| | MTX 少量間歇 | 軽度 | 2 | 結核，カリニ，肺炎，尿路感染，気道感染 |
| | 抗 TNF-α 薬 | 軽度 | 2 | 結核 |
| | ステロイド少量 | 軽度 | 2 | 結核，尿路感染，気道感染 |
| SLE | ステロイド少量 | 軽度 | 2 | 結核 |
| | ステロイド中等量 | 中等度 | 2 | 結核，一般細菌 |
| | ステロイド大量 | 重度 | 3 | 結核，一般細菌(敗血症，肺炎)，カリニ，真菌 |
| | ステロイド大量＋CP | 重度 | 4 | 真菌，カリニ，CMV，一般細菌(敗血症，肺炎) |
| | ステロイド大量＋CyA | 重度 | 3 | 真菌，カリニ，結核，一般細菌(敗血症，肺炎) |
| 血管炎 | ステロイド中等量 | 中等度 | 2 | 結核，一般細菌 |
| | ステロイド大量 | 重度 | 3 | 結核，一般細菌(敗血症，肺炎)，真菌，カリニ |
| | ステロイド大量＋CP | 重度 | 4 | 真菌，カリニ，CMV，一般細菌(敗血症，肺炎) |
| DM/PM | ステロイド中等量 | 中等度 | 2 | 結核，肺炎，一般細菌 |
| | ステロイド大量 | 重度 | 3 | 結核，一般細菌(敗血症，肺炎)，カリニ，真菌 |
| | ステロイド大量＋CyA | 重度 | 3 | 真菌，カリニ，結核，肺炎 |
| 強皮症，SS | 免疫抑制治療なし | ほぼ(−) | 1 | 気道感染，指尖感染 |
| | ステロイド中等量まで | 軽度 | 2 | 結核，気道感染，指尖感染 |
| 間質性肺炎合併(重症) | ステロイド中等量 | 中等度 | 2 | 結核，肺炎，一般細菌 |
| | ステロイド大量＋CP | 重度 | 4 | 真菌，カリニ，CMV，一般細菌(敗血症，肺炎) |
| | ステロイド大量＋CyA | 重度 | 3 | 真菌，カリニ，結核，一般細菌(敗血症，肺炎) |

治療法の欄の色文字が主に行われる治療法．
問題となる感染症の欄の色文字が主な病原体と感染，ヘルペス感染は免疫抑制があれば常に危険性がある．

て増加するためあわてた減量は原疾患の増悪を招く，6) 治療薬による薬剤アレルギーが出現しやすく治療経過を混乱させる．7) 複数菌による感染も多く，検出菌に対する治療のみにこだわると危険である．8) 疾患自体が種々の抗体を作るため，ある病原体の抗体が陽性であっても感染ではないこともある．

実際の治療は，以下の状況を勘案して行う．1）治療経過中の CRP や LDH の上昇，発熱，咳嗽，意識障害，神経症状などの際には，原疾患の再燃より，まず感染症を疑う，2）原疾患とその病勢，現在の治療による免疫抑制の状態を勘案し感染症の病原体を推定する（一点に絞るのではなく可能性の網をかけて経過とともに除外していく），3）感染巣を発見し病原体の検体を取る．しかし病巣がみつからないことも多く，あまりこだわると時期を失する．現在では $\beta$-D グルカンや CMV のアンチゲネミアなど採血による有効な検査があり利用する．4）治療は診断を兼ねて行わざるを得ないことも多く，起因病原体も細菌のみならず真菌，カリニなど幅広いため，抗微生物薬を戦略的に投与する（早期に広いスペクトラムの抗生物質を投与し，細菌感染の可能性を早目に rule out する）．5）投与した抗微生物薬が無効なら，別の薬に変更するとともに原疾患の再燃も考慮に入れる．6）感染予防について，現時点で一般的に行われているのは a. カリニ肺炎の予防（バクタ隔日投与，またはペンタミジン吸入），b. INH による結核の予防，c. インフルエンザや肺炎球菌に対するワクチンである．当科では，カリニ肺炎予防のみ行っている．理由はカリニ肺炎の初期はみつけにくく X 線でわかってからでは治療がむずかしいことと，結核菌は容易に INH 耐性になること，カリニに比べ進行が遅くみつけてからでも治療は可能と考えているからであるが，施設により方針は異なる．

表 2 に免疫抑制の状態を程度により 4 群に分けて示した．各群別に感染症に対する対応を示すと，群 1 はほぼ正常の免疫能の患者で臓器障害がない限り感染予防は行わず，炎症所見が出現しても，感染とはっきりしない場合は原疾患の増悪の方をまず考慮する．群 2 も感染予防は行わないが，炎症所見が出現したら，感染症対策を優先する．感染病原体は一般細菌，ヘルペス，結核を注意する．群 3 では，カリニ肺炎の予防を行っている．このため，感染徴候があった場合，カリニ肺炎を考慮から除外できる．注意する病原体は，緑膿菌，MRSA，結核菌，真菌（特にアスペルギルス）であり，病態では DIC，血球貪食症候群，原疾患の再燃を注意する．初期より広いスペクトラムの抗生物質（カルバペネムなど）を用い，細菌感染を早めに除外し，無効なら他の病原体の対策に向かう．群 4 では真菌（特にアスペルギルス），CMV が特に問題になる．

以上，膠原病の易感染性と感染症対策について略述したが，実際の疾患ごとの細かな状況・対応や具体的な薬剤の用量（一般に当該薬剤の常用量を使用する）は紙面の都合で割愛する．

### 文　献

1）Iliopoulos, A. G., Tsokos, G. C.：Immunopathogenesis and spectrum of infections in systemic lupus erythematosus. Semin Arthritis Rheum **25**：318-336, 1996
2）槇野茂樹，大澤仲昭：ステロイドの抗炎症作用．ホルモンと臨床 **45**：649-662, 1998
3）三森明夫：感染症と日和見感染症．膠原病診療ノート，日本医事新報社，東京，p.351-367, 1999

# 悪性腫瘍患者

米山一男

**キーポイント**

- 悪性腫瘍は高齢者に多く，病態・治療により重症かつ難治性の日和見感染症・菌交代症を罹患しやすい.
- 起炎菌は一般に，グラム陽性球菌，グラム陰性桿菌，カンジダなど多彩である.
- 感染症が突然，増悪することがあり，経過中，十分注意を払う必要がある.
- 感染症の徴候が危惧されるときは，早めに予防・消毒・原因除去の対策を取ることが重要である.

## はじめに

悪性腫瘍は高齢者に罹患が多く，自然な老化過程における感染症発症の原因となる．生体側の防御力，病原体の増殖力や病原性の強さとのバランスで，感染症が発病するか否かが決まるが，罹患者は細胞および液性免疫能の低下を招来し，全身栄養状態の悪化や呼吸・循環不全も相乗して易感染性宿主 compromised host となり，難治性感染症が合併しやすくなる．さらに，入院を余儀なくされ，腫瘍の外科的あるいは内科的治療を受けることにより，その危険性は増すばかりである．しかし，このような経過について evidence に基づいて予見し，対策を取ることができれば，わずかでも予後が改善される可能性がある．

## 悪性腫瘍患者における感染症：病態と症候

直接あるいは間接に感染の誘因となる腫瘍の臨症症状を**表 1** に示した．また，患者には，カテーテルなどの器具類の使用，手術，高齢者や乳幼児の外科的治療や，放射線・化学療法などの結果として，医原性感染症が発生しやすい(**表 2**)[1].

循環動態の異常，体温・意識レベルの低下，代謝異常(代謝性アシドーシス，呼吸性アルカローシス，高血糖，低血糖)，急性呼吸不全(ARDS)，急性腎不全などが突発した場合，敗血症を疑う．腸管内で異常増殖して，あるいは，褥瘡に発生した小膿瘍から血液内に細菌が侵入することが多い．その他，上気道・消化管粘膜からの

表 1　感染の誘因となる悪性腫瘍の症状

| |
|---|
| **1. 腫瘍の発育により生じる症状** |
| 占拠部位の出血，咳や痰，腹水や胸水，便通異常，全身では，食思不振，発熱，体重減少，貧血，黄疸，脱水，呼吸困難，浮腫，出血傾向，凝固系亢進，るい痩，悪液質など |
| **2. 腫瘍の変性・壊死に続発する症状** |
| 出血や腫瘍性分泌，穿孔，瘻孔など |
| **3. 腫瘍の進行・転移に伴う症状** |
| 皮膚菲薄化，潰瘍形成，発赤，骨萎縮・肥大，骨破壊，気道・消化管・胆道系・尿路系などの通過障害(呼吸困難，嚥下困難や嘔吐，腸閉塞，胸やけ，閉塞性黄疸，水腎症，尿閉など)．上大静脈症候群，下大静脈閉塞，門脈狭窄・閉塞などの血行障害．反回神経麻痺，横隔神経麻痺，顔面神経麻痺，その他の神経麻痺などの神経障害 |
| **4. 腫瘍に伴う代謝・内分泌異常** |
| 低蛋白血症，蛋白合成障害，摂取量低下に伴う臓器萎縮，脂肪組織萎縮，グリコーゲン合成障害や嫌気性解糖に伴う低血糖，解糖系酵素や胎児型同位酵素増加などの酵素異常，トキソホルモン産生と悪液質，正所性あるいは異所性ホルモン産生腫瘍によるホルモン異常症など |
| **5. 腫瘍随伴症状** |
| 胸腺腫や肺小細胞癌の Eaton-Lambert 症候群の重症筋無力症・筋無力症様症状のような筋・神経障害，胃癌などの進行癌に伴う皮膚筋炎をはじめとする皮膚・筋肉異常，胸腺腫の赤芽球癆・低 $\gamma$-グロブリン血症，胃癌や肺癌の白血病様反応，肺癌などにおける血小板増多症，Hodgkin 病などの好酸球増多症，進行癌の DIC(播種性血管内血液凝固症候群)などの血液異常 |

表2　医原性感染症とその要因

| 要因 | | 感染症 |
|---|---|---|
| 手術 | 手術創の汚染 | 創感染，深部膿瘍，敗血症 |
| 体腔内異物 | 血管内留置カテーテル | 血栓性静脈炎，敗血症， |
| | 尿路カテーテル | 逆向性腎盂腎炎，敗血症 |
| | ペースメーカー，人工弁 | 感染性心内膜炎 |
| | ステント，シャント，ドレーン | 深部膿瘍，敗血症 |
| 血液製剤 | 汚染血液製剤 | 血清肝炎，HIV 感染症など |
| 針刺し事故など | 汚染血液，体液 | |
| 骨髄抑制 | 放射線障害，抗腫瘍薬 | 肺炎，敗血症など |
| 好中球減少 | 薬剤アレルギー，抗甲状腺薬 | |
| 免疫障害 | 副腎皮質ホルモン投与 | 敗血症，深在性真菌症 |
| | 免疫抑制薬，消炎鎮痛薬 | 各種感染症の発生，重篤化 |
| 菌交代現象 | 抗菌薬 | 偽膜性大腸炎，MRSA 腸炎，菌交代症 |
| その他 | 薬剤性排尿障害 | 尿路感染症 |
| | 薬剤性意識障害 | 誤嚥性肺炎 |
| | 制酸薬 | 感染性腸炎，薬剤性腸炎 |

（文献 1）より引用）

感染，各種排液用・経管栄養用チューブや中心静脈カテーテル留置などで敗血症に移行しやすく，口内炎や肛門周囲炎で発症する場合もあるといわれている．近年，グラム陰性菌が減少し，グラム陽性菌が増加する傾向にある．起炎菌は緑膿菌＞表皮ブドウ球菌＞黄色ブドウ球菌の順に多いとされる[2)]．

## 腫瘍の占拠臓器の感染症と日和見感染症の病原体と診断

### 1. 病原体

特定の病原体に限定されないが，消化器癌にみられる臓器別感染症の主たる起炎菌を示す．

・食道癌：緑膿菌，カンジダ，MRSA

・胃癌：$\alpha$-溶血性レンサ球菌，黄色ブドウ球菌，*Ent. faecalis*，*Bact. fragilis*，大腸菌など．

・下部消化管の癌：MRSA，*Bact. fragilis*，*Ent. faecalis* など[3)]．

・肝癌：黄色ブドウ球菌，大腸菌，*Klebsiella*，*Ent. faecalis*，緑膿菌など．

また，一般に悪性腫瘍患者に伴いやすい日和見感染症の病原体として以下のものがあげられる．

・グラム陽性球菌：表皮ブドウ球菌，黄色ブドウ球菌，肺炎球菌，インフルエンザ菌

・グラム陽性桿菌：非定型抗酸菌，結核菌，*Listeria*，*Nocardia*

・グラム陰性桿菌：緑膿菌，*Serratia*，*Klebsiella*，*Enterobacter*，*Proteus*，*Legionella* などの弱毒菌と肺炎桿菌，大腸菌

・真菌：*Candida*，*Aspergillus*，*Cryptococcus*，*Mucor*

・ウイルス：cytomegalovirus，herpes virus，influenza virus，adenovirus

・原虫：*Pneumocystis carinii*，*Toxoplasma*

T細胞不全では，ウイルス，真菌，原虫感染抵抗性が低下し，水痘・単純ヘルペス，サイトメガロウイルス感染症が重症となる．生ワクチン，弱毒ワクチンでさえ全身感染症を生じ，日和見感染症が発生する．また，皮膚カンジダ症，結核症，ノカルディア症，クリプトコッカス症，リステリア症などが起こりやすい．

B細胞不全では，IgG 欠乏で一般菌感染を，IgA 欠乏で副鼻腔・気管支の細菌感染症を生じやすく，レンサ球菌，ブドウ球菌，ヘモフィルス菌など細胞外で増殖する化膿菌感染が多い．肺炎，中耳炎，副鼻腔炎，尿路感染症，腸炎，髄膜炎，敗血症を反復罹患する．

消化管や副鼻腔・鼻の手術，熱傷などの患者にみられる黄色ブドウ球菌感染では，菌体毒素の抗原性に起因する toxic shock syndrome（TSS）に注意をしなければならない[4)]．

高齢者悪性腫瘍患者では，低栄養，誤嚥，心・肝・腎不全，糖尿病，慢性呼吸器疾患が合併する

と，$\alpha$ 溶連菌（緑色レンサ球菌）に発育抑制されている肺炎球菌により難治性肺炎を生じる場合が多い．

**2. 診　断**

炎症の判定には，WBC，$\alpha_2$-グロブリンのほか，CRP，$\alpha_1$-AG（acid glycoprotein），haptoglobin などの炎症パラメーターを参考にする．

肺炎，肺膿瘍，気管支炎を疑うとき，喀出痰より，病巣から採取する標本を用いる経気管吸引法の検査結果の方が信頼性は高い．

また，緑色膿汁は緑膿菌感染を，悪臭のある検体は嫌気性菌感染を示唆する．細菌検査で検出頻度の高い菌種は，概略，次の通りである．

膿汁：MRSA＞グラム陰性桿菌（*Bacteroides* など）＞緑膿菌

胆汁：*Ent. faecalis*，緑膿菌

喀痰：*Candida*，MRSA，肺炎球菌，緑膿菌

血液培養は，体温 38.5℃以上，悪寒戦慄，末梢血白血球 20,000/mm$^3$ 以上で施行すべきとされるが，表皮ブドウ球菌，緑膿菌，*Corynebacterium*（ジフテリア菌類）などの混入に注意しなければならない．

種々の検体（血液，体液，膿，あるいは穿刺や洗浄による）から病原体の分離・培養を迅速に行うことは当然であるが，結核菌，*Legionella*，*Mycoplasma*，*Chlamydia* などは，2 日間程度で診断ができる，DNA プローブ法，PCR 法などで確定診断を急ぐ．緊急を要する場合には，経験的治療 empiric therapy を行う．*Aspergillus*，*Cryptococcus*，*Candida* については，血中抗原診断キットが市販されている．カリニ肺炎の重症例では，サイトメガロウイルス肺炎，細菌感染，気胸などが合併することがあるうえ，治療により肺胞の破壊，線維化が生じ，さらに肺機能が悪化することがある．

## 抗菌薬の用法・用量の注意点と選択方針 ■

グラム陽性球菌：薬剤血中濃度が 6 時間以上 MIC 以下にならないように注意する．immunocompromised host では 3 時間以上 MIC 以下の濃度にならないように投与する．

グラム陰性桿菌：例えば，$\beta$-ラクタム系薬はグラム陽性菌に，ニューキノロン系薬，アミノ配糖体系薬はグラム陰性菌に，MIC 以下の濃度でも細菌増殖を抑制する postantibiotic effect（PAE）がある．PAE がなければ，血中濃度が MIC 以下にならないように投与する．PAE が認められるなら，それに相当する時間だけ間隔を空けて投与する．ゲンタマイシン，オフロキサシンはグラム陽性菌，陰性菌双方に PAE が認められる．

## 抗菌薬の副作用と注意 ■

肝障害の患者では，肝で大部分，代謝・排泄される EM，RFP，MPIPC，CLDM，MCIPC，ジフルカンによる肝障害の悪化，副作用の増強に注意する．

腎障害の患者では，腎で大部分が排泄されるアミノ配糖体系薬，セフェム系薬，ペニシリン系薬（$\beta$-ラクタム系薬）は，副作用発現の危険性が増すので，肝で代謝・排泄を受ける薬剤への変更か，減量を考える．

また，脳・脊髄液の感染症には，第 3 世代セフェム系薬，ST 合剤，ニューキノロン系薬，RFP，INH，フルコナゾール，ドキシサイクリン，クロラムフェニコールなどを用いる．しかし，セフェム系薬以外の，特にテトラサイクリン系薬，アミノ配糖体系薬，ニューキノロン系薬，ST 合剤などは，副作用に催奇形性などがあり，担癌の妊娠女性には用いない．ST 合剤，ペンタミジンなどでは，薬剤性肺炎を生ずることがあり，注意を要する．

**文　献**


1) 稲松孝思：第 11 章，6．易感染患者へのアプローチ，clinical approach，p.2025-2026, 1998
2) 浦部晶夫，遠藤光絵：II 造血器悪性腫瘍．特集 現代医療における感染症の問題点とその対応そして 21 世紀への進歩．日本内科学会雑誌 **89**：2248-2253, 2000
3) 鍋谷圭宏，谷川允彦：特集消化器外科領域の術後感染症―その予防と治療．Medical Tribune, infection control today, p.41-43, 2001
4) 中島庸也：MRSA 感染症の抗菌薬療法の実際～抗 MRSA 薬の使い方．5）耳鼻咽喉科感染症．感染と抗菌薬 **4**(suppl. 1)：54-58, 2000

# 白血病

増田道彦

**キーポイント**

- 好中球減少症による発熱がある白血病などの造血器腫瘍患者は，高リスク群に分類され，静注による抗菌療法の適応である．
- 好中球減少症による発熱がある高リスク群患者に対してはセフェピムまたはカルバペネムの単剤，または合併症や耐性菌などの場合はアミノ配糖体を併用する．
- グラム陽性菌感染，重症カテーテル感染，心血管系に異常がある場合は最初からバンコマイシンを併用する．

## はじめに

白血病患者，特に急性白血病患者の発熱は，ほとんど好中球減少時の発熱 febrile neutropenia であることが多い．白血病患者の経験的抗菌療法 empiric therapy では，以前からグラム陽性菌からグラム陰性菌まで広くカバーする抗菌療法が行われてきた．また病原体の毒性の強さから，グラム陽性菌では緑色レンサ球菌，グラム陰性菌では緑膿菌を特にターゲットとして考えてきた．具体的には$\beta$ラクタム系＋アミノ配糖体の抗菌薬のコンビネーションが，白血病などの造血器腫瘍患者における抗菌療法のゴールドスタンダードと考えられてきた．しかし近年，1剤で広くグラム陽性菌から陰性菌までカバーする抗菌薬が開発され，白血病などの好中球減少時の抗菌薬単独療法 mono therapy の有用性が主張されるよ

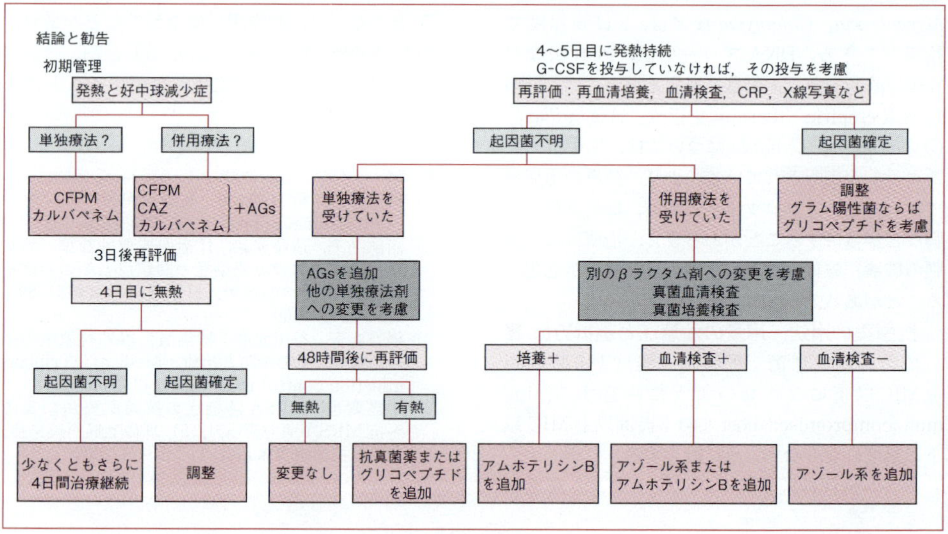


図1　日本の好中球減少による発熱患者における抗菌薬使用に関するエビデンスに基づく勧告（日本血液学会）

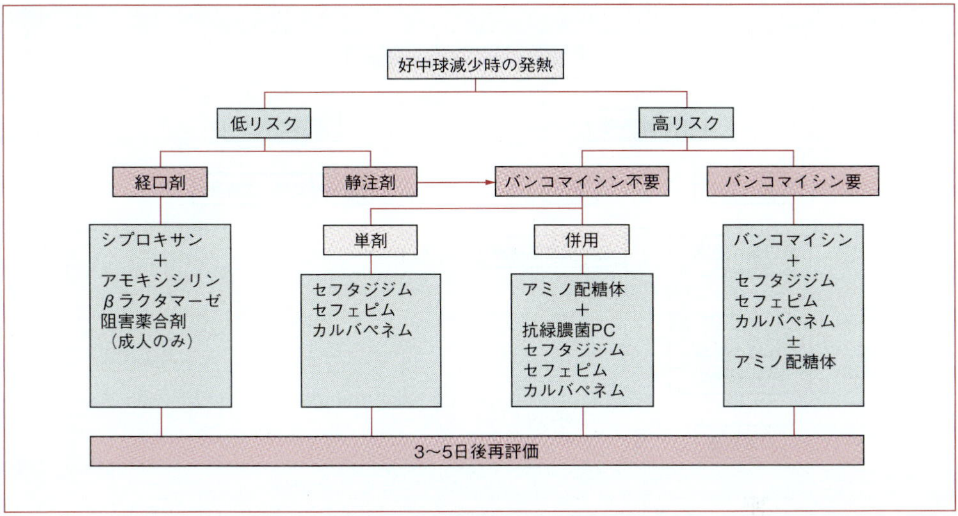


図2　好中球減少症の悪性腫瘍患者における抗菌薬使用ガイドライン2002（文献2）より引用）

うになった．

## 日本血液学会からの好中球減少時による発熱における抗菌薬使用の勧告 ■

1998年日本血液学会から，好中球減少による発熱患者における，抗菌薬使用に関するエビデンスに基づく勧告が発表された（**図1**）[1]．これによれば，好中球減少症による発熱が起こったとき，セフェピムかカルバペネムの単剤か，セフェピム，カルバペネム，セフタジジムにアミノ配糖体を加えた併用療法を行うとしている．これら初期投与の薬剤で解熱した場合，同じ薬剤を継続するか，起因菌に合わせて変更する．また初期投与の薬剤で解熱しない場合，初期投与が単剤はアミノ配糖体を加え，併用療法の場合は抗菌薬を変更する．真菌症の検査の結果で，抗真菌薬の追加も検討する．

## 好中球減少症による発熱に対するIDSAのガイドライン ■

2002年Infectious Disease Society of America（IDSA）から，好中球減少症の悪性腫瘍患者における抗菌薬使用のガイドラインが発表された（**図2**）[2]．ここでは患者をリスクファクターにより，低リスク患者と高リスク患者に分けるスコアリングシステムが示されている（**表1**）．このスコアリングシステムを用いて計算すると，造血器腫瘍患者では入院，外来いずれでも，年齢，重症度にかかわらず21点以上になることはない．つまり白血病などの造血器腫瘍患者は，低リスク群ではないため，経口の抗菌薬投与の適応となることはない．白血病患者が発熱した場合は，バンコマイシン投与の適応があるか否かを検討して，速やかに静注の抗菌療法を開始すべきである．バンコマイ

表1　低リスク患者を同定するスコアリングシステム

| 患者背景 | スコア |
|---|---|
| ・重症度（いずれか選択） | |
| 　無症状，軽症 | 5 |
| 　中等度の症状 | 3 |
| ・低血圧なし | 5 |
| ・慢性閉塞性肺疾患なし | 4 |
| ・固形腫瘍である，または真菌感染なし | 4 |
| ・脱水症なし | 3 |
| ・発熱時外来通院中 | 3 |
| ・60歳未満 | 2 |

合計点21点以上：低リスク

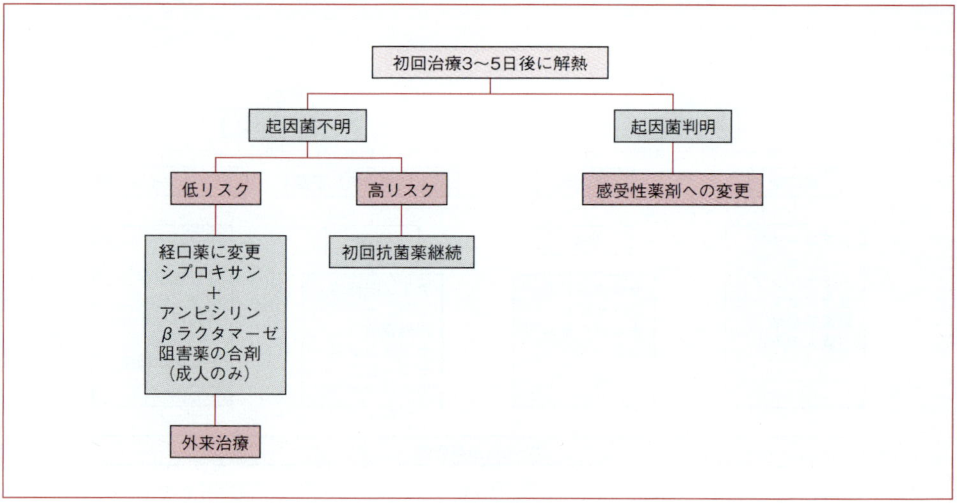


図３　好中球減少症の悪性腫瘍患者における抗菌薬使用ガイドライン 2002（文献 2）より引用）

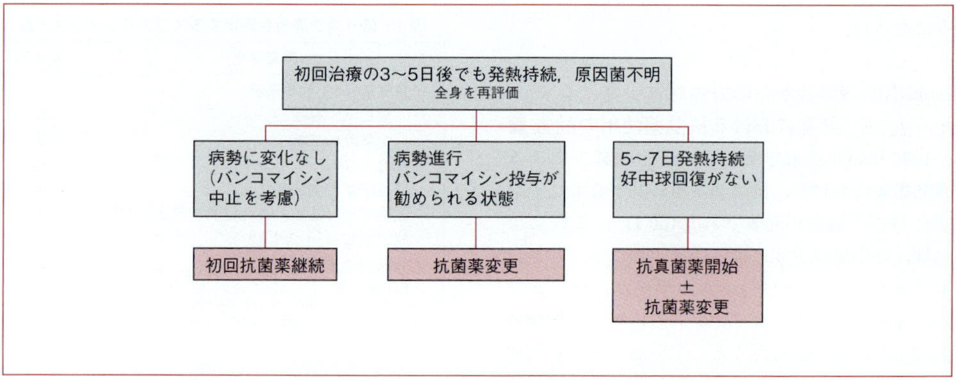


図４　好中球減少症の悪性腫瘍患者における抗菌薬使用ガイドライン 2002（文献 2）より引用）

シンを併用するべきなのは，MRSA やグラム陽性菌が検出されている場合，重症カテーテル感染の場合，低血圧などの心血管系の異常がある場合としている[3]．またバンコマイシンの投与を検討すべき状況としては，ペニシリン耐性レンサ球菌（特に緑色レンサ球菌）の検出，大量化学療法後の高度粘膜障害，キノロン系抗菌薬による予防を受けていた場合などである．しかし最近は，バンコマイシン耐性腸球菌も問題になっており，バンコマイシンの有用性は低下したと考えられている．

バンコマイシンの併用の適応でない場合は，単剤または併用の抗菌療法が行われる．単剤の場合は，グラム陽性菌から陰性菌まで広くカバーするセフタジジム，セフェピム，カルバペネム系抗菌薬を使用する．しかしセフタジジムは緑色レンサ球菌やエンテロバクターに対する抗菌力の問題や，extended-spectrum βラクタマーゼ産生菌に無効であることから，単剤使用は推奨されない．また併用療法は，合併症が存在する場合や，耐性菌が出現している場合などに推奨される．

初期投与の抗菌薬で解熱した場合，低リスク群の場合経口の抗菌薬に変更する(図3)．この場合使用される経口抗菌薬は，グラム陽性菌に強いアンピシリン+βラクタマーゼ阻害薬の合剤と，グラム陰性菌に強いシプロキサンが推奨されている．最近グラム陰性菌ばかりでなく，陽性菌までカバーしたキノロン系抗菌薬が開発されており，それらの場合単独使用でよい可能性もある．

また初期投与の抗菌薬で解熱しない場合，病勢に変化なくバンコマイシンが投与されている場合は，そのまま抗菌薬を投与しバンコマイシンは中止できるか検討する．また病勢の進行がある場合，前述のバンコマイシン投与が勧められる場合バンコマイシンを追加し，他の抗菌薬の変更も行う．またさらに発熱が持続し好中球回復がなければ，抗真菌薬を開始して同時に抗菌薬の変更も検討する．

好中球減少症による発熱において，日本血液学会の勧告とIDSAのガイドラインで異なっているのは，① IDSAでは，好中球減少症による発熱をリスクにより分類して抗菌薬の選択をしている．② 日本血液学会の勧告では，バンコマイシンは初期投与の抗菌薬に不応の場合投与するが，IDSAでは最初からバンコマイシン投与の適応に合致していれば投与する．③ 日本血液学会の勧告では，初期投与の抗菌薬は単剤，併用で特に規定はなかった．IDSAでは，合併症がある場合，耐性菌が関与している可能性がある場合併用を勧めている．④ IDSAでは低リスク群に分類されていれば，経口抗菌薬でも可としている．⑤ IDSAでは，初期投与の抗菌薬で解熱しなくても，病勢が進行しなければ抗菌薬は変更しない．⑥ 日本血液学会の勧告では，真菌の血清学的検査の結果により抗真菌薬の投与を決定する．しかしIDSAでは，好中球減少が持続していれば抗真菌薬を開始する．

## おわりに

わが国と米国では，気候，環境，抗菌薬の使用状況などが異なるため，IDSAのガイドラインをそのまま受け入れにくい状況もあると考えられる．しかし，好中球減少症による発熱をリスクにより分類し抗菌療法を選択したり，バンコマイシン投与の基準を明確にするなどの考え方については，わが国でも受け入れる必要があると考えられる．また米国では抗真菌薬の投与決定において，真菌の血清学的検査の評価がわが国より低いことが考えられた．わが国でも1998年の日本血液学会の勧告を基に，IDSAの考えを取り入れた新しい好中球減少症における独自のガイドラインの作成が必要である．

### 文　献

1) Masaoka, T. et al.：Evidence-based recommendation of antimicrobial use in febrile neutropenia in Japan. Intern J Hematol **68**(suppl 1)：S1, 1998
2) Hughes, W. T. et al.：2002 guidelines for the use of antimicrobial agents in neutropenic patients with cancer. Clin Infect Dis **34**：730, 2002
3) Mermel, L. A. et al.：Guidelines for the management of intravascular catheter-related infection. Clin Infect Dis **32**：1294, 2001

# 老人の呼吸器感染症

大塚盛男

## はじめに

老人では，加齢に伴う変化や呼吸器系や全身性の基礎疾患の合併のために防御力が低下し，呼吸器感染症を発症しやすい．また，呼吸不全や，他臓器の障害も加わりやすいため，多様で複雑な病態を示し，難治性で予後不良のことが多い．

老人の呼吸器感染症には種々の疾患があるが，本稿では肺炎と肺結核について述べる．

## 肺　炎

### 1. 特　徴

肺炎はわが国の死因の第4位であり，その90％以上を65歳以上の老人が占める．

老人でも発熱，咳，痰，呼吸困難などを認める場合が多いが，微熱，元気のなさ，食欲不振などの非特異的症状を呈することもあるので注意を要する．低酸素血症でも呼吸困難を訴えない場合もあるので，常に呼吸数や脈拍数などのバイタルサインを観察し，呼吸不全に注意する必要がある．

誤嚥の関与が多く，特に脳血管障害後遺症などにより咳・嚥下反射が低下した患者でその頻度が高い．就眠中の不顕性誤嚥も多い．

### 2. 病原微生物

市中肺炎では，肺炎球菌やインフルエンザ桿菌が多いが，慢性呼吸器疾患ではモラクセラ・カタラーリスや緑膿菌，誤嚥性肺炎では *Streptococcus milleri* 群や嫌気性菌などの口腔内常在菌，糖尿病などでは肺炎桿菌などのグラム陰性桿菌，閉塞性肺炎では嫌気性菌なども起炎菌となる．温泉・入浴施設利用者ではレジオネラに注意する．

院内肺炎では，緑膿菌などのグラム陰性桿菌が多く，耐性菌のことも少なくない．

### 3. 治　療

基礎疾患のない軽症例では，経口の $\beta$-ラクタマーゼ阻害薬配合ペニシリン系薬や抗肺炎球菌活性を有するフルオロキノロン系薬による外来治療も可能である．一方，基礎疾患を有する場合は，中等症以上のことが多く，注射用ペニシリン薬や第2・3世代の注射用セフェム薬による入院治療が必要である．特に，重症例では最初から第3世代セフェム薬とクリンダマイシンを併用するかカルバペネム系薬を投与する．レジオネラ肺炎には，マクロライド系薬とフルオロキノロン系薬を併用する．

また，治療に対する反応が不十分で，喀痰培養検査で病原微生物が同定された場合には，感受性のある薬剤に変更する．腎機能，肝機能などに注意して治療薬の選択や投与量の決定を行う．特に，セフェム薬，カルバペネム系薬，アミノ配糖体などの腎臓排泄性薬剤は，注意を要する．

さらに，老人の肺炎では，呼吸不全に対する呼吸管理，水・電解質バランスや栄養などの全身管理，基礎疾患の治療，薬剤の副作用対策など，全身的視野に立った治療が必要である．

## 肺結核

### 1. 特　徴

わが国の肺結核患者の約60％を60歳以上が占め，糖尿病，低栄養，抗癌薬などによる既感染者の再発が多い．塗抹陽性患者が増加し，医師による診断の遅れも多いため，感染源として重要である．また，若年者に比べ死亡率も高い．

### 2. 治　療

初回治療患者の標準療法は，以下の2法である．(A)法：RFP＋INH＋PZAにSMかEBの4剤併用で2ヵ月間治療後，RFP＋INH(＋EB)で4ヵ月間治療する．(B)法：RFP＋INH＋SMかEBで6ヵ月間治療後，RFP＋INH(＋EB)で3ヵ月間治療する．原則として(A)法を用い，PZA投与不可の場合は(B)法を用いる．

老人の治療もこの方法に準じるが，高齢者ではPZAにより重篤な肝障害が出現する可能性が高いので，80歳以上では原則として使用しない．また，EBやSMなどの腎臓排泄性薬剤は，減量するか投与間隔を延ばす．

# 乳幼児の腸管感染症

小林健一郎・春田恒和

## はじめに

腸管感染症は小児科診療で高頻度にみられる感染症の一つである．本症の起因病原体は，ウイルス，細菌，寄生虫，アメーバ，原虫と多岐にわたる．細菌性腸炎の主な起炎菌として，カンピロバクター，非チフス性サルモネラ，病原性大腸菌，腸炎ビブリオ，エルシニア，赤痢菌があげられる．本稿では細菌性腸炎に対する抗菌薬療法を中心に述べる．

## 症　状

症状は，原因となる病原体，感染菌量，宿主の状態により異なる．乳幼児では成人と比べて重症化しやすく，菌血症を起こす頻度が高いことから，腸管症状のみならず菌血症，敗血症，髄膜炎などの腸管外感染症も念頭に対処する．また溶血性尿毒症症候群に合併する急性脳症，サルモネラ脳症，カンピロバクター髄膜炎では重篤な中枢神経症状を主訴に救急受診することもあり注意する．

## 対症療法

一般的に予後良好で自然治癒性が高いことから，食事療法，水・電解質異常の補正などの対症療法を優先する．止痢薬は一般的に投与しない．また腸管運動を抑制する薬剤の投与は禁忌とされる．腸内細菌叢の正常化を図るため乳酸菌製剤を併用する．

## 抗菌薬療法の適応

抗菌薬の適応については議論があるが，新生児，3ヵ月未満の乳児，基礎疾患を持ち免疫不全の状態にある児，敗血症や病巣感染が疑われる児は，積極的な抗菌薬療法の適応となる．抗菌薬療法としてホスホマイシン(50～100 mg/kg/日，3～5日間経口投与)を第一選択とすることが多い．その理由としては，赤痢，サルモネラ，大腸菌などへの広い適応があること，カンピロバクターに対する試験管内の抗菌力は中等度であるが臨床的には有効であること，マクロライド系抗菌薬と比べた場合，内服コンプライアンスが良好であることがあげられる．成人で頻用されるニューキノロン系薬は，ノルフロキサシンが乳児期以降にしか適応がないばかりか，その他の薬剤は小児には禁忌とされる．乳幼児では症状軽快後も，菌が腸管に長期間滞留し慢性下痢の原因になることがあるが，そのためだけの長期間の抗菌薬投与は行わない．

## 副作用

広域抗菌薬の投与により後述の耐性菌種の増加と同時に，菌交代現象を招くこともあり注意が必要である．特に乳児期早期では腸内細菌叢の形成が未熟で，かつ不安定である．このため抗菌薬の投与で腸内細菌叢が大きく抑制された場合には，腸管内細菌の異常増殖を招き，全身感染症に発展することもある．また肝胆道系の基礎疾患や慢性下痢症がある場合には抗菌薬の長期投与でビタミンK欠乏性出血症を招く可能性を考慮する．この場合には，ヘパプラスチンテストを含めた凝固検査でビタミンK欠乏のスクリーニングを行う．

## おわりに

欧州諸国におけるフルオロキノロン耐性サルモネラの出現は，同薬が家畜用抗菌薬に使用されたことによる耐性菌の選択が原因にあげられる．近年，本邦でも多剤耐性菌による乳児例が散見される．そのため，治療抵抗性の場合は院内の感染症専門医にコンサルテーションを行うとともに原因菌の感受性試験に基づいた治療計画を立てる．

今後，耐性菌の蔓延を阻止するためにも抗菌薬の適応を遵守する．新生児や乳幼児では食中毒型病原菌でもヒト—ヒト感染を起こしやすく，集団発生を起こしうることから，院内，家庭内，あるいは集団内での二次感染の防止策を考慮することが重要である．腸管出血性大腸菌 O 157：H 7 や赤痢では少ない菌量でも感染が成立する．したがって，おむつをしている乳幼児で特にこれらの菌に感染した場合のケアの前後では手洗いを励行する．また症状軽快後でも抗菌薬中止をした後には，24 時間以上の間隔をおいて連続 2 回の検便で原因菌の消失を確認する．

# いわゆる寝たきり老人の発熱

深山牧子

## 高齢者疾患の特徴

「寝たきり老人」という言葉は決して定義づけられた医学用語ではないため，ここでは食事，排泄，入浴時を除く 1 日の大半を床上で過ごし，移動に介助を要する状態の高齢者を便宜的に指すこととする．痴呆，失禁を伴う頻度が高く，日常生活動作上の介護要求度も高い．

「寝たきり老人」をはじめ，高齢者疾患の特徴は，1）発症の時期，病因，進行の機序が不明あるいは多元的で決定し難い場合が多い．2）複数の疾患を同時にもっていることが多く，一般に慢性に経過する，3）病気に対する局所的ならびに全身反応が，若年者と異なり，明瞭でない場合が多い，4）そのために見過ごされ，重症化や合併症が起こりやすい，などと指摘されている．

## 「寝たきり老人」にみられる感染症

「寝たきり老人」も，感冒など他の年齢層と同様の疾患に罹患する．しかし，寝たきりに至った種々の要因が易感染性要因となっており，嚥下機能や意識状態の低下に伴う誤嚥，神経因性膀胱などにみられる残尿，自力での体位変換の障害を基盤に生ずる褥瘡などは，それぞれ嚥下性肺炎，尿路感染症，褥瘡感染症の大きな誘因となる．これらの感染症は，寝たきりの原因となった疾患の改善の見込みが少ないため，慢性，反復性であり，抗菌薬のみでそのコントロールをしようとすると耐性菌を生ぜしめるだけである．どの場合も，治療以上に発症予防に心を砕かなければならない．

### 1.　嚥下性肺炎

口腔内の常在菌を混じた唾液や食物などの異物を肺内に吸入して発症する肺炎で，嚥下障害を有する例に好発する．起炎菌の半数以上は嫌気性菌であるが，ペニシリン系抗菌薬でも感染はコントロールしうる場合があり，誤嚥予防と口腔ケアの補助療法の果たす役割は大きい．

### 2.　尿路感染症

神経疾患，前立腺肥大症，糖尿病性神経症などにより尿流障害や残尿のみられる症例では，尿路感染症がしばしばみられ，尿道カテーテル留置の適応となる場合がある．しかし，カテーテルの挿入操作，膀胱洗浄そのものが感染の誘因となり，しばしば敗血症となる．また，カテーテル自体も異物であるし，カテーテルによって生じた膀胱結石は感染のコントロールを非常に困難にするため，留置カテーテルの適応は慎重に決めたい．

尿路感染の起炎菌は，未治療例ではグラム陰性桿菌の頻度が高いが，治療歴のある症例では前投抗菌薬によって起炎菌は変化している．重要なことは，カテーテル留置例の尿が無菌であることはきわめてまれであることを知るべきである．菌が検出されても，臨床症状を伴っていなければ，治療の必要はない．

### 3.　褥瘡感染症

褥瘡は長時間圧迫を受けた皮膚の循環障害に基づく潰瘍性病変であり，多くは長期臥床者の仙骨部，大転子部などにみられる．大変難治性であり，感染を伴いやすく，局所の清潔，消毒，温湿布，マッサージのほか褥瘡用の潰瘍治療剤を用いて処置を行う．壊死，感染を伴う褥瘡は，切除や切開排膿が必要となる．蜂窩織炎，皮下膿瘍，骨髄炎を併発し，高熱を伴う褥瘡感染例では，抗菌薬の全身投与が必要であるが，全身症状がなければ局所処置のみで足りる．ただし，いずれの場合にも抗菌薬の局所使用は禁忌である．

# 肺癌患者の呼吸器感染症

林　泉



## 肺癌患者の感染症の種類 ■

1．繰り返し肺炎：同じ部位に市中肺炎，気管支肺炎のようなことを繰り返すことがあるが，肺癌による気道狭窄によることがある．

2．閉塞性肺炎：癌により気道が閉塞するとその奥に肺炎や肺化膿症を形成する．

3．押し込み感染：気管支鏡検査，レスピレーターの加圧，サクションチューブなどによる．

4．bacterial translocation：肺以外の部位から微生物が血行性に肺に translocation する．

5．肺切後の残存肺肺炎：術後，残存肺の過膨張・血流障害などが原因で，感染が起こりやすい．

6．右開胸手術後の易感染性：食道癌術後などに多くみられるが，詳細不明である．

## 肺癌患者肺炎の特徴 ■

**表1**に示す．

## MRSA と多剤耐性緑膿菌 multi-drug resistant *Pseudomonas*（MDRP）■

MDRP に対する FOM＋SBT/CPZ 時間差攻撃療法と MRSA が複数菌感染した場合のいわゆる最強療法

FOM＋SBT/CPZ 時間差攻撃療法

① FOM 2 g＋注射用蒸留水 20～40 m$l$　3～5

表1　肺癌患者肺炎の特徴

| 肺炎発生時期 | 難易性 | 起炎菌の傾向 | 特徴 |
|---|---|---|---|
| 診断時 | 中 | *S. pneumoniae*（5～20%）<br>*H. influenzae*（5～15%） | 市中肺炎に近い．繰り返し肺炎<br>閉塞性肺炎．押し込み感染<br>複数菌 |
| 術後 | 中～高 | *S. aureus*（MRSA）（40～60%）<br><br>*P. aeruginosa*（20～40%）<br><br>*K. pneumoniae*（10～20%）<br>嫌気性菌（0～10%） | SSI（術後感染）としての肺炎<br>BSI（血流感染）<br>レスピレーターによる院内感染<br>単独菌 |
| 化療・放射線治療時～終末期 | 高 | *S. aureus*（MRSA）（20～40%）<br>*P. aeruginosa*（30～50%）<br>*C. albicans*（20～40%）<br>*K. pneumoniae*（10～20%）<br>*S. marcescens*（10～20%）<br>*E. faecalis*（10～20%）<br>嫌気性菌（10～20%） | 内因性感染の増加．環境由来の院内感染．IL-2，IL-6，TNF-$\alpha$ などインターロイキン産生腫瘍．液性・細胞性免疫能の低下．低蛋白．白血球減少．誤嚥．bacterial translocation．気道閉塞の進行．気道クリアランス能の低下 |

肺癌の発生・進行時期によって感染様式，起炎菌，難易度が変化する．
免疫能低下時の ① *S. aureus*（MRSA），② グラム陰性菌（*P. aeruginosa* など）が大切．

分間でi.v.

↓

60分

↓

② SBT/CPZ 2 g＋5% glucose 250 m$l$　60分間でD.I.

FOM＋SBT/CPZ最強療法

③ ABKを加える場合

①の後，ABK 100 mg＋生食水100 m$l$　30分間でD.I.→②

④ VCMを加える場合

①→60分→② の後，VCM 0.5〜1.0 g＋生食水100 m$l$ 60分間でD.I.

⑤ TEICを加える場合

朝：①→60分→② の後，TEIC 400 mg＋生食水100 m$l$ 60分間でD.I.

夕：①→60分→②

ただし，初日のみ ①→60分→②→TEICを朝と夕

＊② にステロイド(ハイドロコーチゾン300 mg)を3日間加えることもある．

＊この治療を1日2回，原則として時間差攻撃療法は14日間，最強療法は7日間とする．

### 閉塞性肺化膿症 ■

肺癌のステージにかかわらず，手術になることもあり得る．

# 難治性感染症

中森祥隆

### はじめに ■

感染症治療効果には，原因菌，抗菌薬，宿主の条件が影響する．

菌側の因子として，病原性の強い肺炎球菌，オウム病，レジオネラなどによる重症肺炎やMRSA，緑膿菌などの耐性菌による院内肺炎や複数菌感染が難治性となる．

宿主側因子として，高齢者，糖尿病，悪性疾患，HIVなどの基礎疾患やステロイド薬治療，抗癌剤治療などによる全身性防御能の低下や肺気腫症，広範な気管支拡張症，人工呼吸器管理やドレーン挿入などによる局所防御能の低下が治療抵抗性の要因となる．

抗菌薬の因子としては，原因菌に対する抗菌活性と薬剤の体内動態(感染病巣への移行)が細菌学的効果に影響する．

今回は難治性感染症時の抗菌薬使用について呼吸器感染症を中心に述べる．

### 急性感染症 ■

**1. 推定原因菌が異なる場合や複数菌感染の場合**

市中肺炎の原因菌は肺炎球菌などの細菌性肺炎群と肺炎マイコプラズマ，肺炎クラミジアなどの非定型肺炎群に分けられる．$\beta$-ラクタム系薬は細菌性肺炎には有効であるが，非定型肺炎には無効である．一方，マクロライド，テトラサイクリン系薬は非定型肺炎には有効であるが細菌性肺炎には効果が不十分である．レスピラトリーキノロンは両群に有効である．初回治療が無効な場合は推定原因菌が異なっていたり，複数菌，耐性菌の可能性がある．重症例では両群に有効な抗菌薬を単独または併用で十分量投与する．

**2. 耐性菌の場合**

感染症は耐性化の方向に変化しており，以前有効であった抗菌薬が十分な効果が得られない場合があり，常に新しい抗菌薬感受性の成績に注意が必要である．

MRSA，緑膿菌など院内感染で重要な菌は，

多剤耐性で種々の抗菌薬感受性パターンを示す場合があり，難治性の場合，有効な抗菌薬を併用する．

**3. 感受性菌の場合**

感受性菌であるが感染周囲の$\beta$-ラクタマーゼ産生菌による$\beta$-ラクタム薬の失活のため治療抵抗性となる場合がある．対策として$\beta$-ラクタマーゼ阻害剤との合剤を単独または併用する．

**4. 原因菌が検出されにくい場合**

免疫力低下時で発症するニューモシスチス・カリニ肺炎，サイトメガロウイルス，真菌感染などは難治性であり，これらは，一般の検査では検出されにくい．また，嫌気性菌も重要であり，誤嚥性肺炎や慢性気道感染症で喀痰の多い病変の進展した難治例では，嫌気性菌が増殖しやすくなる．このような場合にはCLDMなどの併用が有用である．また，近年は結核も増加してきており注意が必要である．

### 慢性感染症 ■

びまん性汎細気管支炎などの既存病変が進展し呼吸不全を呈する慢性気道感染難治症例でも基本治療はマクロライド少量長期療法である．初期例では多くは1〜3ヵ月で効果が認められ治癒する症例を認めるが，病変の進行した症例では効果出現まで数年かかる場合もあり長期の投与が必要である．

### 投与方法 ■

重症，難治性感染症の抗菌薬投与の基本は点滴静注である．

**1. 抗菌薬と細菌学的効果**

$\beta$-ラクタム系薬は殺菌作用の強さが時間依存性でありMIC以上の薬剤の血中濃度の時間が投与間隔の40％以上必要であり，濃度を必要以上に上げるよりは1日3〜4回に使用回数を増やした方がよい．またアミノグリコシド系やキノロン系薬は，殺菌作用の強さが濃度依存性であり1回投与量を増やした方がよい．

**2. 併用療法**

重症，難治例，複数菌感染例では，2種類以上の抗菌薬の併用で，相乗，相加効果が期待できる場合がある．

**a. 相乗効果**

$\beta$-ラクタム系薬とアミノグリコシドの併用による相乗効果が指摘されており，重症，難治性感染症では強い抗菌活性と幅広い抗菌スペクトルをもつ第3，4世代セフェム，カルバペネム系薬とアミノグリコシドの併用が有用である．アミノグリコシドは濃度依存性であり，またpost antibiotic effectを示すため，1日投与量を1回投与したほうが同等効果で副作用が軽減し，またアミノグリコシドを先行させたほうが抗菌効果が増強する．

**b. 交叉耐性**

$\beta$-ラクタム系薬とキノロン系薬は作用機序が異なるため交差耐性が少なく併用効果が期待できる．



# 術後重症感染症

岩井重富

### はじめに ■

術後感染は手術創感染と創外感染とに大別され，術後創感染が最も多い．創外感染には呼吸器感染，胆道系感染，腹腔内感染あるいは菌血症などがある．上記感染で生命にかかわる重症感染症は呼吸器，胆道系感染などであるが，近年MRSAによる腸炎が非常に大きな問題となった．

### MRSA 腸炎

MRSA 腸炎は上部消化管手術(食道癌手術，胃全摘術など)後早期に，高熱とともに，イレウス様症状(悪心，腹部膨満，胃腸液排出量の増加など)と水様性下痢などで診断は容易である．細菌培養結果を待たずにごく早期に治療を開始する．VCM の経口的使用が最も大切であり，静注では効果はあまり期待できない．ただ，MRSA 腸炎を発症する患者はほとんどが喀痰からも MRSA が検出され呼吸器系の感染症も合併しているので，VCM の経静脈的併用投与も頻繁に行われる．症状の改善にまで1週間以上も要することがあり，抗菌薬治療のみでなく補液管理療法にも十分に注意を払う必要がある．

### 術後肺炎

MRSA の関与する呼吸器感染(術後肺炎)では，同菌と *P. aeruginosa* との混合感染が多く，VCM の経静脈投与のみでなく *P. aeruginosa* に抗菌力を有する薬剤(カルバペネム薬など)も併用される．近年カルバペネム耐性 *P. aeruginosa* が増加(15～25%)しており，このような場合には，同菌に抗菌力を有するセフェム系薬(CAZ, CZOP, CPZ など)の併用もしくは ABK が使用されるが，VCM と AZT の併用も有用である．

MRSA 肺炎で VCM 使用時に効果があまり明瞭でない場合もあり(薬剤の移行の関係か？)，特に生命にかかわるような場合に限って，RFP の経口，経腸投与を行っているが，1週間以内の投与としている．RFP はブドウ球菌に非常に強い抗菌力を有する薬剤であるが，本薬の開発時にブドウ球菌が急速に耐性化することから，結核菌への保険適応のみとなり，ブドウ球菌には適応とはなっていない．

### 腹腔内感染

腹腔内感染については，下部腸管の術後感染には嫌気性グラム陰性桿菌，特に *B. fragilis* が非常に頻繁に関与する．縫合不全に起因するものであれば十分なドレナージが必要であり，抗菌薬は嫌気性グラム陰性桿菌に強いものを用いる．*B. fragilis* には強い β-lactamase 産生株があり7位にメトキシ基を有するセファマイシン系薬(CFX, CMZ, CTT など)かカルバペネム系薬を使用する．ただしセファマイシン系薬は *P. aeruginosa* に対して抗菌力を示さないので，本薬使用により *P. aeruginosa* への菌交代が発生しやすいので注意が必要である．

### 胆道系感染

術後の胆道系感染は胆道系悪性疾患の術後に多いが，MRSA が関与するものであれば十分な注意が必要である．MRSA に抗菌力を有する VCM および ABK などは，胆汁移行が認められない．したがって，胆汁移行の良好な MINO が有用である．近年，MINO の使用頻度の低下(施設にもよるが)によって，MRSA の本薬に対する感受性は良好となってきている．

胆道感染の起因菌は *E. coli*, *K. pneumoniae* などのグラム陰性桿菌と *E. faecalis* の複数菌であるが *E. faecalis* は病原性は非常に弱いのでグラム陰性桿菌に強く胆道移行の良好な β-lactam 薬(PIPC, CPZ, CTT, CBPZ など)が有用である．

# 留置カテーテル尿路感染症

廣瀬崇興

## 留置カテーテル尿路感染症とは ■

### 1. 尿路留置カテーテル

尿路カテーテルの留置は何らかの理由で自然排尿が困難であったり，逆に失禁状態の場合に持続的導尿を目的として行われるものであり，安易に留置されるべきではない．カテーテルは滑落防止のために先端にバルーンのついたバルーンカテーテルなどが留置される．留置部位は経尿道的な膀胱留置カテーテルが最も多い．その他，経皮的な恥骨上からの膀胱瘻カテーテル留置や背側部からの腎瘻カテーテル留置などもある．

### 2. バイオフィルム感染症

カテーテルの留置を行うと挿入口周囲の細菌がカテーテル表面を伝わって尿路腔に進入し，2週間から1ヵ月以内に，膿尿(尿沈渣の鏡検で白血球5個/HPF以上)と細菌尿($10^4$CFU/m$l$以上)を有する尿路感染症を呈する．この状態は慢性持続感染症であるバイオフィルム感染症の一つといえる．バイオフィルムは細菌自身が産生する多糖類であるグライコキャリックスのなかに潜んだ形で，約20 $\mu$mの薄い細菌層としてカテーテル表面に付着して形成される．この状態になると，あらゆる抗菌薬または消毒薬を作用させてもバイオフィルムがバリアとなるため，中の細菌に接触しづらくなり，それらの効果はかなり弱くなる．

### 3. 無症状の場合が多い

自覚症状はほとんどない．しかし，カテーテルの屈曲などにより尿流が停滞したりすると細菌が腎盂および腎実質まで達し，急性の腎盂腎炎を発症して，高熱，感染側の背腰部痛などを呈し，急性増悪する．また，膀胱炎が急性増悪すると膀胱刺激症状を呈する．

### 4. 合併症も多い

長期間の留置に伴い，カテーテル交換による尿道損傷の他に，結石形成，慢性刺激による扁平上皮癌の発生，上行性感染による急性精巣上体炎，慢性炎症による腎瘢痕などの合併症が起こりうる．

### 5. カテーテル管理が重要

定期的な開放洗浄はむしろ細菌を押し込む結果となるので必要なく，2,000 m$l$/日以上の流出尿量を目標に水分摂取または輸液を行う．また，挿入部の清潔を保つことも重要である．

## 原因菌は抗菌薬耐性菌が多い ■

留置カテーテル尿路感染症の原因菌は，抗菌薬に耐性傾向を示す緑膿菌やセラチアなどの弱毒性グラム陰性桿菌，または腸球菌やブドウ球菌(MRSAを含む)などのグラム陽性球菌が大半を占める．特に急性単純性膀胱炎の主な原因菌である抗菌薬に感受性の高い大腸菌は少ない．

## 抗菌薬使用の適応は限られており，漫然と行ってはならない ■

上述のように，ある程度時間が経過すると，ほとんどの場合，無症状であるが尿所見は膿尿と細菌尿を呈する．この状態に対して抗菌薬を投与しても一時的に尿中細菌数は減少または消失するも，数日経つとバイオフィルムから細菌が流出して増殖し，尿所見は再燃する．しかも漫然と抗菌薬を投与し続けると耐性株が菌交代現象として増殖してしまい，本当に抗菌薬療法が必要なときに困窮してしまう．そのため，自覚症状がなければ抗菌薬療法は不要であり，むしろ行ってはならない．抗菌薬使用の適応としては，急性増悪して急性の腎盂腎炎や膀胱炎を発症した場合である．

## 治療適応時の抗菌薬使用法 ■

急性増悪した場合には検尿と尿培養の検査に続き，経過中の管理培養により原因菌と抗菌薬感受性が判明している場合には，その成績をもとに抗菌薬を選択する．また原因菌が判明していない場合には上述の弱毒性グラム陰性桿菌またはグラム陽性球菌を原因菌と想定して抗菌薬の選択を行う．したがって，抗菌薬は尿中移行の良好な注射用の第2〜4世代セフェム系，カルバペネム系，ニューキノロン系抗菌薬などを選択し，発熱または刺激症状を呈する間，数日間の初期治療を行う．その後は発症時の尿培養による原因菌と抗菌薬感受性を確認し，セフェム系またはニューキノロン系経口薬に変更して7日間ほどの維持治療を行う．しかし，上述のように一見細菌尿が消失してもバイオフィルムにより再燃するため，第一に考慮しなければならないことはやはりカテーテルを抜去することである．

# 劇症型A群溶連菌感染症

竹石美智雄・三村俊英

## はじめに

A群溶連菌 group A *Streptococcus*（GAS）は，通常，咽頭扁桃炎，膿痂疹などの局所感染症を呈し，ペニシリン系抗生剤の感受性は良好で重篤化することは少ないが，なかには同菌による軟部組織炎が急速に進行し，壊死，敗血症性ショック，多臓器不全（MOF）に陥るような場合があり，劇症型A群溶連菌感染症 streptococcal toxic shock syndrome（Strep TSS）と呼ばれる．集約的に加療しても死亡率30〜60％[1]と生命予後は不良であり，早期診断，早期治療が望まれる．

## 病　態

Strep TSSにおいては，60％に血液培養でGASが証明され，短時間に生体内でGASの増殖が爆発的に起こると考えられる．菌側の要因としては，毒力 virulence factor や，毒素 streptococcal pyogenic exotoxin（SPE）が注目されている．GASの毒力を規定する菌体成分であるM蛋白には80種類以上のセロタイプがあるが，Strep TSSでは1，3，12，28型が多い[2]．また，毒素はスーパー抗原活性を有し，宿主のT細胞レセプターと反応し，炎症性サイトカインを誘導し，いわゆる全身性炎症反応症候群（SIRS）を惹起するのではないかとの推測もある[3]．宿主側の要因としては，動脈硬化，糖尿病，過度の飲酒などが誘因としてあげられているが，あらゆる年齢層に発症し，ほとんどが基礎疾患に関係なく発症している．また，M蛋白や毒素に対する抗体価の低下や欠損などの免疫応答の異常についての報告もある[4]．しかし決定的な証拠はなく，これらの要因が複数関与しているのか，それとも他に病因があるのか不明な点が多い．

## 臨床症状

侵入門戸は皮膚，外陰部，咽頭がほとんどであるが，約半数は不明である．20％は発熱，悪寒，筋痛，嘔気，嘔吐などのインフルエンザウイルス感染症に類似した症状で始まる．多くの症例では局所の疼痛，腫脹，発赤などの軟部組織の感染徴候がみられ，急速に壊死性筋膜炎や筋炎，組織の壊死などを呈してくる．来院時正常であった血圧が入院後数時間で低下し，ショック状態となり播種性血管内凝固症候群（DIC）を併発し，腎不全，成人呼吸促迫症候群（ARDS）などのMOFに陥る．軟部組織の感染徴候がなくても，内眼球炎，腹膜炎，産褥熱，心筋炎などの形で発症することもある．

## 診　断

本症は急速に進行し，全身状態不良となるので，迅速な診断が望まれる．確定診断は血液培養にてGASを同定することであるが，起炎菌の同定を待っていては治療が遅れる．産褥期や外傷，手術後の患者が急な高熱を呈してきた場合や，軟部組織炎から高熱，頻脈，筋痛やショック症状を呈してきた場合は本症を強く疑い迅速に対応する必要がある．デブリードマンされた筋膜や筋肉などのグラム染色は迅速な診断のために有用である．

### 鑑別診断

軟部組織の感染徴候があっても，劇症型ブドウ球菌感染症（通常産褥熱に多い）の場合もある．昏迷などの意識障害を伴うこともあるので，髄膜炎菌などによる細菌性髄膜炎も鑑別の対象となる．局所の感染徴候が不明なときはショックをきたしうるあらゆる疾患が鑑別の対象となる．まれではあるが，本症に感染後血管炎を発症する例もある[5]．

### 治　療

本症が疑われた場合は，集約的治療のできる施設に収容する．毒素により血管透過性は亢進しているため，大量の輸液（状況によっては 10 *l*/日以上も必要）と昇圧剤で循環動態の管理を行う．ペニシリン系抗生剤の早期大量投与は有効であるが，大量に GAS が増殖してしまった段階では効果が期待できないと考えられており，最近ではクリンダマイシンが使用されている．クリンダマイシンは菌量に関係なく効果があり，毒素産生を抑制し，M 蛋白の合成を阻害するなどの理由からである．両者を併用する方法もあるが，いずれにせよ，まだ明確なエビデンスはない．また，抗生剤投与とともに全身症状の出現前に感染巣のデブリードマンなどの外科的処置も大切である．

### 文　献


1) Stevens, D. L. et al.：Severe group A streptococcal infections associated with a toxic shock-like syndrome. N Engl J Med **321**：1-7, 1989
2) Johnson, D. R. et al：Epidemiologic analysis of group A streptococcal serotypes associated with severe systemic infections, rheumatic fever, or uncomplicated pharyngitis. J Infect Dis **166**：374-382, 1992
3) Stevens, D. L. et al.：Group A streptococcal bacteremia：the role of tumor necrosis factor in shock and organ failure. J Infect Dis **173**：619-626, 1996
4) Basma, H. et al.：Risk factor in the pathogenesis of invasive group A streptococcal infections：Role of protective humoral immunity. Infect Immun **67**：1871-1877, 1999
5) 竹石美智雄ほか：劇症 A 群連鎖球菌感染症を伴った結節性多発動脈炎の 1 成人例．リウマチ **42**：682-686, 2002




# カテーテル菌血症

奥村　徹・磯沼　弘・林田康男

### はじめに

カテーテル菌血症は，致死的かつ医原性の感染症である．本稿では，その予防に関しては触れないが，詳しくは最新のガイドラインの邦訳もネット上で公開されているので（http：//www.sherwood.co.jp/kansen/IVC guideline 02.pdf）参照されたい．

原因菌は，CNS（coagulase-negative staphylococci），表皮ブドウ球菌，黄色ブドウ球菌，好気性グラム陰性桿菌や *Candida albicans* が多い．治療は，基本的に血液培養（少なくとも 2 セット以上，1 セットはカテから吸引した血液を勧める文献もあり）をとり，カテを抜去し，カテ先培養を確実に確保した後，抗菌薬治療を開始する．カテ先培養では，半定量カテ先培養が有用である．ただし，以下に述べるように，原因菌や臨床状況によっては，カテーテルを抜去せずに抗菌薬治療によって治療することも行われる．原因菌が黄色ブドウ球菌であれば，カテーテルを抜去することが推奨されるが，表皮ブドウ球菌であれば，80%

の症例がカテーテルを抜去せずに7〜10日間の抗菌薬治療で治癒するともいわれる．しかし，septicな症例，緑膿菌や真菌感染による症例では必ず抜去する．

#### 抗菌薬治療 ■

empiricalに，特にMRSAの分離率が高い病院では，vancomycinを使用する．重症例や免疫不全例であれば，グラム陰性桿菌をカバーするため，これにgentamicinを加える．培養の結果，感受性に応じてより狭域な抗菌薬(MSSAであれば，第1世代セフェム)に適宜変更する．

#### 末梢ライン感染 ■

感染が明らかになれば，直ちにカテーテルを抜去して，培養に提出し，抗菌薬治療を開始する．静脈内に膿が貯留してしまった場合には，抗菌薬を投与しても無効なので，早期に静脈の切開術を考慮すべきである．グラム陰性桿菌が原因の場合，局所に発赤，腫脹など，認めないことが多いので注意する．

#### トンネルを伴わないCVC (central venous catherter：中心静脈カテ)の血流感染の場合 ■

患者が熱発しsepticである場合には，直ちにCVCを抜去し，カテ先培養を出す．患者がsepticではなく，カテ感染が疑われている程度であれば，ガイドワイヤーでカテーテルを交換することもできる．カテ先の培養と血液培養の結果が一致するか，カテ先から真菌が培養されれば，直ちにCVCを抜去する．合併症のないトンネルを伴わないCVC関連血流感染の場合，CVCを抜去せずに，抗菌薬の治療のみで経過を追ってもよいとする考え方もあるが，他の部位からCVCを刺入できる症例の場合には，あえてCVCを残す必要はないものとも考えられる．ただし，黄色ブドウ球菌感染，グラム陰性菌感染(特に緑膿菌)，混合感染，真菌感染，48時間以上続く菌血症，挿入部感染，顆粒球減少，心臓弁疾患，転移性膿瘍の場合には選択の余地はなく，必ずCVCを抜去する．抗菌薬治療は，最低，7〜10日間続けるが，48時間以上続く菌血症，挿入部感染，顆粒球減少，心臓弁疾患，転移性膿瘍の場合には，4〜6週間の治療が必要となる．真菌血症を呈している場合には，アムホテリシンBを投与し，*C. albicans*による合併症を伴わないCVC関連血流感染の場合には，fluconazoleも使用される．また，血中に菌が分離されていないにもかかわらずカテ先から菌が検出された場合の抗菌薬投与は，論議があるところである．黄色ブドウ球菌や*Candida* sp.が分離された場合には，5〜7日の抗菌薬投与を勧める者もいる．

## 人工呼吸器使用時の発熱

堀口祐司・岡　陽子・前崎繁文

#### 人工呼吸器関連肺炎 ■

人工呼吸器による呼吸管理中には，気管内挿管による生体防御能の破綻などにより，肺炎をきたしやすい．米国病院感染サーベイランスシステムNational Nasocomial Infection Surveillance System(NNIS System)によると，肺炎は院内感染のなかで尿路感染に次いで発症率が高く，死亡率は20〜50%とされ，さらに人工呼吸器を装着すると，その発生率が6〜12倍高くなると報告されている[1]．そのような肺炎は，人工呼吸器関連肺炎 ventilator-associated pneumonia(VAP)と呼ばれ，薬剤耐性菌が原因となることが多く，難治性かつ重症の肺炎である．VAPは，その病態の違いから，挿管管理後4日以内に起こる早期

VAPとそれ以降に発症する晩期VAPと区別され，さらに治療に用いる抗菌薬もこの二つの病態では異なっている．VAPの原因微生物としては，MRSAを含めた黄色ブドウ球菌，ESBLを含めた肺炎桿菌，緑膿菌，アシネトバクター属などが多い．

## VAPの治療に用いる抗菌薬(表1処方例参照)

早期VAPは，上気道細菌が挿管時に押し込まれるなど，患者の内因性細菌叢や，市中肺炎の原因菌によって発症することが多く，PRSPを除くと薬剤耐性菌が起炎菌となることはない．

1) 第2あるいは第3世代セフェム系薬(セフォチアム，セフォゾプランなど)

2) βラクタマーゼ阻害薬配合βラクタム薬(スルバクタム/アンピシリンなど)

3) シプロフロキサシン

などの抗菌薬をいずれか選択する．それに対して，晩期VAPでは，薬剤耐性菌や緑膿菌を中心としたブドウ糖非発酵菌が原因となることが多い．このため，作用機序の異なった2種類の抗菌薬の投与が望ましい．抗菌薬の選択としては，

1) カルバペネム系薬(イミペネム，ビアペネム，パニペネム，メロペネムなど)

2) 抗緑膿菌活性を有する第3，4世代セフェム系抗菌薬(セフォゾプラン，セフタジジムなど)とアミノ配糖体(アミカシンなど)の併用

3) シプロフロキサシン

のいずれかを選択する．

第一選択薬投与3〜5日後に治療効果の判定を行い無効と判断された症例においては真菌感染やウイルス感染の可能性も考慮し，抗真菌薬(処方例：フルコナゾール50〜200 mg，1日1回点滴静注など)や抗ウイルス薬(CMVに対する処方：ガンシクロビル，1回5 mg/kg，1日2回点滴静注など)の投与を考慮する．

**表1　VAPに対する抗菌薬治療の処方例**

**早期VAPに対するempiric therapyの処方例**

1) セフォゾプラン1日1〜2 gを2回に分け点滴静注
2) スルバクタム/アンピシリン1日6 gを2回に分け点滴静注
3) シプロフロキサシン1回300 mg，1日2回点滴静注

**晩期VAPにおいて頻度の高い原因菌と処方例**

1) 黄色ブドウ球菌(MRSA)
　バンコマイシン1日2 g，1回0.5 gを6時間ごとまたは1回1 gを12時間ごとに点滴静注
2) 肺炎桿菌(ESBL産生菌)
　タゾバクタム/ピペラシリン1日2.5〜5 gを2回に分け点滴静注
3) 緑膿菌(各種耐性)
　シプロフロキサシン1回300 mg，1日2回点滴静注
　アミカシン1回100〜200 mg，1日2回点滴静注
　ビアペネム1回300 mg，1日2回点滴静注
　メロペネム1日0.5〜1 gを2〜3回に分け点滴静注など感受性に応じて単独もしくは併用
4) アシネトバクター
　イミペネム1日0.5〜1 gを2〜3回に分け点滴静注
　パニペネム1日1 gを2回に分け点滴静注

(文献2，3)より改変)

有効と判断された症例では2週間を目安として抗菌薬を中止する．

## 文献

1) National Nasocomial Infections Surveillance (NNIS) System Report, Data Summary from January 1999 - May 1999, Issued June 1999, AJIC **27**：524, 1999
2) 相馬一亥：人工呼吸器関連肺炎．重症院内肺炎の病態と治療，原　耕平編，医薬ジャーナル社，pp.51-59, 2002
3) 二木芳人：呼吸器感染症．抗菌薬使用の手引き，日本感染症学会，日本化学療法学会，pp.56-75, 2001

# 東南アジア旅行者の発熱

中富昌夫

## はじめに

観光や商用で海外へ渡航する日本人の数は毎年増加し，現地滞在中や帰国後の医療対策は重要な問題となっている．

発展途上の東南アジア諸国には，わが国と共通な感染症とわが国ではまれなものが共存して旅行者を困らせている．最近の鳥インフルエンザ，重症急性呼吸器症候群(SARS)の発生は観光業などに大打撃を与えた．

旅行者とは一応身体的には健康で，旅行可能な者と考え，また，このような条件での発熱は急性感染症によるものとなろう．

**表1**に発熱の原因となると考えられる主な感染症を病原別に示した．

以下，これらの疾病の特徴および抗生物質使用などについて述べることにする．

表1　発熱の原因となる主な感染症

| | |
|---|---|
| 1. 細菌感染症 | |
| | 細菌性赤痢 |
| | 腸チフス・パラチフス |
| | 食中毒 |
| | 　腸炎ビブリオ腸炎 |
| | 　サルモネラ腸炎 |
| | 　キャンピロバクタ腸炎 |
| | 　大腸菌性腸炎 |
| 2. ウイルス感染症 | |
| | A型ウイルス肝炎 |
| | インフルエンザ |
| | デング出血熱 |
| | 鳥インフルエンザ |
| | 重症急性呼吸器症候群(SARS) |
| | (日本脳炎) |
| 3. 原虫感染症 | |
| | マラリア |
| 4. レプトスピラ感染症 | |
| | レプトスピラ症 |

## 細菌性赤痢

細菌性赤痢(bacillary dysentery)は赤痢菌による糞口伝染病である．発熱，腹痛，膿粘血便，テネスムスで発症する．A〜D群の菌型があり，海外ではB群が多いが，近頃はD群も分離されている．症状のみの診断は困難で，SS培地などで菌分離し確診する．

抗生物質はKM，ABPCなどが使用され，ニューキノロンもきわめて優れている．

## 腸チフス，パラチフス

腸チフス，パラチフス(typhoid fever，paratyphoid fever)はチフス菌，パラチフス菌の経口感染による敗血症である．発熱は必発で，その他に比較的徐脈，バラ疹，脾腫，黒色舌などが認められる．意識障害のため無欲状顔貌となる．

血液・便・尿などより本菌を検出し診断する．CPは特効薬である．ST合剤，ニューキノロンも有効である．

## 腸炎ビブリオ腸炎

腸炎ビブリオ腸炎(*Vibrio parahemolyticus* enteritis)は好塩性腸炎ビブリオに汚染された魚介類による感染型食中毒である．摂食後数〜十数時間で発熱，激しい下痢・腹痛を訴える．

他の感染性腸炎との鑑別が必要で，原因食の種類などは参考となる．TCBS培地などで菌分離する．TC，KM，ニューキノロンなどが有効である．

## サルモネラ腸炎

サルモネラ腸炎(salmonellosis)はネズミチフス菌，ゲルトネル菌などで汚染された食物による感染型食中毒である．摂食後数〜十数時間で発熱，腹痛，下痢などで発症する．

本症の抗菌療法には異論もあるが，TC，ST合剤，ABPCなどが使用される．

### キャンピロバクタ腸炎 ■

キャンピロバクタ腸炎(*Campylobacter* enteritis)の感染源は食肉・ニワトリ，牛乳などである．潜伏期は数日あり，発熱，腹痛，下痢で発症する．Skirrow 培地で菌分離する．

EM が有効である．

### 大腸菌性腸炎 ■

大腸菌性腸炎(*Escherichia coli* enteritis)は病原大腸菌による急性腸炎で，発熱，腹痛，下痢などで発病する．他の腸炎と鑑別が必要であるが，診断は困難である．KM，ニューキノロンなどが有効である．

### A 型ウイルス肝炎 ■

A 型ウイルス肝炎(hepatitis A)は A 型肝炎ウイルスが患者糞便中に排泄され，経口的に感染し，約 1 ヵ月の潜伏期を経て発病する．発熱，黄疸，全身倦怠，食欲不振などの急性肝炎である．旅行歴，S-AST，ALT 上昇，血中抗体価などで診断する．予後は良好で 1～2 ヵ月で治癒する．

旅行前のヒト免疫グロブリン注射は 1～2 ヵ月は予防効果がある．

### インフルエンザ ■

インフルエンザ(influenza)は急激な発熱，悪寒・戦慄，頭痛，筋痛，関節痛など全身症状で発病する．予後は良く 1 週間くらいで回復する．流行時に現地に入れば，ほぼ 100% 罹患するであろう．予防注射が有効である．

二次性肺炎などの予防・治療に広域抗生物質が使用される．

### 鳥インフルエンザ ■

A 型インフルエンザウイルスが鶏，アヒル，ガチョウなどに感染しインフルエンザを発症し，重症の場合には感染鳥は大量に死亡することが報告され，この鳥類の体内で高病原性となったウイルスがヒトに感染する．症状としては従来のインフルエンザと差異はないが死亡率が高いと報告されている．市販の抗インフルエンザ薬が有効と考えられている．

### 重症急性呼吸器症候群(SARS) ■

北京，ベトナム，香港などで原因不明の重症な急性呼吸器症候群 severe acute respiratory syndrome が発生・報告され，当初その致命率の高さ，病原が不明な点などで世界的な問題となった．その後コロナウイルスの感染症と確定された．主に疫学的対策で，流行はいったん終焉したが，今後も再流行が心配されている現状である．潜伏期は 10 日くらいで発熱と呼吸器症状が高率に認められる．

### マラリア ■

マラリア(malaria)はハマダラ蚊の吸血によりマラリア原虫が感染する．熱帯熱，三日熱，四日熱および卵型マラリアがある．熱帯熱マラリアが最も重篤である．メフロキンが有用である．

診断は病歴，熱型などが参考となるが，本症を念頭において検索にあたることが最も大切である．治療は専門家に任せるのがよい．

### おわりに ■

ワイル病に代表されるレプトスピラ症については割愛する．

東南アジア旅行者の発熱に対する抗生物質使用のワンポイントアドバイスを述べたが，適確な診断が治療に先行し，またマラリアなどが疑われる場合は専門家の勤務する病院，大学病院などに早急に紹介するのが望ましい．ニューキノロンの有用性が認められている．

最近はインターネットや新聞などで up to date の感染症流行情報が見られるようになり，流行時の旅行を取りやめて難をのがれることが可能となったが，不幸にして不明の発熱があり，SARS などが疑われる場合は医療機関を訪ずれる前に“電話”で，保健所や指定病院に病状経過を説明して，その指示に従うことが，二次感染を防ぐ最も重要なことである．

# SARS

川名明彦

## はじめに

SARS(重症急性呼吸器症候群)にはまだ確立した治療法がないため，特異的な治療ガイドラインを示すことはできない．ここでは本疾患の概要と，前回の流行時に各地で試験的に行われた治療について述べる．

## SARSの概要

SARSはSARSコロナウイルス(SARS-CoV)による全身性の感染症である．2002〜2003年，中国を中心に世界で流行し，約8,000人の感染者と800人弱の死亡者を出した．

本症は，2〜10日の潜伏期間を経て発熱，倦怠感，筋肉痛，頭痛などのインフルエンザ様症状で発病し，ついで2〜7日遅れて乾性咳嗽，呼吸困難が出現する．水様性下痢を呈する例もある．経過中ほとんどの例で肺炎をきたし，10〜20%は呼吸不全のため人工呼吸管理が必要になる．死亡率は約10%で，特に高齢者や基礎疾患のある例は予後が悪い．主に患者の気道飛沫を介して感染し，病院内でアウトブレイクしやすい性質があるため，診療現場では厳重な感染対策が求められる．

## 対症療法・支持療法

WHOは，SARSが疑われる症例についても，まず通常の市中肺炎として適切な抗菌薬によるエンピリックテラピーを開始すべきであるとしている．特に本症と症状が類似するマイコプラズマやレジオネラなどの異型病原体をカバーするため，フルオロキノロンやマクロライドを使用する．その他，栄養管理や水分・電解質管理，酸素吸入，人工呼吸など患者の状況に応じた補助・支持療法が行われる．

## 特異的治療

SARSに対して特異的に有効性の証明された治療法はないが，前回の流行では経験的な判断から様々な治療が試みられた．

リバビリンは広範囲な抗ウイルス作用を有する薬剤で，SARSに対しても各地で使用された．トロントからの報告によると，2〜4 g/日という大量使用にもかかわらず明らかな臨床効果はなく，むしろ溶血性貧血や肝機能障害などの副作用がみられた．後に行われた *in vitro* での検討で，臨床使用量のリバビリンでは抗SARS-CoV効果はほとんど得られないことが示された．

ステロイドも広く用いられたが，その有用性に関しては議論がある．SARSでみられる過剰な免疫反応を抑制し，重症呼吸不全への進展を抑えるために同薬は必要であるとする見解がある一方，免疫抑制による日和見感染症のリスクやウイルス排泄の遅延，高血糖や大腿骨頭壊死などの副作用のため，むしろ使用すべきでないとする見解もある．

抗HIV薬(プロテアーゼ阻害薬)であるlopinavir/ritonavir(カレトラ®)とステロイドの併用がRDS(呼吸窮迫症候群)や死亡のリスクを有意に減少し，また鼻咽頭からのウイルス排泄も有意に減らしたとする報告がある．

その他，実験レベルではグリチルリチン，インターフェロン$\alpha$，$\beta$など，抗SARS-CoV活性が示された薬剤もあり，今後の研究に期待が持たれるが，臨床的有用性は不明である．

付録

# 感染症の届出（感染症の予防及び感染症の患者に対する医療に関する法律：感染症新法）

和田　攻

- 感染症新法により，かつての伝染病予防法から届出の対象，方法などが大きく変わった（**表1**）．

① 患者の届出は，1類から3類感染症までは臨床診断および病原体診断により，4類および5類感染症は臨床診断による．

② 疑似症患者とは，明らかに当該感染症の症状を有しているが，病原体診断の結果が未定の者である．

③ 届出事項（届出の方法の項の内容）

a：氏名，年齢，性別，職業，住所，所在地，病名，症状，診断方法，初診・診断・推定感染年月日，感染原因，感染経路，感染地域，その他．（保護者の住所氏名も）

b：年齢，性別，病名，症状，診断方法，初診・診断・推定感染年月日，感染原因，感染経路，感染地域

c1：年齢，性別

c2：年齢，性別，原因病原体の名称，検査方法

④ ウエストナイル熱が平成14年に4類感染症に，重症急性呼吸器症候群（SARS）が平成15年にまず指定感染症に，その後1類感染症に加えられた．また，平成15年に感染症の分類の見直しが行われ，1類感染症に痘そうが追加され，かつての4類感染症が，主として動物・食物媒介性のもの（4類）と人と人との感染によるもの（5類）に分けられ，新しい4類感染症に高病原性鳥インフルエンザ，サル痘などが追加された（表1参照）．

⑤ 5類感染症には，全数把握対象患者（表1に5全と記載）と指定医療機関から届け出る5類感染症（定点把握対象疾患：表1に5定と記載）がある．

⑥ 結核は結核予防法により，診断してから2日以内に届け出る．

⑦ 感染症情報は，中央感染症情報センター（国立感染症研：インターネット http://idsc.nih.go.jp）と都道府県や日本医師会の感染症情報センターから入手できる．

表 1

| 感染症の分類 | 通し番号 | 疾病名 | 届出の要否 | | | 届出方法 | | |
|---|---|---|---|---|---|---|---|---|
| | | | 患者 | 疑似症 | 無症状病原体保有者 | 届出対象 | 時期 | 内容 |
| 1 | 1 | エボラ出血熱 | ○ | ○ | ○ | 全数 | 直ちに | a |
| 1 | 2 | クリミア・コンゴ出血熱 | ○ | ○ | ○ | 全数 | 直ちに | a |
| 1 | 3 | 重症急性呼吸器症候群* | ○ | ○ | ○ | 全数 | 直ちに | a |
| 1 | 4 | 痘そう | ○ | ○ | ○ | 全数 | 直ちに | a |
| 1 | 5 | ペスト | ○ | ○ | ○ | 全数 | 直ちに | a |
| 1 | 6 | マールブルグ病 | ○ | ○ | ○ | 全数 | 直ちに | a |
| 1 | 7 | ラッサ熱 | ○ | ○ | ○ | 全数 | 直ちに | a |
| 2 | 8 | 急性灰白髄炎 | ○ | × | ○ | 全数 | 直ちに | a |
| 2 | 9 | コレラ | ○ | ○ | ○ | 全数 | 直ちに | a |
| 2 | 10 | 細菌性赤痢 | ○ | ○ | ○ | 全数 | 直ちに | a |
| 2 | 11 | ジフテリア | ○ | × | ○ | 全数 | 直ちに | a |
| 2 | 12 | 腸チフス | ○ | ○ | ○ | 全数 | 直ちに | a |
| 2 | 13 | パラチフス | ○ | ○ | ○ | 全数 | 直ちに | a |
| 3 | 14 | 腸管出血性大腸菌感染症 | ○ | × | ○ | 全数 | 直ちに | a |
| 4 | 15 | E 型肝炎 | ○ | − | × | 全数 | 直ちに | b |
| 4 | 16 | ウエストナイル熱（ウエストナイル脳炎を含む） | ○ | − | × | 全数 | 直ちに | b |
| 4 | 17 | A 型肝炎 | ○ | − | × | 全数 | 直ちに | b |
| 4 | 18 | エキノコックス症 | ○ | − | × | 全数 | 直ちに | b |
| 4 | 19 | 黄熱 | ○ | − | × | 全数 | 直ちに | b |
| 4 | 20 | オウム病 | ○ | − | × | 全数 | 直ちに | b |
| 4 | 21 | 回帰熱 | ○ | − | × | 全数 | 直ちに | b |
| 4 | 22 | Q 熱 | ○ | − | × | 全数 | 直ちに | b |
| 4 | 23 | 狂犬病 | ○ | − | × | 全数 | 直ちに | b |
| 4 | 24 | 高病原性鳥インフルエンザ | ○ | − | × | 全数 | 直ちに | b |
| 4 | 25 | コクシジオイデス症 | ○ | − | × | 全数 | 直ちに | b |
| 4 | 26 | サル痘 | ○ | − | × | 全数 | 直ちに | b |
| 4 | 27 | 腎症候性出血熱 | ○ | − | × | 全数 | 直ちに | b |
| 4 | 28 | 炭疽 | ○ | − | × | 全数 | 直ちに | b |
| 4 | 29 | つつが虫病 | ○ | − | × | 全数 | 直ちに | b |
| 4 | 30 | デング熱 | ○ | − | × | 全数 | 直ちに | b |
| 4 | 31 | ニパウイルス感染症 | ○ | − | × | 全数 | 直ちに | b |
| 4 | 32 | 日本紅斑熱 | ○ | − | × | 全数 | 直ちに | b |
| 4 | 33 | 日本脳炎 | ○ | − | × | 全数 | 直ちに | b |
| 4 | 34 | ハンタウイルス肺症候群 | ○ | − | × | 全数 | 直ちに | b |
| 4 | 35 | B ウイルス病 | ○ | − | × | 全数 | 直ちに | b |
| 4 | 36 | ブルセラ病 | ○ | − | × | 全数 | 直ちに | b |
| 4 | 37 | 発疹チフス | ○ | − | × | 全数 | 直ちに | b |
| 4 | 38 | ボツリヌス症 | ○ | − | × | 全数 | 直ちに | b |
| 4 | 39 | マラリア | ○ | − | × | 全数 | 直ちに | b |
| 4 | 40 | 野兎病 | ○ | − | × | 全数 | 直ちに | b |
| 4 | 41 | ライム病 | ○ | − | × | 全数 | 直ちに | b |
| 4 | 42 | リッサウイルス感染症 | ○ | − | × | 全数 | 直ちに | b |
| 4 | 43 | レジオネラ症 | ○ | − | × | 全数 | 直ちに | b |
| 4 | 44 | レプトスピラ症 | ○ | − | × | 全数 | 直ちに | b |

| 感染症の分類 | 通し番号 | 疾病名 | 届出の要否 | | | 届出方法 | | |
|---|---|---|---|---|---|---|---|---|
| | | | 患者 | 疑似症 | 無症状病原体保有者 | 届出対象 | 時期 | 内容 |
| 5全 | 45 | アメーバ赤痢 | ○ | － | × | 全数 | 7日以内 | b |
| 5全 | 46 | ウイルス性肝炎（A型肝炎およびE型肝炎を除く） | ○ | － | × | 全数 | 7日以内 | b |
| 5全 | 47 | 急性脳炎（ウエストナイル脳炎および日本脳炎を除く） | ○ | － | × | 全数 | 7日以内 | b |
| 5全 | 48 | クリプトスポリジウム症 | ○ | － | × | 全数 | 7日以内 | b |
| 5全 | 49 | クロイツフェルト・ヤコブ病 | ○ | － | × | 全数 | 7日以内 | b |
| 5全 | 50 | 劇症型溶血性レンサ球菌感染症 | ○ | － | × | 全数 | 7日以内 | b |
| 5全 | 51 | 後天性免疫不全症候群 | ○ | － | ○ | 全数 | 7日以内 | b |
| 5全 | 52 | ジアルジア症 | ○ | － | × | 全数 | 7日以内 | b |
| 5全 | 53 | 髄膜炎菌性髄膜炎 | ○ | － | × | 全数 | 7日以内 | b |
| 5全 | 54 | 先天性風しん症候群 | ○ | － | × | 全数 | 7日以内 | b |
| 5全 | 55 | 梅毒 | ○ | － | ○ | 全数 | 7日以内 | b |
| 5全 | 56 | 破傷風 | ○ | － | × | 全数 | 7日以内 | b |
| 5全 | 57 | バンコマイシン耐性黄色ブドウ球菌感染症 | ○ | － | × | 全数 | 7日以内 | b |
| 5全 | 58 | バンコマイシン耐性腸球菌感染症 | ○ | － | × | 全数 | 7日以内 | b |
| 5定 | 59 | RSウイルス感染症 | ○ | － | × | 小児科** | 次の月曜 | c1 |
| 5定 | 60 | 咽頭結膜熱 | ○ | － | × | 小児科 | 次の月曜 | c1 |
| 5定 | 61 | A群溶血性レンサ球菌咽頭炎 | ○ | － | × | 小児科 | 次の月曜 | c1 |
| 5定 | 62 | 感染性胃腸炎 | ○ | － | × | 小児科 | 次の月曜 | c1 |
| 5定 | 63 | 水痘 | ○ | － | × | 小児科 | 次の月曜 | c1 |
| 5定 | 64 | 手足口病 | ○ | － | × | 小児科 | 次の月曜 | c1 |
| 5定 | 65 | 伝染性紅斑 | ○ | － | × | 小児科 | 次の月曜 | c1 |
| 5定 | 66 | 突発性発しん | ○ | － | × | 小児科 | 次の月曜 | c1 |
| 5定 | 67 | 百日咳 | ○ | － | × | 小児科 | 次の月曜 | c1 |
| 5定 | 68 | 風しん | ○ | － | × | 小児科 | 次の月曜 | c1 |
| 5定 | 69 | ヘルパンギーナ | ○ | － | × | 小児科 | 次の月曜 | c1 |
| 5定 | 70 | 麻しん（成人麻しんを除く） | ○ | － | × | 小児科 | 次の月曜 | c1 |
| 5定 | 71 | 流行性耳下腺炎 | ○ | － | × | 小児科 | 次の月曜 | c1 |
| 5定 | 72 | インフルエンザ（高病原性鳥インフルエンザを除く） | ○ | － | × | インフル | 次の月曜 | c1 |
| 5定 | 73 | 急性出血性結膜炎 | ○ | － | × | 眼科 | 次の月曜 | c1 |
| 5定 | 74 | 流行性角結膜炎 | ○ | － | × | 眼科 | 次の月曜 | c1 |
| 5定 | 75 | 性器クラミジア感染症 | ○ | － | × | STD | 翌月初日 | c1 |
| 5定 | 76 | 性器ヘルペスウイルス感染症 | ○ | － | × | STD | 翌月初日 | c1 |
| 5定 | 77 | 尖圭コンジローマ | ○ | － | × | STD | 翌月初日 | c1 |
| 5定 | 78 | 淋菌感染症 | ○ | － | × | STD | 翌月初日 | c1 |
| 5定 | 79 | クラミジア肺炎（オウム病を除く） | ○ | － | × | 基幹 | 次の月曜 | c2 |
| 5定 | 80 | 細菌性髄膜炎 | ○ | － | × | 基幹 | 次の月曜 | c2 |
| 5定 | 81 | ペニシリン耐性肺炎球菌感染症 | ○ | － | × | 基幹 | 翌月初日 | c2 |
| 5定 | 82 | マイコプラズマ肺炎 | ○ | － | × | 基幹 | 次の月曜 | c2 |
| 5定 | 83 | 成人麻しん | ○ | － | × | 基幹 | 次の月曜 | c2 |
| 5定 | 84 | 無菌性髄膜炎 | ○ | － | × | 基幹 | 次の月曜 | c2 |
| 5定 | 85 | メチシリン耐性黄色ブドウ球菌感染症 | ○ | － | × | 基幹 | 翌月初日 | c2 |
| 5定 | 86 | 薬剤耐性緑膿菌感染症 | ○ | － | × | 基幹 | 翌月初日 | c2 |

*：病原体がSARSコロナウイルスであるものに限る．
**：定点把握で小児科定点，インフルエンザ定点，眼科定点，STD（性感染症）定点，基幹病院定点を示す．

# 和文索引

## け



## こ



## さ

## ひ



## ふ

## ゆ



## よ



## ら



## り



## る



## れ



## ろ



## わ

# 欧文索引

## I



## J



## K



## L



## M



## N



## O



## P

[検印省略]

実践 抗生物質・抗菌薬療法ガイド—縮刷版— 定価(本体7,000円+税)

2005年3月25日 第1版第1刷発行
2005年4月23日 同 第2刷発行

編 著＝和田 攻
大久保昭行
矢崎義雄
大内尉義

発行者＝浅井宏祐

発行所＝株式会社 文光堂

〒113-0033
東京都文京区本郷7-2-7
電話 東京(03)3813-5411(編集)
東京(03)3813-5478(営業)

乱丁・落丁の際はお取り替えいたします.

印刷所＝株式会社 真興社



ISBN4-8306-8029-6